U0288571

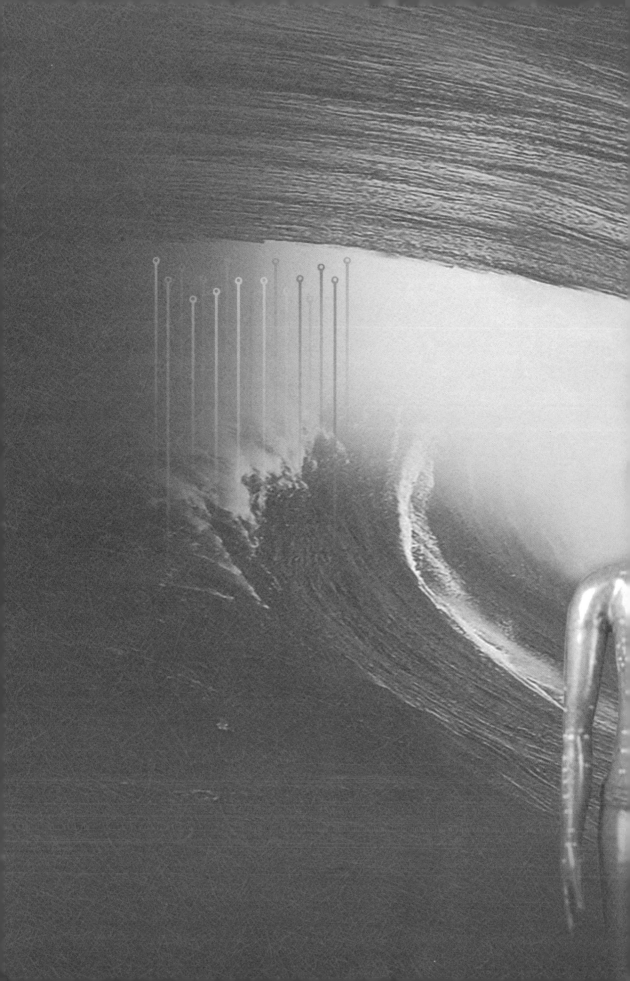

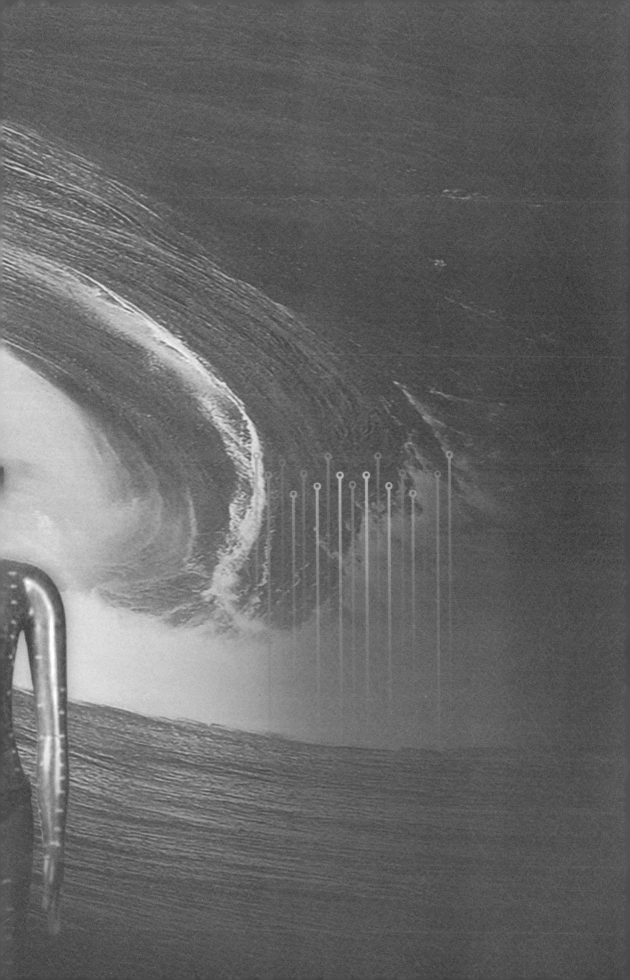

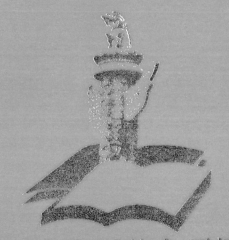

国家出版基金项目
NATIONAL PUBLICATION FOUNDATION

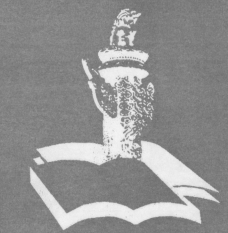

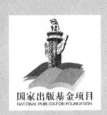

国家出版基金项目
NATIONAL PUBLICATION FOUNDATION

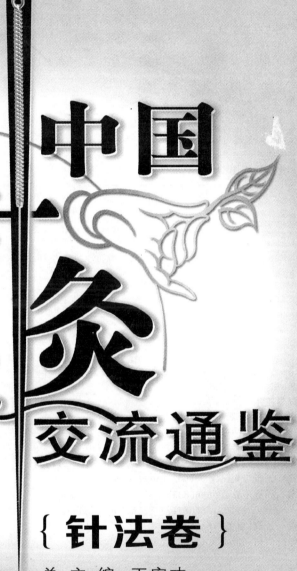

中国针灸交流通鉴

{针法卷}

总 主 编　王宏才
分卷主编　王富春

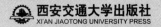

西安交通大学出版社
XI'AN JIAOTONG UNIVERSITY PRESS

图书在版编目(CIP)数据

中国针灸交流通鉴.针法卷/王富春主编. —西安:西安交通
大学出版社,2012.12
ISBN 978-7-5605-4719-0

Ⅰ.①中… Ⅱ.①王… Ⅲ.①针灸疗法-国际交流-科学
交流-医学史-中国 Ⅳ.①R245-092

中国版本图书馆 CIP 数据核字(2012)第 282874 号

书　名	中国针灸交流通鉴　针法卷
总 主 编	王宏才
分卷主编	王富春
责任编辑	张沛烨

出版发行	西安交通大学出版社
	(西安市兴庆南路 10 号　邮政编码 710049)
网　址	http://www.xjtupress.com
电　话	(029)82668357　82667874(发行中心)
	(029)82668315　82669096(总编办)
传　真	(029)82668280
印　刷	陕西元盛印务有限公司

开　本	787mm×1092mm　1/16　印张　38.5　字数　917千字
版次印次	2012 年 12 月第 1 版　 2012 年 12 月第 1 次印刷
书　号	ISBN 978-7-5605-4719-0/R·275
定　价	115.00 元

读者购书、书店添货、如发现印装质量问题,请与本社发行中心联系、调换。
订购热线:(029)82665248　(029)82665249
投稿热线:(029)82668502
读者信箱:xjtumpress@163.com

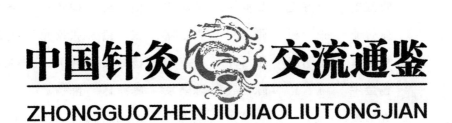

丛书编纂委员会

主 任 委 员　程莘农　石学敏　刘保延

副主任委员　林　全　王宏才　张　丽　杨金生　景向红　赵百孝　吴振斗
　　　　　　　朱海东　王强虎

委　　　员　（以姓氏笔画为序）

Amir Hooman Kazemi（伊朗）　　　　В. С. Гойденко（俄罗斯）

Elizabeth Heath（美国）　　　　　　Ruben Verwaal（荷兰）

Ricardo Tavares Valério（葡萄牙）

于　波	于　姝	于宏君	于明贤	万　欢	马　坤	马良宵
文碧玲	方潮波	王　卫	王　栋	王　璇	王　磊	王义安
王立平	王丽芬	王宝华	王莹莹	王笑频	王朝阳	王富春
王强虎	王燕萍	王宏才	邓良月	付　平	付　勇	付　梅
代金刚	田小野	白兴华	石　益	石　磊	石学敏	艾炳蔚
林　全	闫　超	刘　兵	刘　昊	刘　晋	刘成禹	刘佳琳
刘学莲	刘保延	刘雪利	关　玲	朱守洋	朱海东	朱彩霞
孙冬玮	李　丹	李　亮	李　铁	李　涛	李　晶	李　颖
李小萍	李丹丹	李江慧	李建彦	李柳骥	李禹草（韩国）	
李桂平	李海双	李海玉	李素云	李维衡	杜元灏	励志英

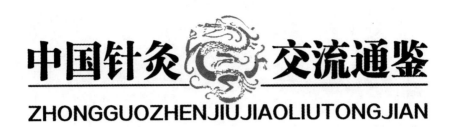

《针法卷》编纂委员会

序

　　夫针灸之为道也，圣而神；其为艺也，方以智。何以故？盖其理则际会三才，顺阴燮阳，赞彼化育而尽体仁怀者也；其妙则存乎心手，随气用巧，纵横捭阖而卒与法会者焉。则针灸之意，大矣夫！《易》曰："后以裁成天地之道，辅相天地之宜，以左右民。"得非其意之谓乎！明杨济时曰："疾在肠胃，非药饵不能以济；在血脉，非针刺不能以及；在腠理，非熨焫不能以达。"景岳子曰："药饵不及，古有针砭。九法搜玄，道超凡矣。"由是言之，其之属意，自具而足，圣神方智，咸有以也。

　　晋玄晏先生曰："黄帝咨访岐伯、伯高、少俞之徒，内考五藏六府，外综经络、血气、色候，参之天地，验之人物，本性命，穷神极变，而针道生焉。"肇自轩岐之语，或涉依托，而古奥渊微，咸称遐远。则针灸攸自，其来尚矣！

　　《诗》曰："周虽旧邦，其命惟新。"方诸针灸，理法尤然。故自《灵枢》垂典，《甲乙》标格以降，宋则王惟一有《铜人腧穴针灸图经》以会于目，元则滑撄宁有《十四经发挥》以著其微，明则杨济时有《针灸大成》以绾其大系，清则廖润鸿有《针灸集成》以汇纂诸家。林林总总，无不日新圣道，厚其渊海。则斯道之新命霈泽，永锡噍类矣！

　　唯是针灸之新命霈泽也，故不特传之久，亦且播之远。盖于隋唐之间，即已东渐于朝鲜日本；逮于大明，更则西渐乎中东欧陆；近世以来，则已遍及世界百馀国矣。则其之焰焰，自可称焉。然吾国人以恒期惟新之念，未尝以此自足也，复参以诸国之学，尤夫科技之进，日居月诸，遂有合以声、光、电、磁之新用，而收十全为上之奇功。是其之为道，溥矣哉！

— 1 —

夫历久弥新者，其道高；泽被四海者，其德厚。故世于针灸，莫不相重；而求其道者，辐辏于途。然载祀悠远，卷帙浩繁，星缀夜天，顾盼无端。取舍则论甘忌苦，讨简则功倍力烦，不免检卷失卷，望洋而叹。

吾师程公莘农先生者，斯道之时贤也，乃当世院士，国医大师，道艺咸臻乎至善，天下共仰。夙怀济世之宏愿，追古圣之遗风，藉中华文化复兴之盛时，会同石学敏、刘保延、王宏才诸先生，循其源而讨其流，察其本而辨其用，综核究竟，拢其渊海，举纲张目，纂成巨帙，名之曰《中国针灸交流通鉴》。帙凡九卷，曰《历史卷》上，曰《历史卷》下，曰《文化卷》，曰《教育卷》，曰《科研卷》，曰《行业卷》，曰《针法卷》，曰《临床卷》上，曰《临床卷》下。于针灸之无论渊源流变，今古道术，教育传承，文化精神，拟或养生调理，病症治疗，新论技能，行业诸事，莫不胪列备述，举总析言，复附以图说，以知著见微，诚所谓博而不繁，详而有要者也。循其名而责其实，亦无不名至而实归。愚于是役也，亦尝夙有抗志而才疏以置，遂寄望明哲而久自鹄首。及得程公见赐斯帙也，何喜如之，又何庆如之，竟至于抱卷而不释，掩卷而兴怀！乃叹程公及夫诸君也，若水之德巳润，传心之火尤炽，则方将必有如太极动生之应而踵事增华者，而程公及夫诸君之心有安，针灸之道有幸焉！

是为序。

中国工程院院士
中国工程院副院长
第四军医大学校长
中华消化学会主任委员
岁次壬辰年畅月初七日
于古都长安

针灸,被定义为一种传统医学。按照世界卫生组织对传统医学的观点:传统医学是在维护健康以及预防、诊断、改善或治疗身心疾病方面使用的种种以不同文化所特有的无论可解释与否的理论、信仰和经验为基础的知识、技能和实践的总和。在世界上,传统医学有数十种,但是,从来没有哪一个传统医学能像针灸一样完整地流传下来,并能穿透不同的文化背景在160多个国家不同程度地使用和传播。针灸的发展,以及对世界卫生、文化的影响,在过去的几十年里得到了充分的印证和强化。

两千多年前,扁鹊治疗虢太子尸厥,是有文献可见的第一例针灸医学的病案,从那时起,针灸便散发着"神奇"的魅力,也给人们留下了无尽的想象。从历史来看,公元6世纪,针灸作为先进的医学疗法在亚洲地区传播;17世纪后叶,伴随着东西方的贸易往来,艾灸(1675年)和针刺疗法(1683年)分别由印度尼西亚和日本首次传入欧洲;19世纪初,由于现代医学的兴起,针灸在欧洲经历了大约百年的沉寂,之后于20世纪30年代又开始复苏,这次复苏发生在法国,这与早期法国耶稣会传教士所奠定的中法交流的文化基础有关。1971年针灸作为政治、外交的载体,点燃了针灸走向世界之路。如今的针灸,不仅是一个独特的传统医学,也成为中国在跨文化交流中的一个符号。

我们一直认为,针灸是中国的,也是世界的,针灸只有放置在全球的大背景下,通过跨文化的比较和交流,才能看清她的模样;只有放弃种种偏见,才能凸显她的独特价值。当然,这里的偏见也包括针灸行业内的一些偏见。历史是一面镜子,可以知兴替,所以,我们以历史真实的细节来梳理中国针灸的来龙去脉。任何医学都不是万能的,针灸也需要被客观地评价和科学地使用,所以,我们希望以科学的原则展现针灸学的最新成果;任何医学也不可能完全摆脱文化的影响,所以,我们以针灸的社会历史积淀视角来讲述其文化风景。这正是《中国针灸交流通鉴》这套丛书的动意。

《中国针灸交流通鉴》分为9卷,由《历史卷·上》《历史卷·下》《临床卷·上》《临床卷·下》《针法卷》《科研卷》《教育卷》《行业卷》《文化卷》组成。这几卷囊括了针灸领域中最活跃的几个方面。

《历史卷·上》主要分析了针灸是如何诞生在中国这块独特的人文地理上的,又是如何被1500年的历史文献所丰富和发展的。《历史卷·下》是关于针灸在世界传播的历史轨迹,透过书中那些生动的故事和事件,勾勒出世界针灸的历史画卷和地图,也依稀可现针灸在不同时期传播的特点,以及针灸起源之争的历史渊源。

针灸最实用的价值是防治疾病。《临床卷·上》和《临床卷·下》主要介绍了针灸临床的治病特点,诊治规律,特色优势,处方类型、原则,以及针灸的疾病谱。同时,用较重的篇幅讲解了200余种疾病的针灸治疗。这些内容都是建立在细致的研究基础上的。

针灸是一门实践性很强的医学,针灸方法的选择和技术操作,直接影响到防治疾病的效果。《针法卷》以其系统、全面的特点介绍了从古到今各种针刺技术,以及伴随着科技的发展,声、光、电、磁等物理技术在针灸领域的运用。

针灸为什么能防治疾病,长期以来这是针灸在跨文化交流中遇到的最大挑战。文化可以相溶,但科学似乎很难兼容。针灸走向主流殿堂的路虽然仍十分漫长,然而,这并没有妨碍针灸在科学的语境中不断地进行表达,《科研卷》正是以此而为。该卷以近年来国家自然科学基金委员会、国家重大基础研究发展计划("973"中医专项),以及国家科技成果针灸项目为主要内容,展示针灸科研取得的成就;并对国内外针灸科研发展及现状进行了系统分析和概述。

针灸的传承和传播,教育发挥了重要作用。针灸教育起源早,发展快,特别是是国外的针灸教育近年来本土化趋势明显。《教育卷》从先秦到当代,从国内到国外,以其详实的资料和分析,系统全面地展示了针灸的教育画面,提供了丰富的国内外针灸教育、传承及名家等咨询。

《行业卷》主要介绍了世界各国针灸行业的概况、学会和机构等对外交流情况,世界卫生组织关于传统医学指导性文件,以及世界针灸学会联合会的针灸行业标准等。

针灸不仅仅是一种医学,也是中国古人对自然界及自身认识和实践最具代表性的文化表现形式之一。针灸在文化层面的交流,主要反映于针灸在政治、宗教、军事、文物、影视、文体等方面的作用。《文化卷》在分析针灸本身的文化属性基础之后，展示了不同时期、不同方面、不同特点的针灸文化景观。

《中国针灸交流通鉴》历时两年的辛苦采编，由中国中医科学院针灸研究所、北京中医药大学、天津中医药大学、长春中医药大学、南京中医药大学、世界针灸学会联合会、首都医科大学及国外相关机构等的一线学者共同完成，是一次集体智慧和学术的展示。特别是从国外引进的一些珍贵的历史图片（在国内首次发表），以及一些作者的原创，为本套丛书增添了不少亮点。

《中国针灸交流通鉴》的问世，我们要感谢国家出版基金的资助，感谢中国工程院副院长樊代明院士为本丛书作序，感谢所有关心和帮助过本套丛书的同仁。同时要感谢西安交通大学出版社给予的重视和支持。西安交通大学出版社作为"全国百佳图书出版单位"、"国家一级出版社"，其医学分社作为中国西部最大的医学出版中心，近年来承担了大量的国家及省部级医学出版项目，取得了良好的社会效益和经济效益。他们在国际合作方面也取得了一定的成果，与麦格劳—希尔公司等其他国家出版社建立了良好的合作关系，为本丛书后期的国际推广奠定了基础。我们希望本套丛书能在国际合作方面取得一定的成就。

当然，要想展现好一幅中国针灸交流的波澜画卷，并不是一件容易的事，我们也注意到本套丛书留下的不足和遗憾，我们也意识到部分内容可能会引起争议，但这正是"交流"的目的。我们认为，冲淡针灸的神秘而不破坏对她的好奇和价值体验，只有在交流中才能实现，这正是我们要进一步努力的。

《中国针灸交流通鉴》编纂委员会

2012 年 9 月

前言

针法技术是我国古代劳动人民,在与疾病的长期斗争中创造发明的一种医疗方法,是祖国医学宝库中一颗耀眼的明珠。几千年来为我国医疗保健事业发挥了重大作用,针灸学已经成为世界医学的重要组成部分。

针灸治疗疾病,除了辨证取穴外,最重要的是技术操作,它直接影响到治病的效果和疗效,它同其他医疗技术一样,越来越受到广大医疗工作者的重视。针刺技术包括进针、寻找针感、调整针感、行针技术、补泻技术、留针与出针技术等。可以说从古至今,古代针法技术层出不穷。随着现代科学技术的不断发展,特别是声、光、电、磁等技术的广泛运用,更是丰富了针刺的技术内容。本卷分十一章对历代针刺技术做了系统总结。第一章讲述了针法的起源与发展;第二章讲述了毫针的针刺基础;第三章和第四章分别对针刺的基本手法及行针手法做了总结;第五章对古今各类补泻手法做了系统论述;第六章至第九章分别对头面部、躯干部、四肢部和特种针法进行了系统阐述;第十章和第十一章分别对现代微针疗法及一些特种针法进行了较全面的总结。

本卷不仅可以为广大针灸爱好者提供丰富的针灸技法知识,也可为本领域的进一步研究打下良好的基础。

《针法卷》编纂委员会

2012 年 9 月

目 录

针法的起源与发展

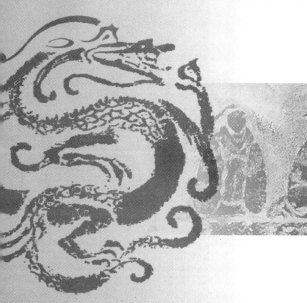

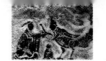

第一节 针法的起源

针灸学起源于中国,历史悠久。据史书考证,三皇五帝时期,伏羲发明了针灸,之后便开始在我国广为流传。如史书《帝王世纪》(东汉·皇甫谧著)载"伏羲尝百药而制九针"、《路史》(南宋·罗泌著)载"尝草制砭"等。针灸自其产生以来,便以其在我国古老传统医学中的独特魅力,影响了中华文化上下五千年。2010年,中国针灸与中国京剧同时被联合国教科文组织收录到人类非物质文化遗产名录中,这标志着作为中国第五大发明的针灸不仅具有了医学价值而且也涵盖了历史、文化和社会等诸多领域的影响价值。据体而言,针灸分针和灸,是两种基于同一理论指导下的不同中医外治法。本书谈到的是针灸中的针法,也就是针刺手法。应该说,古老针灸的神秘之处就来源于诸多针法的奥妙,它是针灸的灵魂,直接关系到针灸的治疗作用。

查古论今,针刺手法的产生与不同时期人们使用的针具密切相关。1973年我国湖南马王堆三号汉墓出土的帛书中,有一篇"脉法"的文字,其中有关用砭石刺破痈肿放血排脓的记载,名之曰"启脉",是迄今发现最早的关于刺法的记载,可以说"启脉"是原始针刺手法的雏形。另有古代文献《山海经》中亦有用"石箴"刺破痈肿的记载。再根据近年在我国各地所挖出的历史文物来考证,针刺方法的起源应该在石器时

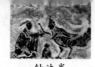
代。据史料记载,在新石器时代已经有了关于针具雏形"砭石"的记载。也就有了砭石的使用过程,比如很多版本的《针灸治疗学》中均记载了,在原始社会,当人们身体出现不适或疼痛时,即有用尖锐的石器按压疼痛不适部位,使原有症状减轻或消失的方法。因此说针法的起源是在石器时代,随着针具的产生而产生。之后针刺手法又在生产力及针具的变革中而不断地推陈出新。如前面提到的,在生产力低下的原始社会人们使用的针具主要是石针、骨针,到奴隶社会随着冶炼技术的发展出现了青铜针,之后封建社会又相继出现了陶针、金针、银针等。我们可以推断,根据针具材质的不同,其操作手法必然有别。

时间瞬转,到了当今,随着生产力水平的快速发展,针刺手法的演变也呈现了一种"百家争鸣,百花齐放"的局面。在众多专门从事中医学研究的学者中,有一个共识就是"针具已有,针法难留;细细专研,必有宏图"。所以,本章旨在将历代医家行针手法整理保留,归纳其特点、弘扬其优点、发挥其传承,更好地为针灸针法的上承下传做出贡献。

第二节　针法的发展

针法的发展,是随着针具的变革而发展的。在我国各个历史时期,针刺手法的特点,是因其所处时代的文化、历史和生产力水平的不同而不同。像针灸历史上的几部代表性著作,如《黄帝内经》《针灸甲乙经》《针灸大成》中,都记载了不同时期针法的奥妙。本节将结合历史朝代的发展变化,简单概述每一朝代针法发展的特点。

一、春秋战国至秦汉时期

1973 年,伴随着我国考古史上一次著名的挖掘,在长沙马王堆三号墓中,出土了对祖国医学影响深远的医书——《帛书》。该书中明确记载了关于针灸学的内容,其中《足臂十一脉灸经》和《阴阳十一脉灸经》,论述了十一条脉的循行分布、病候表现和灸法治疗等,形成了较为完整的经络系统。

《黄帝内经》(简称《内经》)和《难经》中关于针法的论述奠定了针刺手法的基础。《灵枢》把针刺操作的过程归结为进针、提插、捻转、针刺深浅、留针和出针等内容。同时书中还论述了得气的过程及临床意义,提出针刺以候气、守气、调气等诸多手法,强调"气至则有效"。

此外,在针刺方法上,《灵枢·官针》还提出"九刺"、"十二刺"、"五刺"等内容。在补泻手法上,《内经》首次提出了"盛则泻之,虚则补之"的针刺治疗原则,认为要根据患者的症候虚实寒热进行针灸治疗。《灵枢·九针十二原》《灵枢·官针》《灵枢·经脉》等篇都有对于补泻手法的论述。

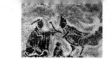

　　《难经》对针刺方法的论述也有发挥,全书八十一篇中,有三十二篇涉及针灸的内容,并且进一步强调所有手配合行针。《难经·七十八难》中具体提出"知为针者信其左(手),不知为针者信其右(手)。当刺之时,先以左手厌(压)按所针荥俞之处,弹而努之,爪而下之,其气之来如动脉之状,(右手)顺针而刺之"。《难经·八十难》中又指出:"左手见气来至乃内(进)针,针入见气乃出针",说明了押手与刺手配合进针的作用。《难经》对针刺补泻的具体应用有重要阐述,认为应分局经脉气血流注和营卫分布的不同,施以营卫补泻、提插补泻、子母补泻等。

二、两晋时期

　　从两晋开始,针灸学进入了一个全面发展的时期。这一时期的代表著作是由晋代医家皇甫谧所著的《针灸甲乙经》(简称《甲乙经》)。

　　《针灸甲乙经》是针灸学术史上的第二次总结,对针灸方法和临床宜忌均有较详细的论述。该书强调:"用针之理,必知形气之所在,左右上下,阴阳表里,血气多少,行之逆顺,出入之合"。提示针灸医生为患者施治时,必须掌握时机,根据患者的不同体质、不同病情,采用不同的针刺艾灸手法和技术。要求选穴适宜、定位准确、操作严谨、补泻手法适当等。另外,《甲乙经》还用专篇阐述了每日时辰不同与选穴、针刺补泻方法的关系。这一理论的提出,为后世"子午流注针法"理论的形成奠定了良好的基础。在《甲乙经》中这一关于针灸时间医学的问题至今仍被国内外学者所关注和研究。

　　关于针刺操作手法,《甲乙经》从理论到具体操作要领,均作了较为详尽的论述。该书明确地记录了持针的姿势和方法,每穴的针刺浅深(深入几分)、方向、轻重以及事故的预防。同时强调了施术者针刺时的精神状态,指出在针刺施术时必须全神贯注,不忘审视患者接受治疗前后的神态反应,掌握针刺之浅深、留针时间之长短、艾灸壮数之多少等。此外,书中还特殊记载了某穴禁针、某穴不能深刺等针灸穴位忌要。审篇通视,全书可谓对针灸行针的各个方面均做了较为详细的论述,是针灸学术史上的又一里程碑。

三、唐宋时期

　　唐代具有代表性的医家应首推孙思邈,其代表著作为《千金要方》。该书第二十九、三十卷为针灸卷,又称作《明堂经》,书中对针刺手法的理论作了不少发挥,同时记载了锋针、毫针、大针、火针、温针、燔针等多种针具,并详细论述了操作技巧、临证要求、主治病症、治疗禁忌等。另外,《千金要方》对针灸最大的贡献就是提出了"阿是穴"理论,包括了"阿是穴"的取穴方法及临床应用。

　　到了宋代,王执中《针灸资生经》第二卷专门记载了针法,包括针灸须要、针忌等,是一部在当时广为流传的针灸专著。北宋王冰后人所著《刺法论》系《素问》遗篇,是继《内经》《难经》之后对针刺法的又一次较为系统的总结。另外,北宋末年宋徽宗组织编写《圣济总录》,虽非针灸专著,然对经穴排列顺序、经络与腧穴关系做了较大调整,不仅将354腧穴全部归属十四经脉,并根据《灵枢·经脉》的记述,依经脉循行方向做了重新编排,对奇经八脉除任督脉以外的六脉所属穴位逐一进行了说明,但尚有部分经穴的排列次序与经脉循行分布不符。

四、金元时期

金元时期,造纸术和印刷术的广泛流传,为中医学的传承与发展做出了巨大贡献。此时保留下来诸多宝贵的学术思想和医学著作,如中医学史上最具代表性的"金元四大家"的医学思想及其著作等。在众多医学著作中,也包含了诸多针灸名家专著,如窦汉卿的《针经指南》、何若愚的《子午流注针经》、杜思敬的《针经摘英集》、王国瑞的《扁鹊神应针灸玉龙经》、滑寿的《十四经发挥》等,还有《针方集》《窦太师秘传》《直刺秘传》《针经节要》等,都对针灸的发展和传承起到了不可估量的作用。如《十四经发挥》,首次将十二经脉与任、督二脉合称为十四经脉,对后人研究经脉很有裨益。

五、明清时期

明清时期是针灸学术发展的鼎盛时期,名医辈出,针灸理论研究逐渐深化,出现了大量的针灸专著。以明代最为鼎盛,像徐风的《针灸大全》、杨珣的《针灸集书》、高武的《针灸节要聚英》、杨继洲的《针灸大成》、吴昆的《针方六集》等著名的针灸专著,特别是杨继洲所著的《针灸大成》,汇集了明以前的诸多针灸著作,总结了众多医家的临床经验,其记载内容丰富充实,是后世医者学习针灸的重要参考用书,被誉为针灸学术史上的第三次总结。到了清代由于此时的政治文化背景发生了变化,针灸史料记载明显不如明代丰富,且医书论述多承袭前人经验,缺乏创新。这一阶段代表性的针灸专著有《医宗金鉴·刺灸心法要诀》《针灸集成》《针灸易学》《针灸逢源》等。

六、近　代

到了近代,随着人们对中医学的认识不断提升,此时针法技术出现了蓬勃发展的态势。相继出现了一批针灸大家,如承淡安、任作田、焦勉斋、赵熙、朱琏、鲁之俊、陆瘦燕、郑毓琳、司徒铃等。他们继承和发扬了祖国传统针刺技术,基于各家针法之长,创立了不少精湛的针刺手法,为传统针刺技术的传扬,做出了巨大贡献。

任作田,我国著名中医学家,其针法精湛,著有《针术》一文,主要针法包括"八法神针"、经验十法等。其子任守中继承其针法,并在针灸治疗小儿麻痹症、婴幼儿泄泻、幽门痉挛、遗尿、尿频、尿潴留等病证上进行了系统的研究,著有《儿科针灸疗法》。

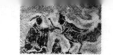

王乐亭，著名针灸学家，人称"金针王乐亭"，著《金针王乐亭》一书，善用金针，代表性的针刺手法包括"十二透穴法"和"老十针"。

罗兆琚，号黄竹老人，强调施针注重针感，主张宜先分清谷气与邪气，再行补泻手法，提倡从卫取气之浅刺法，多用捻转手法，并采用指压穴位及针尖以控制经气上行下传的特技，效果颇著。

郑毓琳，著名针灸学家，继承祖业，独创特色郑氏针法。成功地将气功与传统针灸针法相融合。其临证经验丰富，尤善用"烧山火"、"透天凉"。独创针法包括：二龙戏珠、喜鹊登梅、老驴拉磨、金钩钓鱼、白蛇吐信、怪蟒翻身、金鸡啄米、鼠爪刺法等。其子郑魁山号称"西北针王"，承袭了历经四代的独家郑氏针法体系，创立了"温通法"、"关闭法"、"揣穴法"、"穿胛热"、"过眼热"等特殊针刺手法，同时倡导择时选穴，代表性的针刺手法有"郑氏补穴法"。

承澹安，著名针灸学家，用针强调指力的练习，对进针、刺针的方向，直接刺激与间接刺激都作了详细论述。针刺中十分重视针灸治神，并广泛应用于临床。常用针法有单刺术、旋撚术、雀啄术、屋漏术等。同时，首开针灸八法配穴，补注《伤寒论》条文之先河。

焦勉斋，著名老中医，出身医学世家，深研《甲乙经》《伤寒论》《金匮要略》《千金要方》等书。他善用按压、穿皮、刺入良性刺激等进针手法，以及补法出针术、泻法出针术和滞法出针术等出针手法；认为增强指掌运动力量，能使针刺作用显著；提倡练掌运气，独创"沉、浮、偏、侧、伸、屈、旋、导"运掌八法，把气功理念运用于针灸；同时，改进"烧天火"、"透天凉"操作法。

管正斋，著名中医出身医学世家，主要针法贡献为改良了《内经》针法。他提出单针透刺法、两针傍刺法、三针齐刺法、四针恢刺法、五针扬刺法、多针连刺法。发展并完善"管氏过梁针法"，主要应用于 24 个过梁奇穴；区分了初级补泻和高级补泻法等。

陆瘦燕，著名中医，偕夫人朱汝创办新中国针灸学研究社，其生父李培卿为当地针灸名家，开辟《燕庐医话》栏目宣传针灸知识，其贡献包括阐发经络腧穴理论以指导临床实践，精研针刺手法注重热补凉泻，重视全面切诊及整体治疗，大力提倡温针、伏针等。

彭静山，我国著名针灸医家，1970 年首创眼针疗法，著有《简易针灸疗法》《针灸秘验》等。

朱琏，著名女针灸学家，是第一个将中医针灸与西医理论相结合并提出神经学说的针灸理论学者。她提出以抑制法（强刺激）和兴奋法（弱刺激）为针刺的基本操作手法；首次倡导刺激的手法、部位和时机是针灸治病的三个关键；强调无菌操作，独创安全留针法、指针和艾卷灸法；同时提出了 19 个针刺治疗新穴。她的针灸学术思想已经成为我国中西医结合医学学术思想的一部分。

七、现　代

到了现代，随着科学技术的蓬勃发展，新材料、新技术的不断涌现，针刺手法也得到了多元

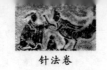
化的提高。各家针法,层出不穷。其中对针法的理论研究、机理研究、实验研究等日渐深入。这种前所未有的发展态势,对探视中医学针灸的奥秘起到了不可忽视的作用。

(一)善用特殊针法的医家

著名外科学和针灸学家鲁之俊,倡导针灸"刺激"、"神经"说,肯定"针灸有确效",并归纳为"三大效能";认为刺激强弱、时间、留针等与疗效密切相关。

邵经明,著名全国老中医药专家(国务院特殊津贴获得者),其行针特点主要是善用"五针法"治疗哮喘;临床治疗取穴精当,善用背俞;强调针药并用,内外合治。

邱茂良,著名针灸医家,在学术上博采众长,其针刺手法上以"针刺有序,三才一体,守神为尚"为原则,融合了历代多种复式手法而自成一体。

楼百层,著名医家,致力于针灸研究40余年,认为在针刺施术过程中,得气、候气、调气三者关系密切,并归纳"针下得气四字诀"。

司徒铃,岭南针灸名家,其针法特点为取穴精少,补虚泻实,提倡刺、灸、挑、拔综合运用。

黄羡明,上海名医,行针强调,全神用针,旨在调气;并善用透针,以治顽疾。针灸名家杜晓山,擅长针灸治疗面瘫、中风、坐骨神经痛等病症,其改良古代针法,将较难掌握的"烧山火"、"透天凉",改良为热补法、凉泻法、龙虎龟凤法等,注重临床效果,独创无痛进针,简便易学。

肖少卿,著名针灸学家,擅长针刺补泻透刺术治疗神志疾病、中风失语、聋哑、男性不育及妇科疾病,其重视经络、辨证施治;致力于针灸处方的研究;注重手法,妙用透刺等。

奚永江,上海中医学家,得传家学,设计十四经玻璃人模型与十四经彩色解剖图等。其针法特点为调气为先,注重刺法;刺络拔罐,针药并用;同时对《灵枢·官针篇》十二刺中的某些刺法阐述了自己的认识。

杨兆民,著名医家,医着手法娴熟,强调针灸进针时一定要稳、准、轻、快,才能无痛或疼痛轻微;临床治疗中强调针刺深浅、手法量化的作用。同时其经验集中包含了围针法、围灸法治疗干性湿性带状疱疹。

张缙,著名针灸医家,针刺时强调针感传导,擅用"捻针方向,针尖方向,左手配合,引导针感"等方法,控制针感传导方位;并专长利用苍龙摆尾、赤凤摇头等针法达到迫使针感通关过节的目的;同时将古代单式针刺手法归纳为,揣、爪、循、摄等共二十四式手法。

阮少南,承淡安先生之徒,从事医疗、教学和科研50载,其在医疗中突出中医特色,审因论治;注重临床针刺中"理、法、方、穴、术"五为一体,并强调刺法补泻分明。

盛灿若,名医,善用特定穴,深刺透层,一针数层,单手进针。尤为擅长神经系统疾病,对于一些疑难杂症的治疗有独到之处。

张家维,广州名医,临床上重视针灸补泻手法和飞针术(快速旋转进针法)。善于使用齐刺

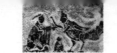

法治疗肩周炎、飞针治疗小儿脑病、男性不育症等,均取得了较好疗效。

武连仲教授致力于中医针灸事业40余年,博采众长,提出了"三廉泉"独特的舌针治疗技术,并运用于临床治疗,屡见效验。针刺上善用毛刺法、腧穴四刺法、针刺止痛法等。

徐恒泽,南京中医药大学教授、博士生导师,擅用"三针疗法"结合"四关穴"治疗中风偏瘫;针刺结合改良雷火灸法治疗缺血性脑卒等。

田从豁行针强调"练针练气,守神治神"、"审察血脉,切循经络"、"气至病所,重视补泻"等,总结"雀啄进针"法。

杨华元,博士生导师、国务院津贴获得者,主要从事现代针灸诊疗技术、中医诊疗设备及针刺手法的研究教学工作。其参与创制的"针刺手法参数测试仪"获2004年度上海市高新技术成果转化项目及上海市第五届"四新"科技博览会金奖。

王顺,博士生导师、黑龙江省中医研究院副院长,致力于透穴刺法,以一针作用于两穴或多穴,采用不同的针刺方向、角度和深度进行治疗,这种刺法能够加强表里经及邻近经脉的沟通,促进经络气血运行,达到治愈疾病的目的。

(二)首创特色针法的医家

陈大中,上海著名针灸学者,参与编写《针灸学》《针灸图谱》,代表性贡献有独创"导气法"、发明"代针丸"。

杨甲三,著名中医学家、针灸学家、针灸教育家,其首创三边三间取穴法、毫针单手压式进针法,深得穴理,精于临床,积累了丰富的实践经验,形成了独特的学术思想体系。

程莘农,中国工程院院士、针灸专家,首创"三才进针"法,并强调行针要得气、气至等。

马瑞林,辽宁名医,首创《大型平面电动经络经穴模型》、设计拍摄了《针法灸法学》电教片;在临床治疗上擅长传统针刺技术手法,将"通经"、"导气"手法结合自己实践经验,创造性地提出"促进、激发、控制"得气,并使得气(针感)向预定方向传导,称此法为"驭气调经法",为提高针灸临床疗效起到了重要作用。

于书庄,著名针灸学家,提出"临症五问",主张针灸辨证"更需辨经,先察后取",阐明了针刺、艾灸、火针、放血法的不同治疗作用,创立了"患者自己按压气至病所法",并与中国科学院协作,发现"隐性循经感传现象"。

秦亮甫,上海名中医,对中医内科、外科、针灸科、皮肤科多种疑难疾病有独特治疗手段。自创"无痛进针法"、"头八针"等,在临床上取得了较好疗效。

贺普仁,"国医大师",在长达50余年的从医生涯中,博采众家之长,从诸多的操作手段中筛选出毫针疗法(微通)、火针疗法(温通)、三棱针放血疗法(强通)为主要针灸治疗手段。创立了"贺氏针灸三通法",并提出"以血行气"新说。

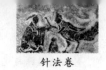

杨介宾,成都中医学院(现成都中医药大学)著名针灸专家,业内称之为"神针杨",其对《内经》《难经》所述针法极为推崇;强调针刺手法要简洁明了,便于施用;经过数十年的临床实践,总结摸索出"无痛进针法"、"候气催气法"、"守气调气法"等,虽不能说合繁就简,亦足堪后来者借鉴。

靳瑞,岭南针灸新学派代表人,发明了"颞三针"治疗中风后遗症,"智三针"治疗弱智儿童,"启闭针"治疗自闭症,"定神针"治疗多动症,"老呆针"治疗老年性痴呆等,被国内外誉为"靳三针"。

陈全新,广州中医药大学教授,从事针灸临床、教学、科研 50 余年,独创陈氏"飞针"疗法,倡导无痛进针;注重运针行气,倡导分级补泻。被也门共和国国王誉为"东方神针"。

魏稼,江西名医,倡导并发展了无创痛穴疗法新学科,其首创飞针法,临床上常用于三叉神经痛、胆结石合并急性胆囊炎、支气管哮喘等病症,均取得良好效果;传承了刺营治喉经验,采取丛刺拇指三商穴和耳轮三点等宣泄血热,效果颇佳。

谢国荣,中国特效医术研究会委员,其针法包括速拔针法、肌腱刺法以及骨骼刺法;其根据《内经》《难经》所论,结合个人经验,提出"进、退、捻、转、旋、摆、缓、急、留、守、消气、导气等"基本行针方法。谢老认为,凡针刺方向与力量向下(内)者为补,可引阳气入内;针刺方向与力量向上(外)者为泻,可致邪气出外。他在《内经》《难经》补泻原则的基础上,创立了独特的补泻手法;同时摸索出多种促使气至病所的方法,如顶法、拔河针法、接力针法等。

石学敏,著名针灸学专家、中国工程院院士,被誉为"鬼手神针",从医 40 余年来,始终坚持"中西结合,融西贯中","针药并用、形神兼备";不仅创立了"醒脑开窍"针刺疗法,而且多项针灸中西医结合科研取得了举世瞩目的成果,如首创"针刺手法量学"理论,破译"是动"、"所生病"内涵等。医家王富春,在全国首创"合募配穴治疗六腑病"、"俞原配穴治疗五脏病"、"郄会配穴治疗急症"等特定穴配伍理论;总结出"镇静安神法"、"振阳针法"、"调胱固摄法"等独特的针灸治疗方法;临床善用平补平泻针法、无痛透皮进针技术、"飞经走气"针法等进行针刺操作。

(三)专研特种针法的医家

钟梅泉,擅长针灸和内科,对梅花针的研究造诣较深;其梅花针治疗共同性斜视和青少年近视的研究,均获中国中医研究院科研成果奖;著有《梅花针疗法》和《中国梅花针》等专书。

杨楣良,著名中医,首创"杨氏钩针"及"钩针疗法",成功研制国内首台"微电脑多功能灸疗仪"和"NL-9 人体肘部扭力测力仪","杨氏钩针"获国家发明专利,"微电脑多功能灸疗仪"、"钩针刺法治疗肱骨外上髁炎研究"等多项研究获省、厅级科研成果奖;完成了国家级研究课题"杨氏钩针治疗肱骨外上髁炎(气滞血淤型)研究"。

焦顺发,著名医家,首创"焦氏头针穴",构建了头针疗法,治疗偏瘫疗效较好,在针刺手法

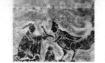

上,采用进针快、捻转快、起针快的"三快针刺术";著有头针专著《头针疗法》《头针》等。

师怀堂,山西省针灸研究所创始人,善于九针配伍,愈疾无数,享誉内外;独创"新九针疗法",同时重视火针的刺法及临床应用。

管遵信,云南省中医中药研究所耳针研究室主任,1985年发明"耳穴染色进行疾病诊断"获卫生部医药卫生科技成果乙级奖、香港国际中医学院一等奖,1992年"耳穴诊治疾病的原理研究"获云南省科技进步三等奖;加拿大中医药针灸学院一等奖。主编《中国耳针学》《常见病耳针疗法》和《实用医学科研方法学》等专著10余本。

朱汉章,针刀创始人,其发明的针刀系列手术器械获得国家发明专利,并将针刀疗法被界定为一个新的医学学科——针刀医学,出版了《小针刀疗法》《针刀医学原理》《针刀医学解剖讲义》《针刀医学手法讲义》等一系列医学专著。

薄智云,腹针疗法创始人,以"神阙调控系统"理论为核心,首次提出经络分为先天和后天两个系统,并发现先天经络在腹部的分布特点,使针灸治疗慢性病、疑难病的治疗周期大大缩短,被人们称为"奇效腹针疗法"。

李万瑶,广州名医,擅长蜂针,发表相关文章10余篇,著有《现代穴位疗法大全》《针灸治疗老年病》《蜂毒疗法》《针灸推拿学》等医学著作。

田维柱,从事医、教、研工作40余年,对眼针的发展做出了卓越的贡献;1990年拜全国名医彭静山教授为师,全面继承彭静山教授的学术思想和医疗专长;编著了《中华眼针》一书,得到高度评价。

王文远,中国针灸学会理事,在继承传统医学的基础上,吸收现代科学理论首创"平衡针法";以中医的心神调控学说和西医的神经调控学说为理论基础,形成了"针灸与心理—生理—社会—自然相适应"的整体医学调控模式。

符仲华,南京新中医学研究院浮针疗法研究所所长,根据十二皮部是十二经脉功能活动反映于体表的部位,也是络脉之气散布之所在的皮部理论以及每一腧穴都能治疗所在部位的局部和邻近部位的病症的近治原理,提出了浮针疗法;其发明获第一军医大学"九五"科技成果,获2001年度解放军医疗成果二等奖。

到了当代,针刺针法的研究日益丰富,而且对针灸治疗的机理研究也日益增多,古老的针灸到了当代已经越发地与现代科技相融合,发挥着自己在现代医学中的重要地位。另一方面,在针刺手法的研究中,出现了针刺手法规范化的研究趋势,如"头针规范化研究"、"手针规范化研究"等。临床操作方法技术的规范研究,可为研究针刺作用原理提供可靠的科学依据,有利于现代针灸专家的经验继承和古代针刺手法的深入理解,有利于针灸临床治疗的选择和教学方法的改进,从而对针灸国际学术交流和针灸学术发展产生重要的促进作用。

总之,针刺手法是影响针灸疗效的重要因素,从其形成发展,经历了一个漫长的历史过程。不同的针刺手法可产生不同的针刺效应,古今探讨较为丰富。但在诸多历史记载中也不乏繁琐、罗列之篇,所以学习时应细细体会,深入研究,方可领会祖国医术针法之妙。

参考文献

[1]　黄龙祥.针灸名著集成[M].北京:华夏出版社,1996.

[2]　李磊,何若愚.《流注指微赋》评述[J].上海中医药杂志,1993(9):37－39.

[3]　解秸萍.巨刺法的神经解剖学机制探讨[J].上海针灸杂志,1997,16(2):28－29.

[4]　张登本,李亚军.《黄帝内经》研究述评(续)[J].陕西中医学院学报,1999,22(4):10－14.

[5]　黄凯文.近五年来针灸医学史研究概述[J].中医文献杂志,2008,16(2):46－48.

[6]　朱琏.新针灸学[M].北京:人民卫生出版社,1954.

[7]　毛良.古医书《脉法》诠释[J].上海中医药杂志,1983,11(10):44－46.

[8]　秦尚文.郑魁山针刺手法经验介绍[J].中医杂志,1982,12(11):49－51.

[9]　唐寒松.关于草木刺作为原始针具的探讨[J].南京中医药大学学报,1997,13(4):230.

[10]　左媛媛,迟越.从"针"的字型演变看中医针具的起源和发展[J].云南中医学院学报,2007,30(6):47－48.

[11]　邓春雷.针具演变在针灸学术发展中的作用[J].陕西中医,1990,11(8):366－367.

[12]　章炳炜.浅谈古今针具与针术关系[J].中国针灸,1986,385(7):35－36.

[13]　李万瑶.针刺提插补泻手法的胃电信息检测观察[J].中国针灸,1993,3(3):29－30.

[14]　贺春芳.快速直刺进针法与普通进针法痛感对照观察[J].新疆中医药,2009,27(2):49－50.

[15]　王飞.针刺手法的形成与发展[J].针灸临床杂志,1998,14(6):1－3.

[16]　韩秀珍.论《针灸聚英》的学术思想[J].山东中医杂志,2006,25(7):469－470.

[17]　马小平.《针灸问对》针法初探[J].江苏中医,1989,359(8):23－24.

[18]　郑少祥.《灵枢经》"迎"、"随"含义探讨[J].浙江中医杂志,1994,29(12):555－556.

[19]　张景明,陈震霖.《难经》对针法的贡献[J].时珍国医国药,2009,20(3):747－748.

[20]　卓春萍,邓伟,李瑞.《针灸大成》中针灸医案特点分析[J].中国针灸,2008,28(10):773－774.

[21]　王飞.针刺手法的形成与发展[J].针灸临床杂志,1998,14(6):1－2.

[22]　文立.大师风范,针界巨擘——王雪苔教授对针灸事业发展的贡献[J].中国针灸,2006,26(1):39－40.

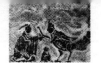

[23]　刘清国.大医精诚杨甲三(连载一)[J].河南中医学院学报,2003,108(5):9-10.

[24]　王麟鹏,王京喜,徐春阳,等.国医大师贺普仁针灸三通法概述[J].上海针灸杂志,2010,
　　　29(4):205-206.

[25]　郑俊江,郑俊朋,郑俊武.纪念郑毓琳先生诞辰100周年[J].甘肃中医学院学报,1996,
　　　(8):1-2.

[26]　陈正平.杰出的中医针灸学家、教育家承淡安[J].中国中医基础医学杂志,2003,9(3):
　　　48-49.

[27]　楼兴煌.楼百层的针灸学术思想[J].中医杂志,1985,26(10):51-52.

[28]　赵欣纪,赵长衍.陆瘦燕对针灸学术的贡献[J].河南中医,2003,23(9):12-13.

[29]　吴云波.现代女针灸学家朱琏[J].江苏中医,1988,286(6):46-47.

[30]　洪笃瑞,黄明镇,李永龙等.关节立体针法治疗肩周炎120例[J].中医外治杂志,2009,
　　　18(4):45-46.

[31]　范钧铭,郝长源,李秋风.针刺徐疾补泻对中风患者下肢血流量的影响[J].上海针灸杂
　　　志医,1990,12(2):5-6.

[32]　杨华元,顾训杰,王志煜,等.针刺手法参数分析仪研制及其应用[J].上海针灸杂志,
　　　1991,12(3):35-36.

[33]　崔秀芳.朱汉章学术思想及针刀医学的贡献[J].亚太传统医药,2006,14(12):19-21.

[34]　宸志德.师怀德新九针临床应用精要及学术思想概述[J].中国针灸,2003,23(1):37-40.

[35]　邓世发.余氏滚针术的临床应用[J].成都中医学院学报,1988,78(2):14-16.

[36]　施能云.先于陈应龙老中医的针术[J].中国针灸,1986,6(5):22-27.

[37]　陈佑邦,邓良月.当代中国针灸临证精要[M].北京:天津科学技术出版社,1987.

[38]　马瑞林,杨元德.中国针刺手法选编[M].沈阳:辽宁中医学院,中华全国中医学会辽宁
　　　分会,1982.

[39]　管遵惠.管正斋刺法经验[J].中国针灸,1998,18(9):557-560.

[40]　管遵惠.管氏针刺手法学术特点的探讨[J].云南中医学院学报,1993,16(4):31-36.

[41]　贺林.国医大师贺普仁教授针灸三通法原理[J].环球中医药,2009,2(6):454-456.

[42]　李庆云.金针王乐亭老十针的临床应用[J].现代中西医结合杂志,2010,19(4):472-473.

[43]　蒋戈利,王文远.中国平衡针灸学研究进展与发展策略[J].中国现代实用医学杂志,
　　　2004,3(1):47-48.

[44]　田存好,朱汉章.关于经络实质的探讨[A].科学之友,2007,58(2):58-59.

[45]　王登旗.学习朱琏老师针刺手法的体会[J].上海针灸杂志,2006,25(3):1-2.

[46]　焦顺发.关于经络系统和针刺治疗原理的再认识[J].中国针灸,1995,330(6):45-48.

[47]　薄智云.谈谈腹针疗法[J].中国针灸,2001,21(8):474.

[48]　薄智云.腹针疗法[M].北京:中国科学技术出版社,1999:93-95.

[49]　张月峰,侯春光.武连仲教授论风池四刺[J].中国针灸,2006,26(4):301-302.

[50]　赵文莉.武连仲教授太阳四刺浅识[J].上海针灸杂志,2007,26(8):37.

[51]　李万瑶.蜂针治疗的规律性[J].中国民间疗法,1999,8(4):15-16.

[52]　刘清国.杨甲三教授针灸学术思想简介[J].中国针灸,2008,28(5):359-364.

[53]　刘月芝,杨甲三,张国瑞,等.针刺治疗中风肢体运动功能障碍的临床研究[J].中国针灸,1999,(2):69-71.

[54]　焦勉斋.对针刺操作手法的研究和心得(续)[J].中医杂志,1959,788(11):68.

[55]　焦勉斋.我对"迎随补泻"的体会见解[J].山东医刊,1963(4):7-8.

[56]　李杰,李松明.刘冠军教授论子午流注[J].针灸临床杂志,1997,13(11):9-10.

[57]　王胜.刘冠军针灸运用脾胃学说的经验[J].中医杂志,1993,34(1):27-28.

[58]　刘虹.刘冠军针挑疗法治验介绍[J].光明中医,2007,22(3):19-20.

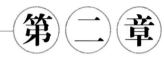

中国针灸交流通鉴 第二章

针法基础

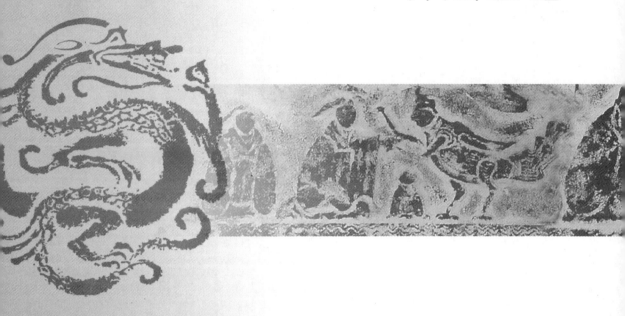

第一节　毫针的构成和规格

毫针为古代"九针"之一,是临床应用最为广泛的一种针具,可应用于全身任何穴位。因此,毫针刺法是各种针法的基础,是针灸临床所必须掌握的基本技法。正如《标幽赋》中所说:"观夫九针之法,毫针最微。起星上应,众穴主持",充分说明了细巧毫针的应用广泛。目前,毫针规格多样,长短、粗细不一,可基本满足临床使用要求。

一、毫针的构成

（一）制针材料

随着科学技术的发展,曾有多种金属材质都被用作毫针的制作材料,但是由于针刺效果、制作工艺、成本价格等多方面因素,许多材质都被废弃不用,目前临床上使用的毫针多以不锈钢制成。

1. 金针与银针

早在 2000 多年前,中国已有金针、银针的应用历史。以金、银制造针具,不易锈蚀,容易保存,并且针体光滑,针尖圆中带尖,不锐不钝,是良好的制针材料。但其制成的毫针,体软而弹性差,在快速进针和大幅度提插时,容易弯针,并且毫针的针体较粗。虽然在刺入后针感明显、持久,可适用于各种实证及慢性痼疾,但在针尖透皮时,难免刺痛较重,

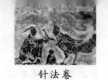

且金、银本身价格昂贵,故现在临床上除特殊需要外,一般不使用此类针具。

2. 铜针、铁针、钢针

与金、银针比较,铜针、铁针、钢针这类材料价格低廉,易于制作,故历代民间皆有应用,但其质硬而脆,易折、易锈、不易保存,故已基本不再使用。

3. 不锈钢针

不锈钢针是目前应用最广泛的毫针。其具有较高的强度和韧性,按照中华人民共和国国家标准《不锈耐酸钢技术条件(GB1220－75)》,Cr18Nig 或 OCr18Nig 合金为制作针具的最佳选择。这种材料制作的针具,不易折针,弹性好,不生锈,耐腐蚀,耐高温,针体挺直滑利,可以制成各种不同粗细的毫针,便于针刺操作,可满足各种进针法和行针法的操作需要,故被临床广泛应用。

(二)毫针结构

毫针构造的描述,最早见于《内经》,《灵枢·九针》载:"七曰毫针,取法于毫毛,长一寸六分。"《灵枢·九针十二原》载:"七曰毫针,长三寸六分……毫针者,尖如蚊虻喙"。毫针图形的记载,最早见于公元 1315 年的《济生拔粹》,其绘制的毫针,针身细长,针尖锋利纤细,针柄呈圆柱形。毫针实物的发现,最早可追溯到西汉,在 1968 年河北满城县西汉刘胜墓(葬于公元前 113 年)中出土的 4 根金针、5 根银针,据考证认定这些针具是古代九针的一部分实物,其中有 2 根金针被认定是古代毫针。这 2 根汉代毫针的针柄是扁四棱形,针身稍粗,针尖锋利,除针柄的差别外,针身及针尖与现代毫针无太大区别。

现代毫针的形态,主要分针尖、针身、针柄、针根和针尾五部分见图 2－1。针尖是针具下端锋锐的部分,亦称针芒,是刺入皮肤、深入穴位的关键部分。针身是针尖至针柄之间的针具主体部分,又称针体,毫针的长短、粗细规格,都是针对针身而言,而毫针刺入体内的深度,也是指针身透入皮肤的深浅,故针身是针具的重要部分。针根是针身与针柄连接处,是观察针身刺入穴位深度和提插幅度的外部标志,也是临床上极易发生断针的部位。针柄是从针根到针尾,以金属丝缠绕的部分,是医生捏持针具,施行针刺手法的主要部位。针尾是针柄上部末端部分,也称针顶,是做温针灸放置艾段的部分。

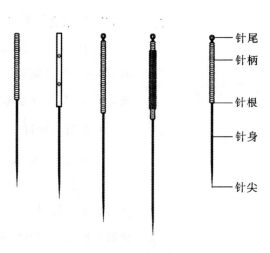

图 2－1　毫针的构造

(三)毫针的分类

根据毫针针柄与针尾的形态不同,将毫针分为环柄针、花柄针、平柄针和管柄针 4 种,见图 2-2。

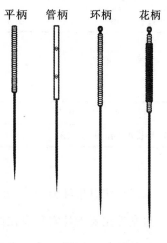

图 2-2　毫针的分类

1. 环柄针

针尾由镀银或氧化金属丝缠绕 3～4 个环构成,针柄由针尾环两端的金属丝平绕而成,针柄较细,适宜较大角度的捻转操作,最大捻转角度可达 720°。对针感迟钝的患者,可用较大角度的捻转,以加强针感,提高疗效。此种针具的针尾部有环形,可用于温针灸时放置艾段或艾绒。但由于其尾部粗大,不能通过管针的针管,故不适合用于管针进针法。

2. 花柄针

花柄针又称盘龙针,针尾的制法与圈柄针相同,当针柄缠绕数周后,将缠针柄的金属丝密缠在另一根金属丝上,再将被缠裹的金属丝继续缠绕在针柄上,使这段针柄较圈柄针的针柄粗几倍。此种针柄易于捏持,持针有力,但由于针柄粗大而致捻转角度小,一般最大捻转角度不超过 360°,因此适用于对虚弱患者使用的小角度捻转弱刺激补法。一般兽医所用的针柄多用盘龙柄,是因为此种针柄易于捏持,不易脱手,而火针柄采用盘龙柄是因其柄粗,散热好,不易烫手,但此种针柄不适用温针灸。

3. 平柄针

平柄针为无环形针尾,针柄用金属丝紧密缠绕使针柄的上下粗细均匀一致。此种针具既可用于温针灸法,又可用于管针进针法,但由于其针柄多是由单条金属缠绕制成,故针柄易松动,易滑脱。

4. 管柄针

管柄针用金属或塑料制成针柄,将针体镶入其中,只适用于管针进针法的一次性使用。在做行针操作时,因其针柄细而光滑,不易捏紧,常影响提插、捻转行针的准确性,或影响针刺补泻效果,此类针具在韩国和日本应用较多。

二、毫针的规格

毫针的不同规格,主要以针身的直径和长度区分。毫针的粗细规格见表 2-1,毫针的长短规格见表 2-2。

表 2-1　毫针的粗细规格表

号数	26	27	28	29	30	31	32	33
直径(mm)	0.45	0.42	0.38	0.34	0.32	0.30	0.28	0.26

表 2-2　毫针的长度规格表

规格(寸)	0.5	1.0	1.5	2.0	2.5	3.0	3.5	4.0	4.5
针身长度(mm)	15	25	40	50	65	75	90	100	115

　　一般临床以粗细为 26～30 号(0.45～0.32mm)和长短为 1～3 寸(25～75mm)者最为常用。短毫针主要于耳穴和浅在部位的腧穴作浅刺之用,长毫针多用于肌肉丰厚部位的腧穴作深刺和某些腧穴作横向透刺之用;毫针的粗细与针刺的刺激强度有关,供辨证施治时选用。

　　《灵枢·官针》指出:"九针之宜,各有所为,长短大小,各有所施也。不得其用,病弗能移",说明不同针具有其各自的特点和作用。因此,不同病症应选用相应的针具。临床可根据患者的体质、体形、年龄、病情和腧穴部位等的不同,选用长短、粗细不同规格的毫针。

第二节　针刺前的准备

一、患者的体位

　　在接受针刺治疗时,患者选择舒适的体位,对于取穴的准确,针刺操作的效果及防止发生针刺意外等均有重要意义。《标幽赋》中记载"或伸屈而得之,或平直而安定……空心恐怯,直立侧而多晕;背目沉掐,坐卧平而没昏。"它指出在针刺时要根据需要选择舒适的穴位,否则就会出现眩晕、昏厥等情况,强调了选择体位的重要性。体位的选择应尽量暴露处方中的全部穴位,并且应使患者可以保持稳定、舒适、全身的肌肉完全放松的状态,尤其是穴位处的肌肉必须完全松弛。对于有些需要屈肘、屈膝等特殊姿势才能正确取穴的穴位,更要使患者保持稳定、舒适体位。如果体位选择不当,在患者移动体位时,常会导致弯针、折针或滞针等,给患者增加痛苦;还会造成医生取穴困难,施术行针不方便,不宜于留针,有的甚至可以导致晕针等意外。所以指导患者选择正确舒适的体位,要同时考虑到医生施术行针的方便以及患者的舒适、稳定、肌肉放松。体位选定后,要求患者不能随意改变或移动,以免发生意外。临床常用的体位有如下几种。

(一)仰卧位

仰卧位适用于针刺身体前面的腧穴,见图2-3。仰卧位时,患者全身舒适、稳定、肌肉放松,不容易疲劳,能持久留针,是大部分患者针刺的最佳体位。

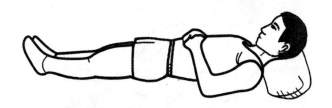

图2-3 仰卧位

(二)俯卧位

俯卧位适用于针刺身体后部的腧穴,见图2-4。俯卧位时,患者颈项部最易疲劳,有时腰部肌肉也不容易放松,故采用俯卧位针刺项、腰部穴时,最好垫以辅助支撑物,有助于项、腰肌肉的放松。

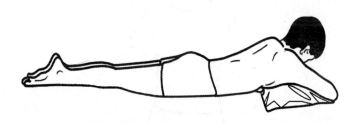

图2-4 俯卧位

(三)侧卧位

侧卧位适用于针刺侧身部穴位,见图2-5。侧卧位时,身体各部稳定舒适,肌肉放松。但若针刺上、下肢侧面穴位时,最好以支撑物将肢体垫稳,才能使肢体稳定不易疲劳。

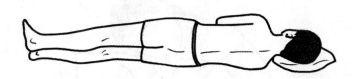

图2-5 侧卧位

（四）仰靠坐位

仰靠坐位适用于针刺前头、头顶、颜面、颈前、上胸及上肢、肩前部等穴位，见图 2-6。

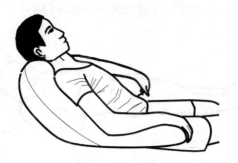

图 2-6　仰靠坐位

（五）俯伏坐位

俯伏坐位适用于针刺后头、头顶、颈背、后肩部等穴位，见图 2-7。

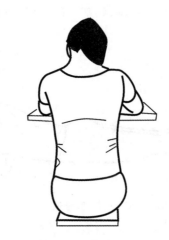

图 2-7　俯伏坐位

（六）侧伏坐位

侧伏坐位适用于针刺侧头、面颊、耳部、颈侧等穴位，见图 2-8。

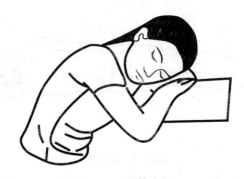

图 2-8　侧伏坐位

二、腧穴的揣定

针刺前医者必须将施术的腧穴位置定准。医者以手指在腧穴处进行揣摸、按压，以取定腧穴的方法，称为"揣穴"。揣穴为《针灸大成》中所载"下手八法"之一，是确定腧穴正确位置、利于进针的准备工作。腧穴的定位正确与否，直接关系到针刺的疗效。主要的揣穴方法包括以下几种。

指切揣穴法：用左手拇指指甲置于穴位上，用力掐之，以宣散气血、避免疼痛、固定穴位，又称爪切法。

按压揣穴法：适用于肌肉丰满松弛处，可用左手五指并拢或排开向下用力按压，将肌肉压平，以防移位，便于进针。如中脘穴位于腹部肌肉松弛处，可将中指按压该处，其他四指排开将腹部压平。

分拨揣穴法：如遇肌腱、血管处，要用手指向前后或左右推拨，使其分开，从而按压定穴。如内关穴，可用左手拇指按定其穴，将肌腱和血管拨开，同时要找到局部酸麻感。

旋转揣穴法：如遇骨骼、肌腱、血管覆盖处，令患者将有关部位旋转，使其穴位充分暴露。如养老穴，令患者屈肘，掌心向下，用另一手指按在尺骨小头最高点，然后转掌向胸部，当手指滑入骨缝中取穴。

三、消　毒

针刺操作时要有严格的无菌观念，切实做好消毒工作。除使用一次性无菌针外，消毒是必不可少的重要工作，需要引起足够的重视。如果消毒不严格，一方面容易引起细菌感染；另一方面，也可能导致乙型肝炎病毒、艾滋病病毒等一些传染病通过针刺传染。消毒范围应包括针具、器械、医生手指、患者穴位皮肤等。

(一)针具器械消毒

针具器械的消毒方法很多，其中以高压蒸汽灭菌法最多应用。

1. 高压蒸汽灭菌法

将针具、器械用棉布包好，放入密闭的高压蒸汽锅内灭菌。其压力达到 15 磅，温度达到 120℃左右时，保持 20～30 分钟，可达到消毒灭菌要求。

2. 药液消毒法

将针具放入 75％的酒精内浸泡 30～60 分钟，取出后用消毒干棉球擦干使用。有人测试这种方法对乙型肝炎病毒及某些致病菌的灭菌效果不理想，因而主张先用 95％的酒精浸泡脱脂，然后放入过氧乙酸液中浸泡 1 小时，再放入 75％酒精中浸泡。以此液浸泡对针具有一定的腐蚀作用,故应经常检查针具,防止断针。还有应用临床常用的消毒药品,如"84"消毒液、戊二醛溶液(保尔康)等。

3. 放射线消毒法

放射线消毒法是以放射性同位素射线消毒的方法,消毒范围广泛,不损伤任何消毒物品,近些年生产的一次性消毒针具都采用此法消毒。

以上这些消毒方法往往会对针具造成一定程度的腐蚀,影响针具质量,久而久之会发生断针等意外情况的发生,使用一次性消毒针具就可以避免这些情况的发生。因此,在针灸临床中,医者常常建议患者使用一次性的无菌针具,因其质优价廉,患者也很容易接受,这样大大降低了感染的发生率。

(二)医生手指消毒

针刺施术前,医生应先用肥皂水将手洗刷干净,再以75%酒精棉球擦拭干净,或用1∶1000的新洁尔灭洗手后再持针操作。持针施术过程中,医生尽量避免手指接触针体,以确保针体无菌,若某些刺法需要手指触及针体时,要做好消毒工作,尽可能做到不污染针体。

(三)穴位消毒

临床上常用75%酒精擦拭消毒欲针刺的穴位,对某些特殊部位和明显污染的部位,可先用2%碘酊涂擦,再用75%酒精擦拭脱碘。擦拭时要从腧穴部位的中心点向外绕圈消毒。当腧穴皮肤消毒后,要避免再接触污物,保持洁净,防止重新污染。

(四)治疗室内消毒

针灸治疗用的床垫、枕巾等物品,要按时进行换洗晾晒。如果条件允许,采用一人一用的消毒垫布、枕巾则更好。治疗室也应定期进行消毒净化,保持空气流通,环境卫生洁净。

参考文献

[1] 王富春. 实用针灸技术[M]. 北京:人民卫生出版社,2006.

[2] 赵京生. 针灸学基础[M]. 上海:上海中医药大学出版社,2001.

[3] 吴旭,盛灿若. 实用针灸学[M]. 北京:人民军医出版社,2001.

[4] 王富春. 针法枢要[M]. 上海:上海科学技术出版社,2009.

[5] 王富春. 针法医鉴[M]. 上海:科学技术文献出版社,2011.

[6] 王富春. 针法大成[M]. 北京:人民卫生出版社,2011.

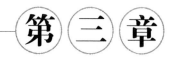

针刺基本手法

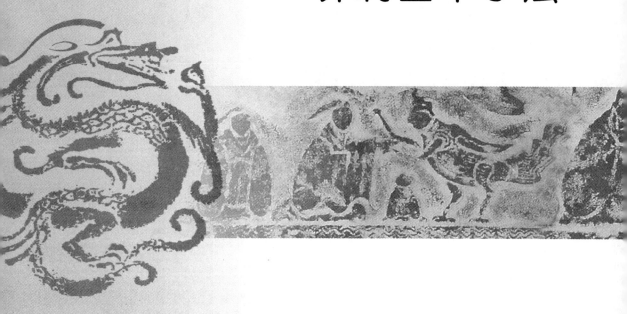

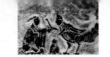

第一节　持针法

持针法是医者在实施针刺技术时，操持针具的方法。《灵枢·九针十二原》载："持针之道，坚者为宝"，意谓针刺时拿针的方法应坚定有力，即持针时要牢实，才能便于进针操作。

一、刺手与押手

在进行针刺操作时，一般应双手协同操作，紧密配合。《灵枢·九针十二原》曰："右主推之，左持而御之"。一般用右手持针操作，以拇、食、中三指挟持针柄，其状如持毛笔，故右手称为"刺手"。左手爪切按压所刺部位或辅助针身，故称左手为"押手"。

刺手的作用，是掌握针具，施行手法操作，进针时运指力于针尖，而使针刺入皮肤，行针时便于左右捻转，上下提插和弹震刮搓以及出针时的手法操作等。

押手的作用，主要是固定腧穴位置或夹持针身协助刺手进针，使针身有所依附，保持针身垂直，力达针尖以利进针，减少刺痛、协助调节、控制针感。

二、持针姿势

持针的姿势，状如执持毛笔，故称为执毛笔式持针法。根据用指的多少,一般又分为二指持针法、多指持针法。

(一)二指持针法

用右手拇、示二指指腹挟持针柄,针身与拇指呈 90°角。一般为针刺浅层腧穴时,操作短毫针常用的持针法,见图 3-1。

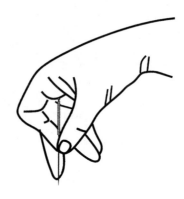

图 3-1 持针法

(二)多指持针法

用右手拇、示、中、无名指指腹执持针柄,小指指尖抵在针旁皮肤,支持针身垂直。一般为应用于长针深刺时的持针法。

第二节 进针法

进针法,是刺手持针,使用指力、腕力将毫针刺入穴位皮肤,并插入一定深度的方法。进针过程应包括两个步骤,其一是透皮,其二是插入一定深度,这两个步骤是毫针刺法技术的关键,使用熟练可保证针刺无痛或如蚊叮咬一样微痛。

一、进针手法

(一)单手进针法

1.单手刺入法

刺手拇、示指持针柄,中指指尖重压穴位,抵于穴旁,指腹抵住针体下段,保持针体挺直。刺入时拇、示指用力向下按压,中指随之屈曲,即将针尖压入皮下,见图 3-2。对皮肤硬韧者,在透皮的瞬间,以拇示指边捻转边下压,能增强透皮的力度,使针尖顺利刺入。此法中指切压穴旁,固定穴位,降低痛觉敏感性,起到了押手的作用。

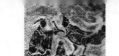

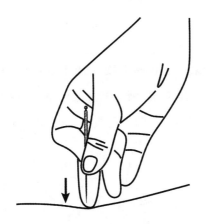

图 3 - 2 单手进针法

2. 单手叩入法

刺手拇示指捏针体下段，露出针尖 3～5mm，中指尖在穴位上重压片刻，类似押手的作用，当中指尖抬起，离开腧穴的瞬间，拇示指持针快速向穴位叩入，将针尖叩入皮下。此法适用于任何长度的针具，透皮速度快而有力，透皮疼痛轻微或基本无痛，对持针指力要求不高，但必须做到稳准轻快，初学者也能比较快地掌握。

3. 单手飞入法

刺手拇、示指持针柄，或拇、食、中三指持针柄，针尖对准穴位，运用腕力快速甩动下压，当针尖触及皮肤时，拇指向后捻动，示、中指向前捻动，瞬间即将针刺入，同时五指张开如飞鸟展翅状。此法刺入速度快、力度大，但刺入深度不易控制。

(二)双手进针法

1. 插入法

押手重按穴位后，置于穴旁，固定穴位，刺手持针柄，针尖对准穴位，当针尖接触皮肤的瞬间，运用指力和腕力，不加捻转，快速将针插入皮下 3～5mm。如应用长针时，刺手可捏紧针体，对准穴位快速插入。此种方法操作简单，透皮速度快，可用于任何部位以及各种长度的针具。

2. 捻入法

押手重按穴位，使穴位皮肤肌肉松弛后置于穴旁，固定穴位，刺手持针柄，针尖对准穴位，运用指力和腕力将针刺向穴位，当针尖接触皮肤的瞬间，运用指力稍加捻转针柄，腕力同时下压，将针刺入皮下 3～5mm。此种方法操作稍复杂，需指力和腕力协调配合，其针尖透皮的力度更强，速度更快，适用于任何部位的操作，尤其肌肉皮肤紧张及老年人皮肤硬韧不易刺入者，以此方法则容易顺利刺入。

3. 夹持进针法

常规消毒后,押手、拇示指拿捏住针体下段,露出针尖 3～5mm,对准穴位,刺手拇、示、中指持针柄,刺入时,以押手用力下压为主,刺手配合顺势下插,或下插同时捻转针柄,增强透皮力度。此法多用于长针的刺入,下插时,刺手用力要适度,用力过猛易致弯针,见图 3-3。

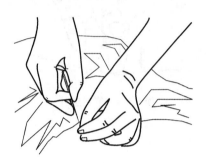

图 3-3 夹持进针法

4. 提捏进针法

押手拇示指捏起腧穴处的皮肤,刺手持针从捏起处的上段对准穴位刺入。此法主要用于皮肉浅薄处的穴位及短针刺法,或沿皮透刺法,尤以面部穴位常用,见图 3-4。

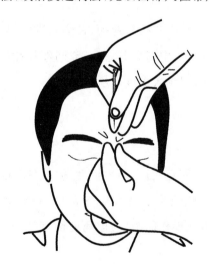

图 3-4 提捏进针法

5. 舒张进针法

押手拇、示指或示、中指置穴位两旁,将穴位皮肤向两侧撑开绷紧,并固定穴位,刺手持针对准穴位将针尖快速插入或捻入。此法多用于皮肤松弛或有皱纹的部位,见图 3-5。

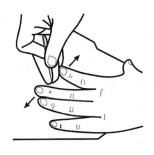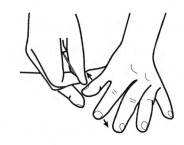

图 3-5 舒张进行法

6. 弹入法

押手持针,用拇、食、中指扶正针身,对准穴位后,刺手四指弯曲,拇指抵住中指(或示指),中指(或示指)对准针的尾部,然后用中指甲部瞬间弹击针尾,针尖可迅速刺入穴位处。此法进针快而无痛,适用于中等长短之毫针。

(三)器具进针法

1. 管针刺入法

用金属、塑料或有机玻璃制成长短不一的细管,选长短合适的平柄针或管柄针装入管内,针尾露出细管上口 3～5mm,将针管置于穴位上,用手指快速打击或弹压针尾,针尖即刺入腧穴皮下,然后将细管抽出。目前国内外均有此配套生产的针具,使用更为便捷。该方法将细管重压于穴位皮肤上,类似押手的作用,拍打或弹压的进针速度快,使针尖瞬间刺入皮下,故基本无痛,适用范围广泛,见图 3-6。

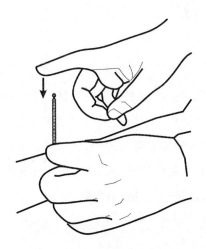

图 3-6 管针刺入法

2.进针器刺入法

使用特制的笔或弹簧进针器,将长短合适的平柄针或管柄针装入进针器的针管内,下口压置穴位皮肤上,用手指叩动弹簧,针尖快速弹射进入皮下,然后将进针器抽离。对初学者可以应用,但对医者来说,缺少进针感觉和指感,故临床应用较少。

以上各种透皮刺入法各有所长,临床应用时,需根据腧穴所在部位,患者体位及医生手法、指力等情况,以操作简单方便,尽量避免患者疼痛为目的,灵活选用。

(四)辅助手法

1.爪法

爪法是指针刺时以拇指指甲爪掐穴位,便于进针的方法。此法作为进针的配合手法,在准备进针时,用拇指、示指指甲在穴位处掐成"十"字痕迹,而后在十字交叉处将针刺入,多用于短针进针。操作时要用力柔和,以免伤及皮肤,使穴位下方气血宣散。爪法用于临床在针刺之前起到固定穴位的作用。可使患者无痛,爪切重掐,可使皮表的痛觉暂时消失于一瞬间,如若双手配合得宜。针随切入,则可使进针无痛。另外,还可以避开络脉,防止出血。

2.切法

切法是指针刺时以拇指指甲切压穴位,便于进针的方法。《针灸大成·三衢杨氏补泻》:"以大指爪切掐其穴,于中庶得进退,方有准也"。进针前,用拇指或示、中指之指甲在穴位周围掐切,一般在经络循行路线上掐切,切掐时用力均匀,如"刀切割之状",令气血宣散,然后进行针刺。此法可减轻针刺时的疼痛感,并能促使进针后得气。切法主要是用以固定穴位,与爪法配合使用,可使经气通达。通过指切穴位,也能起到减轻患者对针刺的恐惧,减少肌肉紧张程度,从而达到减轻针刺疼痛的目的。

3.揣法

揣法,揣有揣度、揣摸、探寻的意思。针前取穴用之,为医者在针前普遍应用的一种寻找穴位的手法。医者以拇指或中指、示指的指端去揣摸局部,看其是否为腧穴的准确位置,此时患者局部有酸麻胀等感觉出现。同时分拨妨碍进针的肌腱、血管等,以确定进针的方向和深浅。揣而寻之,凡点穴以手揣其处,在阳部筋骨之侧,陷者为真。临床上,揣法可做进针的配合手法应用,穴位在筋骨、血管之间的,如针阳陵泉、内关时,用左手拇指或示指甲按在穴位旁,右手持针刺入,可以避免刺伤血管、肌腱等,并能减轻疼痛。

二、进针技术

(一)针刺透皮技术

透皮是指进针刺透穴位表皮,到达皮下的操作技术。透皮刺入的操作,要根据患者的不同

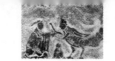

体位、选取的不同穴位,应用针具的不同长短,采用不同的操作方法,使医者刺手下针有力,押手配合方便,使患者基本无痛或微痛。人体表皮分布着丰富的痛觉感受器,针刺疼痛多表现在透皮过程中。常见导致透皮痛的因素,有如下方面。

其一,患者紧张原因。紧张可出现肌肉收缩隆起,皮肤硬韧,并且表皮的神经末梢痛觉感受器处于高度兴奋状态,此时进针即容易产生明显疼痛。常用的调整办法是,兴奋转移法,即《医经小学·针法》所说:"掐穴故教深,持针安穴上,令他嗽一声,随嗽归天部",因为在咳嗽的时候,患者的兴奋点在咳的动作上,穴位处紧张的皮肤肌肉会瞬间松弛,此时针刺则可达到无痛。另外,也可以向患者提问题以转移注意力,此时紧张的皮肤和肌肉常会松弛。或者通过押手重按穴位,可松弛肌肉皮肤,同时也能降低皮肤痛觉感受器的兴奋性,从而达到无痛或微痛的进针目的。正如《标幽赋》所云:"左手重而多按,欲令气散,右手轻而徐入,不痛之因"。

其二,医者针刺指力不足。由于指力不足,下针时不能快速刺透表皮,使针尖在皮层停留时间长,兴奋了皮层痛觉感受器,这也是导致针刺疼痛的常见原因。调整的方法是使医生加强进针法的练习,练习刺硬物,以加强指力。较好的练指力方法是持针刺胶管,若练至能熟练、准确、顺利快速地刺透1mm厚的胶管,则快速刺透任何穴位皮肤均不成问题。

其三,医者指力不稳。光有指力还不够,稳、准、轻、快是进针透皮的基本要求。针刺时下针过猛,使针体突然透入皮下深层肌肉,容易引起肌肉兴奋性收缩、抽动,牵张皮肤也常发生疼痛。调整的方法是持针要稳,进针要轻快,同时要准确刺入皮下深度,一般不超过5mm,稍作停顿,再刺入穴位应刺的深度。因此,指力和稳准轻快的手法是针灸医生必须达到的基本要求。

综上所述,在临床工作中,医生必须有较强的针刺指力,要善于使用押手,对精神紧张的患者,要用有效的方法转移其注意力,使其皮肤肌肉松弛后才下针,当针尖接触穴位皮肤时,要快速透入皮下,但用力不能太猛,一般以针体透入皮下3～5mm为度,稍作停顿后,再将针插入一定的深度,要了解针尖刺不透皮肤时会产生剧痛,针体猛然插入皮下太深也常产生疼痛,如此才能达到无疼痛或微痛透皮的目的。透皮刺入的操作,要根据患者的不同体位,以及针刺不同部位的腧穴,应用不同长短的针具,采用不同的操作方法,目的是使术者刺手下针有力,押手配合方便,使患者基本无痛或仅有蚊虫叮咬样微痛。临床常用的方法有单手刺入法、双手刺入法以及插入法、捻入法、进针器刺入法等多种刺入方法。

(二)针刺刺入技术

刺入是指进针透皮后,进一步将针刺入一定深度,并获得针感的操作技术。穴位的皮下至深层也分布着丰富的痛觉感受结构,如分布于肌肉层的神经纤维末梢及分布于血管壁的痛觉感受器等。若进针手法不当,即容易诱发剧烈疼痛,且不易产生有效针感。例如患者精神紧张时肌肉收缩,隆起坚硬,若医生强行进针,则容易滞针,引发剧烈疼痛,患者难以忍受。此外,医生手法不熟练,进针深入时,指力轻重不均,突然下插过猛,易诱使局部肌肉痉挛收缩,发生滞针而出现疼痛。若针眼区或颈项区，针尖刺伤血管壁，则会导致出血或疼痛，甚至其他危险。所以进针深入时，也要掌握一定的操作技术，才能尽量减少或避免出现疼痛，避免发生意外。

1. 捻转提插缓进法

针刺透皮后，刺手拇示指或拇示中指持针柄，边轻柔地捻转边提插，以均匀的速度，重插轻提，插多提少，缓慢地将针体刺入一定的深度。当刺入脂肪层时，指感无明显阻力，进一步深入肌层时，指感稍有阻力，此时更应放缓进针速度，仔细体会指感和查询患者针感。随着指感阻力逐渐增强，针感也随之增强，至指感及针感达到一定强度时，停止进针，或施用一定补泻手法。

此方法捻转角度 45°左右，提插幅度 3mm 左右，进针缓慢，针感柔和，逐渐增强，患者基本无痛，容易配合治疗。由于刺入缓慢轻柔，拇示指捏力较轻，指端知觉敏感度高，容易感知针下阻力的变化，掌握针感。例如当刺入肌层时针感不明显，可继续进针到深部筋膜层，此时指感阻力增强，有一定的韧性感，由于小幅提插捻转刺激筋膜，常易诱发轻微肌肉收缩及舒张反应，产生如鱼吞饵的指感，或有磁石吸铁样的指感，此时患者往往主诉有明显的针感产生。

2. 缓慢捻进法

针刺透皮后，刺手拇示指持针柄，边缓慢下压刺入，边轻柔捻转针柄，捻转角度小于 45°，以均匀的速度，缓慢将针刺入一定的深度。若针下无针感产生，可将针缓慢提至皮下，调整方向、角度，重新缓慢捻转刺入，直至产生针感。

此方法的技术关键是捻转角度小，进针速度缓慢，在插入过程中，对患者几乎无任何刺激，患者无疼痛，而医生指端能感知针下的阻力变化，能掌握针感和调整针感强度。对儿童和惧怕针刺者，本法尤为适用。其缺点是操作时间稍长，施术者容易疲劳。

3. 快速捻进法

针刺透皮后，刺手拇示指持针柄，在大幅度捻转针柄的同时，以指力和腕力快速下压，将针快速插入一定深度。若无针感时，可将针提至皮下，调整方向角度，再以快速捻转刺入，直至产生明显针感。其捻转角度大于 360°，刺入速度极快，对患者刺激大，容易产生极强的针感。

此方法的技术关键是捻转角度大，刺入速度快，若指力差，手法不熟练常易导致针身弯曲。因为针刺的刺激大，常易诱发肌肉强烈收缩，并易产生针刺疼痛，对初次针刺患者和惧怕针刺者，不宜采用。此外，本法进针插入快，医生指端不易感知针下阻力变化，有时针尖往往错过针感点而进入深层组织，需将针提出，重新寻找针感点。

4. 快速插进法

针刺透皮后，刺手拇示指持针柄，不捻转针柄，直接快速将针插入一定深度，至穴位产生针感。

此方法操作简单，节省时间，插入较快，具有较强的刺激量，容易产生较强的针感，临床应

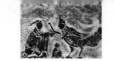

用者较多。但对于精神紧张惧针者,或肌肉紧张收缩者,快速直刺针体阻力大,易滞针;勉强刺入时,容易弯针,易产生剧烈疼痛,故对上述患者宜慎用。

5.缓慢压进法

针刺透皮后,刺手拇示指持针柄,中指端抵压穴位,指腹抵住针体,以拇示指的指力和腕力缓慢加压,中指缓慢弯曲,使针体缓慢压入一定深度,至产生针感。

此方法进针指力较强,指力和腕力下压缓慢均匀,刺入稳准,指端能明显感知针下阻力变化,甚至能感知针尖刺到血管壁的感觉,可调整针尖方向,避开血管,在刺入过程中,患者可无任何感觉及疼痛,直至产生针感。此方法常用于眼区穴,颈项部哑门、大椎、天突等重要穴位及胸背部穴位的针刺,可避免刺伤血管发生出血和避免刺伤重要组织器官,出现意外和危险。

第三节　针刺的角度、方向与深度

针刺的角度、方向和深度,是指毫针刺入皮下后的具体操作要求。在针刺过程中,掌握正确的针刺角度、方向和深度,是获得针感,施行补泻,发挥针刺效应,提高针刺疗效,防止发生针刺意外的重要环节。取穴的正确性,不仅指其皮肤表面的位置,还必须与正确的针刺角度、方向和深度结合起来,才能发挥腧穴的治疗作用。临床针刺同一穴位时,如果刺入的角度、方向和深度不同,刺达的组织结构不同,产生的针感和治疗效果就会有一定的差异。所以说,不能简单地将腧穴看做是体表的一个点,而应看作是一个立体的概念。临床医生必须熟练掌握针刺每一穴位的角度、方向和深度,具体应用的方法主要依据施术部位的解剖结构,结合治疗需要,以及患者的体质、体形、病情、病位等灵活掌握。

一、针刺的角度

针刺角度是指进针时,针身与皮肤表面所构成的夹角。临床分为直刺、斜刺、平刺三类。对每一穴位刺入的角度,应根据穴位所在部位的解剖特点、疾病的性质、病位及操作手法等情况区别确定。

(一)直刺

直刺是毫针刺入时,针身与皮肤表面呈90°角左右,垂直刺入穴位。直刺法适用于人体大部分穴位,尤其是肌肉丰厚处的腧穴。

(二)斜刺

斜刺是刺入时,针身与皮肤表面呈45°角左右,倾斜刺入穴位。斜刺法适用于肌肉稍浅薄处的穴位或深部有重要脏器、组织等不宜直刺深刺的腧穴。在施用某些催气、行气手法时,也常用斜刺法。

（三）平刺

平刺是刺入时，针身与皮肤表面呈 15°角左右，横向刺入穴位又称为横刺、沿皮刺。平刺法适用于肌肉极薄处的穴位及透穴法等特殊针法。

多数情况下，针刺的角度是依据穴位所在位置确定的。例如头面部及任脉在胸部的穴位，多用平刺；颈胸部的穴位，因其深部有骨骼及重要脏器，而多用斜刺；腹部、腰部及四肢部穴位，无重要脏器、深部无大血管和骨骼的情况下多用直刺。

二、针刺的方向

针刺方向是指进针时和进针后，针尖所指的方向，也称针向。针刺方向一般根据穴位分布的部位，经脉循行的方向，病位的方向，刺入欲达到的组织结构而定。例如针刺足三里穴，治疗胃病时，欲使针感向上传导，针尖略向上；治疗末梢神经炎时，欲使针感向下传导，针尖略向下；补法操作时，顺经脉循行方向而刺，针尖略向下；泻法操作时，逆经脉循行方向而刺，针尖略向上。

三、针刺的深度

针刺深度是指针身刺入穴位的深浅度。每个穴位的针刺深度，以既有明显的针感，又不损伤深部的脏器组织为原则，在临床操作时，还要结合腧穴所在部位的肌肉浅深，所属经脉的阴阳深浅，以及针刺时的季节，患者的年龄、体质、病情的阴阳属性等多方面因素，使针刺深浅适度，增加疗效。针刺深度，可按以下原则综合考虑，灵活掌握。

（一）根据腧穴部位判断针刺浅深

人体各部腧穴的肌肉有厚薄之分，凡头面、胸背部的腧穴肌肉浅薄，或深部有重要脏器，皆应浅刺，一般以平刺或斜刺为宜。对于腰、腹、臀部及四肢部腧穴，肌肉丰厚，无重要易损器官，只要避开大血管和骨骼，皆可深刺。一般多用直刺，根据需要也可用斜刺。

（二）根据经脉浅深针刺

人体经脉系统有经脉、络脉、阴经、阳经之分，其在身体各部的循行也有深浅之分。一般情况下，刺经宜深刺，刺络宜以浅刺；刺阴经可深刺，刺阳经可浅刺；四肢肘臂、腿膝以上肉厚、脉深，可深刺；腕踝、跖指等处肉薄、脉浅宜浅刺。

（三）时节

人体气血循环的浅深与四季时令有关，故针刺时，也应考虑时令因素。如《难经·七十难》中说："春夏者，阳气在上，人气亦在上，故当浅取之；秋冬者，阳气在下，人气亦在下，故当深取之。"所以一般情况下，春夏阳气循行表浅，宜浅刺，秋冬阳气深伏于里，则宜深刺。

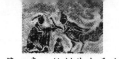

(四)年龄、体质

《灵枢·逆顺肥瘦》载:"婴儿、瘦人,浅而疾之,壮士、肥人,深而留之"。张志聪亦说:"知形之肥瘦,则知用针之浅深"。根据前人经验,对小儿娇嫩之体,稚阴稚阳,宜以浅刺调气;对青壮年,气血旺盛,可以深刺;对于形瘦而体弱者,应以浅刺;对于形胖体强者,可以深刺。

(五)病情

在《灵枢·始终》篇载:"脉实者,深刺之,以泄其气;脉虚者,浅刺之,使精气无泻出,以养其脉,独出其邪气。"说明针刺深浅,还应根据病情而施。对新病、实证,其实邪在表,宜浅刺以逐邪外泄;对久病、虚证,其正虚于里,宜深刺以扶正为主,正气胜则能祛邪。

(六)补泻手法不同,深浅顺序各异

《医学入门·针灸》之附《杂病穴法》载:"补则从卫取气,宜轻浅而针,从其卫气随之于后而济其虚也;泻则从荣弃置其气,宜重深而刺,取其荣气迎之于前而泻夺其实也"。例如提插补泻的操作,补法以先浅后深,泻法则先深后浅。

认识针刺角度、方向、深度的重要性,掌握正确的角度、方向、深度,能提高针刺疗效,防止针刺意外的发生。临床应用时,三者需要综合考虑。对深部有重要脏器的穴位,要掌握好针刺的角度、方向和深度,要避开脏器,防止发生意外。同时,根据临床经验,还要尽量向有针感的方向刺,针刺的深度又要以穴位产生针感为度。

第四节　得　气

得气,古称"气至",近称"针感"或"针刺感应",是指毫针刺入穴位后,调整针刺的深浅、角度、方向,施以提插、捻转等行针手法,使针刺穴位获得经气感应。《素问·离合真邪论》:"吸则内针,无令气忤,静以久留,无令邪布,吸则转针,以得气为故"。一般来说,针刺感应可被医患双方共同感知。当针刺得气时,患者感觉在针刺的部位有酸、麻、胀、重等反应,或有酸麻、酸胀、麻胀、酸痛等复合感觉,通过特殊手法的处理,有些穴位还会出现热、凉、痒、蚁行、流动、触电等感觉,这类感觉常沿着一定方向和部位传导或扩散。当患者有上述自觉感应的同时,医生持针的指下也能体会到针下紧涩、涩感、沉重感、动感等。若针刺后,未得气,则患者针穴处无特殊感觉和反应,医生持针施术的手指亦感到针下空松虚滑。所以针下是否得气,临床上可从两方面来分析判断。一是患者对针刺的感觉和反应,另一是医者刺手指下的感觉。

一、患者得气

患者得气属于自觉指征,是指接受针刺者的主观感觉和反应。当针刺腧穴得气时,患者的针感是一种深部感觉,其性质多为酸、麻、胀、重、触电感,其中以酸、麻、胀感最多见,还有一些

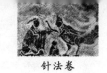

不常见的针感,如抽动感、蚁行感、凉感、热感、水流感、痒感和不自主的肢体活动,以及特殊情况下的疼痛感等。临床可见单纯的一种针感,有时几种针感可混合出现,或呈现沿着一定的方向、部位传导和扩散现象。少数患者还会出现循经性肌肤眴动、震颤等反应,有的还可见到受刺腧穴部位循经性皮疹带或红、白线状现象。

感觉的性质与机体反应性、疾病的性质和针刺部位密切有关。一般是敏感强壮者反应强,迟钝虚弱者反应弱。指趾末端多痛;四肢肌肉丰厚处多酸、麻、胀、重,易出现触电感、向上下传导,远端放散等;腹部多为沉压感;腰背多酸胀感。寒证、虚证为阴,得气后多为酸麻痒;热证、实证为阳,得气后多为胀、触电样感觉。总之,因人、因时、因病而异,无固定的形式和统一的指征。

不同穴位的组织结构不同,被兴奋的感受器不同,因而产生了不同的感觉。此外还与不同强度的刺激手法有关,与病症性质及机体的反应能力有关。组织学研究结果显示,所有的穴位附近都分布了一定的神经、血管,包括神经干、神经支、小神经束、游离神经末梢、血管壁上的传入神经和某些包囊感受器,此外,未发现其他未知的特殊生理结构。这说明针感与神经、血管的关系密切。针刺产生针感的过程,可能是这些结构中的一种或数种综合反应的结果。由于多数穴位附近集中分布了多种复杂的感受结构,所以针刺不同深度、不同方向时,针感也是复杂多样的,有时是多种复合针感。

(一)酸感

酸感如同劳累后肌肉的疲劳感,或当肌肉绷紧后,施以重按时产生酸感。酸感产生于肌肉丰厚处及深部筋膜,当针刺四肢穴及脊柱旁穴位时,易出现酸感,而头面及胸腹穴位少有出现。酸感多局限于针穴局部,有时也向周围扩散或向远处放散。

(二)麻感

麻感是一种放射性麻窜的感觉,当四肢被长时间压迫后刚一放松的瞬间,常出现麻感。麻感最多见于脊柱和四肢关节附近的穴位,并常呈循经传导的特征。

(三)胀感

胀感是从针穴处向周围膨胀的感觉,如同肌肉注射时,注入药液对周围肌肉的挤压感。针刺关节滑膜及骨膜时,常见酸胀感;而刺肌肉浅薄处的筋膜、肌腱时,常见麻胀感。

(四)沉重感

沉重感产生于针穴局部,类似胀感的压迫感,多见于头部及颜面、胸腹等肌肉浅薄处的穴位,可向周围扩散,但基本不循经传导。

(五)痛感

痛感是针刺时最多出现的感觉,如针尖触到皮肤上,尚未透皮时,产生刺痛,当针刺入一定

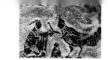

深度后,触到皮下血管时,会产生灼痛,或当针刺入任何穴位,任何深浅度时,施以强烈刺激,都会在针处产生疼痛。这些疼痛都属于一种恶性刺激,是患者难以忍受的,临床应尽量避免产生。但有些穴位的针感是以痛感为主的,例如人中、素髎、十二井穴、十宣等,这些穴位有的以刺痛为主,有的是酸痛、胀痛或热痛等,在治疗昏迷、癫、狂、痫、癔等精神、神经系统疾病时,只有产生这类痛感,才有治疗作用。

(六)触电感

触电感如触电样的麻痛感,迅速向远端放射,多产生于神经干分布区的穴位,如极泉、环跳、委中、冲门等,可用于治疗神经麻痹、瘫痪及疼痛。

(七)冷热感

冷热感是指针刺后,针下出现凉感或热感,甚至出现全身的冷感或热感。例如古代针法中的烧山火法和透天凉法,是以特种行针手法,使针后产生热感或凉感。一般认为,针后出现酸胀感时,再施以特种手法,易出现热感;针后出现麻感时,再施以特种手法,易出现凉感。热的针感用于治疗虚寒性疾病,疗效较好,而凉的针感用于治疗热性疾病,有较好疗效。从临床统计看,针后出现热感的机会多,而出现凉感的机会少。

二、医者得气

医者得气属于他觉指征,是施针者感觉和观察到的现象。当患者有自觉反应的同时,医者的刺手亦能体会到针下沉紧、涩滞或针体颤动等反应。针刺得气后,针下可由原来的轻松虚滑,慢慢地变为沉紧,出现如鱼吞钓饵等手感。

若针刺后未得气,患者则无任何特殊感觉或反应,医者刺手亦感到针下空松、虚滑。临床经验丰富的针灸医生,可通过指下感觉得知针尖所刺的是何种组织,并通过指感可以得知目前患者的针感是什么性质、什么强度以及针感传导的方向等,并可通过调整手法来调整针感的性质、强度及传导。

(一)沉感

将针刺入腧穴一定深度后,医生持针的手指感觉针下有吸引感,这种感觉有时如鱼吞钓饵,瞬间即逝,有时如磁石吸铁,持续较长时间不消失。此种感觉多在肌肉丰厚的穴处出现,患者多主诉为麻感或酸麻感,有时针感可沿经传导。

(二)紧感

进针至一定深度后,医生指下感觉针体被紧紧夹住。针入丰厚的肌层使肌肉紧张时可出现紧感,或刺入筋膜层、肌腱中时,指下有紧感。当进针插入时,插的速度快,幅度大会使肌肉紧张,甚至痉挛,将针体紧紧夹住,此时患者感觉针下疼痛难忍,此种感觉属于恶性刺激,在针刺中要尽量避免。此时应将针稍提出,调整针刺方向,重新缓慢刺入,使患者肌肉不紧张、无痛感。当缓慢轻柔刺入丰厚的肌层时出现紧感,患者多主诉为酸胀感。而当刺入筋膜层或肌腱中指下出现紧感时,患者多主诉为麻胀感。

(三)涩感

将针刺入腧穴后,当针体被皮肤、皮下组织及肌肉紧紧黏附着,再向下插入时,皮肤随着针体向下凹陷;向上提针时,皮肤被针体向上带起呈凸突状;当捻转行针时,皮肤亦有随之欲转的感觉。此时医生感觉行针费力,阻力较大,但无明显滞针的感觉。此种指感多见于体瘦久病、气阴两虚的患者。此时患者多有胀重感或酸胀感,苦涩感较重,医生行针阻力非常明显时,患者可出现酸痛或胀痛感。

(四)抽动感

当针刺入一定深度后,突然感到针下肌肉抽动,这种抽动感可被持针的手指感知,有时肉眼可见。当出现抽动感时,患者多主诉为麻感,酸麻感或触电感,此时多是针尖触及到神经干、支及小神经束附近,兴奋了这些感受结构而产生的反射反应。若加强刺激手法,则容易引发难以忍受的麻痛感。

(五)刺物感

进针刺入穴位后,刺入不同组织结构,会产生不同的刺物阻力感,这些阻力感与针感关系密切。仔细体会这些不同的刺物感,可预知针感。

(六)刺空感

进针透皮后,指下滑利虚空,毫无阻力,如刺在豆腐上。多见于肥胖者及浮肿患者,或针体刺入皮下组织及脂肪组织,或刺入深、浅层肌肉之间,此种指感常无任何针感出现。

三、守 气

在针刺过程中要注意"守气",即是在针刺得气后,慎守勿失,留守不去。既然得气是针刺取效的重要条件,故"守气"使整个针刺过程一直保持得气的状况显得尤为重要。《针灸大成·标幽赋(杨氏注解)》说:"宁失其时,勿失其气",就说明了守气的重要性。

针灸历来有"得气容易守气难"之说,往往针刺气至后,一瞬间又消失了,故得气后必须守气,守气比得气更难。对此,《灵枢·小针解》说:"上守机者,知守气也。机之动不离其空中者,知气之虚实,用针之明疾也。空中之机清静以微者,针以得气,密意守气勿失也。"说明守气在具体应用时,必须仔细辨认得气情况,得气时不要随便改变针刺方向和针刺深度,宜手不离针,持针不动,针尖不要偏离已得气之处。或用治神运气法,贯气于指,守气勿失;或用较轻柔平和手法,促使经气续续而至,绕于针下。守气时医者同样要全神贯注,通过手、眼观察和体会经气的活动,即指下冲动感,针下沉紧感,针体转动有吸力和看到针穴处或针穴远处的肌肉跳动等。当需要留针守气时,针体向前捻转数次,候针下沉紧,针体滞着沉重时为恰到好处。这样的"守

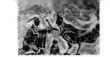

气"不仅在留针时针感明显,即使在出针后数小时或更长一段时间都能保留较强的针感,起到较好的治疗效果。

四、影响得气的因素

一般情况下,毫针刺入腧穴后,运用一定的行针手法即能得气。如不得气或气至不够理想时,就要分析原因,针对有关影响得气的因素,采取相应方法,促使得气。影响针刺得气的因素很多,主要有下述几个方面。

(一)与患者状态的关系

1. 患者体质

针刺得气与患者的精神状态、体质强弱和机体阴阳盛衰等情况密切相关。一般地说,新病、体形强壮、病证属实者,针后出现感应较快、较强;久病体衰、病证属虚者,针下出现感应较慢、较弱,甚或不得气。有些患者阳气偏盛、神气敏感,容易得气,并可出现循经感传。多数患者机体阴阳之气无明显偏颇者,气血润泽通畅,脏腑功能较好,故针刺时感应既不迟钝,亦不过于敏感,得气适时而平和。如属阴气偏盛的患者,多需经过一定的行针过程方有感应,或出针后针感仍然明显存在等,必须因人而异。《灵枢·行针》说:"重阳之人,其神易动,其气易行也","阴阳和调而血气淖泽滑利,故针入而气出,疾而相逢也","其阴气多而阳气少,阴气沉而阳气浮者内藏,故针已出,气乃随其后,故独行也","此人之多阴而少阳,其气沉而气往难,故数刺乃知也",强调了由于人的体质不同,阴阳之气有盛衰,所以下针后的得气反应也不一致。

2. 隐性得气

因为阈上刺激所产生的酸、麻、重、胀或痛等感觉是人体得到刺激信息的一个标志,若是阈下刺激,未能产生任何被人体所感觉的针感,但也不能说这就没有产生治疗效应。实际上,阈下刺激对机体的作用早已被证实,如红外线、紫外线、次声波及超声波等均虽不能被感官感受,但仍可将刺激上传到中枢,发挥效应,并且能对视觉器官或接触部位的组织器官形成伤害,出现不适症状。同样,其他阈下刺激不能为大脑皮质感知、接受,不等于说没有感觉,刺激就不存在。李莱田在其《全息医学大全》中将这种刺激形成的刺激信息称为潜在信息,形成的是隐性感觉,与阈上刺激形成的显性信息一样,均能成为一种治疗信息。这种隐性针感是不容易被患者所感觉的。现在多把针刺中这种阈下刺激称之为隐性针感,即隐性得气。

3. 反应障碍

有些患者由于疾病的原因或者体质虚弱,出现反应迟钝,术者针下感觉和患者自觉针感均不明显的情况。这时需要候气或者催气,有些患者可以得气,有些患者仍不得气。一般来说后者疗效较差,但随着临床治疗和病情的好转,大多针感会逐渐加强。

(二)与医者的关系

取穴不准,操作不熟练,未能正确掌握好针刺的角度、方向、深度和强度,或施术时患者的体位和行针手法选用不当等,都是影响针刺不能得气或得气较慢、较弱的因素。

1. 取穴失准

针刺得气实际上是毫针与经穴之气相得,所以要求取穴准确。只有这样,医生才能通过毫针很好地调整经气。取穴不准常会影响得气以及针刺疗效。《灵枢·胀论》:"不中气穴则气内闭;针不陷肓则气不行;上越中肉,则卫气相乱,阴阳相逐。"因此,要使针刺得气,气至病所,必须取穴定位准确。若取穴定位不准确或未能掌握好针刺的角度、方向和深度,就会影响得气,而达不到预期的效果,甚至会引起不良的后果。

2. 浅深失宜

经气在经穴之中运行有其特定的规律,并且因人、因时、因病、因穴各不相同,针刺各个穴位的深浅都要因此而定,或深或浅均不能取得满意的针感,只有深浅适中才能迅速得气。

3. 手法失熟

针刺手法需要认真地练习,才能熟练地运用于临床。针灸医生只有熟练地掌握行针的基本手法、辅助手法以及行针催气法,才能运针自如,促使经气来复,使之容易得气,提高疗效。若手法笨拙、粗暴,不得要领,就会影响得气,甚至会造成滞针等不应有的异常情况。若手法不熟练时,操作即很难达到预期的效果,因而有时也不能得气,或者得气不明显。

4. 用心失专

医生在针刺过程中要专心体察针下是否得气,注意患者精神变化和反应;同时要求患者心定神凝,体会针刺感应,专心注意于病所,促使气至。若医者在施术时精神不集中、注意力分散,不能"治神",也会影响针刺得气,即使得气也不容易守住。

5. 辨证失当

针刺得气与患者的体质强弱、机体阴阳盛衰等情况密切相关,对此必须认真辨证。如辨证不当,在手法运用上就会产生偏差,从而导致针下感应迟钝或过于敏感,不得气或者得气即失等,均需医者正确辨证,才能避免上述问题。

(三)与环境的关系

针刺得气与环境也有一定的关系。环境对于机体无时无刻不在发生影响,就气候而言,在晴天、气候较温暖时,针刺容易得气;而阴天、气候较寒冷时,针刺得气较慢或不易得气。月亮的盈亏变化,对针感也有一定的影响。据临床观察,在月盈时给患者针刺,往往容易得气;月亏时给患者针刺,针感相对较差,得气慢。环境的因素很多,除气候的阴晴、冷热外,还有空气、光线、湿度、海拔高度、电磁、音响、气味、卫生等,都会对针刺得气产生直接或间接的影响。

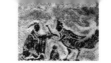

（四）与针具的关系

在远古时代，最初的针灸工具是砭石，之后的竹针、陶针、骨针和青铜针等也都比较粗大，在治疗疾病时，这些针具因为刺激强度大，必然会使人体产生较强烈的针感。而现代的针具多短小细滑，刺激量小，所以不是每次产生的针感都会被患者觉察到。

第五节　留针与出针

留针与出针是针刺过程中的两个重要组成部分。留针的目的是为了留针以待气至或保持针感，或留而间歇行针，以加强针感。出针并不是简单地将针体拔出，正确的出针方法可有目的的配合针刺补泻，减轻患者痛苦，避免意外情况发生。

一、留　针

留针是针刺得气后，施以适当的补泻手法，并将针留置穴内，停留一段时间后，再予出针的方法。留针技术是毫针刺法的一个重要环节，留针与否，留针的方法，留针时间长短等对针刺治疗效果有直接影响。历代医家对留针技术均十分重视，总结了丰富的经验。如《灵枢·邪气脏腑病形》篇载："刺急者，深内而久留之，刺缓者，浅内而疾发针，以去其热"。

针刺得气后，适当留针，可以加强针刺感应，延长刺激时间，起到候气、催气和调气的作用。针刺留针与否，留针时间的久暂，应视患者的体质、病情、针刺部位而定，现代毫针刺法对此有了较明确的规定。如外感表证、热证，以浅刺、不留针；对痛症及久病内寒者，宜深刺久留针，有的留针时间可达数小时；一般的病症，针下得气后，施以适当的补泻手法，可留置10～20分钟。有些针刺部位不宜留针，如天突、廉泉等，留针时易刺伤气管等组织，针后得气即应出针；有些人不宜留针，如婴幼儿不懂事，留针后容易活动而出意外，故针后得气即出针。此外对需要留针者，可以留针者，在留针期间应随时观察患者的反应，有不良反应即立即出针，以防止晕针等意外情况。

二、出　针

出针又称退针、起针，是针刺补泻及留针后，达到了治疗要求，将针提出体外的操作技术。出针是毫针操作技术的最后步骤，在临床应用时，应根据病症虚实，患者体质，腧穴位置，针刺浅深，针刺补泻要求等具体情况正确施用，否则会影响针刺疗效，甚至引起出血、血肿，针刺后遗感等不良后果。

关于出针操作技术，历代医家论述颇多，如《内经》中有"疾出"与"徐出"以及"疾按针孔"与"摇大针孔"等方法。《金针赋》则说："出针贵缓，太急伤气"。《针灸大成》载："凡持针欲出之时，待针下气缓不沉紧，便觉轻滑，用指捻针，如拔虎尾之状也"。《针灸要诀与按摩十法》载：

"进针固宜缓,出针亦要缓,盖出针急则带穴肉,易致疼痛。不过补针要直出,泻针要摇转而出,稍有不同",说明出针亦与针刺补泻有关。根据历代医家的出针经验,现代常用出针法主要有快速出针法,缓慢出针法和单手出针法等。

1. 快速出针法

以左手捏干棉球按压于针旁,右手持针柄,稍加捻动,使针体针尖松滑不滞,再快速将针提出皮外。此法适用于短针浅刺的出针法,其出针快,无疼痛。

2. 缓慢出针法

以左手捏干棉球按压于针体旁,右手持针柄边捻边提针,缓慢地将针由深层退至浅层,待针退至皮下时,稍待片刻后,将针一次提出。此法适用于长针深刺的出针法,不伤气血,无针后出血,血肿及麻、胀、重、痛等针刺后遗感。

3. 单手出针法

以单手中指指腹抵于针体,指端按压穴旁,拇示指持针柄,边捻边上提,中指则轻柔下按穴旁皮肤,以免肌肉随针带起,短针可一次提出穴外,长针可分次逐步上提至皮外以出针。出针后,中指可即速按压针孔,或按泻法操作,不按压针孔。此法出针,出针较快,且指力稳定无疼痛。

上述各种出针法在应用时,应根据补泻要求而灵活掌握,如按"疾徐补泻法"快出针或慢出针,按"开阖补泻法"按闭针孔或不按针孔等。

在出针时,还应注意针下感觉,一般来说,只有在针下松动滑利时,方可退针、出针。若针下沉紧,提之不动,多为组织纤维缠针、滞针所致,不可硬行出针,以免疼痛和弯针等或出现其他损伤。此时可配合施以辅助手法,使针下松滑后再缓慢出针。

出针的先后顺序,一般先上后下,先内后外的顺序。即先出上部针,后出下部针,先取靠近医生一侧的针,后取另一侧的针。

参考文献

[1] 王富春. 实用针灸技术[M]. 北京:人民卫生出版社,2006.

[2] 赵京生. 针灸学基础[M]. 上海:上海中医药大学出版社,2001.

[3] 吴旭,盛灿若. 实用针灸学[M]. 北京:人民军医出版社,2001.

[4] 王富春. 针法枢要[M]. 上海:上海科学技术出版社,2009.

[5] 王富春. 针法医鉴[M]. 上海:科学技术文献出版社,2011.

[6] 王富春. 针法大成[M]. 北京:人民卫生出版社,2011.

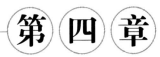

中国针灸交流通鉴

行针手法

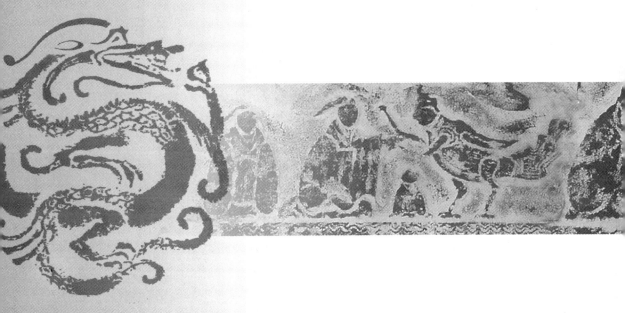

第一节 基本手法

提插、捻转这两类手法,作用于毫针,属于单式手法。许多单式、复式手法都是由它们发展而来,而且许多古今医家所归纳的其他单式手法,从行针方法与运动趋势来看,都可划入这两类手法之中,所以被称为基本手法。

一、提插类

(一)概述

提插是指作用于针体,使针体呈纵向运动,或具有纵向运动趋势的一类手法。这类手法,根据其手法操作的量学要素差异,又派生出几种单式手法。从针尖的运动范围来看,将腧穴立体结构分部后,只在一部内行针的为提插法;在一部或一部以上的范围内行针的为进退法。从操作力度看,带力操作的有动推法及捣法,带力提插的为动推法,带力以小幅度高频率提插的为捣法。还有一种特殊的"提插"为震颤法,这种手法有提插动作的运动趋势,却没有提插动作的运动范围,操作时幅度小、频率快,针尖却没有深度上的改变。

(二)操作方法

1. 提插法

提法:将腧穴分天、人、地三部或上下两部,在其中的一部内行针,由内向外轻浮少许。插法:将腧穴分天、人、地三部或上下两部,在其中的一部内行针,由外向内重沉少许。

2. 进退法

进法:将腧穴分天、人、地三部或上下两部,在一部或一部以上的范围内向里进针。退法:将腧穴分天、人、地三部或上下两部,在一部或一部以上的范围内向外出针。

3. 捣法

进针至一定深度后,医生指下已感觉有明显的阻力感或沉紧感,而此时患者无明显的针感,即在此深度施用捣针法,可使之获得针感。捣针法的操作,是以腕关节的快速颤动,带动针体在一定深度内捣动,其提插动作幅度小、频率高,以腕关节轻微上下震动为主,拇示指持针柄快速上下捣动,针尖在深部的提插幅度不大于 3mm,提插动作的频率可超过 150 次/分,如雀啄状,故又称之为雀啄术。

4. 震颤法

震颤法指捏持针柄作小幅度快速振摇,提插的动作要幅度小、频率高,且针尖深度不改变。现将各提插手法操作要点汇总于表 4-1。

表 4-1　提插手法操作比较

	提插法	进退法	动推法	捣法(雀啄)	震颤法
穴位分部	一部	一部或多部	一部或多部	一部	一部
幅度	较大	大	大	小	小
频率	低	低	低	高	高
针尖深度改变	有	有	有	有	无

二、捻转类

(一)概述

捻转是指一类作用于针体,使针体呈旋转运动,或具有旋转运动趋势的手法。以旋转运动的力学要素来看,有双向、单向旋转之分,双向的如捻法、摩法;单向的如搓法、推气法、盘法、飞法。从针体旋转角度来看,摩法与飞法在操作时都不转动针体;小角度的有推气法;大角度的有盘法。针体纵向运动趋势来看,推气法有向下运动趋势,飞法有向上运动趋势。

(二)操作方法

1. 捻法

用拇指与食、中指持针柄或用拇指指腹与示指桡侧持针柄,一左一右交替捻转,每捻不得超过 90°～180°角。不能单向捻针,否则针身易被穴位软组织、肌纤维等缠绕,而引起滞针,导致行针和进出针困难,或牵拉穴位组织引起疼痛。

2. 搓法

将针刺入穴内一定深度,行针得气后,拇、示指指腹捏针柄,向单一方向搓动如搓线状,使针体被穴位组织纤维适度缠紧,可以增强针感和延长针感持续时间。有人认为,补法时,以拇指向前,示指向后搓动,使针体顺时针左转,即产生补的效应。泻法时,以拇指向后,示指向前搓动使针体逆时针右转,即产生泻的效应。即所谓左补右泻。搓法有轻搓法和重搓法。轻搓法针柄搓动小于 180°,用力稍轻,刺激量小,重搓法针柄搓动大于 360°,用力稍重,刺激量大。如果搓动力量大,则使针体牵拉穴位组织产生疼痛,所以用力一定要适度,以不出现疼痛为宜。

3. 推气法

进针得气后,拇指向前推捻针柄,促使针感传导。这是《针经指南》中"推之则行"的行气手法。现代操作时,在针刺得气后,以拇示指单向轻捻针柄,使针尖滞着于针感点,边捻边推,直至气至病所。

4. 摩法

用拇指指腹与示指末节桡侧相合,在针柄上轻摩,捏针要轻,摩针柄的力度要均匀,摩时针体不能转动。

5. 盘法

针刺入腧穴内,按倒针身,与皮肤约呈 10°～15°角,用拇、示、中三指甲掐住针尾,将针向一个方向盘转的手法,连续盘转 3～5 次(每盘 360°)。

6. 飞法

飞法有两种手法,一是拇、示指搓捻针柄,并于搓捻后,立即放手离开针柄,即一搓一放或三搓一放,放手时五指如飞鸟展翅状,故称飞法。二是由针尾上方下到针根部后,轻捏针根,然后向上飞旋,使术者指感有如提针,但要提而不出。与由下而上的旋摩同时伴以由左而右的旋摩,要使术者的指感有如捻转,但要捻而不转,使其力呈下紧上松之漏斗型,飞法在施术过程中,要使针体产生振动,以搓捻的牵张作用和针体的振动作用增强针感和延长针感的作用时间,其中术二是取凉法的有效方法。

以上各种操作方法各有特点,在临床应用时要注意区别,各种手法的比较见表 4-2。

表 4 - 2　捻转手法操作比较

	捻法	搓法	推气法	摩法	盘法	飞法
方向	双向	单向	单向	双向	单向	单向
针体旋转角度	90°～180°	轻<180°,重>360°	小	无	360°	无
针体上下运动趋势	无	无	下	无	无	上
针身角度	不改变	不改变	不改变	不改变	按倒约呈10°～15°	不改变

第二节　辅助手法

除提插和捻转两类基本手法外,还有一些手法是可以辅助基本手法和补泻手法,以促使针下得气、行气而气至病所、诱导凉热针感为目的,这类手法统称为辅助手法。

一、作用于人体的手法

1. 循摄

循法是以示、中、无名三指平直(屈曲第二指关节,垂直于经上),以指端沿针刺腧穴所属之经的路线上循按。摄法是用示、中、无名三指平直(屈曲第二指关节,垂直于经上),以指甲沿针刺腧穴所属之经的路线切掐。在临床上多是循摄并用,以押手指端在穴位周围或沿经络分布轻轻快速敲击,以一种叩击形式出现,并在针刺得气后,用循经捏揉的方法,促进针感传导,提高疗效。

本法操作的关键是手法不宜过重,重则反易阻滞经气。在关节部位,针感传导慢或不易通过时,可反复多次操作。

2. 按截法

按截法又称扪法,是针刺得气后,以按压的手法,促使针感传至病所的操作方法。操作时,行针得气后,欲使针感向上传导,即以押手拇指或示指重按穴位下方,并使针尖略向上方行针,则针感易向上行。反之欲使针感下行,则押手拇示指重按穴位上方,并使针尖略向下方行针,则针感易向下行。

二、作用于针体的手法

1. 摇摆法

摇摆法是摇动针柄,使针尖在穴内旋摇,以激发经气,增强针感,并使针感向病所方向传

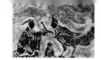

导。操作时，拇示指持针柄，稍扳倒并旋转摇动，使针尖在穴内旋摇。摆法操作时，直刺进针得气后，以拇示指持针柄，上下左右摆动，使针体针尖随之摆动，此外也可斜刺进针得气后，以针尖刺向病所方向，以拇示指持针柄左右摆动。对于针感不敏感，针感出现较慢，或经反复多次行针搜索才寻到针感者，应用本法能增强针感，延长针感持续时间，取得较好疗效。

2. 弹拨法

弹拨法是针刺得气后，以手指或指甲弹拨针柄，增强刺激的方法。当针刺后，针感不明显时，有激发经气，促使针感产生的作用。将针刺入穴位得气后，以拇指压住中指顶端呈环状，使中指弹出，叩击针柄，或以中指压住示指，两指向相反方向用力，将示指弹出，叩击针柄，通过叩击，使针柄震动，激发经气，增加刺激量。拨法，将针刺入穴位得气后，以示指或中指拨动针柄后立即放开，使针柄摇摆振动以增强刺激量。

3. 刮法

刮法是用指甲刮动针柄，以激发经气，增强针感的方法。操作时，将针刺入一定深度得气后，将拇指压在针尾部，中指由下向上刮动针柄，使针体振动或以拇、中指捏针尾，使针体固定不动，以示指由下向上刮动或来回刮动针柄，使针体振动。也可以拇中指捏住针柄下端，固定针体，示指由上向下刮动或来回刮动针柄。本法通过刮动针柄，使针体轻微振动，产生柔和的针感，其刺激量较轻，无疼痛和不适感，适于久病体弱、儿童及惧怕针刺者应用。

4. 弩法

弩法是针刺得气后，按压针柄，使之呈弓弩状，针尖抵住针感点，以增强针感或延长针感持续时间的方法。

操作时，刺入穴位使之得气后，以拇示指持针柄上端，中指抵针柄下端及针体，拇示指与中指向相反方向稍用力推扳，使针体呈弓弩状弯曲，针尖抵住有针感的部位。弩法既能增强针感，又能延长针感的作用时间，且刺激轻微，患者无疼痛及不适感，临床应用广泛。

5. 逼针摇摆法

逼针摇摆法是针刺得气后，使针尖滞着于针感点，配合摇摆手法，促使针感向病所方向传导的方法。在进针得气后，将针尖于得气处抵住不动，或单向捻针，使针尖滞着于针感点，压倒针身使针尖朝向病所方向，左右摇摆，促使针感向病所方向传导。此疗法左右摇摆，对穴位产生更强的刺激作用，而产生的针感更强。

6. 逼针震颤法

逼针震颤法是针刺得气后，使针尖滞着于针感点，配合震颤手法，促使针感向病所传导的方法。操作时将针尖抵压于针感点不动，或以单向捻针法，使针尖滞着于针感点，欲使针感上行则针尖略向上方,欲使针感下行,则针尖略朝向下方,以拇示指捏针柄,用指力与腕力快速抖动产生震颤,促使针感传向病所。

参考文献

[1] 王富春.实用针灸技术[M].北京:人民卫生出版社,2006.

[2] 杨楣良,盛燮荪.浙江近代针灸学术经验集成[M].杭州:浙江科技出版社,2002.

[3] 赵京生.针灸学基础[M].上海:上海中医药大学出版社,2001.

[4] 吴旭,盛灿若.实用针灸学[M].北京:人民军医出版社,2001.

[5] 郭宗仁.中国针灸施术方法学[M].赤峰:内蒙古科学技术出版社,2000.

[6] 王云凯.针灸妙方治百病[M].石家庄:河北科学技术出版社,2000.

[7] 蔺云桂.针法灸法图解[M].福州:福建科学技术出版社,2008.

[8] 刘万成.黑水针法:针法研究与创新[M].济南:山东科学技术出版社,2007.

[9] 朱世增.陆瘦燕论针灸[M].上海:上海中医药大学出版社,2009.

[10] 王富春.针法枢要[M].上海:上海科学技术出版社,2009.

[11] 郑魁山.郑魁山针灸临证经验集[M].北京:学苑出版社,2007.

针刺补泻手法

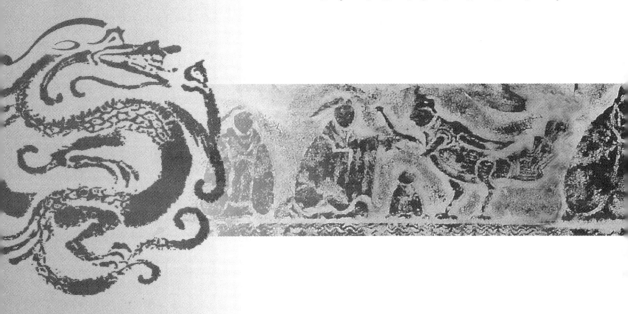

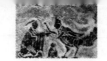

第一节　单式补泻法

单式补泻手法,是针刺补泻手法中最基本也是最常用的补泻手法,为到达治法的补泻目的,可贯穿整个针刺过程始终,也是后面复式补泻手法的构成要素。

一、徐疾补泻法

(一)概　述

徐,即缓,缓慢。疾,即快,急速。徐疾补泻,首载于《内经》。书中分别有三处提到徐疾补泻,分别为《灵枢·九针十二原》《灵枢·小针解》和《素问·针解》,所言意义有较大差异,后世医家,如王冰、张景岳、高武、姚止庵、杨继洲等,分别对其原文进行诠释,大多遵《灵枢·小针解》的解释,少数认为《素问·针解》篇的论述正确。

由于《内经》中的论述多提及"出"、"内"的深浅操作,因此,徐疾补泻的术式也常与提插补泻与"一进三退"、"三进一退"的进退补泻相结合。

(二)操作方法

1. 古代各种徐疾补泻法

(1)《灵枢·小针解》徐疾补泻法:补法,先在穴位浅部候气,得气后,将针缓慢地向内推入到一定的深度,退针时疾速提至皮下,引导阳气由浅入深,由表及里。泻法,迅速地一次进针到应刺的深度候气,得气后,引气向外,慢慢地分层退针,直至皮下,使邪气随针引出浅部,由里达表。

(2)《素问·针解》徐疾补泻法:补法,留针时间要长,出针后迅速地按闭针孔。泻法,留针时间较短,出针后不按闭针孔或出针后延长一段时间再按针孔。另外,亦可在出针时摇动针身,边摇边出,而开大针孔。

古代各家徐疾补泻操作要点汇总于表5-1。

表5-1 古代各家徐疾补泻法技术要领表

	补法	泻法
《灵枢·小针解》	◎直刺进入浅部候气 ◎得气后缓慢向深部进针 ◎退针时疾速提至皮下出针	◎迅速直刺进针但深部候气 ◎得气后慢慢地分层退针 ◎慢退针至皮下出针
《素问·针解》	◎常规直刺进针、行针 ◎留针时间长 ◎出针迅速按闭针孔	◎常规直刺进针、行针 ◎留针时间短 ◎出针后不按闭针孔 ◎或出针后延长时间再按针孔 ◎或出针时边摇边出,开大针孔

2. 现代各家徐疾补泻法

现代各家的徐疾补泻手法操作虽然有一定的差别,但都遵循《内经》的观点,操作中也体现出"内"和"出"不是简单的针刺入和拔出体内,而是要结合"按"和"提"的意思,即在进行提插或捻转的同时,要加入力量,从而实现将气引入或引出身体的目的。三类手法可以归纳为:

(1)针体在腧穴内运动时,应该结合微捻进针,微捻退针,掌握进退动作的快慢,反复提按。楼百层、李志明等医家的针法属于这一大类。

(2)不捻转,按进与提出相结合,掌握进出针动作的快慢。尚乐贤、吴秀锦等医家的针法属于这一类。

(3)进针时捻进、捻出,掌握动作的快慢和捻转的轻重,即在速度快慢变化的基础上配合捻针的轻重力度变化,而实现补泻的目的。任作田、马瑞林等医家的操作当属于这一类。

(三)临床应用

陈克彦采用徐疾补泻手法,使针下产生热补和凉泻的作用。具体来说,徐内而疾出的要点是徐内,徐内是求热的有效方法,当属于热补;疾内而徐出的要求是徐出,徐出是求凉的有效方法,当属于凉泻。

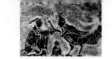

1. 补法治疗化学抗癌药物的毒性反应

陈克彦曾对 30 例乳腺癌术后接受化学抗癌药物的患者进行针刺治疗,每次服药以前针刺,第二天再针刺,共进行 4 周 16 次的治疗。第一、三周取穴大椎、足三里(双侧),第二、四周取穴身柱、三阴交。观察结果表明,补泻手法均有明显缓解毒性反应作用,但补法缓解白细胞总数下降和改善临床症状的作用优于泻法。

2. 泻法治疗外科手术后吸收热

有医家治疗患者 111 例,均有发热、脉弦滑数、舌红、苔白腻、口臭、便结、尿赤等实热证象。将患者分为补法 37 例、泻法 34 例、空白对照 40 例,均不用退热药。在双侧风池、足三里穴施行补泻手法,结果表明针刺泻法的即时解热作用较好,与针前相比有非常显著差异($P<0.001$);补法则即时解热作用不明显,与泻法比较有显著差异($P<0.05$)。从针刺的连续效应来看,泻法组自接受治疗的第一天开始,体温下降即有显著性,($P<0.01$)。而补法组、对照组自第二天开始体温下降才有显著性($P<0.001$)。体温降至 37℃以下,泻法组为第三天,补法组为第四天,对照组为第五天。

二、迎随补泻法

(一)概述

迎,即逆、折。随,即顺、从之意。迎随,首载于《内经》。《内经》对"迎随"的论述是对针刺补泻的总则与概称的描述。《灵枢·卫气行》则提出以水下百刻为度,候卫气运行流注时刻的迎随补泻。《素问·离合真邪论》以邪气去至为迎随补泻的要领,邪气至则用泻法是为迎,邪气去则用补法是为随。以此达到"邪气得去,真气乃固"的治疗目的。《难经》除了阐发《内经》经义外,又根据营卫气血的运行浅深、盛衰、经脉走向的顺逆而采取的不同补泻方法,均可称为迎随。而《难经·七十九难》又提出补母泻子的迎随补泻法。因此《针灸问对》称此法为"子母迎随"。按卫气流注时刻为施行补泻的依据,后发展为"子午流注"的"纳子法"。

金代张璧《云岐子论经络迎随补泻法》中首载针向迎随补泻法。他提出"顺经而刺为之补,迎经而刺为之泻",应用针刺方向和经脉流注走向的关系进行针刺,而决定补泻方法。此后,《针经指南·标幽赋》《玉龙经》《图注难经》《针灸大成》等著述,皆宗于此。从而使迎随补泻从补泻方法的原则,演变到迎随补泻手法的具体操作。但金代何若愚《流注指微论》中则标新立异,提出"补生泻成,不过一寸"的深浅迎随补泻法。他以《河图》"生成数"为依据,规定各经、各络的具体深浅分寸,按五行属性配十二经,补时用生数,泻时用成数,形成"补生泻成经络迎随分寸数"。他又将针刺的捻转动作结合男女性别的区别解释为迎随,提出"转针迎随",即"男子左补右泻,女子右补左泻"。

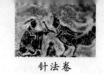
(二)操作方法

1. 云岐子迎随补泻法

该法又称为针向迎随补泻法、针向迎随法。由于十二经气的流注顺逆与经脉起止方向不完全相同,故手三阳经,足三阳经,手三阴经,足三阴经迎随补泻也区分针刺的方向。

补法:手三阴经从胸走手,针尖向手的方向即为顺经而刺;手三阳经从手走头,针尖向头部(即上部)的方向即为顺经而刺;足三阳经从头走足,针尖向足部(即下部)方向即为顺经而刺;足三阴经从足至腹(胸),针尖向胸腹方向即为顺经而刺。以上顺经脉循行方向而刺的补法即为随。

泻法:手三阴从胸走手,针尖向胸部方向即为迎经而刺;手三阳经从手走头,针尖向手部(即下部)的方向即为迎经而刺;足三阳经从头走足,针尖向头部(即上方)方向即为迎经而刺;足三阴经从足至腹(胸),针尖向足部(即下部)的方向即为迎经而刺。以上逆经脉循行方向而刺的泻法即为迎。

2. 何若愚迎随补泻法

该法又称"深浅迎随补泻法"。古代《河图》以一、二、三、四、五为生数;六、七、八、九、十为成数。何若愚把生成数应用于针刺深度上。提出"补法宜浅刺,深度为1~5分;泻法宜深刺,深度为6~10分。"其根据阴阳经络的分布有深浅不同,提出针刺补泻时,则必须分明阳经、阴经、阳络、阴络。

补法:足太阳、手少阳、足少阴经脉,足阳明、手少阴、手厥阴络脉均浅刺1分,为补法,为随;手太阳、手少阴、手厥阴经脉,足太阳、手少阳、手太阴络脉均浅刺2分,为补法,为随;足少阳、足厥阴经脉,手阳明、足太阴络脉均浅刺3分,为补法,为随;手阳明、手太阴经脉,手太阳、足厥阴络脉均浅刺4分,为补法,为随;足阳明、足太阴经脉,足少阳、足少阴络脉均浅刺5分,为补法,为随。

泻法:足太阳、手少阳、足少阴经脉,足阳明、手少阴、手厥阴络脉均深刺6分,为泻法,为迎;手太阳、手少阴、手厥阴经脉,足太阳、手少阳、手太阴络脉均深刺7分,为泻法,为迎;足少阳、足厥阴经脉,手阳明、足太阴络脉均深刺8分,为泻法,为迎。手阳明、手太阴经脉,手太阳、足厥阴络脉均浅刺9分,为泻法,为迎;足阳明、足太阴经脉,足少阳、足少阴络脉均深刺1寸,为泻法,为迎。

这里将何若愚迎随补泻技术与补泻深度总结于表5-2。

表5-2　何若愚迎随补泻法技术补泻深度表

	经脉		络脉	
	随补（分）	迎泻（分）	随补（分）	迎泻（分）
足太阳（水）	1	6	2	7
手太阳（火）	2	7	4	9
手阳明（金）	4	9	3	8
足阳明（土）	5	10	1	6
手少阳（水）	1	6	2	7
足少阳（木）	3	8	5	10
手太阴（金）	4	9	2	7
足太阴（土）	5	10	3	8
手少阴（火）	2	7	1	6
足少阴（水）	1	6	5	10
手厥阴（火）	2	7	1	6
足厥阴（木）	3	8	4	9

各医家迎随补泻各有特点,现总结于表5-3。

表5-3各家迎随补泻法技术要领表

	补法	泻法
岐子迎随补泻法	◎斜刺或平刺 ◎针尖顺经脉循行方向而刺 ◎手三阴、足三阳针尖向下刺 ◎手三阳、足三阴针尖向上刺	◎斜刺或平刺 ◎针尖逆经脉循行方向而刺 ◎手三阴、足三阳针尖向上刺 ◎手三阳、足三阴针尖向下刺
何若愚迎随补泻法	◎足太阳、足少阴、手少阳经脉；足阳明、手少阴、手厥阴络脉刺1分深 ◎手太阳、手少阴、手厥阴经脉；足太阳、手少阳、手太阴络脉刺2分深 ◎足少阳、足厥阴经脉；手阳明、足太阴络脉刺3分深 ◎手阳明、手太阴经脉；手太阳、足厥阴络脉刺4分深 ◎足阳明、足太阴经脉；足少阳、足少阴络脉刺5分深	◎足太阳、足少阴、手少阳经脉；足阳明、手少阴、手厥阴络脉刺6分深 ◎手太阳、手少阴、手厥阴经脉；足太阳、手少阳、手太阴络脉刺7分深 ◎足少阳、足厥阴经脉；手阳明、足太阴络脉刺8分深 ◎手阳明、手太阴经脉；手太阳、足厥阴络脉刺9分深 ◎足阳明、足太阴经脉；足少阳、足少阴络脉刺10分深

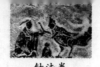

(三)临床应用

1. 针迎随泻法配合电针治疗面瘫

李伟杰采用针向迎随补泻法,并配合电针法对 30 例面瘫患者进行治疗[1]:有效率达 96.7%,取得较好疗效。

2. 迎随补泻手法针刺治疗尿潴留

余腊梅采用迎随补泻法针刺治疗尿潴留 38 例[2]:经辨为虚证者,取关元、气海、肾俞、脾俞、三焦俞,针刺得气后,针尖顺其经脉,随而济之。实证者,取阴陵泉、三阴交、中极、曲骨、膀胱俞,针刺得气后,将针尖逆其经脉,迎而夺之。本组 38 例中,痊愈 20 例(占 52.5%),显效 14 例(占 36.8%),无效 4 例(占 10.6%),总有效率为 89.4%。

三、提插补泻法

(一)概述

提,提拔。插,插上,插进。提插,针刺手法名,或称提按。古代称"伸"和"纳"(内),指针刺时将针反复上提下插。提插二字《内经》中没有直接提出,仅提出"伸"与"推"。其中的"伸"就是提的意思,"推"就是插的意思。可以说《内经》初步确立了提插的含义。

《难经》对提插补泻法有了初步的阐述。将针上提,向上,向外,为伸的泻法;将针下插,向下,向内为纳的补法。到了明代,徐凤在《针灸大全·金针赋》中有"重沉豆许曰按"、"轻浮豆许曰提"、"插针为热"、"提针为寒"的论述。首次提出"提"、"插"的补泻概念和提插补泻产生的温补和寒泻的作用。明代李梴则在《医学入门·针灸》之附《杂病穴法》中对提插的方向、速度、力量加以详尽论述。明代杨继洲在《针灸大成·南丰李氏补泻》中提出增强提插补泻效果所采取的措施:"提起空如豆许","再弹二三以补之",以及"天、人、地部"三部浅深先后,根据病情所选用的"初九数"、"少阳数"、"老阳数"、"初六数"、"少阴数"、"老阴数"等,使提插补泻法的内容更为具体、丰富。

(二)操作方法

1. 徐凤提插补泻法

补法:将针由腧穴浅层下插入深层即为补。

泻法:将针由腧穴深层上提到浅层即为泻。技术关键在于下插和上提,下插为补,上提为泻。

2. 徐凤进退补泻法

本法在施行针刺补泻时,将针刺深度分为三层,即浅、中、深三层,亦称天、人、地三部。

补法:先将针进到天部,得气后,依照天、人、地三部进针。分别在天部、人部、地部行针,插至地部后,留针一段时间;出针时则一次将针退至天部,稍停再拔针外出。即"一退三飞"。

泻法:将针一次插到地部,得气后,从地部,到人部,到天部三部退针。分别在地部、人部、

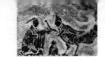

天部行针。一部一停,逐步退至天部,最后出针。行针过程少许留针或不留针。即"一飞三退"。本法强调把针刺的可刺深度分为三层而刺入,几次退出,决定补与泻。

3. 李梴提插补泻法

补法:慢提急按,将针体由浅部向深部下插时用力大,速度快;将针体由深部向浅部上提时用力小、速度慢。

泻法:急提慢按。将针体由深部向浅部上提时用力大,速度快;将针体由浅部向深部下插时用力小,速度慢。

4. 杨继洲提插补泻法

补法:先浅后深,从外推气入内,得气后,由天部经人部插入地部,上提后反复提插,提插数可为初九数(初阳数即提插 9 次),病重者取少阳数(即提插 3×9=27 次或 7×7=49 次)或老阳数(即提插 9×9=81 次)。

泻法:先深后浅。深部得气后,从内引气外出,由地部经人部提至天部,下插后反复提插,提插数可为初六数(即提插 6 次),病重者取少阴数(即提插 3×6=18 次或 6×6=36 次)或老阴数(即提插 8×8=64 次)。本法是以下插为补,上提为泻,特点分为天、人、地三部分层,并采用提插的九、六数分为补和泻。

现将各家提插补泻法汇总于表 5-4,以供参考。

表 5-4　各家提插补泻法技术要领表

	补法	泻法
徐凤提插补进退泻法	将针由浅层下插入深层;"一退三飞"	将针由深层上提至浅层;"一飞三退"
李梴提插补泻法	◎由浅部向深部下插,下插时慢提急按,按时用力大,速度快 ◎从深部向浅部上提,上提时用力小,速度慢	◎先浅后深 ◎刺入深部得气 ◎向上提针后,在地部反复提插初九数(9 次) ◎病重者取少阳数(27、49 次)或者阳数(81 次)
杨继洲提插补泻法	◎由深部向浅部上提 ◎上提时急提慢按,提时用力大,速度快 ◎从浅部向深部下插 ◎下插时用力小,速度慢	◎先深后浅 ◎刺入深部得气 ◎向上提针至尺部,下插后反复提插初六数(6 次) ◎病重者取少阴数(18、36 次)或者阴数(64 次)

(三)临床应用

提插补泻法的补法可以补虚,泻法可以祛邪。作用较强,应用较广。功效调和气血阴阳,用于各种虚寒证和实热证。补法能导阳内入,使阳气充实于腠理,有较强的温补作用,治疗由经气不足导致的虚寒症状。泻法能引阴外出,使阴气充实于腠理,故有较强的泻凉作用。治疗由邪气盛导致的实热症状。

1. 顿退六部针刺法治疗陈旧性面瘫

郭效汾以顿退六部针刺手法治疗陈旧性面瘫[3]:用顿退六部的针刺手法,其具体操作是在每穴内先刺到应刺深度后,分六部施术,先深后浅,每部先滞针行顿退插提术,间歇性向外紧提针柄,六部施术完毕后,针尖再从浅层插向深层(或由所针穴处插向所透穴处),每隔5分钟施术一次,20分钟后出针。从本质上来看顿退六部针法是结合传统的提插补泻法总结出来的,同时由原来的天、地、人三部行针改为六部退针,每部均滞针后重提不插,目的是要重泻邪气,正与陈旧性面瘫病程较长,邪气深入,非重泻不足以祛邪的治疗思路相吻合,因此临床取得了良好的治疗效果。

2. 平利滞针提插法进行软组织松解

程绍鲁等对门诊颈肩背肌筋膜炎患者,实施应用毫针平刺滞针提插法进行软组织松解术88例[4]:10次为1个疗程。治愈58例,占65.9%;显效13例,占14.8%;有效13例,占14.8%;无效4例,占4.5%;总有效率为95.5%;一次治疗有效率为80.7%。此疗法具有无切口、无感染、痛苦小、疗程短和治疗效果好等特点。

3. 快速提插法治疗抑郁性神经症

刘汉平等在水沟穴处快速提插法治疗抑郁性神经症[5]:患者静心仰卧,水沟穴常规消毒后,医者左手拇、示指将水沟穴两侧的口轮匝肌肌肉捏起,右手持28号1寸毫针向鼻根部斜刺,深约0.5寸;进针后,快速提插,频率约40次/分,持续约1～2分钟,行针期间嘱患者以腹式呼吸为主,并张口呼吸、大声哭喊,以泻胸中郁闷,至患者双眼红润流泪、大声哭喊而出针。拔针后,按压针孔,静卧片刻。此法每6天1次,病情重者可4天1次,治疗25例中,显效14例,占56%;有效8例,占32%;无效3效,占12%,总有效率88%。

4. 提插补泻治疗婴幼儿腹泻

刘佳用提插补泻法治疗婴幼儿腹泻[6]:补长强,泻三阴交,治疗期间停服中西药物,结果总有效率达96.2%。

四、捻转补泻法

(一)概述

捻,亦作拈(撚)。用手指搓转。转,旋绕。旋,旋转、转动。捻转,古代称"旋"或"转",指针刺时将针体来回转动。《内经》《普济方》《针经指南》《医学入门》《针灸问对》以及《针灸大成》中

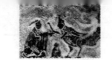

均有论述,有的著作中还将捻转补泻,分阴经阳经、病性寒热、性别等来确定捻转的方向。而高武的捻针补泻法,主要体现为凤凰展翅及饿马摇铃。该内容并未见载于《针灸聚英》和《针灸节要》中,而载于《针灸大成·四明高氏补泻》的"神针八法"中,其实质为捻转补泻法的操作。

(二)操作方法

1. 窦汉卿捻转补泻法

从拇指与示指两者向前、向后用力轻重,来区分左转或右转。捻转针柄时,拇指向前用力重些,示指向后用力轻些,为左转,左转为补法;拇指向后用力轻些,示指向前用力重些,为右转,右转为泻法。

主要是左转为补,为外;右转为泻,为内。操作时拇、示二指捻转针体,拇指向前,示指向后,拇指向前用力重些,示指向后用力轻些为补。拇指向后,示指向前,拇指向后用力轻些,示指向前用力重些为泻法。

2. 陈会捻转补泻法

陈会捻转补泻法须分出患者的左右侧、任督脉而进行不同的补泻手法,见表5-5。

补法:针刺患者十二经脉所属肢体左侧,医者以右手行针,示指向前用力,大指向后,轻提针头右转;针刺患者十二经脉所属肢体右侧,医者以左手行针,示指向前,大指向后,轻提针头左转。针刺患者督脉,即后正中线,男子左转为补,女子右转为补。针刺患者任脉,即前正中线,男子右转为补,女子左转为补。

泻法:针刺患者十二经脉所属肢体左侧,医者以右手行针,大指向前用力,示指向后,轻提针头左转。针刺患者十二经所属肢体右侧,医者以左手行针,以大指向前用力,示指向后,轻提针头往右转。针刺患者督脉,即后正中线,男子右转为泻,女子左转为泻。针刺患者任脉,即前正中线,男子左转为泻,女子右转为泻。

表5-5　陈会捻转补泻法表

经脉	补泻	病者肢体	医者的手	操作	转针方向
十二经脉	补	左侧	右手	大指向后,示指向前	右
		右侧	左手	大指向后,示指向前	左
	泻	左侧	右手	大指向前,示指向后	左
		右侧	左手	大指向前,示指向后	右
督脉	男补女泻	背阳		大指向前,示指向后	左
	男泻女补			大指向后,示指向前	右
任脉	男补女泻	腹阴		大指向后,示指向前	右
	男泻女补			大指向后,示指向前	左

3. 李梴捻转补泻法

医者以右手操作为原则，根据患者的手经或足经，阳经和阴经选经不同，配合呼和吸，采用左转或右转来进行补泻，见表 5 – 6。

补法：病者左手经而言，若阳经，以医者右手大指向前，病者呼气为补；若阴经，以医者右手大指退后，病者吸气为补。病者右手经而言，若阳经，以医者右手大指退后，病者吸气为补；若阴经，以医者右手大指向前，病者呼气为补。病者右足经而言，若阳经，以医者右手大指进前，病者呼气为补；若阴经，以医者右手大指退后，病者吸气为补。病者左足经而言，若阳经，以医者右手大指退后，病者吸气为补；若阴经，以医者右手大指进前，病者呼气为补。

泻法：病者左手而言，若阳经，医者右手大指退后，病者吸气为泻；若阴经，医者右手大指进前，病者呼气为泻。病者右手而言，若阳经，医者右手大指进前，病者呼气为泻；若阴经，医者右手大指退后，病者吸气为泻。病者右足而言，若阳经，医者右手大指退后，病者吸气为泻；若阴经，医者右手大指进前，病者呼气为泻。病者左足而言，若阳经，医者右手大指进前，病者呼气为迎；若阴经，医者右手大指退后，病者吸气为泻。

表 5 – 6　李梴捻转补泻法表

部位	经别	补法		泻法	
		捻转	呼吸	捻转	呼吸
左手	阳经	大指向前,示指向后	呼	大指向后,示指向前	吸
	阴经	大指向后,示指向前	吸	大指向前,示指向后	呼
右手	阳经	大指向后,示指向前	吸	大指向前,示指向后	呼
	阴经	大指向前,示指向后	呼	大指向后,示指向前	吸
右足	阳经	大指向前,示指向后	呼	大指向后,示指向前	吸
	阴经	大指向后,示指向前	吸	大指向前,示指向后	呼
左足	阳经	大指向后,示指向前	吸	大指向前,示指向后	呼
	阴经	大指向前,示指向后	呼	大指向后,示指向前	吸

* 以上医者右手为例

4. 汪机捻转补泻法

汪机首先提出持针、捻针方法。以示指末端横纹到示指尖端为距离，做为捻转操作时针柄转动的轨道，将大指、示指捏合持针，大指从示指横纹向示指尖端捻上为左转、外转。反之从示指尖端退下，退到横纹处为右转、内转。前者即为大指前，示指向后，后者即为大指向后，示指向前，并结合手足三阴三阳的循行方向而采用左右转的方法治疗见表 5 – 7。

补法：对于足三阳和手三阴均是从上向下循行，操作时，左转，大指向前，示指向后，顺经而下即为补法。足三阴和手三阳均是从下而上循行，操作时，右转，大指向后，示指向前，顺经而上，即为补法。

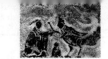

泻法：足三阳和手三阴从上而下循行，操作时，右转，大指向后，示指向前，逆经而上，即为泻法。足三阴和手三阳从下而上循行，操作时，左转，大指向前，示指向后，逆经而下，即为泻法。

表 5-7　汪机捻转补泻法表

经脉	循行方向	补泻	操作	转针方向	经气逆顺
手三阴经	向下	补	大指向前，示指向后	左转	顺经而下
足三阳经		泻	大指向后，示指向前	右转	逆经而上
手三阳经	向上	补	大指向后，示指向前	右转	顺经而上
足三阴经		泻	大指向前，示指向后	左转	逆经而下

5.高武捻转补泻法

高武的捻针补泻法，主要体现为凤凰展翅及饿马摇铃。

"饿马摇铃"为捻针补泻法的补法。操作是用右手拇指与示指捻针，基本是左转法，一前一后地捻转。即一次拇指向前，一次拇指向后，拇指向前时用力较大，捻转幅度也大，拇指向后时用力较小，捻转的幅度也小，整个操作过程要求缓慢而用力柔和，如"饿马摇铃"之状。

"凤凰展翅"法，为捻转补泻法的泻法。操作是右手大指、示指捻针，如飞腾之象，一捻一放，故后世又称为"飞法"。

6.杨继洲捻转补泻法

杨继洲捻转补泻法技术分为"常法"与"变化"两种。常法根据患者的男女性别，医者行针左转或右转来确定补泻。变法中区别寒证和热证，决定刺阳经或阴经，使用左转或右转，具体操作可见表 5-8。

(1)常法：男子以大指向前，示指向后，左转为补法；女子以大指向后，示指向前，右转为补法。男子以大指向后，示指向前，右转为泻法；女子以大指向前，示指向后，左转为泻法。

(2)变法：热证刺阳经，大指向前，示指向后，左转为补法；寒证刺阴经，大指向前，右转为补法。热证刺阳经，大指向后，示指向前，右转为泻法；寒证刺阴经，大指向前，示指向后，左转为泻法。

表 5-8　杨继洲捻转补泻法表

	补法			泻法		
	操作	转针左右	阴阳顺逆	操作	转针左右	阴阳顺逆
男	大指向前，示指向后	左转	顺阳	大指向后，示指向前	右转	逆阳
女	大指向后，示指向前	右转	顺阴	大指向前，示指向后	左转	逆阴
热证刺阳经	大指向前，示指向后	左转	顺阳	大指向后，示指向前	右转	逆阳
寒证刺阴经	大指向后，示指向前	右转	顺阴	大指向前，示指向后	左转	逆阴

各医家捻转补泻各有技巧,现总结汇总于表5-9。

表5-9　各家捻转补泻法技术要领表

	补法	泻法
窦汉卿捻转补泻法	◎捻转针柄 ◎拇指向前用力重 ◎示指向后用力轻 ◎为左转	◎捻转针柄 ◎拇指向后用力轻 ◎示指向前用力重 ◎为右转
陈会捻转补泻法	◎针患者十二经脉左侧 ◎医者右手行针右转 ◎针患者十二经脉右侧 ◎医者左手行针左转 ◎针督脉男子左转,女子右转 ◎针任脉男子右转,女子左转	◎针患者十二经脉左侧 ◎医者右手行针左转 ◎针患者十二经脉右侧 ◎医者左手行针右转 ◎针督脉男子右转,女子左转 ◎针任脉男子左转,女子右转
李梴捻转补泻法	◎病者左手阳经,医者右手大指向前,病者呼气左转 ◎病者左手阴经,医者右手大指退后,病者吸气右转 ◎病者右手阳经,医者右手大指退后,病者吸气右转 ◎病者右手阴经,医者右手大指向前,病者呼气左转 ◎病者左足阳经,医者右手大指向前,病者呼气左转 ◎病者右足阴经,医者右手大指退后,病者吸气右转 ◎病者右足阴经,医者右手大指退后,病者吸气右转 ◎病者左足阴经,医者右手大指向前,病者呼气左转	◎病者左手阳经,医者右手大指退后,病者吸气右转 ◎病者左手阴经,医者右手大指向前,病者呼气左转 ◎病者左手阳经,医者右手大指向前,病者呼气左转 ◎病者左手阴经,医者右手大指退后,病者吸气右转 ◎病者右足阳经,医者右手大指退后,病者吸气右转 ◎病者右足阴经,医者右手大指向前,病者呼气左转 ◎病者左足阳经,医者右手大指向前,病者呼气左转 ◎病者左足阴经,医者右手大指退后,病者吸气右转
汪机捻转补泻法	◎手三阳、足三阴大指向后,示指向前右转 ◎手三阴、足三阳大指向前,示指向后左转	◎手三阳、足三阴大指向前,示指向后左转 ◎手三阴、足三阳大指向后,示指向前右转
高武捻转补泻法	饿马摇铃 ◎右手拇、示二指持针 ◎拇、示二指一前一后捻转 ◎一次拇指向前,用力大,幅度大 ◎一次拇指向后,用力小,幅度小	◎凤凰展翅 右手大指,示指捻针 ◎一捻一放,飞腾之象
杨继洲捻转补泻法	常法:◎男子大指向前,示指向后左转。 　　　◎女子大指向后,示指向前右转 变法:◎热证刺阳经,大指向前,示指向后左转 　　　◎寒证刺阴经,大指向后,示指向前右转	常法:◎男子大指向后,示指向前右转 　　　◎女子大指向前,示指向后左转 变法:◎热证刺阳经,大指向后,示指向前右转 　　　◎寒证刺阴经,大指向前,示指向后左转

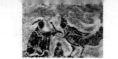

（三）临床应用

捻转补泻法可补虚泻实，通调营卫气血。用于治疗运动系统疾病，即各种痹症。取用四肢腧穴时，多用本法。邪气盛，而出现的疼痛或痉挛者用泻法；属正虚而表现为麻木或痿软时使用补法。痹症初起时的实症应用泻法；久病虚症，兼肌肉萎枯，泻法中兼用补法。如正虚较重时，可单用补法。

五、开阖补泻法

（一）概述

开，即启，张开。阖，闭合。开阖补泻，首载于《内经》，如《素问》的"刺志论"、"针解"、"调经论"和《灵枢》的"九针十二原"、"官能"、"终始"各篇。本法以出针时是否按闭针孔为内容来区分补泻。后世基本遵此，没有变化。

（二）操作方法

补法：该法技术操作是在行针、留针、出针后，迅速按闭针孔。

泻法：在行针、留针、出针后，不按闭针孔或出针时摇大针孔，不加按压。

技术要领：①本法要求在出针时注意左手的操作。②右手出针后，左手迅速按压针孔为补法。③右手出针后，左手不按压针孔为泻法。④右手在出针时摇动针体，出针后左手不按压针孔，或出针后左手不立即按压针孔，为泻法。具体操作要领可见表5-10。

表5-10　《内经》开阖补泻法技术要领表

补法	泻法
①常规进针、行针、留针	①常规进针、行针、留针
②出针后迅速按闭针孔	②出针后不按闭针孔或出针时摇大针孔，不加按压

（三）临床应用

本法可温补虚寒证，清解实热证，临床用于补虚泻实。主要用于出针时的补泻手法，常与其他补泻手法同用。

六、呼吸补泻法

（一）概述

呼，吐气。吸，纳气。息，气息，呼吸。呼吸补泻是在应用针刺手法的同时配合患者呼吸的方法。

呼吸补泻,首载于《内经》。《素问·离合真邪论》《素问·调经论》则以吸气时进针为泻,呼气时进针为补。并以"针与气俱内,针与气俱出"和"气出针入,气入针出"两种方法来区分针刺补泻作用的不同。此后,元明医家又依《内经》之大法,从使然呼吸和自然呼吸的区别等方面,做了进一步的研究。

(二)操作方法

1.《内经》呼吸补泻法

补法:在患者呼气时进针,经行针、留针后,患者吸气时出针,出针后按闭穴孔。

泻法:在患者吸气时进针,常规行针,在患者吸气时捻转针体,经留针后,患者呼气时出针。

2. 杜思敬呼吸补泻法

该法要求患者着意呼吸,即使然呼吸。针刺前,先让患者反复练习呼吸数次。

补法:让患者呼气一口,针刺入八分,得气后,将针提退一分,行针完毕,让患者吸气,医者出针,出针后迅速按闭针孔。

泻法:让患者吸气一口,针刺入六分,得气后,将针提退二至三分(一豆许),行针完毕,让患者呼气,医者徐徐出针,不按闭针孔。

3. 高武呼吸补泻法

补法:患者自然呼吸。患者鼻吸气,口呼气,在呼气时进针,得气后经行针留针在吸气时将针拔出。

泻法:患者自然呼吸,以鼻呼气,口吸气,在吸气时进针,得气后经行针留针在呼气时将针拔出。

4. 李梴呼吸补泻法

补法:男子阳经,午前呼气时、午后吸气时进针为补法;男子阴经,午前吸气时、午后呼气时进针为补法。女子阳经,午前吸气时、午后呼气时进针为补法。女子阴经,午前呼气时、午后吸气时进针为补法。

泻法:男子阴经,午后吸气时、午前呼气时进针为泻法。男子阳经,午后呼气时、午前吸气时进针为泻法。女子阳经,午后吸气时、午前呼气时进针为泻法。女子阴经,午后呼气时、午前吸气时进针为泻法。

应用自然呼吸与着意呼吸相结合的方法,在进针、转针、出针过程中以呼和吸为基础要求,根据男子、女子、阴经、阳经、午前、午后而决定补和泻,是该法的特点。在转针行针过程中,如针左手足呼气时先捻转,则针右手足在其吸气时后捻转;如针右手足吸气时先捻转,则针左手足在其呼气时后捻转。

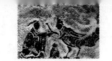

李梴呼吸补泻法强调自然呼吸与着意呼吸相结合。在入针、出针时,令病者着意呼吸;在转针时,根据患者的呼吸细致地捻转针体。转针时,在针刺病者的左侧手足时,要患者自然呼气而先捻转;在针刺病者的右侧手足时,要患者自然吸气而后捻转。反之,在针刺病者右侧手足时,要患者自然吸气而先捻转,再针刺病者左侧肢体时,要患者自然呼气而后捻转。

各家呼吸补泻法技术要领见表5-11。

表5-11　各家呼吸补泻法技术要领表

	补法	泻法
《内经》呼吸补泻法	◎患者呼气时进针 ◎常规行针、留针 ◎患者吸气时出针 ◎出针后按闭穴孔	◎患者吸气时进针 ◎常规行针、留针 ◎患者吸气时转出针体 ◎患者呼气时出针
高武呼吸补泻法	◎患者自然呼吸 ◎鼻吸气、口呼气 ◎呼气时进针、得气 ◎行针留针 ◎患者吸气时出针	◎患者自然呼吸 ◎鼻呼气、口吸气 ◎吸气时进针、得气 ◎行针留针 ◎患者呼气时出针
杜思敬呼吸补泻法	◎患者着意呼吸(使然呼吸) ◎呼气一口,进针八分,得气 ◎将针提退一分 ◎行针、留针 ◎患者吸气时出针 ◎迅速按闭针孔	◎患者着意呼吸(使然呼吸) ◎吸气一口,进针六分,得气 ◎将针提退二、三分 ◎行针、留针 ◎患者呼气时出针 ◎不按闭针孔
李梴呼吸补泻法	◎男子阳经,午前呼气时、午后吸气时进针 ◎男子阴经,午前吸气时、午后呼气时进针 ◎女子阳经,午前吸气时、午后呼气时进针 ◎女子阴经,午前呼气时、午后吸气时进针	◎男子阴经,午前呼气时、午后吸气时进针 ◎男子阳经,午前吸气时、午后呼气时进针 ◎女子阴经,午前吸气时、午后呼气时进针 ◎女子阳经,午前呼气时、午后吸气时进针左手足呼而转,右手足吸而转,均可

(三)临床应用

呼吸补泻法的治疗作用主要是补虚泻实。在临床上常配合提插、捻转、徐疾、开阖等手法,构成复式补泻法。特别在烧山火与透天凉手法时,配合呼吸补泻,可以提高热感或凉感的出现率。对一般慢性疾病施行迎随、提插、捻转等补泻手法时,如效果不佳或刺激不强时,及时配合呼吸补泻法,能提高疗效。

现代临床有研究者应用针刺呼吸补泻治疗呃逆取得了较好的疗效,重点是以调气为主,通过呼吸和针刺双向调理气机,以增强疗效。经临床观察,针刺配合呼吸补泻治疗呃逆疗效显著。

七、九六补泻法

(一)概述

九六补泻法,是依据《周易》理论,以一、三、五、七、九为阳数、奇数,以二、四、六、八、十为阴数、偶数。选其中九、六两数为基础。应用中以捻转、提插的九、六数或九、六的倍数作为补或泻的刺激量,同时还与针刺深浅,天、人、地部相结合所构成的补泻法,即为九六补泻法。九六补泻法在《内经》中未见载述,其用于针刺手法的记载,较早见于明代《针灸大全》《针灸聚英》《针灸大成》《医学入门》等书,在这些著作中,已经应用九阳、六阴之数,结合其他补泻手法,构成各种复式补泻。其中以《针灸大全》《医学入门》记载较为全面、丰富。

(二)操作方法

在九六补泻法中,首先必须掌握九六的阴阳属性和九六初、少、老之分。"六"为阴属泻、"九"为阳属补,九六之数具体又分初九、少九、老九和初六、少六、老六,九六之数划分可见表5－12。

表 5－12　九六补泻表

	初	少		老
阳数	9	3×9=27	7×7=49	9×9=81
阴数	6	3×6=18	6×6=36	8×8=64

九六补泻法,必须与提插法、捻转法相结合应用,也就是说,基础的提插法和捻转法结合九阳、六阴,是九六补泻法的基本方法。

1.徐凤九六补泻法

徐凤在《针灸大全·金针赋》中所著录的许多针刺补泻法中,都有"九六"补泻法的操作,如"烧山火"、"透天凉"、"阳中引阴"、"阴中引阳"、"子午捣臼"、"进气之诀"、"留气之诀"、"抽添之诀",举其中一例说明之。

补法:强补法的烧山火法,在分为天、人、地三部的基础上三进三退。三进,即插针入天部从天部进入人部,从人部进入地部,分为三部,每部进行九数的提插或捻转。三退,进入地部行针九阳后,逐步提退至人部、天部。每部仍行提插或捻转九阳数,然后出针。

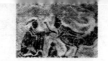

泻法:强泻的透天凉法,在分为天、人、地三部的基础上,三出三入。三出,即将针插入地部,从地部提退到人部,从人部提退到天部,分为三部,每部进行六数的提插或捻转。三入,进入天部行针六阴数后,逐步向人部、地部插入。每部仍行提插或捻转法六数。

技术要领:九六补泻法技术,必须与提插法或捻转法相结合。补为九及九的倍数(亦可用少阳数的三九二十七,或七七四十九数或老阳数九九八十一数);泻为六及六的倍数(亦可少阴数三六一十八数、六六三十六数或老阴数八八六十四数)。在操作时,应明确属于阴阳的六九数的老、少、初。针刺的深度相对应深些,可分为三部,即浅、中、深;天、人、地;第一、二、三针感层。一般在人和地部行针。

2.李梴九六补泻法

补法:在行针提插或捻转时用九数,九数即子阳数。一九数即为初九数,在行针中行三至四个初九数,即三九二十七数或四九三十六数均为行初阳数补法,每行一九数,中间可稍停留约10秒再行下一九数。①少阳数行针,也是在提插或捻转时以七数计算,共行针七七四十九数,每行针七数,可稍停留约15秒,再行下一七数。为行少阳数补法。②老阳数行针,亦在提插或捻转的同时,配以九数行针,总数为九九八十一数,每次行针二十七次,稍停留约30秒左右,再刺,共行针三次,为行老阳数补法。在补法中还根据时辰、阴阳日阴阳经进行阳数的选择使用。子时至午时用九阳数进补,阳日刺阴经用九阳数进补。

泻法:在行针提插或捻转时用六数,六数即午阴数。一六数即为初六数,在行针中行三个初六数,共三六一十八个数,为行初阴数泻法,每行一个初六数,中间可稍停留约10秒,再行下一六数。①少阴数刺法行针,是在提插或捻转时以六数计算,共行针六六三十六数,每次行针18次,分2次行针,每次稍停留约20秒左右,再行下一次,为行少阴数补法。②老阴数刺法行针,是在提插或捻转时以八数计算,共行针八八六十四数,每次行针8次,分八次行针,每次稍停留约10秒左右,再行下一次,为行老阴数刺法。在泻法中也根据时辰,阴阳日、阴阳经进行阴数的选择使用。午时后午时至子时用六阴数而泻,阳日刺阴经,用六阴数而泻。

李梴九六补泻法还根据时辰、阴阳日、阴阳经而采用不同的形式进行补泻。总之,技术要领要掌握三点:一是先浅后深或先深后浅。二是施术数量为九的倍数或六的倍数。三是用捻转法或提插法。

现将各家九六补泻法技术进行汇总,列举见表5-13。

表5－13　各家九六补泻法技术要领表

	补法	泻法
徐凤九六补泻法	◎用九阳而三进三退 ◎在天人地中一部施术 ◎用左转法或紧按慢提法各九次或九的倍数次	◎用六阴而三出三入 ◎在天人地中一部施术 ◎用右转法或慢按紧提法各六次或六的倍数次
李梴九六补泻法	◎在天人地中一部，用左转法或紧按慢提法 ◎初九数行针，每次九数，行三九二十七数 ◎少阳数行针，每次七数，行七七四十九数 ◎老阳数行针，每次三九二十七次，行八十一数	◎在天人地中一部，用右转法或慢按紧提法 ◎初六数行针，行三六一十八数 ◎少阴数行针，行六六三十六数 ◎老阴数行针，行八八六十四数

(三)临床应用

九六补泻是针刺补泻的大法，它提示我们针刺必须达到九六之质变刺激量，方能实现补虚泻实的目的。现今针灸文献所记载的针刺手法中，已经不拘于九六之数，而是以刺激量的不同分别补泻。在复式手法中，有些针灸文献将烧山火、透天凉也减去了九六之数，而以捻转或提插的不同刺激量来区分补泻，即可视为九六质变之活法。

当然，由于临床病情错综复杂，虚中有实，实中有虚，故不能截然地以刺激量的大小来区分补泻。对此明代医家杨继洲认为"刺有大小"，有"平补平泻"，"大补大泻"。平补平泻是指手法较轻，刺激量较小的补泻手法。大补大泻则是手法较重和刺激量较大的补泻手法。平补平泻只用轻慢柔和，由浅而深(补)或由深而浅(泻)的捻转和提插法，使内外(深浅)之气调和即可。大补大泻则要分天、人、地三部，每一部都实行补泻手法，以达到经气内外相通，上下相接。可见，补法有属于弱刺激的，也有属于强刺激的。所以临证时当随证灵活运用，不可单以九六之数区分补泻，也不可单以强弱刺激量来定补泻，当以质变(使病理状态回复生理状态)的刺激量为依据。

八、阴阳补泻法

(一)概述

阴阳补泻法，首载于《内经》，阴阳补泻法是较古老的补泻法之一。《内经》中有多篇论述。《灵枢·根结》："用针之要，在于知调阴与阳，调阴与阳，精气乃光，合形与气，使神内藏。"该补泻方法是依据"阴阳学说"，根据人体阴阳的生理功能，病理变化，应用毫针调理阴阳功能，使之

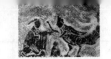

和调，以达"阴平阳秘"。此补泻方法，后世医家又加以润色、发挥，形成多种补泻方法。《内经》中记载了阴阳深浅补泻法、阴阳互引补泻法、阴阳互治补泻法、阴阳左右补泻法、阴阳荥合补泻法。

(二)操作方法

1.《内经》阴阳深浅补泻法

凡属阴证、里证、寒证、虚证，在毫针治疗时，给以较深的针刺，并且留针时间长些。凡属阳证、表证、热证、实证，在毫针治疗时，给以较浅的针刺，不留针。

技术要领：《内经》阴阳补泻法，是一套较为全面的补泻原则和方法，对针刺的深浅，阴阳先后，阴阳互取，左右互治以及选取腧穴，都作了系统、原则的规定。《内经》阴阳深浅补泻法操作，首先要准确区分疾病的阴证或阳证。如是阴证，针刺应予深入地部，深刺激而留针。如是阳证针刺应予浅部，在天部进行浅刺激不留针。特别要掌握穴位的不同针感层而施术，是阴病治阴、阳病治阳的方法。

2.《内经》阴阳互引补泻法

该法是在阴阳一盛一虚的情况下使用的阴阳调和的方法。

从阴引阳，为先采用补阳气而后泻阴气的方法。补阳则使用浅刺补充阳气的方法，泻阴则采用深刺泻阴的方法，以达扶阳之正气而驱阴之邪气。治疗阴盛而阳虚的病证。

从阳引阴，为先采用补阴气而后泻阳气的方法。补阴气时深刺而补充阴气，泻阳气时采用浅刺泻阳气的方法，以达先补阴气而后驱阳邪的作用。治疗阴虚而阳盛的病证。

技术要领：《内经》阴阳互引补泻法操作，应结合病证的具体情况，阴盛阳虚或阳盛阴虚的情况而针刺。阴盛阳虚，则先补阳后泻阴；阳盛阴虚，则先补阴而后泻阳。分别采用从阴引阳和从阳引阴的方法。

3.《内经》阴阳互治补泻法

该法是根据阴阳互根，治病求本的原则，出现了阴病时，用治阳的方法以求达到阴阳平衡，即为"阴病治阳"。反之，出现了阳病时，用治阴的方法达到阴阳平衡，即为"阳病治阴"。治阳时取浅部，即阳部浅刺；治阴时取深部，即阴部深刺。

技术要领：《内经》阴阳互治补泻，要按"以别柔刚"和"各守其乡"的诊断方法，分辨病源在阴还是在阳。治病不但要看病的表现，还要深谙其根源，即治病必求其本，区分阴阳在疾病变化中的复杂关系，分清主次，而针刺治阳或治阴。用治阳法治阴病时则浅取，即取第一针感层（浅层：天部），用治阴法治阳病时则深取，即取第二或三针感层（深层：人、地部）。

4.《内经》阴阳左右补泻法

"以右治左，以左治右"的治法，是根据经络左右相通、相关联，针刺治疗时采用左病右取，

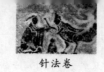

右病左取的方法。即在毫针针刺时,右侧邪盛则取左侧部位或肢体腧穴泻邪,左侧邪盛则取右侧部位或肢体腧穴泻邪;右侧正气虚弱时取左侧部位或肢体腧穴补正气,左侧正气虚弱时取右侧部位或肢体腧穴补正气。此法与《内经》巨刺、缪刺方法相似。

技术要领:《内经》阴阳左右补泻法,主要是取病变部位肢体的对侧腧穴进行针刺,可刺经、络,可分浅、深。

5.《内经》阴阳荥合补泻法

该法根据经络阴阳属性的治疗原则,以"阴中之阴刺阴荥,阳中之阳刺阳合"的治疗手法。内为阴,五脏为阴,为阴中之阴,五脏有病应当针刺阴经五输穴的荥穴。外为阳,皮肤为阳,阳中之阳,皮肤有病时,或者外邪侵入皮毛时,应取用合穴来治疗。

技术要领:《内经》阴阳荥合补泻法,主要是根据五脏病刺本经的荥穴,皮毛为病时取相关经脉的合穴。如肾经有热,出现尿频、尿赤、腰痛时,可取本经荥穴然谷配他穴治疗。伤风感冒初起发热时可刺手阳明经的合穴曲池治疗。该法亦有另一说:"病在阴之阴者,刺阴之荥输",即在取荥穴的同时取输穴。具体操作要领可见表 5-14。

表 5-14 《内经》阴阳补泻法技术要领表

补泻法	治法	操作要领
阴阳深浅	治阴证	直刺入深部;留针
	治阳证	直刺入浅部;速刺不留针
阴阳互引	从阴引阳	直刺入浅部补阳气;再刺入阴部泻阴气,扶阳气
	从阳引阴	直刺入深部补阴气;再提至浅部泻阳气
阴阳互治	阴病治阳	直刺取浅层,取阳;治疗阴病
	阳病治阴	直刺取深层,取阴;治疗阳病
阴阳左右	以右治左	左侧肢体盛取右侧穴位泻;左侧肢体虚取右侧穴位补;又称左病右取
	以左治右	右侧肢体盛取左侧穴位泻;右侧肢体虚取左侧穴位补;又称右病左取
阴阳荥合	病在阴之阴	取阴经荥穴行间、少府、大都、鱼际、然谷、劳宫
	病在阳之阳	取阳经的合穴阳陵泉、小海、足三里、曲池、委中、天井

(三)临床应用

《内经》阴阳补泻法在临床应用上,要注意辨证的准确,特别是八纲辨证,分辨阴阳属性,正气与邪气的状况,方可有效地使用该法。根据病情的变化,选择其中一种或几种方法进行治疗。病情属阴可深刺留针,属阳可浅刺不留针;阴盛阳虚的病证用从阴引阳法;阳盛阴虚的病证从阳引阴法;有的阴病可用调理阳气的方法治疗,有的阳病可用调理阴气的方法治疗。左为阳,右为阴。病在左,可取右侧腧穴针刺治疗;病在右,可取左侧腧穴针刺治疗。五脏病刺本经

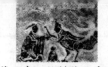

的荥穴,皮毛病时取相关经脉的合穴。在辨清疾病的阴阳情况之下,根据实际情况选用《内经》阴阳补泻法,各法恰当使用,是十分必要的。

九、营卫补泻法

(一)概述

营卫补泻,是根据营气与卫气分布运行不同的特点而制定的补泻方法。营卫补泻法,首载于《内经》。根据营卫二气的形成,阴阳属性,运行特点,生理功能,形成最早的营卫补泻法。

《难经·七十一难》则以"刺荣无伤卫,刺卫无伤荣"为题,引入"营卫补泻"概念。在《难经·七十六难》中,提出:"当补之时,从卫取气;当泻之时,从荣置气"的原则,形成了《难经》营卫补泻法技术。

日本的腾万卿《难经古义》认为《难经·七十六难》与《难经·七十难》"春夏各致一阴,秋冬各致一阳"之义相通,也就是营卫补泻的针刺深浅原则,当与四时气候阴阳变化相通。宋代以后医家对营卫补泻有了新的认识,与《内经》不尽相同。明代李梴《医学入门·针灸》之附《杂病穴法》阐述为:"补则从卫取气,宜轻浅而针,从其卫气,随之以后,而济其虚也;泻则从荣弃置其气,宜重深而刺,取其荣气,迎之于前,而泻夺其实也。"明代杨继洲《针灸大成·内经补泻》又有新说:"呼尽内针,静以久留,以气至为故者,即是取气于卫;吸则内针,以得气为故者,即是置气于荣也。"

(二)操作方法

1.《内经》营卫补泻法

《内经》营卫补泻法出于《灵枢·寿夭刚柔》,依据营和卫的生理功能,运行特点来决定补泻方法。说明卫气也生于水谷,来源于脾胃,但出于下焦,而卫气则有温养内外脏器,保卫肌肤腠理的功能。《灵枢·营卫生会》云:"其清者为营,浊者为卫,营在脉中,卫在脉外,营周不休,五十而复大会,阴阳相贯,如环无端。"《灵枢·卫气行》云:"其浮气之不循经者,为卫气;其精气之行于经者,为营气"。营气与卫气相互为用,相互转化,相互制约,各司其职。营气属阴,其气布于经脉深部,运行于内;卫气属阳,其气布散于经脉浅部,运行于外。两者周而复始运行并交会而阴阳相贯。《灵枢·寿夭刚柔》曰:"刺营者出血,刺卫者出气。"《灵枢·官针》曰:"脉之所居深不见者,刺之微内针而久留之,以致其空脉气也。脉浅者勿刺,按绝其脉乃刺之,无令精出,独出其邪气耳。"

该法是针刺入穴位后,停留在浅部卫分或深部营分取气的方法。刺营时要刺入脉内出血,并长时间留针,是在深部行针的方法,故针刺标准为出血,即刺营者出血。刺卫是在浅部行针的方法,要求不能出血,要将血管按压空虚,待脉内血液减少时再刺,以防出血,故出针时只出气而不出血。故针刺卫分时出气,即刺卫者出气。

2.《难经》营卫补泻法技术

《难经·七十一难》与《难经·七十六难》论述了两种不同的营卫补泻法。

(1)《难经》第一种营卫补泻法。《难经本义》注:"荣为阴,卫为阳。荣行脉中,卫行脉外,各有浅深也。用针之道亦然。针阳必卧针而刺之者,以阳气轻浮,过之恐伤于荣也;针阴者先以左手按所刺之穴,良久,令气散乃内针,不然恐伤卫气也。无,毋通,禁止刺。"

针刺浅层属于阳分的卫分时,要卧针斜刺或沿皮横刺,刺至皮下层,不伤及皮下静脉。针刺深层属于营气的营分时,要先用左手按压穴位,使浅层的卫气散开后,方可直刺穴位。

(2)《难经》第二种营卫补泻法。《难经本义》注:"《灵枢》五十二篇曰,浮气不循经者为卫气,其精气之行于经者为荣气。盖补则取浮气之不循经者以补虚处;泻则从荣置其气而不用也。置,犹置弃之置。"《难经古义》注:"所谓从卫取气者,浅留其针,得气因推下之,使其浮散之气取于脉中,是补之也。从荣置气者,深而留之,得气因引持之,使脉中之气散置于外,是泻之也。此似与前(指《难经·七十难》)春夏致一阴、秋冬致一阳同。然彼以四时阴阳升降之道言也,此乃以一经增减之法言之。"

补法:毫针刺入浅层卫分,取得卫气后,即由浅而深入针,徐推卫气进入脉内。

泻法:毫针在深部营分取气,之后反复做上提动作,将脉内之气散于脉外。

3.李梴营卫补泻法

补法:毫针刺入到浅层卫分而取气,轻缓而刺,针刺要浅,得气后深刺进针,然后将针退回到浅层,卧倒针身,施用随补针法,即顺经脉循行方向,调节针尖方向而刺。

泻法:毫针在深层营分取气,重急而刺,针刺较深,退针至浅部,然后调节针刺方向,施用迎泻针法,逆经脉循行方向而刺。

4.杨继洲营卫补泻法技术

以呼气为阳,吸气为阴,呼吸与营卫之气有关。

补法:浅刺,采用扪、循等法,使气舒缓,在患者呼气尽时进针,达浅部,用弹、弩法使经气隆盛,而后捻转针体经气散布,吸气时出针。

泻法:选穴后按压局部,使阳气散,在患者吸气尽时进针,得气后刺入深层(置气于营),于深层行提插泻法,最后随呼气时出针。

现将各家营卫补泻法总结于表5-15,以供参考。

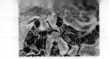

表 5-15　各家营卫补泻法技术要领表

各家营卫补泻		操作要领
《内经》营卫	刺卫分	选穴后按压局部血管，浅刺不出血，刺卫分出气
补泻法	刺营分	选穴后直刺入脉，深刺出血，留针时间长
《难经》营卫	刺卫分	斜刺或横刺，刺至皮下层，不伤及皮下静脉
补泻法一	刺营分	左手按压穴位，浅层卫气散开，直刺深入营分
《难经》营卫	补法	速刺入浅层，行针得气，由浅入深，入脉中，迅速出针
补泻法二	泻法	慢进入深部，行针得气，反复紧提慢按动作，慢慢出针
李梴营卫	补法	刺入卫分得气，深进后退针至浅部卧针，顺经络循行方向而斜刺
补泻法	泻法	深刺至营分得气，退针至浅层卧针，逆经络循行方向而斜刺
杨继洲营卫 补泻法	补法	采用扪循等法使气舒缓呼气尽进针，于浅部用弹弩等法，气隆盛时捻转针体，吸气时出针
	泻法	按压局部使阳气散，吸气尽进针，得气后于深部行提插，呼气尽而出针

（三）临床应用

营卫补泻法，主要以针刺穴位后，停留在浅部卫分或深部营分取气为基础，无论是加入横刺、直刺、浅刺、深刺、迎或随、呼或吸、出血、不出血，主要起到补虚泻实的作用。刺营出血，适应于瘀血证，疼痛时静脉血管明显充盈的疾病，如偏头痛、充血性头痛、充血性牙痛等，下肢血管充盈时腹痛、局部炎症性静脉血管充盈、实热肢体静脉充盈等，相当于现代的放血疗法。刺卫法相当于现代的浅刺法，如皮肤针、皮内针。浅刺刺卫对外感风寒、寒热往来、游走性疼痛、皮肤疼痛、阵发性腹疼、皮肤瘙痒及静脉曲张有较好的治疗作用。

第二节　复式补泻法

一、烧山火法

（一）概述

烧山火法是较常应用的复式手法，是复式补泻手法的代表，由徐疾、提插、捻转、九六、开阖、呼吸等单式补法组成。通过一系列的手法，使机体阳气上升，产生热感，驱除阴寒，而达到补虚的目的。烧山火法的形成，是在《内经》论述的基础上，经后人总结，发展而成。

（二）操作方法

1. 徐凤"烧山火"法

《金针赋》云："一曰烧山火，治顽麻冷痹。先浅后深，用九阳而三进三退，慢提紧按，热至，

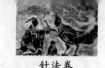

紧闭,插针,除寒之有准。"

先将腧穴可刺深度分为三等分,即天、人、地(浅、中、深三部)。针刺透皮后,在天部(应刺深度的上 1/3),用紧按慢提法,提插九次,或九的倍数次(即初阳,少阳,老阳数);再将针进入中 1/3 的人部(应刺深度的中 1/3 处),依上法紧按慢提九数,或九的倍数次;最后将针进入下 1/3 的地部(应刺深度的下 1/3 处)又紧按慢提九次,或九的倍数次,为"三进"。"三退"即是紧接上法,从地部,经人部到天部,用紧按慢提法,分别在三部各行针九次或九的倍数次,即初阳,少阳,老阳数次。反复施术。出现热感后,将针深插入地部。

技术要领:应用先浅后深的方法,进针分三次,由浅部至深部,再由深部退至浅部,如此反复进行刺激,用慢提紧按的方法,少者进退三次为二十七数,多者可达八十一次,即九九数,而整个过程是三进三退。

2. 汪机烧山火法

《针灸问对·十四法》云:"针入先浅后深,约入五分,用九阳三进三退,慢提紧按,热至,紧闭针穴,方可插针。令天气入,地气出,寒可除矣。"又云:"一退三飞。飞,进也。如此三次为三退九进,则成九矣。其法,一次疾提至天,三次慢按至地,故曰疾提慢按。随按令患者天气入、地气出,谨按生成息数,病愈而止。一说,三进三退者,三度出入,三次则成九矣。九阳者,补也。先浅后深者,浅则五分,深则一寸。"

汪机的烧山火法,提出了三种操作方法。其中的两种方法(第一、三法),就是徐凤《金针赋》的方法。第二种方法,是一退三飞。操作时按针刺深度的深浅,分为地、人、天部。将针直刺入地部,得气后,迅速将针提至天部,从天部依次慢按插到人部、地部,为三次按至地。如此反复共三次,则退三次进九次。三退九进成为九数,这样就使阳热之气入内,阴寒之气出外,达到温补的作用。

技术要领:深度是三层,一退三飞,即三进一退,共行针三度,三退九进,一次速提至天,三次慢按至地,疾提慢按。

3. 李梴烧山火法

《医学入门·针灸》之附《杂病穴法篇》云:"如治久患瘫痪顽麻冷痹,遍身走痛,及癫风寒疟,一切冷症,先浅入针,而后渐深入针,俱补老阳数,气行,针下紧满,其身觉热,带补慢提急按老阳数,或三九而二十七数,即用通法,扳倒针头,令患人吸气五口,使气上行,阳回阴退,名曰进气法,又曰烧山火。"

该法是先从浅部入针行针,渐次刺入到深部,用慢提急按的针法,施行九阳数补法,按老阳数的九数或少阳数的三九二十七数,之后把针柄扳倒,让患者吸气五口,使阴阳之气和调,阳气向上,阴气向下,各归其位。该法又称为进气法。

技术要领:是先浅后深,不分层数,不使用三进一退的方法或三进三退的方法。用老阳数

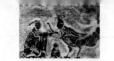

（或三九二十七数）补法，慢提急按。行老阳数后、行通法后，即把针柄扳倒，再让患者吸气五口。

4.杨继洲烧山火法

《针灸大成·三衢杨氏补泻》："烧山火，能除寒，三进一退热涌涌，鼻吸气一口，呵五口。烧山火能除寒，一退三飞病自安，始是五分终一寸，三番出入慢提看。凡用针之时，须拈运入五分之中，行九阳之数，其一寸者，即先浅后深也。若得气，便行运针之道。运者，男左女右，渐渐运入一寸之内，三出三入，慢提紧按，若觉针头沉紧，其插针之时，热气复生，冷气自除。未效，依前再施也。四肢似水最难禁，憎寒不住便来临，医师运起烧山火，患人时下得安宁。"

杨继洲烧山火法，男患者针刺左侧，女患者针刺右侧。针刺时先浅后深，浅为五分，深为一寸（亦可应用天、人、地三部行针的方法），三进一退，慢提紧按，在进入五分时，根据病情提插九阳数。针入一寸时若得气，再进行提插刺激（慢提紧按）（亦可再行针于地部、第三针感层用同样的方法行针），之后将针一次性提退到浅层。此为一个周期，一度。这个周期内，毫针先分两次（或三次）进入了深层，总计为一进，又从深层提退到了浅退，为一退。如未产生热感，可再按前法重复操作一次或两次，因此共进、退针三次，为三出三入，医者行针过程中，病者以鼻深吸气一口，口呼气五口的呼吸方法配合。如医者感到针体沉涩，患者出现热感，将针插入深部，即消除凉冷之气。

技术要领：是分两层或三层行针，慢提紧按，之后将针一次性提退到浅层，如此行针三度，即为三出三入。施术过程中配合呼吸，以及男左女右的刺激部位，是杨氏的烧山火特点。

现总结各家烧山火法技术要领于表5－16，以供参考。

表5－16 各家烧山火法技术要领表

各家烧山火技术	操作要领
徐凤烧山火法	先浅后深，三进三退；直刺入天部，行紧按慢提九阳数；刺入人、地部，行紧按慢提九阳数，为三进；从地部到人部、天部行紧按慢提九阳数为三退；热至可反复施术，插针入地部
汪机烧山火法	直刺入地部；一退疾提至天为一退；三进慢按至地为三飞；三次操作为三退九进
李梴烧山火法	先浅后深入针；急按慢提九数入地；慢提一次至天；反复操作，针下紧满，身热；提针至天，扳倒针柄；令患者吸气五口
杨继洲烧山火法	男刺左侧，女刺右侧；先浅后深，捻入天部；天人地部各慢慢紧按九数；一次退针至天；鼻吸一口，呼五口，反复行针；针头沉紧，深插针，热生冷除；为三出三入

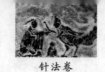

（三）临床应用

烧山火法的应用常选择肌肉丰厚的腧穴,四肢末梢和头部穴位不宜使用,胸、背部腧穴慎用或禁用。此法多为强刺激,操作的刺激量较大,故操作时间要适可而止,不宜太长。刺激强度应根据患者针感反应的耐受程度来决定。操作过程中,必须观察患者的表情,发现晕针先兆后马上处理。

烧山火法施术须在得气的基础上进行,善于掌握针感者,操作动作轻重适宜,不善于掌握针感者,操作手法易过重,因此难于成功。一般情况下,三度操作即可达到热补的效果。如无热感,可留针 10～15 分钟,或放置浅部候气 3～5 分钟后再行手法,即可提高疗效,可能出现热感。热感无论在哪一层出现,都可以停止操作而留针。若仍无热感,不必强求,以防晕针。如在天部或人部操作时,已见患者皮肤发热或出汗,或自觉在针穴附近乃至全身有热感时,可不必继续操作。热感是在得气的基础上产生的,临床上以酸胀感容易引出热感,麻胀感则难以引出热感。出现部位因人而异,或先在施术部产生,而后扩散到整体;或先在施术腧穴的肢端出现,而后沿经传导,发展到全身;或先出现于对侧,逐渐波及另一侧。

根据病性及病者的体质施术,病者针感不明显、不得气时,可配合呼吸、捻转等各种单式手法操作。如手法熟练者,有足够的把握时,即可直接以提插法操作为主,也可用捻转补法代替提插补法。患者注意力要集中,细心体会针感,医者不宜予以暗示。医者在操作中必须切实掌握进针、退针的层次和提插的幅度,要求层次分明、提插均匀。即在提插时针尖上下的幅度必须局限于一个层次内,切忌一次轻一次重,忽而快忽而慢。同时,每次提插时,必须分清紧慢,不能模糊。

烧山火法,一般可用于沉寒痛冷,命门火衰,脏腑经络元气不足之症。如中风脱症,瘫痪麻痹,风寒湿痹证,四肢厥冷,腹中寒痛,阳痿偏坠,五更泄泻等,可取得温阳散寒作用,如膝关节寒痹,可在足三里穴烧山火。外感风寒,亦可取用合谷、曲池穴,以发汗解表,祛风散寒。

1. 不孕症

宋淑华采用"烧山火"针刺手法治疗肾阳虚型不孕症 50 例[7]:取双侧子宫穴(中极旁开 3 寸)、关元穴。将针刺入腧穴应刺深度的 1/3(天部),得气后行捻转补法,再将针刺入中 1/3(人部),得气后行捻转补法,然后将针刺入下 1/3(地部),得气后行捻转补法,即慢慢地将针提到上 1/3,由浅入深每层紧按慢提 9 次,如此反复几遍。在操作过程中,配合呼吸补泻法中的补法,至患者自觉丹田或全身有温热感时出针,并揉闭针孔。每 1 个月经周期针刺 4 次。结果 50 例患者痊愈 26 例,其中针刺 1 个月即怀孕者 4 例,1～3 个月怀孕者 12 例,4～6 个月怀孕者 9 例,1 年半怀孕者 1 例。显效 18 例,有效 4 例,无效 2 例,总有效率 96%。

2. 内科疾病

王萍用"烧山火"手法治疗胃下垂 50 例[8]:取足三里、梁丘、建里,除单穴外均双取。足三

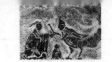

里、梁丘穴左右同时下针,针头向上微斜,至后两手同时捻针,采用由浅至深的"烧山火"手法,针下产生热感后,循经上行达于腹部,患者能感觉到整个胃部温热舒适,建里穴进针得气后也采用由浅至深的"烧山火"手法,使患者感觉胃体有酸胀紧缩之感。留针 30 分钟,1 天 1 次,治疗后平卧 1 小时,10 次为 1 个疗程,疗程间隔 3 天。结果治愈 16 例,显效 14 例,有效 17 例,无效 3 例,总有效率 94%。

3. 骨科疾病

彭建明等用烧山火针法治疗肩周炎 120 例疗效观察[9]:取肩髃、肩髎、肩贞、阿是穴为主穴,曲池、外关、后溪等为配穴。每次选 1～2 个主穴行烧山火针法,配穴行常规针刺法,针刺得气后,行提插或捻转平补平泻手法。操作时患者坐位,暴露患侧肩部,穴位皮肤常规消毒后,待患者呼气时进针,将针刺入应刺深度的浅 1/3,得气后行捻转补法,数次捻转后,当患者呼气时进针到应刺深度的中 1/3,继续行捻转补法数次,再当患者呼气时进针到应刺深度的深 1/3,再行捻转补法数次,如此称为一度。待患者吸气时将针慢提到浅 1/3,再行上述手法,反复操作 3～4 度后,在患者呼气时将针紧按到深 1/3 部留针。此时患者肩部多有麻热感,每日 1 次。结果治愈 40 例,好转 15 例,无效 2 例,总有效率 94%。

4. 神经系统疾病

王自兴用烧山火针刺疗法治疗周围性面神经麻痹 42 例[10]:取地仓、颊车、合谷、风池为主穴。配穴可对症取穴,如额纹消失,眼睑闭合不全加丝竹空;眼睑闭合而额纹不能皱起加头维;耳后酸困疼痛加外关;舌前 2/3 味觉减退加廉泉。也可随证取穴,如肝阳上亢伴高血压者加太冲;气血虚弱,久治不愈者加足三里、丰隆。结果本组 42 例,全部痊愈,治疗 7 次痊愈 1 例,2 个疗程痊愈 27 例,3 个疗程痊愈 4 例。

吴国凤用烧山火手法治疗进行性脊肌萎缩症和肌萎缩性侧索硬化症 15 例[11]:取常选用以下 4 组穴位①百会、脾俞、肾俞、命门、太溪;②膻中、关元、气海、三阴交;③大椎、曲池、外关、合谷、足三里;④风池、手三里、内关、阳陵泉、太冲。每次选 1 组穴,在患侧所选穴位皮肤消毒,毫针刺入穴位 1.5～2 寸,待有针感后将针迅速退至天部(即皮肉之间),针身向内慢按疾提并逆时针捻转 9 次,一连行针 3 遍,再迅速进入到人部(即肉内)、地部(即筋骨之间),采用同样手法各操作 3 遍,即完成 1 次手法操作,留针 10 分钟,再如法进行第 2 次、第 3 次手法操作。待局部浅表血管充盈,自觉发热时缓慢出针,然后可用梅花针在局部轻叩致皮肤微出血,并施以按摩即可。第 1 月每日 1 次,以后隔日 1 次,20 次为 1 个疗程。以症状全部消失,功能恢复,能正常参加工作为治愈,共 15 例;以症状缓解,功能部分恢复为见效,则患者均在 1～2 个疗程中见效。其中 4 个疗程临床治愈 5 例,6 个疗程临床治愈 4 例,8 个疗程临床治愈 3 例,10 个疗程临床治愈 3 例。

二、透天凉法

(一)概述

透天凉法是较常用的复式手法,是复式补泻手法的代表,是由徐疾、提插、捻转、九六、开阖、呼吸等单式泻法组成。通过一系列的手法,使机体阴气上升,产生凉感,驱除邪热,而达到泻实的目的。透天凉法的形成,是在《内经》论述的基础上,经后人总结,发展而成。

(二)操作方法

1.徐凤透天凉法

《金针赋》云:"二曰透天凉,治肌热骨蒸,先深后浅,用六阴而三出三入,紧提慢按,寒至,徐徐举针,退热之可凭。皆细细搓之,去病准绳。"

先将腧穴可刺深度分为三等分,即天、人、地(浅、中、深三部)。针刺透皮后,直刺入地部(即深部),在地部用紧提慢按法,提插六次,或六的倍数次,即初阴,少阴,老阴次;再将针提退到中1/3的人部,依上法紧提慢按六次,或六的倍数次,即初阴、少阴、老阴次;最后将针提退到上1/3的天部,在该部紧提慢按六次或六的倍数次,即初阴、少阴、老阴次。以上即为"三出"。"三入"即是紧接上法,从天部,经人部到地部仍用紧提慢按法,分别在三部各行针六次或六的倍数次,即初阴、少阴、老阴数次。可反复操作,出现凉感后,缓慢出针。在进针、退针、出针等过程中,可以配合轻微的搓针法,或轻轻捻转。

技术要领:分天、人、地三部行针,应用先深后浅的方法,进针入第二针感层、第三针感层,再由深部退至浅部,用紧提慢按的方法,三出三进操作三次,操作数为六阴数。出现凉感时,再慢慢退针出针。

2.汪机透天凉法

《针灸问对·十四法》云:"(针入)先深后浅,约入一寸,用六阴三出三入,紧提慢按,寒至,徐徐退出五分,令地气入,天气出,热可退也。"又云"一飞二退,如此三次,为三进六退,即六阴数也。其法一次疾插入地,二次慢提至天,故曰疾按慢提,随提,令地气入,天气出,谨按生成息数,病自退矣。一说,一度三进三退,则成六矣,六阴者,泻也。"

汪机在《针灸问对》中论述了三种透天凉法,其中两种与徐凤《金针赋》中所论大体相同,只是没有最后细细搓针的方法。汪机透天凉法,一次疾插针入地,为疾按,得气后分二次慢提至天部,反复三次,为三进六退,六退为六阴数。

技术要领:一进二退,总数三次为三进六退,用六阴数。

3.李梴透天凉法

《医学入门·针灸》之附《杂病穴法篇》云:"治风痰壅盛,中风喉风,颠狂,疟疾瘴热,一切热

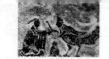

症,先深入针,而后渐浅退针,俱泻少阴数,得气觉凉,带泻急提慢按初六数,或三六一十八数,再泻再提,即用通法,徐徐提之,病除乃止,名曰透天凉。"

该法操作时,先深后浅,先将毫针刺入深层(即第三针感层、地部)后,进行急提慢按六次或三六一十八次,将针随急提慢按操作提到第一针感层,再刺到第三针感层(地部),又急提慢按至第一针感层,如此反复操作,以产生凉感为度。

技术要领:以三个针感层为刺激度,先深后浅,先在地部开始,行六次急提慢按刺法,逐步规律地将针提到第一针感层,再刺到第三针感层的地部,继前法反复操作。

4.杨继洲透天凉法

《针灸大成·三衢杨氏补泻》:"透天凉,能除热,三退一进冷冰冰,口吸气一口,鼻出五口,凡用针时,进一寸内行六阴之数,其五分者,即先深后浅,若得气,便退而伸之,退至五分之中,三入三出,紧提慢按,觉针头觉紧,徐徐举之,则凉气生生,热病自除。如不效,依前法再施。一身浑似火来烧,不住时时热上朝,若能加入清凉法,须臾热毒自然消。"

该法操作时,针先从深部行起,先深后浅,即插针入地部,进行六阴数(即六数或六的倍数),用紧提慢按操作。得气后,将针尖退至人部,行紧提慢按六阴数,再退至天部,行紧提慢按六阴数,再将针插入地部,为三退一进,反复操作三次,为三入三出,并令患者进行口深吸气、鼻深呼气动作。在针尖有紧感的时候,慢慢地将针提至皮下,如无凉感,再依法刺激。

技术要领:先深后浅,三退一进,深刺到第三针感层,行六阴数紧提慢按操作,使之得气,之后退到人部、天部。亦行紧提慢按六阴数,反复三次,为三出三入的提插,配合口鼻呼吸。

各家透天凉操作技巧可见于表5-17。

表5-17　各家透天凉法技术要领表

各家透天凉技术	操作要领
徐凤透天凉法	先深后浅;一次进针至地;从地至人、天各紧提慢按六阴数;从天至人、地各紧提慢按六阴数;提插配合轻轻捻转;三出三入,可反复操作;寒至,慢慢出针
汪机透天凉法	进针直达地部;疾按至地;二次慢提至天部;反复三次
李梴透天凉法	刺针入深部;行急提慢按六阴数,渐至天部;插针地部;亦可行急提慢按三六一十八数;再提再泻,徐徐提之,反复操作
杨继洲透天凉法	刺针入深部,先深后浅;紧提慢按行六阴数;退针至人、天部;反复施术三次,为三出三入;配合口吸气一口,鼻出五口;针头觉紧,徐徐举之,凉气自生

(三)临床应用

透天凉手法的应用应选择肌肉丰厚的腧穴,四肢末梢和头部穴位不宜使用,胸、背部腧穴慎用或禁用。透天凉法多为强刺激,操作的刺激量较大,故操作时间要适可而止,不宜太长。

刺激强度应根据患者的针感反应的耐受程度来决定。操作过程中,必须观察患者的表情,发现晕针先兆后马上处理。

透天凉施术宜在得气的基础之上施行,操作轻重适宜为善于掌握针感者,否则,不易掌握针感者,操作手法易过轻或过重,故难于成功。透天凉法施术,要适当为佳,不必强求凉感。一般情况下,经过三度操作,即可获得凉泻的效果。如无凉感可留针 10~15 分钟候气,或者将针留置深部候气 3~5 分钟后再行手法,可提高疗效。凉感无论在哪一层出现,都可以停止操作而留针。若操作三度仍无凉感,不必强求,以防晕针。根据病情及病者的体质状况施术,病者若针感不明显,不得气时,可配合呼吸、捻转等各种单式手法催气操作。凉感是在得气在基础上产生的,临床上以麻感容易引出凉感,但触电感不行。如手法熟练者,有足够的把握时,即可直接以提插法操作为主,或用捻转泻法代替。患者注意力要集中,体验针感,但医者不宜予以暗示。医者在操作中必须切实掌握行针、退针的层次和提插的幅度,要求层次分明,提插均匀,即在提插时针尖上下的幅度必须局限于一个层次内,切忌一次轻一次重,忽而快忽而慢。同时,每次提插时,必须分清紧慢,不能模糊。

透天凉手法,一般常用于邪热炽盛,相火上炎,脏腑经络气火有余之证,凡属体温升高或自觉体热的患者,均可应用。主治中风闭证,暑热病,高热,阴虚骨蒸潮热,癫狂等,发挥其清热泻火作用,如膝关节热痹,在阳陵泉施透天凉法;癫狂,在内关、丰隆施透天凉法。高温患者产生凉感效率较高。

刘月振用透天凉手法针刺鱼际为主治疗咽炎 76 例[12]:取鱼际穴(在手拇指本节后凹陷处,约当第 1 掌骨中点桡侧,赤白肉际处)。患者坐位,前臂平伸,屈肘侧掌。穴位皮肤用 75% 酒精棉球擦拭消毒,取 28 号 1.5 寸毫针,快速进针 1~1.2 寸,用提插捻转手法令其得气,然后按透天凉操作反复施术,直至穴位局部有凉感为止(经过操作始终未引起凉感仍然有效)。同时,让患者饮温开水,并不断地做吞咽动作,随后,医者用拇食二指捏按患者咽喉部数次。留针 30 分钟,待凉感消失后出针,不闭针孔。每日 1 次,7 天为一疗程。结果 1~7 次治疗后,以咽痛、咽干、咽痒、咽部黏膜充血、肿胀、异物感等诸症消失为痊愈,共 61 例,其中,急性咽炎 48 例,慢性咽炎 13 例;以大部分自觉症状消失,咽部轻微异物不适感,咽部黏膜充血明显减轻为好转 13 例,其中急性咽炎3 例,慢性咽炎 10 例;以治疗前后症状体征无变化为无效,共 2 例,均为慢性咽炎。

三、青龙摆尾法

(一)概述

青龙摆尾法,又称苍龙摆尾法。该法是以针尖方向行气为主,并结合摇针行气、九六法、分层法而组成的复式手法,首载于明代徐凤所著《针灸大全·金针赋》中,列为"飞经走气"四法中的第一法。

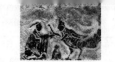

(二)操作方法

1.徐凤青龙摆尾法

徐凤青龙摆尾法技术,针刺深度在人部(或天、地部)不提插针具,一左一右慢慢拨动针柄而带动针尖。

2.汪机青龙摆尾法

汪机青龙摆尾法,先将针刺入深部,然后提到天部,在天部行针,采用左摇摆后下按针身提退到原位,再右摇摆,接着下按针身,提退到原位的操作。每穴行针的时间是 5 息(约 17 秒)。

3.李梴青龙摆尾法

李梴青龙摆尾法技术是:针刺入天部,在天部行针,将针扳倒,朝向病所,同时拨动针柄,次数为九数或三九二十七数。

4.杨继洲青龙摆尾法

杨继洲青龙摆尾法技术,首先是直刺入深部得气,提退到天部,使针尖朝向关节,飞气至关节处,然后行"回拨"技术。各家青龙摆尾法如表 5 - 18 所示。

表 5 - 18　各家青龙摆尾法技术要领表

各家青龙摆尾法技术	操作要领
徐凤青龙摆尾法	刺入穴位中得气;如掌舵样一左一右,慢慢摆动;不进退,不提插
汪机青龙摆尾法	直刺针入地部;提针至天部;如掌舵右摇;下按针体;提针回原位;左摇;下按针体;反复行针 5 息(17 秒)
李梴青龙摆尾法	刺针入天部;扳倒针柄向病所;如扶船舵;摇针柄左右拨动就数,亦可 27 次
杨继洲青龙摆尾法	刺深部得气,提针;将针尖斜向关节;顺向下按针体;将针回拨逆向关节;上提针体,再回头;反复操作,须补则补,须泻则泻

(三)临床应用

青龙摆尾法临床以行气为主,兼能补虚。有温通气血,推动经气过关过节,顺利通畅的作用。治疗癥瘕积聚、瘰疬瘿瘤、关节痹痛等因气血瘀滞,经气不通等原因造成的病证。有人以本手法针刺中脘、天枢、关元、足三里、三阴交等穴,治气滞血瘀型腹痛有效。

费兰波采用青龙摆尾针法治疗腰椎间盘突出症[13]:取气海俞(双侧)、大肠俞(双侧)、环跳(患侧)、阳陵泉(双侧)、悬钟(双侧)。选好穴位,常规消毒,安定患者情绪,调整患者呼吸,用爪切式进针,随咳下针,当针达到一定深度,患者有酸胀麻感时,再提针到皮下,按倒针身,角度为

30°～50°，针尖指向病所，手执针柄，不进不退，向前后、左右慢慢拨动针柄，然后分层进针。进针时按天三（浅）、人九（中）、地六（深），退针时按地九、人三、天六行针。每层行针 3 遍，共 54 次。患者配合鼻吸口呼，呼气时进针，得气后在吸气时将针柄左右上下拨动，如航之舵，左右而拨之，此为补法；若口吸鼻呼，在吸气时进针，得气后在呼气时将针柄左右拨动，此为泻法。拨动针柄时，应随患者呼吸捻转拨动。每日针刺 1 次，10 次为 1 个疗程，治疗 1 个疗程休息 1 天。治疗结果：治愈 10 例，显效 11 例，有效 7 例，无效 3 例，总有效率 90.32%。

焦杨用青龙摆尾针法治疗根性坐骨神经痛 80 例[14]：取气海俞（双侧）、大肠俞（双侧）、环跳（患侧）、阳陵泉（双侧）、悬钟（双侧）。选好穴位，常规消毒，安定患者情绪，调整患者呼吸，用爪切式进针，随咳下针，当进针达到一定深度，患者有酸胀麻感时，再提针到皮下，按倒针身，角度为 30°～50°，针尖指向病所，手执针柄，不进不退，向前后、左右慢慢拨动针柄。然后分层进针，进针时按天三（浅）、人九（中）、地六（深），退针时按地九、人三、天六行针。每层行针 3 遍，共 54 次。患者配合鼻吸口呼，呼气时进针，得气后在吸气时将针柄左右上下拨动，如航之舵，左右而拨之，此为补法；若口吸鼻呼，在吸气时进针，得气后在呼气时将针柄左右拨动，此为泻法。拨动针柄时，应随患者呼吸捻转拨动。针刺疗程：每日针刺 1 次，10 次为 1 个疗程，治疗 1 个疗程休息 1 天。治疗结果：治愈 21 例，显效 9 例，有效 9 例，无效 1 例，总有效率 97.50%。

李子勇用青龙摆尾法治疗网球肘 91 例[15]：取阿是穴、曲池、手三里穴。常规消毒后选用 30 号 1～1.5 寸不锈钢毫针，将针斜 45°进针，得气后，拇示指执针不转，针不进不退，一左一右慢慢摆动针柄，如用手扶船舵或左或右以正航向一样，针感沿前臂传导，然后留针 30 分钟。每天治疗 1 次，5 次为 1 个疗程，休息 2 天后再进行第 2 个疗程，共治疗 2 个疗程，随访 1 个月观察疗效。治疗 2 个疗程后治愈率为 100%。

四、白虎摇头法

（一）概述

白虎摇头法，首载明代徐凤所著《针灸大全·金针赋》，并列为"飞经走气"第二法。白虎摇头法，是由提插、捻转、呼吸三种方法，并结合直立针身而摇的手法（即"动"法的反复运用）组合而成的复式手法。后世《针灸聚英》《针灸大成》则称之为"赤凤摇头"。本法无论称为"白虎摇头"或"赤凤摇头"，却操作中均有提插、捻转、摇针等操作，故犹似老虎摇头或似赤凤摇头。

（二）操作方法

白虎摇头之法，又有赤凤摇头之称，其操作的共同点是"摇"，无论是"摇橹"或"摇铃"都和捻转而摇相关联。

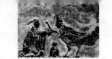

1. 徐凤的白虎摇头法

徐凤的白虎摇头法形似手摇铃,退针时在长方体的边缘逐层提退,左或右盘退,针体既摇又振。进针时在圆柱体的边缘左或右盘进,针体既摇又振。

2. 汪机白虎摇头法

汪机白虎摇头法有二:第一法进针时将针直插穴内,得气后以押手配合控制针感走向,即闭气下行。在分层进退中配合捻转,进则左转,退则右转,最后摇动针体。汪机第二种白虎摇头法进针时轻捻转至地部,行针时插针,针尖运动形成圆形轨迹,配合轻轻捻针,重插轻提。提针时针尖运动形成方形轨迹,配合轻轻捻针,重提轻插反复操作,每穴施术五息(约17秒)。

3. 李梴白虎摇头法

李梴白虎摇头法在轻捻针得气后,在人部操作,捻转针体并左右摇动,每穴共行针6～18次。

4. 杨继洲赤凤摇头法

杨继洲赤凤摇头法在进针得气后,以左手押手控制针感传导方向。之后在进退针尖的过程中按从辰到巳到午,又从午到巳到辰左右而摇。再行退方进圆之术,退方,要掌握退针时针尖在长方体形状下逐步把针提退。进圆,使进针时针尖呈螺旋形,绕圆柱体逐步将针下插。在退方进圆过程中,体现针的摇动、振动。

在白虎摇头的操作中,涉及摇橹与摇铃的技术,二者有所不同。

摇橹操作方法是示指及拇指捏住针柄的尾部,由左至右或由右至左摆动,摆动时针体呈60°左右捻转,摇的方式又有两种:一种是缓摇法,摇的总角度为60°。在摇的过程中速度和力量不一致,从左摇到30°时速度逐渐减慢,向右摆从30°～60°是由慢逐渐增快,达到60°时有瞬间的停顿。左右相同。该法较青龙摆尾的刺激大些,每秒钟缓摇一次。另一种是急摇法,摇的总角度是30°,向左右各15°,同样在向左摇时针向右转60°,向右摇时针向左转60°,动作比缓摇快一倍,此种摇法比缓摇针感强,急摇每秒钟2次。应用此种摇橹动作要专项练习。摇橹作用一是针体在皮下的脂肪层或是软结缔组织内拨动和带动针感区的组织范围较大,易于激发针感;二是摇的动作较为缓慢,且有振摇和缓摇、急摇三种方法,易于控制针感。

摇铃操作法主要靠左右摆动。摇的方式有两种:一种是缓慢地摇,摇动时由左至右或自右至左都是均匀的动作;另一种是振摇,摇时向左向右力量均较强,在摇到左右的终止时有一瞬间的停顿,振时也就是摇中针感最强时,振摇比缓慢摇法针感要强些。摇的用意是拨动针感区的组织,增强或控制针感,摇的速度为每秒钟1～2次。

现将各家白虎摇头法技术要领汇总于5-19。

表 5 - 19　各家白虎摇头法技术要领表

各家白虎摇头法技术		操作要领
徐凤白虎摇头法		刺进针至天部;进针时,按圆柱形呈螺纹状向右盘旋入地部;左盘退右,按长方体形边缘向左横行直退天部;向左盘进圆到地部;向右盘退方到天部;反复施术呈摇振状
汪机白虎摇头法	法一	押手按闭上或下气行下方或上方;直刺兼左捻,进针地部;退针,右捻上提;反复操作;出针前左右摇动针体
	法二	轻捻插针至地部;提动针体;先按正方形小幅度提插并左右转动针体;后按图形小幅度提插并左右转动针体;每穴反复施术五息
李梴白虎摇头法		轻捻插针至人部得气;轻捻转先右摇振;轻捻转后左摇振;左右振摇六阴数;欲使气先行,押手按后;欲使气后行,押手按前
杨继洲白虎摇头法		直刺进针得气;控制针感方向,使气上行,按下方,使气下行,按上方;右拨动针柄,针尖对左下方为辰;左拨动针柄,针尖对下为巳为进;左拨针柄,针尖对右下方为午为退;与上反向拨针柄,则为进为退;退针时按长方体渐退为退方;进时按圆柱体螺旋向下为进圆;反复操作

(三)临床应用

白虎摇头属于泻法范畴,能清热泻火、祛风化痰、行气活血。临床用于高热烦躁、神昏癫狂、痉挛项强、痰热壅盛等等实热证。此手法能通关过节,促使针感传导,对气血阻滞、针感传导迟缓者尤宜。白虎摇头针法在临床中的运用范围广泛,作用效果显著,适宜在四肢肌肉丰厚处施行,如合谷、足三里、丰隆、曲池等。实践证明,以白虎摇头为代表的复式手法是提高针刺疗效的重要方法。

郑魁山应用本法,取合谷、人中、丰隆等穴,治疗狂躁型精神病,取得明显疗效。李玉麟等用本法,可促使针感向外、向上扩散并呈片状。可取六经相应穴位,引邪外出,用治邪气内侵之风寒痹证。

五、苍龟探穴法

(一)概述

苍龟探穴法是由徐疾补法与针向多向行气法相结合而形成的一种复式针刺手法。

(二)操作方法

1.徐凤苍龟探穴法

徐凤苍龟探穴法要点是斜刺或平刺,在浅部施术,退针为一次,向一个方向分三次进针,然

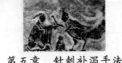

后行剔法四次,如此分别向四个方向行针。

2. 汪机苍龟探穴法

汪机苍龟探穴法共有两种方法:第一种苍龟探穴法是斜刺或平刺行针,分别向上下、左右四个方向探刺,向上下探刺用提插法,向左右方向探刺应用捻转法行针。

汪机第二种苍龟探穴法行针时分三次插入一次退回,到达地部时左盘并行剔法。

3. 李梴苍龟探穴法

李梴苍龟探穴法特点在于先直刺进针,后扳倒针柄,一退三进四剔。在三进中每一进都有一剔,第一进向上剔,第二进向下剔,第三进向左又向右钻剔共三次。向各方向反复操作。

各家苍龟探穴法归纳如表 5－20 所示。

表 5－20　各家苍龟探穴法技术要领表

各家苍龟探穴法技术		操作要领
徐凤苍龟探穴法		直刺进针地部得气;提针到天部;扳倒针身;上下左右斜刺进针;退时一次,进时三次,并行剔法四次
汪机苍龟探穴	法一	直刺进针地部得气;提针到天部;扳倒针身,上下左右探刺;上下探刺时,用斜或平刺提插;左右探刺时,用斜刺或平刺捻转
	法二	直刺三次插入进入天部;一次退针;三次插入,进针入人部;一次退针;三次插入,进针入地部;在地部左盘提而剔
李梴苍龟探穴法		直刺进针入天部;扳倒针身;一次退针;三进四剔(一进向上钻剔,二进向下钻剔,三进左右各钻剔一次);向各方向反复操作

(三)临床应用

苍龟探穴法除了有探索、增强针感的作用外,尚有行气、疏通经络、推行经气的作用。经脉居深,该刺法引气入深,结合"三退一进"的方法,加之钻剔法,兼有补虚的作用。临床可用于治疗各种疼痛病症,如四肢关节痹痛等。

1. 骨科疾病

骨科疾病张爱冰用苍龟探穴法治疗网球肘 38 例临床观察[16]:主穴取患者肱骨外上髁周围压痛点,为阿是穴,取穴要准确,按压局部酸痛明显,可放射至前臂。配穴为患侧曲池穴、手三里穴。患肢屈肘功能位,选用 28 号 2 寸毫针,穴位常规消毒后进针,得气后退至皮下,在分别向前后左右多向斜刺,待获得较强的针感后,留针 30 分钟,留针期间行针 2 次,10 次为 1 个疗程,疗程间休息 3 天,再行第 2 个疗程,2 个疗程后进行评定疗效。结果治愈 25 例,有效 12

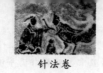

例,无效 1 例,总有效率 97.37%。

邱有法用苍龟探穴法治疗关节疼痛 100 例疗效观察[17]:治疗时以关节疼痛局部取穴为主,辅以辨证取穴。其中,在阿是穴或关节局部主穴施以"苍龟探穴法",痹证之风寒湿痹加用灸法。每天治疗 1 次,10 次为 1 个疗程,每次治疗根据病情选择不同的留针时间,最长留针时间为 1 小时,留针者每 10 分钟行针 1 次。在 100 例患者中,治愈 92 例,好转 8 例,平均治愈天数 5.1 天。其中 1 次治愈者 5 例,2 次治愈者 5 例,3 次治愈者 12 例,4 次治愈者 25 例,5~10 次治愈者 45 例,1 个疗程没有治愈但疗效能够评定为好转者 8 例。

2. 神经性疾病

邹建华用苍龟探穴法针刺率谷穴治疗偏头痛 35 例[18]:治疗上取患侧率谷穴,以 30 号 2 寸毫针,沿头皮水平进针后朝丝竹空方向平刺 1~1.5 寸,得气后将针尖退到皮下,再将针朝角孙方向平刺 1~1.5 寸,得气后再将针退回至皮下,然后将针朝脑空方向平刺 1~1.5 寸,获取强针感后,留针 30 分钟,留针期间行针 2 次。每次针刺由浅入深过程中体现苍龟探穴针法,如龟入土,一深再深,一探再探,产生足够量的针感。出针时摇大针孔,不闭其孔。每天针刺 1 次,10 次为 1 疗程。共 3 疗程。治疗结果基本恢复 12 例,显效 9 例,有效 10 例,无效 4 例,总有效率 88.6%。

3. 肥胖症

王兵用苍龟探穴针刺法为主治疗单纯性肥胖 40 例[19]:治疗时,取主穴为上脘、中脘、水分、阴交、中极、大横(双侧)、不容(双侧)、天枢(双侧)、外陵(双侧)、水道(双侧)。配双侧章门、日月、三阴交。患者取仰卧位,先在主穴中选出 4 个穴位(以脐为中点,上下左右各象限均应有 1 穴为佳),常规消毒后,使用 30 号 1 寸不锈钢毫针先针刺脐上穴位。采用苍龟探穴法进行针刺,先将针进至地部,复将针提至天部,以拇指、示指扳倒针身,依照先上后下、自左而右的次序斜刺进针,变换针尖方向。向每一方向针刺都必须由浅入深,分三部徐徐而进,待针刺得到新的感应时,则退至穴位浅层,然后改换方向,依上法再刺。手法完毕后,出针(不需留针)再行针刺下一穴位(按照脐左、右、下的顺序)。待 4 个主穴的苍龟探穴针刺法全部完毕后,再消毒其他穴位,用 30 号 1.5 寸不锈钢毫针,按照常规进行针刺,手法刺激得气后反复轻插重提,大幅度高频率捻转,产生较强的针感后,将 G6805 型电针仪接于腹部脂肪较为肥厚穴位处的针柄上,采用连续波,强度以患者耐受为度。配穴采用 30 号 1 寸不锈钢毫针,按照常规针刺,平补平泻法。留针 3 分钟。起针后,用 4 号火罐在腹部和大腿处拔罐,留罐期间,嘱患者自行摇晃腹部火罐罐底,带动肌肉的运动,10 分钟后起罐。取耳穴饥点、渴点、口、胃、脾、内分泌、神门、大肠、脑点,脱敏胶布剪成 5mm×5mm,中间放王不留行籽,贴上述穴位。每次贴一侧,两耳交替贴压。嘱患者每日按压至少 3 次,每次均按至耳朵发热为止。每周治疗 3 次,10 次为 1 个

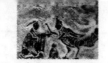

疗程。治疗1个疗程后,如果效果不佳,则继续治疗第2个疗程。治疗期间,患者应限制淀粉类食物的摄入量,提倡高纤维饮食;适当增加运动量以增加热量消耗,减少脂肪积聚。40例患者,经过1~2个疗程治疗后,显效28例,占70%;有效9例,占22.5%;无效3例,占7.5%;总有效率92.5%。1个疗程治疗后体重减轻最多9.7kg,最少1.2kg,平均5.15kg。腹围缩减平均为2.3cm。治疗前有25例患者血脂(TC、TG)高于正常值,治疗后有19例患者血脂恢复正常;治疗前9例患者血糖高于正常,治疗后5例血糖恢复正常;治疗前有11例经B超诊断为脂肪肝,治疗后10例复查未查出脂肪肝。

5. 中风

邢民用苍龟探穴治疗中风下肢功能障碍126例[20]:主取环中上穴或环跳穴;配穴取阳陵泉、三阴交、足三里、悬钟等。常规消毒穴位后,用28号3~7寸不锈钢毫针,将针刺入穴位后,先退至浅层,然后更换针刺方向,上下、左右多方透刺,逐渐加深,如龟入土探穴,要求针感传至足部,以足三阳经循环路线表现出来,阴经得气出现者为佳。每日针刺1次,7天为1个疗程,疗程间隔2天,最长不超过6个疗程。结果126例中,治愈50例,显效60例,有效14例,无效2例,总有效率为98.41%。

陈红路等用苍龟探穴法为主治疗梨状肌综合征55例[21]:取穴环跳、环中、秩边、殷门、阳陵泉。上组穴位行苍龟探穴法,即直刺进针得气后,自穴位地部一次退至穴位天部,然后更换针尖方向,上下左右四方透刺。每一方透刺都必须由浅入深,按天、人、地三部徐徐进入,待插入地部后,一次退至天部。手法操作完毕后,留针30分钟。结果治愈32例,好转21例,无效2例,有效率为96.4%。

六、赤凤迎源法

(一)概述

赤凤迎源法,是徐疾泻法与飞法等单式手法组合而成的复式补泻手法。由于在操作中如赤凤展翅飞旋的形态,故称为"赤凤迎源",又称为"凤凰迎源"。

(二)操作方法

徐凤的赤凤迎源法是各家赤凤迎源法的基础,各家有所发挥。

1. 徐凤的赤凤迎源法

徐凤的赤凤迎源法在三部分层的范围内,直插针至地部,又提针尖回天部,进到人部,即在人部针尖多向环周摇动、飞旋。病在上随患者吸气环周摇动而退针;病在下,随患者呼气而环周摇动向下进针。

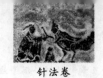

2.汪机赤凤迎源法

汪机赤凤迎源法是在人部向左方盘旋,按捣针尖,像赤凤展翅高飞之象。

3.李梴赤凤迎源法

李梴赤凤迎源法,是在徐凤该法的基础上,根据病位的上下方及患者呼吸进退针。如病位在上方,待患者吸气时退针;病位在下方,待患者呼气时向下插针。

各家赤凤迎源法汇总见表 5 - 21 所示。

表 5 - 21　各家赤凤迎源法技术要领表

各家赤凤迎源法技术	操作要领
徐凤赤凤迎源法	直刺入地部得气;提针到天部;松手,针体摇动;刺入深部;行针四围飞旋;如病在上吸而退针;如病在下呼而进针
汪机赤凤迎源法	直刺经天、人部入地部;提针回天部得气;插入地部,松手针摇;提针回人部;针尖左盘旋并按捣
李梴赤凤迎源法	直刺经天、人部入地部;提针回天部;插入人部;针尖上下左右、四围飞旋;病在上方,患者吸气退针;病在下方,患者呼气进针

(三)临床应用

赤凤迎源法在操作中刺激量较大,可使行气、守气,保持针刺感应,有疏通经络、行络脉之气的作用。因此有泻实的作用,可用于疼痛证,风寒湿痹痛及痉挛等症。如果使用该法减少刺激量,动作及针感缓和,有补的作用,适用于各种慢性疾病,如消化道溃疡病、消化不良、月经不调、神经衰弱、慢性肝炎、慢性肾炎等病症。

1.落枕

曾奕用赤凤迎源针法治疗落枕 48 例[22]:选双侧悬钟穴,患者取仰卧位,局部穴位用 75% 酒精棉球常规消毒,选用 30 号 40mm 毫针,用夹持进针法,将针刺入皮肤后行赤凤迎源针法。先进针刺入穴位深层,得气后,再上提至穴位浅层,候针自摇,再进针插入穴位中层,然后用拇、示指边提插,边捻转。要求每捻 1 次,离针柄 1 次,结合一捻一放,两指展开,形如赤凤展翅飞旋之状,要求针感向上传导。每天针刺 1 次,留针 30 分钟,期间可用赤凤迎源法行针 2 次,以加强针感。结果本组 48 例中,以临床症状消失,活动自如为治愈,共 43 例,占 89.58%;以症状好转或部分消失为好转,共 5 例,占 0.42%。总有效率 100%。一般在用赤凤迎源法行针中,患者即感症状减轻。治疗次数最多 3 次,最少 1 次。

2. 术后腹胀

王泽涛用赤凤迎源针法治疗术后腹胀 100 例[23]：取双侧下三合穴（足三里、上巨虚、下巨虚）。患者仰卧位，双下肢伸直，穴位局部用75％的酒精棉球消毒后，选用已消毒的28号2寸毫针，采用指切进针法，先将毫针直刺入穴位深层（刺入 1.5 寸），得气后，再退针至穴位浅层（刺入 0.5 寸），候气摇针，待针下得气，再将针插入穴位中层（刺入 1 寸），然后用提插捻转，边提插、边捻转，结合一捻一放，两指展开，行飞法行气，如凤凰展翅状。采用这种手法操作之后，可使针感扩散到足背部或过膝关节至大腿部，甚至到达腹部，这时可留针 40 分钟，在留针期间行针 2 次，每次行针都要体现出赤凤迎源的针法，每天针刺 1 次。结果本组 100 例全部治愈，其中治疗 1 次而愈 93 例，占 93％；经治疗 2 次而愈 7 例，占 7％。一般在针刺后 15 分钟开始矢气，腹胀减轻，出针后 1～2h，腹胀消失，肠鸣音恢复正常。也有少数患者在出针后半小时才开始矢气，腹胀随之很快消失。

七、阳中隐阴法

（一）概述

阳中隐阴法，出自金代窦汉卿《金针赋》，又称先补后泻法。阳为补，阴为泻，阳中隐阴，就是补中有泻的意思，是一种补泻兼施的方法，即先行热补（烧山火法），后用凉泻（透天凉法）。此法系受《灵枢·终始》及《难经·七十六难》有关补泻先后兼施原则启发产生的。最早见于《金针赋》，《针灸问对》则加上针刺分寸的说法，并述其机理。《针灸大成》做了进一步阐发。目前临床应用，常以"二进一退"的方法操作，以徐疾补法和提插补法、泻法组合而成"二补一泻"的形式。《金针赋》云："阳中之阴，先寒后热。浅而深，以九六之法，则先补后泻也。"《针灸大成·三衢杨氏补泻》云："凡用针之时，先运入五分，乃行九阳之数，如觉微热，便运一寸之内，却行六阴之数，以得气，此乃阳中隐阴，可治先寒后热之证，先补后泻也。"阳中隐阴法是复式补泻手法之一，有徐疾、提插、九六法三种基本手法结合而成。本法适用于治疗先寒后热，虚中挟实的病证。

本法必须在得气的基础上进行，一般来说，在人部行烧山火法宜在酸胀感的情况下，地部行透天凉法宜在沉重、麻感的情况下施术。分层操作，必须严格按要求执行，切忌混淆。针法熟练者可不必配合呼吸，分两层操作，可先在腧穴 5 分深处行九阳之数的烧山火，后在腧穴 1 寸处行六阴之数的透天凉。

（二）操作方法

阳中隐阴手法常规操作，选取皮肉丰厚处穴位，常规皮肤消毒。视穴位的可刺深度，分浅（5分）、深（1寸）两层操作。令患者口呼鼻吸，随其呼气，用单指押手法，将针进入天部，候其气至，即将针急插至人部。在人部1分上下的范围内紧按慢提九阳之数，也可配合捻转补法，拇指向前捻针，患者如有热感，稍停片刻，候热感消失，再令患者改为口吸鼻呼的呼吸，医生改用舒张押手法，将针缓慢地插至地部，再在地部1分上下的范围内慢按紧提六阴之数，也可配合捻转泻法，拇指向后捻针，待针下凉感，稍停片刻，即将针提至天部，再稍停片刻，将针拔出，缓慢揉按针孔。先浅后深、先补后泻是其操作要点。先在浅层作紧按慢提行九阳数，再将针进入深层作紧提慢按行六阴数，然后退至皮下，称为一度。按病情需要反复施术至适度后出针。

1. 徐凤阳中隐阴法

《金针赋》云："阳中隐阴，先寒后热。浅而深，以九六之法，则先补后泻也。"即将所刺穴位分浅、深两层，先在浅层针刺得气后，施行紧按慢提九阳数，至患者觉针下热时，再进针到深层施行紧提慢按六阴数，至患者觉针下凉时，即出针，不按闭针孔。阳为补，阴为泻。阳中隐阴，即为补中有泻，属于一种先补后泻的补泻方法。

用捻进或速刺法将针刺入穴位，先浅后深，紧按慢提，令气至后，将针向下插1～2分，随后拇指向前边捻边进，三进一退；至针下觉热时，再将针刺入较深部位，由深而浅，紧提慢按，令气至后将针向上提出1～2分，随后拇指向后边捻边提，三退一进，至针下觉凉，即行出针，不闭其孔。

2. 杨继洲阳中隐阴法

《针灸大成》云："凡用针之时，先运入五分，乃行九阳之数，如觉微热，便运一寸之内，却行六阴之数，以得气，此乃阳中隐阴，可治先寒后热之证，先补后泻也。"进针后，先进入浅层（在规定深度的一半处，0.5寸左右），得气后行提插补法（紧按慢提），行九阳数，患者应觉微热，再将针刺如达规定深度（1寸左右），用提插法的泻法慢按紧提六次（紧提慢按），退至皮下，此为一度。反复施术至适度而止。

3. 李梴阳中隐阴法

《医学入门》云："先寒后热者，须施以阳中隐阴之法焉。于用针之时，先入五分，使行九阳之数，如觉稍热，更进针令入一寸，方行六阴之数，以得气为应。"意思是对先寒后热证，要施行阳中隐阴法，其操作方法是先进针5分，作九阳法以"稍热"为度，然后再进针到1寸，作六阴法以"得气"为度。这是因为主要的病机是卫虚荣盛的荣卫不和，所以治则是调和荣卫，在这里助卫气衰少为主而抑荣气外溢为次。

各家阳中隐阴法汇总见表5-22所示。

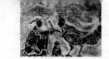

表 5－22　各家阳中隐阴法技术要领表

各家阳中隐阴法技术	操作要领
徐凤阳中隐阴法	捻进或速刺法将针刺入浅层,得气;拇指向前边捻边进,三进一退,令患者觉热;刺入深层,拇指向后边捻边提,三退一进,令患者觉凉,即出针;不按闭针孔
杨继洲阳中隐阴法	针刺入浅层,得气;提插补法,紧按慢提,行九阳数,令患者觉热;针刺入深部,提插法的泻法慢按紧提六次,令患者觉凉,退至皮下,此为一度
李梴阳中隐阴法	随患者呼气,用单指押手法,针刺入天部,气至后将针急插至人部;在人部 1 分上下的范围内紧按慢提九阳之数;令患者口吸鼻呼,以舒张押手法将针刺入地部;在地部 1 分上下的范围内慢按紧提六阴之数;将针提至天部,稍停片刻出针,不按闭针孔

各家阳中隐阴针法的操作,有以捻转为主行针者,亦有以提插手法为主的。我们认为,阳中隐阴的要义在于先行补法再行泻法,无论捻转还是提插,皆以得气或患者有冷热之感为有效,故二者皆是可行的。《针灸大成·针有深浅策》:"以寒不失之惨,以热则不过于灼,而疾以之而愈矣。"意思是寒法不要太过,热法不要太过,疾病随之而痊愈。这是因为治疗的主要目的是在调和荣卫而不在祛邪,如果刺激太过的话,反而伤正气,所以刺激要有度,即"稍热"、"微凉"便可,荣卫得以调和就达到了治疗目的。

(三)临床应用

阳中隐阴针法在临床应用较为广泛。

1. 胃炎

吴耀持以该法治疗萎缩性胃炎[24]:取中脘、足三里穴,用阳中隐阴法治疗 38 例萎缩性胃炎患者,并与药物组进行疗效比较。结果显示针灸组与药物组临床综合疗效比较,有效率分别为 86.84% 和 84.21%,而胃镜及病活检综合疗效比较,有效率分别为 81.58% 和 84.21%,表明针灸治疗缩性胃炎具有与药物相同的治疗效果,并且远期疗效优于药物治疗。

2. 痛证

张玉欣以阳中隐阴针法治疗下肢冷痛[25]:取穴患侧下肢阴市、阳陵泉、阳辅、三阴交。阴市、阳辅先在浅层行补法(紧按慢提九数),再进入深层行泻法(紧提慢按六数);阳陵泉、三阴交施以平补平泻手法,3 日后症状明显减轻,1 周后痊愈。

3. 皮肤科疾病

王贡臣采用阳中隐阴针法治疗荨麻疹[26]:取穴以曲池、风市、足三里为主,配以风池、合

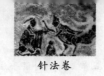

谷、血海、委中等。操作采用银针入穴位皮下后,先在浅层紧按慢提 9 次以行补法,再进入深层紧提慢按 6 次以行泻法,留针 30 分钟,中间以同样手法再行针 2 次。夏天治疗 1 次,10 次为 1 个疗程。共诊治 17 例患者,痊愈 16 例,显效 5 例,有效 2 例,总有效者占 76.5%。结果表明该法疗效显著。

4. 神经性疾病

李关键采用阳中隐阴治疗偏头痛[27]:选取风池、外关、阳陵泉、太冲穴,采用《金针赋》中"阳中隐阴"针刺手法进行治疗。经治疗,56 例患者痊愈 33 例,占 58.92%;好转 21 例,占 37.5%;无效 2 例,占 3.57%。结果表明此疗法治疗偏头痛疗效较好。

八、阴中隐阳法

(一)概述

阴中隐阳与阳中隐阴对称,为先泻后补法。本法正同前法相反,阴中隐阳,就是泻中有补的意思,也是一种补泻兼施的方法。即先行凉泻(透天凉),后用热补(烧山火),它适用于先热后寒、实中有虚之证。《金针赋》:"阴中之阳,先热后寒。由深而浅,以六九之方,则先泻后补也。"《针灸大成·三衢杨氏补泻》:"凡用针之时,先运一寸,乃行六阴之数,如觉微凉,即退至一分之中,却行九阳之数,以得气,此乃阴中隐阳,可治先热后寒之证,先泻后补也。"

(二)操作方法

针法操作顺序与阳中隐阴相反,进针后先在深层行泻法,即紧提慢按六数,再退到浅层行补法,即紧按慢提九数。令患者口呼鼻吸,随其吸气,用单指押手法,将针进入地部,候其气至,即将针急插至天部。在人部 1 分上下的范围内紧提慢按六阴之数,也可配合捻转泻法,拇指向后捻针,患者如有凉感,稍停片刻,凉感消失后,再令患者改为口呼鼻吸的呼吸,医生改用舒张押手法,将针缓慢地插至天部,再在天部 1 分上下的范围内紧按慢提九阳之数,也可配合捻转补法,拇指向前捻针,待针下热感,稍停片刻,将针拔出,不须按针孔。

1. 徐凤阴中隐阳法

《金针赋》云:"阴中之阳,先热后寒。深而浅,以六九之方,则先泻后补也。"又云:"阴中隐阳,先热后寒,深而浅,以六九之方,则先泻后补也。"即将所刺穴位分浅、深两层,进针后先在深层得气,施行紧提慢按六阴数,至患者觉针下凉时,再将针退到浅层,施行紧按慢提九阳数,至患者觉针下热,即出针,并按闭针孔。阳为补,阴为泻,阴中隐阳,即为泻中有补,属于先泻后补的补泻方法。其操作方法是:与前法次序相反,先深后浅,紧提慢按,三退一进,行凉泻法;至针下觉凉时,再由浅而深,紧按慢提,三进一退,行热补法,至针下觉热,即行出针,以手按揉针孔。

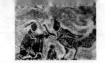

2. 杨继洲阴中隐阳法

《针灸大成》云："凡用针之时,先运一寸,乃行六阴之数,如觉病微凉,退至五分之中,却行九阳之数,以得气,此乃阴中隐阳,可治先热后寒之证,先泻后补也。"《针灸大成·针有深浅策》云:"先热后寒者,用以阴中隐阳之法焉。于用针之时,先入一寸,使行六阴之数,如觉微凉,即退针,渐出五分,却行九阳之数,亦以得气为应。"意思是对先热后寒证,要施行阴中隐阳法,其操作方法是先进针 1 寸,作六阴法以"微凉"为度,然后退针到 5 分,作九阳法以"得气"为度。这是因为主要的病机是荣虚卫盛的荣卫不和,所以治则还是调和荣卫,在这里助荣气衰少为主而抑卫气内伐为次。阴中隐阳手法操作:同阳中隐阴手法而施术顺序与阳中隐阴相反。进针得气后,再先深后浅依次操作,即先将针进至深层,作紧提慢按行六阴数;再退针至浅层,作紧按慢提行九阳数,称为一度。按病情需要反复施术至适度后出针。

此外,李梴对阴中隐阳法也提出了自己的见解及操作手法。

表 5 - 23 各家阴中隐阳法技术要领表

各家阴中隐阳法	操作方法
徐凤阴中隐阳法	先深后浅,紧提慢按,三退一进,行凉泻法;至针下觉凉时,再由浅而深;按慢提,三进一退,行热补法;至针下觉热,即行出针,以手按揉针孔
杨继洲阴中隐阳法	刺入深层,得气;提插泻法,紧按慢提,行六阴数,令患者觉凉;针刺入浅部;提插法的补法慢按紧提九次,令患者觉热,退针,此为一度
李梴阴中隐阳法	随患者吸气,针刺入地部,气至后将针提至天部;在人部 1 分上下的范围内紧提慢按六阴之数;令患者口呼鼻吸,以将针刺入地部;在天部 1 分上下的范围内慢提紧按六阴之数;待针下热感,稍停片刻,将针拔出,缓慢揉按针孔

(三)临床应用

与阳中隐阴针法相比,阴中隐阳应用相对较少。

1. 食积

郭翔等以阴中隐阳针法配合摩腹治疗小儿食积[28]:令患儿仰卧位或俯卧位,取足三里、梁门、中脘、天枢、梁丘、脾俞、胃俞、章门等穴,分两组轮流使用。阴中隐阳针法为先泻后补,根据穴位的可刺深度,分浅(5 分)、深(1 寸)操作,进针后先深层行泻法,紧提慢插 6 次,再退针到浅层行补法,紧插慢提 9 次,均不留针。每日 1 次,10 日为 1 个疗程。治疗 5 次后,症状逐渐缓解,2 个疗程后获愈。

2. 妇科疾病

陈美仁采用阴中隐阳针法治疗月经不调 120 例[29]：主穴为关元、肾俞、三阴交。随证配穴，月经先期配行间、中封；月经后期配气海、足三里；月经先后不定期配期门、肝俞；倒经配气海、血海。主穴均运用阴中隐阳针法，阴中隐阳针法为先泻后补之法。根据穴位的可刺深度，分浅（5 分）、深（1 寸）两层操作，进针后先深层行泻法，紧提慢按 6 数，再退针到浅层行补法，紧按慢提九数。均不留针，可行数度。每日 1 次，10 天为 1 疗程，一般采用每个月治疗 1 个疗程，连续治疗至少 3 个月以上。根据辨证后选用的配穴则采用一般的平补平泻手法。因治疗采用阴中隐阳的先泻后补的针刺手法，先泻其有余之热，再补其不足之阴，并辨证论治取穴，可收理气调经之功。结果表明，该法疗效显著，值得在临床推广。

九、运气法

(一)概述

运气法首载于杨继洲所著《针灸大成》一书中。该法是在《金针赋》《针灸问对》"进气法"基础之上发展起来的一种手法。进气法与运气法两者在手法、技术、临床主治等方面有较多的共性，因此，人们也将进气法与运气法统称为运气法。该法是补泻手法与行气法相结合，在穴位中行提插补泻法，并配合针尖方向与吸气，以调节针感走向，促使气至病所的方法。

(二)操作方法

进气法与运气法名称虽不相同，但操作并无较大差异。徐凤进气法是针刺入后行提插或捻转的九阳数，气至后卧针，留针七息。汪机进气法在天部行针，仍是进针得气后行九阳数，然后卧倒针身，吸气七息。进气法均为补法。杨继洲运气法是进针后捻转或提插六阴数得气后向病所卧倒针身，令患者吸气五口，为泻法。各家运气法技术要领见表 5-24。

表 5-24　各家运气法技术要领表

徐凤运气法	汪机运气法	杨继洲运气法
◎刺入穴位约九分深	◎刺入穴位天部	◎直刺入穴位
◎紧按慢提九阳数或左转九阳数	◎紧按慢提九阳数或左转九阳数	◎捻转六阴数
◎待针感出现	◎针下气满，微退针
◎针感出现，卧倒针身，留针5～7息	◎稍提针 2～3 分	◎扳倒针柄，针尖朝向病所
◎针尖向病所斜刺	◎令患者吸气 5 口
◎反复多次	◎令患者吸气 5～7 口

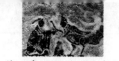

（三）临床应用

此法具有催气、行气作用，使气至病所，去壅化滞，主要用于疼痛类病证，使用该法当注意针感的传导方向。

龙振寅等运用项七针加运气法治疗颈椎病 81 例[30]：治疗时选用风府、双侧翳风、风池及天柱为主穴。伴肢痛、肢麻者加患侧合谷、颈 7 夹脊穴；伴心悸或恶心、呕吐者加内关；伴下肢痿软、二便无力者加太溪、悬钟；合并肩周炎者加患侧肩髃、肩贞。操作时患者俯伏坐位，常规消毒，选用 29 号 2 寸毫针，快速刺入皮肤，缓慢进针 3～4cm，待局部出现酸、胀感后，再按耳颞部——风池、翳风穴；印堂部——风府；眼部——天柱；项背、顶、枕部——天柱、风府；上肢——颈 7 夹脊穴等对应关系，对与不适部位对应的穴位，施用《针灸大成·三衢杨氏补泻》中记载的运气法，即先将针捻转 6 次，得气后稍退少许，再斜向病所，此时嘱患者深吸气 5 次，使该穴的针感传至与其对应的疼痛处，其他穴位均要求得气。留针 30 分钟，每 10 分钟行针 1 次。疗程每天治疗 1 次，10 次为 1 个疗程，疗程间休息 3 天。治疗 81 例中，临床近期治愈 31 例，占 38.3%；显效 37 例，占 45.7%；有效 10 例，占 12.3%；无效 3 例，占 3.7%，总有效率为96.3%。

十、纳气法

（一）概述

纳气法首载于《针灸大全·金针赋》中，在《针灸问对》《针灸聚英》又有所发展，《针灸大成》称之为"中气法"。本法是进气法与运气法的深化，是提插补泻手法与针尖方向、吸气、插针等行气法的结合，较运气、进气之法行气作用为强。

（二）操作方法

纳气法的操作要点是先直刺入天部，通过提插或捻转使之得气，然后扳倒针身朝向病所，以达气至病所，再将针深插入人部、地部，保持得气状态，使气不回，即为纳气。

纳气法技术要领：针刺入天部，提插或捻转得气。针尖朝向病所，扳倒针柄。针感向病所刺激，令患者吸气。气至病所，立针深入。气行。

（三）临床应用

本法在临床上，主要用于疏通气血、消除积聚，治疗癥瘕积聚等病证。但是在操作时，必须在掌握运气法的基础上进行操作，待气至病所后，再扶针直插下纳，要求熟练掌握后，才可以发挥其补泻效果。

十一、留气法

(一)概述

留气法又称为流气法,首载于《针灸大全·金针赋》中,之后高武、汪机、李梴、杨继洲等明代医家在此基础上,对该法的操作方法、技术、临床应用加以充实、发挥,形成了留气法。该法是徐疾补泻、提插补泻、九六补泻的组合而成的复式针刺手法。

(二)操作方法

留气法针刺时均分层次,先针入七分,得气后深入一寸行针,提回后反复施针。徐凤留气法和杨继洲留气法均在进入七分后行纯阳数,即提插(或捻转)九阳数。李梴则用老阳数,即八十一数的捻转(或提插)。杨继洲留气法在深入一寸后用提插泻法六阴数,即慢按紧提六阴数(或一十八次、三十六次、六十四次)。各家操作技术要领可见于表5-25。

表5-25　各家留气法技术要领表

徐凤留气法	李梴留气法	杨继洲留气法
◎先刺入七分,行九阳数,紧按慢提九阳数得气	◎先刺入七分,行老阳数,捻转或紧按慢提八十一次,得气	◎先刺入七分,行九阳数,紧按慢提九阳数,得气
◎再深刺	◎再深刺至一寸,轻插轻提	◎再深刺至一寸
◎将针提至浅部,反复施针	◎将针提至浅部,反复施针	◎行六阴数,慢按紧提六阴数
		◎微提针回原处,反复施针

本法临床多用于病久难消之癥瘕气块之疾,操作时应当仔细体会并掌握气留于针下的感觉。

(三)临床应用

吴成长应用留气法治疗瘰疬[31]:患者,男,40岁,工人。1993年6月9日初诊。在颈部右侧有一硬结,初期较小,后逐渐增大,已有年余,约3cm×4cm,周围有大小不等散在的硬结数枚,按之痛增,推之可移。曾做病理切片诊断为"颈部淋巴结核"。经抗结合治疗,效果并不明显,面色萎黄,舌苔黄腻,脉滑涩。治疗取右侧翳风、外关。行留针法,留针30分钟,每10分钟行针一次,一周后,周围数枚硬结散消,第二周颈部硬结缩小质软,再行留针法一周,硬结消散。

十二、交经法

(一)概述

交经法,是使用不同的选穴方法,将经气与脏腑、病灶交互沟通,与另一段经脉交接,从而提高治病效果的方法。此类方法,源于《针灸大全》。《针灸大全·金针赋》中记述:"若夫过关

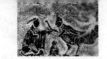

过节,催运气,以飞经走气,其法有四:一曰青龙摆尾……二曰白虎摇头……三曰苍龟探穴……四曰赤凤迎源……"《针灸聚英·过关歌》云:"苍龙摆尾,赤凤摇头,上下伸提切,关节至交流。"《针灸问对·十四法》曰:"若夫关节阻滞,气不过者,以龙、虎、龟、凤四法,通经接气,驱而运之,然用循、爪、切,无不应。"《医学入门·针灸》之附《杂病穴法篇》中有通气法:"通者,通其气也,提插之后用……却扳倒针头,带补,以大指努力,针咀朝向病处……若气又不通,以龙、虎、龟、凤飞经接气之法驱而运之……摄者,用大指甲循经络上下切之,其气自得通行。"杨继洲将徐凤的针法继承,又对其他医家的操作方法加以总结,首次提出了四种交经方法,即五脏交经、隔角交经、通关交经、关节交经。这里的交是交接,交通之义,以交字为主体,一切手法的操作都是为了交气。

(二)操作方法

交经法的技术一是取穴,二是操作。在取穴方面,五脏交经为五脏五行相生子母取穴,隔角交经为五脏六腑五行相生相克取穴;通关交经取大关节以下的穴位;关节交经取关节附近的穴位。手法操作方面:五脏交经运用苍龙摆尾的手法,使达到一定针感后用苍龙摆尾法;隔角交经应用多种针刺手法使针下气传开;通关交经是先用苍龙摆尾,再用赤凤摇头,配合补泻手法及辅助手法;关节交经是用倒针法。各法技术要领见表5-26所示。

表5-26 杨继洲交经法技术要领表

五脏交经法	隔角交经法	通关交经法	关节交经法
◎用子母补泻法取穴 ◎经气满溢时进针 ◎慢捻转进针得气 ◎用青龙摆尾法行针宣散气血 ◎控制针感方向,使针感传向病所	◎患者仰卧,气息调匀 ◎按经脉五行生克取穴 ◎捻转进针得气,行针 ◎倒针、捻针,调节针感方向 ◎用补或泻法泻邪气,补针气	◎捻转进针得气 ◎先用苍龙摆尾法 ◎次用赤凤摇头法 ◎将经气运入关节 ◎当补则补,当泻则泻 ◎"龙"、"凤"两法交替使用,使气血通过关节	◎选用关节周围穴位进针 ◎使气至关节处 ◎将针立起,行中气法 ◎卧倒针身,行苍龙摆尾、白虎摇头法 ◎使气至关节

交经法在临床上应用范围较广,如五脏交经与隔角交经宣散气血,泻邪气补真气,多用于内脏疾病,通关交经能使气与经相交,多用于头部、胸腹部病证;关节交经可使气过关节,故多用于治疗关节病证。

(三)临床应用

周玉艳运用交经刺治疗扭伤67例[32]:将患者分为两组,第一组为交经刺组,取与患部上下相对部位的同名经经穴,以肩对髋,肘对膝,腕对踝左右交叉相对为原则,如左髋部环跳穴疼痛可取右肩髎穴,右内踝商丘穴周围疼痛可取左太渊穴。选用 30 号 1～3 寸不锈钢毫针,一般以提插捻转手法(泻法),采取坐位,体质虚弱者,用平针法,待得气后,边施行手法,边嘱患者活动患肢以加强疗效,扭伤超过 24 小时的可以局部艾灸。每日 1 次,1 周为 1 疗程,每次留针 30 分钟。第二组为局部刺组,以取患部周围穴为主。再配合循经远道取穴。选用 28 号、30 号 1 ～3 寸不锈钢毫针,手法以提插、捻转泻法,采取卧位,扭伤超过 24 小时的也用艾灸,每日 1 次,每次留针 30 分钟,1 周为 1 疗程。治疗效果:①交经刺组 67 例,痊愈 62 例,好转 4 例,无效 1 例,总有效率 99%。②局部刺组 25 例,痊愈 8 例,好转 16 例,无效 2 例,总有效率 92%。两组比较发现交经刺法疗效为更好。

十三、龙虎交战法

(一)概述

龙虎交战法,首载于《针灸大全·金针赋》。该法是通过毫针行针过程中反复左右交替捻转针体,达到治疗作用的针刺方法。也有以青龙摆尾、白虎摇头手法相结合并与捻转、提插、九六法组合而成,或分层进行操作。

(二)操作方法

龙虎交战法,要领在于向左捻针九数和向右捻针六数,这是基本的,也是徐凤龙虎交战的基础方法。汪机的两个方法,丰富了徐凤的基本方法。其一是先左捻九进八十一次,后右捻六退三十六次,如此反复操作。其二是分天地部施术,在天左盘右转,之后三提九按或八十一按。在地右盘左转,之后三按六提或三十六次。杨继洲的龙虎交战法是分别在天、地部施术,各左转九数,右转六数。

1. 徐凤龙虎交战法技术

《金针赋》云:"龙虎交战,左捻九而右捻六,是亦住痛之针。"其言是指进针到深部得气后,先用拇指向前左转(苍龙行)9 次,达九阳数足;再用拇指向后右转(白虎行)6 次,达六阴数足。反复交替。

2. 汪机龙虎交战法技术

《针灸问对·十四法》云:"下针之时,先行龙而左转,可施九阳数足;后行虎而右转,又施六阴数足,乃首龙尾虎以补泻。此是阴中引阳,阳中引阴,乃反复其道也。"又云:"先于天部施青龙摆尾,左盘右转,按而添之,亦宜三提九按,令九阳数足;后于地部行白虎摇头,右盘左转,提而抽之,亦宜三按六提,令六阴数足。"汪机在《针灸问对》中,提出龙虎交战法技术共有两种:一种是针刺深部得气后,先向左捻九进 81 次,向右捻六退 36 次,再向左捻九进 81 次,向右捻六退 36 次,即首龙尾虎而施补泻,达到阴中引阳,阳中引阴的目的。第二种方法是将穴位可刺深度分为三层,先

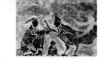

在天部施行青龙摆尾法操作,针尖在天部环周向左盘行,两手指捻针柄向右转动。将针分三次提上,分九次按下,可达81次。后将针插入地部行白虎摇头之法,针尖在地部向右环周盘行,用双指将针柄向左转动。最后在地部将针行三次下按,六次上提,可达36次,最后出针。

3. 李梴龙虎交战法技术

《医学入门·针灸》之附《杂病穴法篇》云:"治疟疾先寒后热,一切上盛下虚等症,先浅入针,行四九三十六数,气行觉热,深入行三六一十八数。如疟疾先热后寒,一切半虚半实等症,先深入针,行六阴数,气行觉凉渐退,针行九阳数,此龙虎交战法也,俾阳中有阴,阴中有阳气也,盖邪气常从正气而行,不交战,则邪不退而正不胜,其病复起。"李梴认为,龙虎交战法的操作应分浅深两层进行,并应结合疾病的寒热属性行针,治疗先寒后热的疾病应先浅入针,得气后将针左捻三十六数,然后将针进入深部,得气后将针右捻一十八数。同理,在治疗先热后寒的疾病时,应先将针刺入深部,得气后将针右捻,行六阴数,然后将针退至浅部,得气后再将针左捻,行九阳数,最后出针。

4. 杨继洲龙虎交战法技术

《针灸大成·三衢杨氏补泻》云:"龙虎交战手法,三部俱一补一泻……凡用针时,先行左龙则左拈,凡得九数,阳奇零也;却行右虎则右拈,凡得六数,阴偶对也。乃先龙后虎而战之,以得气补之,故阳中隐阴,阴中隐阳,左捻九而右捻六,是亦住痛之针,乃得返复之道,号曰龙虎交战,以得邪尽,方知其所,此乃进退阴阳也。"杨继洲龙虎交战法,将穴位的针刺深度分为天人地三部,该法在三部分别进行一补一泻。先在天部行针得气后将针左捻九数,之后右捻六数。进入人部仍按上法施术,进入地部仍按上法施术,反复操作。

各家龙虎交战法操作技术如表5-27所示。

表5-27 各家龙虎交战法技术要领表

各家龙虎交战法	操作要领
徐凤龙虎交战法	直刺入深部得气;左转九阳数(苍龙行);右转六阴数(白虎行);反复施术
汪机龙虎交战法一	直刺入深部得气;行苍龙九阳数足左转八十一次;行白虎六阴数右转三十六次;反复施术
汪机龙虎交战法二	直刺入浅部得气行苍龙摆尾;针尖环周向左盘行;捻针柄向右转动;针分三次提上;九次按下(可达81次);将针插入地部行白虎摇头;针尖环周向右盘行;捻针柄向左转动;将针三按六上提(可达36次);出针
杨继洲龙虎交战法	针刺入天部;行左捻九数;行右捻六数;刺入人部;行左捻九数;行右捻六数;针刺入地部;行左捻九数;行右捻六数;反复施术

(三)临床应用

临床实践表明,本法的镇痛作用,与捻的次数和角度关系密切。在针刺至穴位的一定深度时,向一个方向捻到一定次数,就会产生组织纤维缠绕针体、扯拉针感组织的现象。若水肿患者使用本法时,由于针体与组织之间渗出液较多,组织纤维不易缠绕针体,捻针时针感不佳者,可配合其他方法以加强针感。后世针灸医家已通过临床实践肯定了其止痛效果,但就文献资料来看,龙虎交战针法还应在更多更广的领域发挥其独特的作用,如漏肩风、颈椎病、腰痛、风寒湿痹等常见病,以及截瘫、中风后遗症等瘫痪病症,亦可治疗疟疾等寒热往来之症。龙虎升降法还可用于调和阴阳,疏通经气,补泻兼施,治疗疼痛痒麻等营卫虚实不调之症,如外寒内热出现的皮肤畏寒,口渴,便秘及内寒外热出现的恶热,消化不良,怕冷食等症,对胃及十二指肠溃疡、胆结石、慢性肾炎等症也有较好的疗效。

詹德琦用龙虎交战针法治疗坐骨神经痛169例[33]:主穴取秩边、环跳,配穴取殷门、合阳、阳陵泉、丰隆、悬钟,每次选1~2个穴。主配穴均取患侧。患者侧卧位,常规消毒所取穴位,取消毒后的30号毫针,用指切进针法,将针刺入皮肤后,直接至该穴治疗所需深度,针尖略偏向病处,得气后行龙虎交战手法,先向左捻转九数,后向右捻转六数,反复施行3次,留针30分钟,然后取针。每日1次,10次为1个疗程。结果痊愈115例,显效46例,好转7例,无效1例,总有效率99.4%。

刘景洋用龙虎交战手法治疗坐骨神经痛[34]:主穴为阳陵泉。配穴取大肠俞、关元俞、环跳、委中、承山、昆仑,均取患侧。令患者伏卧或侧卧(患侧在上)。取28号2寸不锈钢毫针,用75%酒精棉球将穴位常规消毒。阳陵泉按龙虎交战手法施术,将针刺入穴位得气后,将针退到0.5寸处,以左转为主,即大拇指向前用力捻转9次;再以右转为主,即大拇指向后用力捻转6次;然后刺入1寸处、1.5寸处各重复上述手法1次。针感不能太强,以患者能忍受为限,要求针感向风市穴或昆仑穴传导为最佳,留针30分钟。大肠俞、关元俞、环跳、委中、承山、昆仑施以平补平泻手法,均留针30分钟。每日针刺1次,每周针5次,10次为1个疗程。结果治愈47例,显效30例,有效7例,无效8例,总有效率96.5%。

杨军雄用龙虎交战为主治疗急性腰扭伤86例[35]:主穴取双侧合谷、太冲。患者坐位,两手微握拳置于两膝上,穴位常规消毒,用29号,长1.5寸不锈钢毫针直刺入穴1寸许,行龙虎交战法,即先浅向左九转,再深向右六转,如此反复四遍,手法操作完毕后,留针20分钟,每隔10分钟行龙虎交战法1次,每次行该针法时,嘱患者主动作腰部前屈、后伸旋转等活动,每日1次,3次为1个疗程。按疗效评定标准86例患者治愈78例,占90.7%;有效6例,占7%;无效2例,占2.3%;总有效率达97.7%。

贾红玲用龙虎交战合平补平泻针法治疗腰椎间盘突出症[36]:龙虎交战组取双侧腰椎突出部位及其上下椎体的华佗夹脊穴为主穴,如第4、5椎间盘突出,即取第3至第5腰椎双侧的华佗夹

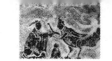

脊穴,根据疼痛、麻木部位选取患侧环跳、殷门、风市、委中、阳陵泉、承山、昆仑为配穴。针刺前先用拇指按揉片刻,用 30 号 1.5～3.0 寸不锈钢毫针直刺进针(阳陵泉向下斜刺)。华佗夹脊穴要求深刺至两椎板之间,得气后施龙虎交战针法,即先拇指向前(左)用力捻转 9 次,后拇指向后(右)用力捻转 6 次,先左后右,一补一泻,此为 1 度,一般每穴操作 3～6 度。留针 30 分钟,12 次为 1 个疗程。2 个疗程观察疗效。结果治愈 39 例,好转 5 例,无效 1 例,总有效率 97.78%。

十四、子午捣臼法

(一)概述

子午捣臼法,子,方位在下,为北,时间为夜半。午,方位为上,为南,时间为正午。子午象征方位的转动,意指捻转。捣臼,即指古代用杵在臼内舂米之状,捣臼说明杵的上下舂米动作,意指提插动作。子午捣臼法,是以捻转、提插法为主,并结合徐疾补泻组成的复式手法。子午捣臼,首载于《针灸大全·金针赋》,此后《针灸聚英》《针灸问对》《针灸大成》均对子午捣臼有所论述,但基本内容和操作与《金针赋》没有多大的区别。

(二)操作方法

子午捣臼,首先是分天人地三层操作。九入,即捣臼的动作,提针速度较慢,下捣速度较快,力量也大于提。捣针分三部,每层下捣三次,总计九次,同时配合捻针。提针亦为三层,每层提退二次,提针力量大,总计六次,配合捻针。

徐凤子午捣臼法操作要领:直刺入天部得气,边捣边进,九次达地部,同时左右捻转针体。六次提退配合左右捻转针体提回人部,反复操作。

(三)临床应用

子午捣臼法作用可导引阴阳之气,壮阳以利水,补阳兼泻阴,能消肿利水,用以治疗由阳气不行,水湿泛滥所导致的水肿、臌胀,"蛊膈膨胀之疾",包括腹水、严重的胃肠胀气、肝脾肿大及食积等症,此外,还可治疗腰肌劳损等症。

陈玲琳用子午捣臼针刺手法配合艾条灸治疗老年人习惯性便秘[37]:穴取天枢、关元、大肠俞、脾俞,用 30 号 1～1.5 寸毫针直刺进针,得气后行子午捣臼手法。先紧按慢提九数,再紧提慢按六数,同时结合左右捻转,反复行针。每间隔 5 分钟行子午捣臼手法 1 次,以保持持续针感。留针半小时,每日治疗 1 次,5 次为 1 疗程。在行针间隔中配合艾条灸,灸针刺的部位及周围,灸至皮肤微微发红为宜。结果治疗 45 例,其中男 28 例,女 17 例;年龄最小 60 岁,最大 85 岁。经 1 次针灸治疗,24h 以内大便排出者 21 例,经 2～5 次针灸治疗大便排出者 21 例,经 5 次针灸治疗大便未排出者 3 例,有效率为 93.33%。3 个月后随访未复发。

刘枫林用子午捣臼针刺手法配合艾条灸治疗术后肠麻痹 38 例疗[38]:取天枢、关元、上巨虚、下巨虚穴,双穴取双侧。操作时,选用 28 号、1.5 寸长毫针直刺进腧穴的皮内,进针的深度可根据患者的胖瘦而定,运用《金针赋》中子午捣臼手法,寻找针感,得气后反复实施,后间隔 5 分钟行子午捣臼手法,在间隔中配合艾条灸,灸腹部的俞穴,留针 1h 每日治疗 1 次。结果治愈 18 例,显效 1 例,有效 1 例,无效 2 例,总有效率 92.86%。

十五、汗、吐、下三法

(一)概述

针灸汗、吐、下三法,是在《内经》汗、吐、下三法理论基础上,经过后世医家的继承和发展,使其成为一种腧穴选择与针刺手法相结合的针灸汗、吐、下三法。

汗法,即发汗解表,祛风除邪,是表证的治疗方法。《素问·阴阳应象大论》曰:"其在皮者,汗而发之"。吐法,即涌吐痰涎、宿食、毒物,使之通过呕吐排出的治疗方法。《素问·阴阳应象大论》曰:"其高者,因而越之"。病邪位于咽喉、胸膈、胃脘,可用吐法。下法,即攻下通里,泻热导滞,治疗肠胃积热,大便秘结的方法。《素问·阴阳应象大论》曰:"中满者,泻之于内"。《内经》的汗、吐、下三法,为后世提出了辨证治疗的原则,后世医家以此为据,发展成为汗、吐、下、和、消、清、温、补药物的八法治疗。如汉代张仲景《伤寒论》用麻黄汤、桂枝汤等发汗解表,治疗太阳伤寒。又针刺风府穴等,祛风散寒,治疗伤寒初起,以免邪入里传经。《伤寒论》以瓜蒂散涌吐痰食等,是吐法的代表方剂。以大承气汤,小承气汤,调胃承气汤治疗阳明腑实之证,为药物攻下的代表方剂。金元时代张从正《儒门事亲》力主祛邪扶正,提倡"邪去正安"说,在临床上擅长汗吐下三法,在针灸施术上体现为刺络泄血法。张从正的汗、吐、下三法的内容,是极其广泛的,他认为"引涎,嚏气,追泪,凡上行者皆吐法也;灸、蒸、熏、渫、洗、熨、烙、针刺、砭石、导引、按摩,凡解表者皆汗法也;催生下乳、磨积逐水、破经泄气,凡下行者皆下法也。"明确指出"岂知针之理,即所谓药之理","出血之与发汗,名虽各异而实同",提出了刺络泻血法在临床上即汗吐下三法的治疗作用。

针刺手法与取穴相结合的汗、吐、下三法是明代李梃的独创,他在《医学入门·针灸》之附《杂病穴法篇》以汗、吐、下三法并列,分别取用合谷、内关、三阴交等穴,施用不同的针刺手法,构成了独有的针灸汗、吐、下三法。

(二)操作方法

汗、吐、下三法操作,首先是选择腧穴,汗法为合谷,吐法为内关,下法为三阴交。行针部位以人部最佳。汗法先补 81 次,再用男左女右的搓法行针十至几十次。吐法是先补 6 次,再泻 3 次,后行子午捣臼法 3 次,嘱患者配合多呼几次。下法是男左女右捻针 6 阴数(6 次、18 次、36 次),之后令患者口鼻闭气,将气吞鼓腹中,泻插一下。

李梃针刺汗吐下法技术要领具体如下。

汗法:直刺合谷穴,进针到人部,提插或捻转补泻法 81 次。男左女右搓法数 10 次,汗出身

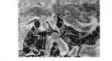

温出针。

吐法:取内关穴,直刺到人部,提插补法 6 次,提插泻法 3 次,子午捣臼法提插补法 9 次,提插泻法 6 次,同时捻转推战 1 次,吐止徐徐出针。

下法:取三阴交穴,直刺到人部,男取左,女取右侧。右转六阴数次,令患者口鼻闭气,将气吞鼓腹中,泻插一下,出针。

(三)临床应用

汗法可发汗解表,祛风散寒,用于恶寒重,发热轻、无汗、头痛、身痛、脉浮紧等风寒表证。吐法可涌吐痰涎、宿食,用于胸满脘胀,闷乱懊烦,上冲欲呕等证。下法可攻下通里,泻热导滞,治肠胃积热,大便秘结,腹痛拒按等症。

汗法的禁忌证是大吐、大泻、大出血后的患者。风寒表证兼气虚或阴虚的患者,可先以补虚,可先针足三里穴以补气,针照海、太溪穴以滋阴,然后施行汗法。该法使用后,如汗不止,可针刺补阴市、合谷穴。

吐法的禁忌证是年老体弱、久病、孕妇、产后、大出血、气虚、哮喘者不可使用。如施术后吐不止,可取足三里穴针刺补法。

下法的禁忌证是表邪未解、孕妇、产后或大出血患者忌用,年老体弱之人慎用。

十六、子母补泻法

(一)概述

子母补泻法是根据五脏六腑、十二经五输穴的五行属性,应用虚补母、实泻子的原则选取有关腧穴进行治疗疾病的一种补泻方法。《难经·六十九难》:"虚者补其母,实者泻其子,当先补之,然后泻之。"这是根据五行生克制化的理论,结合经络脏腑以及五输穴的五行属性产生的临床治疗方法。该法除了指导中药配伍用药治疗各科疾病外,还用于针灸临床取穴。就是将阴经井荥输经合五输以木火土金水为属性;将阳经以金水木火土为属性,用五行相生的顺序,与五脏六腑五行所属相合,生者为母,所生为子,排列成补母泻子的补泻方法。具体来说,如某脏腑(经)虚证,可采用补其母脏腑(经)的方法治疗;某脏腑(经)实证,以可采用泻其子脏腑(经)的方法治疗。实者泻其子,虚者补其母,能调节阴阳盛衰,达到祛邪扶正的目的,从而治愈疾病。

自金元时代以来,五行生克理论、子母补泻针刺取穴法有较大发展。《针经指南》则以《难经·七十五难》为据,在子母补泻法的应用上,可在他经取穴,如肝实肺虚,肝实就泻其子,取子经心经上的子穴少府(荥火);肺虚应补其母,取母经脾经上的母穴太白(输土)。《针灸问对》对《内经》《难经》经义又有新的认识,以《难经·五十难》虚邪、实邪、微邪、贼邪、正邪为论,提出《难经》子母补泻应当随证取穴,只有在本经自病时才取本经子母穴,否则宜取有关经穴进行补母泻子。杨继洲则认为子母补泻法在治疗五脏病时,除取穴当依五行生克关系取用他经穴位之外,还必须注重针刺手法,如针向迎随补泻、开阖补泻、徐疾补泻等。若用以治疗十二经病,则应以本经穴位为主,进行针刺补泻手法。在《针灸大成》第八卷中也反映了他对子母补泻的论点。《针灸问对》把本法称为"子母迎随",是源于《难经》中的论述。

(二)操作方法

该法的操作首先要掌握三点,一是阴阳经五输穴与五行、天干的对应关系,如表5-28所示;二是十二经及其五输穴与五行相配合的关系,如表5-29所示;三是掌握十二经的母穴、子穴、本穴。

表5-28　五输穴与五行、天干对应关系

	井	荥	输	经	合
阳经	庚金	壬水	甲木	丙火	戊土
阴经	乙木	丁火	己土	辛金	癸水

表5-29　十二经五输穴配合五行表

阴经						阳经					
五行	穴名 经名	井（木）	荥（火）	输（土）	经（金）	合（水）	穴名 经名	井（金）	荥（水）	输（木）	原	经（火）	合（土）
金	肺	少商	鱼际	太渊	经渠	尺泽	大肠	商阳	二间	三间	合谷	阳溪	曲池
土	脾	隐白	大都	太白	商丘	阴陵泉	胃	厉兑	内庭	陷谷	冲阳	解溪	足三里
火	心	少冲	少府	神门	灵道	少海	小肠	少泽	前谷	后溪	腕骨	阳谷	小海
水	肾	涌泉	然谷	太溪	复溜	阴谷	膀胱	至阴	通谷	束骨	京骨	昆仑	委中
相火	心包	中冲	劳宫	大陵	间使	曲泽	三焦	关冲	液门	中渚	阳池	支沟	天井
木	肝	大敦	行间	太冲	中封	曲泉	胆	窍阴	侠溪	临泣	丘墟	阳辅	阳陵泉

1. 本经子母补泻法

该法是根据"虚者补其母"和"实者泻其子"的原则,在本经五输穴上取穴的方法。首先找出本经及本经五输穴中本穴的五行属性,按生我者为母,我生者为子的原则,分别找出母穴、子穴。本经实证,取本经子穴为泻;本经虚证,取本经母穴为补。如肺经有病,应取肺经上五输穴的母穴和子穴,根据虚实而定补母泻子。肺经属金,肺经五输穴上的本穴也属金,是经渠。母穴是生金的穴,是属土的太渊穴。子穴是金生的穴,是属水的尺泽穴。因此肺经实证,取尺泽

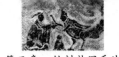

穴为泻子;肺经虚证,取太渊穴为补母。他经类推。

2.他经子母补泻法

该法仍按"虚者补其母"和"实者泻其子"的原则,而是在他经五输穴上取穴的方法。首先找出本经及本经五输穴的五行属性来,按生我者为母,我生者为子的原则,分别找出该经的母经和子经来。本经虚证取其母经上为母的穴为补,本经实证,取子经上的子穴为泻。如胆经有病,应选取胆经的母经和子经,胆经属木,本穴属木为临泣,其母经为水经,即膀胱经。其子经为火经,即小肠经。如胆经实证,应取胆之子经上的子穴。胆属木,本穴属木,子经为小肠经,小肠经上胆经的子穴属火,为阳谷。如胆经虚证,应取胆经母经上的母穴。胆属木,本穴属木,母经为膀胱经,膀胱经上胆经的母穴属水,为通谷。

子母补泻法的原则是"虚则补其母,实则泻其子",用此寻求母经、子经、母穴、本穴、子穴,而确定选取的穴位,达到治疗目的。要熟练掌握本经上的母穴、本穴和子穴。本穴即是与本经五行属性相同的五输穴,如找膀胱经上的本穴,膀胱经属水,其本穴亦属水,即荥穴通谷。又如心经上的本穴,心经属火,其本经亦属火,即荥穴少府。与本穴临近的穴,生我的穴为母穴,我生的穴为子穴。找到本穴,对寻找子穴与母穴就方便得多了。要熟悉推导五行,特别是五行的相生规律。要掌握"阳井金"、"阴井木"的规律,即阳经和井穴为金,阴经的井穴为木。按此规律,阳经的荥输经合穴分为属水木火土;同样,阴经的荥输经合穴分别属火土金水。比如,小肠经的输穴后溪穴,按井荥输经合的顺序为第三,按五行排列,井属金,顺序是金水木火土,那么第三位的输穴后溪穴即属木。

(三)临床应用

子母补泻的配方原则,应以病症性质及穴位的主治范围为前提,然后结合五输穴的五行属性,采用子母补泻法。根据具体病情,辨别经络脏腑寒热虚实,取用穴位,进行子母补泻。在实际临床中,单纯的虚症或实症并不多见,特别是有些病表里见症,虚实交错。因此治病取穴可在本经子母补泻的基础上,取用他经子母穴位,并同时配合相应的针刺手法,以达扶正祛邪,虚补实泻的作用。如心经实证,应泻子穴土穴,输穴神门,同时可泻子经上的子穴,子经是脾经,子穴太白穴,可加强治疗作用。

第三节　平补平泻法

一、概　述

平补平泻法是针刺得气后,均匀地提插、捻转而后出针的操作方法。平补平泻法最早出现

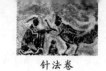

在宋代朱肱的《类证活人书》，称为"平泻法"。明代陈会的《神应经》及杨继洲的《针灸大成》完整地提出"平补平泻"。平补平泻法用于治疗虚实兼有或虚实不太显著的病症，即"不盛不虚以经取之"之意。由于其操作方法没有严格的规范，并且简单方便，故是现代临床医生应用最多的一种操作手法。甚至有人对于明确的虚证或实证，亦应用平补平泻之法，以调其经脉之气，发挥腧穴主治的特异作用和机体不同功能状态的调整作用。"平补平泻"共有三说：一说是为一种先泻后补的手法，二是杨氏"刺有大小"说，强调补泻之量的大小，三是近说（暂用此代之），为一种不补不泻的手法。

二、操作方法

平补平泻法操作时，以针刺得气后，边提插，边捻转，提插的幅度与捻转的角度不大不小，均匀一致。或者以单纯的提插行针，或者以单纯的捻转行针，使针感达到一定的刺激量后即出针。

从目前临床应用来看，平补平泻手法应该包括单式和复式两种，主要适用于虚实不太明显或虚实夹杂的病证。

1. 单式平补平泻法

针刺得气后均匀地提插、捻转后留针或退针。现今针灸临床工作者所采用的平补平泻法多为此手法，其具体操作为：针刺入一定深度得气后，缓慢均匀地左右捻转和上下提插，提插的幅度和捻转的角度应轻重适中，徐入徐出，从而达到从阴引阳，从阳引阴的效果。

2. 复式平补平泻法

（1）先泻后补法：即陈会之法。是采用提插或捻转的补泻手法，先施泻法，后行补法，先祛病邪，后扶正气。

（2）小补小泻法：即杨继洲之法。亦是采用提插和捻转补泻手法，是介于补与泻之间的手法，也是均匀柔和的提插捻转手法。该法适宜于虚证或实证较轻的病证，同时对虚实夹杂及慢性病也较适宜。

由上可以看出，平补平泻手法既有单式手法，亦有复式手法。单式平补平泻手法主要以提插或捻转为主；复式平补平泻手法一般是指提插与捻转手法的结合施术。

三、临床应用

"平补平泻"针法是在阴阳一般性（或通常性）的不平衡时使用，使阴阳变其平衡，其标准是使内外阴阳之气调和即可。而"大补大泻"则是当阴阳都具明显的偏盛偏衰状况下才使用。"平补平泻"是各种补泻手法中补或泻的具体针刺补泻手法，是以病证之虚实为前提的。"补虚泻实"是历代针灸学家十分重视的，任何补泻手法都不能偏离补虚与泻实两种性质完全不同的

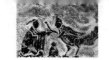

原则。刺法的区分补泻,是以证候的虚实为前提。《灵枢》所载"盛则泻之,虚则补之,不盛不虚,以经取之"是针灸施治取穴的总则。在方法上,除补法、泻法之外,还有导气法,适用于"非有余不足"的病证。导气法可以认为是近人所说"平补平泻"法的最初载述。

参考文献

[1]　李伟杰,陈文娟.针向迎随补泻法配合电针法治疗面瘫[J].光明中医,2009,4(2):30.

[2]　余腊梅.迎随补泻针刺法治疗尿潴留38例[J].湖南中医杂志,1999,15(3):36.

[3]　郭效汾,邢文堂,杨硕平.顿退六部针刺手法治疗陈旧性面瘫260例[J].针刺研究,1994,19(2):8-9.

[4]　程绍鲁,刘蕙娟.毫针平刺滞针提插法进行软组织松解术的临床应用[J].针灸临床杂志,1999,15(2):21-22.

[5]　刘汉平,梁波.水沟穴快速提插法为主治疗抑郁性神经症25例[J].四川中医,2003,21(9):88-89.

[6]　刘佳.针刺治疗婴幼儿腹泻240例[J].江苏中医,1998,19(2):36.

[7]　宋淑华."烧山火"针刺手法治疗肾阳虚型不孕症50例式[J].陕西中医,2007,28(3):331

[8]　王萍,江宁."烧山火"手法治疗胃下垂50例[J].中医外治杂志,2005,14(6):43.

[9]　彭建明,卢洪,胡虚白.烧山火针法治疗肩周炎疗效观察[J].中国针灸,2006,26(8):581-582.

[10]　王自兴.烧山火针刺疗法治疗周围性面神经麻痹42例[J].河北中医,2004,26(5):363.

[11]　吴国凤,任飞,张硕.烧山火手法治疗进行性脊肌萎缩症和肌萎缩性侧索硬化症15例[J].中国针灸,2000,20(7):400.

[12]　刘月振.透天凉手法针刺鱼际为主治疗咽炎76例[J].中国针灸,2002,22(1):324.

[13]　费兰波.青龙摆尾针法治疗腰椎间盘突出症疗效观察[J].中国中医骨伤科杂志,2005,13(1):47.

[14]　焦杨.青龙摆尾针法治疗根性坐骨神经痛80例分析[J].中医药学刊,2004,22(4):729.

[15]　李子勇,老锦雄.青龙摆尾法治疗网球肘91例的临床观察[J].按摩与导引,2006,22(3):9.

[16]　张爱冰.苍龟探穴法治疗网球肘38例临床观察[J].中国针灸,2003,19(3):38.

[17]　邱有法.苍龟探穴法治疗关节疼痛100例疗效观察[J].云南中医中药杂志,2006,27(2):35.

[18]　邹建华.苍龟探穴法针刺率谷穴治疗偏头痛35例[J].中医药学刊,2005,23(4):723.

[19] 王兵,刘家瑛.苍龟探穴针刺法为主治疗单纯性肥胖 40 例[J].中医杂志,2005,46(10):768-769.

[20] 邢民.苍龟探穴治疗中风下肢功能障碍 126 例[J].针灸临床,2005,14(5):9.

[21] 陈红路,严晓春.苍龟探穴法为主治疗梨状肌综合征 55 例[J].中国针灸,2002,22(4):276.

[22] 曾奕.赤凤迎源针法治疗落枕 48 例疗效观察[J].新中医,2002,34(9):50.

[23] 王泽涛,付培红,刘庆思,等.赤凤迎源针法治疗术后腹胀 100 例临床观察[J].中国针灸,1999,19(7):436.

[24] 吴耀.迎随补泻法考辨[J].安徽中医学院学报,2002,21(4):8-10.

[25] 张玉欣,孙谊.阳中隐阴针法临床应用一则[J].中国民间疗法,2004,12(8):10.

[26] 王贡臣,齐桂凤.阳中隐阴针法治疗荨麻疹 17 例[J].针灸临床杂志,1995,15(3):32.

[27] 李关键,胡玲.运用"阳中隐阳"针刺法治疗偏头痛 56 例疗效观察[J].甘肃中医,2008,21(5):32-33.

[28] 陈美仁,郭翔,李强,等.针刺手法参数测试仪评判针刺提插法的研究[J].中医药导报,2009,15(7):53-54.

[29] 陈少孚.呼吸补泻的初步探讨[J].天津中医学院学报,1984(10):19-21.

[30] 龙振寅,陈丽萍.项七针加运气法治疗颈椎病 81 例[J].针灸临床杂志,2002,18(2):11.

[31] 吴成长,倪莹莹."治病八法"临床应用举隅[J].针灸临床杂志,1996,12(1):26-27.

[32] 周玉艳.交经刺治疗扭伤 67 例[J].上海针灸杂志,1991,10(2):16-17.

[33] 詹德琦.龙虎交战针法治疗坐骨神经痛 169 例疗效观察[J].中国针灸,2000,20(8):481.

[34] 刘景洋.龙虎交战手法治疗坐骨神经痛的疗效观察[J].中国针灸,2000,20(2):91.

[35] 杨军雄.龙虎交战为主治疗急性腰扭伤 86 例[J].针灸临床杂志,2003,19(12):29.

[36] 贾红玲.龙虎交战合平补平泻针法治疗腰椎间盘突出症疗效对比观察[J].辽宁中医药大学学报,2007,9(3):132.

[37] 陈玲琳,马素萍.子午捣臼针刺手法配合艾条灸治疗老年人习惯性便秘[J].中国针灸,2002,22(8):540.

[38] 刘枫林,陈玲琳,赵孝珍.子午捣臼针刺手法配合艾条灸治疗术后肠麻痹 38 例疗效观察[J].针灸临床杂志,2003,19(9):26-27.

[39] 李鼎.针灸玉龙经神应经合注[M].上海:上海科学技术文献出版社,1995.

第六章

头面部微针法

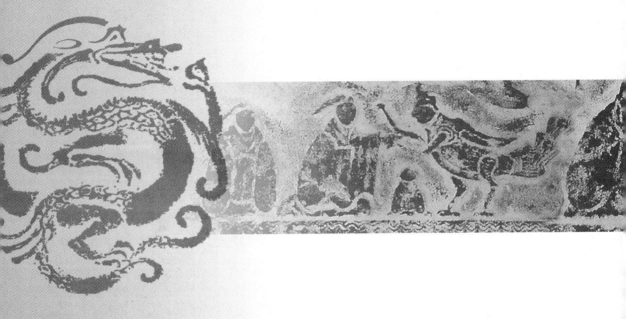

第一节 头针法

一、概 述

头针疗法,是指采用毫针或其他针具刺激头部特定部位以治疗全身病症的一种方法。它是在传统针灸学及现代的解剖学、神经生理学、生物全息论基础上,产生的一种新的治疗方法,具有简便易行,疗效显著、安全等优点。因头部肌肉浅薄、血管丰富,在临床上常采用沿皮刺透穴的方法,并结合捻转、提插等施术手法。

(一)源流发展

头针疗法源于古人针刺头部腧穴治疗疾病。早在两千多年前《素问·骨空论》记载:"头痛身重,恶寒,治在风府。"《灵枢·五乱》曰:"气乱于头则为厥逆,头重眩仆……取之天柱"。汉代《太平经·灸刺诀第七十四》曰:"灸刺者,所以调安三百六十脉,通阴阳之气而除害者也。三百六十脉……外出周旋身上,总于头顶,内系于脏。"晋代皇甫谧的《针灸甲乙经》中有很多头部腧穴治疗疾病的记载,如"咽肿难言,天柱主之,癫疾,大瘦,脑空主之,小便赤黄,完骨主之。"在此后各代医籍中有关头部腧穴治疗疾病的记载亦非常丰富。虽然古代医家已经在经络理论上认识到头部的重要性,但在临床选取头部腧穴治病时,仍主要治疗神志病、寒热病及头面五官疾病,尚未达到用头部腧穴治疗全身各部疾病的程度。

20世纪50年代末,针灸工作者受到耳针疗法的启发,开始留意观察头部区域与全身各部分的对应关系。通过长期不懈的临床实践,反复验证,总结升华,形成了不同的头针穴名体系,产生了不同风格的流派,下面将几种常用头针体系进行介绍。

焦氏头针是山西焦顺发于1971年首先提出,以中医针灸学之经气横向联系的理论为依据,结合大脑皮层功能定位在头部发际区的投影部位来划分治疗区。为了准确地掌握刺激区的定位,焦氏根据头颅外表的一些标志,首先确定了两条标准线:前后正中线是从两眉之间至枕外隆凸下缘的头部正中连线;眉枕线是从眉毛上缘中点至枕外隆凸尖端的头侧面的水平连线。然后确定了十六个治疗区,即运动区、感觉区、舞蹈震颤控制区、血管舒缩区、晕听区、言语二区、言语三区、运用区、足运感区、视区、平衡区、胃区、肝胆区、胸腔区、生殖区、肠区。在针刺手法上,采用进针快,捻转快、起针快的"三快针刺术"。

陕西省方云鹏先生根据大脑在头皮上的投影定位,将生物全息理论和大脑皮质功能定位理论相结合,并结合临床实践经验创立方氏头针体系。他认为头部存在未被经络学说和神经学说包括的穴区,并提出伏象和伏脏学说。"伏象"学说是指头顶部的穴区形状伏于冠状缝、矢状缝和人字缝上的人体自然缩影,从前到后依次为头颈部、上肢、躯干和下肢,这实际上就是一个头朝前、足朝后的全息胚。"伏脏"学说画出了横伏于前发际部的左右对称的人体缩形图,是额区头皮全息穴位的体现。方氏认为人体头顶有一个俯伏的头前尾后的人体缩影,将头部分为7个穴区和21个穴位。7个穴区分别为伏象(总运动中枢1区),伏脏(总感觉中枢2区),倒象(运动中枢2区),倒脏(感觉中枢2区)。21个穴位投影区为思维说话、书写、记忆、信号、运平、听觉、嗅味、视觉、平衡、呼循。针刺手法以线刺(直刺或斜刺)加捻转为主。

林学俭头针刺激新区,是上海林学俭老师在按大脑皮质功能定位选择头针刺激区的基础上,根据神经生理学观点,以及脑功能与血流的关系,所发现的一些新的刺激区。共分六区,对治疗颅脑外伤后遗症、小儿脑性瘫痪和神经性耳聋有较好的效果。林氏头针有:颞三针、额三针、运动前区、附加运动区、声记忆区和语言形成区。

上海市汤颂延老师根据脏腑学说和针灸理论,主要运用生物全息理论设计了意象头针模式,汤颂延老师将人体头部表面的额颞,发际的皮区,以顶耳线为界分为前、后两个部分。前半部分穴区如一仰卧人体,后半部分穴区如一俯卧人体;该前后二人的四肢均向左右两侧下垂。汤氏头针根据人体缩形,将仰卧人体分为额面区、上焦区、中焦区、下焦区、上肢阴区、下肢阴区,将俯卧人体分成腰骶区、背区、枕项区、上肢阳区、下肢阳区,而这些区域又往往再被分成数个刺激区或数条刺激线,如中焦区则包含肝胆区、脾胃区,上肢阴区则包含肩阴线、肘阴线、腕阴线、指掌线等。采用多针、短针,主张浅刺加提插、久留针。

北京朱明清在"头针穴名标准化方案"基础上,根据中医理论,结合临床实践,总结增加了

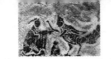

9条新的头针治疗带。认为人体头顶部也是人体的一个缩影，是以矢状缝为中心，但与方氏头针的"伏象"相反，其人体缩影是头朝后，尾骨朝前，面部朝上，而其四肢的分布位置也正相反。从前到后分为三等分，前1/3为下焦，中1/3为中焦，后1/3为上焦，因与经络相联系，所以针其相应部位可治疗全身疾病。针刺手法以抽气法和进气法为主，以抽气法为泻，进气法为补。

黑龙江中医学院于致顺教授从实践中总结出的一种头针治疗方法称为于氏头针体系。于教授提出将头部分为7个区，并对各个治疗区的定位、与大脑皮质的投影关系及主治作用做了探索。采用丛刺，主张长留针、间断捻转的方法。

在头针的发展过程中，由于各大流派的理论依据和实践经验不同，以致针刺部位有穴、线、区、带等分歧，手法有快速捻转、提插捣动，进退疾徐等区别。为了规范头针针刺部位，适应国际间头针疗法的学术交流的需要，进一步普及和推广头针疗法，1983年在国家针灸学会的主持下，经过充分论证，集诸家之长共同拟定了《头皮针针刺部位国际标准化方案》，该方案并于1984年6月在日本东京召开的世界卫生组织西太平洋穴名工作会议上通过，定名为《头皮针穴名国际标准化方案》，在1989年11月世界卫生组织主持召开的国际标准针灸穴名科学组会议上正式通过。本方案确定了四区、十四条治疗线。世界卫生组织于1991年将这个标准化头针针刺部位方案公开颁布。目前，头针疗法已在欧美、日本、东南亚等几十个国家和地区应用于临床治疗，有众多医疗工作者和针灸爱好者学习头针疗法，可见头针疗法已被国际医疗界认同。

2008年4月，经中国国家质检总局、国家标准委批准，发布了11项国家标准针灸技术操作规范，并于2008年7月1日起正式实施，其中由长春中医药大学王富春教授负责起草的头针部分，明确了头针技术操作的术语和定义、操作步骤与要求、操作方法、注意事项与禁忌等内容，并在附录中列出了相应的主要适应证。2010年6月世界针灸学会联合会头针行业标准制定国际研讨会在长春举行，王富春教授作为头针技术操作规范国际标准制定工作课题组组长，提出《头针技术操作规范国际标准（征求意见稿）》，并与世界各国针灸专家共同就该标准草案中头针的概念、定义、进针手法、施术方法、英文翻译等基本内容展开了认真的讨论，形成新的标准草案征求意见稿，拟确立头针行业国际标准，成为世界针联国际标准化项目中的重要组成部分。

头针疗法在临床上已被应用到内、外、妇儿、骨伤、神经内科、眼科、皮肤科等100多种疾病的治疗中，并被用于外科手术麻醉。

（二）理论根据

经络学说与脏腑学说是指导中医、针灸临床治疗的理论基础。经络内属于脏腑，外络于肢节，沟通于脏腑与体表之间，将人体脏腑组织器官构成一个有机的整体，通过行气血营阴阳，使人体各部的功能活动得以保持协调和相对的平衡。经络系统不仅在外邪侵袭时，有抗御病邪，反映全身或局部证候的作用；而且在防治疾病时，还可起传导感应.调整虚实的作用。针灸治疗疾病正是通过体表腧穴来影响经络,经络接受来自体表的刺激,传导至相关脏腑,达到疏通气血运行,调整脏腑功能,治疗疾病的目的。头针疗法正是基于这一原理,刺激头部的经络腧穴,来调整气血运行和脏腑功能状态。

1. 头与经络

头部与经络的联系是十分密切的。《灵枢·邪气藏府病形》曰:"十二经脉,三百六十五络,其血气皆上于面而走空窍。"在十二经脉中直接循行分布于头部的经脉有手少阳三焦经、足阳明胃经、足太阳膀胱经、足少阳胆经及足厥阴肝经。奇经八脉中有督脉、阳维脉和阳跷脉。十五络脉中督脉之络长强循行于头部。十二经别中有足阳明经别、足少阴经别、足太阳经别、足少阴经别、手少阳经别及手厥阴经别。十二经筋中有手阳明之筋,手太阳之筋,手少阳之筋,足太阳之筋,足少阳之筋,足少阴之筋。十二皮部中有足阳明胃经皮部,足太阳膀胱经皮部,足少阳胆经皮部及手少阳三焦经皮部。其他没有直接循行分布于头部的经络通过表里经及相互络属关系间接与头部联系,如所有阴经的经别合于相表里的阳经经别后均到达头部。

2. 脑与经络

脑是人体生命活动中枢,掌管人的各种精神意识及思维活动,虽然有颅骨相隔,但某些经脉仍能入于脑。《灵枢·经脉》曰:"膀胱足太阳之脉,其支者,从巅入络脑",《难经》曰:"督脉者……上至风府,入属于脑","肝足厥阴之脉……与督脉会于巅",阳维脉与阳跷脉绕于头部两侧至风府穴,与督脉经气相会合,实际亦通于脑。《灵枢·脑论》曰:"脑为髓之海,其输上在于盖,下在风府。"盖为督脉之百会穴,说明脑与督脉之间的密切联系。

3. 头与脏腑

头部通过经络与脏腑相联系,如果脏腑功能失调,头部也会出现相应症状,这些症状是通过循行于头部的经络来表现的,如《素问·邪气藏府病形》曰:"肝病者……气逆则头痛",《素问·厥论》曰:"巨阳之厥,则肿首头重",《素问·邪气藏府病形》云:"心脉……微涩为……巅疾","肺脉急甚为巅疾"。五脏病甚至还可出现各种精神障碍症,如手厥阴经心包病,则昏厥、谵语、喜笑不休;手少阴心病,则眩晕、昏扑、精神失常等。

4. 头与气血

头部发际区为经络分布密集的部位,是气血汇集之所在。气血盛衰直接影响头皮润泽和头发的荣华。《灵枢·经脉》曰:"手少阴气绝则脉不通,脉不通则血不流,血不流则毛色不泽。"《儒门事亲·目疾头风出血最急说八》曰:"至人年少,发早落,或白屑者,此血热而太过也。"《医学入门·脏腑条分》曰:"血盛则发润"。由上可知,因为头部是气血汇聚之处,气血的盛衰可通过头部发际区的皮肤、毛发荣衰而表现出来。

二、定位与主治

(一)定位与主治

1.标定线

有两条前后正中线和眉枕线见图6-1。

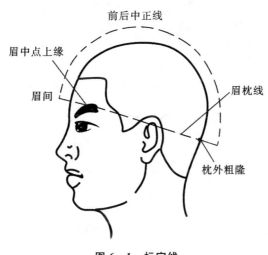

图6-1 标定线

(1)前后正中线:眉间和枕外粗隆顶点下缘的连线。

(2)眉枕线:眉中点上缘和枕外粗隆尖端的头侧面连线。

2.头针刺激部位

按颅骨的解剖名称额区、顶区、颞区、枕区分为4个区,14条标准线(左侧、右侧、中央共25条)。

(1)额区:包括额中线、额旁1线、额旁2线、额旁3线,见图6-2。

额中线:在额部正中,前发际上下各0.5寸,即自神庭穴向下针1寸,属督脉。主治神志病,头、鼻、舌、眼、咽喉病等,如神昏、失眠、健忘、多梦、癫狂痫、头痛、鼻塞、目赤、咽痛等。

额旁1线:在额部,额中线外侧直对眼内角(目内眦),发际上下各0.5寸,即自眉冲穴沿经向下针1寸,属足太阳膀胱经。主治肺、心等上焦病证,如咳嗽、胸痛、感冒、失眠、心悸怔忡、心绞痛、支气管哮喘等。

额旁2线:在额部,额旁1线的外侧,直对瞳孔,发际上下各0.5寸,即自头临泣向下针1寸,属足少阳胆经。主治脾、胃、肝、胆等中焦病症,如胃痛、脘痞、急慢性胃炎、胃十二指肠溃疡、肝胆疾病等。

额旁3线:在额部,额旁2线的外侧,直对眼外角,自头维穴的内侧0.75寸处,发际上下各0.5寸,共1寸,属足少阳胆经与足阳明胃经之间。主治肾、膀胱等下焦病证,功能性子宫出血、阳痿、遗精、子宫脱垂、尿频、尿急等。

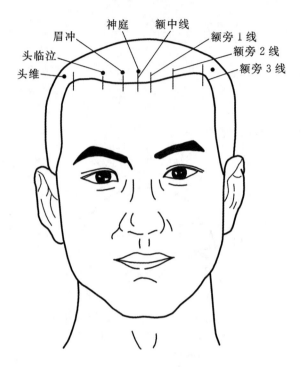

图 6-2　头正面头针穴线图示

(2)顶区:包括顶中线、顶颞前斜线、顶颞后斜线、顶旁 1 线、顶旁 2 线,见图 6-3。

顶中线:在头顶正中线上,自百会穴向前 1.5 寸至前顶穴,属督脉。

主治:腰腿足病证,如瘫痪、麻木、头痛、皮层性多尿、小儿遗尿、脱肛、胃下垂、子宫脱垂、眩晕等。

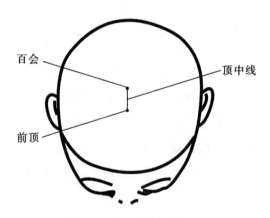

图 6-3　头顶头针穴线图示

顶颞前斜线:在头部侧面,从前顶穴至悬厘穴的连线,见图 6-4。此线斜穿足太阳膀胱经、足少阳胆经。

主治:对侧肢体中枢性运动功能障碍。将全线分 5 等分,上 1/5 治疗对侧下肢中枢性瘫痪;中 2/5 治疗对侧上肢中枢性瘫痪;下 2/5 治疗对侧中枢性面瘫、运动性失语、流涎、脑动脉硬化等。

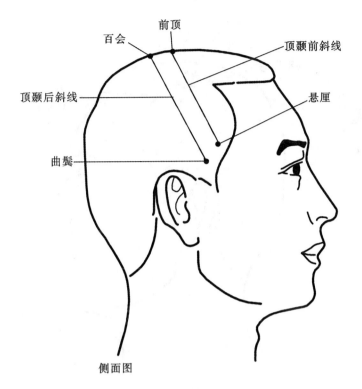

图 6-4　头侧面头针穴线图示（一）

顶颞后斜线：在头部侧面，从百会穴至曲鬓穴的连线，见图 6-4。此线斜穿督脉、足太阳膀胱经和足少阳胆经。

主治：对侧肢体中枢性感觉障碍。将全线分成 5 等分，上 1/5 治疗对侧下肢感觉异常；中 2/5 治疗对侧上肢感觉异常；下 2/5 治疗对侧头面部感觉异常。

顶旁 1 线：在头顶部，顶中线左右各旁开 1.5 寸的两条平行线，自承光穴起向后针 1.5 寸，属足太阳膀胱经，见图 6-5。

主治：腰腿足病证，如下肢瘫痪、麻木、疼痛等。

顶旁 2 线：在头顶部，顶旁 1 线的外侧，两线相距 0.75 寸，距正中线 2.25 寸，自正营穴起沿经线向后针 1.5 寸，属足少阳胆经，见图 6-5。

主治：肩、臂、手病证，如上肢瘫痪、麻木、疼痛等。

（3）颞区：包括颞前线和颞后线，见图 6-5。

颞前线：在头部侧面，颞部两鬓内，从额角下部向前发际处颔厌穴到悬厘穴，属足少阳胆经。

主治：偏头痛、运动性失语、周围性面神经麻痹及口腔疾病等。

颞后线：在头部侧面，颞部耳上方，耳尖直上自率谷穴到曲鬓穴，属足少阳胆经。

主治：偏头痛、眩晕、耳聋、耳鸣等。

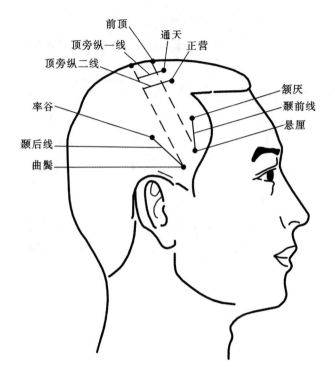

图 6-5　头侧面头针穴线图示(二)

(4)枕区:包括枕上正中线、枕上旁线和枕下旁线,见图 6-6。

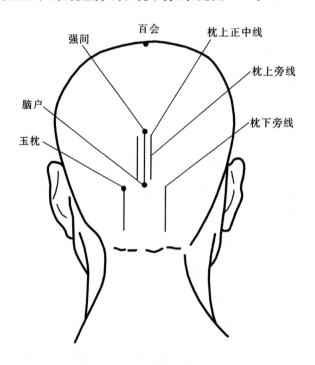

图 6-6　头后面头针穴线图示

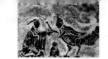

枕上正中线在枕部,枕外粗隆上方正中的垂直线。自强间穴至脑户穴,属督脉。

主治:眼病、腰脊痛等。

枕上旁线:在枕部,枕上正中线平行向外 0.5 寸。

主治:皮层性视力障碍、白内障、近视眼、目赤肿痛等眼病。

枕下旁线:在枕部,从膀胱经玉枕穴,向下引一直线,长 2 寸,属足太阳膀胱经。

主治:小脑疾病引起的平衡障碍、后头痛、腰背两侧痛。

(二)头针的适用范围

(1)中枢神经系统疾患和脑血管疾病所致偏瘫、失语、假性球麻痹,小儿神经发育不全和脑性瘫痪,颅脑外伤后遗症,脑炎后遗症,以及癫痫、舞蹈病和帕金森病等。

(2)精神分裂症、癔病、考场综合征、抑郁症等精神疾患。

(3)疼痛和感觉异常等病症,如头痛、三叉神经痛、颈项痛、肩痛、腰背痛、坐骨神经痛、胆绞痛、胃痛、痛经等各种急慢性疼痛病症,以及肢体远端麻木、皮肤瘙痒症等病症。

(4)皮层内脏功能失调所致疾患高血压病、冠心病、溃疡病、性功能障碍和月经不调,以及神经性呕吐、功能性腹泻等。

(5)内妇儿科疾病,如感冒、支气管哮喘、糖尿病、尿路感染、甲状腺功能亢进症、高血压、崩漏、小儿惊风等。

(6)外科及运动系统疾病,如颈椎病、腰椎病、肩周炎、踝关节扭伤、直肠脱垂等。

(7)五官科疾病,如梅尼埃病、神经性耳聋、近视、咽炎、复发性口疮等。

三、操作方法

(一)取穴原则

头针的临床取穴,主要从以下三个方面。

1. 辨病取穴

根据病变部位、性质、选取相应的头穴针刺,是头针取穴的主要原则。

以中枢神经系统为例,中风偏瘫其病变部位在大脑皮层中央前回、后回者,分别取用运动区(或顶颞前斜线)、感觉区;中风失语引起的失语,运动性失语取言语 1 区(即运动区下 2/5),感觉性失语取言语 3 区,命名性失语取言语 2 区。

对于癫痫患者则可根据脑电图显示确定病变部位,选用相应头针穴位。如额叶癫痫取额区的额中线、额旁 1 线、顶叶癫痫取顶中线或足运感区,颞叶癫痫取颞后线或晕听区,枕叶癫痫取枕上正中线。

2. 辨证取穴

根据临床表现,采取循经取穴和脏腑功能取穴的方法,属于辨证取穴范畴。

某些头针治疗线与头部经络相重叠,如在该经脉循行部位发生病变,则可选取与该经脉在头部循行线相重叠的头部治疗线。如急性腰扭伤与慢性腰背痛,病变属于足太阳膀胱经与督脉,头针取穴则以枕上正中线,枕上旁线为主,即为循经取穴。

又如,心主血脉,心主神明,开窍于舌,根据脏腑功能取穴,血脉病、神志病、舌病都可取用与心相应的头针治疗线(区),如额旁1线(右)或胸腔区。

3. 对症取穴

临床治疗中,头针取穴也可选用对症取穴的形式。如额旁1线、额旁2线、额旁3线以治疗急性病症及痛症见长,肩痛取顶结后线,腰背痛取顶结前线。

4. 经验取穴

根据长期临床实践摸索出来的对某些疾病有特殊疗效的穴位。如人在选取感觉区治疗头痛时,却无意间发现同时治好了阳痿病,于是每治疗阳痿病时,配用感觉区,疗效就要好一些。

(二)针前准备

1. 针具

临床一般选用30号或32号不锈钢毫针,因头针操作上的需要,对针具必须严格选择,要求毫针针尖锋利、无倒钩,针柄牢固,针体端直,无锈蚀和折痕。为了保证针具质量,避免交叉感染,一般每个患者宜有一套专用针具。如有条件时,提供使用一次性无菌针灸针。

毫针的长度,可根据患者的年龄、体质和治疗部位等加以选择。一般而言,婴幼儿用5分针,成人用1.5~2寸针,体弱者用1寸针,体壮者用1.5~2寸针,颞部用较短的毫针,而巅顶部可用较长者。

2. 体位

采用头针治疗疾病时,患者一般取正坐位。正坐位利于医生观察患者的面部表情和治疗效果,也便于头针操作,对医患双方思想集中有益处。若患者身体虚弱或有晕针史者,亦采用半卧位或仰卧位,婴幼儿可嘱其家长怀抱正坐。对于一些有特殊情况的患者,其体位可灵活掌握。

3. 消毒

头针消毒与体针基本一致,最好采用一次性针具,对非一次性无菌性针具,应坚持将每次用过的针具先用75%医用酒精擦拭,再进行高压灭菌消毒,待消毒完成后在针盒上标明消毒日期,以备后须使用。并且严格遵守一人一套针具的制度,杜绝一针多人应用,避免交叉感染。

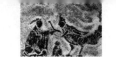

针刺治疗前,一般要求患者把头皮清洗干净。针刺部位可用 75％酒精棉球或棉签在施术部位由中心向外环行擦拭。方可针刺,以免引起感染。

4.治疗部位的暴露

头针的治疗部位分布于发际区。在针刺前,暴露头皮,分开局部头发十分重要。一则便于正确取穴,二则可防止针尖刺入发囊引起疼痛。同时,对局部有感染、瘢痕者,应避开该处进针。

(三)进针方法

1.指切进针法

左手拇指指甲掐切头穴,右手持针,针尖紧靠指甲边缘,迅速刺入皮下。

2.捻转进针法

右手持针,稍微用力,缓慢捻转进针,捻转角度在 45°以内,拇指向前后均匀捻转,边捻转,边进针。

3.快速进针法

用一手拇指,示指尖捏住针体下端,距针尖约 2cm 处,将针尖对准进针点,手指尖距头皮约 5~10cm,手腕背屈后,然后手腕突然向腹侧屈曲,使针尖冲进头皮下或肌层。

4.快速推进针体

快速推进针体的进针方法有两种。

(1)单手推进:飞针刺入后,一手拇、示指尖捏住针柄下半部,中指紧贴针体末端,沿头针刺激区(治疗线)方向,将针体推进至帽状腱膜下层。

(2)双手推进:飞针刺入后,一手拇、示指尖捏住针柄下半部,中指紧贴针体,另一手指、示指尖轻轻捏住针体近皮处,以免针体弯曲,然后将针体推进至帽状腱膜下层。

(四)行针方法

针体进入帽状腱膜下层后,医生可通过各种手法操作,激发患者针感,达到有效刺激量,头针的针刺手法,主要有捻转、提插、迎随、震动、弹拨针柄等。

1.捻转手法

(1)快速捻转手法:在针体进入帽状腱膜下层后,术者肩、肘、腕关节和拇指固定不动,以保持针刺不能上下移动。示指第一、二节呈半屈曲状,用示指第一节的桡侧面与拇指第一节的掌侧面持住针柄,然后示指掌指关节作伸屈运动,使针体快速旋转,要求捻转频率在 200 次/分以上,持续 2~3 分钟。其特点是速度快,频率高,易激针感,能在较短时间内达到有效刺激量。

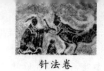

(2)捻转补泻手法:头针操作临床上亦有采用一般速度的捻转补泻手法。

捻转补法:捻针时,拇指向前用力较重,示指向后用力较轻,针体以左转为主,为补法。

捻转泻法:捻针时,示指向前用力较重,拇指向后用力较轻,针体以右转为主,为泻法。

平补平泻:拇、示指均匀用力来回捻针,缓慢轻柔,其捻针幅度在90°以内。

2. 提插手法

(1)抽气法:手持毫针沿皮刺入帽状腱膜下层,将针向内推进1寸左右处,保持针体平卧,用拇、示指紧捏针柄,以爆发力向外迅速抽提针体3次,每次至多提出1分许,再缓慢将针向内插至1寸处。如此反复操作,持续1分钟左右。

(2)进气法:手持毫针沿皮刺入帽状腱膜下层,将针向内推进1寸左右处,保持针体平卧,用拇、示指紧捏针柄以爆发力向内迅速进插针体3次,每次至多插入1分,再缓慢将针向外提至1寸处。如此反复行针,持续1分钟左右。

上述手法关键有二,一是术者的提力,二是行针的速度,指力要求术者用爆发力即瞬间用力,向内插针或向外提针的速度要快。同时,要求每次抽提或进插针体的幅度要小,因此,称为"小幅度提插"。本法的特点是患者痛苦很小,术者省力、省时,而达到较大的刺激量。

3. 徐疾补泻手法

徐疾补法,缓慢而用力地将针下插至帽状腱膜下层,针深0.8寸,然后紧压进针点半分钟,再迅速退针至皮下。上述手法应行反复多次,行针时间达10分钟,再出针。徐疾手法有补泻意义,徐进而疾出是为补,疾进而徐出是为泻。

4. 迎随补泻

迎随补泻是指针尖方向顺经脉循行走向,还是逆经脉循行走向的针刺手法。针尖方向顺经脉走向者,为补法;针尖方向逆经脉走向者,为泻法。

头针的迎随补泻,一般适用于治疗线(区、带)与经脉循行线相重叠的情况,如额中线、顶中线、枕上正中线等。实际上,属于针刺方向的范畴,以下主要介绍标准方案各线的迎随补泻法。

(1)额中线:额中线在前额发际处与督脉重叠。督脉在前额发际处是由上而下循行的。补法以顺经脉循行,从神庭穴进针,针尖由上而下,达前额发际下5分处。泻法以逆经脉循行,从前额发际下5分处进针,针尖再由下而上,达神庭穴。

(2)额旁1线:额旁1线在前额发际与足太阳经重叠,足太阳经在该处由下而上循行。补法以顺经脉循行,从前额发际下5分处进针,针尖由下而上,达眉冲穴。泻法以逆经脉循行从眉冲穴进针,针尖由上而下,达前额发际下5分处。

(3)额旁2线:额旁2线在前额发际处与足少阳经相重叠,足少阳经在该处由下而上循行。补法以顺经脉循行,从前额发际下5分处进针,针尖由下而上,达头临泣穴。泻法以逆经脉循

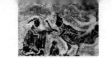

行,从头临泣穴进针,针尖由上而下,达前额发际下 5 分处。

(4)顶中线:顶中线在头顶发际处与督脉相重叠,督脉在该处由后(百会穴)向前循行。补法以顺经脉循行,从百会穴进针,针尖向前,达前顶穴。泻法以逆经脉循行,从前顶穴进针,针尖向后,达百会穴。

(5)顶旁 1 线:顶旁 1 线在头顶发际处与足太阳经相重叠,足太阳经在该处由前向后循行。补法以顺经脉循行,从承光穴进针,针尖向后,达通天穴。泻法以逆经脉循行,从通天穴进针,针尖向前,达承光穴。

(6)顶旁 2 线:顶旁 2 线在头顶发际处与足少阳胆经相重叠,足少阳经在该处由前向后循行。补法以顺经脉循行,从正营穴进针,针尖向后,达承灵穴。泻法以逆经脉循行,从承灵穴进针,针尖向前,达正营穴。

5. 震动手法

将针体刺入帽状腱膜下层 1 寸左右,得气后留针 1 分钟,将针体提出 1/3,轻轻旋捻提插使针体微微震动 9 次,每隔 3~4 分钟重复行针 1 次。共行针 9 次。本法适用于外伤性截瘫的治疗。

6. 弹拨针柄手法

在头针留针期间,可用手指弹拨针柄,用力宜适度,速度不宜过快。一般可用于不宜过强刺激之患者,如老人、小儿、体弱者。

(五)电针疗法

电针疗法是在针刺穴位得气后,用电针仪输出脉冲电流通过毫针作用于相应的穴位,利用脉冲电流替代手法的机械刺激,以达到治疗疾病的一种疗法。临床上应用头针治疗某些疾病需要快速捻转针体约 200 次/分,在实际操作方面有所不便,某些医疗工作者通过脉冲电刺激代替手法的机械刺激,而且脉冲电刺激的频率和输出强度是可以调节的,有效地控制刺激量。

1. 电针仪的选择

适用于头穴(线、区、带)进行电针疗法的电针仪,应注意最大输出电压和电流量,最大输出电压在 40V 以上者,最大输出电流限制在 1mA 以内为宜,以免发生危险。常用的电针仪以有多路输出和多种波形的脉冲式电针仪为首选。

2. 操作方法

(1)操作步骤:先按毫针刺法将针刺入穴位(治疗线、区),待得气并施行手法后,将电针仪的输出线正负二级分别接连在针柄(或针身)上,根据病情选择适合的波形和频率,将输出电位器调至"0"位,然后开启电源开关,并逐渐提高输出电流量至所需的强度。通常通电一段时间后,由于患者对脉冲电流刺激逐渐适应,须适当增加输出电流量,以保证疗效。治疗完毕后,需先将输出电位器退回至"0"度,然后关闭电源开关,取下导线,将针轻捻几下后出针。

(2)电流强度:电针治疗时,电流量的大小,一般根据患者的耐受程度来决定,即电流强度增加至患者能耐受为止。其刺激强度大致可分为强、中、弱三种刺激量。强刺激的刺激量大,针感强烈,肌肉有明显的收缩,因刺激量超过痛阈故感觉疼痛,临床上多用于精神分裂症,肌肉麻痹、瘫痪等疾病;中等刺激的刺激量能引起肌肉明显收缩,患者无明显的不适感,临床用于一般疾病的治疗和镇痛;弱刺激的刺激量小,肌肉稍有震颤,临床用于神经衰弱、冠心病及小儿患者。

(3)波形:常用电针刺激波形有正弦波、尖波、方波三种。单个脉冲采用不同方式可组合而形成连续波、疏密波、断续波和锯齿波等。连续波易产生抑制反应,多用于疼痛、痉挛等疾患;断续波兴奋作用较明显,常用于麻痹、弛缓性瘫痪、肌肉萎缩、周围神经损伤等疾患;疏密波具有止痛、促进血液循环及渗出物吸收等作用,多用于神经痛、神经炎、肌炎、扭挫伤、早期闭塞性脉管炎、偏头痛等疾患。

(4)频率:目前对频率与疗效的关系看法尚不一致,有人认为高频率好,在 30～10000 Hz,痛阈的提高与频率成正比,高频脉冲对组织损伤小,针体很少发生电解。有人认为 30 Hz 以下的频率较好,随刺激频率的增加,镇痛效应反而减弱,频率过高容易引起肌肉抽动、紧张、痉挛而出现疼痛和产生肌疲劳。据我们的临床实践体会,不同疾病应选择不同的输出频率,一般来说,镇痛可采用较高频率(400 次/分以上)。而对于瘫痪、麻痹性疾患则采用慢频率(60 次/分左右)。在临床治疗中,应灵活掌握变量刺激为好。

3. 头穴电针的适应范围和疗程

头穴电针,适应于头痛、眩晕、耳鸣、癫痫、舞蹈病、面肌痉挛、神经衰弱、癔病、精神分裂症、中风偏瘫和失语等。每日或隔日治疗 1 次,10 次为 1 疗程,疗程间隔 7～10 天。

4. 电针仪使用注意事项

(1)患有严重心脏病、严重晕针反应及身体虚弱的患者要禁用或慎用电针。

(2)在使用电针仪时,治疗前,应检查电针仪的输出电位器旋钮是否置于"0"位,治疗后,须将调节电钮等全部退至"0"位,随后关闭电源,撤去导线。如遇到输出电流时断时续,往往是电针仪的输出部分发生故障或导线根部有断损,应修理后再用。

(3)一般的电针仪,其控制输出强度的电位器阻值是非直线式的,当电位器旋转越到后面,输出幅度增加越大。因此要慢慢旋转,以免患者对突然增强的刺激不能耐受。

(4)在左右两侧对称的穴位上使用电针,如出现一侧感觉过强,这时可以将左右输出电极对换。对换后,如果原来感觉强的变弱,而弱的变强,则这种现象是由于电针仪输出电流的性

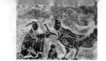

能所致。如果无变化,这说明是由于针刺在不同的解剖部位而引起的。

(5)靠近延髓部位穴位(治疗线、区、带),如风府、哑门、枕下旁线等,要密切注意电流量的控制,要以患者能耐受为止,切不可不顾患者反应作强电流刺激,这样有可能引起心跳、呼吸停止的危险。

(6)电针感应性强,通电后会产生肌肉收缩,故须事先告诉患者,让其思想上有所准备。电针刺激强度应由小到大,不要突然加强,以免出现弯针、断针或患者因突然遭受强刺激而产生晕厥等现象。

(7)电压数据与电针仪所需者应该相同,不得误接。在使用交流电源时应注意机壳接通可靠地线;在使用直流电源(电池电源),如电源电压过低不能工作,应更换全部电源电池。

(8)对使用的毫针要严格检查,对生锈、弯曲、过细和曾作为温针使用过的针,最好不用。

(9)机械在工作时,注意切勿使两根输出导线短路,否则会损坏治疗仪的晶体管。

(六)留针方法

留针是指针刺入腧穴行手法后,将针留置穴位皮下的方法。留针是针刺过程中的重要步骤,通过留针可以加强针感并且便于继续行针施术,一般分为静留针与动留针两种。

静留针是在留针期间不再施行任何针刺手法,让针体安静而自然地留置在头皮内。《灵枢·经脉》曰:"静以久留,以气至为故。"一般情况下,头穴留针时间在 15～30 分钟。如症状严重、病情复杂,病程较长者,可留针 6～12 小时,甚则 24 小时。头穴长期留针,并不影响肢体活动和正常生活,在留针期间可嘱患者正常活动和生活,有提高临床疗效的作用。

动留针是在留针期间内,间歇重复施行相应手法,以加强刺激,在较短时间内获即时疗效。一般情况下,在 15～30 分钟内,间歇行针 2～3 次,每次 2 分钟左右。

(七)出针方法

头针的出针比较简单,一般要求缓慢出针至皮下,然后迅速拔出,拔针后必须用干棉球按压针孔,以防出血。头发较密部位常易遗忘所刺入的毫针,需反复检查,以免后患。

在临床上,出针前如再次行针同时配合按摩,导引等治疗,常可提高疗效。

四、注意事项

(1)针刺前后做好常规消毒,以防感染。

(2)对精神紧张、过饱、过饥者应慎用,不宜采取强刺激手法。

(3)头发较密部位常易遗忘所刺入的毫针,起针时需要反复检查。

(4)留针应注意安全,针体应稍露出头皮,不宜碰触留置在头皮下的毫针,以免折针、弯针。如局部不适,可稍稍退出 0.1～0.2 寸左右。对有严重心脑血管疾病而需要长期留针者,应加强监护，以免发生意外。

（5）囟门和骨缝尚未骨化的婴儿应禁刺。

（6）患有严重心脏病、重度糖尿病、重度贫血、急性炎症及心力衰竭者应禁刺。

（7）中风患者，急性期如因脑血管意外引起有昏迷、血压过高时，暂不宜用头针治疗，须待血压和病情稳定后方可做头针治疗。

（8）拔针后必须用消毒干棉球按压针孔，以防出血。

五、临床应用

（一）内科疾病

1. 中风

谢天亮以头针为主治疗偏瘫100例[1]：偏瘫患者100例，其中男70例，女30例，年龄39岁以下8例，40～59岁61例，60岁以上31例，年龄最大75岁，最小27岁，平均年龄51岁；脑出血25例，蛛网膜下腔出血恢复期3例，脑血栓形成70例，脑栓塞2例；右侧瘫40例，左侧瘫60例。选用头针取运动区、感觉区、足运感区等。配上肢肩髃、手三里、外关、合谷；下肢秩边、环跳、足三里、阳陵泉、绝骨等；如失语，加头针语言区及廉泉、哑门，神昏加百会、中冲，肢体肿胀加十二井穴；出血，脾虚加脾俞、胃俞、中脘；胃虚加命门、太溪、气海。操作早期取焦氏头针对侧运动区、感觉区、足运感区；上肢瘫取中2/5并配加强针1个；下肢瘫取上2/5并配加强针1个。足运感区取双侧感觉区同上。后期头针与体针均为两侧交替进行，每次40分钟以上。头针每10分钟捻针1次，每次捻针3分钟，每分钟250次速度捻转。体针每15分钟捻针1次，用平补平泻手法，实证明显者加放血，虚证加艾灸。共收治患者100例，基本痊愈28例，占28%，显效37例，占37%，好转31例，占31%，无效4例，占4%，总有效率为96%。

刘方士取患肢对侧头部顶颞前斜线为主穴治疗中风偏瘫106例[2]：从上向下，上1/3、中2/3、下1/3，连针3～5针；血压偏高加顶中线，语言不清加额中线。用抽气法（泻法），运针时用爆发力，即得气后迅速将针提取皮下，然后将针徐徐进到原位，如此反复3～5次。提针时其力猛，其动速；进针时其力弱，其动缓。留针2～24h，出针时用消毒棉球按压针孔防止出血。治疗期间配合功能锻炼，每日或隔日1次，10次为一疗程，疗程间隔7～10天。结果痊愈18例，显效63例，好转23例，无效2例，总有效率98.11%。

周建传等用头针治疗中风207例[3]：选顶颞前斜线、顶颞后斜线、顶旁1线、顶旁2线，根据辨证分别施以徐疾补法、泻法或快速持续捻转法，12次为1个疗程。共观察2个疗程，针刺后患者面瘫、舌强、言语、上下肢肌力等体征较针刺前有明显好转，有显著性差异（$P<0.01$）。根据实验结果提示选择患侧治疗线或健侧治疗线，其疗效无差别。

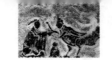

蔺汝光用头针电刺激治疗中风 63 例[4]:63 例患者中经 CT 检查确诊者 42 例,症状轻,经临床诊断者 21 例;其中男 42 例,女 21 例;年龄最大者 82 岁,最小 48 岁,平均年龄 62.8 岁;病程在 2 个月以上者 12 例,半月～2 个月者 24 例,半月内者 27 例;其中嗜烟酒者 28 例。所有病例都有不同程度的口眼歪斜、半身不遂、言语不利等症状。按《针灸学》所述部位取穴,取偏瘫对侧头部的运动区和感觉区,分别在上 1/5、中 2/5、下 2/5 沿头皮方向 30°角进针,从上到下刺入平行的不锈钢针 6 根,深度以 1.5～2 寸为宜。为减少进针疼痛,先将针快速直插入头皮下、颅骨外,然后再以 20°～30°角从上到下斜刺达 1.5～2 寸深,进针的同时快速捻转针柄,当头部有紧胀感时即可。然后把电疗仪电夹夹住针柄,开通电疗仪电源,使电流从小到大采用疏密波或断续波,以患者能够忍耐为宜,通电时间视病情而定,一般不低于半小时,取针时先断电源,取下电夹,再拔针,拔针时要缓,退至皮下再快速出针,压迫针眼,防止出血。每日 1 次,10 次为 1 个疗程,休息 2 天后再进行下 1 个疗程,本组病例最短 1 个疗程,最长 4 个疗程。结果治愈 36 例,占 57.14%,其中 CT 诊断脑出血 8 例,脑血栓 28 例;好转 24 例,占 38.1%,其中脑出血 3 例,脑血栓 21 例;无效 3 例,占 4.76%,CT 诊断为脑出血。

2. 癫痫

陈克彦等以头针为主治疗癫痫 70 例[5]:取穴以运动区、晕听区、舞蹈震颤区为主,少数患者加刺神门、内关、足三里、三阴交。方法:采用横刺快速进针至头皮帽状腱膜下层,快速捻针,频率为 200 次/分以上,持续 1 分钟,留针半小时,留针期间捻针 2 次。部分患者针后将皮内针埋入胸腔区、运动区。结果显效 46.8%,总有效率 67.71%。

申秀兰等运用电头针治疗癫痫 240 例[6]:取癫痫穴(风池向内 1 寸,再向上 1 寸,斜方肌尽头处)、顶中线、额中线、顶颞后斜线(双侧)。癫痫穴用 1～1.5 寸毫针直刺进针,针尖略向上刺 5～8 分深,连接 G6805 电针仪,选用疏密波。顶中线、额中线、顶颞后斜线(双侧),用捻转手法,频率为 200 次/分,5 分钟行针 1 次,留针 30～120 分钟。结果痊愈 51 例,显效 103 例,有效 69 例,无效 17 例,总有效率 92.92%。

曹晓来运用头针治疗癫痫[7]:采用陈氏治癫方案,取制癫区(双侧)、顶中线、额中线、额旁 1 线(双侧)、四神聪,大发作加顶颞前斜线(双侧)。制癫区系自眉冲穴向上 4cm 的一条直线,针刺时自眉冲进针向上刺 4cm;顶中线自百会穴进针到前顶穴;额中线自神庭穴向下 1 寸;额旁 1 线自眉冲穴进针向下刺 1 寸;四神聪在百会穴前后左右各旁开 1 寸,针尖均对百会刺;顶颞前斜线为前神聪至悬厘的一条斜线。采用 1.5～2.0 寸的 28～30 号不锈钢毫针,针体与头皮呈 15°～30°夹角,运用指力使针尖快速刺入皮下,当针尖进入帽状腱膜下层时,将针体平卧,缓慢刺入所需深度,然后接 G6805 脉冲电针机,使用连续波,频率为 4500 次/分,输出强度以患者能耐受为度,时间 20 分钟。休息 10 分钟后再通电 20 分钟。每日 1 次,15 次为 1 个疗程,休息 3 天后再行第 2 个疗程治疗。总有效率为 91.2%。

3. 痴呆

何坚等运用电针国际标准头针穴位治疗血管性痴呆[8]：观察对象 60 例患者均系住院患者，根据随机原则分为两组，头电针组与药物组各 30 例，两组的性别分布、年龄分布、文化程度分布、病情程度、病程分布均相似，具有可比性（$P>0.05$）。头针治疗组按 WHO 制定的《国际标准头针穴》取额中线、额旁 1 线～3 线（双侧），顶中线，颞前线（病灶侧），颞后线（病灶侧）。以 20 号不锈钢针，沿头皮 15°～30°角斜刺进帽状腱膜下，深度 1～3cm，在针柄上接 WQ-10C 型多用电针穴位治疗仪（①组为顶中线、额中线；②组为额旁 1 线～3 线；③组为颈前后线），密波 200 次，强度一般以患者能耐受为度。每日治疗 1 次，留针 30 分钟，每周治疗 5 次，休息 2 天，总计 8 周。药物组予尼莫通每次 30mg，每日 3 次，连服 8 周，不间断。以上两组均进行一般常规治疗，即给予维生素，对高血压、糖尿病等对症治疗配合肢体功能康复训练等。治疗前后测定 CES-D 抑郁量表；治疗前后测定 Hachinsla 缺血量 MMSE，ADL，GDS，MQ 以及中医智能综合评分量表（GAMS-IQ）。治疗前后常规检查：血常规、肝肾功、心电图、脑电图（疗程结束后 3 天内测定）。依 MMSE、ADL、MQ、GQMS-IQ 治疗前后分值平均提高≥25% 为显效，≥15% 为有效，<15% 为无效。结果头电针组总有效率 70%，药物组总有效率为 76.67%，经秩和检验，差异无统计学意义。治疗前 MMSE、ADL、MQ、GQMS-IQ 的分值两组比较（$P>0.05$），无统计学意义，即两组资料上述评分相似，具有可比性。

包烨华等运用头穴久留针治疗血管性痴呆[9]：一般资料 60 例，确诊为血管性痴呆患者均为 1998 年～2002 年杭州市中医院针灸科、干部科门诊或住院病例，按随机数字表法随机分为头穴久留针组（A 组）、头穴电针组（B 组）和药物治疗组（C 组）。用 SPSS8.0 统计软件进行 F 检验、秩和检验，各组间在性别、年龄、病程和病情轻重等方面差异均无显著性意义（$P>0.05$），组间具有可比性。头穴久留针组（A 组），根据国际标准头针穴，取顶中线、额中线、双侧顶旁 1 线。穴区常规消毒后，以 32 号 1 寸不锈钢毫针与头皮呈 30°角进针。顶中线从前顶穴向百会穴方向针刺 0.8 寸，额中线从神庭穴向下针刺 0.8 寸，顶旁 1 线从承光穴向后针刺 0.8 寸，以针下有松软感为宜。若患者有明显酸、胀、麻、痛等感觉，则调整毫针至无不适感，留针 10h（门诊患者可由家属拔针，嘱其以消毒干棉签按压 1 分钟）。每天上午治疗，每日 1 次，每周连续治疗 5 天，休息 2 天，共治疗 8 周。头穴电针组（B 组）取穴：取穴同 A 组，以 32 号 1 寸不锈钢毫针，进针后手法刺激得气后，用 G6805 型电针仪施以连续波，频率 240 次/分，刺激量以患者耐受为度，治疗 30 分钟。每天上午进行治疗，每日 1 次，每周连续治疗 5 天，休息 2 天，共治疗 8 周。药物治疗组（C 组）口服脑通片，1 次 1 片，每日 3 次，连续服药 8 周。结果治疗前 3 组的 HDS、MMSE、FAQ 评分的差异均无显著性意义（$P>0.05$），提示患者具有疗效

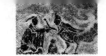

观察的可比性;治疗后 3 组的 HDS、MMSE 上升,FAQ 降低,与治疗前自身比较,差异均有非常显著性意义($P<0.01$);治疗前后差值比较,头穴久留针组及头穴电针组的 HDS、MMSE、FAQ 的改善较药物治疗组显著($P<0.05$),而头穴久留针组与头穴电针组之间差异无显著性意义($P>0.05$)。治疗前 3 组的血清 T_3、T_4、FT_3 水平的差异无显著性意义($P>0.05$),具有可比性。治疗后 3 组血清 T_3 水平升高,治疗前自身比较,差异有非常显著或显著性意义($P<0.01$ 或 $P<0.05$);FT_3 有明显升高迹象,自身前后对照 3 组差异均有非常显著性意义($P<0.01$);但是各组间治疗前后差值比较差异无显著性意义($P>0.05$);各组治疗前后血清 T_4 水平变化不明显($P>0.05$)。头穴久留针治疗与头穴电针治疗均显示出了较好的有效率,对痴呆的改善程度之间差异无显著性意义($P>0.05$),与药物治疗组之间比较差异无显著性意义($P>0.05$),提示 3 者之间的疗效相近。

齐柏乌运用头针治疗老年痴呆症 30 例[10]:临床资料 60 例,病例均为本院针灸科门诊及住院患者。其中男 46 例,女 14 例;年龄最大 81 岁,最小 65 岁,平均 69 岁;病程最长 16 年,最短 3 年,平均 8 年。将患者分为中药组和头针组,两组在性别、年龄、病程方面无显著性差异($P>0.05$),具有可比性。60 岁以上的老年人或 50 岁以上处于老年前期者,有性格、记忆力、智力、精神及行为障碍者,有高脂血症、脑动脉硬化等表现。做 CT 和脑电图检查,有脑萎缩或灶性梗死表现,但须排除脑肿瘤及中毒性脑病。中药组中脾虚气弱,痰瘀阻滞脑窍,用六君子汤加减;肝郁气滞,痰瘀互结,用柴胡疏肝散加减;痰热闭窍,用温胆汤加味;脾肾阳虚,痰瘀阻滞脑窍,用金匮肾气丸合二陈汤加减;肝肾阴虚,痰瘀阻窍化风,用六味地黄汤加减。每日 2 次,每次 100mL,早饭前 30 分钟和晚饭后 30 分钟服药。10 天为 1 疗程,连续服药 3 疗程为 1 治疗期。头针组取运动区、感觉区、晕听区、言语二区、言语三区、运用区、舞蹈震颤控制区、足运感区、平衡区,以上区域可依据临床辨证分型选定刺激区。采取坐位或卧位,局部进行常规消毒,用 26~28 号、1.5~2.5 寸长的不锈钢毫针,针身与头皮呈 30°左右夹角,用夹持进针法刺入帽状腱膜下,达到该区的应有长度后,要求固定不提插,捻转时用示指桡侧面与拇指掌侧面夹持针柄,以示指掌指关节连续伸展,使针身左右旋转,每次 2~3 转,每分钟要求捻转 200 次左右,捻转 2~3 分钟,留针 5~10 分钟。捻针时或间隔时嘱患者家属协助和患者对话交流,活动肢体,加强对患者语言、肢体功能的锻炼。然后用同样的方法再捻 2 次即可起针,起针后用干棉球按压针孔,以防止出血。每日 1 次,连续 10 次为 1 疗程,然后休息 5 天,进行第 2 疗程治疗,连续 3 疗程为一个治疗期。结果两组明显进步率比较有显著性差异($P<0.05$),中药组的进步率及明显进步率合计 66.7%,头针组的进步率及明显进步率合计 93.4%,两组比较有显著性差异($P<0.05$)。

滕秀英等用电项针配合头针治疗血管性痴呆(VD)[11]:所有病例均来自黑龙江中医药大

学附属第一医院门诊及住院患者,共 80 例,其中男 48 例,女 32 例,年龄 60～76 岁,平均年龄(67±6)岁。按照就诊的顺序先排序,再随机分为电项针配合头针组、传统针刺组和对照组。电项针配合头针组 27 例,其中男 16 例,女 11 例,平均年龄(66±6)岁,病程 0.6～3 年,平均(2.12±0.72)年,受教育年限 2～17 年,平均(9.56±6.54)年。传统针刺组 25 例,其中男 14 例,女 11 例;平均年龄(68±6)岁;病程0.5～3.3年,平均(1.97±1.07)年;受教育年限 4～17 年,平均(9.32±7.36)年。对照组 28 例,其中男 18 例,女 10 例;平均年龄(69±6)岁;病程 0.5～3.3年,平均(1.97±1.07)年;受教育年限 4～17 年,平均(9.32±7.36)年。三组患者年龄、性别比例、文化程度和病程方面比较差异均无统计学意义($P > 0.05$)。无剔除和脱落病例。治疗时对照组给予都可喜(40mg/片)治疗,每次 40mg,每日 2 次,连续服药 30d,无间断休息;传统针刺组在对照组的基础上给予常规针刺治疗。主穴取百会、四神聪、太溪(双侧)、大钟(双侧)、悬钟(双侧)、足三里(双侧),配穴随症加减。患者一般采取背靠坐位,针具采用0.30mm×40mm 毫针,针刺穴位皮肤选用 75% 乙醇常规消毒,刺入深度、角度、方向视不同穴位和部位而定。每日 1 次,每星期 6 次(星期日休息),共治疗 30d;电项针配合头针组在对照组的基础上给予电项针及头针治疗。主穴取情感区、风池(双侧)、供血(双侧)、翳明(双侧)、风府(双侧)、百会、四神聪,配穴随症加减。针刺得气后,采用 G6805 电针仪,用两组导线分别连接同侧的风池、供血穴,正极在上,负极在下,选用疏波,每次 30 分钟,每星期 6 次(星期日休息),共治疗 30d,其余穴位针刺方法同传统针刺组。结果:三组 VD 患者治疗前 MMSE 和 Barthel 指数评分差异无统计学意义($P > 0.05$),三组之间总有效率存在明显差异($P < 0.01$)。三组治疗前后 MMSE 和 Barthel 指数评分组内比较,差异均有统计学意义($P < 0.01$)。治疗后电项针配合头针组与对照组各量表得分比较差异有统计学意义($P < 0.05$),传统针刺组与对照组各量表得分比较差异有统计学意义($P < 0.05$),电项针配合头针组与传统针刺组的各量表得分比较差异有统计学意义($P < 0.05$)。

殷建权等用电针头穴治疗血管性痴呆症[12]:该研究入选的 60 例患者,诊断标准采用 1994 年美国精神病学会(APA)修订的《精神障碍诊断与统计手册(第 4 版)》(DSM-Ⅳ)标准,纳入标准要符合 DSM-IV 的痴呆诊断标准,且保持痴呆 6 个月以上;海金斯基缺血指数(HIS)评分≥7 分者;临床痴呆分级标准(CDR)轻中度;年龄在 45～80 岁;患者有一定的文化水平且签订知情同意书。排除标准其他原因引起的痴呆症状,CT 或 MRI 未能证实有脑血管病和有严重内脏疾病患者。根据随机分组方法,将 60 例患者分为治疗组和对照组,每组 30 例。治疗组选四神聪、神庭和百会,均用平刺法。进针 1 寸得气后在针柄上连接 G6805 电针治疗仪施以连续波,频率 2.5～4.2Hz,刺激量以患者耐受为度。电针治疗 30 分钟,每日 1 次,每周 5 次,10 次 1 个疗程,共 60 次。对照组口服尼莫地平片(20mg/片),20mg/次,3 次/天连续服用 6

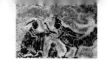

周。治疗后通过对 MMSE 量表分的分析发现,对照组于治疗 30 天无统计学意义($P>0.05$),治疗 90 天和 180 天后评分与疗前比较有显著性差异($P<0.05$);而治疗组于疗后 30 天、90 天和 180 天后评分与疗前比较有极显著性差异($P<0.01$),说明头电针配合尼莫地平治疗 VD 患者在认知功能的改善上有优于单独使用尼莫地平治疗的趋势。在对各亚项进行了评分和分析时,发现各组治疗前后相比对"定向力"、"计算力"、"记忆力"均有明显的改善,而"语言能力"的改善与疗前比无统计学意义($P>0.05$);治疗组对"定向力"、"计算力"的改善治疗前后仍然有极显著性差异($P<0.01$),两组对记忆能力的改善方面有统计学意义($P<0.05$),从而说明头电针配合使用尼莫地平治疗效果优于用尼莫地平治疗,尤其在改善 VD 患者定向力和计算力方面头电针发挥作用显著。

4. 头痛

徐大仁采用头针治疗血管性头痛 183 例[13]:取双侧血管舒缩区下 2/5。患者取坐位或卧位,用 26～28 号,1.5～2.5 寸长的不锈钢毫针,选定穴区,常规消毒后,针体与皮肤呈 30°夹角,刺入帽状腱膜下,达到该区的应有长度后,在旁开针孔约 0.2cm 处,与上针体平行再刺入 1 针。用上海产 6805 脉冲电治疗仪,第 1 针接负极,第 2 针接正极,选疏密波适量,每次 30 分钟。5 天为 1 疗程,疗程间隔 2 天,2 疗程后评定疗效。本组 183 例中,治愈 143 例,占 78.14%;显效 22 例,占 12.02%;有效 13 例,占 7.1%;无效 5 例,占 2.73%,总有效率为 97.27%。

陆军采用头针配合风府穴注治疗血管神经性头痛 80 例[14]:头针选穴取患侧感觉区、制痛区(胸腔区上 4cm)、风府穴。局部常规消毒,头针选 28 号毫针 2 寸,迅速刺入帽状腱膜下,进针约 3cm,留针 30 分钟。每隔 10 分钟捻针一次,每次捻针 30 秒,每分钟 180 转～240 转。穴位注射取坐位,选穴准确,常规消毒后用 5mL 注射器吸取药液 1.5mL,右手持针,左手固定穴位,右手缓慢进针,不提插,可捻转,待产生酸胀或向上感传针感时,回吸无血,注入安定 1.5mL。头针与穴注同时进行,隔日 1 次,15 天 1 个疗程。治疗组有效率为 82.2%。

胡晓等用头针治疗偏头痛 25 例[15]:25 例患者均为 2009 年 3 月～2009 年 12 月成都市第一人民医院疼痛门诊患者,男性病例为 5 例,女性为 20 例,年龄 18～65 岁,病程 5 个月～40 年。所有病例均符合国际头痛协会(IHS)1988 年制定的标准。根据头痛发作类型、颅脑 CT、MRI 检查及体格检查均无神经系统阳性体征而确诊。治疗取顶中线,颞前线,颞后线,顶颞后斜线下 2/5,枕下旁线(除顶中线外,均取双侧),用 1.5 寸 30 号一次性针灸针。患者取仰卧位,针刺点消毒,头部针刺部位刺入得气后采用电流维持刺激,频率 90～100Hz,恒电流强度 1mA,强度以患者耐受为度,通电 30 分钟。疗程 4 周一疗程第 1 周治疗 5 次,第 2 周治疗 3 次,第 3 周治疗 3 次,第 4 周治疗 3 次。4 周为 1 疗程,共治疗 1 个疗程。随访期 3 个月,每月

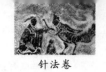

随访 1 次。结果 25 例中,治愈 13 例,占 52％;显效 10 例,占 40％;无效 2 例,占 8％;总有效率 92％。

5. 眩晕

胡大文采用头针配合颈椎牵引治疗颈性眩晕 30 例[16]:头针取双侧晕听区,仰卧位,用 1.5 寸毫针,针与头皮呈 30°角刺入头皮下,快速捻转,每分钟 200 次左右,行针 3 分钟,留针 5 分钟,反复进行 3 次后出针。配合颈枕吊带法治疗,患者取坐位或仰卧位。每次 15～20 分钟,用程控自动间歇牵引,牵引 5 分钟,间歇 1 分钟。以上两方法均每天治疗 1 次,5 次为 1 个疗程。结果治疗 30 例中,经 1 个疗程治疗后,痊愈 21 例,占 71％,显效 8 例,占 26.7％,有效 1 例,占 3.3％,总有效率为 100％。

李海萍采用头针体针并用治疗颈性眩晕 78 例[17]:取双侧颞后线和颈部夹脊穴。用 2.5 寸毫针,针与头皮呈 30°左右夹角,从率谷穴进针,将针快速刺入头皮下,指下感到阻力减小,然后使针与头皮平行达到曲鬓穴,捻转使针感至;颈部夹脊穴按痛点取 2 个,使针尖直达颈椎两侧小关节囊区,当针感向双上肢传导即可,用中频连续波刺激,分别用导线连接右侧头针与左侧体针,右侧针体与左侧头针,得气后留针 50～60 分钟。每日 1 次,10 次为 1 疗程。结果痊愈 48 例,占 61.54％,好转 29 例,占 37.28％,无效 1 例,占 1.18％。

丁喜瑞等采用头针配合穴位点按治疗颈性眩晕 22 例[18]:头针选额中带、顶中带、顶枕带、颞后带、颅底带、肩井(双侧)、风池(双侧)穴,针时选 28 号长 1.5 寸毫针,针体与头皮呈 30°夹角快速刺入头皮下,然后使针与头皮平行继续捻转进针至 1.2 寸,快速运针 5 分钟,同时配合点按双侧肩井、风池穴。留针 0.5～1h,留针期间可反复运针,点穴 2～3 次。每日 1 次,7 次为 1 疗程。治疗结果 22 例中,痊愈 16 例,有效 5 例,无效 1 例。

游立用头针对颈性眩晕症[19]:60 例均为厦门市第二医院门诊及住院确诊的颈性眩晕患者,随机分为头针组和药物组。头针组 30 例,男 14 例,女 16 例,年龄(57.73±7.21)岁,病程(2.17±1.22)个月。药物组 30 例,男 13 例,女 17 例,年龄(58.21±6.63)岁,病程(2.32±1.07)个月。2 组性别、年龄、病程分布比较,差异无统计学意义($P > 0.05$),具有可比性。治疗时头针组按标准头针治疗线,额中线,神庭起向前 1.0 寸的条带;顶中线,前顶至百会的条带;颞后线,率谷至曲鬓的条带。按朱氏头针治疗线:顶枕带,百会至脑户旁开 0.5 寸的条带,上 1/3;顶结后带,络却至百会旁开 0.5 寸的条带。患者仰卧位。取 30 号 1.5 寸一次性毫针,针与头皮呈 15°夹角,将针快速刺入头皮下,指下感到阻力减小,然后使针与头皮平行,行快速捻转手法 2 分钟,留针 30 分钟,每日 1 次,6 次为 1 疗程,疗程间休息 1d,连续 2 个疗程后进行评价。药物组服用养血清脑颗粒 4g,3 次/d。6 次为 1 疗程,疗程间休息 1d,连续 2 个疗程后进行评价。统计学处理:所有数据均采用 SPSS12.0 软件包进行处理,采用 t 检验、χ^2 检验,显著

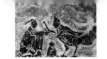

水平($P<0.05$)。结果两组指标积分比较,显示治疗前、后指标积分比较显示,眩晕、颈肩痛、头痛、日常生活和工作、心理及社会适应总积分差异有统计学意义($P<0.05$)。头针和养血清脑颗粒治疗颈性眩晕均有效,但头针优于药物。

夏秋芳采用头针快速捻转治疗颈性眩晕(VAS)[20]:74例患者均来源于2007年6月至2010年6月期间在我院门诊针伤科就诊的患者,按照就诊的先后次序分为治疗组和对照组,每组37例。治疗组中男15例,女22例;年龄最小36岁,最大75岁,平均54岁;病程最短2个月,最长8年,平均4.5年。对照组中男17例,女20例;年龄最小39岁,最大73岁,平均56岁;病程最短40d,最长10年,平均5.6年。两组患者性别、年龄及病程等一般资料比较,差异无统计学意义($P>0.05$),具有可比性。治疗组取四神聪、风池、太阳、神庭、印堂、大椎穴。采用0.25mm×40mm一次性无菌针灸针,选取上述穴位,常规消毒后进针,头穴均采用平刺方法,将针与皮肤呈15°角刺入帽状腱膜下疏松结缔组织1寸许。针刺后留针30分钟,留针期间对上述穴位施快速捻转法,即在固定针体的前提下,示指半屈曲状,用示指第一节的桡侧面与拇指第一节的掌侧面捏住针柄,然后以示指指掌关节伸屈,使针体快速旋转。一般每分钟捻200次以上,持续捻转1分钟,双手同时操作,间隔10分钟再重复捻转。对照组取穴同治疗组,但留针期间不使用任何手法。两组均隔日治疗1次,10次为1个疗程,疗程结束观察疗效。结果两组患者治疗前VAS及眩晕自评分量表评分比较,差异均无统计学意义($P>0.05$);治疗1次后,治疗组VAS及眩晕自评分量表评分与对照组比较,差异均具有统计学意义($P<0.05$),提示采用相同的穴位,手法的使用与否对起效时间具有统计学意义,治疗组较对照组优先起效;两组患者治疗后VAS及眩晕自评分量表评分与同组治疗前比较,差异均具有统计学意义($P<0.01$),提示两组在改善患者颈性眩晕临床症状方面均有明显作用;治疗组治疗后眩晕自评分量表评分与对照组比较,差异具有统计学意义($P<0.05$),提示治疗组在改善眩晕症状方面优于对照组。

史莹莺采用头针合并针刺眩晕穴治疗颈源性眩晕50例[21]:自2009年2月始对确诊为颈源性眩晕150例患者,其中男61例,女89例;年龄最大64岁,最小22岁;病程最短2个月,最长10年。随机分为3组,治疗组、传统针刺组和西药组各50例,3组病例在性别、年龄、病情、病程和病情轻重等方面无差异($P>0.05$),具有可比性。治疗组主穴取头部肝胆区(双侧)、太阳穴(双侧)、头部晕听区(双侧)、眩晕穴(枕骨下正中旁开0.5寸,针刺时有危险,直刺或针尖向外下方刺0.5寸,双侧);辅穴取风池(双侧)、外关(双侧)、合谷(双侧)。肝胆区针刺时取患者坐位,双眼平视朝前瞳孔正中对上入发际1寸,得气即停;太阳穴透刺晕听区,取3寸长针,快速浅刺入太阳穴后,针尖缓慢向晕听区斜刺,有得气感即停;眩晕穴取1寸短针,于枕骨下正中旁开0.5寸处直刺或针尖向外下方刺0.5寸,得气即止。风池、外关、合谷用常规针刺手法,轮流配穴。针后留针 20 分钟,中间提插捻转 1 次,得气即停,手法轻巧,以患者舒适为度,每日针 1 次,10 次 1 疗程,1 疗程后比较。传统针刺组取穴采用高等院校试用教材《针灸治疗学》(1995 年 5 月出版)中治疗眩晕的针刺方法,选百会、中脘(单侧)、风池、足三里、膈俞、肾俞、行间(双侧)等,以教材上的方法操作。针后留针 20 分钟,中间提插捻转 1 次,得气即停,手法轻巧,以患者舒适为度,每日针 1 次,疗程同上。西药组口服尼莫地平片 30mg,1 天 3 次,连续服用 10 天。结果治疗组总有效率 96%,高于传统针刺组的 74% 及西药组的 84%,均有显著性差异($P < 0.05$)。

6. 面神经麻痹

吴建民报道治疗面瘫患者 80 例[22]:年龄在 12～34 岁间 43 例,35～52 岁间 37 例;发病时间最长者 2 年,最短者 4 天。头皮针伏象取头、面、颈部,相应脾俞、胃俞、肝俞、肾俞、肺俞、膈俞、关元俞、呼循、平衡等。倒象取上部、脾俞、肝俞、大椎。根据病情每次选 3～6 个穴位,可随症加减、交替使用。常规消毒后,快速刺入所选穴位(又名飞针法),虚则补之,实则泻之,不虚不实则平补平泻。10 天为 1 个疗程,每日治疗 1 次。基本恢复期间,可改为 2 日或 3 日 1 次,痊愈为止。头皮针每次治疗可以留针 20～30 分钟。以症状消失,功能完全恢复正常,无任何异常表现或不适感为痊愈,共 72 例,占 90%;以外观症状消失,功能恢复正常,但有不舒适感为显效,共 8 例;治疗前后无明显变化为无效,共 0 例。

焦黎明采用头针治疗急性周围性面神经麻痹 100 例[23]:取焦氏头针疗法的双运动区下 2/5,双侧面神经刺激点,即经验取穴处(耳垂下 1cm,向后 1cm)。常规消毒局部,以 26～28 号 2 寸不锈钢毫针,沿刺激区迅速刺入皮下,然后快速推进至双运动区下方的深度,约 1 寸左右,以每分钟 200 次左右的速度持续捻转 1～2 分钟,然后隔 1 小时后再捻转 1 次,共留针 2 小时。双侧面神经刺激点刺入 1.5cm 深,不捻针,留针 2 小时。每日治疗 1 次,10 次为一疗程。治疗次数最少 15 次,最多 30 次。本组 100 例全部有效,其中以五官端正,未留任何后遗症为痊愈,共 93 例,以口眼㖞斜恢复正常,但笑时患侧口角欠有力为有效,共 7 例。

柯玲玲采用头针加透刺治疗周围性顽固性面瘫 30 例[24]:头针取双侧顶颞前线的下 2/5 段,双侧颞前线。穴位采用透穴刺,阳白透鱼腰、地仓透颊车、太阳透下关、四白透迎香,均取患侧。常规消毒后,取 30 号 4.5cm 毫针平刺双侧顶颞前线的下 2/5 段及双侧颞前线,采用快速捻转手法。透刺按所透两穴之间距离选取相应长度的毫针,平刺沿皮透刺达到预定的穴位。留针 30 分钟,隔 10 分钟行平补平泻捻转手法 1 次,总有效率为 90.0%。

7. 失眠

姚万霞采用头针治疗围绝经期失眠[25]:80 例患者按就诊先后顺序随机分为头针组与中药组各 40 例。2 组性别、年龄、病程等一般资料经统计学处理差异无显著性意义($P > 0.05$),具

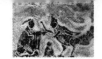

有可比性。80 例患者均表现为入睡困难,甚则彻夜不眠,伴心烦易怒,健忘多梦,头面烘热,出汗,脉细弦,苔薄,舌质正常或偏红。全部患者查促黄体生成素(LH)、促卵泡激素(FSH)均呈不同程度升高。头针组选穴根据中国针灸学会《头皮针穴名国际标准化方案》,取额中带(自神庭穴向下 1 寸,左右各旁开约 0.25 寸条带),额顶带后 1/3(神庭至百会)。局部常规消毒,用 30 号 1.5 寸毫针,在额中带并排进 2 针,在额顶带后 1/3 并排进 2 针,针尖与头皮呈 30°角,快速刺入头皮下,当针尖抵达帽状腱膜下层,指下轻松感时,沿头皮平刺入 1.0 寸。快速捻转,在行针时嘱患者吸气、憋气后,手按左侧胸部,在憋不住气时松手行胸式呼吸数次。每次捻转 2 ～3 分钟,留针 1 小时,每隔 15 分钟行针 1 次。每日 1 次,10 次为 1 个疗程,连续治疗 2 个疗程。中药组予甘麦大枣汤加减,药物组成百合 10g、远志 10g、夜交藤 15g、小麦 9g、甘草 9g、大枣 50 枚。每日 1 剂,水煎早晚分服,10 日为 1 个疗程。2 个疗程后进行疗效观察。结果可见,两组总有效率差异无显著性意义($\chi^2 = 2.10, P > 0.05$),而 2 组治愈率差异有显著性差异($\chi^2 = 5.23, P < 0.05$),说明头针组治愈率优于中药组。

罗平等运用头七针治疗顽固性失眠临床观察[26]:78 例均为门诊患者,失眠为其主诉,兼有其他临床症状,并排除脑部和其他器质性病变。其他症状可见头痛、头晕、健忘、多梦、心悸、纳差、烦躁。中医辨证分为肝郁气滞,心肾不交,心胆气虚,心脾两虚。78 例患者中,男 25 例,女 53 例;年龄最小 16 岁,最大 72 岁;病程最短 3 个月,最长 30 年。其中每晚服药者占 60%,偶尔服药者占 30%,不服药者占 10%;其中持续服药最短的 1 个月,最长的 20 年。取穴头七针为上星、囟会、前顶、本神(双侧)、正营(双侧)。患者安静仰卧,常规消毒,用 32 号毫针以 30°夹角向后方,沿头皮与颅骨骨膜间进针斜刺 0.5～1 寸,施捻转手法平补平泻,捻转次数在 200 次/分左右。配穴取心肾不交配心俞、肾俞;心脾不足配心俞、脾俞;肝胆火旺配肝俞、四关;痰火郁滞配丰隆、行间;气滞血瘀配膈俞、气海;胃气不和配足三里、中脘,以上诸穴可不留针。补泻随证虚实而定。每次留针 30 分钟,10 次为 1 疗程。疗程间休息 5～7 天,2 个疗程统计疗效。结果 78 例患者,痊愈 63 例,占 80.8%;显效 8 例,占 10.3%;有效 4 例,占 5.1%;无效 3 例,占 3.8%。

龚玉林等采用体针配合头针治疗失眠临床观察[27]:一般资料 56 例,均为 2002 年 4 月～2004 年 11 月在武汉市中医院进行门诊针灸治疗的患者,其中男 14 例,女 42 例;年龄最小者 15 岁,最大者 68 岁;病程最短者 5 天,最长者 3 年,平均 9 个月。取穴体针取双侧风池、三阴交、神门、内关、左申脉、右照海。头针取额中线、颞后线为主。根据证型不同可辨证加减,心脾亏虚型,体针加心俞、脾俞、太白、足三里,头针加顶中线;心肾不交型,体针加心俞、肾俞、太溪,头针加枕上旁线;痰热内扰型,体针加丰隆、内庭、合谷,头针加额旁 2 线;肝火上扰型,体针加肝俞、间使、太冲,头针加额旁 3 线。针刺时体针风池、三阴交、神门、内关,平补平泻;左申脉用

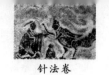

泻法,右照海用补法。头针时额中线,逆经脉循向下刺1寸;颞后线,平补平泻。辨证加减穴位均采用补法或泻法,留针30分钟。每日1次,10次为1个疗程。2个疗程间休息2天,2个疗程后进行疗效评定。结果以睡眠率75%以上,症状消失,情绪稳定,26例;以睡眠率65%左右,症状缓解,情绪基本稳定为显著,共17例;以睡眠率55%左右,症状改善,烦躁不明显为有效,共7例;以睡眠率40%以下,症状如前,情绪无改善为无效,共6例;总有效率为89.29%。

8. 呃逆

何晓华等运用头皮针之膈区治疗顽固性呃逆[28]:患者,男,58岁,2003年9月22日来诊。患者间断呃逆,已持续12小时。该患者1年前曾经患中风,遗留轻微肢体障碍,语言清晰,吞咽正常,未诉有消化系统疾病。呃逆发作后曾肌注东莨菪碱,以及针刺内关、合谷、中脘等,但症状均只能暂时好转,后又发作。中医诊断为呃逆,西医诊断为膈肌痉挛,针刺选用0.35~0.40mm×50mm毫针。膈区定位为胃区与胸腔区之间(国际标准化方案的额旁1线与额旁2线之间。胃区为瞳孔直上发际处为起点,向上引平行于前后正中线2cm长直线;胸腔区在胃区与前后正中线之间,发际上下各引2cm长直线)。针刺双侧膈区,针体与皮肤呈15°~30°角,即沿皮刺,向上引2cm长直线,针宜刺到帽状腱膜下层,即帽状腱膜与颅骨之间。做小幅度高频率的捻转泻法,持续1分钟。捻转过程中,患者打嗝停止,随即在双侧膈区使用电针,小刺激量,连续波,20分钟。施术后,随访患者再未发呃逆。

焦黎明运用头针治疗顽固性呃逆98例[29]:本组98例患者,男60例,女38例,年龄最小20岁,最大70岁,病程最短2天,最长2月余。采用焦氏头针疗法,均选双侧胃区和胸腔区,常规消毒局部,以26~28号不锈钢毫针,沿刺激区迅速刺入皮下,然后快速推进胃区或胸腔区,深度约1寸左右,以每分钟200次左右的速度持续捻转约1分钟,留针2小时,后快速起针即可。治疗次数最少2次,最多10次。每日1次。以呃逆消失为治愈,共96例,占98%。以呃逆次数减少,仍有呃逆为有效,共1例,占1%。症状如前,无改善为无效,共1例,占1%;总有效率为99%。

孙凤菊等运用头针治疗顽固性中枢呃逆1例[30]:王某,男,68岁,因脑血栓住院,右侧半身瘫痪,右侧中枢性面瘫,吞咽困难,呃逆持续,间隔很短,严重影响呼吸及睡眠,采用常规针刺疗法。取足三里、中脘、三阴交、内关、膻中穴,针1次,无效,后采用内关、足三里,穴位注射维生素 B_1、654-2各1ml,呃止。但2小时后又复发,间隔稍延长。第3日起取头针胸腔区,局部常规消毒后,采用28~30号长1.5~2.0寸毫针,针尖与头皮成30°左右夹角快速刺入头皮下,当针达到帽状腱膜下层时,指下感到阻力减轻时,使针与头皮平行,继续捻转进针,可刺入1.0~1.5寸,捻转行针,每次捻转2~3分钟,留针5~10分钟,反复操作2~3次即可,针1次后打嗝次数明显减少,间隔时间明显延长,针3次呃止,未再复发。

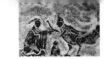

9.尿潴留

赵唯贤等运用头针结合体针治疗产后尿潴留 42 例[31]:取利尿穴(百会旁开 0.5 寸)为主穴,配以中极、阴陵泉、三阴交、复溜等穴。痊愈 29 例,显效 12 例,无效 1 例,有效率 97.6%。

刘小锋运用头针结合体针治疗尿潴留 38 例[32]:头针取生殖区、足运感。体针取中极透关元、石骨(双侧)、阴陵泉(双侧)、三阴交(双侧)、足三里(双侧),术后配血海。一般针刺后约 20~30 分钟后排尿为疗效佳;针刺后约 0.5~1h 尿潴留导致的小腹部胀痛症状明显减轻,有少量排尿为有效;针刺后 1h 仍无排尿为无效。结果 38 例全部有效,34 例治愈。

孙怀玲等运用头针治疗术后尿潴留 30 例[33]:令患者取仰卧位,在头部前后正中线的中点旁开左右各 1cm,向后引 3cm 长,平行于正中线,分开头发,皮肤常规消毒后,选用 26~30 号 1.5~2.5 寸长的不锈钢毫针。快速刺入皮下或肌层,然后沿刺激区快速旋转 200 次/分左右,持续捻转约 5 分钟,然后静留针 5 分钟,再重复捻转 5 分钟,静留针 5 分钟,再重复捻转 5 分钟,历时 25 分钟起针,同时配合针刺足底全息穴膀胱。在留针的过程中,按摩胀大的小腹部,嘱患者意念排尿。患者一般于针后 10~20 分钟左右可自解小便,本组 30 例,痊愈 24 人,显效 4 人,有效 2 人,总有效率 100%。

10.尿失禁

薛维华等运用头针配合温针灸治疗老年急迫性尿失禁 87 例[34]:本组 87 例均为门诊患者,其中男 49 例,女 38 例;年龄最小 58 岁,最大 92 岁,平均 79 岁;合并尿路感染者 18 例。头针疗法患者取坐位,取穴是足运感区、生殖区,均双侧;经局部常规消毒后,用 28 号 1.5~2.5 寸毫针,与头皮呈 30°夹角快速将针刺入,至帽状腱膜下层,然后改使针与头皮平行,继续进针 1.0~1.5 寸,快速捻转,每分钟 200~300 转,不提插,中等刺激强度,以局部有胀感为得气,每次留针 50 分钟。每日 1 次,10 次为 1 疗程。温针灸疗法可令患者排空小便,然后取仰卧位。主穴取中极及双侧提托(经外奇穴,又名归耀,在任脉关元旁开 4 寸处,左右各一)、三阴交,配穴是肾虚加关元及双侧肾俞、膀胱俞,脾肺气虚加气海及双侧肺俞、脾俞、足三里。穴位常规消毒,先针中极与提托,斜向下深刺,令针感放散至会阴及大腿内侧;余穴按常规刺入,施补法,以得气为度;针刺后在中极、提托两穴上放置硬纸板,取 1~2cm 长艾条插在针柄上点燃,温针灸 20 分钟。每日 1 次,10 次为 1 疗程。治疗 1 疗程后,以能随意自主地控制小便为痊愈,共 69 例;以尿失禁次数减少,每天仅 1~2 次为有效,共 12 例;以不能随意自主地控制小便为无效,共 6 例。典型病例:张某,女,72 岁。患者前因慢性心力衰竭而多次住院治疗,病情稳定后,近一年来每日早晨醒来后即有强烈尿意,不能自控而尿床,逐渐发展为白天亦尿频、尿急、尿失禁。曾查 X 线摄片示腰骶部骨质增生。诊断为老年急迫性尿失禁。服用中西药物,均无效果。诊见面色不华,神疲乏力,腰膝酸软。舌质淡、苔白,尺脉沉细。证属肾阳亏虚,膀胱气化

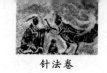

失司,用上法作头针合温针灸治疗。2次后尿失禁明显好转,又巩固治疗3次而愈,随访半年未见复发。

吴笛运用眼针配头针加电治疗脑血管意外后尿失禁40例[35]:诊断标准参照《中医诊疗常规》,根据临床症状、体征及头颅CT、MRI检查确诊的患者,经住院治疗后病情稳定,出院后在门诊及家庭病床就医者。其中男性32例,女性48例,年龄最小52岁,最大85岁,脑梗死51例,脑栓塞2例,脑出血27例。病程3个月以内45例,3个月以上35例。患者按单盲随机分为两组,治疗组与对照组(单纯药物)各40例。两组患者均采用常规药物治疗,如华佗再造丸、西比灵、脑复康、维生素C、维生素E等,治疗组在此基础上予眼针配合头针加电治疗。眼针主穴取双侧下焦区、肝区、肾区。肝阳上亢者常伴有烦躁不安、舌红苔黄脉弦,加胆区;气虚血瘀者伴有面黄气怯神疲,舌淡暗,加心区;风痰阻络者伴有腹胀纳差,舌淡苔白腻,加脾区。针刺方法:局部常规消毒后,用29号0.5寸毫针,与皮肤呈10°～15°角沿皮刺入相应穴位,得气后不施手法,留针15分钟。头针(加电)取双足运感区及生殖区,选用28号1.5～2寸长的毫针,针尖向上向后平刺所选穴位0.8～1寸,针刺得气后接通G6805型电针治疗仪,选取连续波频率80～100Hz,留针30分钟。针刺治疗每日1次,每周休息1天,4周后评定疗效。治疗结果可以看出,总有效率治疗组为92.5%,对照组为65%,经统计学处理($\chi^2=9.04$,$P<0.01$),治疗组疗效明显优于对照组;显效率(治愈率+显效率)治疗组77.5%,对照组42.5%,经统计学处理($\chi^2=10.21$,$P<0.01$),两组间对照,差异亦非常显著。

刘凌等运用体针配头针治疗急性膀胱炎46例[36]:第一组主穴取秩边、次髎,配三阴交、足运感区。第二组主穴取关元,太溪,配足运感区。患者俯卧位,先针秩边。针尖与骶椎正中线呈60°角进针2～3.5寸,有酸麻胀或触电感传至前阴部或小腹,再针次髎,直刺1寸,用捻转提插手法,针下紧涩为度,留针40分钟。其次配三阴交、足运感区,每隔10分钟行针1次。第二天针关元,取仰卧位,用3寸针,针尖向耻骨方向呈35°角,针感同秩边穴,其次针太溪、足运感区,留针40分钟,每日1次,两组穴交替使用,10天为1疗程。结果46例中,痊愈28例,占69%,显效10例,占21.7%,好转6例,占13%,无效2例,占4.3%,总有效率95.6%,针刺次数最少者2次,最多15次,其中以3～5次者为多,针后复发者再针仍有效。

11. 遗尿

王予康采用头针为主治疗遗尿56例[37]:56例患者中男性35例,女性21例。年龄最小者5岁,最大者34岁,其中5～16岁45例,17～34岁11例。病程最短3个月,最长17年。治疗取双侧足运感区(从头部前后正中线的中点旁开左右各1cm,向后引3cm长平行于正中线的直线)。操作时分开头发,穴区常规消毒。使针尖与头皮呈30°角,沿刺激区快速刺入皮下,然后行捻转手法,频率以150～200次/分为宜。一般进针后与起针前均要持续捻针2分钟左右,

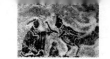

中间留针 30 分钟,对于部分病程长、病情重(每夜必作数次者)可酌加百会(针后重灸 10 分钟)。每日 1 次,10 次为 1 个疗程,中间休息 3 天。以治疗次数在 2 个疗程以内遗尿停作,并经 3 个月观察未见复发者为痊愈,共 46 例;以经 2 个疗程治疗,遗尿在一段时间内停止,但在 3 个月内又复发者为有效,共 7 例。以治疗后遗尿次数虽减少,但遗尿发作间隔不超出 1 周者为无效,共 3 例。治疗时间最短 3 次,最长 20 次,平均 13.7 次。治愈率为 82.1%,总有效率为 94.6%。

(二)骨伤科疾病

1. 颈椎综合征

夏阳等运用头针治疗椎动脉型颈椎病 56 例[38]:头针取双侧顶枕带(百会至脑户的条带,条带是指百会至脑户的连接左右各旁开 0.5 寸的治疗带)上 1/3、病灶对侧顶后斜带(络却至百会的条带)、额中带(神庭起向下 1 寸的条带)、顶中带(前顶至百会的条带),头晕重加颞后带(率谷至角孙的条带),痰湿盛加额顶带(神庭至前顶的条带中 1/3 右)。常规消毒后,取 30 号 1.5 寸毫针斜刺,均用小幅度提插法泻法。肝肾亏虚双侧加额顶带后 1/3,用小幅度提插法补法。行针时配合颈部松懈,患者头部前后左右自主运动,每次行针 3~5 分钟,间隔 15 分钟再行针 1 次,留针 2~12h,隔天 1 次,6 天为 1 疗程。总有效率为 98.2%。

秦秀娣等运用汤氏头针治疗椎动脉型颈椎病 28 例[39]:嘱患者坐位,常规消毒,颈略前屈,医者位于患者前方,先定阴阳点(即百会穴),取 0.35mm×40mm 针与头皮呈 45°角快速刺入皮肤,达帽状腱膜下层,再依次取心区、颈前区、枕项区、血线、风线,一般一区 3 针,随症加减。针刺由上而下,方向呈 15°~45°,顺头发生长方向刺入,如无针感可做捻转手法。出针时由下向上,因头部血管丰富,易出血,针刺后用干棉球按压片刻,若患者头发被雨水淋湿或洗头后不可马上进针。留针 1~2h,隔日 1 次,10 次为 1 个疗程。休息 1 星期后,进行第 2 个疗程。总有效率为 89.3%。

李保民等运用头针配合体针治疗椎动脉型颈椎病 72 例观察[40]:体针取风池(双侧)、百会、$C_{2\sim6}$夹脊、外关(双侧);头针取平衡区(双侧)、晕听区(双侧)。体针用平补平泻手法,针风池时针尖刺向鼻尖,使针感传导至耳上或耳前;百会平刺,使头顶有压迫样针感;颈夹脊交替、交叉取穴;外关针感向上传导为佳。头针用快频捻转手法。治疗每日 1 次,每次留针 30 分钟,其间行针 3 次。每 10 次为 1 疗程,1 疗程未愈者休息 5 天继针下 1 疗程。72 例患者痊愈 49 例,占 68%;显效 14 例,占 19%;有效 6 例,占 8%;无效 3 例,占 4%。总有效率 96%。

2. 肩关节周围炎

朱明清等用头皮针治疗肩周炎 122 例[41]:取顶颞斜线中 1/3。结果痊愈 77 例,显效 23 例,有效 21 例,无效 1 例,总有效率为 99.2%。

贾怀玉等用头针治疗肩周炎 210 例[42]：取顶颞前斜线中 2/5，行交叉刺法。结果治愈 132 例，显效 31 例，好转 24 例，无效 3 例，总有效率为 98.57％。

3. 腰椎间盘突出症

骆书颜运用头针配合牵引治疗腰椎间盘突出症 108 例[43]：取标准头穴线，顶中线、患侧顶旁 1 线、顶旁 2 线，消毒后快速进针，针体进入帽状腱膜下层，当针下有吸针感时，行朱明清教授独创的朱氏泄法（即抽气法，针体平卧，用拇、示指紧捏针柄，用爆发力将针迅速向外抽提 3 次，然后再缓慢退回原处）。配合使用自动牵引床。症状轻者采用平卧平牵，症状重者，俯卧平牵。固定好胸部、髋部的牵引带，牵引力量以患者能忍受为准，持续牵引 30 分钟。治疗组先行头针法 5～8 分钟（抽气法 1 次），留置头针并按上述方法进行牵引治疗，在牵引过程中，再行抽气法 3 次，然后行牵引 30 分钟，总有效率为 95.4％。

向开维等运用头针与整骨手法治疗腰椎间盘突出症 230 例[44]：头针中央型者取顶中线、顶旁 1 线。侧后型者取顶中线、顶颞后斜线（病灶对侧）。用 28 号 2～3 寸毫针快速进针，顶中线、顶旁 1 线宜从前向后刺，顶颞后斜线宜由上向下刺，刺入 1～2 寸，用小幅度快速捻转 10 分钟，留针 30～40 分钟，留针期间捻针 1 次。疼痛较甚者，由下向上对刺一针，留针 24 小时以加强止痛之功。留针期间配合推拿整骨手法，令患者俯卧于治疗床上，术者用肘点压环跳穴约 2 分钟；再用双掌分推腰背部肌肉约 2 分钟；用双掌压法压脊柱两侧肌肉；拇指推法推患侧臀部肌肉；或令患者双手紧握床头，术者立于患者足端，双手握其双踝用力牵引，同时轻轻上下抖动腰部；或术者立于患者患侧，以一手拇指指腹紧紧按压相当于椎间盘突出部位，另一手握其健侧踝部，向上拉举，使腰部过伸，如此反复数次；患者换侧卧位，患侧在上，健侧下肢伸直，患侧髋膝关节屈伸放于健侧下肢上。术者立于背侧，一肘放于患者的前侧，另一肘放于患者髂骨翼的后侧，两肘以肩向后，髂骨向前，前后相反方向用力突然斜扳，同法施于对侧。腰腿放射性疼痛消失，直腿抬高与健肢相等，能恢复原工作者 169 例，占 73.47％；症状和体征明显减轻，功能活动基本正常，可恢复原工作和轻工作者 41 例，占 17.82％；腰腿放射痛和体征较治疗前有不同程度的减轻，不能恢复正常工作，需继续治疗者 13 例，占 5.65％。

4. 坐骨神经痛

孙怀玲等运用头针治疗坐骨神经痛 100 例[45]：让患者平卧或侧卧位，盖好被褥，取患肢对侧的头穴足运感区，常规消毒后，用 2 寸毫针沿头皮向后快速刺入 1.5 寸左右，以左手按住头皮下部分针，右手快速 200 次/分，捻转 5 分钟，休息 5 分钟，捻转 5 分钟，再休息 5 分钟，再捻转 5 分钟。行针时让患者体会下肢针感，往往出现蚁行感较多，随即患肢发热、汗出，剧痛渐止。留针 24 小时，次日根据疼痛程度而定 2 次针刺，一般 1～3 次剧痛可缓解，而后采取常规针灸、推拿、中药等治疗即可。结果痊愈者 72 例，占 72％，显效者 28 例，占 28％，有效率为

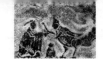
100%。

5. 急性腰扭伤

朱跟葵运用头针治疗急性腰扭伤[46]：患者取端坐位，双手扶于椅背，略低头，取枕上正中线及两侧枕上旁线，得气后嘱患者配合腰部活动，30 分钟后起针，患者即可感觉病痛大减，活动基本正常。

谢玉贵运用头针配合足三里穴治疗急性腰扭伤[47]：患者取坐位，医者立于患者之后，取头部腰区（经验穴，位于督脉线上头顶百会穴后 1 寸），局部进行常规消毒，选用 2 寸长的不锈钢毫针，针与头皮呈 30°夹角进针，沿头皮向脊柱方向缓慢进针 1.5 寸捻转 1 分钟，得气后留针 20 分钟，其间行针 1～2 次，并嘱患者前后左右活动腰部。复诊者起针后，加足三里左右两穴，用平补平泻手法。疼痛消失，活动如常为痊愈；疼痛减轻，活动受限好转为有效。结果针刺 1 次痊愈者 22 例，有效 11 例；针刺 2 次痊愈 8 例；针刺 3 次痊愈者 7 例。

(三)妇儿科疾病

1. 痛经

石燕华用头针治疗痛经 14 例[48]：取双侧足运感区、生殖区。先以 2.5%碘酒，后用 75%酒精常规消毒，选择 28～30 号 1.5 寸毫针，以 30°快速刺入头皮，使其到达帽状腱膜层下，然后顺着针身将针推到一定部位，并以左手固定针身，右手拇食二指扶持针柄，以示指指掌关节不断屈伸，进行小幅度快速捻转，捻转速度为 180～200 次/分，每针捻转 1～2 分钟，休息 5 分钟后行第二次捻针，再休息 5 分钟行第三次捻针，每针捻转仍是 1～2 分钟。以后每针 10～15 分钟即起针。起针时将针边捻边退，到皮下后快速出针，并以于棉球按针孔。每天针刺 1 次，本月经周期连续治疗 3 次，以后治疗均在经行前 3 天进行。结果 13 例经 1 次治疗即在针后 5～30 分钟止痛。

2. 功能性子宫出血

马玉泉用电针治疗功能性出血 205 例[49]：主取双侧生殖区，配合体针三阴交、血海、足三里。双侧足运感区用 1 寸毫针沿头皮向后斜刺，三阴交用 2 寸毫针，血海、足三里用 4 寸毫针。然后分别接 G6805 电针仪，用连续波，每 3～5 分钟由慢而快，由快而慢改变频率 1 次，电流强度以患者耐受为宜，通电 20 分钟。每日治疗 1 次。结果 205 例全部治愈，其中 1 次治愈 8 例，2～3 次治愈 79 例，5～7 次治愈 88 例，治愈率 100%。

张琦岩等用头针治疗功能性子宫出血 40 例[50]：取生殖区。穴位常规消毒，用 2 寸 30 号的花柄毫针，沿头皮向前下方斜刺。快速持续捻针 3 分钟，留针 10 分钟，再捻 3 分钟；如此重复 3 次，最后快速出针一。每天 1 次，10 次为 1 疗程。结果治愈 25 例，显效 8 例，有效 4 例，无效 3 例,总有效率 92.5%。

3. 经前期紧张综合征

李进等用毫针治疗经前紧张综合征 108 例[51]:主穴取足运感区,生殖区,用迎随泻法。根据证型不同,配以承光、通天等穴,针尖向前或后,向上或下进针,透刺 1～1.5 寸,并设中药对照组 108 例。结果头针组痊愈 99 例,好转 9 例,中药组痊愈 68 例,好转 40 例。两组痊愈率经统计学处理,头针组显著优于中药组(P<0.001)。

洪钰芳运用头针治疗经前期综合征[52]:头针按头皮针穴位国际标准化方案,主穴取额中线、顶中线,如有心悸怔忡,失眠多梦,发热等上焦症状配额旁 1 线;乳房胀痛,胸胁作胀,腹泻等中焦症状配额旁 2 线;肌肤浮肿,腹痛等下焦症状配额旁 3 线。常规消毒后,在所选腧穴上,用 25mm 不锈钢毫针沿皮向下斜刺,将针体推进至帽状腱膜下层。根据辨证,施用提插补泻,虚证施以补法,实证施以泻法。然后用 G6805 型电针仪连接到主穴上,电量以患者感到舒适为限。频率 1.3～1.7Hz,留针 1 小时,每星期 3 次。治疗以 1 个月经周期为 1 个疗程,经后休息 5 天,总有效率为 91.4%。

4. 小儿脑性瘫痪

陈柏志等运用头针为主治疗小儿脑性瘫痪 42 例[53]:选穴根据《针灸学》教材(上海科技出版社,1997 年)定位,头针选取顶颞前斜线、顶颞后斜线各取 2 穴,顶中线取 1 穴,顶旁线取 2 穴,枕上中线取 1 穴,枕旁线双侧各取 1 穴。用 30 号毫针,快速直刺 1～1.5 寸,不捻转、不提插,留针 1 小时,每日 1 次,12 次为 1 疗程;体针取患侧上肢取曲池、合谷,下肢取足三里、阳陵泉,语言障碍取内关、哑门,耳聋取听宫、听会,流涎取承浆、地仓。体针不留针,每 3 天针一次,12 天为 1 个疗程。每个月执行 1 疗程,3 个疗程后进行疗效评价。总例数为 42 例,显效 22 例,有效 16 例,无效 4 例,总有效率 90.48%。

刘振寰等运用头针为主治疗小儿脑性瘫痪 210 例[54]:取穴从神庭穴沿皮直刺向百会,从百会刺向脑户,前顶刺向悬厘穴(双侧)为基本选区共 4 针;若下肢瘫选从百会刺向通天穴,从百会至前顶一线的外侧 1.5 寸(双侧)。若上肢瘫则选从百会刺向络却穴,从百会至前顶穴一线的外侧 2.25 寸(双侧)。此 12 针为治疗小儿脑瘫的重要选穴及区域。若有语言障碍可配伍国际标准化头针的语言 1、2、3 区。隔日针 1 次,每次留针 4 小时,在留针期间,选用国产韩氏电针仪,选择疏密波交替,做电针治疗 15 分钟。快速捻转(300 转/分钟)3 次。疗程:每日针刺 1 次,针 10 次休息 10～15 天,针刺 30 次为 1 疗程。经 1 疗程治疗,210 例中显效 82 例,有效 67 例,无效 61 例,总有效率 71%。

任义钟等运用头针为主治疗小儿脑性瘫痪[55]:取运动区、平衡区、语言 2 区、语言 3 区、四神聪、风池(双侧)、投影区(指 CT、MRI 异常患儿大脑病变部位的头皮投影区),若无头部 CT、

MRI 改变患儿不用此穴。穴位常规消毒后,快速进针,与头皮水平线成 15°,深达帽状腱膜下;风池穴按常规针刺。3 岁以内患儿手法快速捻转,平补平泻,不留针。3 岁以上患儿采用 G6805 电针治疗仪加强刺激,频率和强度以患儿能耐受为度,留针 20 分钟,隔日 1 次,以上部位交替进行治疗,每次取 4~6 穴,10 次为 1 个疗程。本组 45 例经 1~10 个疗程治疗后,其中基本恢复 4 例,占 8.89%;显效 21 例,占 46.67%;有效 15 例,占 33.33%;无效 5 例,占 11.11%,总有效率为 88.89%。未发现 1 例治疗后评分减少者。

5. 小儿遗尿

杨敏运用头针为主治疗小儿遗尿症 126 例[56]:其中男性 60 例,女性 66 例;年龄最大者 15 岁,最小者 4 岁;病程最短半年,最长 11 年。126 例遗尿者均属功能性遗尿,分两组,第 1 组取百会、四神聪(左右)两穴,关元;第 2 组取百会、四神聪(左右)、中极。在所取穴位的部位常规消毒,头针用 1 寸毫针,百会穴向后平刺 0.5~0.8 寸,四神聪(左右)向百会对刺 0.5~0.8 寸;关元或中极用 1.5 寸毫针,直刺 0.8~1.2 寸,用平补平泻,以针感达前阴部为度。间隔 10 分钟行针 1 次,留针 30 分钟,每日 1 次,10 次为 1 疗程,2 组穴中关元和中极隔日交替使用。治疗结果痊愈 110 例,占 87.30%;好转 11 例,占 8.73%;无效 5 例,占 3.96%;总有效率为 96.03%。

付怀丹等用电针顶中线治疗小儿遗尿 40 例[57]:取顶中线,患者仰卧位,进针得气后,沿头皮向前刺入 1.5 寸,将 G6805 仪一电极接于针柄上,另一电极患者用手捏着,用 2 次/秒的低频脉冲电流刺激,强度以患者能耐受为宜,每次治疗 15 分钟。并设体针对照 40 例。取中极、关元、肾俞、膀胱俞、三阴交。患者取侧卧位,进针得气后,刺入 0.8~1 寸,将 G6805 治疗仪的两对电极分别接通于中极、关元和膀胱俞,用 2 次/秒的低频脉冲电流刺激,强度以患者耐受为宜,每次治疗 15 分钟,两组均每日 1 次,7 次为一疗程。疗程间隔 5 天。结果头针组痊愈 30 例,显效 8 例,无效 2 例;体针组痊愈 21 例,显效 10 例,无效 11 例。经统计学处理,头针组疗效优于体针组。

黄卿等运用头针为主治疗遗尿症 256 例[58]:头针组取焦氏头针的足运感区,此穴位于前后正中线中点旁开 1cm,向后平行 3cm 处,取 1.5 寸,30 号毫针沿皮平刺约 1 寸左右,然后接 G6805 治疗机,取连续波 100 次/分,剂量以耐受为度。体针组取关元,手法要求直刺入皮肤后,左手压住关元穴上方,右手提插捻转,迫使针感向下传导以放射至尿道口为佳,加灸 3 壮,状如红枣大小,第 1 壮完毕,停歇 3 分钟,继续第 2 壮、第 3 壮。三阴交,直刺后压住下方,要求针感向上传导,直达大腿内侧为佳,留针。要求 1 次操作完毕取针后,嘱患儿卧床休息 5 分钟,以增强并巩固疗效。5 次为 1 个疗程,间歇 5~7 天,继续第 2 疗程。同时应嘱附患者家长每日晚饭后注意患儿饮水量。睡前排空小便,睡后定时叫醒排尿养成习惯,白天不宜过分贪玩,

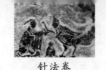

以免疲劳贪睡,耐心教育孩子,消除自卑心理,树立战胜疾病的信心。结果 256 例患儿经 1～4 个疗程治疗均有效,其中治愈 233 例,好转 23 例,治愈率为 91％,总有效率 100％。

(四)皮肤科疾病

1. 荨麻疹

孔尧其用头针治疗荨麻疹 36 例[59]:取穴双侧顶颞后斜线,及此连线旁开 0.5cm 处,用 30 号 1.5 寸毫针,自百会穴向一侧曲鬓穴接力透刺,然后再用另一侧曲鬓穴透侧,共针 4 针。用抽气法反复运针,留针 2 小时以上,每隔 1～2h 行针 1 次,直至疹块消失。急性荨麻疹每日 1 次,慢性隔日 1 次,5 次为一疗程。结果痊愈 29 例,有效 3 例,无效 4 例。

2. 带状疱疹

贾怀玉等用头针治疗带状疱疹 1 例[60]:取额旁 2 带(左侧),顶颞后斜带中 1/3(左侧),由后向前行两针交叉刺,用小幅度提插泻法。行针时嘱患者吸气闭息,以手按压右侧胸胁疼痛部位,然后行胸式呼吸,15 分钟后再行针 1 次,留针 24h,每日 1 次。结果共针治 4 次,疼痛消失,病趋痊愈。

李建武运用头针治疗带状疱疹[61]:148 例患者在治疗过程中采用焦氏头针治疗,不加用任何中西药物。取穴根据皮疹及疼痛部位选择对侧相应感觉区、运动区。头面颈部位取对侧感觉区,运动区上 1/5。胸胁及上肢取对侧感觉区,运动区中 2/5,腰骶及下肢取对侧感觉区,运动区下 2/5。每日针刺 1～2 次,连续针刺至愈为止。用 0.32mm×40mm 长的不锈钢毫针,快速进针后,沿帽状腱膜下刺进到相应深(长)度,然后连续捻转 1～3 分钟,出现热、麻、胀等感觉为好,不提插,留针 30～60 分钟或 1～2 小时。总有效率 100％。

3. 斑秃

阎世燮用头针治疗脱发 108 例[62]:取防老、健脑、头维、大椎、上星穴,防老穴针尖向前方沿皮平刺,进针 1 分,健脑穴针尖斜向下方进针 2 分,其他穴位按常规操作。得气后行捻转补法,留针 15～30 分钟。每日或隔日 1 次,10 次为一疗程。经治疗 6～20 个疗程后,痊愈 87 例,好转 21 例。其中斑秃 70 例痊愈 55 例,好转 15 例。一般经治疗 4 个疗程,患者开始生出毛发。

张翠屏等取枕下旁线治疗斑秃[63]:以取百会,头维为主,用 28～32 号 1.5 寸的不锈钢毫针,在施术部位进针约 1 寸,针尖方向根据患肩疼痛部位,在前者向阴面,在后者向阳面,手法用抽气法运针,以当即患部疼痛消失或减轻为得气,每间隔 10～30 分钟运针 1 次,留针 1 小时以上,留针时间越长越好。隔日 1 次,10 次为 1 疗程,共治疗 424 例,结果总有效率为 92.95％。

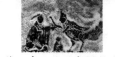
（五）五官科疾病

1. 视神经炎

天津市眼科医院以电头针治疗视神经萎缩 87 例[64]：患者取坐位或仰卧位，右肩周疼痛者取头针左上肢感觉区；左肩周疼痛取头针右上肢感觉区；若双肩疼痛者取头针双上肢感觉区。局部进行常规消毒，用 26～28 号 1. 5～2. 5 寸长的不锈钢毫针，针与头皮呈 30°夹角进针。每分钟捻转 200 次左右，捻转 2～3 分钟，留针 5～10 分钟。捻针或间隔时嘱咐患者或家属协助活动上肢，加强对患肢功能的锻炼。头针起后，随即在肩关节上最痛点拔罐，留罐 5～10 分钟。病情较轻者可隔日治疗 1 次，7 天为 1 疗程。治疗结果，本组 86 例全部治愈。其中 1 个疗程内治愈 27 例，2 个疗程以上治愈 59 例。87 例患者共 138 只眼，取双视区。结果进步超过 4 行者 9 只眼，进步 4 行者 2 只眼，进步 3 行者 9 只眼，进步 2 行者 24 只眼，进步 1 行者 32 只眼，无进步 62 只眼，总有效率为 55％。

叶虹等用头针治疗视神经萎缩 1 例[65]：取额顶带后 1/3、顶枕带下 1/3（双侧），用小幅度提插补法，行针时嘱患者思想放松，用两手心轻按双目，眼球上下左右慢慢转动，然后松手睁眼远望，再反复做轻轻闭目、睁眼远视动作数次。额旁 2 带（左侧）用小幅度提插泻法，行针时嘱患者手按胸胁，然后行胸式呼吸数次。留针 24h，隔日 1 次，并配合体针及耳压疗法。经治疗 30 次，右眼视力恢复到 1.2；左眼恢复到 0.8。5 年后随访，疗效巩固。

2. 耳聋

班凤煜运用针刺晕听区治疗神经性耳聋 120 例[66]：患者取坐位，常规消毒后，从晕听区前后两端各刺一针，两针方向相对，分别向中间进针，针应刺入帽状腱膜下层，两针均进针 4cm。找到针感后，两手同时以 200 次/分的速度进行捻针。第 1 次捻转 3 分钟，休息 10 分钟，再捻转 3 分钟，休息 10 分钟，再捻转 3 分钟后出针，两侧同等刺激。每日针刺 1 次，7 次为一疗程，疗程间休息 3～5 天，休息期间自行艾灸肾俞、三阴交。结果 120 例 157 只患耳，治愈 153 只耳，占 97.45％；显效 3 只耳，占 1.91％，好转 1 只耳，占 0.64％。有效率 100％。治疗次数最少者为 7 次，最多者 91 次。

魏彩莲运用头针治疗神经性耳聋 43 例[67]：取额中线、顶中线、双侧颞后线、头维穴。各穴均沿头皮进针透刺 1 寸左右，颞后线由率谷向曲鬓穴，额中线由上向下，顶中线由前向后，症状严重者，额中线、顶中线分别用上下、前后对刺法；头维穴用十字刺法（第 1 针从上向下，第 2 针从前向后，两针呈十字交叉）。均用抽气手法（紧提慢按，三退一进，属泻法），每针持续 1 分钟，然后留针 30～60 分钟，每 15 分钟行针 1 次，行针同时嘱患者行按耳法 10 次，也可嘱患者用手紧捏鼻翼，闭住鼻孔，至两耳内鼓膜有声响为度。每日 1 次，10 次为一疗程，疗程间隔 2 天，一般 2～6 个疗程，总有效率 90.7％。

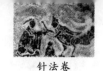

3. 耳鸣

王爱平等运用针刺合中药治疗耳鸣 53 例[68]：本组 53 例均为 1999 年 1 月～2003 年 6 月我院门诊针灸科、五官科患者。男 32 例，女 21 例；年龄 23～68 岁；病程 1 个月～14 年；单侧耳鸣 11 例，双侧耳鸣 42 例。治疗时体针取耳门、听宫、听会、翳风、外关、太冲、迎香穴；头针取晕听区，单侧耳鸣取患侧，双侧耳鸣取两侧。得气后，体针腧穴接 G6805 电针仪，电流强度以患者感舒适为宜；头针晕听区每隔 10 分钟捻转 1 次。均留针 30 分钟，每日 1 次，10 次为 1 个疗程。配以耳鸣汤（石菖蒲 30g，葛根 30g，磁石 30g，丹参 15g，响铃草 15g）。每日 1 剂，水煎 3 次，分 3 次服，10 剂为 1 个疗程。结果 53 例患者中治愈 10 例，显效 20 例，好转 16 例，无效 7 例，总有效率为 87%。

马德元等运用针刺配合头针治疗神经性耳鸣 45 例[69]：本组 45 例，均确诊为神经性耳鸣。其中，男 20 例，女 25 例；年龄最小 12 岁，最大 60 岁；病程最短 2 周，最长 5 年；单侧耳鸣 30 例，双侧耳鸣 15 例。针刺主穴取翳风、听会、侠溪、中渚。肝胆火盛加太冲、丘墟；外感风邪加外关、合谷；肾虚加肾俞、关元，头针取颞后线。穴位常规消毒后进针，主要以提插、捻转，补泻为主，实证用泻法，虚证用补法，留针 30 分钟，间隔 10 分钟行针 1 次。头针沿头皮进透刺 1 寸左右，颞后线由率谷向曲鬓穴，待针下出现麻胀样针感时，虚捏针柄，以 200 转/分小幅度、快速捻转，使针感缓缓扩散，行针 1 分钟，留针 30 分钟，间隔 10 分钟行针 1 次，体针与头针同步进行，每日 1 次，10 天为 1 疗程，中间休息 2 天，一般 1～4 个疗程。结果 45 例患者中，治愈 20 例，占 44.4%；显效 14 例，占 31.1%；好转 8 例，占 17.8%；无效 3 例，占 6.67%。总有效率达 93.33%。病案举例：张某，男，58 岁。2003 年 9 月 8 日初诊。主诉：左侧耳鸣 1 月余；病史：1 个月前因与他人发生口角，致心情不畅，继而出现左侧耳鸣如潮。当时到耳鼻喉科求治，诊断为神经性耳鸣，予静点能量合剂，进行高压氧治疗，未见明显好转而来进行针灸治疗，查：神清、面略赤、易怒、舌红少苔、脉弦。中医诊断：耳鸣（肝胆火盛）。依上法治疗 15 天后耳鸣消失，患者自觉已恢复至病前水平，治愈，随后半年未复发。

第二节　眼针法

一、概　述

眼针是指在眼部周围特定的刺激区穴施以针刺，以防治疾病的一种方法，是在"观眼识病"的基础上发展而来的，首先为辽宁中医学院彭静山教授所应用。

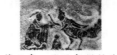

　　"观眼识病"早在《内经》中就有记载,《内经》的"观眼识病"是在阴阳、五行的理论指导下把眼睛分为阴阳和五脏在眼区中不同部位的反映,来指导临床治疗。如《灵枢·大惑论》说:"瞳子,黑眼法于阴;白眼,赤脉法于阳。故阴阳合转而精明,此则眼具阴阳也","五脏六腑之精气,皆上注于目而为之精。精之窠为眼,骨之精为瞳子,筋之精为黑眼,血之精为络,其窠气之精为白眼,肌肉之精为约束,裹撷筋骨血气之精,而与脉并为系,上属于脑,后出于项中。"《内经》的这些理论为后代眼科医生所借鉴,形成了眼科中的五轮八廓学说。彭静山的"观眼识病"不同于《内经》,是一种观察眼区中不同部位络脉的变化而诊断和治疗疾病的方法,是启发于《证治准绳·目门·卷七》的一句话:"华之化云:目形类丸,瞳神居中而前,如日月之丽东南而晚西北也。内有大络六,谓心、肺、脾、肝、肾、命门各主其一;中络八谓胆、胃、大小肠、三焦、膀胱各主其一;外有旁支细络莫知数,皆悬贯于脑,下连脏腑,通畅血气往来以滋于目。故凡病发,则有形色丝络显现,而可验内之何脏腑受病也。"

　　经络运行全身气血,在人体内起沟通表里上下、联络脏腑器官的作用。《灵枢·口问》说:"目者,宗脉之所聚也。"《灵枢·邪气脏腑病形》说:"十二经脉,三百六十五络,其血气皆上于面而走空窍,其精阳气上走于目而为之睛。"可见眼和经络存在密切的联系,眼需要经络不断地输送气血,才能维持其视觉功能。在十二经脉中,足厥阴肝经、手少阴心经、足三阳经以本经,或支脉,或别出之正经直接系连于目系,手三阳经皆有1～2条支脉终止于眼或眼附近,足三阳经之本经均起于眼或眼附近,在奇经八脉中,任、督二脉系于两目下之中央,阴跷脉、阳跷脉相交于目内眦之睛明穴,阳维脉经过眉上。此外在十二经筋中,足太阳之筋为目上冈,足阳明之筋为目下冈,足少阳之筋为目之外维,手太阳之筋、手少阳之筋都联属目外眦。

　　眼和脏腑也存在密切的联系,五脏之中,肝和目的关系是为密切,肝开窍于目,目受血而能视,故《素问·金匮真言论》说:"东方青色,入通于肝,开窍于目,藏精于肝。"《素问·五脏生成》又说:"肝受血而能视。"心和目也存在密切联系,心主全身血脉,脉中之血受主气推动,循环全身,上输于目,目受血养,才能维持其视功能。故《素问·五脏生成》篇及其脉要精微论说:"诸血者,皆属于心","心之合,脉也","脉者,血之府","诸脉者,皆属于目"。脾主运化水谷,输精气,是气血生化之源,脾胃功能正常则生化有源,气血充盈,则目得养而视物清明,又脾主肌肉,脾的功能正常则睑能开合自如。肝为气主,肝气调和,气血流畅,脏腑功能正常,则五脏六腑精阳之气皆源源不断地输注入目,故目视精明。肾为先天之本,主藏精,精能生髓,脑为髓海,目系上属于脑,故肾精充沛,髓海丰满,则思维灵活,目光敏锐。此外三焦主通行元气,是运化水谷,输布水液的通道,胆、小肠、大肠、膀胱、胃又和五脏相表里,共同协调各自的功能,由此可见目和五脏六腑都存在着密切联系,五脏六腑共同维护着眼的功能。

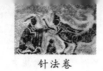

二、定位与主治

(一)定位

眼区的划分是以八卦来划区的,即将眼划分为乾、坎、艮、震、巽、离、坤、兑八个区分别以阿拉伯数字1、2、3、4、5、6、7、8代替。在这八个区里分别容纳肺、大肠、膀胱、上焦、肝、胆、中焦、心、小肠、脾、胃、下焦共十三个穴位。

具体划分方法如下:两眼向前平视,经瞳孔中心做一水平线并延伸过内、外眦,再经瞳孔中心做该水平线之垂直线,并延伸过上、下眼眶。于是将眼区划分成4个象限,再将每一个象限分成两个相等区,即成8个象限,此8个相等区就是8个经区。左眼属阳,阳生于阴,8区排列顺序是顺时针方向;右眼属阴,阴生于阳,8区排列顺序是逆时针方向。但各区代表的脏腑则左右相同。1区为肺、大肠;2区为肾、膀胱;3区为上焦;4区为肝、胆;5区为中焦;6区为心、小肠;7区为脾、胃;8区为下焦。每区所占的范围,用时钟计算为90分钟。如左眼1区为10时30分~12时时针所过区域;右眼逆行,右1区为7时30分~6时时针所过区域,以此类推。其穴位则1、2、4、6、7区,每区各2个;3、5、8区,每区各1个,统称8区13穴,见图6-7。

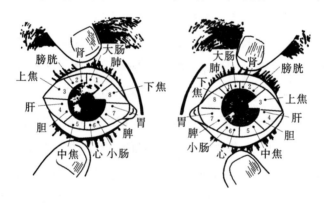

图6-7 眼针穴位分布图

(二)主治经验

1. 中风偏瘫

上焦区,下焦区。

2. 急性扭伤

下焦区。

3. 落枕

上焦区。

4. 降血压

肝区可调整血压,高者可降,低者可升。

5. 痛经

下焦区。

6. 遗尿或尿频

下焦区、肝区、肾区。

7. 心律不齐

心区。

8. 膈肌痉挛

中焦区。

9. 胃痉挛

中焦区。

10. 头痛

上焦区,偏头痛配胆区,后头痛配膀胱区。

11. 目赤痛

肝区。

12. 近视

肝区配内睛明。

13. 眼睑下垂

脾区、上焦区。

14. 针眼

脾区。

15. 电光性眼炎

上焦区。

16. 鼻炎

上焦区,肺区。

17. 音哑

肺区,上焦区。

18. 喉痛

肺区,上焦区。

19. 舌痛

心区。

20. 牙痛

上焦区,患侧翳风(龋齿无效)。

21. 耳聋、耳鸣

肝区,上焦区。

22. 三叉神经痛

上焦区。第一支痛配瞳子髎,第二支痛配阳白,第三支痛配颊车。

23. 面肌痉挛

上焦区,脾区。

24. 面瘫

上焦区。

25. 项强

上焦区,膀胱区。

26. 五十肩

上焦区,大肠区。

27. 上肢不能举

上焦区。

28. 老年慢性气管炎

肺区,定喘穴(大椎旁5分,向大椎斜刺5分深,不留针)。

29. 胸痛

上焦区,心区。

30. 背痛

上焦区、膀胱区。

31. 腰痛

下焦区、肾区。

32. 尿路结石腰痛

下焦区,肾区。

33. 腰胁痛

中焦区,肝区。

34. 坐骨神经痛

下焦区,患侧胆区。

35. 胃痛

中焦区,胃区。

36. 胆囊炎

胆区。

37. 胆道蛔虫

肝、胆区。

38. 胰腺炎

中焦区,胃区。

39. 呕吐

中焦区,脾区。

40. 拒食症

胃区配四缝。

41. 便溏

大肠区。

42. 痢疾

下焦区,大肠区。

43. 便秘

大肠区,左腹结皮内针。

44. 膝关节痛

下焦区,膝眼。

45. 下肢痿软

下焦区,肾区。

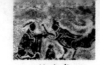

46. 足跟痛

下焦区,胆区。

47. 神经衰弱

上焦区,肾区,心区。

48. 月经不调

下焦区,肝区,肾区。

49. 阳痿

下焦区,大赫。

三、操作方法

(一)操作

1. 选针和消毒

针具针身应光滑、无锈蚀,针尖应锐利、无倒钩。以 29 号直径 0.34mm、长 15mm 即 0.5 寸的不锈钢针最为合适,穴位以常规体针的方法消毒。

2. 进针和手法

眼穴有两种刺法,一种为眶内刺法,另一种是眶外刺法,无论是哪种刺法,穴的位置均距眼眶 2mm,眼针进针要稳、准、快。一手持针,别一手按住眼睑,把眼睑紧压在手指下面,右手拇食二指持针迅速准确刺入。刺入以后,不用提插、捻转、开合任何手法,患者感觉有酸、麻、胀、重或温热、清凉等感觉直达病所,是得气的现象。如未得气,可以将针提出 1/3 改换一个方向再刺入。或用手刮针柄,用双刺法。

3. 起针

起针时用右手两指捏住针柄活动数次,缓缓拔出 1/2,稍停几秒钟再慢慢提出,迅速用干棉球压迫针孔片刻,或交给患者自己按压,以防出血。

4. 眼针的各种刺法

(1)点刺法:在选好的穴位上,一手按住眼睑,患者自然闭眼,在穴区轻轻点刺 5～7 次,以不出血为度。

(2)眶内刺法:在眶内紧靠眼眶眼区中心刺入,眶内针刺是无痛的,但手法要熟练,刺入准确。眶内都用直刺,针尖向眼眶方向刺入,进针 0.5 寸。手法不熟时,切勿轻试。

(3)沿皮横刺法:在眶外选好的经区,找准经区界限,向应刺的方向沿皮刺入,可刺入真皮

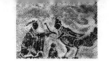

达到皮下组织中,不可再深。每区两穴者不可超越界限。

(4)双刺法:不论直刺、横刺,刺入一针之后可在针旁同一方向再刺入一针,能够加强疗效。

(5)表里配合刺法:也叫内外配合刺法,即在选好的眼穴上,眶内、眶外各刺一针。

(6)压穴法:在选好的区穴,用手指压迫,患者感到酸、麻为度。也可用火柴棒、点眼棒、三棱针柄代用。

(7)眶区埋针法:对疗效不巩固的患者,在眼区穴埋王不留行籽或皮内针均可。

(8)电针法:不得气的,经用眼针5分钟还不生效的患者,可在针柄上通电流以加强刺激,方法和一般电针一样。

(9)缪刺法:一侧有病,针患侧无效时,可在对侧眼区同名穴针刺。

(二)眼针的选穴原则

1. 循经取穴

确诊病属于哪一经即取哪一经区穴位,或同时对症取几个经区。

2. 看眼取穴

观眼,哪个经区络脉的形状、颜色最明显即取哪一经区穴。

3. 病位取穴

按上、中、下三焦划分的界限,病在哪里即针所属上、中、下哪个区。如头痛项强,不能举臂、胸痛等均针上焦区。

四、注意事项

(1)眼针留针时间不宜过久,约5～15分钟。

(2)禁忌证除病势垂危,抢救期间,精神错乱,气血虚脱已见绝脉者皆可用之。对震颤不止,躁动不安,眼睑肥厚(俗名肉眼胞)可以不用。

(3)针刺切忌刺伤眼睑,针左8、右4区时,不宜过深,以防刺伤内眦动脉。

(4)眼睑肥厚或眼睑上静脉青色明显者,均不宜实施眼针。

五、临床应用

(一)彭静山应用眼针的经验

彭静山受《证治准绳·目门》篇的启发,首先通过观察眼区中不同部位络脉的变化而诊断和治疗疾病。并且采用循经取穴(辨证循经取穴、首尾循经取穴、表里循经取穴、交经缪刺)、观眼取穴和三焦病位取穴的方法治疗疾病,往往有出人意料的效果。

(二)内科疾病

1. 中风

葛林宝运用眼针电刺激治疗中风瘫痪、高血压 77 例[70]：眼针取下焦、肾、上焦、肝穴。患者坐或仰卧位，佩戴好特制装置，缓慢加大刺激电流量，以患者无不适为度。每次 30 分钟，每 1～2 天治疗 1 次。通过治疗的 44 例中风患者，治愈总有效率 84.1％；33 例高血压患者，治愈总有效率为 74.1％。

海英运用眼针对脑梗死患者脑 SPECT－rCBF[71]：先对患者行 SPECT 检查，并记录结果后即刻施针。针刺时患者采取仰卧位，取双侧上焦区、下焦区、肝区、肾区。用 28 号 0.5 寸不锈钢毫针，常规消毒后采用外刺法，与皮肤呈 10°～15°角沿皮刺入穴位，不行针，留针 30 分钟后出针。出针时宜缓并需用干棉球按压 1 分钟。然后即刻再行 SPECT 检查，并记录结果。结果显示眼针疗法能有效治疗脑梗死，可以改善患者的临床症状、中医证候评分，神经功能缺损症状亦有改善。患者针刺前后 2 次的脑血流量对比有显著变化。即针刺后病灶处局部脑血流量较针刺前明显增多。提示眼针疗法治疗脑梗死的疗效机理之一是增加患者的局部脑血流量，改善脑缺血状态。

徐锦平运用眼针疗法加百忧解治疗脑卒中后抑郁[72]：治疗组采用眼针配合百忧解疗法，百忧解 20mg，每日 1 次口服。眼针主穴取肝区、中焦区；气郁化火证配胆区；忧郁伤神配心区；心脾两虚配心区、脾区；阴虚火旺配肾区、心区。取 30 号 0.5 寸毫针，轻轻刺入，不提插捻转，如未得气，将针提出 1/3，改换一个方向刺入或搔刮针柄至得气。留针 30 分钟，每日针刺 1 次，10 次为 1 疗程，治疗第 8 周末后进行评分。对照组用百忧解 20mg，每日 1 次口服。结果治疗组疗效明显优于对照组。

刘金兰运用眼针为主治疗中风 30 例[73]：常规取眼双上、下焦区穴。用 31 号 5 分不锈钢针，以左手指压住眼球，使眼眶皮肤绷紧，右手持针在眼眶缘周穴区 2mm 许沿皮刺，或直刺，不施手法，留针 20～30 分钟，每日 1 次，5 次为 1 疗程。休息 2 天，继续下 1 疗程，总有效率为 96.67％。

曹银香运用眼针治疗脑梗死半身不遂 156 例[74]：治疗组主穴取双侧上焦区、下焦区。配穴取心、肝、肾区。用 0.35mm×25mm 毫针，以左手指压住眼球并绷紧眼眶皮肤，选好穴区，在距眼眶内缘 2mm 的眼眶上，从穴区的一侧刺入，斜向另一侧，刺入真皮，到达皮下，保持针体在穴区内。针刺入后，不提插捻转，留针 30 分钟，留针期间主动或被动活动患肢，每间隔 10 分钟搔刮针柄 1 次，每日 1 次。对照组取肩髃、曲池、外关、合谷、环跳、足三里、解溪、太冲穴等。根据部位选用针之长短，行针得气后，留针 30 分钟，每间隔 10 分钟行针 1 次，每日 1 次。2 组均 10 日为 1 个疗程，间隔 2 日进行第 2 个疗程，3 个疗程后统计疗效。结果治疗组总有效

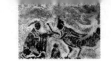

率为 97.4％,对照组总有效率为 73.1％。

刘旭运用眼针治疗中风 40 例[75]:取穴常规取眼双上、下焦区穴,用 31 号 5 分不锈钢针,以左手指压住眼球,使眼眶皮肤绷紧,右手持针在眼眶缘周穴区 2mm 许沿皮刺,或直刺,不施手法,留针 20～30 分钟,每日 1 次,5 次为 1 个疗程。休息 2 天,继续下 1 个疗程。总有效率为 92.5％。

孟庆刚运用眼针配合体针治疗中风后遗偏瘫[76]:眼针主要选取两侧上、下焦区。如伴有高血压,可配以肝区;失语,配以心区;二便失禁,配以肾区。用 32 号 5 分不锈钢针,沿经区横刺,不可超过所刺经区,一般不用手法。如针后没有达到"得气",可把针稍提出一点,重新调整刺入,以"得气"为佳。留针 20～30 分钟。每日 1 次,10 次为一个疗程,疗程间隔 2 天。同时使用自制的直径为 0.5～0.8mm 粗的不锈钢针(2～6 寸)若干支行体针治疗。口眼㖞斜,取地仓透颊车,外合牵正、合谷;半身不遂,上肢瘫取肩髃、曲池、合谷、外关;下肢瘫取环跳、风市、阳陵泉、悬钟、昆仑;有足内翻或足外翻,加照海、申脉。平补平泻,不留针。每日 1 次,10 次为一个疗程。53 例中风偏瘫患者经本法治疗三个月,痊愈 19 例,显效 21 例,好转 10 例。疗效以脑血管痉挛者为佳,脑血栓、脑栓塞者次之。一般 1 个疗程后见效,仅个别超过 3 个疗程以上。总有效率为 94.3％。

韩育斌以眼针为主治疗中风先兆 135 例[77]:其中眼针治疗以双上焦区穴,双肝胆区穴;配穴取头皮针胃区。用特制眼针按操作要求,先针上焦区穴,继针肝胆区穴,皆用泻法(也可配用 G6805 电针治疗机)。病初发配胃区,以泻法为主;心悸者配大陵穴,留针 20 分钟,每疗程 10 次。治疗中饮食宜清淡,情志安然忌酒。135 例经 2～3 个疗程治疗,其中 124 例痊愈,身体恢复正常,11 例中断治疗。

温瑞书用眼针治疗脑梗死偏瘫 62 例[78]:以辨病取穴为主,辨证取穴为辅。辨病取双侧上焦区和双侧下焦区穴。阴虚阳亢型配取患侧肝区穴和肾区穴;痰湿中阻型配取患侧脾区穴和中焦区穴;气虚血瘀型配取患侧心区穴和肺区穴。用 75％酒精棉球消毒皮肤以左手指压住眼球,使眼眶皮肤绷紧,右手持 32 号 5 分不锈钢针在眼眶缘周区 2 分许沿皮刺入,不施手法,留针 5～15 分钟,缓慢出针,干棉球压之以防出血,每日 1 次,10 次为 1 疗程。治疗 1～3 个疗程后观察疗效。结果 62 例中治愈 41 例,占 66.13％;显效 8 例,占 12.9％;有效 12 例,占 19.35％;无效 1 例,占 1.62％;总有效率为 98.38％。

郑毓英运用眼针治疗腔隙性脑梗死 75 例[79]:纯运动性卒中者取穴双眼的上焦穴、下焦穴。伴有构音困难——手笨拙综合征的患者配合心区、肝胆区。伴有高血压或纯感觉障碍如麻木、刺疼、僵硬不适感觉加配胆肝区。伴有二便失禁者配加肾、膀胱区。用 30 号 0.5 寸毫针,以左手指压眼球,并使眼球皮肤绷紧、右手针在距眼眶缘周大约二分许沿皮刺、但不超过所刺经区,顺经穴分布进针,用补法,不提插捻转,留针 15～20 分钟,每日 1 次,10 次为一疗程。如病情重恢复欠佳,休息 3～5 天开始第二疗程,并配加体针治疗效果更佳。75 例患者基本治愈 39 例,占 52％;显效 24 例,占 32％;有效 11 例,占 14.6％;无效 2 例,占 1.4％,总有效率 97.3％。

黄晓洁运用眼针治疗中风后遗症 90 例[80]:眼针组取穴上焦区、下焦区、肝区、肾区均为双侧取穴。选用 28 号 0.5 寸不锈钢毫针,患者取仰卧位或端坐位。常规消毒后,下焦区采用内刺法,上焦区、肝区及肾区均采用外刺法,进针得气后留针 15～20 分钟,不行针。留针期间嘱患者带针进行肢体锻炼,以主动运动为主。若不得气,采用双刺法加刺针。出针时要缓慢且需干棉球按压 1 分钟左右。每日针刺 1 次,10 次为一疗程,疗程间休息 2～4 天。对照组体针主穴取曲池、合谷、足三里、环跳、阴陵泉穴,上肢不遂可加肩髃、外关、后溪,下肢不遂加取阳陵泉、绝骨、太溪、昆仑,语言不利加廉泉、承浆,口眼㖞斜加地仓透颊车、四白、迎香、翳风。选用 28 号 1～3 寸不锈钢毫针,患者侧卧位,取患侧穴位。常规消毒后,地仓透颊车,迎香采用平刺法,四白、承浆向下斜刺,廉泉向舌根部斜刺,余穴采用直刺法。进针得气后,留针 20～30 分钟,留针期间行针 2～4 次,出针时干棉球按压数秒钟。每日针刺 1 次,10 次为一疗程,疗程间休息 2～4 天。两组均治疗 28 天后观察疗效。

王月梅等运用眼针加体针治疗中风偏瘫[81]:眼针组主穴为下焦区、上焦区。配穴为脾胃区穴、肝胆区穴。每次取 2 穴区,以针刺瘫痪对侧为主,用 32 号 0.5～1.5 寸不锈钢针,先以左手指压住眼球使眼眶内皮肤绷紧,右手持针在所选穴区沿皮轻轻平刺或斜刺 2 分钟,然后左手示指轻按进针处以固定皮肤,施捻转手法 2 分钟(每分钟捻转约 160 次),留针 10 分钟后,再行针 2 分钟即可出针,每日施术 1 次,10 次为 1 个疗程,间隔休息 4～5 天。体针组根据病情辨证取穴,施行或补或泄手法,以手足阳明经穴为主,辅以太阳少阳经穴。常用穴位有肩髃、曲池、手三里、外关、合谷、环跳、尾骨端上 3 寸旁 3 寸处、风市、伏兔、阳陵泉、绝骨、太冲、昆仑等,言语塞涩者加金津、玉液,口眼歪斜加地仓、颊车、牵正等。肘部拘挛者加曲池,腕部拘挛者加大陵,膝部拘挛者加曲泉,踝部拘挛者加太溪等。以上各穴交替使用,每日针刺 1 次,留针 30 分钟,每隔 10 分钟行针 1 次,10 次为 1 个疗程,两疗程间休息 4～5 天。眼体针结合组,眼针主穴为下焦区、上焦区穴。眼针配穴为脾胃区,肝胆区穴。体针上肢取肩髃、曲池、外关、合谷;下肢环跳、风市、伏兔、殷门、委中上 2 寸、阳陵泉、悬钟、太冲等。先针刺眼区穴,刺瘫痪对侧为主(其针刺操作方法同眼针组),施捻转手法 2 分钟,尔后根据辨证选用体穴。以上各穴交替使用,每日针刺 1 次,留针 15 分钟,每隔 5 分钟行针 1 次,针刺 10 次为 1 个疗程,两疗程间休息 4～5 天。治疗结果:眼针组有效率 90％,体针组有效率为 85％,眼针加体针组有效率 95％。以此可见眼针加体针组治疗效果优于其他两组。

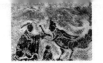

2. 血管性痴呆

王鹏琴运用眼针治疗血管性痴呆(VD)[82]：将血管性痴呆患者分为眼针组和药物组，每组30例。眼针组主穴取肾区。肝肾亏虚加肝俞；脾肾两虚加脾俞；心肝火盛加心俞、肝俞；痰浊阻窍加脾俞、胃俞；气滞血瘀加心俞；半身不遂加上焦区、下焦区；口眼㖞斜加上焦区。用31号25mm毫针，进针后手法刺激得气，间隔5分钟刮针柄1分钟，留针20分钟。每天1次，连续5天后休息2天，再继续治疗，共观察42天。药物组口服喜得镇2mg，每天3次，连服5天，休息2天，共服6周。检测治疗前后长谷川修改量表(HDS-R)、社会活动功能调查报告(FAQ)及治疗前后血液流变学的变化。结果眼针组上述指标改善较药物组明显，其有效率为81.2%，药物组为21.5%(P＜0.01)。治疗前两组血液流变学各项指标统计学处理无显著差异，治疗后两组差值比较有显著差异(P＜0.05)。眼针疗法能改善VD患者HDS-R、FAQ评分，并能改善VD患者血液高血脂、高凝状态。眼针组优于药物组，这为针灸治疗VD开拓了更广泛途径。

3. 眩晕

刘若实运用眼针治疗眩晕63例[83]：眼针组肝阳上亢型主穴取上焦穴；眼针配肝区、肾区；体针配行间、太阳、印堂。气血亏虚型主穴取上焦穴，眼针配肝区、心区、脾区，体针配心俞、脾俞、足三里。肾阴不足型主穴取上焦穴，眼针配肝区、肾区，体针配太溪、三阴交、肾俞。痰湿中阻型主穴取上焦穴，眼针配肝区、脾区、中焦；体针配丰隆、足三里、三阴交。眶外采用横刺，在眶内缘上5mm内，从穴区的一侧进针斜向另一侧，刺入3～5分，通过真皮到达皮下，不要穿越穴区范围，留针10分钟，每日1次。眶内采用直刺，嘱患者闭目，医者左手将眼球轻轻推向上方，右手持针紧靠眶缘的穴位直刺5分，不提插，不捻转，留针10分钟，每日1次，出针后紧压针孔片刻，以防出血。对照组主穴取百会、印堂、风池、太阳、合谷。肝阳上亢型配行间、太冲、太溪、内关，气血亏虚型配足三里、气海、肝俞、脾俞、胃俞；肾阴不足型配足三里、肝俞、肾俞、太溪、三阴交；痰湿中阻型配头维、中脘、丰隆、足三里、三阴交。采用0.35mm×(25～40mm)不锈钢毫针，穴位消毒，以挟持、指切法进针，用提插、捻转补泻法，留针20～30分钟。眼针组63例，痊愈38例，显效16例，好转6例，无效3例，总有效率为95.2%。对照组61例，痊愈37例，显效12例，好转8例，无效4例，总有效率为93.4%。

张兆羽运用眼针体针并用治疗肝阳上亢型眩晕30例[84]：将90例患者随机分成3组，分别给予眼针配合体针治疗、单纯眼针治疗和单纯体针治疗，每日1次，10天为1个疗程，2个疗程后给予评价。眼针主穴取上焦区；配穴取肝区、肾区、心区。体针取风池、行间、太冲、太溪、膈俞、内关。对照组分A、B两组，A组选用眼针治疗，针刺方法和疗程同治疗组，B组选用体针治疗，针刺方法和疗程同治疗组。治疗结果：眼针配合体针治疗组30例，眼针治疗组30例，

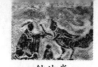

体针治疗组 30 例,有效率分别为 96.7％,83.3％,90％,认为眼针体针并用治疗效果较好。

4. 面神经疾病

唐智斌运用眼针体针并用治疗面肌痉挛 50 例[85]:眼穴取肝区、肾区、心区、上焦区;体穴取合谷、太冲、太溪、阳陵泉、足三里。上睑痉挛配昆仑;下睑痉挛配四白、丰隆;口角痉挛配地仓、颊车、颧髎,以上选穴均为患侧。眼穴选 0.35mm×13mm 毫针,术者左手指按住眼球,使眼眶皮肤绷紧,右手持针在所取穴区紧靠眼眶内缘向眼眶方向刺入 0.3～0.5 寸,勿刺向眼球,不施手法,留针 30 分钟。体针常规针刺得气后,合谷、太冲、阳陵泉行捻转泻法,太溪行捻转补法,余穴平补平泻,留针 30 分钟,留针期间每 5 分钟行针 2 分钟。每日针 1 次,10 次为 1 个疗程,疗程间休 3 天。治疗后,50 例患者中痊愈 36 例,占 72％;显效 7 例,占 14％;有效 5 例,占10％;无效 2 例,占 4％;总有效率 96％。

丁丽在临床中运用眼针并艾灸治疗眼肌麻痹 30 例[86]:主穴为眼区上焦区、肝胆区、肾区、脾胃区,加球后、睛明。若风邪外袭加风池,阴虚阳亢加太冲,脾虚痰阻加丰隆、足三里。眼针取穴选 0.5 寸毫针刺 0.3～0.5 寸,不提插、不捻转。球后取穴轻压眼球向上,沿眶缘直刺 0.5寸,再将针尖斜上呈 45°角刺入 1.0 寸,不行手法。取睛明穴将眼球固定向外侧,靠紧眶缘直刺0.5～1.0 寸。其余各穴均直刺,根据病情行补泻手法。留针 30 分钟后,将针全部取出,用艾条在眼周围穴进行灸疗 20 分钟。每日 1 次,10 次为 1 个疗程,疗程间休 2 天。并配合眼球运动训练。结果痊愈 19 例,好转 9 例,无效 2 例,总有效率 93.3％。平均 20 次,3～6 个月随访无复发。

5. 高血压

田维柱观察眼针对高血压左心功能影响[87]:治疗方法为眼针组,取双侧肝区穴、心区穴、肾区穴,用 32 号 5 分不锈钢针,以左手指压住眼球,使眼眶皮肤绷紧,右手持针在眼眶缘外 2分许穴区内沿皮刺,不施手法留针 15 分钟;体针组选取风池、曲池、太渊、太冲、太溪穴,可按病情选用补泻手法留针 20 分钟;对照组口服药,即口服复方降压片 2 片,温开水送服。从 UCG(超声心动图)的结果看,眼针组及体针组的 SV(心搏出量)均有增加,HR(心率)减慢,TPR 下降,说明针后高血压患者的血流动力学较针前有所改善,眼针组效果最显,体针组次之,服药组较差。从 STI(心脏收缩时间间期)变化结果看眼针组高血压患者心脏收缩时间间期及收缩功能较针前明显改善,效果优于体针组,服药组变化不明显。

刘峻运用眼针治疗原发性高血压病临床观察[88]:将 60 例原发性高血压病的患者随机分为观察组(30 例)和对照组(30 例),对照组予赖诺普利口服及对症支持疗法治疗,观察组在对照组治疗基础上加用眼针疗法治疗,10 天为 1 个疗程,治疗两个疗程后判断疗效。对照组给予赖诺普利片每次 10mg,日 1 次口服。观察组在对照组治疗的基础上加用眼针疗法治疗。眼

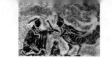

针取双侧上焦区、肝区。结果观察组愈显率为70.0%,对照组为40.0%;观察组显效率明显优于对照组($P<0.05$)。由此可以认为眼针治疗原发性高血压病疗效显著。

6. 心律失常

唐双胜运用眼针治疗心律失常118例[89]:眼针组取双侧心区,选用0.35mm×25mm毫针,患者平卧,闭眼,医者左手指压住眼球,右手持针刺入穴区,深度以达到骨膜为度。得气时患者有触电样或酥酥样上下窜动,或有酸、麻、胀、冷、热等感觉,不得气者可将针稍提出一点重新调整后轻轻刺入,得气后留针15分钟。对照组取双侧内关、神门,用0.35mm×25mm毫针行平补平泻法,中等度刺激,得气后留针15分钟。结果:眼针治疗组总有效率为86.4%;体针对照组总有效率为46.6%。

杨明星运用眼针治疗阵发性室上性心动过速120例[90]:取穴根据彭静山教授的8区13穴眼针划区新方案,取双眼心区、上焦区。令患者仰卧闭目,穴区常规消毒,心区采用眶内刺法,距眶缘2mm处用32号1寸针灸针进针0.13寸左右,勿刺伤眼球;上焦区用沿皮横刺法,沿皮刺入0.13寸,勿超过穴区,以得气为度,留针30分钟。留针过程中可行针1~2次。出针后用消毒干棉球按压穴区3~5分钟,防止出血。治疗后显效103例,占85.83%;有效9例,占7.5%;无效8例,占6.66%;总有效率93.33%。

(二)骨伤科疾病

1. 腰椎间盘突出症

何希俊运用眼针治疗腰椎间盘突出症68例[91]:分治疗组和对照组进行实验。其中治疗组取患侧眼区穴的膀胱区、肾区、下焦区。患者取端坐或仰卧位,选准眼区穴位,严格消毒后,右手拇指、示指、中指挟持25mm长毫针快速小幅度捻转,直刺入穴区0.2~0.3寸,患者得气后留针30分钟,其间每隔10分钟行针1次加强刺激。出针后休息10分钟再行腰椎牵引,牵引的强度视患者的体重、体质而定,时间为20分钟。以上治疗每日1次,10天为1个疗程,2个疗程后统计疗效。对照组患者每天用消炎止痛机治疗腰骶部或腰腿部1次,其强度视患者的耐受力而定,时间为30分钟,治疗结束后,休息10分钟,再行腰椎牵引,牵引的强度视患者的体重、体质而定,时间为20分钟,以上治疗每日1次,10天为1个疗程,2个疗程后统计疗效。治疗组总有效率为95.6%,对照组总有效率为85.7%。

2. 软组织损伤

黄晓洁运用眼针浮针结合法治疗军事训练伤疼痛[92]:①眼针疗法:选取双眼肝区、肾区、上焦区及下焦区,针具为0.5~1.0寸29~31号毫针,针法采用内刺法和外刺法相结合。快速进针,得气后嘱患者带针活动伤痛部位,视病情可不留针或留针15~30分钟,治疗后缓慢出针

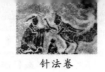

用干棉球按压;②浮针疗法:采用特制一次性浮针针具,距痛点 6～10cm 进针,针尖朝向痛点行皮下浅刺,针体沿浅筋膜行进,起效后抽出针芯,用干棉球盖住针孔,胶布固定软套管,留软套管 2～24h 后自行取出。本组病例治疗次数均为 1 次,其中治愈 125 例,占 73.5％,显效 29 例,占 17.1％,有效 7 例,占 4.1％,无效 9 例,占 5.3％,总有效率 94.7％。

(三)五官科疾病

1.近视

朱国芹运用眼针配合体针再配合镜矫正治疗青少年近视屈光不正 109 例[93]:眼针取 1 区的肺、大肠,2 区的肾膀胱,3 区的上焦,4 区的肝、胆,6 区的心、小肠,7 区的脾、胃。体针取百会、风池、太阳、承泣、球后、睛明、合谷、光明、太冲、肝俞、肾俞。每疗程后验光调换镜片。经过治疗后 216 只青少年近视屈光不正的眼睛得到矫正,临床疗效明显。

2.耳聋

郑振运用眼针治疗突发性耳聋 42 例[94]:眼针组取肝区、肾区、上焦区穴。患者取坐位,如单侧聋取患侧,双侧聋则取双侧同时进行治疗。选 29 号 0.15 寸针。令患者自然闭眼,一手按住眼睑,固定眼球,在眶内紧靠眼眶自所选眼区中心刺入,针尖向眼眶方向直刺,进针 0.15 寸,不施任何手法,留针 30 分钟。刺入后患者有酸麻胀重或温热、清凉等感觉为得气现象。如未得气,可将针提至皮下改换方向再刺入。每日治疗 1 次。10 天为一疗程。对照组烟酸 100mg,辅酶 A100U,维生素 C 5g,ATP 80mg 起每日递增 40mg 达 200mg 持续,氢化可的松 100mg,连用 5 日后,每日递减 20mg 至停药。以上药物均加入低分子右旋糖酐 500mL 中,每日 1 次,静点,配合高压氧治疗每日 1 次,10 天为一疗程。结果:眼针治疗组总有效率为 81.0％;对照组总有效率为 62.5％。

(四)其他

1.肾、输尿管绞痛

林强运用眼针治疗肾、输尿管绞痛[95]:眼针组取肾区、膀胱区、下焦区,均取双侧。选择 0.35mm×15mm 毫针,下焦区用眶内直刺法,肾区、膀胱区用眶外横刺法,进针要快,不捻针,不提插,得气时有触电样或麻酥样感上下窜动,或酸、麻、胀或发热、发凉等感觉,留针 10 分钟。吗啡组臀部肌肉注射吗啡 10mg 和阿托品 1mg。强痛定组臀部肌肉注射强痛定 100mg 和阿托品 1mg。3 组均在治疗后持续观察 30 分钟,进行评定疗效。治疗后眼针组总有效率达 95.6％;吗啡组 77.5％;强痛定组 72.0％。

2.帕金森病

黄文燕运用眼针结合中药治疗帕金森病 45 例[96]:依照八区法,取 3 区上焦、8 区下焦。肝

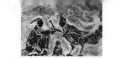

肾不足、血瘀风动型加 2 区肾、4 区肝；痰瘀交阻型加 1 区肺、7 区脾胃。0.32mm×40mm 毫针沿皮斜刺，留针 30 分钟，隔日 1 次。10 次为 1 个疗程，疗程间休息 3～5 天，3 个疗程为 1 个治疗期，疗效显著。

冯月贵运用眼针治疗帕金森病 55 例[97]：治疗组运用眼针，再结合小剂量美多巴治疗。眼针主穴取双侧肝区、肾区。伴有头面部异常表情及震颤，加刺患侧上焦区；伴有上肢震颤或（和）动作不协调，加刺患侧中焦区；伴有下肢震颤或（和）运动迟缓或（和）姿势步态异常，加刺患侧下焦区。操作时选用 0.35mm×15mm 毫针，患者取坐位，左手轻轻将眼球推向一旁，右手眼眶内直刺，进针 10mm 左右，不施手法，留针 30 分钟，每天 1 次，10 天为 1 个疗程，中间休息 2 天。药物治疗选口服美多巴（Madopar），每片 250mg，第 1 周每天 0.5 片（125mg），分 2 次（早、晚）服；第 2 周每天 0.75 片（187.5mg），分 3 次（早、午、晚）服；第 3 周每天 1 片（250mg）。分 4 次（早、中午、下午 4 时、晚）服（以下服药时间同）；第 4 周每天 1.25 片（312.5mg），分 4 次服；第 5、6 周每天 1.5 片（375mg），分 4 次服；第 7、8 周每天 1.75 片（437.5mg），分 4 次服。对照组口服美多巴，剂量从 62.5mg 开始渐增，每日 3 次，每日剂量超过 500mg 后，2 周增加 125mg，最高剂量每天 1000mg，待症状控制后逐步减量至维持量，分 2～3 次口服。2 组连续治疗 2 个月后统计疗效。结果：治疗组总有效率为 78.2%，对照组总有效率为 81.7%。

第三节　耳针法

一、概　述

耳针是指使用一定方法刺激耳郭上的穴位，以防治疾病的一类方法。

20 世纪 30 年代，耳针得到了迅速发展，治疗的病种在 100 种以上，遍及内、外、妇、儿、皮肤、眼、耳鼻喉等各科。临床已经证明，耳针不仅可以治疗功能性疾病，对许多器质性疾病以及疑难杂症也有较好疗效。由于耳针止痛效果好，在全国还广泛开展了耳针麻醉。

《素问·缪刺》："尸厥……不已，以竹管吹其两耳"。《灵枢·五邪》："邪在肝……取耳间青脉以去其掣。"隋代杨上善在《黄帝内经太素·九针之二·五脏刺》中说："耳间青脉，附足少阳脉瘕脉，一名次脉，在耳本，如鸡足青脉络，刺出血如豆，可以去痹也。"元代危亦林在《世医得效方·风科·热症》中指出："治口㖞斜即效，耳垂下麦粒大艾炷三壮，左灸右，右灸左"，"赤眼，挑耳后红筋。"

耳并不是一个孤立的听觉器官，它和经络之间存在着极为密切的联系。长沙马王堆汉墓出土的帛书《阴阳十一脉灸经》中就提到了与上肢、眼、颊、咽喉相联系的"耳脉"。到了《内经》

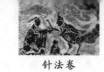

成书年代,不仅将"耳脉"发展成了手少阳三焦经,而且对耳与经脉、经别、经筋的关系都作了比较详细的记载。在十二经脉循行中,有的经脉直接入耳中,有的分布在耳郭周围。如手太阳小肠经、手少阳三焦经、足少阳胆经、手阳明大肠经等经脉的支脉、经别都入耳中。足阳明胃经、足太阳膀胱经则分别上耳前,至耳上角。六条阴经虽不直接入耳或分布于耳郭周围,却通过经别与阳经相合。因此,十二经都直接或间接上达于耳。所以《灵枢·口问》有如下记载:"耳者,宗脉之所聚也"。《灵枢·邪气脏腑病形》亦说:"十二经脉,三百六十五络,其血气皆上于面而走空窍。其精阳气上走于目而为睛。其别气走于耳而为听。"

祖国医学认为人体虽分脏腑经络、五官九窍、四肢百骸等器官和组织,但它们都是有机整体的一部分。如《素问·金匮真言论》说:"南方赤色,入通于心,开窍于耳,藏精于心。"《灵枢·脉度》说:"肾气通于耳,肾和则耳能闻五音矣。"《难经·四十难》也说:"肺主声,令耳闻声",《备急千金要方·心脏方·心脏脉论第一》中说:"……神者,心之脏……心气通于舌,非窍也,其通于窍者,寄见于耳,荣华于耳。"这些论述都体现耳与脏腑在生理方面是息息相关的。而那些古代医家通过观察耳郭的形态和色泽判断脏腑的病理变化的论述则散载于历代医籍之中,这些记载同样说明了耳与脏腑在病理上是不可分割的。

2008年4月,经中国国家质检总局、国家标准委批准,发布了11项国家标准针灸技术操作规范,并于2008年7月1日起正式实施,其中由天津中医药大学李桂兰教授负责起草的耳针部分,明确了耳针技术操作的术语和定义、操作步骤与要求、操作方法、注意事项与禁忌等内容,并在附录中列出了相应的主要适应证。

二、定位与主治

(一)耳郭正面解剖名称

耳郭正面解剖图可见图6-8至图6-10。

1. 耳垂

耳郭最下部无软骨的部分。

2. 耳垂前沟

耳垂与面部之间的浅沟。

3. 耳轮

耳郭外侧边缘卷曲部分。

4. 耳轮脚

耳轮深入耳甲的部分。

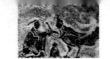

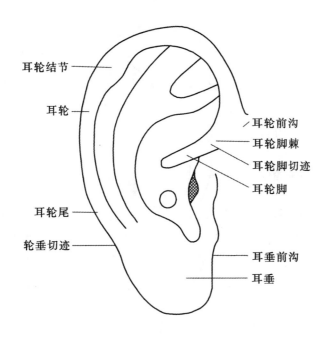

图 6-8 耳郭正面解剖图(1)

5. 耳轮脚棘

耳轮脚和耳轮之间的隆起。

6. 耳轮脚切迹

耳轮脚棘前方的凹陷处。

7. 耳轮结节

耳轮后上方的膨大部分。

8. 耳轮尾

耳轮向下移行于耳垂的部分。

9. 轮垂切迹

耳轮和耳垂后缘之间的凹陷处。

10. 耳轮前沟

耳轮与面部之间的浅沟。

11. 对耳轮

与耳轮相对称"Y"字形的隆起部,由对耳轮体、对耳轮上脚和对耳轮下脚三部分组成。

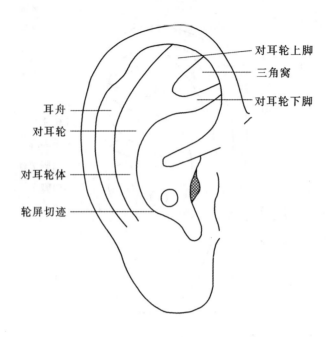

图 6 - 9　耳郭正面解剖图(2)

12. 对耳轮体

对耳轮下部呈上下走向的主体部分。

13. 对耳轮上脚

对耳轮向上分支的部分。

14. 对耳轮下脚

对耳轮向前分支的部分。

15. 轮屏切迹

对耳轮与对耳屏之间的凹陷处。

16. 耳舟

耳轮与对耳轮之间的凹沟。

17. 三角窝

对耳轮上、下脚与相应耳轮之间的三角形凹窝。

18. 耳甲部分

部分耳轮和对耳轮、对耳屏、耳屏及外耳门之间的凹窝。由耳甲艇、耳甲腔两部分组成。

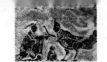

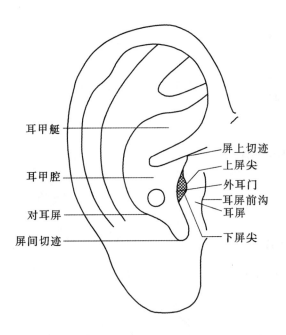

图 6-10　耳郭正面解剖图(3)

19. 耳甲艇

耳轮脚以上的耳甲部。

20. 耳甲腔

耳轮脚以下的耳甲部。

21. 耳屏

耳郭前方呈瓣状的隆起。

22. 屏上切迹

耳屏与耳轮脚之间的凹陷处。

23. 上屏尖

耳屏游离缘上隆起部。

24. 下屏尖

耳屏游离缘下隆起部。

25. 耳屏前沟

耳屏和面部之间的浅沟。

26. 对耳屏

耳垂上方,与耳屏相对的瓣状隆起。

27. 对屏尖

对耳屏游离缘隆起的顶端。

28. 屏间切迹

耳屏与对耳屏之间的凹陷处。

29. 外耳门

耳甲腔前方的孔窍。

(二)耳郭背面解剖名称

耳郭背面解剖图可见图 6-11。

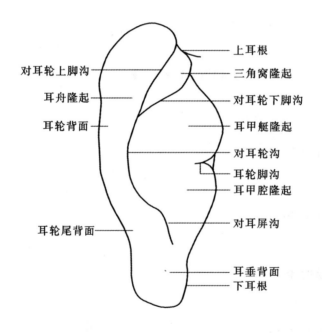

图 6-11 耳郭背面解剖图

1. 耳轮背面

耳轮背部的平坦部分。

2. 耳轮尾背面

耳轮尾背部的平坦部分。

3. 耳垂背面

耳垂背面的平坦部分。

4. 耳舟隆起

耳舟背面的隆起部分。耳舟在耳背呈现的隆起。

5. 三角窝隆起

三角窝在耳背呈现的隆起。

6. 耳甲艇隆起

耳甲艇在耳背呈现的隆起。

7. 耳甲腔隆起

耳甲腔在耳背呈现的隆起。

8. 对耳轮上脚沟

对耳轮上脚在耳背呈现的凹沟。

9. 对耳轮下脚沟

对耳轮下脚在耳背呈现的凹沟。

10. 对耳轮沟

对耳轮体在耳背呈现的凹沟。

11. 耳轮脚沟

耳轮脚在耳背呈现的凹沟。

12. 对耳屏沟

对耳屏在耳背呈现的凹沟。

(三)耳根解剖名称

1. 上耳根

耳郭与头部相连的最上处。

2. 下耳根

耳郭与头部相连的最下处。

(四)耳穴的分布与主治

耳穴的分布可参见图 6 - 12。

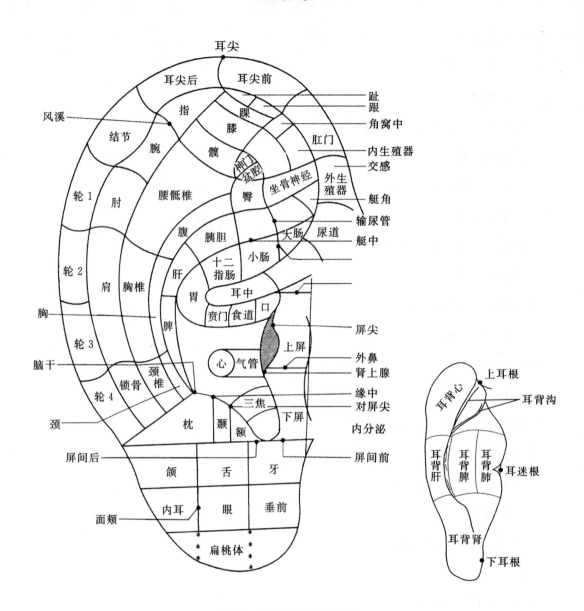

图 6 - 12 耳郭背面解剖图

1.耳轮部

(1)耳中:在耳轮脚处,即轮1区。主治:呃逆、荨麻疹、皮肤瘙痒、咯血。

(2)直肠:在耳轮脚棘前上方的耳轮处,即耳轮2区。主治:腹泻、便秘、脱肛、痔疮。

(3)尿道:在直肠上方的耳轮处,即耳轮3区。主治:尿频、尿急、尿痛、尿潴留。

(4)外生殖器:在对耳轮下脚前方的耳轮处,即耳轮4区。主治:睾丸炎、附睾炎、阴道炎、外阴瘙痒。

(5)肛门:在三角窝前方的耳轮处,即耳轮5区。主治:痔疮、肛裂。

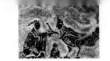

（6）耳尖前：在耳尖的前部，即耳轮6区。主治：发热、结膜炎。

（7）耳尖：在耳郭向前对折的上部尖端处，即耳轮6、7区交界处。主治：发热、高血压、急性结膜炎、麦粒肿、痛症、风疹、失眠。

（8）耳尖后：在耳尖的后部，即耳轮7区。主治：发热、结膜炎。

（9）结节：在耳轮结节处，即耳轮8区。主治：头昏、头痛、高血压。

（10）轮1：在耳轮结节下方的耳轮处，即耳轮9区。主治：发热、扁桃体炎、上呼吸道感染。

（11）轮2：在轮1区下方的耳轮处，即耳轮10区。主治：同轮1。

（12）轮3：在轮2区下方的耳轮处，即耳轮11区。主治：同轮1。

（13）轮4：在轮3区下方的耳轮处，即耳轮12区。主治：同轮1。

2. 耳舟部

（1）指：在耳舟上方处，即耳舟1区。主治：甲沟炎、手指疼痛和麻木。

（2）腕：在指区的下方处，即耳舟2区。主治：腕部疼痛。

（3）风溪：在耳轮结节前方指区与腕区之间，即耳舟1、2区交界处。主治：荨麻疹、皮肤瘙痒症、过敏性鼻炎、哮喘。

（4）肘：在腕区的下方，即耳舟3区。主治：肱骨外上髁炎、肘部疼痛。

（5）肩：在肘区的下方，即耳舟4、5区。主治：肩关节周围炎、肩部疼痛。

（6）锁骨：在肩区的下方，即耳舟6区。主治：肩关节周围炎。

3. 对耳轮部

（1）跟：在对耳轮上脚的前上部，即对耳轮1区。主治：相应部位疾病。

（2）趾：在耳尖下方的对耳轮上脚后上部，即对耳轮2区。主治：相应部位疾病。

（3）踝：在趾跟区下方，即对耳轮3区。主治：相应部位疾病。

（4）膝：在对耳轮上脚中1/3处，即对耳轮4区。主治：相应部位疾病。

（5）髋：在对耳轮上脚的下1/3处，即对耳轮5区。主治：相应部位疾病。

（6）坐骨神经：在对耳轮下脚的前2/3处，即对耳轮6区。主治：相应部位疾病。

（7）交感：在对耳轮下脚前端与耳轮内缘相交处，即对耳轮6区前端。主治：自主神经功能疾病及胃肠、心、胆、输尿等疾病。

（8）臀：在对耳轮下脚的后1/3处，即对耳轮7区。主治：相应部位疾病。

（9）腹：在对耳轮体前部上2/5处，即对耳轮8区。主治：消化系统、盆腔疾病。

（10）腰骶椎：在腹区的后方，即对耳轮9区。主治：相应部位疾病。

（11）胸：在对耳轮体前部中2/5处，即对耳轮10区。主治：胸胁部位疾病。

（12）胸椎：在胸区后方，即对耳轮11区。主治：相应部位疾病。

(13)颈:在对耳轮体前部下 1/5 处,即对耳轮 12 区。主治:颈项部疾病。

(14)颈椎:在颈区后方,即对耳轮 13 区。主治:相应部位疾病。

4. 三角窝部

(1)角窝上:在三角窝前 1/3 的上部,即三角窝 1 区。主治:痛经、带下、不孕、阳痿、遗精。

(2)内生殖器:在三角窝前 1/3 的中下部,即三角窝 2 区。主治:妇科、男科病证。

(3)角窝中:在三角窝中 1/3 处,即三角窝 3 区。主治:肝病等。

(4)神门:在三角窝后 1/3 的上部,即三角窝 4 区。主治:失眠、多梦、烦躁等。

(5)盆腔:在三角窝后 1/3 的下部,即三角窝 5 区。主治:盆腔内病证。

5. 耳屏部

(1)上屏:在耳屏外侧面上 1/2 处,即耳屏 1 区。主治:咽炎、单纯性肥胖。

(2)下屏:在耳屏外侧面下 1/2 处,即耳屏 2 区。主治:鼻炎、单纯性肥胖。

(3)外耳:在屏上切迹前方近耳轮部,即耳屏 1 区上缘处。主治:各类耳病,如耳鸣、眩晕。

(4)屏尖:在耳屏游离缘上部尖端,即耳屏 1 区后缘处。主治:炎症、痛症。

(5)外鼻:在耳屏外侧面中部,即耳屏 1、2 区之间。主治:各类鼻病,如鼻渊等。

(6)肾上腺:在耳屏游离缘下部尖端,即耳屏 2 区的后缘处。主治:低血压、昏厥、无脉症等。

(7)咽喉:在耳屏内侧面上 1/2 处,即耳屏 3 区。主治:咽喉肿痛。

(8)内鼻:在耳屏内侧面下 1/2 处,即耳屏 4 区。主治:各类鼻病,如鼻渊、鼻塞流涕等。

(9)屏间前:在屏间迹前方,耳屏最下部,即耳屏 2 区下缘处。主治:鼻咽炎、口腔炎。

6. 对耳屏部

(1)额:在对耳屏外侧面的前部,即对耳屏 1 区。主治:额窦炎,头痛、头晕、失眠、多梦。

(2)屏间后:在屏间切迹后方,对耳屏前下部,即对耳屏 1 区下缘处。主治:眼病。

(3)颞:在对耳屏外侧面的中部,即对耳屏 2 区。主治:偏头痛。

(4)枕:在对耳屏外侧面的后部,即对耳屏 3 区。主治:头痛、眩晕、哮喘、癫痫、神经衰弱。

(5)皮质下:在对耳屏内侧面,即对耳屏 4 区。主治:痛症、间日疟、神经衰弱、假性近视、胃溃疡、腹泻、高血压、冠心病、心律失常。

(6)对屏尖:在对耳屏游离缘的尖端即对耳屏 1、2、4 区之交点。主治:哮喘、腮腺炎、皮肤瘙痒、睾丸炎、附睾炎。

(7)缘中:在对耳屏的上缘,对屏尖与屏轮切迹的中点,即对耳屏 2、3、4 区的交点。主治:遗尿、内耳眩晕症、功能性子宫出血。

(8)脑干:在轮屏切迹处,即对耳屏 3、4 区之间。主治:头痛、眩晕、假性近视。

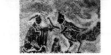

7. 耳甲部

(1)口:在耳轮脚下方前1/3处,即耳甲1区。主治:面瘫、口腔炎、胆囊炎、胆石症、戒断综合征、牙周炎、舌炎。

(2)食道:在耳轮脚下方中1/3处,即耳甲2区。主治:食管炎、食管痉挛。

(3)贲门:在耳轮脚下方后1/3处,即耳甲3区。主治:贲门痉挛、神经性呕吐。

(4)胃:在耳轮脚消失处,即耳甲4区。主治:胃炎、胃溃疡、失眠、牙痛、消化不良、恶心呕吐。

(5)十二指肠:在耳轮脚及部分耳轮与AB线之间的后1/3处,即耳甲5区。主治:十二指肠球部溃疡、胆囊炎、胆石症、幽门痉挛、腹胀、腹泻、腹痛。

(6)小肠:在耳轮脚及部分耳轮与AB线之间的中1/3处,即耳甲6区。主治:消化不良、腹痛、心动过速、心律不齐。

(7)大肠:在耳轮脚及部分耳轮与AB线之间的前1/3处,即耳甲7区。主治:痤疮、咳嗽、腹泻、便秘、痢疾。

(8)阑尾:在小肠区和大肠区之间,即耳甲6、7区交界处。主治:单纯性阑尾炎、腹泻、腹痛。

(9)艇角:在对耳轮下脚下方前部,即耳甲8区。主治:前列腺炎、尿道炎。

(10)膀胱:在对耳轮下脚下方中部,即耳甲9区。主治:后头痛、腰痛、坐骨神经痛、膀胱炎、尿潴留、遗尿。

(11)肾:在对耳轮下脚下方后部,即耳甲10区。主治:耳鸣、腰痛、遗尿、遗精、神经衰弱、水肿、哮喘、月经不调、阳痿、早泄、眼病、五更泻。

(12)输尿管:在肾区与膀胱区之间,即耳甲9、10区交界处。主治:输尿管结石绞痛。

(13)胰胆:在耳甲艇的后上部,即耳甲11区。主治:胁痛、胆囊炎、胆石症、耳鸣、胆道蛔虫症、偏头痛、带状疱疹、中耳炎、听力减退、胰腺炎、口苦。

(14)肝:在耳甲艇的后下部,即耳甲12区。主治:高血压、单纯性青光眼、经前期综合征、更年期综合征、胁痛、眩晕、月经不同、假性近视、目赤肿痛。

(15)艇中:在小肠区与肾区之间的中点,即耳甲6、10区交界处的中点。主治:腹胀、腹痛、腮腺炎。

(16)脾:在BD线下方,耳甲腔的后上部,即耳甲13区。主治:腹胀、腹泻、便秘、食欲不振、功能性子宫出血、白带过多、内耳眩晕症、水肿、痿证、内脏下垂。

(17)心:在耳甲腔正中凹陷处,即耳甲15区。主治:无脉症、心动过速、心律不齐、心绞痛、自汗盗汗、癔症、口舌生疮、心悸怔忡、失眠、健忘。

(18)气管:在心区和外耳门之间,即耳甲16区。主治:咳嗽、气喘、急慢性咽炎。

(19)肺:在心区和气管区周围处,即耳甲14区。主治:咳喘、胸闷、声音嘶哑、痤疮、皮肤瘙痒、荨麻疹、便秘、戒断综合征、自汗、盗汗、鼻炎。

(20)三焦:在外耳门外下,肺与内分泌区之间即耳甲17区。主治:便秘、腹胀、水肿、耳鸣、耳聋、糖尿病。

(21)内分泌:在屏间切迹内,耳甲腔的底部,即耳甲18区。主治:间日疟、痤疮、糖尿病、更年期综合征、月经不调、痛经。

8.耳垂部

(1)牙:在耳垂正面前上部,即耳垂1区。主治:牙痛、牙周炎、低血压。

(2)舌:在耳垂正面中上部,即耳垂2区。主治:舌炎、口腔炎。

(3)颌:在耳垂正面后上部,即耳垂3区。主治:牙痛、颞下颌关节功能紊乱症。

(4)垂前:在耳垂正面前中部,即耳垂4区。主治:牙痛、神经衰弱。

(5)眼:在耳垂正面中央部,即耳垂5区。主治:假性近视、目赤肿痛、迎风流泪。

(6)内耳:在耳垂正面后中部,即耳垂6区。主治:耳鸣、听力减退、耳内眩晕症。

(7)面颊:在耳垂正面,眼区与内耳区之间,即耳垂5、6区交界处。主治:周围性面瘫、三叉神经痛、痤疮、扁平疣。

(8)扁桃体:在耳垂正面下部,即耳垂7、8、9区。主治:扁桃体炎、咽炎。

9.耳背部

(1)耳背心:在耳背上部,即耳背1区。主治:失眠、心悸、多梦。

(2)耳背肺:在耳背中内部,即耳背2区。主治:皮肤瘙痒、咳喘。

(3)耳背脾:在耳背中央部,即耳背3区。主治:胃痛、消化不良、食欲不振、腹胀、腹泻。

(4)耳背肝:在耳背中外部,即耳背4区。主治:胆囊炎、胆石症、胁痛。

(5)耳背肾:在耳背下部,即耳背5区。主治:头痛、眩晕、神经衰弱。

(6)耳背沟:在对耳轮沟和对耳轮上下脚沟处。主治:高血压、皮肤瘙痒。

10.耳根部

(1)上耳根:在耳郭与头部相连的最上处。主治:哮喘、鼻衄。

(2)耳迷根:在耳轮脚沟的耳根处。主治:胆囊炎、胆石症、胆道蛔虫症、鼻炎、心动过速、腹痛、腹泻。

(3)下耳根:在耳郭与头部相连的最下处。主治:低血压、下肢瘫痪。

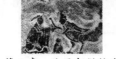

三、操作方法

(一)耳穴探查方法

人体有病时,往往会在耳郭的相应穴区内出现反应,如胆囊病时在胰胆穴,肺病在肺区等。针刺时,只有直接刺激这些反应点,才会获得较好的效果。由于各人耳郭的形状和大小不一样,加上上面所介绍的耳穴区域相对较反应点为大,故临床上使用耳穴时,不能只根据所规定的部位,还要进一步在此部位内探查出反应点的位置,这就叫耳穴探查方法。

耳穴探查法常用的有三种,一种为直接观察法,就是用肉眼或借助放大镜,在自然光线下,观察耳郭各穴区有无变形、变色的征象;另一种为电测定法,是以特制的电子仪器测定耳穴皮肤电阻、电位等变化。但这两种方法,或者要凭经验,或者要凭仪器,对初学者来说,最合适的为第三种,即压痛法。具体操作如下:先根据患者症情,选取耳穴,然后用毫针柄或牙签进行探压。探压时压力要均匀,从穴区周围向中间按压。当探棒压迫到痛点时,患者会出现皱眉、眨眼、呼痛或躲闪反应。此时可稍用力按压一下,作一个标记,以便针刺。少数患者的耳郭上一时测不到压痛点,可先按摩一下该区域,再行测定。

(二)施术前准备

1. 针具及压丸选择

针具针身应光滑、无锈蚀,针尖应锐利、无倒钩。一般多选用28~32号之半寸长的不锈钢毫针。压丸应大小适宜、不易碎、无毒。

2. 选穴与配穴原则

(1)按脏腑辨证配穴:就是根据中医的传统理论来选穴组成处方。如中医学认为"肺主皮毛",故可取肺穴治疗皮肤病;肾"其华在发",故可取肾穴治疗斑秃等。

(2)按现代医学理论配穴:耳穴中有不少是按现代医学的名称命名的,如皮质下、交感、肾上腺、内分泌、耳迷根等。这些穴位的功能和现代医学所说的基本一致,如肾上腺穴,有近似调节肾上腺的功能,故可按现代医学理论配穴。

(3)按相应部位配穴:此法最为简单,临床上用得也最广泛。即根据病变所在,在耳郭对应的部位取穴配方,如肩周炎取肩穴,胃炎取胃穴等。

(4)按临床经验配穴:指对临床中发现,对某一或某些病症有独特作用的穴位进行组方,如耳尖穴治高血压、耳中穴治膈肌痉挛等。

在实际治疗中,上面各种配穴常综合运用,如高血压,可据现代医学理论取交感,按脏腑学说加心,据临床经验加耳尖等。

3. 体位选择

选择患者舒适、医者便于操作的体位。

4. 环境要求

应注意环境清洁卫生,避免污染。

5. 消毒

首先对耳穴进行消毒,由于耳穴感染可引起严重后果,故一般先用 2%碘酒涂抹,再用蘸有 75%乙醇的棉球脱碘消毒。针具一般选择高压消毒法,宜选择一次性针具。医者双手应用肥皂水清洗干净,再用 75%乙醇擦拭。

(三)耳针操作方法

1. 毫针法

进针时,用左手拇、示指固定耳郭,中指托着针刺部耳背,这样既可掌握针刺深度,又可减轻针刺疼痛。然后用右手拇、示、中三指持针,在反应点进针。针刺深度视耳郭不同部位厚薄而定,针刺深度宜 0.1～0.3cm,以刺入软骨,但不可穿透对侧皮肤力度。针刺手法与留针时间应视患者的病情、体质及耐受度综合考虑。宜留针 15～30 分钟,留针期间宜间断行针 1～2 次。出针时一手固定耳郭,另一手将针拔出,应用无菌干棉球或棉签按压针孔,以防出血。针感多表现为疼痛,少数亦有酸、胀、凉、麻的感觉。每次一侧或双侧针刺,每日或隔日 1 次。

2. 埋针法

埋针法即将皮内针埋入耳穴,多用揿针型皮内针。先将穴区皮肤按上法严格消毒,左手固定耳郭,绷紧埋针处的皮肤,右手持镊子夹住消毒皮内针的针环,轻轻刺入所选穴区内,再用胶布固定。一般每次埋单侧耳,必要时可埋双侧。每天自行按压 3～4 次,留针时间 1～3 天,夏天宜短,冬季可长些。埋针处不要淋湿浸泡,局部胀痛不适要及时检查。如耳部皮肤有炎症或局部有冻疮时,不宜埋针。

3. 压丸法

压丸法又称耳穴压豆、耳穴贴压法,是一种简便安全的耳穴刺激法。压丸的材料用得较多的是王不留行籽、绿豆以及磁珠(磁性强度在 180～380Gs)。选定穴位后,先以 75%乙醇拭净耳郭皮肤,用消毒干棉球擦净。用镊子将中间粘有压物的小方胶布(面积约为 7mm×7mm),置于穴区,并粘牢贴紧。待各穴贴压完毕,即予按压,直至耳郭发热潮红。按压时宜采用拇示指分置耳郭内外侧,夹持压物,行一压一松式按压,反复对压每穴持续半分钟左右。每日按压 3～4 次,宜留 2～4 天。

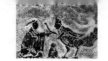

4. 耳穴刺血法

刺血前宜按摩耳郭使所刺部位充血,医者一手固定耳郭,另一手持针点刺耳穴,挤压使之适量出血,施术后以无菌干棉球或棉签压迫止血并消毒刺血部位。

5. 适应证

耳穴适应病症十分广泛,据统计,已被应用于 150 余种病症的预防、治疗和保健。包括多种疼痛性疾病,如头痛、偏头痛、三叉神经痛、坐骨神经痛等;多种炎症性疾病,如急性结膜炎、扁桃体炎、咽喉炎;过敏与变态反应性疾病,如荨麻疹、过敏性鼻炎以及一些功能紊乱性疾病,如心律不齐、高血压、神经衰弱等。特别是近年来,耳针在戒烟、减肥以及治疗美容性皮肤病(如青年痤疮、黄褐斑等)、竞技综合征等方面,更有较之其他疗法更为明显的效果。耳针法一般来说比较安全,但外耳如有明显炎症或病变,包括冻疮破溃、感染、溃疡及湿疹等,不宜采用本法。妇女怀孕期,尤其是有习惯性流产史的不可用耳针。

四、注意事项

(1)紧张、疲劳、虚弱患者宜卧位针刺以防晕针。

(2)妊娠期间慎用耳针。

(3)湿热天气,耳穴压丸、耳穴埋针留置时间不宜过长,耳穴压丸宜 2～3 天,耳穴埋针宜 1～2 天。

(4)耳穴压丸、耳穴埋针留置期间应防止胶布脱落或污染,对普通胶布过敏者宜改用脱敏胶布。

(5)耳穴刺血施术时,医者避免接触患者血液。

(6)脓肿、溃破、冻疮局部的耳穴禁用耳针。

(7)凝血机制障碍患者禁用耳穴刺血法。

(8)施术部位应防止感染。

由于耳郭血液循环差,一旦感染,处理又不及时,即可以波及耳软骨,严重的会出现耳郭肿胀、软骨坏死而造成耳郭萎缩、畸形。为了预防这一事故的发生,首先对针具必须严格消毒,皮内针最好用一次性针;其次,耳穴穴区消毒要坚持先用碘酒再用乙醇的二步消毒法;最后,耳穴压丸时,不要用推动压丸的手法,这也可以损伤表皮而发炎。

耳郭感染,早期多为浅表感染,表现为局部皮肤红肿,伴有少量渗出,疼痛较轻。可用 2.5% 碘酒局部涂擦,每日 2～3 次,或敷以消炎软膏,多可在 4～5 日内获痊愈。如发展为耳软骨(膜)炎,局部有明显的红、肿、热、痛,重者整个耳郭发红肿胀,最后形成脓肿。常伴有较显著的全身症状,发热、头痛、食欲不振及白细胞计数增高等,应立即转外科进行手术治疗。

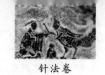

五、临床应用

（一）内科疾病

1. 呃逆

谢建琴运用耳针膈区治疗呃逆 23 例[98]：单纯发病者，用磁珠贴于膈区并进行按压，或直接用拇指指甲掐于膈区，至局部疼痛、发热、皮肤潮红。并发于其他疾病者，除用上述方法外，加针中脘、内关、膈俞及足三里，留针 30 分钟，并配合内科治疗。治疗后单纯发病者，全部在穴位按压或指掐 10 余秒后即症状消失，观察半小时均无再次发作，并在 1 周后追访亦无有复发。并发于其他疾病者，一般耳针加体针治疗 30 分钟后，症状亦可缓解。病情严重，反复发作者，连续治疗 3～5 次，每日或隔日 1 次，呃逆亦可基本控制。

宋辉运用耳针配合体针治疗呃逆 65 例[99]：治疗组耳穴选用肾、胃、膈、交感、皮质下。常规消毒后，左手固定耳郭，右手持针，用 30 号 1 寸毫针刺入 0.2～0.3 寸，轻轻捻转，施平补平泻手法。体穴主穴选用内关、合谷。常规消毒后，用 30 号 1.5 寸毫针刺入 0.5～0.8 寸，得气后，施平补平泻手法。胃中寒冷加灸中脘、足三里；胃火上逆泻曲池、内庭；肝气犯胃泻太冲；脾胃虚弱加脾俞、胃俞、气海；胃阴不足加太溪、三阴交。每次留针 30 分钟，每日 1 次。对照组体穴及操作方法，均同治疗组。治疗后，治疗组有效率 96.92%，对照组有效率为 87.69%。

2. 腹痛

张萍耳针治疗急性肠炎腹痛[100]：以神门、交感、肠区、胃、腹为主穴。发热者配耳尖放血，吐者配贲门、皮质下，腹泻重者配三焦、肾上腺。取单侧耳穴或双侧交替使用。耳郭彻底消毒后，用 28 号耳针，对准穴位，用插入法进针，依患者年龄大小，一般状态行泻法或平补平泻法，得气后留针，30～40 分钟。每日 1 次。药物注射组：根据病情分为两组。腹痛甚、无热者予 654-2，10mg 常规肌肉注射；伴发热者予安痛定 2mL 常规肌肉注射。每日 1 次。结果治疗组总有效率为 90.6%，对照组总有效率为 77.8%。

3. 失眠

刘万宏运用耳针结合体针治疗失眠 43 例[101]：取脑干、脑点、皮质下、神门。耳穴常规消毒后，选用耳针或 0.5 寸毫针对准穴位快速刺入 2～3 分，切勿从耳背后穿出。留针 30 分钟，不行针。每日 1 次，10 次为 1 个疗程，疗程间隔 3 天，共治疗 3 个疗程。以通里为主穴，配百会、神庭、太阳、内关、足三里、太冲或根据辨证取用其他穴位。通里穴给予强刺激，出现强烈的酸困感；内关、太冲中等强度刺激，出现憋胀感；头部诸穴采用弱刺激，轻度痛感，且针后有头部清明感；足三里用补法。留针 30 分钟，每 10 分钟行针 1 次，每日 1 次，10 次为 1 个疗程，疗程间

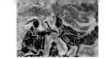

隔 3 天,共治疗 3 个疗程。药物治疗组以舒乐安定或阿普唑仑每次 0.14～0.18mg,每日 1 次,睡前 30 分钟口服,谷维素 20mg,复合维生素 B,每次口服 2 片,每日 3 次。安神补脑液或生脉饮每次 1 支,每日 2 次。治疗后治疗组 43 例,痊愈 32 例,好转 9 例,无效 2 例,总有效率为 95.13%;体针组 43 例,分别为 22 例、13 例、8 例,有效率 81.14%;药物组 36 例,分别为 12 例、14 例、10 例,有效率 72.12%。组间比较,治疗组疗效明显优于体针组和药物组。

张庆萍运用耳穴压丸法治疗失眠 58 例[102]:耳压主穴选用神门、枕、心区、脾、内分泌。头晕头痛,烦躁者,加肝区;耳鸣耳聋,记忆力减退者,加肾。治疗时患者端坐,选准穴位,耳郭常规消毒,用 0.6cm×0.6cm 的麝香镇痛膏将王不留行籽固定于选定的耳穴上,每次主穴必用,配穴辨证取用,压丸 2 天更换一次,两耳交替,治疗期间,嘱患者每天按压 2～3 次,每次按压 5～10 分钟,以耳郭发红为度。另外,每晚睡觉前必按压 1 次。10 次为 1 个疗程。连续观察 2 个疗程,统计结果。对照组每晚服用舒乐安定 2mg,连续服用 4 周。结果,治疗组总有效率为 91.4%,对照组总有效率 72.9%。

王如萍运用耳针包埋治疗失眠 100 例[103]:取心、神门、肾、皮质下、胃、神门、失眠穴。用耳穴探测器找到敏感点(即穴位),将探测棒稍加压力,在耳廓皮肤上留一凹痕,用 75% 酒精棉球消毒,用镊子夹好消毒的耳针,对准穴位垂直快速刺入,再用 0.8cm 的胶布固定,嘱患者每天早、午、晚用洗净的手指按压 3 次,以加强刺激,特别是晚上睡前的 15 分钟的一次较为重要,以按压觉有痛感为度。两侧同时包埋,经 1～2 周将针取下,需再次治疗者宜休息三天后,再行第二次包埋。如一侧包埋时,1～2 周后可交替进行。疗程可据病情发展而定。睡眠时间恢复到每晚 7～8 小时治愈者 17 例,睡眠时间增加或显著增加好转者 65 例,无效失败者 13 例,埋针后未来复诊情况不明者 5 例。

肖郴秀运用耳针埋藏治疗失眠 91 例[104]:取心、肾、神门、枕、皮质下等穴,耳郭消毒后,取准穴位,以胶布将耳针埋藏于上述穴位上。每日按压耳穴 3～4 次,压耳穴时以感到轻微疼痛、胀、发热为佳。5～7 天换针一次,两耳轮换,七日为 1 个疗程。连续 3 个疗程评定疗效,嘱治疗期间不洗头,以防感染,结果总有效率达 91%。

许翠英运用辨证运用针灸加耳穴治疗失眠症 68 例[105]:治疗组 68 例,采用针刺加耳穴治疗(体针取穴:百会、神庭、四神聪、神门、安眠、三阴交;耳针取穴:神门、交感、皮质下、神经衰弱点)。对照组 35 例,采用单纯安眠药(舒乐安定片)治疗。治疗结果,治疗组总有效率 92.65%,对照组 74.29%。治疗组优于对照组($P<0.05$)。由此认为:辨证运用针灸加耳穴治疗失眠疗效较理想。

王晓琼运用耳针治疗失眠 63 例[106]:磁珠贴压耳穴,主穴选神门、肾、交感、皮质下、脑、心。辨证属肝郁化火型加肝;痰热内扰型加脾;阴虚火旺型加耳背心,耳背肾;心脾两虚型加脾;心虚胆怯型加胆。耳郭皮肤常规消毒后,用金属探棒在有关穴区上找着最敏感点,用磁珠耳压贴,对准所选之穴贴上,轻轻按压,直至有肿胀酸痛即可。嘱患者每天自行按压 5～6 次,每次每穴位按压 20 次,3 天后换另 1 侧耳穴磁珠贴压,3 个月为 1 个疗程。临床痊愈 40 例,占 63.49％;显效 12 例,占 19.05％;有效 6 例,占 9.52％;无效 5 例,占 7.94％;总有效率为 92.06％。

4. 哮喘

邢剑秋运用耳针从肝论治咳嗽性哮喘 39 例[107]:耳针组主穴取肝、肺、气管、神门、皮质下、风溪;肺脾虚弱者加脾,肝肾不足者加肾。用 30 号 1 寸长毫针针刺一侧耳郭相应穴及呼吸区的敏感点,行中等刺激,留针 40 分钟,两耳交替,隔日 1 次,10 次为 1 个疗程;用王不留行籽贴压另一侧耳郭相应穴及呼吸区的敏感点,嘱患者自行按压每一敏感点,两耳交替,隔日 1 次,10 次为 1 个疗程。体针组主穴取太冲、太渊、肺俞、肝俞。肺脾虚弱者加足三里、三阴交;肝肾不足者加太溪。用 30 号 1 寸毫针针刺上述腧穴,行平补平泻法,留针 30 分钟,隔日 1 次,10 次为 1 个疗程。治疗后耳针组近期痊愈 19 例,有效 14 例,无效 6 例,总有效率 84.6％;体针组近期痊愈 2 例,有效 10 例,无效 8 例,总有效率 60.0％。耳针组总有效率明显高于体针组。

5. 癃闭

张宝荣运用耳针加神阙穴贴敷治疗癃闭 12 例[108]:主穴取肾、输尿管、膀胱、交感、艇角(原名前列腺),配穴取肺、脾、肝、三焦、皮质下、外生殖器,疼痛加神门,感染加肾上腺、内分泌。用 2％碘酒和 75％酒精常规消毒耳郭,用消毒好的耳穴探棒在选定的耳穴处寻找敏感点或压痛点。将消毒好的揿针刺入穴位痛点或敏感点,再用胶布固定,两耳同时进行。并嘱患者每隔 10 分钟按压 1 次,每次 5～6 分钟,直至开始排尿后每隔 30 分钟按压 1 次。埋针时间一般 2～3 天。另取独蒜头 1 个,山栀子 3 个,食盐少许捣烂,敷于脐上,上盖塑料薄膜加热敷。治疗后 12 例中显效(2 小时内小便自解)9 例,占 75％;有效(6 小时内可自解)2 例,占 16.7％;无效(6 小时内小便未解)1 例,占 8.3％,总有效率达 91.7％。时间最短半小时内即可自行排尿。临床观察结果表明对产后及手术后所致者效果较好,外伤和疾病引起者效果稍差。

6. 尿频

张忠和用运耳针埋藏治疗尿频 12 例[109]:用耳针探测仪在耳的膀胱区找到过敏点,常规消毒后,用耳针埋入固定。留针 24 小时,间隔 24 小时,再埋第二次。3～8 次即能收效。治疗后,痊愈者 6 名,症状减轻者 5 名,无效者 1 名。

7. 肥胖症

胡芝兰运用耳针减肥[110]:耳穴选内分泌、脾、胃、饥点、三焦、皮质下、神门、卵巢。先用耳

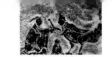

穴探测仪或毫针针尾在上述耳穴上找敏感点,每次取 3~4 个穴,两耳交替使用。每穴加压,使之形成凹痕,予常规消毒后立即将揿针埋藏在凹痕中,并用小块胶布固定。每日于三餐饭前 15 分钟按压 1 次,每穴按压约 50 下。每过 2~3 日治疗 1 次,并更换耳穴,治疗 8 次为 1 疗程,休息 1 周后再行第 2 疗程。经治 1~3 个疗程,7 例显效(体重下降至正常或 5kg 以上),占 14%,35 例进步(体重下降 1~5kg),占 70%;8 例无效(体重无明显变化),占 16%。

王耀斌运用耳针治疗肥胖症[111]:取神门、脾、胃、内分泌为主穴,配穴取交感、肺、三焦、饥点、渴点。选好穴位,局部消毒,揿针刺入,胶布固定。每次选 2 个主穴、2~3 个配穴,嘱患者每天自行按压 3~5 次,每次按压 2~3 下,隔 4 天换针 1 次,两耳交替进行,10 次为一疗程,每次换针前,测量体重,并作记录。经过一个疗程以上的治疗,体重下降 10kg 以上者为特效,共 8 例,占 6.7%;体重下降 5kg 以上者为显效,共 41 例,占 34.1%;体重下降 1.5kg 以上者为有效,共 51 例,占 42.5%;体重下降不足 1.5kg 者为无效,共 20 例,占 16.7%。总有效率为 83.3%。

8. 糖尿病

姚玉芳运用耳针中药并用治疗 2 型糖尿病[112]:耳穴电针治疗组 30 例,该组根据耳穴国际标准化方案,选取胰胆、内分泌或压痛点为主穴。阴虚热盛者配肺、胃;气阴两虚者配肺、肾;阴阳两虚者配脾、肾;血瘀气滞者配肝、肾。治疗时患者取坐位,局部常规消毒后,用 28 号 0.5 寸毫针在上述穴位针刺得气后,连接 G6805 型电针治疗仪,选用疏密波,频率 15Hz,强度以患者感觉局部麻刺能够耐受为度。每日 1 次,每次 30 分钟,10 次为 1 疗程。中药治疗组:患者服用自拟三黄降糖汤(生地黄 30g,黄芪 30g,西洋参 6g,黄连 3g,丹参 20g,葛根 10g)。阴虚热盛者加知母、玄参、天花粉、麦冬等;气阴两虚者加白术、茯苓、怀山药、五味子等;阴阳两虚者加枸杞子、山萸肉、淫羊藿、桂枝等;血瘀气滞者加益母草、赤芍、当归、桃仁等。上方每日 1 剂,水煎分早、晚 2 次服,10 天为 1 疗程。耳穴电针加中药治疗组:同上。结果耳穴电针治疗组总有效率为 73.33%;中药治疗组总有效率为 70%;耳穴电针加中药治疗组总有效率为 93.33%。

9. 神经官能症

穆广梅运用耳针加体针治疗心脏神经官能症[113]:耳穴主穴取神门、交感、心、皮质下。配内分泌、肾、肝、缘中。每次 2~3 个穴,主配穴交替使用。强刺激,发作期用毫针电耳针,应用 G6805-Ⅰ型电针仪,电压 6V,频率 50Hz。留针 20 分钟,隔日 1 次,10 次为一疗程,平时采用耳穴贴压,每周换 1 次,1 个月为一疗程。体穴主穴取心俞、神门、内关、大陵。气血不足配膈俞、足三里、脾俞;失眠多梦配三阴交、安眠穴、通里;头痛眩晕配风池、曲池、太阳、厥阴俞;大便秘结配天枢、大横、支沟。捻转进针,平补平泻,留针 20 分钟,隔日 1 次,10 次为一疗程,疗程间休息 5 天。药物组口服倍他乐克(心率慢者禁用)25~50mg,每日 2 次,心率小于 60 次/分

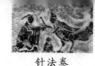

者口服阿托品 0.3mg,每日 3 次;谷维素 20mg,每日 3 次;维生素 B₁10mg,每日 3 次。1 个月为一疗程,共治疗 2 个月。

10.男性性功能异常症

王明浩运用耳针配合针灸治疗男性性功能异常症 213 例[114]:耳针主穴取内生殖器、肾、外生殖器、肝、艇角、腰骶椎、耳中、轮 4。功能亢进者加耳尖;功能低下者加皮质下;虚实相兼,功能失调者加交感、内分泌、缘中。亢进者用放血加埋针;其余以耳压法处理。每周作 2～3 次,每次取单侧耳穴,两耳轮换,4 周为 1 个疗程。针灸主穴:气海、关元、归来、肾俞、命门、次髎、三阴交、头针足运感区。功能亢进加行间;功能低下加太溪、太冲、足三里;功能失调加太冲、太溪、神门。亢进者以穴位磁疗或电针治疗;低下者以灸法为主(小麦粒直接疤痕灸或点灸或温针灸);失调者针灸并用。结果总有效率为 100%。

11.阴痒

刘敏运用耳针为主辨证治疗阴痒 80 例[115]:根据临床分为 3 型施治,湿热下注者,取耳穴神门、三焦、肝,配体针太冲(双侧);虫菌感染者,取耳穴神门、脾、膀胱,配体针百虫窝(双侧);阴虚血燥者,取耳穴肾、卵巢、内分泌,配体针血海(双侧)。然后,将上述穴位进行常规消毒后,医者用左手拇指固定耳郭,中指托着针刺部位的耳背,右手快速将 1.5 寸长的毫针刺入穴位 2～3 分深,持续捻转 5～10 分钟后起针,用消毒棉球按压片刻即可。体针采用平补平泻的手法,留针时间 30 分。隔天 1 次,10 次为 1 个疗程,每次选用一侧耳郭,两耳交替使用。治疗 3 个疗程后,统计治疗结果。湿热下注型的治疗总有效率达 95%;虫菌感染的治疗总有效率达 90%;阴虚血燥型的总有效率 84%。

(二)外科疾病

1.上消化道出血

胡卞新运用耳针治疗上消化道出血 32 例[116]:主穴为肾上腺、前列腺、垂体前叶、膈、脾;配穴为食管、贲门、胃、十二指肠、内迷走、神门、枕、肾等。每次取主穴并针对原发病因随证选用配穴。按耳针治疗常规操作,双耳交替,依病情每日或隔日 1 次,共作 3 次。注意事项:①针对原发病因作相应治疗。②酌情静脉输液、输血。③严密观察病情,一旦发现病情加重或观察 2～4h 无好转征象者则停耳针,改用其他止血措施包括转外科手术。32 例患者经治疗后,显效 25 例,占 78.1%;有效 2 例,占 6.3%;无效 5 例,占 15.6%,总有效率 84.4%。其中呕血 9 例耳针 1 次全部止血。各原发病种治疗结果:胃溃疡 6 例、应激性胃溃疡 1 例、幽门管溃疡 2 例、十二指肠溃疡 9 例、慢性胃炎黏膜糜烂出血 2 例全部显效,出血性胃炎 6 例中显效 5 例;食管胃底静脉曲张并胃黏膜糜烂出血有效 2 例;胃癌出血 3 例、多发性骨髓瘤并出血性胃炎 1 例、

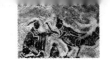

食管静脉曲张破裂出血 1 例皆无效。对 25 例显效者进行 3 月～9 年随访，1 例胃溃疡 5 年后复发黑便，2 例十二指肠溃疡分别于 3 年、6 年后复发黑便，复发率为 12%。

2. 肠粘连

陈辉运用电针结合耳针治疗术后肠粘连 50 例[117]：取穴天枢、足三里、耳神门、手术部位相应耳穴。天枢、足三里为双侧取穴，耳神门、手术部位相应耳穴为单侧耳部穴位（两侧交替选用）。常规消毒后，天枢穴以 0.38mm×75mm 毫针向下平刺入 2.5 寸，足三里穴以 0.38mm×75mm 毫针以 45°角向下斜刺入 2.5 寸，耳神门、手术部位相应耳穴均以 0.38mm×25mm 毫针刺入 3～5 分，选择双侧天枢穴为一组，耳神门、手术部位相应耳穴为另一组，两组均接 G6805 型电脉冲治疗仪，选用疏密波，强度为强刺激，且耳针略强于体针，以患者耐受为度。每次 30 分钟，每日 1 次。对照组应用 J18AI 全日康电脑脉冲按摩治疗仪，两块治疗垫放在腹、背前后对应部位，选用 7 号处方，强度以患者耐受为度。每次 30 分钟，每日 1 次。两组均经 10 次治疗后进行疗效统计。治疗组疗效优于对照组。

3. 结石

徐玉雯运用耳针配中药治疗各类结石[118]：胆石症取神门、胃、肝、胆、胰、皮质下、三焦、交感、大小肠、耳迷根。泌尿系统结石取肾、输尿管、神门、交感、三焦。常规消毒耳郭，将消毒好的 34 号皮内针刺入上述穴位敏感点，然后用胶布固定。春、秋、冬留针 48 小时，夏季可埋王不留行籽代替针，每次选 5～7 个穴，两耳交替取埋，10 次为 1 个疗程。治疗后胆石症痊愈（经 B 超复查，结石排尽，症状和体征均消失）58 例，显效（B 超检查尚有少量残余结石，症状和体征基本消失）80 例，有效（B 超检查结石减少，症状和体征明显减轻）12 例，总有效率 100%；本组 150 例中治疗 1 个疗程有 60 例，治 2 个疗程有 68 例，3 个疗程 22 例。泌尿系统结石痊愈（B 超复查结石排尽，症状和体征消失），肾结石 20 例，输尿管结石 40 例，膀胱结石 17 例，治愈率 83.7%；有效（肾或输尿管还有残余结石，症状减轻）肾结石 6 例，输尿管结石 3 例，有效率 9.78%；无效肾结石 4 例，输尿管结石 2 例，总有效率 93.4%。92 例中治疗 1 个疗程者 25 例，2 个疗程者 50 例，3 个疗程者 17 例。排石情况：治疗后经淘洗大便证实，针后次日排石 30 例，1 周内排石 135 例，半月内排石 71 例，其中排石最多者，其结石可装满 2 只青霉素药瓶，最大结石为 2.1cm×1cm。

4. 胆囊炎、胆石症

牟桃运用耳针治疗胆囊炎、胆石症[119]：耳穴取肝、胰、胆、肾、脾、胃、内分泌、皮质下、神门、眼；胆石症组加交感、肾上腺、直肠下段、大肠穴。找准穴位后，先用 2% 碘酒常规消毒后，继用 75% 酒精脱碘。将耳揿针按压在各穴位上，然后用胶布固定。每穴以明显压痛点为宜。嘱患者每日自行按压各穴 3～4 次以上，每次各穴按压 2 分钟，隔 3 日后两耳交替换针。10 次为一个疗程。30 例胆石症中,经 10 次治疗,痊愈 2 例,占 6.7％;有效 10 例,占 33.3％,经 20 次以上治疗,有效 18 例,占 60％。胆囊炎 30 例中,经 4 次治疗,显效者 11 例,占 36.7％。连续治疗 5～10 次以上有效者 19 例,占 63.3％。总平均次数为:胆结石 15 次,占 40％;胆囊炎 6.3 次,占 36.7％。总有效率为:胆结石占 100％;胆囊炎占 100％。

5. 脑外伤综合征

黄东旭运用耳针结合药物治疗脑外伤综合征 53 例[120]:以耳穴神门、脑、交感、皮质下为主穴,再随症加减。头痛重者加额、枕、顶区;伴眩晕恶心者加内耳、胃、贲门;记忆力下降者加肾、脑;心慌胸闷者加神衰点、心;失眠多梦者加心、肾。每日按压 3 次,每次每穴约 30s,强度以个人耐受为宜,每次按压后应觉耳穴有灼热感。治疗以 10 次为 1 个疗程。药物治疗中药以通窍活血汤为主方,再根据患者的症状、体征随症加减。颅内出血的患者,桃仁、红花等活血药减量。西药以脑蛋白水解物静脉滴注治疗,每次 20mL。均以 10 次为 1 个疗程。静脉内给氧每日用舒氧灵 250mL 与 5％的葡萄糖注射液 250mL 静脉点滴,10 次为 1 个疗程。53 例患者中 38 例治疗 3 个疗程,9 例治疗 4 个疗程,6 例治疗 5 个疗程。结果 53 例中,22 例痊愈,23 例显效,5 例有效,3 例无效,痊愈率达 41.5％,无效率仅为 5.6％。在观察中还发现,疗效与发病的时间长短关系密切,而与发病时病情程度无明显关联,7 例有颅内出血者就诊及时,其中 6 例痊愈,1 例显效。病程 1 年以上者 5 例,其中 2 例无效,3 例有效,治疗效果不佳。

6. 前列腺增生

高健民运用耳针为主治疗前列腺增生 50 例[121]:应用耳穴肺、大肠、肾、内生殖,内分泌、艇角、垂前、肾上腺。用 75％酒精棉球常规消毒一侧耳郭。待酒精干后选用 0.5 寸毫针数支,施针时取穴要稳、准、快,针感酸胀痛,进针 0.2～0.3 寸深,勿透过对侧皮肤,留针 30～40 分钟。每日针刺 1 次,8～10 次为个疗程,休息 3～4 天再作第 2 个疗程。两侧耳郭交替针刺,可以不休息连续治疗。口服乙烯雌酚 2mg,每日 3 次,连服 10～15 天,多数患者在 2 个疗程内症状体征明显好转和治愈。本组 50 例中,治愈 32 例,占 64％;显效 16 例,占 32％;无效 2 例,占 4％;有效率为 96％。

（三）骨伤科疾病

1. 坐骨神经痛

舒丽伟运用耳针配合体针治疗坐骨神经痛[122]:体针循足太阳膀胱经和足少阳胆经为主,取环跳、肾俞、秩边、阳陵泉、殷门、委中、承山、风市、昆仑及阿是穴。腰痛加大肠俞、关元俞;腰骶痛加次髎;小腿后侧痛加委中、承山。施术时应按病情、体质、病程而酌选其中 5～8 穴交替使用。取同侧体穴,常规皮肤消毒后快速进针,得气后留针 20～30 分钟。耳针取坐骨神经、臀、神门，配膀胱、肝。取同侧耳穴，常规消毒后，用 28 号 0.5 寸针快速刺入或快速点刺不留针，出针后用消毒棉球揉按针孔，令少量出血。坐骨神经、臀为常规取穴，用以疏通经络气血；神门可消炎、止痛；坐骨神经疼痛的部位恰为足太阳膀胱经所循行的部位，取膀胱穴以疏通膀胱经之经气；肝能舒筋活血。治疗后治疗组有效率为 95%，对照组有效为 80%。

2. 急性腰扭伤

刘艳茹运用耳针配合针刺腰痛点治疗急性腰扭伤 60 例[123]：体穴取双侧腰痛点；耳针取患侧神门、坐骨、骶腰椎。常规消毒后，用 30 号毫针针刺以上穴位，强刺激，同时嘱患者做腰部活动，前屈后伸，左右侧弯及扭腰等动作，幅度由小到大，留针 30 分钟到 1 小时，中间行针 3～4 次。经治疗后均痊愈，有效率达 100%。

解铁军运用耳针腰椎穴治疗急性腰扭伤 114 例[124]：患者取坐位，耳郭常规消毒，用 17mm 毫针直刺耳穴腰椎穴，大幅度捻转，留针 20 分钟，并嘱患者反复旋转活动腰部，促进经脉流通，直至疼痛消失、活动自如。结果，1 次痊愈 85 例，2～3 次痊愈 26 人，3 次以上无效的 3 人。

3. 慢性疲劳综合征

翟伟运用推拿配合耳针治疗蒙古族慢性疲劳综合征患者 56 例[125]：推拿手法的头部手法操作为指推法（沿经推各 9 次）；丹凤朝阳 3 次；拿五经 4～5 次；抓法；擞法（前头部 60 次、百会 100 次）；掌揉法；点穴（也可沿经点穴）；拇指揉（沿经、由督脉向两侧分揉）；指搓法、干洗头；掐四神聪；旱地拔葱；头部对按（颞侧、耳部）；鸣天鼓扫散少阳法。颈项部手法操作：拇指分推法 9 次；一指禅指腹罗纹面推法；拇指揉；三指拿、五指拿、掌拿；点穴；拨筋；二指捏法；拇指交叉揉法；掌指关节对搓法；捋法。肩背部手法操作："八"字分推法 9 次；擞法 2～3 分钟；揉按法（掌根揉）2～3 分钟；前臂推揉 20～30 次；拿肩井 10 余次；点穴；拨筋（斜方肌、脊柱两侧肌肉）4～5 次；掌戳法（两侧菱形肌）10 余次；按肩胛骨、大鱼际推肩胛骨法；拍法；击法；掌推法、分推法。腰背部手法操作：掌推法（推督脉两侧膀胱经 9 次）；掌揉法或按揉法；擞法（脊柱两侧 4～5 次）；揉按法；按脊柱、点穴（以背腧穴为主）；拨筋（脊柱两侧肌肉 4～5 次）；拿揉腰肌法；压腰法；拍法；击法；掌推法（推督脉两侧膀胱经 9 次）分推法；推摩腰骶部。耳针法：用中药王不留行籽在心、肝、肾、脾、脑、神门、皮质下、交感等穴贴压，每次选 3～5 穴，每日自行按压 5～10 次，每隔 2～3 日换药 1 次。经过治疗后，显效 44 例，占 78.6%；有效 8 例，占 14.3%；无效 4 例，占 7.1%；总有效率为 92.86%。

4. 肩关节周围炎

贾春生观察耳针沿皮透穴刺治疗肩周炎即时效应[126]：先将皮肤按常规消毒，用左手固定耳郭，拇指在前，示指和中指从后方将所刺穴区的耳郭局部顶起，右手拇、食、中三指持针，从选定的某一穴点或某一穴区的一端呈小于 10° 的角度刺入，然后沿着皮下与皮下软骨之间通达另一穴点的皮下或该穴区的另一端。肩-锁骨可用两针刺入,一针从肩穴区上缘向下沿皮下刺至肩穴与锁骨穴连线的中点处(即原耳穴方案的肩关节穴),另一针用接力刺法从此中点沿皮下刺至锁骨穴处。肘-肩从肘穴向下沿皮下刺至肩穴,如一针难以贯穿者,也可用两针接力刺入。颈椎区从胸椎与颈椎交界处进针,向下沿皮透刺,贯穿颈椎穴全程。进针后,施小幅度的捻转手法5~7下,留针期间可行此法2~3次,以加强针感。一般留针30~60分钟。在留针期间,让患者活动患侧肩关节,做上肢的上举、外展、后伸、后屈,用手指从头后部触摸对侧耳郭等运动,越是活动困难的动作越要多加练习。124例患者的即时效应结果,疼痛症状显,19例,占15.3%;有效91例,占73.4%;无效14例,占11.3%;总有效率88.7%。肩关节活动显效20例,占16.1%;有效87例,占20.2%;无效17例,占13.7%;总有效率86.3%。

5. 椎动脉型颈椎病

张慧兰运用耳针加体针治疗椎动脉型颈椎病[127]:耳穴取颈椎、神门、肝、肾;随症配穴加耳、体穴,伴头晕或头痛者,加心、交感;伴耳鸣者,加耳中、内分泌;伴恶心、呕吐者,加内关和中脘;伴视力减退者,加睛明和攒竹;伴有神经衰弱症状者,加百会。均采用火柴棒,以轻、慢、均匀的手法找出上述敏感点。75%酒精常规消毒耳穴后,用王不留行籽贴附于0.5~1cm大小方块胶布中央,然后,贴敷于耳穴上,以单手拇指按压王不留行籽3分钟,手法由轻到重,使患者耳郭产生酸胀、灼热感,嘱患者自行按压,每天5~7次;体针取双侧大杼、天柱、风池、颈部夹脊,夹脊穴的定位以X线片所示解剖结构为参照,取病变局部夹脊穴2~3对。75%酒精常规消毒所有穴位,用30号2.5寸毫针,进针深约1~1.5寸;使之得气,患者有酸胀感,以及枕、头顶处出现较强的针感传导;夹脊穴直刺,使之得气,留针30分钟。2组病例耳针治疗均6日1次,2次为1个疗程,休息3天,再行第2疗程;体针治疗均每日1次,6次为一疗程,休息3天,再行第2疗程。2个疗程后,进行2组病例疗效统计。结果,耳针加体针治疗椎动脉型颈椎病,不仅可以改善患者的临床症状,还可以调节椎-基底动脉血流动力学和血液流变学异常状态。

(四)妇儿科疾病

1. 痛经

尤阳运用耳针配合捏脊治疗青少年痛经80例[128]:耳针子宫、卵巢、盆腔、内分泌、交感、肾、脾。伴腰痛加腰骶区;消化道症状者加肝、胃、大肠;尿频加膀胱、肾;头痛加脑点。每次选取2~3个穴位,用2.5%碘酒、75%酒精依次消毒耳郭。选取28号1寸毫针,左手用拇指、示指固定耳郭,中指托着针刺部的耳背,右手持针快速刺入穴位,以不刺透耳背皮肤为止,使针体直立耳郭。留针30分钟,中间行针2次,刺激强度中等。起针后再用碘酒涂擦针处。每日1次,10次为1个疗程。捏脊法为患者取俯卧位,先用掌揉法按揉背部督脉、膀胱经数遍至皮肤

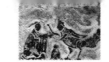

发热,再用常规捏脊手法从长强穴捏至大椎穴 10 遍,然后按揉次髎、肝俞、脾俞、肾俞各 1 分钟,横擦八髎穴及腰骶部至发热。每日 1 次,10 次为 1 疗程。疗效:本组 80 例,其中痊愈 58 例,占 72.5%;好转 19 例,占 23.75%;无效 3 例,占 3.75%。总有效率为 96.25%。

2. 人流扩宫

赵锦梅运用耳针应用于人流扩宫止痛 200 例[129]:耳穴取子宫、神门、交感(单侧)。常规消毒耳穴后,用 5 分毫针刺 5~10 分钟后,即进行人流术。在术中主要观察患者对钳夹宫颈,扩张宫口,宫腔吸刮时疼痛程度,出血量及胃肠反应等情况。术后观察阴道流血量天数,以及有无感染等。对照组按常规进行人流术,观察项目同上。结果表明,针刺在扩宫方面有效率为 94%,止痛有效率为 96%,而对照组扩宫有效率为 8%,止痛有效率为 13%。通过统计学处理,U 检查有显著差异,耳穴针刺组有明显的效应,优于对照组。

3. 分娩

蒋文妹运用耳针在康乐分娩中镇痛[130]:将两组孕妇临产后进入经过布置的舒适康乐待产室,先测血压、心率、氧饱和度,胎心监护,了解胎心率和宫缩情况,并进行心理咨询,宣教减痛分娩常识,然后抽取孕妇肘静脉血 3mL,测定血浆中强啡肽、β-内啡肽含量,并采用痛觉自觉测试记录,让产妇描记分娩前、后痛阈的变化。痛程度分为轻、中、重痛 3 种。使用耳针前让孕妇自测宫缩疼痛程度并记录。针灸 30 分钟后及产妇分娩后再让其记录宫缩疼痛程度。疼痛减轻程度即为耳针镇痛的效果。耳针镇痛:临产后在孕妇左右耳取穴,一组穴位为子宫、神门,另一组穴位为肺和皮质下,两组同时进行。进针部位先用 75% 酒精棉球消毒,针刺后接电麻仪,刺激频率为 100Hz/s,电流强度以患者能耐受为度,持续 30 分钟,密切观察产程进展直至胎儿娩出。分娩后即刻再抽取产妇肘静脉血 3mL,测定血浆中强啡肽和 β-内啡肽含量。结果,耳针组在针麻前、后疼痛程度均明显减轻。

石淑贤运用耳针妊娠晚期引产[131]:孕妇入院后立即给蓖麻油 30mL 煎鸡蛋 2 枚顿服,即开始观察产程进展。耳针组将孕妇左耳洗净常规消毒,选内分泌、子宫两穴,耳针刺入后用 0.4cm×0.4cm 麝香膏固定耳针,令孕妇每隔 20 分钟左右自行按压 1 次,持续 5 分钟,待分娩后 24 小时取下。对照组除产科常规处理外,不做特殊处理。两组疗效比较:两组治疗效果差异显著($P<0.005$),说明耳针组宫缩发动迅速,强度明显优于对照组。

4. 乳腺增生

贺淑文运用手法配合耳针治疗乳腺增生 95 例[132]:以拇指推拿法为主,每次 10 分钟,点按肩井、大椎、内关、膻中、背俞穴(以肝、脾、肾为主)每日 1 次,10 次为 1 个疗程。耳穴取胸、腹、子宫、卵巢、内分泌、神门、皮质下、肾上腺,选用图钉揿针,每次选单耳 2~3 个穴位,常规消毒,用胶条固定,留针 3 天,两耳交替,留针期间嘱患者每日用手指压揿针 2 次,每次 1 分钟。本组

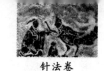

95 例,经治疗 1～3 个疗程,以乳房肿块及胀痛完全消失,1 年后无复发为痊愈,共 62 例,占 65.26%;以肿块缩小 1/2,胀痛明显减轻或消失为有效,共 32 例,占 33.28%;以经治疗 1 个疗程,乳房肿块及胀痛无改变为无效,共 1 例,占 1.46%,总有效率 98.54%。

5. 小儿泄泻

周爱莲运用耳针加艾灸治疗小儿泄泻[133]:耳针取胃、脾、大肠、小肠、胰、胆、交感、神门。按常规消毒耳郭皮肤,每次取单侧穴位 2～3 个,以 32 号 1 寸毫针直刺耳穴,轻轻捻转 30 秒即出针,按压针孔,每日 1 次。取神阙、天枢、中脘、气海、关元穴用艾条灸,先以神阙为中心,由上下左右(中脘、天枢、气海、关元)用艾条旋转温灸 30 分钟,使局部皮肤发红,发热,产生舒适感为度。每日 2～3 次,待腹泻止后,继续温灸 3 日以巩固疗效。经治疗后,显效 8 例,有效 18 例,无效 2 例,总有效率为 92.8%。

6. 儿童多动症

陈宗良运用耳针加体针治疗儿童多动症 13 例[134]:用火柴头探压耳穴敏感点,若无明显的压痛点,取常规耳穴神门、心、肝、脾、脑、内分泌、肾上腺。取 2mm×3mm 大小的胶布,粘上王不留行籽,贴于耳穴上。体针穴取双侧风池、太冲、合谷。每天贴一侧耳部,5 天后贴另一侧耳部,嘱每日自行按压耳部的穴位多次,10 天为 1 个疗程,体针每日 1 次,10 天为 1 个疗程,中间休息 5～7 天,行 2～3 个疗程,每 1 个疗程结束后,嘱家长作 1 次疗效小结,然后再作第 2、3 个疗程。结果,经过 1～3 个疗程后,痊愈 7 例,好转 3 例。

7. 小儿遗尿

牟广信运用耳针配合体针治疗小儿遗尿[135]:耳穴均取单耳。穴位脑点、肾、膀胱、心、皮质下、神门。以探棒在该穴附近寻找疼痛敏感点,用 75% 酒精消毒后,以 0.5cm×0.5cm 的胶布粘王不留行籽一粒贴于敏感点。嘱患儿自行捻压,以耳郭胀痛、发热为佳,一日之内有空就捻,隔日换对侧耳,10 次为 1 疗程。体针穴取百会、中极、关元、三阴交(双侧)、太冲(双侧),进针得气后留针 30 分钟,每日 1 次,10 次为 1 疗程。在治疗期间,嘱患儿父母配合,在夜间定时叫孩子起床小解,务必把孩子叫醒,在清醒状态下小解。治疗后,22 例患儿全部治愈,最短者第一次治疗后即停止遗尿,长者治疗一个疗程即愈。

(五)皮肤科疾病

沈继平运用耳针为主治疗头面部带状疱疹 40 例[136]:取耳穴肺、皮质下、神门。用 75% 酒精消毒后,三棱针点刺放血,每次 3 小滴,每天 1 次,7 天 1 个疗程。另取合谷、外关穴用 75% 酒精消毒后,毫针泻法,不留针,每天 1 次,7 天 1 个疗程。合并项强高热者,加列缺、曲池,泻法不留针。40 例中除 1 例合并肺癌的患者外,其余 39 例全部治愈。多数患者经上述治疗,几分钟后疼痛即明显减轻。年龄、病情较轻者,治疗 3～5 次即愈,年高病重者,治疗 10 余次即愈。

(六)五官科疾病

1. 急性结膜炎

吕文霞运用耳针结合中药治疗急性结膜炎 83 例[137]:耳针双侧取眼、肝、脾,配穴目 1、目 2、点刺耳尖。针刺时患者取仰卧位,全身放松,局部要严格消毒,左手把消毒过的耳尖部皮肤捏起,右手持三棱针针尖向下快速刺耳尖穴,点刺出血后,快速出针,随之左手拇指沿耳轮向上推挤,放血数滴,即用棉球压住针孔,其余穴位用 0.35mm×13mm 毫针对准耳穴刺入 2～3 分深,以毫针能稳定而不摇摆为宜,轻轻捻转,促其得气,得气后留针 30 分钟,中间行针 2 次,每日 1 次,10 次为 1 疗程。在耳针治疗的基础上,结合中药治疗。采用疏风清热、利湿解毒法,方选疏风清热利湿汤(金银花 15～20g,连翘、黄芩、夏枯草、茵陈、牡丹皮、白鲜皮、赤芍各 15g,生地黄 20～30g,藿香 10g,木贼、枳壳各 12g,生甘草 6g)。舌淡者牡丹皮易当归 10g,白鲜皮易土茯苓 25～30g;眼睑浮肿明显者加蝉蜕 10g;便秘者加生大黄(后下)10～15g。每日 1 剂,水煎分 2 次服用。全部病例经治疗后,83 例 166 眼的自觉症状,睑球结膜充血及分泌物均消失,全部治愈。其中 5 天内治愈者 53 例,6～10 天内治愈者 21 例,11～15 天治愈者 9 例。

2. 近视

史项运用耳针加体针治疗青少年近视[138]:耳针取眼、目 1、目 2、肝、肾、皮质下、防近点。常规消毒后,剪取卫生胶布成 0.7cm×0.7cm,在其正中置王不留行籽一粒,贴于相应穴位上,用手轻轻按压,以患者出现酸胀痛感为佳。每次双侧同时取穴 5～7 个,每周 1 次,5 次为 1 个疗程。体针取双侧攒竹、太阳、四白、合谷。经几次治疗不效者,可酌加风池、睛明。针刺时应常规消毒后,攒竹向下平刺 0.5 寸左右,以患者感觉酸胀为度;太阳平刺或斜刺约 0.5 寸,尽量避开血管;四白在皮下向内眦方向透刺 0.5～0.8 寸;合谷直刺 0.5～0.8 寸;睛明直刺 1.2 寸左右,应避开眼球和血管,小心进针,防止出血。56 例患者中,治愈 8 例,占 14.3%;显效 38 例,占 67.9%;有效 8 例,占 14.3%;无效 2 例,占 3.5%;总有效率为 96.5%。

3. 麦粒肿

薛桢奇运用耳针治疗麦粒肿 62 例[139]:取患侧耳穴,两眼同时患病取双耳施术。常规消毒耳部皮肤,尤其是耳尖部要严格消毒,然后以左手拇示指自下而上揉耳尖部使其充血,再以右手持三棱针或 26 号 1 寸毫针 2 枚集束,垂直刺入耳尖部皮肤 1～2mm,迅速出针后再以右手拇示指挤压耳尖部周围皮肤使其出血 10 滴左右(约 0.5mL),随即以右手持干棉球擦净血滴。可先见挤出暗红色血滴,其后为鲜红色血滴,以干棉球按压耳尖部止血。血止后,再以酒精棉球消毒耳尖部皮肤。此时,患者自觉病眼部肿胀感明显减轻,部分患者自觉病眼部有一股凉爽感。再配以王不留行籽压丸敷贴耳穴,取肝、脾、目。并嘱患者时时按揉压丸处。患者自述压丸处有明显的压痛感。

王秀娟运用耳针放血治疗眼睑疾病220例[140]:患者取坐位,常规消毒后,以左手固定患者耳垂,用5号针头分别垂直刺入目1及目2穴位,当刺入约3mm后拔出针头,用拇指及示指挤压出少量血液,每日1次,一般1~3次便痊愈。少数人可多治疗几次方愈。220例中,1~2次治愈者为186例,占84.5%;3~4次治愈者为44例,占10%;5~7次好转者为6例,占2%;4例无效,占1.8%。故痊愈者共208例,占94.5%,总有效率达98.2%。疗效统计结果表明治疗越早效果越好。

(六)其他

1.镇痛

耳针对一般止痛效果较好,多数病例1~3次即止痛,亦有少数患者需1个疗程,甚至更长,还有少数患者疗效不巩固,有反复,要求穴位准,因人因病进行辨证施治。一般取穴原则为,相应部位、皮质下、神门,脏腑痛者加交感,四肢和躯干痛者加枕、肝、肾上腺,骨折痛者加肾。

中国人民解放军2051部队医院耳针小组将耳针应用于止痛:①内脏急性痛症,如急性胃绞痛取胃、交感、神门、皮质下、脾;急性肠绞痛取大小肠、交感、心、三焦、脑点、腹;急性胆绞痛取胰胆、交感、肝、内分泌、神门、脑点;急性肾绞痛取肾、交感、膀胱、神门、皮质下、内分泌、三焦、腰椎;心绞痛取心、交感、神门、肾、肾上腺、皮质下。②四肢及躯干损伤性痛症,如各种急性软组织扭伤(关节、腰肌等)取相应部位、枕、神门、肝、肾上腺;各种骨折止痛取相应部位、肾、枕、神门、肾上腺、肝;急性炎症性止痛(肩周炎、蜂窝组织炎)取相应部位、枕、神门、肾上腺、肝、脾、内分泌。③手术后,如扁桃体摘除术后取扁桃体四、咽喉、心、内分泌、颈、神门、肾上腺;阑尾手术后取阑尾、交感、神门、脑点、腹;骨折手术复位:相应部位、枕、神门、肾、肝、肾上腺。④妇科病,如痛经需在经前3~5天治疗,取子宫、交感、肾、皮质下、内分泌、腹;产后宫缩痛取子宫、交感、肾、内分泌、神门、腹。⑤其他疾病,如神经性头痛取枕透皮质下、额透脑点、肝、肾、神门;血管性头痛取枕透皮质下,额透脑点、肝、肾、神门、心、肾上腺、交感;神经性牙痛取拔牙麻醉点、枕、肝;肋间神经痛取胸、枕、肝、神门;坐骨神经痛取坐骨神经、枕、皮质下、肝、神门、臀、膀胱、腰痛点;三叉神经痛取枕透额、太阳透皮质下、肝、神门、心、交感深刺;癌症止痛短者1~3小时,长者4~6小时,相应部位,交感、神门、皮质下、脑干,三焦、内分泌。

应丽萍对应用耳针痔结扎术后镇痛[141]:术前剪裁5~10mm的医用胶布若干块,备王不留行籽若干。以小镊子把药籽贴在胶布上,擦去患者耳郭皮肤表面的油垢后取:镇静穴、神门穴、肛门穴、阿是穴。左耳取穴,术前10分钟用准备好的药籽贴于穴位。术后20分钟用拇指

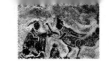

按压穴位(按压以有疼痛发、麻热感为得气)1分钟。术后2小时按压穴位,得气后按压5~8分钟。术后第二天患者在指导下每日自行按压2次,每次5分钟。对照组术后10分钟即口服散利痛1粒。术后每日口服散利痛2次,每次1粒。连续观察7天。给予患者疼痛量表,打分评定。研究组的总有效率为59%,对照组总有效率为14%。

徐正仪将耳针加光针麻醉应用于腹腔镜技术[142]:耳针与光针的方法及取穴依据1988年4月1日至7月15日在耳针与光针麻醉下进行腹腔镜操作。耳针采用神门透子宫、脑点透肺,组成一对刺激电极。电针诱导15分钟。在术前再用氦氖激光照射脊中穴30分钟。将本组34例与同期之局麻34例,静脉麻醉24例,硬膜外麻醉24例共82例作对照。结果耳针加光针组的麻醉效果与静脉麻醉组和硬膜外麻醉组相接近。三种麻醉方法的成功率分别为91.2%、100%、95.8%($P>0.05$)。局麻组的麻醉成功率47.1%。耳针加光针的麻醉方法显著优于局麻组。此外,将耳针加光针组与其他各组手术中收缩压之波动情况进行比较,在切皮、进入腹腔镜套管针、充CO_2探查腹腔与盆腔、缝皮等五个操作步骤中分别测定收缩压之变化,发现耳针加光针组与局麻组的平均收缩压比较稳定,其上下波动范围均小于20mmHg,而静脉麻醉与硬膜外麻醉组的平均收缩压的波动大于20mmHg者分别占20.8%和54.2%。耳针加光针麻醉施行于腹腔镜技术不但安全、有效,术前不必禁食,术中不必补液,术后即可安返病房,故可节约麻醉工作的人力、物力与费用,且可以避免药物麻醉的并发症,因而可作为腹腔镜技术较理想的一种麻醉方法。

2. 戒酒

孙申田运用耳针戒酒310例[143]:取双耳的神门穴、皮质下穴、心穴、胃穴、内分泌穴、咽喉穴等,在此穴基础上寻找痛点,或用经穴探测仪测敏感点,如压痛点、敏感点与上穴不符,以痛点、敏感点为针刺或压药部位。每次选2~4穴(双耳)。针刺与耳穴压药方法,穴位常规消毒,通常用的耳针或王不留行籽刺入或压入穴位后,按压直至疼痛难以忍受,用胶布固定。留针3天后再重复换针或药丸,4~8次为一疗程,大约15~30天左右,超过8次仍无效者按无效处理,不再进行治疗。要求患者常规饭前5分钟自行按压穴位,每次1~2分钟,如随时有饮酒欲望,随时自行按压耳穴直至欲望消失。至于选择耳针还是耳穴按压何种方法效果好,未做对比观察。但是,通过顽固患者的治疗经验发现耳针较耳穴按压治疗效果好。

3. 预防输血反应

秦智运用耳针预防输血反应[144]:取耳穴之神门、肾上腺。神门有镇痛、安神作用;肾上腺具有调节肾上腺和肾上腺皮质激素的功能,还有兴奋呼吸中枢的作用。共治疗46例,有44例无输血反应,有效率为95.6%。

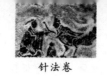

第四节　鼻针法

一、概　述

鼻针是刺激鼻部范围内的特定穴位,以治疗疾病的一种方法。

该疗法是以中医学鼻部"色诊"理论为基础,以鼻部皮肤色泽变化为诊治疾病的依据,于20世纪50年代末发展起来的一种新的治疗方法。

鼻为五官之一,与脏腑有着密切联系,并通过经络与之贯通。鼻为肺之外窍,气体出入的门户,协助肺进行呼吸,主嗅觉。脏腑功能正常,气血充盛则鼻色润泽。若脏腑功能失调,也会在鼻部有所反映。正如《灵枢·五阅五使》篇说:"五色之见于明堂,以观五脏之气","脉出于气口,色见于明堂。"意思是说,内脏有病变时,必然显露于外,通过观察鼻部色泽的变化,就可以诊断病生于何脏腑。并提出望鼻色与诊寸口脉具有同样重要的作用,对临床诊断有一定的参考价值。

鼻是经络、气血密布之处,它与脏腑各部的联系都是通过经络建立、完成的。《灵枢·邪气脏腑病形》篇说:"十二经脉,三百六十五络,其血气皆上于面而走空窍⋯⋯其宗气上出于鼻而为嗅。"

十二经脉中阳经经脉多循行于鼻部,如足阳明胃经、手太阳小肠经、手阳明大肠经、足太阳膀胱经、手少阳三焦经均循行于鼻部。阴经的足厥阴肝经、手少阴心经亦上行于鼻旁。十二经脉中阴经的经别均合于与其相表里的阳经经脉而上行于头面部,因而加强了阴经经脉与鼻的联系。奇经八脉中的督脉、任脉、冲脉、阴跷脉皆循行至鼻部或其周围。故鼻为阴阳会合、诸经聚集、气血灌注之所,脏腑、气血的变化都可反映于鼻。针刺鼻部穴位可收疏通经络、通调脏腑、气血以治疗疾病之效。

二、定位与主治

鼻针穴位的分布,是以《灵枢·五色》篇,有关鼻的脏腑分区为依据,结合临床实践而定的。《灵枢·五色》篇说:"明堂骨高以起,平以直。五脏次于中央,六腑挟其两侧,首面上于阙庭,五官在于下极。"根据这一原则,鼻针穴位分为3条线,23个刺激区。

鼻穴均位于鼻部三条线上,主治其相应分区疾病,分述如下见图6-13。

(一)第一穴线

第一穴线亦称鼻正中线。起于前额正中,止于鼻尖端。共分布10个穴位,除卵巢穴为双

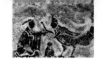

侧穴外,皆为单穴。

1. 头面

或称头脑、首面、上焦。额部正中,即眉间正中至前发际正中连线的中点。主治:与头面相关疾病。

2. 咽喉

头面穴和肺穴连线的中点。主治:与咽喉相关疾病。

3. 肺

两眉内侧端连线的中点。主治:与肺相关疾病。

4. 心

两目内眦连线的中点。主治:与心相关疾病。

5. 肝

鼻梁最高点的下方,两颧连线与鼻正中线的交叉点,即心穴与脾穴连线的中点。主治:与肝相关疾病。

6. 脾

当鼻端准头上缘正中线上,心穴与外生殖器穴连线的中点。主治:与脾相关疾病。

7. 肾

脾穴与外生殖器穴连线的中点。主治:与肾相关疾病。

8. 外生殖器

在鼻尖端上。主治:与外生殖器相关疾病。

9. 睾丸或卵巢

鼻尖两侧,鼻翼内缘。主治:与睾丸卵巢相关疾病。

(二)第二穴线

第二穴线起于与肝穴相平处,紧靠鼻梁骨两侧,止于鼻翼下端尽处。左右各一条,每条5个穴位,两侧共10穴。

1. 胆

目内眦下方,肝穴的外侧。主治:与胆相关疾病。

2. 胃

胆穴的下方,脾穴之外侧。主治:与胃相关疾病。

3. 小肠

鼻翼的上 1/3 处,胃穴的下方。主治:与小肠相关疾病。

4. 大肠

鼻翼的正中处,小肠穴的下方。主治:与大肠相关疾病。

5. 膀胱

鼻翼尽处,大肠穴的下方。主治:与膀胱相关疾病。

(三)第三穴线

第三穴线起于眉内侧端,下行于第二条穴线外方 1～2 分处,至鼻尽处为止。左右呈对称性各一条,每条线上 9 个穴位,两侧共 18 穴。

1. 耳

眉的内侧端。主治:与耳相关疾病。

2. 胸

眉棱骨之下方,目窝内。主治:与胸相关疾病。

3. 乳

目内眦的内侧上方,胸穴的下方。主治:与乳相关疾病。

4. 项背

目内眦的内侧下主,乳穴的下方。主治:项背部疾病。

5. 腰脊

颧骨的内侧,与肝点平齐。主治:腰脊部疾病。

6. 上肢

在鼻端准头上缘水平,与脾穴平齐,在腰脊穴的下方。主治:上肢部疾病。

7. 胯股

鼻翼上缘,上肢穴的下方。主治:胯股部疾病。

8. 膝胫

鼻翼中点外侧,鼻唇沟上,胯股穴的下方。主治:膝胫部疾病。

9. 足趾

膝胫穴的下方,与膀胱穴平齐。主治:足趾部疾病。

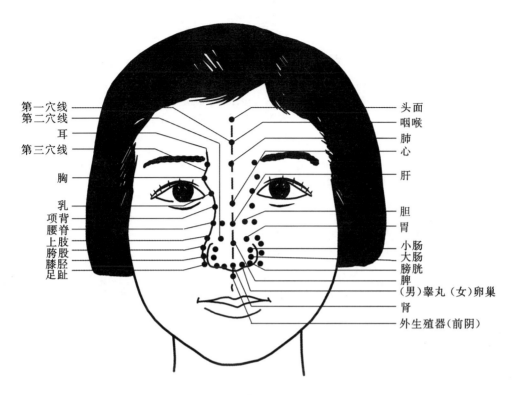

图 6-13 鼻针穴位分布图

左侧标注（自上而下）：第一穴线、第二穴线、耳、第三穴线、胸、乳、项背、脊腰、上肢股、脐胫、膝足趾

右侧标注（自上而下）：头面、咽喉、肺、心、肝、胆、胃、小肠、大肠、膀胱、脾、(男)睾丸(女)卵巢、肾、外生殖器(前阴)

(四)鼻部新穴定位与主治

1. 高血压上点

两眉之间正中点,印堂穴处。主治:高血压、头晕目胀、两颞侧痛、视力模糊、心悸。

2. 腰三角穴

正中点在心穴下方,鼻骨下缘,两侧点在正中点外下方。主治:腰痛、腰酸等腰部疾患。

3. 消化三角穴

正中点在腰三角中点之下方,两侧点在其外下方,即鼻尖处的小等腰三角形。主治:胃、十二指肠溃疡、急慢性胃炎、胃神经痛等。

4. 高血压下点

鼻尖稍下方。主治:同高血压上点。

5. 上肢穴

相当于第三穴线上肢穴。主治:相应部位的疼痛。

6. 阑尾穴

鼻翼外侧上部。主治:急慢性阑尾炎。

7. 下肢穴

相当于膝胫穴。主治:下肢、臀部的疼痛。

8. 创新穴

两鼻孔上沿连线与鼻正中线交点处。主治:腹部手术的针麻穴。

9. 子包穴

鼻中隔稍下,人中穴上方。主治:生殖系统疾病。

10. 增一穴

两鼻翼内沿凹陷处。主治:腹部手术的针麻穴。

11. 增二穴

从增一穴起沿鼻翼内纹线延至鼻孔上沿处。主治:腹部手术的针麻穴。

三、操作方法

(一)常规刺法

1. 针具

一般采用 28~32 号,0.5~1 寸毫针,消毒后备用。

2. 进针

患者鼻部皮肤常规消毒后,按毫针刺法进针,依穴位所在部位肌肤的厚薄,分别采用斜刺或横刺,用轻缓的手法徐徐刺入一定的深度。其中第一线上的穴位都用横刺(向上或向下),刺入较浅;第二、三线上的穴位多用斜刺,刺入稍深。一般进针 2~3 分即可,亦可根据临床需要采用透穴法,但要掌握好针刺深度及方向。

3. 得气

鼻部穴位敏感性较强,针刺后可产生酸、麻、胀等针感。一般酸麻感越强,疗效越好。得气即可,不要用过重的强刺激。

4. 留针

针刺得气后可留针 10~30 分钟,每 5~10 分钟用轻、慢手法捻针 1 次。若需要也可用皮内针埋针数小时或 1~2 天。亦可采用点刺或速刺(刺后即出)法。在鼻针麻醉时一般采用持续捻转法,并可加用电针,以逐渐加强脉冲电 180~200 次/分的频率,诱导 15 分钟。

5. 疗程

一般以 10 次为一疗程,每日或隔日针刺 1 次,两疗程间可休息 7 天左右。

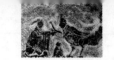

（二）"鼻部三针"刺法

徐俊武在原有鼻针穴位的基础上，按三焦理论，将鼻针疗法的穴位、操作总结归纳为上焦针、中焦针、下焦针，统称为鼻部三针。

1. 上焦针

取头面点针刺，得气后，将针尖偏向一侧的耳点方向刺，得气后回针到头面点皮下，再向另一侧耳点方向刺，复回到原点皮下，然后沿正中线向下透刺心点，得气后留针。急性病留针30分钟～5小时，慢性病可留针24小时，针柄以胶布固定。此刺法适于上焦病症，如头痛、失眠、鼻病、咽喉肿痛、咳喘、落枕、心悸、怔忡等。

2. 中焦针

取肝点进针，得气后，针尖偏向一侧眶下缘，刺到胆点，得气后，回针至肝点皮下，再向另侧鼻翼外之鼻唇沟斜刺，透刺上下肢各穴，得气后，复回针至肝点皮下，更向另侧胃点刺去，留针。若为左侧病重，针以向左侧刺为主，并留针于左侧，反之亦然，亦可逐日交替。当针刺入3～5分钟后，多数患者可有腹内微热感，或饥饿感，或肠鸣蠕动等感觉，或腹部胀痛，恶心等症状缓解。此刺法对肝、胆、胃、肠及四肢病症有缓解作用。

3. 下焦针

从肾点进针，先沿中线，与鼻小柱下缘呈60°角刺达骨面，然后回针到肾点皮下，再向一侧鼻翼中部下缘刺去，又回针至肾点皮下，更向鼻小柱下缘平行刺达骨面，留针同前。刺后3～5分钟，多数患者的小腹、腹部及四肢关节处可有微热感或轻松感。有带下病的妇女，短期内白带可能增多，以后即减少至消失。该刺法对泌尿、生殖系统疾病及关节炎均有较好的疗效。

（三）配穴原则

（1）根据病变脏腑器官选取相应穴位，如胃病取胃点，心病选心点，急性阑尾炎选大肠点。

（2）根据中医藏象学说，选用与病变脏器有生理、病理关系的穴位。如目疾，依"肝开窍于目"的理论，选取肝点；失眠多与心神不宁有关，可选心点。此法在鼻针麻醉中较为重要，根据"肺主皮毛"，在鼻针麻醉中一般均选用肺点透耳点，以减轻切缝皮肤时的疼痛。

（3）根据穴位敏感反应点选用穴位，敏感反应点的探查可用按压法和电阻测定法。

（四）常用处方

1. 支气管炎

取肺、胸、咽喉点。刺胸点时，由眉棱骨下方向乳点方向刺。

2. 急、慢性胃炎

取胃、肝、脾点。刺胃点待得气后可向脾点透刺，肝点向胆点透刺。

3. 头痛

取心、首面点。刺首面点,可由额正中处向眉心透刺。

4. 神经衰弱

取心、肾、首面点。刺首面点方法同上。

5. 高血压

取心、肝点。

6. 眩晕

取肝、胆、心点。刺肝点时可向胆点透刺,以不刺透软骨为好。

7. 阑尾炎

取小肠、大肠点。刺小肠点,待得气后针尖向大肠穴透刺。

8. 腰痛

取腰脊、肾、膀胱点。刺腰脊点,待得气后针尖右向肝点透刺。

9. 痛经

取卵巢、前阴、肝、肾点。刺前阴,待得气后,针尖可向鼻尖之两侧卵巢点透刺。

10. 产后缺乳

取乳、肝、卵巢、胃点。刺肝点,待得气后,针尖可向脾点、肾点透刺。

11. 阳痿

取前阴、睾丸、心、肾点。刺心点,待得气后,针尖可向下沿肝、脾、肾点透刺。

12. 遗尿

取心、肾、膀胱、前阴。方法同上。

四、注意事项

(1)施针前须严格消毒。

(2)如针刺局部有瘢痕时应避开,以免引起出血或疼痛。

(3)由于鼻部皮肤肌肉较薄,故选用针具不宜过长,也不宜直刺进针,以免针身歪斜引起疼痛。

(4)鼻部皮肤较为敏感,进针时应尽量采用轻刺激手法,以减轻疼痛。同时要避免进针过深、手法过重,以至患者难以忍受。

(5)使用电针时,须注意电流的调节和电针机的性能,防止电流强度忽大忽小,时断时续等

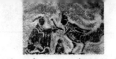

不稳定的情况发生。

(6)经临床观察,鼻针疗法对功能性疾病效果好且疗程短,对器质性疾病则疗效差且疗程长,故应配合其他方法治疗。

五、临床应用

(一)内科疾病

1. 胃痛

许文涛运用鼻针治疗胃痛 150 例[145]:鼻针以点代穴,位于鼻尖上 1.15cm,中间一点及两侧鼻翼最高处各一点,用针灸针柄在穴位附近均匀用力点压,敏感处为穴,或用经络测定仪找穴。患者仰卧位,选用 32 号 5 分针,直刺胃肠三点,不可刺透鼻软骨。一般留针 20 分钟左右,留针期间每隔 5 分钟轻轻施平补平泻手法 1 次,针的旋转角度不得超过 15°,以患者流泪、打喷嚏为宜。急性痛者每天 1 次,慢性痛者可隔日 1 次,7 次为 1 疗程。经治疗后治疗组疗效明显高于对照组,并且急性胃痛的痊愈率和有效率均高于慢性胃痛。

2. 高血压

丰小鹏运用鼻针治疗高血压 27 例[146]:令患者坐位或仰卧位,取高血压上点和高血压下点,常规消毒后,选用 30～32 号 0.5 寸毫针,以轻缓的手法捻转进针。鼻针一般要求以 15°～20°角向下斜刺,唯高血压上、下点向上斜刺。针刺深度 1～2 分,以不刺到软骨为度。行针得气,待患者有酸胀感时止,每隔 10 分钟捻转 1 次,留针 30 分钟。针刺前休息 15 分钟后和起针后分别测量血压。每天 1 次,10 天为一疗程。治疗后本组 27 例患者经 1 个疗程的治疗,显效 16 例,占 59.3%;有效 9 例,占 33.3%;无效 2 例,占 7.4%。同时,头昏、头痛、耳鸣、心悸、失眠等症状,均有消失和不同程度减轻。

3. 面瘫

李茂春运用鼻针治疗周围性面瘫 58 例[147]:鼻针为主穴胆、胃、肺、肾、足趾、头面穴。配穴可选上关、水沟、列缺、合谷。眼闭不全者丝竹空透太阳,阳白透鱼腰;口角歪斜者地仓透颊车;耳后、耳下疼痛者加翳风;头昏耳鸣者加太冲,大陵透内关;体虚者加足三里。每次取健侧主穴、配穴 5～7 个。常规消毒后,使用 32 号 1.5 寸毫针,先以左手示指尖紧按其穴,并按压数次,右手持针沿左手示指甲背快速直刺 0.2～0.5 寸。捻转得气后持续行针 1～3 分钟,手法要轻。将预先准备好的硬纸块(约 5.5cm²,中间挖小孔)依次套在针柄上(防止面部烧伤),用持针器夹酒精棉球点燃,分别烧针柄,局部有热痛感时立即停止。部分患者可有面部及背部温热感。待针身冷却后出针。再用电子按摩器在患侧按摩 15～20 分钟,频率 150～200 次/分,先慢后快,电流强度以患者能耐受为度。每日1次,10次为1个疗程,若不愈可间隔3~5天后再进行下一疗程的治疗。对于病程较长,体质较差的患者,初期以本法为主,后期左右侧均刺,并配以中药等综合治疗,可提高疗效。

(二)骨伤科疾病

1.腰痛

姬素梅运用鼻针治疗顽固性腰痛45例[148]:选用鼻针腰三角穴,其位于鼻骨上端中央一点,鼻翼上左右各一点。常规消毒后,用32号5分毫针,以轻捷的手法,迅速捻转刺入穴位。针刺入后,先直立刺至皮下,然后根据穴位所在位置进行斜刺,进针2分许。行针手法以捻转法为主,分轻、重两种。轻者,捻至患者有轻度的酸、胀感即可;重者,患者往往有强烈的酸、麻、胀、痛、流泪、打喷嚏等现象,应据病情和患者的体质而定。注意针刺以不刺透鼻软骨为好,以免感染。留针20分钟,每隔5分钟捻转1次,并嘱其活动腰部。每日或隔日1次,10次为1个疗程,疗程间歇1周左右。本组45例均经过1~4次的治疗,其中痊愈23例,好转20例,无效2例。有效率为95.6%。

2.急性腰扭伤

常进阳运用鼻针治疗急性腰扭伤231例[149]:选用32号半寸针,用针柄在鼻的下端找准腰三点,常规消毒,直刺0.2分许,以患者有酸麻热痛为度。伴下肢痛者,可加膝点;留针15~30分钟,在留针期间每隔5分钟行针1次,行针时嘱患者做抬腿挺腹及腰部各个方向的活动。本组231例中,治愈208例,好转23例,总有效率100%。

3.肩关节周围炎

杨佩秋运用鼻针并中药外敷结合功能锻炼治疗肩关节周围炎[150]:180例肩关节周围炎患者,随机分成两组。A组90例采用鼻针加中药外敷结合功能锻炼。B组90例采用口服美洛昔康片(15mg,2次/日)与痛舒胶囊(1.2g,3次/日);12天为1疗程。同时结合功能锻炼。3个疗程后观察疗效。经过治疗后A组90例中痊愈80例,占89%;显效10例,占11%;B组90例中痊愈54例占60%,显效36例占40%。两组痊愈率比较,差异有非常显著性($P<0.01$),A组明显优于B组,说明鼻针加中药外敷结合功能锻炼治疗肩关节周围炎是一种较理想的治疗方法。

(三)五官科疾病

骆君骅运用鼻针治疗突发性耳聋35例[151]:患者取坐位或卧位,鼻穴部皮肤常规消毒,用0.30mm×25mm针直刺0.5寸,快速捻转,留针30分钟,间隔15分钟左右再行针1次,每天1次,10次为1个疗程,一般1个疗程见好后再继续治疗1个疗程,以便巩固疗效。体针组取曲池、合谷、听宫、听会、血海、膈俞等,双侧取穴,每天1次,10次为1个疗程,采用平补平泻手

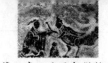
法。鼻针组有效率为 94％，体针组为 87％，经统计学处理，有显著差异（$P<0.01$），说明鼻针组较体针组治疗突发性耳聋疗效有明显的疗效。

第五节　面针法

一、概　述

面针是通过针刺面部的特定穴位来治疗疾病的一种方法，是从面部皮肤色泽变化来诊察疾病的基础上发展起来的。

人们在长期的医疗实践中发现，面部的一定部位与脏腑、组织、器官及肢体有直接或间接的关系，因此，当某脏腑、组织、器官或肢体发生病变时，在面部的相应部位可出现相应的反映或色泽的改变，并作为诊断疾病的参考依据。早在《灵枢》中已有面部"五色各有其脏部"，"各以其色言其病"的记载。如《灵枢·五色》篇说："五色各见其部，察其沉浮，以知浅深；察其色夭，以观成败；察其散搏，以知远近；视色上下，以知病处。"这是经络学说"视其外应，以知其内脏"的内容之一。由于头面居于全身最高处，"十二经脉，三百六十五络，其气血皆上于面而走空窍"，通过经络气血的传注，使面部与全身各部联系为一整体，故脏腑肢节的病理变化能在面部反映出来。近人参考了古代文献，通过临床不断实践，于 20 世纪 50 年代末，60 年代初，确定了在面部治疗全身疾病的 24 个分区，并取得了较为满意的疗效，从此这一新的针刺方法——面针疗法问世了。

头面在全身处于首要地位，为诸经脉络聚会之处。面部诸经脉与脏腑又有着络属关系，因此，头面是全身脏腑、肢节、经络的反应中心。《灵枢·邪气脏腑病形》篇指出："十二经脉，三百六十五络，其血气皆上于面而走空窍……其气之津液，皆熏上于面。"明代张介宾在《类经图翼·藏象类·首面耐寒因于气聚》中提出："头面为人之首，凡周身阴阳经络无所不聚。"十二经脉中除手足三阳经脉直接循行、分布于头面外，还有手少阴心经（"从心系，上挟咽，系目系"）、足厥阴肝经（"循喉咙之后，上入颃颡，连目系，上出额，与督脉会于颠。其支者，从目系下颊里，环唇内"）也循行于头面部。此外，十二经脉中阴经的经别合于与其相表里的阳经经脉，而上行于头面部，这样就加强了阴经经脉与面部的联系。奇经八脉中，督脉"循额，至鼻柱"；任脉"上颐，循面，入目"；冲脉除并于任脉循面入目外，还"渗诸阳，灌诸精"；阴维脉过胸部，与任脉会于颈部。阳维脉从腋后上肩至前额，再到项后，合于督脉。阴蹻脉经人迎的前面，过颧部，到目内眦；阳蹻脉过颈部上挟口角，进入目内眦，沿足太阳经上额。通过经络、气血的传输，使面部与全身的脏腑、肢节联系为一个有机整体，并反映病理变化，而针刺这些头面穴位则能对相关的脏腑、肢节起到"通经脉,调气血",恢复机体阴阳平衡,以治愈疾病的作用。

南京中医药大学为探讨面针治病的原理,曾以皮肤电阻、皮温、放射线、心电图等观测手段,对面针进行临床观察。他们注意到,应用皮肤电阻测定仪对面部分区进行测定,一般面部各区都可以找到一个敏感反应点,患者和健康人面区之测定值有较大差异,针刺前后也有较大的变化。在对胃病患者钡餐透视下进行面针治疗时,针刺脾区、胃区后,70%患者有胃蠕动波增加的现象,而针刺对照组则改变不明显或无改变。心电图检查结果表明,针刺面部的心区对心脏患者有减缓心律的趋势。面针对血压及白细胞也有一定的影响,可以使升高之血压下降,并能使白细胞总数发生改变,起到一定的调整作用。通过上述观察可以说明,针刺面部一定区域,确实可以引起机体在生理状态和病理状态下相应脏腑的不同功能改变。他们认为,面针的治疗作用可能在于消除病态优势,加强机体的抗病能力。通过刺激面部的一定部位,产生一种良性刺激,此刺激在中枢神经系统引起兴奋或抑制作用,并通过扩散、诱导等方式,改变疾病的恶性优势,改善大脑皮层的功能状态,恢复对有关脏腑正常性的营养反射而达到治疗目的。

二、定位与主治

面针的穴位是根据面部与脏腑、器官、组织、肢体的相关区域而确定的。面部的分区早在《灵枢·五色》篇中已有详细划分:"庭者,首面也;阙上者,咽喉也;阙中者,肺也;下极者,心也;直下者,肝也;肝左者,胆也;下者,脾也;方上者,胃也;中央者,大肠也;挟大肠者,肾也;当肾者,脐也;面上以上者,小肠也;面上以下者,膀胱子处也;颧者,肩也;颧后者,臂也;臂下者,手也;目内眦上者,鹰乳也;挟绳而上者,背也;循牙车以下者,股也;中央者,膝也;膝以下者,胫也;当胫以下者,足也;巨分者,股里也;巨屈者,膝髌也。此五脏六腑肢节之部也。"现代医家依据《灵枢·五色》篇中有关面部望诊分区的记载,参照历代医家的各种注解、说明,进行针刺治疗,取得了满意疗效,并确定了面针的24个穴位,其具体位置,取现代医家依据《灵枢》说明,进行针刺治疗。

(一)面针穴位定位与主治

面针穴位可分为额区、鼻区、眼区、口区、耳区、颧区及颊区,见图6-14,各区主治有所不同,具体如下。

1.额区

(1)首面(单穴):在额正中部,当眉心至前发际正中连线的上、中三分之一交界处。主治:头痛、头晕。

(2)咽喉(单穴):当眉心至前发际正中线的中、下三分之一交界处,即首面与肺点连线的中点。主治:咽喉肿痛。

（3）肺（单穴）：当两眉内侧端连线的中点。主治：咳嗽、胸闷。

2. 鼻区

（1）心（单穴）：在鼻梁骨最低处，正当两眼内眦连线的中点。主治：心悸、失眠。

（2）肝（单穴）：在鼻梁骨最高点之下方，当鼻正中线与两颧连线之交叉处，即心点与脾点连线的中点。主治：两胁疼痛、胸闷。

（3）脾（单穴）：在鼻尖上方，当鼻端准头上缘正中处。主治：食少、纳呆。

（4）胆（双穴）：在鼻梁骨外缘偏下方，当肝点的两旁，目内眦直下，鼻梁骨下缘处。主治：恶心、呕吐。

（5）胃（双穴）：在鼻翼中央偏上方，当脾点的两旁，胆点直下，两线交叉处。主治：胃痛。

3. 眼区

膺乳（双穴）：在目内眦稍上方，鼻梁骨外缘凹陷处。主治：乳少。

4. 口区

（1）子宫、膀胱（单穴）：在人中沟上，当人中沟的上、中三分之一交界处。主治：痛经。

（2）股里（双穴）：在口角旁五分，当上下唇吻合处。主治：股内侧痛。

5. 耳区

背（双穴）：在耳屏前方，当耳屏内侧与下颌关节之间。主治：腰背疼痛。

6. 颧区

（1）小肠（双穴）：在颧骨内侧缘，当肝、胆点的同一水平线上。主治：泄泻。

（2）大肠（双穴）：在颧面部，当目外眦直下方，颧骨下缘处。主治：便秘、腹痛、腹泻。

（3）肩（双穴）：在颧部，当目外眦直下方，颧骨下缘处。主治：肩臂疼痛、伸屈不利。

（4）臂（双穴）：在颧骨后上方，当肩点之后方，颧骨弓上缘处。主治：肩臂肿痛。

（5）手（双穴）：在颧骨后下方，当臂点之下方，颧骨下缘处。主治：手肿而痛。

7. 颊区

（1）股（双穴）：当耳垂与下颌角连线的上、中三分之一交界处。主治：大腿扭伤。

（2）膝（双穴）：当耳垂与下颌角连线的中、下三分之一交界处。主治：膝膑肿痛。

（3）膝膑（双穴）：当下颌角上方凹陷处。主治：膝关节疾病。

（4）胫（双穴）：下颌角之前方，下颌骨上缘处。主治：踝关节扭伤、腓肠肌痉挛。

（5）足（双穴）：在胫点前方，目外眦直下方，下颌骨上缘处。主治：足部肿痛。

（6）肾（双穴）：在颊部，当鼻翼水平线与太阳穴直下垂线的交叉处。主治：尿少、尿痛、尿频。

（7）脐（双穴）：在颊部，当肾点之下方约七分处。主治：腹痛。

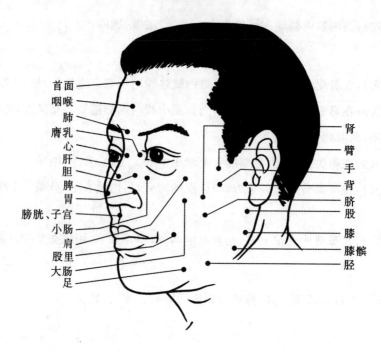

图 6 - 14　面针穴位图

(二)主治经验

1. 胃下垂

胃下：垂取脾、胃、肝、胆区。

2. 无乳

无乳：取膺乳区。

3. 各种痛证

(1)头痛：取首面、肝、肾区。

(2)咽喉肿痛：取咽喉区。

(3)胁痛：取肝、胆区。

(4)痛经：取膀胱、子宫区。

(5)胃痛：取胃区。

(6)腹痛：取大肠、小肠区。

(7)腰背痛：取背、肾区。

(8)肩臂痛：取肩、臂区。

(9)膝肿痛：取膝、膝髌区。

(10)股内侧痛：取股、股里区。

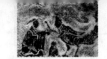

(11)足部肿痛:取足区。

4.面针麻醉

(1)胃全切除术:肺、心、胃、脾区。

(2)胆囊切除术:肺、心、胆、肝区。

(3)阑尾切除术:肺、心、大肠、胃或脐区。

(4)子宫或输卵管手术:肺、心、子宫或肾、胃或脐区。

(5)腹股沟疝修补术:肺、心、小肠、脐、股里。

三、操作方法

(一)操作方法

1.针前准备

选用 28～32 号,0.5～1.0 寸毫针,消毒待用。针前可将选好的针刺部位用针柄端探测敏感点。确定针刺点后,进行常规皮肤消毒。

2.进针

按毫针进针法刺入皮肤。对头面、咽喉、肺、心、肝、脾等位于额、鼻部的穴位应采用沿皮平刺法,鼻旁、口旁的穴位宜用斜刺。

3.得气

进针后施用一定的手法,一般穴位多有酸、胀、麻、痛等针刺感应,亦有通电感向远处放散者。

4.留针

一般留针 30 分钟左右,顽固性、慢性疾病可留针到 1h,每隔 5～10 分钟行针 1 次,亦可进行埋针,以加强刺激,提高疗效。

5.出针

由于面部血管丰富,针刺后容易引起出血,故应边捻边出针,切忌一抽而出。若针刺点局部皮肤因皮下溢血而轻度肿胀或呈青紫色时,可在局部轻轻揉按,并在止血后进行热敷,以助其消散。

(二)配穴原则

1.按疾病的相应部位选穴

按疾病的相应部位选穴,如遗尿选膀胱区,咽喉肿痛选咽喉区,膝关节痛选膝区等。

2.按中医五行生克关系选穴

按中医五行生克关系选穴,如眩晕,属肝阳偏亢者,除选取肝区外,加选肾区,以肾水涵养

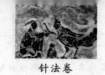

肝木;肺虚咳喘除取肺区外,加取脾区,取其"补土生金"之意。

3.按脏象学说选穴

根据脏腑表里关系和五脏应五窍等中医理论选穴,往往可增加疗效。如遗尿选肾区、膀胱区;肝病选肝区、胆区;鼻病选肺区,因"肺开窍于鼻";痹证筋酸者加用肝区,取"肝主筋"之意。

4.按穴位敏感点选穴

在病变相应区域内及附近探查,选用最敏感之反应点。

四、注意事项

(1)施术时患者应采取卧位,以预防晕针的发生。

(2)应用按压法探测疼痛性敏感点时,用力要均匀一致,并注意患者是否有牙痛、鼻部或鼻窦等炎症疾患,避免因上述病痛而致探测失误。

(3)针刺应严密消毒,防止感染。并避免针刺瘢痕、痤疮部位,以防止引起感染、疼痛及出血。

五、临床应用

冯小菁运用面针配合中药治疗痤疮[152]:取神庭、地仓、颊车、迎香、承浆、四白、巨髎、大迎等。上穴分成2组,每次选3～5个穴。此外还可根据面部皮损情况施以局部围刺,隔日1次。常规消毒,用0.75cm面针直刺,留针30分钟,10次为1个疗程。对残留色斑红斑者继续围刺1个疗程,以消除色斑红斑。同时可配以中药内服,①肺热型用枇杷清肺饮加减(枇杷叶15g,桑白皮、赤芍、菊花、黄柏、白芷各10g,丹参12g,生甘草6g);②脾胃湿热型选三仁汤加减(杏仁、蔻仁、厚朴、法半夏各10g,薏苡仁30g,通草、竹叶各6g,滑石20g,鸡内金、山楂各15g);③热毒型选消毒饮加减(野菊花、丹参、丹皮各10g,金银花、连翘、紫花地丁各15g,蒲公英25g)。每日1剂,水煎两次混合约500mL,早晚各服1次,以餐后1小时左右服用为宜。在针刺过程中,患者兼症有所改善后,可停止服药。同时配以药物外敷(黄连、黄芩、黄柏、茯苓、煅牡蛎等),每周敷面1次,4次为1个疗程。治愈后每月敷面1～2次。135例经1个疗程治疗后,治愈75例,显效45例,好转15例,总有效率为100%。

第六节　口针法

一、概　述

口针是通过针刺口腔黏膜上的穴位,来治疗全身疾病的一种方法。《罗氏会约医镜·杂证

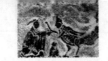

·论口病》:"口者,五脏六腑所贯通也,脏腑有偏盛之疾,则口有偏盛之疾。"脏腑通过经脉与口密切联系:足阳明胃经"环唇",足厥阴肝经"环唇内",手阳明经"接口",足阳明经"挟口环唇",足阳明经别"出于口",冲、任之脉"络唇口",督任二脉会于口。因此,五脏六腑之病变可通过口腔反映出来。

二、定位与主治

口针穴区共分 10 个区,其中上肢区包括 2 穴,下肢区包括 4 穴,见图 6-15、图 6-16,分述如下。

(一)上肢区

上肢区位于上颌侧切牙到第二磨牙及口腔前庭黏膜处。主治上肢各关节疼痛、扭伤,脑血管意外引起的偏瘫。本区的穴位分布左右相同。

1. 上臂穴

上臂穴位于上颌左侧第二双尖牙与第一磨牙之间口腔黏膜。主治:肩臂疼痛。

2. 前臂穴

前臂穴位于上颌左侧尖牙与第一双尖牙之间口腔前庭黏膜处取穴。主治:前臂疼痛。

(二)下肢区

下肢区位于下颌下切牙到第三磨牙及口腔前庭黏膜处。主治:下肢各关节疼痛、扭伤、坐骨神经痛、小儿麻痹后遗症、偏瘫。本区的穴位分布左右相同。

1. 坐骨神经穴

坐骨神经穴下颌左侧第一磨牙与第二磨牙之间,齿龈下方黏膜处。主治:坐骨神经痛。

2. 大腿穴

大腿穴在下左侧第二双尖牙与第一磨牙之间,齿龈下方口腔前庭黏膜处。主治:腿冷痛、胀痛。

3. 膝关节穴

膝关节穴在下颌左侧第一、二尖牙之间,齿龈下方口腔前庭黏膜处。主治:膝关节痛。

4. 小腿穴

小腿穴在下颌左侧尖牙与第一、二尖牙之间,齿龈下方口腔前庭黏膜处。主治:腓肠肌痉挛。

本区的穴位分布左右相同。

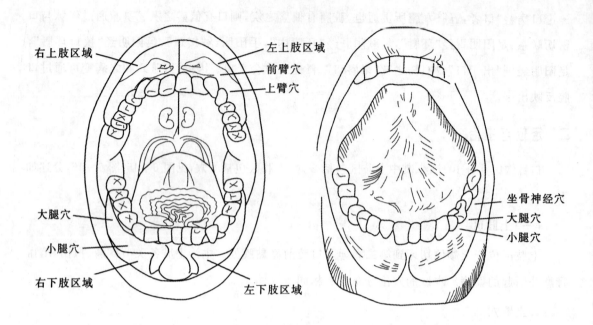

图 6-15 口针(1)

(三)神经区

神经区位于上颌中切牙间,齿龈上方口腔前庭黏膜处。主治:三叉神经痛、落枕。

(四)头部区

头部区位于下颌中切牙间,齿龈下方口腔前庭黏膜处。主治:神经性头痛、落枕。

(五)泌尿区

泌尿区位于上颌中切牙间,齿龈上方固有口腔黏膜处。主治:尿频、尿痛、遗精、遗尿、痛经、阳痿。

(六)消化区

消化区位于下颌左侧尖牙齿龈下方固有口腔黏膜处。主治:消化系统疾患,如急性胃肠炎、消化不良、腹泻、腹痛。

(七)五脏区

五脏区位于下颌右侧侧切牙齿龈下方固有口腔黏膜处。主治:咳喘、心悸。

(八)眼及降压区

眼及降压区位于上颌左侧侧切牙齿龈上方口腔前庭黏膜处。主治:眼部疾患、高血压。

(九)腰部区

腰部区位于上颌右侧切牙齿龈上方口腔前庭黏膜处。主治:腰部损伤、腰肌劳损。

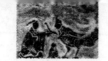

（十）皮肤区

皮肤区位于下颌左侧第一磨牙齿龈下方口腔前庭黏膜处。主治:皮肤瘙痒、神经麻痹。

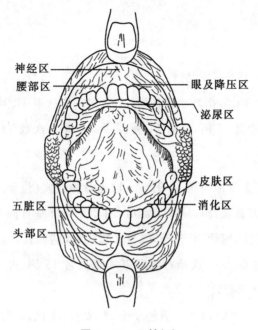

神经区
腰部区
眼及降压区
泌尿区
皮肤区
五脏区
消化区
头部区

图 6 - 16　口针(2)

三、操 作 方 法

（一）针具

选 30 号 0.5～1.5 寸毫针。

（二）操作

让患者正坐,半张口,术者用纱布垫在患者上、下唇之间,用手指将两唇分开,一般针尖与口腔黏膜呈 15°～30°角,得气后留针 30 分钟。出针时,一手用纱布捏住唇部,另一手拔出针体,以防疼痛、出血。

（三）取穴原则

按部位取穴:如尿频、尿痛取泌尿区;神经性头痛取头部区等。

对症取穴:按脏象学说,根据病证选取相对应脑穴,如咳嗽,病位在肺,可取五脏区。

交叉取穴:病在左取右侧穴,病在右取左侧穴。

四、注 意 事 项

严格消毒,防止口腔黏膜感染。取穴要准确,进针动作要轻缓,防止出血。

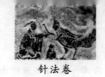

五、临床应用

口针对于各种原因引起的疼痛性疾患,如痹证、腰扭伤及痉证等有较好疗效,对面瘫也有一定效果。

(一)神经性疾病

迟云志口针治疗面瘫 88 例[153]:男性 47 例,女性 41 例,病程 1～15 年。分三组治疗。口针组 30 例,痊愈 27 例,占 90%,平均治疗次数 17.2 次。体针组 41 例,痊愈 37 例,占 90%,平均次数 21 次。体针加脉冲电 17 例,痊愈 14 例,占 82%,平均次数 34.3 次。

(二)骨伤科疾病

王桂祥运用口针治疗坐骨神经痛 45 例[154]:取坐骨神经穴(位于口内下颌两侧,第一磨牙与第二磨牙之间,牙龈下方黏膜处),局部消毒后,用 2 寸毫针垂直向下,沿唇及下颌骨之间进针,深达 1.5 寸左右,不行针,留针 30 分钟,隔日 1 次,均取两侧穴。45 例患者中,经 1 次治疗症状完全消失者 27 例,占 60%;5 次治疗症状基本消失者 15 例,占 33%;疼痛明显减轻者 3 例,占 6.7%;本组 45 例全部有效。

刘金荣治疗坐骨神经痛 233 例[155]:男性 166 例,女性 67 例,病程 3～16 年。取坐骨神经穴、大腿穴、小腿穴。结果临床治愈 208 例,占 89.3%;有效 15 例,占 6.4%;无效 10 例,占 4.3%;总有效率为 95.7%。

(三)儿科疾病

刘金荣口针治疗小儿麻痹 270 例[156]:男性 170 例,女性 100 例;年龄 1～8 岁;病程 3～7 年;重型(0～4 级)200 例,中型(3 级)42 例,轻型(4～6 级)28 例。取大腿穴、小腿穴、前臂穴、膝关节穴、上臂穴。结果治愈 192 例,好转 63 例,无效 15 例,总有效率为 94.4%。

第七节　舌针法

一、概　述

舌针疗法,是针刺到舌体上治疗疾病的一种疗法。

舌为心之苗,脾之外候。《灵枢·脉度》说:“心气通于舌,心和则舌能知五味矣。”《灵枢·经脉》说:“唇舌者,肌肉之本也。”意思是脏腑气血上营于舌,而舌与脏腑的联系又是通过经脉实现的。其中,手少阴之别系舌本;足太阴之脉连舌本、散舌下;足少阴之脉系舌本;足厥阴之脉络于舌本;足太阳之正,贯舌中;足太阳之筋,结于舌本;手太阳之筋,入系舌本。奇经八脉中的督脉、任脉、冲脉、阴维脉、阴跷脉、阳跷脉均循行于舌旁。舌通过上述经脉,直接或间接地与许多脏腑经络相联系,脏腑经脉的病变亦可以从舌质、舌苔的变化上反映出来。舌不仅具有辨滋味、调声音、拌食物等生理功能,而且是脏腑的外候。从生理上说,脏腑精气必荣于舌;从病理上讲,脏腑气血的病变也反应于舌。中医诊病时查舌质、舌苔就是这个道理。基于舌与全身脏腑器官的整体联系,针刺舌上的穴位则可以治疗全身疾病。《灵枢·终始》已有记载:"重舌,刺舌柱以铍针也。"

二、定位与主治

1. 管氏基础舌穴

各穴之主治,除几个特别说明的外,均与穴位名称相应。如心穴治疗与心相应的疾病;目穴主治目赤肿痛等,见图 6 - 17、图 6 - 18。

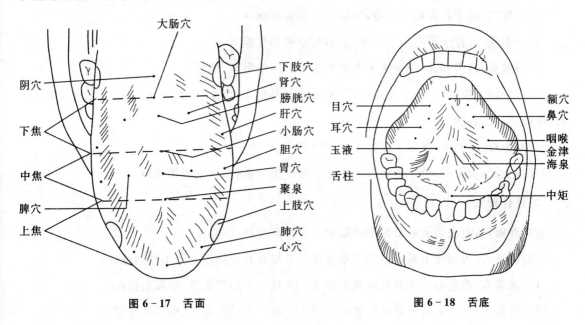

图 6 - 17　舌面　　　　　　　　　　　　图 6 - 18　舌底

(1)心穴:位于舌尖部,主治与心相应疾病。

(2)肺穴:位于心穴两旁 3 分,主治与肺相应疾病。

(3)胃穴:位于舌面中央,心穴后 1 寸,主治与胃相应疾病。

(4)脾穴:位于胃穴旁开 4 分,主治与脾相应疾病。

(5)胆穴:位于胃穴旁开 8 分,主治与胆相应疾病。

(6)肝穴:位于胆穴后 5 分,主治与肝相应疾病。

(7)小肠穴:位于胃穴后 3 分,主治与小肠相应疾病。

(8)膀胱穴:位于小肠穴后 3 分,主治与膀胱相应疾病。

(9)肾穴:位于膀胱穴旁开4分,主治与肾相应疾病。

(10)大肠穴:位于膀胱穴后2分,主治与大肠相应疾病。

(11)阴穴:位于大肠穴后2分,舌根部。主治前后二阴疾患。

(12)聚泉:位于舌面中央,胃穴前2分。主治消渴、舌强。

(13)上肢穴:位于肺穴与胆穴之间,舌边缘。主治上肢疼痛。

(14)下肢穴:位于阴穴旁开1寸,近舌边缘。主治瘫痪。

(15)三焦穴:从聚泉穴引一横线,舌尖部分统称上焦穴;通过小肠穴引第二横线,一、二横线之间为中焦穴;通过大肠穴引第三条横线,小肠穴与大肠穴横线之间为下焦穴。

(16)额穴:将舌向上卷起,舌尖抵上门齿,舌尖正下3分是穴。主治头痛、眩晕。

(17)目穴:位于额穴斜下3分,主治目赤肿痛等。

(18)鼻穴:位于舌边缘与舌下静脉之间,目穴下2分,主治与鼻相关疾病。

(19)耳穴:位于鼻穴斜下2分,主治与耳相应疾病。

(20)咽喉穴:位于耳穴正下2分,主治与咽喉相应疾病。

(21)海泉:将舌卷起,位于舌下中央系带上。主治呕逆、消渴。

(22)金津玉液:舌尖向上反卷,舌下系带两侧静脉上,左名金津,右名玉液。主治口疮、舌炎、喉痹、呕吐、舌肿。

(23)舌柱:舌上举,在舌下系带上。主治重舌、舌肿。

(24)中矩:舌上举,位于舌底与齿龈交界处。主治舌燥、中风舌强不语。

2.舌针新穴

(1)神根穴:舌底舌下系带根部凹陷中。主治高血压、脑血栓。

(2)佐良穴:舌底舌下系带两侧肉阜近舌下腺导管开口处。主治中风后遗症。

(3)液旁穴:在左右舌下静脉内测距舌根1/3处。主治高血压、中风后遗症。

(4)支脉穴:在左右舌下静脉外侧距舌根1/3处。主治高血压、中风后遗症。

三、操作方法

(一)操作方法

(1)针刺前,一般可给予患者3‰过氧化氢或1:5000高锰酸钾液漱口,以清洁口腔。

(2)刺舌面穴位时,患者自然伸舌于口外。刺舌底穴位时,患者将舌卷起,舌尖抵住上门齿,将舌固定或将舌尖向上反卷,用上下门齿夹住舌,使舌固定;亦可由医者左手垫纱布敷料,固定舌体于口外,进行针刺。

(3)针刺可采用快速点刺进针,进针1分左右。

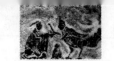

（4）针刺补法。选用 30 号 1 寸或 1 寸半毫针，在选定的穴位上，拇指向前小弧度捻转 3～9 次，稍停，为一度补法，一般行三度或九度补法，不留针。在捻转时，进针 0.5～1 分，勿令太深。补法好似"蜻蜓点水"。

（5）针刺泻法。选用 28 号 1 寸或 1 寸半毫针，在选定的穴位上，进针 1～2 分许，拇指向后大弧度捻转 6 次，稍停，为一度泻法。一般行六度或八度泻法，不留针。由于进针稍深，捻转弧度较大，个别穴位可能会出血。泻法如同"蚊降着体"。

（6）舌穴刺血法。一般采用 26 号 1.5 寸毫针，在选定穴位上快速浅刺放血。

（二）配穴原则

舌针必须在辨证前提下取穴，辨证首先要验舌，主要方法是：辨色分经脉，按五行理论，五脏六腑配五色，舌色所反映的正是所属脏腑的病证，如舌见青色，主肝胆经疾患。形态辨脏腑之寒热虚实，如舌卷挛缩多屈、肝气郁结、筋脉失养等。舌针的配穴原则如下。

1. 辨证配穴法

按照脏腑经络学说，根据疾病与舌穴相应的原理，辨证取穴。用于治疗局部或全身病症，如治不寐、健忘，取心穴、肾穴、额穴；治口舌糜烂，取心穴、脾穴、金津玉液。

2. 内外配穴法

本法主要为舌穴与邻近腑穴相配，如中矩配廉泉治中风、舌强不语等。

3. 上下配穴法

本法主要是舌穴与任督及下肢经穴相配，如膀胱穴配中极治尿急、尿痛，肾穴配命门、关元治遗精、阳痿。

4. 左右配穴法

本法主要是舌穴与四肢穴相配。

（1）同侧的舌穴与经穴相配，如右侧肺穴、咽喉穴配右侧少商，治右侧咽喉肿痛。

（2）舌穴与对侧经穴相配，如右侧上肢穴、脾穴配左侧曲池、合谷，治左上肢瘫痪、手臂肿痛。

（三）适应证

舌针主要适应于舌体及肢体运动功能障碍的有关病症，如舌麻、舌体歪斜、木舌、重舌、口内异味感、咽痛、肢体瘫痪麻木等。也适用于一些脏腑经络病证，如高血压、肩周炎、心血管病等。

四、注意事项

（1）严格消毒，避免针刺感染或口腔污染。

（2）注意针刺深度及手法。舌穴刺血时，针不宜过粗，刺不宜过深，出血不宜过多。

五、临床应用

（一）内科疾病

1. 中风

申涛运用管氏舌针疗法治疗中风后遗症 32 例[157]：取舌穴的心穴、肝穴、肾穴、脾穴、中矩、海泉、金津、玉液、上肢穴、下肢穴。针刺补法选用 30 号 1 寸或 1 寸半针灸毫针在选定的穴位上，拇指向前小弧度捻转 3～9 次，不留针。针刺泻法在选定的穴位上，进针 1～2 分许，拇指向后大弧度捻转 6 次，不留针。每次 4～6 个穴，每日或间日一次治疗，6 次为一疗程。结果本组 32 例中，痊愈 22 例，占 69%；显效 6 例，占 19%；有效 3 例，占 9%；无效 1 例，占 3%；总有效率 97%。

李建山舌针配合脊髓针治疗脑血管病后遗症 186 例[158]：体针取患侧肩髃、曲池、合谷、环跳、风市、阴陵泉、绝骨、血海。语言不利取哑门、风府、廉泉；痴呆取风府、哑门（要求气感传到头部）；面瘫加地仓、颊车、阳白、翳风、人中、攒竹、合谷、牵正等穴。取侧卧位患侧在上，进行针刺得气后留针 30 分钟。主穴接 6805 电针机。舌针针刺自拟舌针穴位肾区、脑区、舌下大腺，同时根据病情不同灵活选用脑血栓点（舌下大腺内侧舌下动脉处，左右各 1 穴）、脑出血点（舌面后 3 分之处中点向后 5 分处）、语言点（舌尖端部）等穴位。脊髓针按其神经节段部位分部进行针刺夹脊穴，以颈段穴位，腰段穴位为主，每个椎体旁 0.5 分。针刺深度为 1 寸，取双侧夹脊穴位进行神经节段性针刺。针刺要求速捻转，得气留针 30 分钟。针刺时须注意针刺前后须漱口，注意口腔卫生以防感染。穴位选取准，深度适宜，舌针以导出大量痰液为度；脊髓针不能过深以防刺伤脏器，针感应以得气为佳。针刺前应测血压，查心肺功能，对血压过高，心肺严重疾病患者禁刺。针感要求针刺后以颈项部和患侧头部发胀为佳。个别患者针感可向患侧肢体放射，有肢体抖动及咽痒欲吐感，同时嘱患者张口以利于痰涎外流。舌针配脊髓针组总有效率为 98%，其中治愈率为 67%，显效率为 20%，好转率为 11%，无效率为 2%；单纯体针组总有效率为 95%，其中治愈率为 54%，显效率为 22%，好转率为 19%，无效率为 5%。可见舌针配合脊髓组治疗效明显优于单纯体针组。

于秀梅舌针为主配合康复训练治疗中风后构音障碍[159]：治疗组以舌针治疗为主进行针刺治疗，选取心穴、脾穴，同时配合廉泉穴针刺。针刺前先给予 1∶5000 高锰酸钾液漱口，以清洁口腔，常规消毒舌面各穴，选用 28 号毫针 1～1.5 寸快速进针，拇指向右大弧度捻转 10 次，最好出现舌体抽动不留针。在舌针治疗后按常规体针要求消毒廉泉穴进行针刺，针用平补平泻，留针 20 分钟。同时进行系统的语言功能训练，对于重度、极重构音障碍（舌运动严重受限，

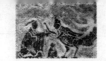

舌表现为僵硬状态),医者用压舌板或戴上指套协助患者做舌的前伸、后缩、上举、侧方运动等,同时用手法帮助患者做双唇展开、缩拢、前突闭合运动,并进行吸吹及爆破音的训练。而对于轻度、中度构音障碍则进行必要的唇舌训练,发音训练,语调、语速训练和克服鼻音化的训练。对照组进行单纯体针治疗,取金津、玉液、廉泉、风池、内关、通里平补平泻。以上两组治疗每天1次,10次为1个疗程,疗程间隔3天。治疗组总有效率为97.7%,对照组总有效率为92.1%,无显著差别,但治疗组痊愈显效率为86.3%,对照组为49.9%,经统计学处理($P<0.05$),说明治疗组疗效优于对照组。

李群舌针为主治疗中风190例[160]:以管氏基础舌穴为主,主穴取心、肝、肾、脾、舌柱、中矩。配穴取上肢、下肢、聚泉、金津、玉液、目穴、海泉、神根、佐泉、液旁。每次均取6个主穴,根据病位、证型选用配穴。如病在上肢配上肢穴,阴虚风动配金津、玉液,高血压配海泉、液旁、目穴。舌针前一般给予患者3%过氧化氢或1∶5000高锰酸钾漱口,亦可用口灵等含漱以清洁口腔。舌针补法选用直径0.30mm,长25mm或40mm毫针,进针1~2mm许,拇指向前小幅度捻转3或9次,稍停,为一度补法。一般行一度或三度手法,不留针。勿令太深,一般不出血。舌针泻法选用直径0.35mm,长25mm或40mm毫针,进针2~4mm许,拇指向后大幅度捻转6次,稍停,为一度泻法。一般行六度或八度手法,不留针。由于进针稍深,捻转幅度较大,个别穴位可能会出血。深刺舌下穴法,选用直径0.35mm,长50mm或75mm毫针,选舌下佐泉、液旁等穴,向舌根方向深刺25~40mm,快速提插数次,不留针,用于言语謇涩、吞咽困难、半身不遂等重症患者。根据辨证选用上述手法配合施治。体针取穴参照高等院校教材《针灸学·中风》和管氏经验穴,取风池、水沟、肩髃、顺臂、承肩、曲池、外关、内关、合谷、后溪、八邪、环跳、髀关、阳痿二(横纹上2寸,股二头肌腱与股外侧肌之凹陷处)、伏兔、风市、血海、阳陵泉、阴陵泉、足三里、悬钟、三阴交、解溪、太冲;言语謇涩配廉泉、哑门、承浆;口角歪斜配地仓、颊车、翳风、内庭,随证取穴。进针得气后,主穴接G6805型电针仪,一般选择疏密波,留针30分钟。分组疗法观察组采用舌针为主加体针治疗,对照组单纯用体针治疗。每日针刺1次,6次为一疗程,疗程间休息1天。同时配合功能锻炼和语言训练。治疗4个疗程进行疗效评价。结果观察组有效率95.8%,对照组有效率80.0%。

2. 血管性痴呆

李滋平舌针为主治疗血管性痴呆[161]:治疗组采用舌针治疗,选心穴、脾穴、肾穴。针刺前先给予1∶5000高锰酸钾液漱口清洁口腔。让患者自然伸舌出口外,常规消毒舌面各穴,选用28号1~1.5寸毫针快速进针,进针1~2分,向顺时针方向大弧度捻转12次,以出现舌体抽动为佳,然后出针。每天1次,连续治疗5天为1疗程,疗程间休息2天,共治疗10疗程。口服药物同对照组。对照组口服都可喜(每片含二甲磺酸阿米三嗪30mg,萝芭新10mg),每次1

片,每日 2 次,餐后服,共服 10 周。结果 HDS、MMSE 评分治疗组优于对照组。

吕红霞针刺加穴注治疗血管性痴呆[162]:治疗组主穴体针取百会,风池。伴有肢体功能障碍者取肩髃、曲池、外关、合谷、环跳、阳陵泉、悬钟、解溪。百会穴选 4 支 30 号 2.5 寸毫针,常规消毒后,由百会穴向前、后、左、右各进针 1.5～2 寸,得气后接 G6805 型电针治疗仪,连续波频率为 10 次/秒,强度以患者能接受为度,每次 30 分钟,1 次/天;风池穴取 2mL 注射器一支,抽取复方丹参液,常规消毒后两穴各注射,隔日 1 次;舌针取金津、玉液,舌体两侧后 1/3 处,选 30 号 4 寸毫针 1 支,常规消毒后拉住舌体对准穴位向舌根部刺入 2.5～3.5 寸,快进快出不留针,1 次/天,12 天为一疗程。对照组主穴体针取百会、风池、金津、玉液,伴有肢体功能障碍者同治疗组穴位,百会选 30 号 2.5 寸毫针一支,常规消毒后由百会向前进针 1.5～2 寸,得气后,每 5 分钟行针一次,留针 30 分钟;风池选 30 号 2 寸毫针二支,常规消毒后,在两穴各进针 1 寸,得气后接 G6805 型电针治疗仪,连续波频率为 1 次/秒。金津、玉液消毒后点刺出血。以上穴位 1 次/秒,12 天为一疗程。两组治疗二疗程后评定疗效,结果治疗组总有效率 92.5%,对照组为 75%。

3. 抑郁症

幸小玲舌针与中药并用治疗中风后抑郁症[163]:治疗组舌针取肾穴、心穴、脾胃穴、肝胆穴、金、津、玉液穴。主要采用点刺法,按中风辨证选用患病脏腑部位施术,据临床需要各部位可组合使用。中药治疗辨证分型:①肝郁气滞型。治以疏肝理气解郁。金津、玉液刺血 10 滴。中药用柴胡疏肝散加减(柴胡、枳壳、芍药、甘草、香附、川芎、香橼、佛手)。②肝郁脾虚型。治以清肝泻火、解郁和胃。重点刺、逆刺脾胃穴、肝胆穴。中药用柴芍六君子汤加减(柴胡、白芍、党参、白术、云苓、法夏、陈皮、甘草、砂仁、鸡内金、麦芽)。③肝郁痰阻型。治以化痰利气解郁,点刺心穴(上焦)。中药用半夏厚朴汤加减(半夏、厚朴、紫苏、茯苓、生姜、枳壳、佛手)。④心脾两虚型。治以健脾养心、益气补血。轻点刺、顺刺心穴。中药用归脾汤加减(党参、黄芪、白术、茯神、酸枣仁、龙眼、木香、炙甘草、当归、远志、生姜、大枣、郁金、合欢花)。⑤肝肾阴虚型。治以滋阴清热、镇心安神。轻点刺、顺刺肾穴、肝胆穴。中药用滋水清肝饮加减(生地黄、山茱萸、茯苓、归身、山药、丹皮、泽泻、白芍、柴胡、山栀、酸枣仁、杜仲、知母)。所有患者均于就诊次日开始接受治疗,治疗期间不服用其他抗抑郁药物。针刺 1 次/天,中药 1 剂/天。10 次为 1 个疗程,疗程间休息 2 天,3 个疗程后评定疗效。对照组按常规西医中风治疗。结果治疗组痊愈率为 23.33%,显效率 40%,有效率 20.67%,总有效率 90%。对照组总有效率 16.67%。

4. 三叉神经痛

管正斋舌针经验:张某某,女,40 岁[164]:1982 年 10 月 15 日初诊。患者 1980 年 3 月以来,左侧颜部出现电击样疼痛,每日发作 5～8 次。经三个医院检查,排除颅内肿瘤及口腔疾病。

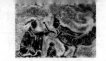

诊断为三叉神经痛。中西药物治疗半年余,无效。1982年以来,发作更趋频繁,每日十余次,甚至数十次。痛时,患者闭目歪嘴,咬牙流泪,有时手捧下颌,头撞墙壁,痛不欲生。后在某医院拔除左侧磨牙四枚,经封闭、针灸治疗两月余,病情依然如故。初诊时,患者恐惧忧虑,夜不能寐。由于饮食容易诱发疼痛,以致不敢进食。脉象弦数,舌青苔黄。证属肝胆风热,病久入络。针刺舌穴选肝穴、胆穴、心穴、额穴、耳穴(均泻法);选配风池、翳风、颊车、下关、行间、侠溪(电针)。左右配穴法,每日治疗一次。治疗五次后,发作显著减少,疼痛减轻。治疗12次后,发作基本控制,仅在饮食时偶尔诱发疼痛。共治疗32次,疼痛消失。随访一年,疗效巩固。

(二)骨伤科疾病

管正斋舌针经验:邱某某,女,50岁[164]:1977年9月12日初诊。患者双足跟痛两月余,跟骨摄片未见骨质改变。多方医治无效,逐渐加重。现行走困难,口燥咽痛,时有舌麻,心中烦乱,夜不能寐,溲赤便秘,脉弦数,舌赤而干。此为肾阴不足,水不涵木,实热内蒸,心肝之阳并亢。阴虚水涸,跟骨失去润滑,血脉筋络不通,故痛。肝阳上亢,心火不炎,火盛烁津,故口燥咽痛,时有舌麻。心肾不交,故夜不能寐。针刺舌穴:选肾穴(补法)、肝穴、心穴、下肢穴(均泻法);选配太溪、照海、太冲、行间、少府、劳宫、神门、三阴交等穴。每次选用舌穴和经穴2~3个穴,间日一次,治疗10次后,足跟疼痛大减,咽痛、舌麻症状消失。共治疗24次,步行自如,寐佳,血压150/90mmHg。

(三)五官科疾病

1. 失语

杨晓鸿腹针配合舌针治疗脑外伤运动性失语30例[165]:治疗组取穴腹针引气归元(即中脘、下脘、气海、关元),舌针心穴、脾穴、肾穴、支脉(位于舌系带与舌下静脉之间,当舌尖至舌根连线下1/3处)。取仰卧位,暴露腹部,以神阙为中心定位取穴,常规皮肤消毒,根据体型胖瘦选择针具,直刺,轻轻捻转,缓慢进针,中脘、下脘、气海、关元深刺至地部,留针30分钟。患者自然将舌伸出口外,常规消毒,选用28号2寸毫针,快速进针,进针2分许,拇指向顺时针方向大幅度捻转数次,不留针。每日1次,10次1疗程。对照组采用传统体针疗法,取哑门、廉泉、通里、合谷、太冲、足三里、三阴交穴。选用28号2寸毫针,常规消毒后,快速进针,平补平泻,留针30分钟,每日1次,10次1疗程。治疗组30例中,痊愈10例,显效14例,好转4例,无效2例,总有效率93.3%;对照组21例中,痊愈4例,显效6例,好转5例,无效6例,总有效率71.4%(P<0.01),说明治疗组疗效显著优于对照组。

王黎明舌针配合高压氧治疗脑外伤失语29例[166]:舌针取舌正中,配廉泉、音响(廉泉旁开0.5寸,双侧取穴)、哑门、照海、通里、涌泉等。用长75mm毫针2支(同时使用)常规消毒后连续点刺患者舌正中50次(如患者虚弱或不配合时20~40次也可),使舌出血。配穴针刺得气

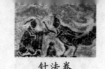
后接 G6805-I 治疗仪,频率 1.7～2Hz,留针 20 分钟。如效果不理想,一星期后根据病情再行一次舌针治疗。每个患者只施治 1～2 次。嘱家属禁喂过热、过硬食物,并加强语言训练。高压氧疗法用单人纯氧舱(高压氧舱 NG-90 型)常规治疗,每次 80 分钟。每日 1 次,10 次为 1 疗程。治愈 21 例,占 72.4%;有效 6 例,占 20.7%;无效 2 例,占 6.9%;总有效率为 93%,以运动性失语效果明显。

陈丽萍应用头、舌针与语言训练相结合治疗脑卒中后失语症 35 例[167]:舌针治疗前让患者用 1:5000 高锰酸钾液漱口,术者用左手垫纱布挟住舌尖向外、向上提拉,固定舌体,暴露舌下穴位。不能配合的患者,先按摩下关、颊车、地仓等穴,使患者口张大,用同样方法固定舌体。取穴选舌下神根穴、左右佐泉穴、左右液旁穴、左右支脉穴。选用 26～28 号、7.5～8.0 寸毫针,选取舌下 7 处穴位透刺,向舌根方向深刺 1.0～1.5 寸深,快速提插约 10 次,不留针,每日 1 次,10 次为 1 个疗程,休息 1～2 天,继续下 1 个疗程。观察组头针治疗:取偏瘫对侧的头针运动区、言语二区、言语三区。采用 1.5～2.0 寸的 28～30 号毫针,患者采取半卧位,将刺激区部位的头皮进行常规消毒,沿头皮斜向捻转进针,针体与头皮呈 15°～30°角,针深达 1.0～1.5寸,快速捻转行针,每分钟 200 次左右,持续捻转 1～2 分钟,至局部有麻胀感为度,留针 10～20 分钟。起针后应以消毒干棉球稍加揉按针眼,防止出血,每日 1 次,10 次为 1 个疗程,休息 1～2 天,继续下 1 个疗程。根据患者病情轻重及失语类型制定康复训练方法。采取一对一的训练,训练过程由易到难,训练方法以强化听觉刺激、多途径语言刺激、反复利用感觉刺激及根据刺激反馈调整刺激方式为原则。首先进行舌、唇、软腭等的运动训练,然后选择发音转换、文字构音训练,听、理解、会话、复述训练、看图说话、听写训练等,对不同的失语症采取不同的训练方法。运动性失语以表达训练和文字阅读训练为主,感觉性以听、理解和复述为主;命名性失语以口头和文字称呼为主;构音障碍训练包括呼吸发音和共鸣训练以及颜面器官的训练。随着患者语言能力的提高,逐步施行实用交流能力的训练,语言治疗师要特别强调激励患者的训练热情,调动患者的训练积极性,充分调动患者残存的语言功能,以获得实用化的交流能力。每天训练 1 次,每次 40 分钟,10 次为 1 个疗程。同时家属配合训练,以巩固学习效果。经过治疗后,观察组总有效率为 91.42%;对照组总有效率为 65.71%。

陈安亮头、舌针治疗中风后失语症 30 例[168]:基础药物治疗主要包括支持疗法,改善脑血循环,应用脑保护剂及对症治疗等有关药物。主要药物有脉络宁、血塞通、长春西丁、胞磷胆碱等,按常规量静脉给药,主要治疗用药 14 天不变。两组用药基本相同的基础上,加用针刺治疗。头、舌针组取舌根三针,头针言语一区、二区、三区取。体针组取通里、照海、后溪穴。两组均常规取肩髃、曲池、外关、合谷、梁丘、足三里、丰隆、悬钟、太冲穴。用 28 号 1～3 寸毫针。舌根三针(上廉泉及左右旁开各一寸,上廉泉位于喉结上 1 寸,舌骨上方,要求患者仰头取之。)均向舌根方向斜刺,快速进针1.5～2寸深,强刺激约1分钟,留针20分钟。头针用28号1.5寸毫针,沿帽状腱膜平刺入1寸,每分钟150次左右的捻转手法2～3分钟,留针20分钟。通里、照海穴均直刺0.3寸,后溪直刺1寸,均行平补平泻法30秒后留针30分钟。其余穴位常规进针。每日1次,5次为1个疗程。间歇2天后继续下1个疗程。4个疗程后,统计疗效。结果,语言障碍状况评分方面头、舌针组优于体针组。

2. 吞咽困难

佟帅舌针加电针治疗吞咽困难78例[169]:主穴取双侧夹廉泉、风池、翳风、夹脊穴,配穴取双侧人迎、水突。舌针取金津、玉液。针廉泉时针尖向舌根部刺入,快速捻转,得气后患者自觉有较强针感抵达舌根部。针风池、翳风、夹脊穴针尖向咽喉方向刺入1.5寸,施以小幅度低频率捻转补法,针感以酸胀为度。主穴均用G6805型电针治疗仪,选择连续波,输出电流强度以患者能耐受的最大强度为度,频率2.5Hz。配穴行平补平泻手法,留针30分钟。每天1次,10次为1疗程,疗程间休息2天,共治疗3个疗程。金津、玉液两穴用舌钳夹住舌上体或令患者自行舌上翻,暴露出两穴,用三棱针点刺放血,放血量2～3mL,刺后盐水漱口。隔天或3天1次。对照组选用传统针刺方法,取穴风池、风府、廉泉、人迎、水突。针双侧风池穴,针尖向咽喉方向刺入1～1.5寸,人迎直刺0.2～0.4寸,水突直刺0.3～0.4寸,廉泉穴向舌根方向斜刺,风府穴针尖朝向下颌方向刺入0.5～1寸。施以小幅度低频率捻转补法,针感以酸胀为度,施以捻转平补平泻手法,留针30分钟,其间行针2次。每天1次,10次为1疗程,治疗3个疗程。78例患者经3个疗程治疗后,治疗组治愈31例,有效6例,无效2例,治愈率79.5%,总有效率为94.9%;对照组治22例,有效14例,无效3例,治愈率56.4%,总有效率为92.3%。

3. 假性延髓麻痹

梁玉芝针刺及舌下放血治疗假性延髓麻痹50例[170]:常规给以活血化瘀及脑保护治疗,静滴红花注射液、能量合剂,同时对合并高血压、糖尿病患者给予对症处理,另辅以针刺及舌下放血治疗。取穴选廉泉、舌三针(上廉泉、廉泉左、廉泉右)、风池、三阴交、完骨、金津、玉液。先令患者坐位,金津、玉液两穴用三棱针点刺放血,放血量约2mL,隔3日1次,刺后凉开水漱口;廉泉刺约2～2.5寸至舌根部,不留针;风池、完骨向喉结方向刺入1～1.5寸,三阴交常规刺法,均施以捻转补法;针刺上廉泉、廉泉左及廉泉右时,针尖向舌根方向直刺,约针刺1～1.2寸左右,用捻转手法,使针感向舌根或口腔颊部放散,患者咽喉部等有发热麻胀等感觉为佳,虚补实泻或平补平泻;针廉泉左及廉泉右时,进针应向中线及舌根斜刺。流涎配承浆、地仓透颊车,每日一次,留针40分钟,7天为1个疗程,连续治疗3个疗程总结疗效。点刺放血不配合者可用舌三针。本组50例患者,痊愈20例,占40%;显效20例,占40%;好转7例,占14%;无效3例,占6%,总有效率为94%。

史江峰针灸及康复训练治疗假性球麻痹吞咽障碍[171]：头舌针治疗组头针取偏瘫对侧头部运动区；舌针取聚泉(舌面中央)、金津、玉液(舌下系带两侧静脉上，左为金津，右为玉液)。患者平卧。头针，沿皮呈30°角从上向下刺入1～1.5寸，以80～120转/分的频率快速捻针1～3分钟，以面部有麻胀感为度，留针1小时。舌针，取2～3寸毫针，嘱张口，刺聚泉穴时，患者自然伸舌于口外，不能配合者，操作者用纱布夹住固定舌头，将其拉出口外；刺金津、玉液时，患者将舌卷起，舌尖抵住上门齿，将舌固定或将舌尖向上反卷，用上下门齿夹住舌，使舌固定，暴露舌底。操作者用棉签蘸3%过氧化氢消毒针刺穴位，选用2寸毫针，在选定的穴位上，快速点刺进针，毫针刺入穴位约1～1.5寸，患者有得气感，拇指向前后小弧度快速捻转3次，稍停，为1度，一般行6度，不留针，缓慢出针。出针后嘱患者进行少量半流质食品试验，治疗15天为1个疗程。同时进行吞咽功能训练，包括口颊部，舌部的主动、被动活动及口腔冰棒刺激等规范的康复训练，由专人负责。①感觉刺激：用棉棒浸一下冷水后冷冻，用冰棉棒长时间大范围地触碰前腭弓、后腭弓、软腭、咽后壁及舌后部，左右相同部位交替，上午、下午各进行20～30次刺激。②声带内收训练：患者反复咳嗽，清嗓子，试深吸一口气，憋住，然后大声用力发音，呼气。③治疗性进食：体位患者坐直，稍向前倾20°，颈部稍向前弯曲，使舌骨舌肌的张力增高，喉上抬，使食物容易进入食管。④食物的选择：最好选用半流质或糊状食物如菜泥、果冻、蛋糕羹等，这些食物易于在口中控制。⑤呛咳的处理：呛咳是吞咽障碍的最基本特征，出现呛咳时，患者应弯腰，颈弯曲，身体前倾，下颌低向胸，用咳嗽清洁气道，或在肩胛骨之间快速连续拍击，使残渣咳出。每次20分钟，每天2次，15天为1个疗程。配合采用常规药物治疗，包括脱水、抗血小板聚集、脑保护、改善微循环等综合治疗。15天为1个疗程。对照组采用头舌针和西药治疗。头舌针治疗方法、药物及疗程同观察组。结果，两组治疗前后VFSS评分比较，观察组优于对照组。

(四)妇儿科疾病

唐疆针刺益脑十六穴为主治疗小儿脑瘫30例[172]：头针取益脑16穴：①囟门前三针，前发际上1寸，水平旁开1.5寸，计3穴，向前平刺0.5～0.8寸；②枕骨后三针，后发际上2寸，脑户下0.5寸，水平旁开1.5寸，计3穴，向下平刺0.5～0.8寸；③头颞左三针，头颞左侧，角孙穴上2寸，水平旁开1.5寸，计3穴，向下平刺0.5～0.8寸；④头颞右三针，头颞右侧，角孙穴上2寸，水平旁开1.5寸，计3穴，向下平刺0.5～0.8寸；⑤巅顶四神针，百会穴前后左右各1.5寸，计4穴，向百会方向平刺0.5～0.8寸。以上16穴，可根据瘫痪部位选择取穴，亦可全部取穴。针刺时用29号或30号1寸毫针，针与头皮呈15°角沿皮刺入达帽状腱膜层，快速捻转6～9次，留针20分钟。一般针刺组根据临床症状选用运动区、舞蹈震颤控制区等，按头针常规刺法操作。舌针取心穴、脾穴、肝穴、肾穴、中矩、舌柱、金津、玉液。医者左手垫纱布敷料，固

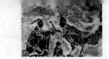

定舌体于口外,进行针刺。选用 30 号 1～1.5 寸针灸毫针,在选定的穴位上,拇指向前小弧度捻转 3～9 次,稍停,为 1 度补法。一般行 1～3 度手法,不留针,捻转时,进针 0.5～1 分,勿令太深,一般不会出血。选用 28 号 1～1.5 寸针灸毫针,进针 1～2 分,拇指向后大弧度捻转 6 次,稍停,为 1 度泻法,一般行 2～4 度手法,不留针。舌底穴位中矩、舌柱、金津、玉液进针要稍深,针刺泻法个别穴位可能会出血。体针取穴根据发病部位不同,选穴不同。上肢瘫选肩髃、曲池、支沟、合谷、后溪、八邪、少海、支正、劳宫;下肢瘫选髀关、伏兔、风市、阴市、阳陵泉、绝骨、太冲、足三里、三阴交、解溪、跟腱;智能低下,语言障碍选哑门、风府、风池、翳明、天容、人中、承浆、廉泉。选用 30 号 1 寸毫针刺入选定穴位,拇指向前捻转 3～9 次,稍停,为 1 度补法,一般行 3～9 度手法。在捻针时,进针深度 0.5 寸左右,不留针,疾速出针后按压针孔。选用 28 号或 30 号 1～1.5 寸毫针,在选定穴位上,进针 1 寸左右拇指向后大弧度捻转 6 次,稍停,为 1 度泻法,一般行 6～8 度手法,不留针。出针后,用消毒棉球轻擦针眼。隔日 1 次或每周针刺 2 次,30 次为 1 疗程;每疗程后休息 7 天。30 例患儿经治疗后,基本痊愈 5 例,占 16.67%,显效 13 例,占 43.33%,有效 10 例,占 33.33%,无效 2 例,占 6.67%。

第八节 人中针法

一、概 述

人中针疗法是针刺人中沟上的穴位,治疗全身疾病的一种方法。

人中沟为督脉循行所过之处,督脉上通于脑,贯心络肾,交会联系诸阳经,并与任脉交于龈交,使阴阳二脉相联系。手阳明大肠经"入下齿中,还出挟口,交人中,左之右,右之左,上挟鼻孔"。足阳明胃经"下循鼻外,入上齿中,还出挟口环唇"。足厥阴肝经"其支者,从目系下颊里,环唇内"。奇经八脉中的冲脉上达咽喉,环绕口唇,具有涵蓄十二经气血的作用。十二经脉均内属于脏腑,联络各部组织器官,通于四肢百骸。人中沟则通过上述经脉与全身经络脏腑相联系,为经络气血运行的通路,针刺其穴可调和阴阳气血,通达脏腑,治疗全身多种病证。

二、定位与主治

将人中沟均分为上、中、下三段,每段内有三个穴,其穴均在人中沟内,从唇向上顺序命名为沟1至沟9。

沟1:主治头面、脑颅病急性期、唇麻痛、唇痛、牙痛、舌痛等,多用三棱针放血。

沟2:主治头面项背疼痛、面瘫、中风、类中风等。

沟3：主治心肺及胸、臂、肘、腕部病变和头部震颤。

沟4：主治胸部、上腹部病变，如胃脘胀痛、胸胁不适、乳痈等。

沟5：主治中焦脾胃病变及腰脊疼痛等证，如急性腰扭伤、胰腺炎、胆道蛔虫症等。

沟6：主治肝肾及腰脊疼痛诸病。

沟7：主治尿潴留、腹股沟至膝等处病变。

沟8：主治双下肢及膝部疼痛、热胀。

沟9：主治同沟8，并主鼻痛、鼻干。

上述9个腧穴，按上、中、下三部分别主治下、中、上三焦的疾病。应用时，病位偏于左侧者针刺偏左，病位偏于右侧者针刺偏右，偏于下焦上部的取上段偏下之穴，上、中焦以此类推。人中沟三部九穴在其主治范围之外均可治疗头面疾患，尤以下部三穴特效。据资料介绍，向上斜刺主治督脉所主之头面、脊背、腰骶部及双下肢病变，向下斜刺主通任脉，治胸腹诸症。

三、操作方法

（一）针具

选用0.5~1寸的26号毫针，快速进针，先直刺而后依症斜向左右或上下。

（二）操作

如治左侧上部病变，针刺宜斜向左下。久病邪深，留针时间宜长，反之宜短，或不留针。除中风用穴较多外，一般病症只取一穴，必要时可配合体针。

（三）适应证

对于各类脑病、晕厥、急慢惊风、高热惊厥、癫、狂、痫、脏躁、中风、面瘫、面肌痉挛及各部位疼痛疾患如头、项、牙痛等，尤以急性风湿痛及急性腰扭伤疗效最佳。此外，四肢麻木、月经不调、产后血晕、面部肿胀疼痛麻木等均有较好疗效。

（四）取穴原则

1.对应取穴法

其一组织器官的疾患、治疗时可按其所对应的穴位取穴，如膝痛取沟8，尿潴留取沟7，腰脊痛取沟6。

2.按脏象学说取穴

按脏象学说取穴，如恶心、呕吐取沟4配沟5等。

四、注意事项

人中沟位于危险三角附近，针前必须严格消毒，防止感染，由于此处神经丰富，针刺较痛，

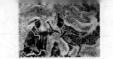

针刺前需向患者说明,且手法宜轻、快,防止过强刺激。

五、临床应用

人中针法可应用于治疗急性风湿痛。

庞某,男性,45 岁,农民。1970 年 9 月某日,晨起后忽感周身不适,肢体不能运动。诊为急性风湿痛,服药两天未效,抬来就诊。针刺沟 3 穴提插向上并向左右沿"迎香"方向重刺,泻法 5 分钟,疼痛减轻,站立能行。第二天步行来诊,按前法处理,症状消失。徐相富认为人中沟位于督脉循行所过之处,督脉上通于脑,贯心络肾,交会联系诸阳经,并与任脉交于龈交,使阴阳二脉相联系。故人中沟为经络气血运行的通路,针刺人中沟中各穴可调和阴阳气血,通达五脏六腑,治疗全身多种病症[173]。

参考文献

[1] 谢天亮.头针为主治疗偏瘫 100 例临床体会[J].基层医学论坛,2008,12(12):1140.

[2] 刘方士.取患肢对侧头部顶颞前斜线为主穴治疗中风偏瘫 106 例[J].新中医,1998,20(9):28 - 29.

[3] 周建伟,张凡.头皮针治疗中风 207 例疗效观察[J].中国针灸,1993,13(3):3.

[4] 蔺汝光.头针电刺激治疗中风 63 例临床观察[J].云南中医中药杂志,2011,32(2):50.

[5] 陈克彦等.头针为主治疗癫痫 70 例疗效观察[J].中国针灸,1981,1(3):3 - 15.

[6] 申秀兰,李申影.电头针为主治疗癫痫 385 例疗效观察[J].贵阳中医学院学报,1989(3):48 - 49.

[7] 曹晓来.头针治疗癫痫[J].安徽中医临床杂志,1996,8(1):4 - 5.

[8] 何坚,嘉世健.电针国际标准头针穴位治疗血管性痴呆[J].四川中医,1999,17(10):51.

[9] 包烨华,冯伟民,朱宜祥,等.头穴久留针治疗血管性痴呆的随机对照研究[J].中国针灸,2004,24(2):81 - 83.

[10] 齐柏,胡继红,董翔宇,等.头针治疗老年痴呆症 30 例临床观察[J].山东中医药大学学报,2007,31(1):44 - 45.

[11] 滕秀英,赖增娇.电项针配合头针治疗血管性痴呆临床观察[J].Shanghai J Acu-mox,2011,30(2):84 - 86.

[12] 殷建权,李立红,冯爱春.电针头穴对改善血管性痴呆患者症状的临床观察[J].中华中

医药学刊,2011,29(2):415-416.

[13] 徐大仁.头针治疗血管性头痛183例[J].针灸临床杂志,2000,16(8):31.

[14] 陆军.头针配合风府穴注治疗血管神经性头痛80例[J].河北医学,2001,7(4):380-381.

[15] 胡晓,侯雪飞.头针治疗偏头痛25例疗效观察[J].吉林中医药,2011,31(3):239.

[16] 胡大文.头针配合颈椎牵引治疗颈性眩晕30例[J].陕西中医,2002,23(2):158.

[17] 李海萍.头针体针并用治疗颈性眩晕78例[J].颈腰痛杂志,2004,25(4):232.

[18] 丁喜瑞,古永明,刘素芬.头针配合穴位点按治疗颈性眩晕22例[J].河南中医,2001,21(3):57.

[19] 游立.头针对颈性眩晕患者症状与功能影响的临床观察[J].吉林中医药,2011,31(7):665-666.

[20] 夏秋芳.头针快速捻转治疗颈性眩晕疗效观察[J].上海针灸杂志,2011,30(3):144-145.

[21] 史莹莺.头针合并针刺眩晕穴治疗颈源性眩晕50例[J].浙江中医杂志,2010,45(12):902.

[22] 吴建民.头皮针治疗面瘫80例疗效观察[J].陕西中医,1989,10(2):81.

[23] 焦黎明.头针治疗急性周围性面神经麻痹100例[J].中国针灸,2000,20(10):625.

[24] 柯玲玲.头针加透刺治疗周围性顽固性面瘫30例[J].黑龙江中医药,2001(3):47.

[25] 姚万霞.头针治疗围绝经期失眠疗效观察[J].河北中医,2004,26(12):932.

[26] 罗平,张淑忆.头七针治疗顽固性失眠临床观察[J].针灸临床杂志,2004,20(1):29.

[27] 龚玉林,马志毅.体针配合头针治疗失眠临床观察[J].湖北中医杂志,2006,28(6):49.

[28] 何晓华,康玉麟,王舒.头皮针之膈区治疗顽固性呃逆[J].上海针灸杂志,2004,23(11):29.

[29] 焦黎明.头针治疗顽固性呃逆98例[J].光明中医,2005,20(6):39-40.

[30] 孙凤菊,刘雪莲.头针治疗顽固性中枢呃逆1例[J].长春中医学院学报,2002,18(3):26.

[31] 赵唯贤,岳松芳.头针为主治疗产后尿潴留观察[J].光明中医,2001,17(4):36.

[32] 刘小锋.头针结合体针治疗尿潴留38例[J].陕西中医学院学报,2001,24(1):45.

[33] 孙怀玲,李兰香.头针治疗术后尿潴留30例[J].中国中医药信息杂志,1999,6(10):74.

[34] 薛维华,丁敏,郭用生.头针配合温针灸治疗老年急迫性尿失禁87例[J].浙江中医杂志,2003,38(9):389.

[35] 吴笛.眼针配头针加电治疗脑血管意外后尿失禁40例[J].针灸临床杂志,1999,15(9):34.

[36] 刘凌,李引娥.体针配头针治疗急性膀胱炎46例[J].针灸临床杂志,2003,19(8):37.

[37] 王予康.头针为主治疗遗尿56例[J].中国民间疗法,2011,19(3):15.

[38] 夏阳,王朝阳.头针治疗椎动脉型颈椎病56例[J].针灸临床杂志,1999,15(9):41-42.

[39] 秦秀娣,赵海音.汤氏头针治疗椎动脉型颈椎病28例[J].上海针灸杂志,2000,19(3):29.

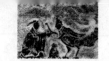

[40] 李保民,柴富明,高洪明.头针配合体针治疗椎动脉型颈椎病72例观察[J].针灸临床杂志,2001,17(11):15-16.

[41] 朱明清.头皮针治疗肩周炎122例[J].浙江中医杂志,1987,22(2):116.

[42] 王雪锋,万青.头针配合拔罐治疗肩周炎86例[J].河南中医药学刊,1998,13(2):43.

[43] 骆书颜.头针态下牵引治疗腰椎间盘突出症108例[J].浙江中医杂志,2004,39(8):359.

[44] 向开维,梁永瑛.头针与整骨手法治疗腰椎间盘突出症230例疗效观察[J].贵阳中医学院学报,2001,23(4):31-32.

[45] 孙怀玲,姚广珍,李兰香,等.头针治疗坐骨神经痛100例[J].针灸临床杂志,1999,15(9):51.

[46] 朱跟蔡.头针证治举隅[J].针灸临床杂志,2005,21(2):29.

[47] 谢玉贵.头针配合足三里穴治疗急性腰扭伤[J].中国中医急症,2000,9(2):88.

[48] 石燕华.头针治疗痛经14例[J].针灸学报,1988(1):19.

[49] 马玉泉.电针治疗功能性出血205例[J].中国针灸,1991,11(1):28.

[50] 张琦岩.头针治疗功能性子宫出血40例[J].针灸学报,1998(1):18.

[51] 李进,付怀丹.毫针治疗经前紧张综合征108例[J].中国针灸,1992,12(5):21.

[52] 洪钰芳.头针治疗经前期综合征的疗效观察[J].上海针灸杂志,2002,21(3):24.

[53] 陈柏志,林金宝,王英明,等.头针为主治疗小儿脑性瘫痪42例[J].中国临床康复,2004,(3):487-488.

[54] 刘振寰,张宏雁.头针为主治疗小儿脑性瘫痪210例临床观察[J].中国针灸,1999,(11):651-652.

[55] 任义钟,陈瑞华,廖荣圭.头针为主治疗小儿脑性瘫痪临床观察[J].上海针灸杂志,2003,22(6):23-24.

[56] 杨敏,任彬.头针为主治疗小儿遗尿症126例[J].针灸临床杂志,2006,22(4):32.

[57] 付怀丹,蔡国伟.电针顶中线治疗小儿遗尿40例[J].中国针灸,1996,7(16):22.

[58] 黄卿,杨卫远.头针为主治疗遗尿症256例[J].福建中医药,2000,31(4):25.

[59] 孔尧其.头针治疗荨麻疹36例[J].四川中医,1989,(12):40.

[60] 贾怀玉,李巧菊,王端义.头皮针治疗学[M].北京:人民卫生出版社,1994.

[61] 李建武.头针治疗带状疱疹临床观察[J].针灸临床杂志,2006,22(1):32-33.

[62] 阎世巽.头针治疗脱发108例[J].中国针灸,1988,8(4):13-14.

[63] 张翠屏.头针为主治疗脱发症的临床观察及机制探讨[J].针灸学报,1988,(1):13.

[64] 天津市眼科医院新针疗法组.电头针治疗视神经萎缩87例138只眼[J].新医药学杂

志,1977,(9):28.

[65] 叶虹.针灸治疗视神经萎缩1例报道[J].新疆中医药,2003,21(3):22-23.

[66] 班凤煜.针刺晕听区治疗神经性耳聋120例,157只耳[J].中国针灸,1997,(4):222.

[67] 魏彩莲.头针治疗神经性耳聋43例[J].中国针灸,2003,23(2):91.

[68] 王爱平,谭丽.针刺合中药治疗耳鸣53例[J].现代中西医结合杂志,2004,13(8):1053.

[69] 马德元,刘静芳.针刺配合头针治疗神经性耳鸣45例[J].辽宁中医杂志,2004,31(12):1041.

[70] 葛林宝,李国安,沈卫东.眼针电刺激治疗中风瘫痪、高血压77例临床观察[J].甘肃中医,2000,(3):44-46.

[71] 海英,闫也,陈其维.眼针对脑梗死患者脑SPECT-rCBF的观察[J].辽宁中医杂志,2007,34(10):1459-1460.

[72] 徐锦平,王健,周鸿飞.眼针疗法加百忧解治疗脑卒中后抑郁疗效观察[J].辽宁中医杂志,2008,1(35):119-120.

[73] 刘金兰.眼针为主治疗中风30例分析[J].实用中医内科杂志,2003,17(5):434.

[74] 曹银香,白炜玮,冯金萍.眼针治疗脑梗死半身不遂156例临床观察[J].河北中医,2008,30(3):286-287.

[75] 刘旭,张明波.眼针治疗中风40例分析[J].实用中医内科杂志,2008,8(22):68-69.

[76] 孟庆刚,孔庆爱.眼针配合体针治疗中风后遗偏瘫[J].中医药学刊,1991,(6):76.

[77] 韩育斌,韩蓉.眼针为主治疗中风先兆135例[J].陕西中医,1992,(4):45.

[78] 温瑞书,刘忙柱.眼针治疗脑梗死偏瘫62例[J].山东中医药大学学报,1995,19(2):32.

[79] 郑毓英.眼针治疗腔隙性脑梗死75例临床观察[J].山西中医,1995,11(6):23.

[80] 黄晓洁,王建敏,王玉珍.眼针治疗中风后遗症90例疗效观察[J].中国针灸,1996,16(5):23.

[81] 王月梅,张丽民,王庆超.眼针加体针治疗中风偏瘫的临床观察[J].中国中医药,2011,09(03):51-52.

[82] 王鹏琴,赵辉,王丽.眼针疗法治疗血管性痴呆的临床观察[J].辽宁中医杂志,2003,30(5):392.

[83] 刘若实,王鹏琴.眼针治疗眩晕63例临证辨析[J].实用中医内科杂志,2008,22(2):55-56.

[84] 张兆羽.眼针体针并用治疗肝阳上亢型眩晕30例[J].实用中医内科杂志,2011,25(5):123-124.

[85] 唐智斌,潘达.眼针体针并用治疗面肌痉挛50例[J].上海针灸杂志,2002,21(5):35.

[86] 丁丽.眼针并艾灸治疗眼肌麻痹30例[J].辽宁中医杂志,2002,29(4):229.

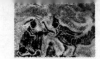
[87]　田维柱.眼针对高血压左心功能影响180例观察[J].中医药学刊,2001,18(1):83-84.

[88]　刘峻.眼针治疗原发性高血压病临床观察[J].辽宁中医药大学学报,2011,13(6):221-222.

[89]　唐双胜.眼针治疗心律失常118例即刻疗效观察[J].上海针灸杂志,2004,23(11):21.

[90]　杨明星.眼针治疗阵发性室上性心动过速120例的即时疗效观察[J].云南中医学院学报,2005,28(3):44-45.

[91]　何希俊.眼针治疗腰椎间盘突出症68例[J].上海针灸杂志,2000,19(3):31.

[92]　黄晓洁,秦海军,辛洁.眼针浮针结合法治疗军事训练伤疼痛170例[J].人民军医,2009,52(1):68.

[93]　朱国芹.眼针治疗青少年近视屈光不正109例临床观察[J].辽宁中医杂志,2005,32(4):267.

[94]　郑振,石晶.眼针治疗突发性耳聋42例疗效观察[J].中国针灸,2002,22(8):523-524.

[95]　林强,胡玉莲,韩崇伟.眼针治疗肾、输尿管绞痛[J].中国针灸,2007,27(9):663-664.

[96]　黄文燕.眼针结合中药治疗帕金森病45例[J].上海针灸杂志,2000,19(4):20.

[97]　冯月贵.眼针治疗帕金森病55例[J].实用中医内科杂志,2008,26(2):56-57.

[98]　谢建琴.耳针膈区治疗呃逆23例[J].针灸临床杂志,1998,14(4):40.

[99]　宋辉,李登科.耳针配合体针治疗呃逆65例[J].四川中医,2008,26(5):117.

[100]　张萍.耳针对急性肠炎腹痛的疗效观察[J].中国针灸,1994,14(S1):21.

[101]　刘万宏.耳针结合体针治疗失眠43例[J].中医杂志,2008,49(2):145-146.

[102]　张庆萍.耳穴压丸治疗失眠58例临床疗效观察[C].2005香港国际耳穴诊治暨美容保健研讨会论文集,2005.

[103]　王如萍.耳针包埋治疗失眠100例初步分析[J].新中医,1982(6):28.

[104]　肖郴秀.耳针埋藏治疗失眠91例[J].湖北中医杂志,1987(1):47.

[105]　许翠英,王文香.辨证运用针灸加耳穴治疗失眠症68例[J].社区中医药,2011,13(1):94.

[106]　王晓琼.耳针治疗失眠63例[J].云南中医中药杂志,2011,32(5):50.

[107]　邢剑秋,韩燕.耳针从肝论治咳嗽性哮喘39例[J].江苏中医,2000,21(11):42.

[108]　张宝荣,姜加裕.耳针加神阙穴贴敷治疗癃闭12例[J].上海针灸杂志,2000,19(6):45.

[109]　张忠和.耳针埋藏治疗尿频12例疗效报导[J].中医杂志,1962(11):17.

[110]　胡芝兰.耳针减肥50例临床观察[J].浙江中医学院学报,1999,23(5):47-48.

[111]　王耀斌.耳针治疗肥胖症[J].辽宁中医杂志,1990,12(14):25.

[112]　姚玉芳,王莹,吴成长.耳针中药并用治疗2型糖尿病疗效对比的研究[J].中医药学刊,2004,22(10):468.

[113] 穆广梅,陆玉莹.耳针加体针治疗心脏神经官能症疗效观察[J].中国针灸,2008,28(6):409-410.

[114] 王明浩,林明花,王铠.耳针配合针灸治疗男性性功能异常症213例疗效观察[J].针灸临床杂志,1998,14(5):16-18.

[115] 刘敏.耳针为主辨证治疗阴痒80例[J].针灸临床杂志,1997,13(11):26-27.

[116] 胡卞新.耳针治疗上消化道出血32例[J].中国针灸,1997,17(7):443-444.

[117] 陈辉,罗真,聂卫华.电针结合耳针治疗术后肠粘连50例[J].上海针灸杂志,2004,(23)8:9.

[118] 徐玉雯.耳针配中药治疗各类结石临床观察[J].江西中医药,1997,28(6):41.

[119] 牟桃,牟康生.耳针治疗胆囊炎、胆石症疗效与次数的观察[J].黑龙江医药科学,1992,15(1):37.

[120] 黄东旭.耳针结合药物治疗脑外伤综合征53例[J].中国中医药信息杂志,2006,13(5):69.

[121] 高健民,刘家祥.耳针为主治疗前列腺增生50例[J].中国针灸,1995,15(S1):36.

[122] 舒丽伟,王禹.耳针配合体针治疗坐骨神经痛[J].针灸临床杂志,2004,20(8):47-48.

[123] 刘艳茹,聂苗.耳针配合针刺腰痛点治疗急性腰扭伤60例[J].现代中医药,2008,28(6):67.

[124] 解铁军,宋仙巧.耳针腰椎穴治疗急性腰扭伤114例[J].山西职工医学院学报,1999,9(4):378.

[125] 翟伟,任秋兰.推拿配合耳针治疗蒙古族慢性疲劳综合征患者56例[J].中国民族医药杂志,2007,13(1):187.

[126] 贾春生,葛建军,马小顺.耳针沿皮透穴刺治疗肩周炎即时效应观察[J].中国针灸,2003,23(4):256-257.

[127] 张慧兰,仲远明,彭国及,等.耳压加体针对椎动脉型颈椎病的影响[J].中国针灸,2006,26(10):697-700.

[128] 尤阳.耳针配合捏脊治疗青少年痛经80例[J].实用中医内科杂志,2006,20(1):101.

[129] 赵锦梅,杨芳娥,方淑芳.耳针人流扩宫止痛200例疗效观察[J].陕西中医学院学报,1991,14(3):46.

[130] 蒋文妹,徐正仪,陈水娟,等.耳针镇痛在康乐分娩中的前瞻性研究[J].现代妇产科进展,1997,6(3):248-249.

[131] 石淑贤,白丽敏,高永珍,等.耳针用于妊娠晚期引产疗效观察[J].中国针灸,2001,21(1):27-28.

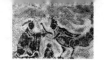
［132］　贺淑文,刘晶岩,陈燕平.手法配合耳针治疗乳腺增生95例［J］.长春中医学院学报,
　　　　　2002,18(4):213.

［133］　周爱莲,薛桢奇.耳针加艾灸治疗小儿泄泻［J］.吉林中医药,1994,(6):123-124.

［134］　陈宗良.耳针加体针治儿童多动症13例［J］.江西中医药,1995,24(S4):77.

［135］　牟广信.耳针配合体针治疗小儿遗尿［J］.现代中西医结合杂志,1998,7(10):92.

［136］　沈继平.耳针为主治疗头面部带状疱疹40例［J］.新中医,2000,32(7):30.

［137］　吕文霞.耳针结合中药治疗急性结膜炎83例［J］.四川中医,2008,26(6):117.

［138］　史项耳.耳针加体针治疗青少年近视［J］.中国临床医生,1990,18(3):35.

［139］　薛桢奇.耳针治疗麦粒肿62例［J］.吉林中医药,1993,13(10):28.

［140］　王秀娟,苏延汉.耳针放血治疗眼睑疾病220例［C］//中华中医药学会.中国中医药学
　　　　　会中医美容分会成立大会论文集.北京:中华中医药学会,1997.

［141］　应丽萍,张怡.痔结扎术后并耳针镇痛作用的临床观察［C］//首届国际中西医结合大
　　　　　肠肛门病学术论坛.论文集萃,2007,11:671-673.

［142］　徐正仪,胡象莲,樊祥松,等.耳针加光针麻醉在腹腔镜技术上的应用［J］.针刺研究,
　　　　　1989,14(12):244.

［143］　孙申田,于致顺,高维斌,等.耳针戒酒310例临床报告［J］.中医杂志,1987,28(3):55.

［144］　秦智.耳针预防输血反应的体会［J］.护理杂志,1979,14(5):223.

［145］　许文涛,高雪芹,黄晓丽.鼻针治疗胃痛150例［J］.中医研究,2001,14(6):53-54.

［146］　丰小鹏.鼻针治疗高血压27例［J］.中国针灸,2004,24(6):377.

［147］　李茂春.鼻针治疗周围性面瘫58例疗效观察［J］.甘肃中医,1989,2(2):468.

［148］　姬素梅.鼻针治疗顽固性腰痛45例［J］.河南中医,2004,24(5):70-71.

［149］　常进阳.鼻针治疗急性腰扭伤231例［J］.山东中医杂志,1996,16(4):36.

［150］　杨佩秋,刘叔文,葛丽丽,等.鼻针并中药外敷结合功能锻炼治疗肩关节周围炎疗效观
　　　　　察［J］.四川中医,2011,29(4):116.

［151］　骆君骅,吴耀持.鼻针治疗突发性耳聋35例［J］.上海针灸杂志,1998,17(1):6.

［152］　冯小菁.面针配合中药治疗痤疮［J］.湖北中医杂志,2001,23(6):45.

［153］　迟云志.口针治疗面神经麻痹临床观察［J］.辽宁中医,1978(3):43.

［154］　王桂祥.口针治疗坐骨神经痛45例［J］.中国民间疗法,1997(5):11.

［155］　刘金荣.口针治疗坐骨神经痛233例小结［J］.河北中医,1984(2):43.

［156］　刘金荣.口针治疗小儿麻痹症270例疗效观察［J］.河北中医,1985(5):47.

［157］　申涛.管氏舌针的临床应用体会［J］.光明中医,2006,21(9):21.

[158] 李建山,李亚惠.舌针配合脊髓针治疗脑血管病后遗症186例[J].针灸临床杂志,2005,21(9):10-11.

[159] 于秀梅.舌针为主配合康复训练治疗中风后构音障碍[J].中华中医药学刊,2007,25(3):626.

[160] 李群,王祖红,叶建.舌针为主治疗中风190例[J].中国针灸,2005,25(11):820.

[161] 李滋平.舌针为主治疗血管性痴呆临床观察[J].针灸临床杂志,2008,23(7):29.

[162] 吕红霞.针刺加穴注治疗血管性痴呆的临床观察[J].心血管康复医学杂志,2005,14(3):250-251.

[163] 辛小玲.舌针与中药并用治疗中风后抑郁症临床研究[J].时珍国医国药,2005,16(12):37.

[164] 管遵惠.管正斋老医师舌针经验[J].河南中医,1985,5(2):8.

[165] 杨晓鸿.腹针配合舌针治疗脑外伤运动性失语30例[J].陕西中医,2008,29(8):126.

[166] 王黎明,隋涛,刘东霞.舌针配合高压氧治疗脑外伤失语29例[J].上海针灸杂志,2005,24(7):18.

[167] 陈丽萍.头舌针与语言训练相结合治疗脑卒中后失语症35例[J].中西医结合心脑血管病杂志,2006,24(9):30.

[168] 陈安亮,李雪萍,周俊头.舌针治疗中风后失语症30例临床观察[J].河南中医,2008,28(12):75-76.

[169] 佟帅,刘建桥.舌针加电针治疗吞咽困难疗效观察[J].上海针灸杂志,2008,27(7):9.

[170] 梁玉芝,翟文献,于庆强.针刺及舌下放血治疗假性延髓麻痹50例[J].中外医疗,2008,27(15):89.

[171] 史江峰,王雷,李利斌.针灸及康复训练治疗假性球麻痹吞咽障碍临床观察[J].中西医结合心脑血管病杂志,2005,11(3):1017-1018.

[172] 唐疆,李绍荣,王祖红.针刺益脑十六穴为主治疗小儿脑瘫30例[J].针灸临床杂志,2008,23(1):27.

[173] 徐相富.针刺人中沟治疗某些疾病的体会[J].吉林中医药,1983,3(5):30.

[174] 王富春.当代微针疗法大全[M].北京:科学技术文献出版社,1997.

[175] 王富春.头针疗法[M].北京:人民卫生出版社,2007.

[176] 温木生.头针疗法治百病[M].北京:人民军医出版社,2007.

[177] 陆寿康.实用头针大全[M].上海:上海科技教育出版社,1999.

[178] 郭长青.中国微针疗法[M].北京:学苑出版社,2007.

第七章

躯干部微针法

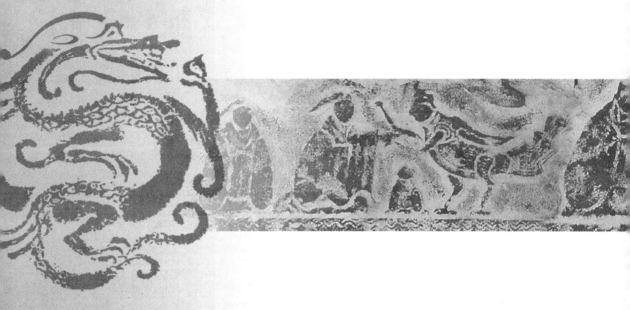

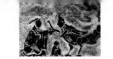

第一节　项针法

一、概　述

项针疗法是针刺颈项部腧穴,达到疏通经络、调和气血、舒筋利节、理正止痛的作用,从而治疗头项部疾病的一种特定部位针法。此法源于中医针灸的经络、经筋理论,是在《内经》刺法的基础上,通过临床实践发展起来的。

1993年高维滨出版《针灸绝招——项针治疗延髓麻痹》,报道用风府、哑门、天柱、风池等穴位治疗延髓麻痹,命名为项针。1994年时培凤在《上海针灸杂志》报道用下脑户、风府、哑门等穴位治疗脑源性疾病,命名为颈项针。

二、操作方法

(一)穴位定位

取项部正中3个穴位:哑门、风府、下脑户(在枕骨粗隆下方取之,约风府上1寸),并自风府穴旁开至完骨穴,沿颅骨下缘分6等分,每相隔一个等分距离为一个穴位,左右两侧各取6个穴位,总共15个穴位。

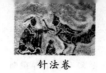

（二）配穴方法

一般采用多针刺疗法，即 15 个穴位全部针刺，以起到协同作用，增强疗效。

（三）具体方法

进针时可用多种方法，针刺方向除下脑户一穴稍偏下斜刺外，其余诸穴均与皮肤垂直为度。多采用提插捻转行针手法，刺入皮下 1 寸左右，达到酸麻胀感为度，留针 20～30 分钟。

三、适应证

临床上主要用本法治疗脑血管意外后遗症、癫痫、帕金森病、脑震荡后遗症、高血压、偏头痛、过敏性哮喘、慢性鼻炎、瘫痪、神经官能症、感冒、失眠、颈性眩晕、颈椎病等。

四、注意事项

同一般针刺操作，需要强调的是，针刺时要注意由于颈部穴下与延髓接近，操作时应注意针刺深度和角度，防止误伤延髓。

五、临床应用

（一）内科疾病

1. 头痛

王海峰等治疗 205 例颈性头痛患者[1]：将其随机分为随机分为 A、B、C 三组，A 组采用项针技术治疗（即用 30 号 1～1.5 寸毫针针刺风府、天柱、风池、完骨、天牖、大椎等穴，再配合电针仪疏密波，留针 30 分钟，每日 1 次），B 组采用局部神经阻滞治疗，C 组采用口服药物治疗。7 天后，进行疗效评价后得出结论：项针疗法与局部神经阻滞治疗颈性头痛均有效，而项针疗法明显优于局部神经阻滞和口服药物治疗。项针疗法可明显改善疼痛的 VAS 评分和改善椎——基底动脉系统的供血，调整和重建颈椎生物力学的平衡。项针疗法是治疗颈性头痛的理想方法。

2. 面肌痉挛

许林江采用电项针加火针治疗面肌痉挛 34 例[2]：探讨电项针加火针治疗面肌痉挛的疗效。经 1～3 个疗程的治疗，痊愈 13 例，显效 12 例，有效 7 例，总有效率达 94.1%。结果表明电项针加火针治疗面肌痉挛是行之有效的治疗方法，而且简、便、廉，值得临床推广应用。

3. 血管性痴呆

王立存等治疗 60 例血管性痴呆患者[3]：并将随机分为两组，针刺组 30 例应用头项针治

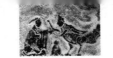

疗,取头部穴额三针、顶三针、颞三针,项部穴项三针,采用毫针刺法;喜得镇组 30 例,予喜得镇。两组均治疗 28 日评定疗效,同时测定治疗前后简易精神状态量表(MMSE)、日常生活功能评定量表(ADL)积分及中医证候治疗前后的积分。治疗后针刺组有效率为 60%,喜得镇组有效率为 40%,针刺组疗效高于喜得镇组,两组比较差异有统计学意义($P<0.05$)。两组治疗后 MMSE 量表积分均有所增加,两组比较差异有统计学意义($P<0.05$)。两组治疗后 ADL量表及中医证候积分均有所下降,两组比较差异有统计学意义($P<0.05$)。表明头项针治疗VD 疗效确切,且能改善患者的智能状况、日常生活能力,疗效优于喜得镇。

4. 帕金森病

王淑杰等应用头针配合电项针治疗帕金森病 30 例[4]:治疗时取舞蹈震颤控制区、运动区、平衡区等头针穴位,并取风池、供血穴连接电针仪。每日 1 次,每次 30 分钟,6 次为 1 疗程,经治疗后,20 例为显效,7 例为有效,3 例无效,症状无明显改善,有效率为 90%,原服用西药者均渐减量。提示本法疗效确切。

(二)骨伤科病症

马军廷等以项针疗法治疗食管型颈椎病 40 例[5]:治疗时取风府、哑门、天柱、治呛(风池穴直下 1.5 寸)、廉泉、外金津玉液、翳风、人迎等穴,收到满意疗效。40 例中,治愈 26 例,显效 7例,有效 5 例,无效 2 例,治愈率 65%,有效率 95%。

林兵宾采用电项针疗法治疗椎动脉型颈椎病 36 例[6]:穴取风池(双侧)、风府、翳明(双侧)、供血(双侧)、颈夹背(双侧)等穴,同时辨证配穴,治疗后眩晕消失为治愈,共 24 例;治疗后眩晕明显减轻为好转,共 9 例;治疗后眩晕无明显改善为无效,共 3 例。总有效率为91.7%,疗效显著。

徐先伟等治疗颈性眩晕[7]:选用风池、翳明、供血(风池穴下 1.5 寸,平下口唇处)为主穴直刺 0.5~1 寸,得气后将翳明、供血之间连接电针,用疏密波,强度以局部肌肉抽动而患者无痛为度,依据辨证分型应用不同配穴进行手针治疗,每次 30 分钟,其间捻转 1 次,每次捻转 30秒,连续治疗 4 周后与对照组(即用药组)进行对比观察。结果治疗组患者 56 例,总有效率为91.07%,对照组患者 31 例,经药物治疗后,总有效率 58.06%。说明电项针治疗颈性眩晕疗效确切,且电项针对不同证型的颈性眩晕治疗效果无明显差异。

王景辉电项针肌群抽缩法治疗椎动脉型颈椎病 200 例[8]:进针得气后连接电针综合治疗仪,选择连续波,频率为 50 次/分左右,电流量达到局部肌肉抽缩、头部摆动且患者能耐受为度。初诊患者治疗 20 分钟,复诊患者治疗 30 分钟,1 次/天,10 天为 1 疗程,疗程间休息 2 天。以连续治疗 2 个疗程为观察标准,结果电项针治疗该病临床痊愈率为 62.5%,总有效率为92.5%,疗效确切。提示电项针肌群抽缩法治疗椎动脉型颈椎病疗效满意。

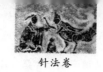

(三)五官科

1. 中风后复视症

刘勇采用眼针配合电项针治疗中风后复视症[9]：结果本组共治疗 26 例眼肌麻痹患者，痊愈 17 例，占 65.4%；好转 9 例，占 34.6%；无效 0 例；有效率为 100%。疗效显著。

2. 假性延髓麻痹

高维滨等治疗 180 例假性延髓麻痹患者[10]：将其随机分为项针治疗组和药物对照组各 90 例，治疗组采用项针加药物治疗，其针刺取风池、翳明、供血、治呛、吞咽、发音、廉泉、外金津、玉液穴。对照组采用药物治疗，研究结束治疗组和对照组最后符合标准的病例数均为 88 例。治疗四个疗程后判定疗效，结果表明项针加药物治疗假性延髓麻痹的吞咽、言语功能分级及临床疗效均优于药物治疗组。

3. 脑卒中后吞咽困难

史术峰治疗 60 例脑卒中后吞咽困难患者[11]：将其随机分为两组，治疗组 30 例，采用项针结合吞咽康复训练；对照组 30 例，采用常规康复训练。治疗组总有效率为 96.7%，对照组为 80.0%（$P<0.05$），有统计学意义。表明项针结合吞咽康复训练具有良好的临床疗效，改善吞咽功能，减轻饮水呛咳症状，尽快实现自然进食。

4. 脑卒中后假性球麻痹

陈东等项针对脑卒中后假性球麻痹疗效及其血液流变学影响[12]：选择脑卒中后假性球麻痹患者 92 例，随机分为观察组和对照组，每组 46 例。对照组采用神经内科规范治疗和护理，主要包括改善脑循环、控制脑水肿、保护脑细胞、调控血压及鼻饲饮食、静脉营养支持等对症处置。观察组在对照组基础上应用项针治疗，结果观察组总有效率为 82.6%，对照组为 63.0%，提示项针配合药物治疗能够明显改善假性球麻痹患者的临床症状和体征，疗效肯定。

眼针，内直肌麻痹取睛明、攒竹、四白；外直肌麻痹取外明、太阳；上直肌麻痹取上明、鱼腰；下直肌麻痹取下明；上斜肌麻痹取球前、攒竹；下斜肌麻痹取球后、四白。电项针取双侧风池、翳明、供血（风池穴直下 1.5 寸），选用电麻仪，同侧的穴位接一组导线，正极接风池穴，负极接供血穴，选用疏波，以颈项部肌肉收缩，头轻微前后摆动为度。每日 1 次，眼针和电项针分次进行，6 次为 1 疗程，休息 1 日后，继续下 1 疗程。26 例患者最短治疗时间为 2 个疗程，最长治疗时间为 10 个疗程。

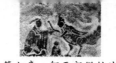

第二节　背针法

一、概　述

　　背针法包括背俞针法及夹脊针法,是通过针刺背俞穴或夹脊穴以治疗全身疾病的一种方法。背针法是经络理论中气街理论和脏象理论的具体应用,可以调节全身气血,治疗脏腑及相应的全身疾患。

　　由于背俞穴是脏腑经络气血输注的部位,所以五脏六腑气血变化,亦可以在背俞穴反映出来,可以作为临床诊断疾病的依据。

　　背俞穴异常现象诊断:五脏六腑病变,均可通过其对应的俞穴出现特异性的现象可测知病变部位所在,如胃俞感觉疼痛,推测胃及十二指肠病;肺俞、膏肓俞酸痛引背,推测气管病、肺病;志室、肾俞酸痛(叩痛),推测肾脏、生殖和泌尿系疾病。

　　经络触诊:脏腑病变可在俞穴上摸到一些结节、条索等阳性反应物,以测知脏腑病变部位。如神经衰弱、遗精,在肾俞可摸到扁平结节;耳鸣在肾俞可摸到椭圆形结节;肝炎患者可在肝俞附近摸到细条索。

二、操作方法

(一)背针的定位方法

　　背俞穴和夹脊穴的定位方法均以背部骨度分寸和骨性标志作为基础。

　　(1)后正中线即背部沿正中纵行的线,相当于督脉的循行路线。

　　(2)肩胛内侧缘线也称膀胱第 2 侧线,即沿肩胛内侧缘纵行的线,平行于后正中线,该线与后正中线之间的骨度分寸为 3 寸。

　　(3)膀胱第 1 侧线以肩胛内侧缘线至后正中线间的距离的中点为准,作纵行线,平行于前两线,距后正中线 1.5 寸。背俞穴均分布于此线上。

　　(4)夹脊线将膀胱第 1 侧线至后正中线间的距离分成 3 等分,其内侧 1/3 的纵行线为夹脊线,该线与后正中线之间的骨度分寸为 0.5 寸。夹脊穴均分布在该线上。

　　(5)项背腰骶的骨性标志背针取穴可依据项背腰骶的骨性标志定取穴位。

　　①第 2 颈椎棘突:在项部正中线上,沿颅骨下缘向下可摸到的第 1 个棘突。

　　②第 7 颈椎棘突:低头时在项部下方平肩处,可看到和摸到最明显的隆起的棘突。

③第3胸椎棘突:两肩胛冈内端的连线正通过第3胸椎棘突。

④第4腰椎棘突:两髂嵴最高点(即髂嵴结节)的连线通过第4腰椎棘突(部分通过第3、4腰椎棘突之间的凹陷)。

⑤第2骶椎棘突:在底部可摸到正中线上的骶中嵴,其中最显著者为第2骶椎棘突。其余标志可依据上述邻近标志类推。

(二)背俞穴的定位和主治

1. 肺俞

在第3胸椎棘突下,旁开1.5寸。主治:外感疾患、呼吸系统疾病、皮肤瘙痒等皮肤疾患及背部强痛。

2. 厥阴俞

在第4胸椎棘突下,旁开1.5寸。主治:心胸疾患,如心痛、胸闷、心悸、气短、咳嗽、呕吐及肩胛酸痛等。

3. 心俞

在第5胸椎棘突下,旁开1.5寸。主治:主治心神方面疾患,如胸闷、惊悸、心痛、心烦、失眠、多梦、健忘等。

4. 膈俞

在第7胸椎棘突下,旁开1.5寸。主治:呼吸、消化系及血分病等,如咳嗽气喘、潮热盗汗、呃逆呕吐、胃脘胀痛、饮食不下、血虚血瘀、血热出血、皮肤瘙痒、背痛脊强。

5. 肝俞

在第9胸椎棘突下,旁开1.5寸。主治:肝胆系疾患,如胁痛、黄疸、吐血、衄血、胃痛、头痛、眩晕、癫病、目赤、目视不明、夜盲、月经不调以及脊背痛。

6. 胆俞

再第10胸椎棘突下,旁开1.5寸。主治:肝胆系疾患,如胁痛、黄疸、口苦、恶心呕吐、饮食不化。

7. 脾俞

在第11胸椎棘突下,旁开1.5寸。主治:消化系统疾病,如腹胀腹痛、纳差、胃痛、呕吐、泄泻、水肿、黄疸、肌衄、崩漏、背痛。

8. 胃俞

在第12胸椎棘突下,旁开1.5寸。主治:消化系疾病,如胃脘疼痛、胸胁疼痛、噫嗝、反胃、呕吐、纳差、消化不良。

9. 三焦俞

在第1腰椎棘突下,旁开1.5寸。主治:消化系统和水液代谢方面疾患,如胃脘痛、呕吐、腹胀纳差、泄泻、身热、胁痛、黄疸、小便不利、水肿、遗尿、癃闭、腰脊疼痛。

10. 肾俞

在第2腰椎棘突下,旁开1.5寸。主治:泌尿生殖系统及水液代谢方面的疾患,如腰膝酸痛、腰脊强痛、月经不调、带下、遗精、阳痿、早泄、消渴、遗尿、小便不利、水肿、头晕、耳鸣、耳聋。

11. 大肠俞

在第4腰椎棘突下,旁开1.5寸。主治:肠道疾患,如腹胀、腹痛、肠鸣、泄泻、痢疾、便秘、肠痈、痔瘘以及腰背酸痛、下肢痿痹。

12. 小肠俞

在第1骶椎棘突下,旁开1.5寸,当髂后上棘内缘与骶骨间的凹陷中,平第2骶后孔。主治:消化、泌尿、生殖系统疾病,如小便不利、小便频数、淋证、遗尿、阴部湿痒、带下、遗精、阳痿、腹痛腹泻、便秘、腰骶疼痛、下肢痿痹。

(三)夹脊穴的定位与主治

夹脊穴均位于脊椎棘突下旁开0.5寸,分布于颈椎、胸椎、腰椎3段。

1. 颈夹脊

颈2~颈7各棘突下旁开0.5寸处。主治:颈2~颈4夹脊穴用于头痛、头晕、颈项强痛、神经功能性胸闷、心悸、眼、耳、咽喉等部位疾患;颈5~颈7夹脊穴主治颈项强痛、上肢麻木、疼痛、活动受限等。

2. 胸夹脊

胸1~胸12各棘突下旁开0.5寸处。主治:胸1~胸3夹脊穴主治上肢疾患,胸1~胸8夹脊穴主治胸部疾患,胸6~胸12夹脊穴主治胸腹部疾患。

3. 腰夹脊

腰1~腰5各棘突下旁开0.5寸处。主治:腰夹脊穴主治盆腔疾患,如泌尿、生殖系疾患以及下肢疾患。

(四)背俞穴的取穴原则与配穴方法

1. 按病变脏腑

每一个背俞穴均有主治本脏腑疾病的功效,当某一脏腑有病时,可取相应的背俞穴治疗,

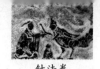

如心脏疾患取心俞,肠炎取大肠俞等。

2. 按中医脏象学说

背俞穴可用于治疗相关脏腑的体、窍、华的疾病,如肺主皮毛开窍于鼻,所以感冒、鼻炎、皮肤疾患可取肺俞;心主神志,所以失眠、健忘、癔症、嗜睡等可取心俞;肾开窍于耳和二阴,又主生长发育、主生殖、主骨生髓通于脑,其华在发,所以泌尿生殖系统疾患、大脑疾患、儿童发育迟缓、成人早衰、头晕、耳鸣、脱发等均可取肾俞治疗。

3. 按表里及脏腑间关系

根据脏象学说理论,选取相表里的腧穴进行针刺治疗,如心火上炎的舌疮可取心俞配小肠俞;泌尿系统疾患取肾俞配膀胱俞;心肾不交、虚烦失眠,取心俞配肾俞;肝胃不和之消化不良,可取脾俞配肝俞。

4. 异经取穴法

本法就是将背部的足太阳经、督脉、手太阳经、手少阳经经穴及背部经外奇穴等相配合,共同组成一个针灸处方。如治疗感冒发热,可选取督脉的大椎以退热解表,同时选取足太阳经的风门以祛风,肺俞以宣肺,共同配合达到疏风清热、解表清肺的目的。

5. 根据生理与病理联系

根据脏腑在临床上发生的生理与病理联系取穴,如治疗哮喘,除以"肺司呼吸"之医理配取肺俞、膏肓为主穴外,还要根据其不同的病因、病机以配穴。因气候突变、饮食不当、情志失和、脾虚失运所致痰湿内阻,气道失畅者,要配以脾俞;久病及肾,纳气失职,上累于肺,还要加取肾俞。

6. 相邻取穴法

由于相邻背俞穴经气互通,常有互治作用。临近背俞穴相配合,可加强疗效,如《针灸资生经·不嗜食》记载:"胃俞、脾俞治腹痛不嗜食"。又如针刺背俞穴斜向督脉穴透刺,针刺督脉穴向背俞穴透刺。

临床应用中,背俞穴还可与其他特定穴相配以提高疗效,如俞募配穴法、俞原配穴法等。

(五)夹脊穴的取穴原则

1. 对症取穴法

根据病症取相应的夹脊穴,如头颅疾患取颈1～颈4夹脊穴;上肢疾患取颈5～颈7、胸1夹脊穴;下肢疾患取腰夹脊穴等。

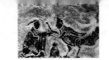

2. 压痛点取穴法

可用推法和压法检查压痛点,疾病压痛点与取穴有一定规律,如五官疾患可在颈 4～颈 6 夹脊穴出现压痛点;呼吸系统疾患可在胸 1～胸 5 夹脊穴出现压痛点;循环系统疾患可在胸 5～胸 8 夹脊穴出现压痛点;消化系统疾患可在胸 5～胸 12 夹脊穴出现压痛点;神经系统疾患可在颈 4～颈 7、胸 5～胸 8 夹脊穴出现压痛点;运动系统的上肢疾患可在颈 4～颈 7、胸 1～胸 3 夹脊穴出现压痛点;运动系统的下肢疾患可在腰 1～腰 5 夹脊穴出现压痛点;代谢系统疾患可在胸 8～胸 9、腰 1～腰 4 夹脊穴出现压痛;内分泌系统疾患可在颈 4～颈 6、胸 3～胸 5 夹脊穴出现压痛点。

(六)具体方法

患者俯卧,术者根据病情和体表标志选定穴位,然后常规消毒,取 1～1.5 寸毫针向脊柱方向呈 75°角刺入椎体下方,根据患者胖瘦,进针约 1 寸左右,行捻转手法使针感沿肋间或脊椎传导。若无针感传导,可调整针刺角度,再行手法,留针 30 分钟后起针,有的可根据病情不留针。背针毫针治疗一般 7～10 次为 1 个疗程,每天或隔天 1 次,长时间的慢性疾病的疗程可稍长,可 15 天或 1 个月为 1 个疗程。

三、适应证

临床中,背针疗法可以用来治疗各科疾病。

(一)内科疾病

1. 呼吸系统疾病

如支气管炎、支气管哮喘、肺炎。

2. 心血管及血液系统疾病

冠心病、心绞痛、心律失常、高血压病等。

3. 消化系统疾病

慢性胃炎、肠炎、腹泻、便秘、呕吐。

4. 精神疾病

失眠、抑郁症、阿尔茨海默症、精神分裂症等。

5. 神经系统疾病

面神经炎、头痛、眩晕、坐骨神经痛。

6. 泌尿生殖系统疾病

慢性肾炎、膀胱炎、阳痿等。

7. 内分泌系统疾病

甲状腺功能亢进症、糖尿病。

8. 其他疾病

发热、中暑、疲劳综合征等。

(二)外科疾病

1. 骨科疾病

颈椎病、肩周炎、增生性脊柱炎、腰椎间盘突出症、腰肌劳损、膝关节炎等。

2. 普通外科疾病

胆囊炎、胆绞痛、泌尿系结石、肾绞痛等。

3. 泌尿外科疾病

前列腺增生症。

(三)妇科疾病

子宫功能性出血、月经不调、更年期综合征、乳腺疾病、痛经、带下症、不孕症等。

(四)儿科疾病

小儿哮喘、小儿肺炎、小儿腹泻、厌食症、小儿脑瘫、遗尿症、注意缺陷障碍伴多动等。

(五)传染病

流行性感冒、百日咳、肝炎、疟疾、颈淋巴结核等。

(六)皮肤科疾病

银屑病、斑秃、神经性皮炎、黄褐斑、荨麻疹、痤疮等。

(七)五官科疾病

耳聋、慢性咽炎、牙痛、视神经萎缩等。

四、注意事项

(1)背俞穴不宜针刺过深,以免刺伤内脏,尤其肺气肿、肝脾肿大者更应注意。如上背部针刺过深,伤及肺脏可导致创伤性气胸,轻者出现胸痛、胸闷、心慌,甚者出现呼吸困难、唇甲发紫、出汗、血压下降、休克等,应及时采取急救措施。

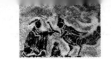

（2）针刺时患者体位要适中，施术者精神需集中，一定要了解胸背部局部解剖情况，严格掌握进针角度与深度，切忌乱刺、深刺，防止发生事故。

（3）患者在过于饥饿、疲劳、精神过度紧张时，不宜立即进行针刺。对身体虚弱，气血亏虚者，针刺时手法不宜过强。

（4）进针时，若患者感觉刺入点"痛"不能忍受时，可将针拔出，应在原有的穴位附近刺入，以避开皮肤痛觉神经区；在有放电感及强烈针感出现时宜停止行针并将针体上提少许或变换方向，不宜再做强手法，以防损伤神经和脊髓。

（5）对于咳嗽、躁动不安及年幼儿童不宜在背部针刺，以免因活动而改变针刺深度伤及内脏。

（6）怀孕 3 个月以上者，腹部、腰骶部不宜针刺；妇女行经时，若不为调经，也不宜针刺腹部及腰骶部。

（7）针刺部位有感染、溃疡、瘢痕的部位，不宜针刺。

（8）自发性出血及损伤后血出不止者，不宜针刺。

五、临床应用

（一）内科疾病

1. 呃逆

刘运珠取双侧肺俞、膈俞、肝俞、胃俞治疗顽固性呃逆 32 例[13]：治疗时，患者取侧卧位，用舒张进针法刺入腧穴，采用大幅度、快频率的提插、捻转手法，使针感顺膀胱经背部循行方向向下传导，并向前传至胃脘部。针感以患者能耐受为度。针刺得气后以相邻穴位肺俞、膈俞一组，肝俞、胃俞一组，左侧与左侧相连，右侧与右侧相连，接通电针治疗仪，选择连续波，频率调至 80～90 次/分，强度以患者感觉舒适为佳。留针 30 分钟，每日 1 次。连续治疗 10 次为 1 疗程。1 个疗程后统计疗效，总有效率为 100％。

2. 癫痫

王进才采用大椎、神道透至阳、腰奇三穴为主，酌以配穴，治疗癫痫病患者 500 例[14]：大椎取 1.5 寸毫针，直刺 1.2 寸，小儿酌减。神道透至阳、腰奇三穴取 3 寸长毫针沿督脉皮下横刺，配穴按常规进针，均采用平补平泻手法。每日针刺 1 次，10 次为 1 疗程，3 个疗程后观察疗效，其中完全控制 218 例，占 43.6％；基本控制 150 例，占 30％；有效 121 例，占 24.2％；无效 13 例，占 2.6％；总有效率为 97.4％。

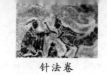
3. 股神经痛

王世广针刺大肠俞治疗股神经痛 26 例[15]：针刺时患者俯卧位，取患侧大肠俞，选用 0.35mm×75mm 毫针直刺，一般进针 60～70mm，提插捻转法，使患肢出现触电感，针感从腰部经腹股沟外侧至膝关节内侧，得气后留针 20 分钟，每日针刺 1 次。治疗 3 个疗程后统计疗效，26 例患者全部有效，其中痊愈 23 例，占 88.46%；好转 3 例，占 11.54%。

4. 溃疡性结肠炎

李龙飞为验证依背针、腹针为主治针法[16]，选择督脉经穴与膀胱穴相结合和任脉经穴与足阳明胃经穴相结合的两个治疗区的定经选穴，对溃疡性结肠炎即慢性非特异性溃疡性结肠炎病证治疗效果的正确性。对 48 名不同程度的患者轮换施用背针法、腹针法、刺血拔罐法、走罐法、温灸法的综合治疗。治疗后临床显效率达 95.8%，提示正确的定经、定穴、定法，采用大手法的综合疗法，临床取得显效快、疗时短、治愈率高、旧病复发率低的显著疗效。

（二）骨伤科病症

姜冰采用夹背电针治疗腰椎间盘突出症 32 例[17]：操作时选取腰椎间盘突出节段的夹脊穴及其相邻上、下节段各一对夹脊穴，针刺得气后左右连接电针仪，用疏波，电流强度以患者能忍耐为度，每次治疗 30 分钟，每日 1 次，连续 10 次为 1 疗程，1～2 个疗程后观察疗效，32 例患者中，痊愈 6 例，显效 14 例，进步 10 例，无效 2 例，其优良率为 62.5%。

第三节　腹针法

一、概　述

腹针法是针刺腹部穴位以治疗全身疾病的一种方法。腹针法是针灸工作者 20 世纪 60 年代总结发明的，而后薄智云教授经过长期针灸临床实践，进一步总结发明了通过刺激以神阙为中心的腹部穴位、调节失衡脏腑来治疗全身疾病的针灸治疗方法，创立了薄氏腹针疗法。薄氏腹针所运用到的薄氏腹穴分布在以神阙为中心的腹部，上下不过中脘和中极，左右不过两侧大横，穴位数量相对较少，但能够发挥对全身的调节作用。

腹针法构架在中医基础理论上，突出"辨证论治"和"治病必求于本"的学术思想。用中医的理、法、方、穴，通过针刺腹部最大限度的激发神阙系统及人体经络系统的自我调控潜能，使人体恢复正常功能从而治愈疾病。此法具有痛苦小、见效快、疗效稳定、适应证广等诸多优点。

二、操作方法

(一)穴位定位与主治

1. 原始穴穴位定位与主治

(1)肩部位于胸骨下端6cm,正中线双侧旁开1cm之处。主治:肩部扭伤、疼痛。

(2)胸部位于胸骨下端7～8cm之处。主治:胸痛、胸闷、肋间神经痛。

(3)颈部及后头部位于胸骨下部2～3cm。主治:落枕、头痛。

(4)腰部位于脐下6cm处。主治:急性腰扭伤、腰肌劳损。

(5)下肢位于脐下7～8cm。主治:痿痹、坐骨神经痛。

2. 薄氏腹针穴位定位与主治

腹穴包括腹部经穴、经外奇穴、新穴、腹部全息影像穴位、腹部八廓穴位。

腹针是通过刺激腹部穴位调节脏腑失衡来治疗全身疾病的,是以神阙布气假说为核心形成的一个微针系统。因此,腹针的定位以神阙为中心展开,这点虽与解剖学上把肚脐作为体表标志来定位相同,但内涵上却有本质的区别,前者把神阙作为一个功能系统,而后者则仅仅把它作为一种定位点。

腹部取穴时,以任脉为纵轴坐标,以胸骨柄、肚脐、耻骨联合上缘为标志点进行取穴。一般上腹部的取穴以神阙到中庭分为8寸,也可以从神阙到胸骨柄属尾(鸠尾)分为7寸,但在临床上由于剑突的长短差异较大,故腹针取穴时以中庭到神阙分为8寸为准。下腹部则以神阙到耻骨联合上缘分为5寸为准。

腹部任脉的分寸确定之后,横寸则以双乳间的距离8寸取度量,为了临床取穴方便,一般以神阙至腹侧的外缘定为6寸来计量。腹部正中线经外奇穴位置见表7-1。

腹部正中线经外奇穴,脐上奇穴主治:消化不良,胃炎,胃溃疡病;脐周奇穴主治:胃肠疾病;脐下奇穴主治泌尿,生殖系统疾病。

腹部正面经外奇穴见表7-2,脐上奇穴主治:脾胃病;脐周奇穴主治:胃肠病,气喘证;脐下奇穴主治:生殖系统疾病。

上腹部侧面经外奇穴见表7-3,脐上奇穴主治:肝、胆、胰、脾、胃的疾病;脐平线上下的奇穴,主治:胃肠疾病;脐下奇穴主治:妇科及泌尿系统疾病。

腹部新穴见表7-4,主治各种痛症。

表 7－1　腹部前正中线经外奇穴

穴位名称	取穴部位	主治
梅花	中脘穴及两侧阴都穴的上下各 0.5 寸,共 5 穴	消化不良,胃炎,胃溃疡等
脐上下	在脐上下各 1.5 寸处	黄疸下痢,胃痛腹痛
脐四边	脐上下各 1 寸	急慢性肠炎,胃痉挛,水肿,消化不良,小儿暴痫
囟门不合	脐上下各 5 分处	小儿囟门不合,肠鸣下痢,水肿疝痛,妇科疾病
三角灸	以患者两口角的长为一边,以脐孔为顶点,作一等边三角形,使底边在脐下呈水平,三顶角处是穴	慢性肠炎,胃痉挛,疝气,腹部疼痛
腹泻	脐下 5 分	腹泻
身交	前正中线上,脐下 2.3 寸处	妇人阴挺,遗尿闭尿,大便秘结
绝孕	脐穴 2 寸	妇人绝孕,小儿腹泻
止泻(又名利尿,血清,关元上)	脐下 2.5 寸	尿潴留,腹痛,腹泻,肠炎,急性菌痢,胃下垂,尿血,淋病,肾炎,子宫脱垂
中极下	中极穴下 5 分	尿失禁

表 7－2　腹部正面经外奇穴

穴位名称	取穴部位	主治
退蛔	右侧肋弓下缘,从正中线开始沿右侧肋弓下缘 6 分处为第 1 穴,依次沿肋弓下缘向右下方每隔 6 分为 1 穴,计 4 穴	胆道蛔虫症
肝神	右侧肋弓下缘,由剑突尖下斜,沿右肋弓下缘 5 分处 1 寸,1.5 寸处 1 穴,2.5 寸处 1 穴,计 3 穴	内耳眩晕症
通关(经穴阴都)	中脘穴旁开 5 分处	饮食不思
食仓	中脘穴旁开 1.5 寸	一切脾胃病
食关	建里穴旁开 1 寸	消化不良,胃炎,肠炎,噎嗝反胃,胃气痛等
胃上	下脘穴旁开 1 寸	胃下垂
水分	水分穴旁开 1.5 寸	气喘,单鼓胀
魂舍	脐旁 1 寸	腹痛腹泻,食入不化,大便秘结
长谷	脐旁 2.5 寸	不嗜睡,食入不化,下痢,水肿
金河	气海穴旁开 5 分	小儿腹股沟疝
气中	气海穴旁开 1.5 寸	肠痉挛,腹胀,肠鸣,肠炎,鼻血,溺血气喘等

穴位名称	取穴部位	主治
护宫	气海穴旁开 2.6 寸	不孕症,附件炎,卵巢囊肿,睾丸炎等
外四满	石门穴旁开 1.5 寸四满穴旁开 1 寸	月经不调
遗精	关元旁开 1 寸	遗精,早泄,阳痿,阴囊湿疹
胞门,子户	相当于水道穴,左为胞门,右为子户	不孕症,腹中积聚,白带过多,子死腹中滞产,子宫虚冷,妇女淋病等
肠遗	中极穴旁开 2.5 寸	阴茎痛,睾丸炎,月经不调,附件炎,遗溺等
亭头	大赫穴下 5 分	子宫脱垂

表 7 – 3　腹部侧面经外奇穴

穴位名称	取穴部位	主治
血门(又名食仓,肝明)	中脘旁开 3 寸	胃气痛,食欲不振,肝下垂,肝疼,胃下垂,溃疡病等
治肝	中脘旁开 4 寸	肝、胆、胰、脾病。(肝、胆、胰病,针右,脾病针左)
石关(与肾经石关穴同名异位)	中脘旁开 5 寸	产后两肋痛
肝基	中脘旁开 3 寸,下 3 分(右侧)	肝炎
胆囊	建里穴旁开 3 寸,(右侧)	胆囊炎,胰腺炎,胆道蛔虫症
胃下垂	建里穴旁开 3 寸	胃下垂
提垂(又名胃上)	下脘穴旁开 4 寸	胃下垂
胃乐	水分穴上 2 分,旁开 4 寸	胃痛
通便	天枢穴旁开 1 寸	便秘
提宫	大横穴下 1 寸	子宫脱垂,睾丸炎
经中	气海穴旁 3 寸	肠炎,赤白带下,月经不调,尿潴留,石淋便秘
通经	大横穴下 2 寸	闭经,月经不调,遗精
气门	关元穴旁开 2 寸	疝气,功能性子宫出血,胎孕不成等
提托	关元穴旁开 4 寸	子宫脱垂,下腹痛,疝痛,痛经,腹胀,肾下垂
子肠	中极穴旁开 3.5 寸	妇女阴挺
维胞	髂前上棘下内方凹陷处,平关元穴。子宫脱垂,肠疝痛,肠功能紊乱	
维宫	中极穴旁开 4 寸,位于腹股沟处	子宫脱垂,睾丸炎
强冲(又名:冲间)	曲骨穴旁开 3 寸	子宫脱垂,弛缓型瘫痪,下肢瘫痪

表 7-4　腹部新穴

穴位名称	取穴部位	主治
下脘上	下脘穴上 5 分	颈项强直、落枕、眩晕、手足麻木等症
上风湿点	滑肉门旁开 5 分，上 5 分	肘关节疼痛、肘臂麻木、屈伸不利、网球肘等症
上风外点	滑肉门旁开 1 寸	腕关节炎、手关节活动不利、麻木等证
上风上点	下脘旁开 3 寸	手腕及手指僵直、活动不利、麻木等证
下风湿点	气海旁开 2.5 寸	膝关节疼痛、鹤膝风、膝关节活动困难等
下风内点	气海旁开 1.5 寸	膝关节内侧疼痛、无力、活动困难等症
下风下点	石门旁开 3 寸	小腿外侧疼痛、活动不利、麻木等证
气旁	气海旁开 5 分	腰肌劳损、腰部疼痛、酸困、下肢无力等症
关元下	关元穴下 3 分	腰骶椎疼痛、麻木、下肢无力、疼痛等症

（二）薄氏腹针穴位使用的基本原则

1. 立体分层用穴原则

根据薄氏腹针理论，每个薄氏腹针穴位就是一个拥有一定空间结构的"立体"穴位，也就是说，一个穴位刺激的深浅不同，所发挥的作用也大不相同。同一个穴位根据针刺的深浅，分为天、地、人三部，浅刺调筋骨、中刺调经脉、深刺则调脏腑。

在腹壁浅层，分布着一个类似"神龟"的全息影像，用于调节外周系统，专门针对"筋骨"病痛。这种方法被称为"定位取穴法"，是腹针疗法中的重要取穴方法。根据薄氏腹针理论，神龟的头在中脘穴，颈在商曲穴，肩在滑肉门穴，上肢沿着上风湿点、上风湿外点由肘而掌地展开，髋在外陵，下肢沿着下风湿点、下风湿下点展开，"神龟"的尾部从气海延伸至关元，临床取穴用穴时，就根据"神龟"的对应部位来组合穴位。"神龟"的头部，对应人的头部，"神龟"的颈部对应人体的颈部，"神龟"的上肢、下肢则对应人的上肢、下肢，"神龟"的尾部对应人体的腰骶部。其原则就是人体的头身肢体和"神龟"的头身肢体——对应。在这个"天"部、浅的层次，针刺还有再进一步区分深浅。比如，在"神龟"颈部所在的上脘穴来治疗人体颈部的疾患，浅刺，针效作用于前颈部的甲状腺；中刺，针刺作用于颈部中央的颈椎、椎间盘；深刺，针效作用于后颈部的肌肉群。所以，每个对应的头身肢体的点，还可细分为不同的深浅层次，对应着人体不同部位从前到后的不同组织器官。此外，针刺还有着上、下、左、右区域的不同。比如，针刺"神龟"头部所在的中脘穴，除了浅刺治疗颜面，深刺治疗后枕外，穴位偏上方治疗前额、巅顶；偏下方治疗牙痛；偏左右则能治疗左颞、右颞、左眼、右眼、左耳、右耳、左侧面颊、右侧面颊等等。

中刺（人部）调经脉，指的是以循经取穴为主的取穴用穴方法。薄氏腹针取穴区域包括任脉、足少阴肾经、足阳明胃经、足太阴脾经。通过调理这些经脉，起到平衡阴阳、调理脏腑的作

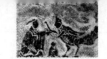

用。根据薄氏腹针理论,要穴位发挥调节经脉的作用,则针刺深度应该是中等深度。如中脘穴,浅刺可以治疗头面,中刺则发挥治疗胃脘部疾患的作用;又如关元穴浅刺治疗腰痛,中刺可以补益肾阳、培补下元。

在腹壁深部,还有一个专门针对内脏系统调节的体系,该体系来源于后天八卦,被称为"八廓辨证取穴法"。此法是薄氏腹针取穴、用穴的一个特色。八廓的具体分布为:以神阙为中心,离火在上,对应中脘穴,主心与小肠;坎水在下,对应关元穴,主肾和膀胱;坤地在左上,对应左上风湿点,主脾和胃;兑泽在左,对应左大横穴,主下焦;乾天在左下,对应左下风湿点,主肺和大肠;巽风在右上,对应右上风湿点,主肝与中焦;震雷在右,对应右大横穴,主肝与胆;艮山在右下,对应右下风湿点,主上焦。"八廓"中每一廓的穴位都对所主脏腑有特别的指向性治疗作用,如心肾不交出现不寐、心悸、健忘、头晕耳鸣、腰膝酸软等症状时,可用离廓与坎廓的穴位——中脘和关元;如肝气不疏,克伐脾土,出现肝木乘脾土之证,则可用巽廓、坤廓的穴位治疗——左右上风湿点。

临床上,根据"神龟图"取穴浅刺,多针对急症,针对疾病的标,以解决头身肢体局部疾患为主;根据经脉分布取穴中刺,则能够疏通经脉、活血化瘀、鼓舞气血运行;根据腹部"八廓"辨证取穴深刺,治疗慢性病、疑难病,针对疾病的本,以解决疾病的根本性病理变化。

2.定穴位组合运用原则

除了分层用穴的特色之外,薄氏腹针理论还强调某些特殊穴位的组合。临床较为常见的穴位组合有以下几种:

(1)天地针:天地针是一组腹针的常用方,由中脘、关元组成。腹针以神阙为中,中脘为天,关元为地。中脘是胃之募穴,胃与脾相表里,有水谷之海之称;关元是小肠的募穴,别名丹田,有培肾固本、补气回阳之功,故两穴合用具有补脾肾之功能。

(2)引气归元:引气归元由中脘、下脘、气海、关元四穴组成。方中中脘、下脘均属胃脘,两穴含有理中焦、调升降的作用,且手太阴肺经起于中焦,故兼有主肺气肃降的功能。气海为气之海,关元培肾固本,肾又主先天之元气,因此,四穴含有"以后天养先天"之意,故名"引气归元"。《难经·四难》曰:"呼出心与肺,吸入肾与肝。"故此方有治心肺、调脾胃、补肝肾的功能。

(3)腹四关:腹四关由滑肉门、外陵左右共4个穴位组成。滑肉门位于神阙之上,治疗躯干上段及上肢的疾患,外陵位于神阙之下,治疗下腹及下肢的疾患。该四穴具有调理气血、疏理经气使之上输下达肢体末端的作用,是引脏腑之气向全身布散的妙穴,故称"腹四关"。临床用于治疗全身性疾病,与引气归元或天地针合用时,兼有通腑之妙。

(3)调脾气:由左右两个大横穴组成。大横是足太阴脾经的经穴,文献记载以治大风逆气、四肢不举、多寒、善悲为主。但近年来大横穴的临床应用除用于驱虫外,其他报道较少。根据薄智云的多年经验认为大横具有调整脾脏功能、祛湿、健脾、滑利关节的作用,故常与腹四关合用治疗腰部疾患和坐骨神经痛,与风湿点合用治疗全身关节炎或肩周炎等症。

(4)风湿点:薄智云的经验穴,上风湿点位于滑肉门穴的外5分、上5分;下风湿点位于外陵穴的外5分、下5分。风湿点有消肿、止痛的作用,与大横合用可祛风、滑利关节、消肿痛、化瘀血。治疗肩、肘疾病时可仅用上风湿点,治疗下肢疾病时,也可仅配下风湿点。

3.体穴配合应用

循经取穴法便是根据经脉分布的特点,通过腹部的经穴治疗全身疾病的取穴方法。

腹部有六条经脉(包括任脉)通过头面、胸腹与同名经相接,通过四肢的末端与表里经相接,通过脏腑或经别等经络使全身形成一个统一的有机体,使腹部经穴治疗范围上可达头面,近可调脏腑,远可及四末,为腹针治疗全身疾病提供了较好的物质基础。如足阳明胃经从头部循面颊、胸腹、膝关节外侧而下,头颞部疼痛、压痛及膝关节外侧的疼痛,均可取腹部足阳明胃经的经穴治疗。

还可以通过腹部的经脉治疗其相表里经的病变,如取任脉的经穴气海、关元等治疗腰椎疼痛,即督脉的疾病;取足少阴肾经的经穴治疗足太阳膀胱经的病变等。根据同名经经脉相聚于头面、胸腹等特点通过腹部的经脉治疗其他相对应的同名经的病变,如手阳明大肠经循行于上肢外侧至鼻旁与足阳明胃经相交,故大肠经的前臂部及腕部的疼痛也可用足阳明胃经的滑肉门穴取得较好的止痛效果。

(三)操作方法

用毫针刺入腹部穴1寸深左右,针下有沉紧感和针感传导为得气,留针20分钟,间隔5分钟行针1次。腹壁层较厚,针刺时不仅疼痛程度较轻而且便于施术。由于腹壁的分层局部解剖结构各不相同,影响的外周系统亦有明显的不同,同样的一组穴位可以依据进针的深浅不同而可以治疗多种疾病。故使用腹针时,将进针深度分为天、地、人三部。一般病程短或其邪在表的疾病针刺天部(即浅刺);病程虽长,未及脏腑或其邪在膜理的疾病针刺人部(即中刺);病程较长,累及脏腑或其邪在里的疾病针刺地部(即深刺)。应注意的是,临床应用中也有例外,如腰痛,虽然病程短而往往采用针刺地部较易收到立竿见影的效果。因此,临床应用时灵活掌握。

腹针施术时应轻柔、和缓,如针尖抵达预计的深度时,一般采用只捻转不提插或轻捻转慢提插的手法,使腹腔内的大网膜有足够的时间游离,避开针体,以避免刺伤内脏。施术时一般采用三部法,即候气、行气、催气手法。进针后,停留3~5分钟谓之候气,3~5分钟后再捻转使局部产生针感谓之行气,再隔5分钟行针1次加强针感使之向四周或远处扩散谓之催气,留针30分钟起针。

腹针的补泻手法依刺激的强弱而定,弱刺激为补,强刺激为泻。因腹针的适应证以慢性病为多,而慢性病多表现为虚证,故腹针时补多泻少。施补法时除采用手法外,多采用灸法,灸时可自上而下地对每个针刺的穴位温灸,以提高疗效。

腹针时,常可在针刺后使疾病的症状很快缓解,且症状的缓解与某一主穴有确凿的相关性时可在该穴上拓展施用三角针、梅花刺等不同的刺法,以加强主穴的治疗作用。

三、适应证

临床中,腹针疗法可用于治疗多种疾病。

(1)病程较久的内伤脏腑的全身性疾病,如脑血管病后遗症、老年性痴呆、脑动脉硬化、心血管病、高血压、癔病等。

(2)脏腑失衡后引起的疾病,如血栓性耳聋、眼底出血、球后视神经炎、视神经萎缩等。

(3)虽然病程较短,但与脏腑的正气不足相关的疾病,如肩周炎、坐骨神经痛、关节炎、颈椎综合征、腰痛、双腿麻木、酸困等。

四、注意事项

(1)腹腔中脏器较多,故针刺前应做好查体,针刺深度以不进入腹腔为度,对肝、脾肿大,胃下垂,膀胱充盈者,针刺时要避开大血管和脏器,施术要轻、缓,以免出现意外。

(2)一切不明原因的急腹症均为禁忌证,急性腹膜炎、肝脾肿大引起的脐静脉曲张、腹腔内部的肿瘤并广泛转移、妇女怀孕后期也应禁止针刺。

(3)对长期慢性病而致体质衰弱的患者,在针刺时需谨慎处理,如肝脾肿大,针刺两肋时不宜太深,防止损伤实质性脏器。

五、临床应用

(一)内科疾病

1.面瘫

王建萍等用透穴加腹针治疗顽固性面瘫患者 24 例[18];穴取阳白透鱼腰、偏瘫穴(耳尖仁 2寸)透太阳、地仓透颊车、颊车透颧骨髎。用 50mm 长毫针,每次取 4 个穴,针刺后接 G6805-1型电针治疗仪,采用疏密断续波,频率为 18 次/分,轴出电压一般不超过 1mV,以面部肌肉轻微跳动为宜。腹针选穴:引气归元仁补脱、下脱、气海、关元),双侧阴都穴,同侧的上风湿点。进针的深度在人部.采用捻转补法。以上治疗每日 1 次,每次留针 30 分钟,15 天为一疗程,疗程间隔 5 天,一般治疗 2~4 个疗程。治疗效果,痊愈为患者面部表情正常,眼睑团合、鼓腮正常,双侧额纹、鼻唇沟对称。面部痉挛消失,瘫痪肌挛缩恢复正常,计18例,占75.0%;显效为面肌恢复较好,功能基本正常,面肌表悄动作有时尚有轻度不对称或表现力稍弱,面肌痉挛基本消失或偶有轻度抽动感,计5例,占20.8%,有效为患侧面肌有较大进步或遗留有1～2项不同程度的功能障碍。计1例,占4.2%。全部病例有效。认为单纯用一种方法治疗本病效果不理想,若配合腹针能取得明显的效果。

2. 偏头痛

党读华等运用腹针治疗偏头痛98例:取中脘、气海、关元、阴都(患侧)、滑肉门(双侧)等腹部穴位,针刺时只捻转不提插或轻捻转慢提插。施术采用三步法,即候气、行气、催气手法。而后在神阙穴施以灸法。留针30分钟,每日1次,10次为1疗程,疗程间休息2天。治疗2个疗程后统计疗效,结果治愈88例,有效10例,无效0例,总有效率100%,说明腹针治疗偏头痛疗效确切。

3. 中风

吕玉良等用腹针治疗中风后难治性不欲食患者60例[20]:治疗时以上脘、中脘、天枢(双侧)为主穴,以大巨(左侧),大横(左侧)为配穴,进针深度一般1～2寸,瘦者进针可稍浅,胖者进针可稍深,以得气为标准。手法以捻转手法为主,得气数分钟即可去针。一般针刺1次即可见效,连针5～6次即可恢复,结果60例中治愈56例,好转3例,无效1例,有效率98.3%,取得满意效果。

车建丽应用腹针配合刺络放血,治疗中风后遗症30例[21]:腹针取穴为中脘、下脘、气海、关元,及患侧滑肉门、上风湿点(滑肉门穴之外上5分)、外陵、下风湿点(外陵穴之外下5分)、健侧商曲、大横、气穴,配合舌系带两侧金津、玉液刺络放血。对照组20例用单纯体针疗法。体针取穴以阳明经为主,配以少阳、太阳经穴。结果治疗组30例中,10例痊愈,12例显效,4例好转,4例无效,总有效率86.7%。对照组20例中,3例痊愈,4例显效,5例好转,8例无效,总有效率60.0%。两组临床疗效比较,治疗组明显高于对照组,差异显著($P<0.05$)。

李建媛以腹针为主治疗中风偏瘫患肢水肿30例[22]:随机设立对照组30例,分别用腹针和一般针刺的方法治疗,观察其对中风后偏瘫患肢水肿的疗效。结果治疗组总有效率为83.3%,对照组为50.0%,腹针组疗效优于一般针刺组($P<0.05$)。腹针治疗中风偏瘫患肢水肿疗效更佳。

易志龙等以颞三针加腹针疗法治疗中风后遗症50例[23]:颞三针加腹针疗法治疗为治疗组,电针为主治疗为对照组,各取患者50例,取患者患侧肢体对侧的颞三针(颞Ⅳ针的位置在耳尖直上入发际2寸处,从颞Ⅰ针这个水平向前、向后各旁开1寸,分别为颞Ⅱ针、颞Ⅲ针),选用33mm～75mm的毫针,刺1～1.5寸;腹针取引气归元(深刺)、滑肉门(患侧,中刺)、上风湿

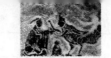

点(患侧,浅刺)、外陵(患侧,中刺)、下风湿点(患侧,浅刺),面神经麻痹语言不利加阴都(患侧,浅刺)、商曲(健侧,浅刺),上半身功能障碍加滑肉门(健侧,中刺),下半身功能障碍加外陵(健侧,中刺),病程久者加气穴(双侧,中刺)。每日1次,10次为1疗程。结果治疗组治愈率为60.34%,对照组治愈率为44.83%,两组治愈率及两组病程1年、2年、3年以上的治愈率均有非常显著差异,腹针组疗效较佳。

张晖等以头针结合腹针治疗缺血性脑卒中60例[24]:治疗组60例采用头针结合腹针,对照组40例采用常规针刺。以神经功能缺损程度评分标准(CSS量表)和Barthel指数评价神经功能恢复状况。结果治疗4周后2组总有效率比较有显著性差异($P<0.05$),治疗6周后2组总有效率比较有非常显著性差异($P<0.01$)。2组在治疗6周后的神经功能缺损积分的变化及Barthel指数评分的变化相比差异均存在非常显著性意义($P<0.01$)。结论:头针结合腹针治疗缺血性脑卒中疗效较常规针刺显著。

4. 慢性腹泻

刘挺州等用薄氏腹针治疗慢性腹泻38例[25]:治疗时针刺"引气归元"、"调脾气"穴位组合(中脘、下脘、气海、关元;双侧天枢、大横),采用只捻转不提插或轻捻转慢提插的手法。不要求患者有酸、麻、胀感。留针30分钟,每日1次,每周6次,观察周期为3周,结果38例慢性腹泻患者中,23例获得临床痊愈,总有效率为94.74%,说明薄氏腹针"引气归元"、"调脾气"穴位组合,能够有效改善慢性腹泻患者的临床症状,促进其临床痊愈。

5. 坐骨神经痛

孙方伟运用腹针治疗坐骨神经痛120例[26]:门诊确诊为坐骨神经痛的患者随机分为腹针治疗组(治疗组)60例和常规针刺组(对照组)60例,治疗组采用腹针治疗,取水分、关元、外陵(患侧)、气旁(对侧)、下风湿点(患侧)、下风湿下点(患侧)、神阙(艾架熏灸)。对照组采用常规针刺疗法,取环跳、秩边、委中、承山、大肠俞、关元俞,昆仑、足临泣穴。两组治疗后用简式麦吉尔疼痛调查问卷进行临床疗效评定。结果腹针疗法和常规针刺治疗都能明显减轻坐骨神经痛患者的疼痛,与治疗前比较差异有统计学意义($P<0.05$),且治疗组对坐骨神经痛患者疼痛的镇痛效果更为显著($P<0.05$)。认为腹针治疗坐骨神经痛患者疼痛的镇痛效应显著优于常规治疗方法。

6. 尿潴留

黄丽等应用腹针治疗尿潴留50例[27]:治疗时用平补平泻手法,温灸神阙穴,留针30分钟,并辅以体针治疗。主穴取中脘、下脘、气海、关元;辅穴取水道、关元上、气穴。气虚者加针阴陵泉、足三里;肾虚者加针三阴交、太溪;湿热者加针列缺、尺泽、曲池、合谷。结果痊愈38例,占76%;有效10例,占20%;无效2例,占4%;总有效率为96%,临床疗效显著。

(二)骨伤科疾病

1. 腰椎间盘突出症

李勇等观察 180 例腰椎间盘突出症患者[28]：将其随机分为腹针组 90 例及针刺组 90 例，治疗时腹针组选取水分、气海、关元、四满、气穴(双侧)、气旁(健侧)、外陵(患侧)、下风湿点(患侧)、下风湿下点(患侧)穴，急性期加水沟、印堂穴。留针 30 分钟，5 次为 1 个疗程，期间休息 2 天，2 个疗程后进行疗效评价，同时针刺组取双侧第 2～5 腰椎夹脊穴，双侧肾俞、大肠俞，患侧委中、环跳、阳陵泉、昆仑穴，急性期加水沟、印堂穴并接电针仪，选连续波，频率 1.5～3Hz，强度以患者能耐受为度，留针时间及治疗次数同上，结果腹针组总有效率 95.6%，针刺组总有效率 92.2%，腹针组优于针刺组。

祝晓忠观察腹针加正骨手法治疗腰椎间盘突出症 150 例[29]：将腰椎间盘突出症患者 300 例随机分成两组，观察组行腹针加正骨手法治疗，对照组行常规针灸治疗。观察组主穴取水分、气海、关元，对急性腰椎间盘突出者可配人中、印堂，陈旧性腰椎间盘突出者配双侧气穴，以双侧腰痛为主者可配双侧外陵、气穴，合并坐骨神经痛者可配双侧气旁、外陵、下风湿点。并艾灸神阙，留针 30 分钟。出针后让患者俯卧，顺次在腰、臀、腿施局部放松手法，然后行俯卧牵引按压法，单腿屈伸压腰法，屈髋屈膝伸腿足背伸法。对照组取双侧第 2 至第 5 腰夹脊穴、肾俞、大肠俞、委中，合并坐骨神经痛者可配环跳、承扶、阳陵泉、昆仑等穴。每天 1 次，10 天为 1 个疗程。经 2～3 个疗程治疗后，统计治疗效果。结果观察组痊愈 69 例，好转 76 例，无效 5 例；对照组痊愈 48 例，好转 86 例，无效 16 例。两组相比，痊愈率、总有效率均有显著性差异(P<0.05)。腹针加正骨手法治疗腰椎间盘突出症疗效较好。

林定坤以腹针疗法为主治疗腰椎间盘突出症 35 例[30]：将 55 例腰椎间盘突出症患者随机分为两组，治疗组 35 例，采用腹针(主穴取水分、气海、关元)、腰椎牵引加中药熏蒸及手法综合治疗；对照组 20 例，采用单纯腰椎牵引加中药熏蒸治疗。两组疗程均为 10 天，3 个疗程后根据临床症状改善情况评定疗效。结果治疗组治愈 22 例，好转 13 例，治愈率 62.9%；对照组治愈 6 例，好转 11 例，未愈 3 例，治愈率 30.0%。两组治愈率比较，差异有非常显著性意义(P<0.01)。平均治愈时间治疗组为 14.36±3.52 天，对照组为 21.15±4.18 天，两组比较，差异有显著性意义(P<0.05)。腹针疗法为主治疗腰椎间盘突出症简便安全、疗效确切，值得推广应用。

郭万刚以腹针为主治疗腰椎间盘突出症 50 例[31]：腰椎间盘突出症患者共 98 例，随机分为腹针组 50 例和电针组 48 例。腹针组主穴：水分、气海、关元，根据病程长短而决定针刺深浅，病程短浅刺，病程长深刺，手法采用轻刺激，以无酸、麻、胀为宜，高血压患者禁灸。对照组采用电针，主穴取腰夹脊穴、肾俞，得气后接通 G-6805 型电针治疗仪，用连续脉冲波，电流以

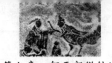

患者适宜为度。两组均留针 30 分钟,每日 1 次,6 次为一疗程。疗程间休息 3 天,第 4 疗程结束后统计疗效。结果腹针组痊愈率与电针组相比较有极显著差异($P<0.01$),疗效相比较有显著差异($P<0.05$)。腹针治疗腰椎间盘突出症优于电针。

2. 腰腿痛

李芳梅等采用腹针疗法治疗腰腿痛患者 90 例[32]:主穴取中脘、下脘、水分、气海、关元;配穴若以腰痛为主加滑肉门、外陵、气穴、气旁、大巨,合并下肢疼痛不适者加患侧滑肉门、外陵、下风湿点、下下风湿点;膝关节疼痛加滑肉门、外陵、下风湿点、大巨,湿邪为主加大横。治疗 3 个疗程后统计疗效。结果临床治愈 45 例,好转者 39 例,无效 6 例,总有效率为 93.3%,疗效满意。

3. 颈椎病

曹媛以颈椎牵引配合腹针治疗颈椎病患者 98 例[33]:共收治颈椎病患者 200 例,随机分为单纯颈椎牵引对照组和颈椎牵引配合腹针治疗组。对照组采用单纯颈牵引。牵引的同时对颈椎进行电脉冲治疗,时间为 20 分钟,每日 1 次,10 次为 1 疗程。治疗组 颈牵加腹针治疗。颈牵后给患者施腹针治疗。方法:主穴取天地针(中脘、关元),配穴取商曲(双)、滑肉门(双)、神阙(加 TDP 局部照射)。神经根型加建里;椎动脉型加下脘、气海;交感神经型加阴都,气穴。用平补平泻法,根据病程长短决定针刺深浅,病程短用浅刺,病程长用深刺,10 次为 1 疗程。治疗组 98 例,痊愈 60 例,显效 30 例,有效 8 例,无效 0 例。对照组 102 例,痊愈 42 例,显效 35 例,有效 20 例,无效 5 例。颈椎牵引配合腹针治疗组优于单纯颈椎牵引治疗组($P<0.05$),提示颈椎牵引配合腹针对颈椎病有较好的疗效。

张晖等应用颈三针结合腹针治疗颈性眩晕 52 例[34]:采用颈三针结合腹针治疗,对照组 42 例,采用常规针刺治疗,观察两组临床疗效及 TCD 检测椎－基底动脉血流改善状况。正中线倾斜进针,深度达 1～1.5 寸,刺激量以局部有酸胀感并向后枕部放射为度;百劳穴稍向内侧直刺 0.8～1 寸,以局部有酸胀感为度;大杼穴向内斜刺 0.5～0.8 寸,以局部酸胀为度。上述三穴均行平补平泻手法,留针 20 分钟,其间每隔 10 分钟行针 1 次,每日 1 次,针 5 次休息 2 日,2 星期为 1 个疗程。腹针:取天地针(中脘、关元)、下脘、商曲、气海、气穴(关元旁开 5 分)。对照组取百会、四神聪、风池、颈夹脊、印堂、内关、丰隆、太冲。诸穴针刺方向及深度按常规处理,行平补平泻手法,以局部有酸胀麻感为度。留针 40 分钟,每日 1 次,针 5 次休息两日,两星期为 1 个疗程。结果观察组总显效率与对照组相比有显著性差异($P<0.05$),观察组平均血流速度改善情况与对照组相比有显著性差异($P<0.05$)。观察组临床疗效优于对照组。

陈博来等以牵引配合腹针治疗神经根型颈椎病 50 例[35]:将 91 例确诊为神经根型颈椎病患者随机分为两组。治疗组 50 例,采用牵引配合腹针治疗;对照组 41 例,采用单纯牵引治疗。

牵引配合腹针治疗神经根型颈椎病的临床疗效佳,见效快。

4. 膝关节炎

陶群等以腹针配合局部取穴治疗膝骨关节炎[36]:对照组用28~30号1.5~2寸毫针,穴取患侧犊鼻、内膝眼、阳陵泉、膝阳关、鹤顶,得气后针尾套上1.5 cm长的艾条点燃,温灸,烧3段艾条后出针。相关肌群取穴,梁丘、阴市、血海、伏兔、髀关、阳性反应点。可根据不同的症情,选取局部穴位、相关肌群穴位和阳性反应点。操作时在相关病变肌群穴位或阳性反应部位采用"合谷刺",以出现针感为度,留针15分钟。治疗组局部取穴与对照组方法相同并加腹针。腹针取穴以中脘、关元、外陵、大横为主穴,配穴滑肉门、腹部奇穴1(外陵下五分外五分)、腹部奇穴2(气海穴旁开1寸处),左侧膝关节病变取腹部左侧穴位,右侧膝关节病变取腹部右侧穴位,双侧膝关节病变取双侧穴,每次留针30分钟。施术时,取仰卧位,要求患膝拔针,腹部留针,将大腿伸直抬起,保持脚跟距离床面15cm,坚持15~20秒,放下休息,再抬起,每分钟2~3次,反复锻炼,以不感到膝关节酸困为度,次数由少到多,也可在脚踝部加上适量重物练习。两组均隔日治疗1次,10次为一疗程,1疗程后观察疗效。结果发现,腹针加局部取穴治疗膝骨关节炎效果优于单纯局部取穴。

陈伟等以腹针配合外敷骨增散治疗退行性膝关节炎104例[37]:采用完全随机抽样法将观察病例分为治疗组104例,对照组100例。治疗组采用针刺腹穴配合外敷骨增散进行治疗,对照组采用针灸为主进行治疗。结果治疗组治愈率为71.2%,对照组为42.0%,两组间差异有显著性意义($P<0.01$);治疗后第18个月分别对两组进行随访,治疗组复发率明显底于对照组,两组间差异有显著性意义($P<0.01$)。结果发现,运用针刺腹穴配合外敷骨增散治疗退行性膝关节炎的近期和远期疗效均优于针灸疗法。

(三)妇儿科疾病

1. 闭经

王秋红运用腹针治疗闭经36例[38]:治疗时以中脘、下脘、气海、关元为主穴,以商曲、气穴、滑肉门、外陵、上风湿点(滑肉门外0.5寸、上0.5寸)为辅穴,主穴及风湿点均深刺,余穴均中刺,留针40分钟。每周5次,10次为1个疗程,疗程间不休息,但月经来潮后改为每周2~3次,治疗2~3个月经周期后,29例治愈,5例好转,2例无效,有效率为94.4%。

2. 痛经

陈丽娜等腹针治疗子宫内膜异位症痛经35例[39]:随机分为治疗组35例和对照组26例。治疗组以预计经前7天为治疗开始日,第1~3天,每日1次,此后隔日治疗1次至月经来潮4天,约7次为1个疗程,连续治疗3个月经周期。治疗后再观察3个月经周期。腹针取穴引气

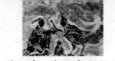

归元(中脘、下脘、气海、关元)、中极、外陵、双侧下风湿点。外陵中刺,余穴均针刺至地部,留针30分钟。治疗组总有效率为91.4%。

(四)五官科疾病

秦霖腹针治疗糖尿病黄斑水肿[40]:将符合气阴两虚兼目络瘀滞证的糖尿病性视网膜病变黄斑水肿患者60例102眼,随机分成治疗组和对照组各30例。治疗组采用腹针配合视网膜激光光凝术及口服消朦灵方治疗,取穴主要有中脘、下脘、关元、气海、滑肉门、外陵等,每天1次,连续7天,之后每周2次,4周为1疗程,连续3个疗程。对照组采用视网膜激光光凝术并口服消朦灵方,疗程为12周。观察两组治疗前后矫正视力、视网膜循环时间、黄斑区视网膜水肿厚度、新生血管、出血范围及中医候疗效的改变情况。结果治疗组在视力改善、黄斑区视网膜厚度减少、总体疗效及中医证候积分改善情况均明显优于对照组(P<0.05)。腹针配激光及消朦灵方治疗糖尿病视网膜病变黄斑水肿患者可取得较好临床疗效。

(五)其他疾病

1. 抗衰老

甄宏鹏根据薄智云教授发明的腹针疗法[41],即通过刺激腹部穴位调节脏腑失衡来治疗全身疾病,在临床中对中年以上人群治疗,对于调节脏腑,维持机体的稳态,延缓衰老,预防和治疗老年性疾病起着很重要的作用。

2. 单纯性肥胖

雷跃等用腹针治疗单纯性肥胖症[42]:将180例单纯性肥胖症随机分为治疗组120例、对照组60例,其中治疗组采用腹针透刺配合耳穴贴压进行治疗,对照组采用西药奥利司他治疗,1个月为1个疗程。结果腹针透刺配合耳穴贴压是治疗单纯性肥胖症的有效方法。

3. 黄褐斑

张贵锋等薄氏腹针治疗黄褐斑的临床研究[43]:90例女性黄褐斑患者随机分为腹针组、针刺组及对照组,每组30例,分别采用薄氏腹针、毫针、某品牌祛斑霜进行干预。主穴取患处周围阿是穴、合谷、三阴交、太冲。情志不调,配肝俞、期门、曲泉、神门、内关;饮食失节,配脾俞、胃俞、足三里、天枢、中脘;精血亏虚,配肾俞、脾俞、关元、气海、足三里;冲任不调,配关元、中极、次髎、公孙、列缺;外受风邪,配风池、大椎、外关。选用30号毫针针刺,采用平补平泻手法,留针30分钟出针。每天治疗1次,5次为1个疗程,每个疗程后休息2天,连续治疗4个疗程。经临床观察发现,三组患者症状多数有不同程度的改善,但部分患者加重或无改善,且腹针疼痛程度较小甚至无痛,比较容易被患者接受,治疗过程中无明显不良反应出现,腹针组疗效最显著。

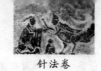

参考文献

[1] 王海峰,戴启斌.项针疗法治疗颈性头痛的疗效观察[J].针灸临床杂志,2008,24(4):1-3.

[2] 许林江.电项针加火针治疗面肌痉挛34例[J].中国现代医生,2008,46(23):82.

[3] 王立存,张玉莲,靳冬,等.头项针治疗血管性痴呆临床研究[J].河北中医,2007,29(10):923-926.

[4] 王淑杰,高维滨.头针配合电项针治疗帕金森病30例[J].针灸临床杂志,2008,24(11):16.

[5] 马军廷,孙国剑,邢章民.项针疗法治疗食管型颈椎病[J].针灸临床杂志,2007,23(8):49-50.

[6] 林兵宾.电项针疗法治疗椎动脉型颈椎病36例[J].江西中医药,2008,39(10):69.

[7] 徐先伟,孙忠人,张殿全,等.电项针治疗颈性眩晕56例临床观察[J].针灸临床杂志,2008,24(3):25-26.

[8] 王景辉.电项针肌群抽缩法治疗椎动脉型颈椎病200例[J].吉林医学,2011,32(17):3524-3525.

[9] 刘勇.眼针配合电项针治疗中风后复视症26例[J].针灸临床杂志,2008,24(6):20-21.

[10] 高维滨,刘勇,倪金霞,等.项针治疗中风后假性延髓麻痹的临床研究[J].上海针灸临床杂志,2009,28(1):18-20.

[11] 史术峰.项针结合吞咽康复训练治疗脑卒中后吞咽困难[J].针灸临床杂志,2009,25(8):18-19.

[12] 陈东,高维滨.项针对脑卒中后假性球麻痹疗效及其血液流变学影响[J].上海针灸杂志,2011,30(4):223-224.

[13] 刘运珠.电针背俞穴治疗顽固性呃逆32例[J].陕西中医,2006,27(12):1563-1564.

[14] 王进才."背三针"治疗癫痫500例临床观察[J].河南中医,1997,17(1):37.

[15] 王世广.针刺大肠俞治疗股神经痛[J].中国针灸,2000,20(10):619.

[16] 李龙飞.综合疗法治疗溃疡性结肠炎病症体会[J].针灸临床杂志,2006,22(2):26-27.

[17] 姜冰.夹背电针治疗腰椎间盘突出症[J].针灸临床杂志,2001,17(12):22.

[18] 王建萍,黄鹏根,吴克红.透穴加腹针治疗顽固性面瘫24例[J].中国针灸,2005,25(2):142.

[19] 党读华,杨潇然,周玉英.腹针治疗偏头痛98例[J].上海针灸杂志,2008,27(10):13.

[20] 吕玉良,贾志洪.腹针治疗中风后难治性不欲食60例[J].临床合理用药,2009,2(6):

39.

[21]　车建丽.腹针配合刺络放血治疗中风后遗症30例——附:体针治疗20例对照[J].浙江中医杂志,2003,38(12):518.

[22]　李建媛.腹针为主治疗中风偏瘫患肢水肿临床观察[J].北京中医药大学学报(中医临床版),2005,12(4):32.

[23]　易志龙,陈伟,陈春梅,等.颞三针加腹针疗法治疗中风后遗症50例疗效观察[J].针灸临床杂志,2005,21(2):18.

[24]　张晖,李继英,刘孔江.头针结合腹针治疗缺血性脑卒中60例临床观察[J].江苏中医药,2004,25(12):44.

[25]　刘挺州,黄泳,陈俊琦等.薄氏腹针治疗慢性腹泻的临床观察[J].甘肃中医,2009,22(7):39-40.

[26]　孙方伟.腹针治疗坐骨神经痛疗效观察[J].上海针灸杂志,2009,28(9):533-534.

[27]　黄丽,杨莉,陈正阳.腹针治疗尿潴留50例[J].光明中医,2009,24(5):899.

[28]　李勇,符文彬,郭元琦,等.腹针治疗腰椎间盘突出症临床观察[J].上海针灸杂志,2009,28(2):92-94.

[29]　祝晓忠.腹针加正骨手法治疗腰椎间盘突出症的临床研究[J].现代中西医结合杂志,2005,14(15):39.

[30]　林定坤.腹针疗法为主治疗腰椎间盘突出症35例疗效观察[J].新中医,2005,37(10):64.

[31]　郭万刚,马林儒,弓利风,等.腹针为主治疗腰椎间盘突出症50例疗效观察[J].中国针灸,2003,23(3):145.

[32]　李芳梅,周启昌,刘琼,等.腹针治疗腰腿痛90例[J].中国针灸,2008,28(11):838.

[33]　曹媛.颈牵配合腹针治疗颈椎病98例小结[J].湖南中医药导报,2003,9(2):38.

[34]　张晖,王桂萍.颈三针结合腹针治疗颈性眩晕52例疗效观察[J].上海针灸杂志,2004,23(11):15.

[35]陈博来,王羽丰.牵引配合腹针治疗神经根型颈椎病50例疗效观察[J].新中医,2005,37(8):67.

[36]　陶群,陆惠新.腹针配合局部取穴治疗膝骨关节炎疗效观察[J].中国针灸,2003,23(12):719.

[37]　陈伟,姜兴鹏.腹针配合外敷骨增散治疗退行性膝关节炎疗效观察[J].针灸临床杂志,2005,21(9):16.

［38］ 王秋红.腹针治疗闭经 36 例［J］.中国针灸,2008,28(7):550.

［39］ 陈丽娜,林芸,袁丽萍,等.腹针治疗子宫内膜异位症痛经 35 例［J］.湖南中医杂志,2011,26(6):75-76.

［40］ 秦霖,邱波,庞龙,等.腹针治疗糖尿病黄斑水肿临床观察［J］.山西中医,2011,27(4):35-37.

［41］ 甄宏鹏,罗海丽.腹针疗法对抗衰老及预防疾病的影响和意义［J］.现代中西医结合杂志,2007,16(30):4467.

［42］ 雷跃,华云辉.腹针透刺配合耳穴贴压治疗单纯性肥胖症的临床研究［J］.中医药通报,2005,4(3):32.

［43］ 张贵锋,黄泳,区伟雄,等.薄氏腹针治疗黄褐斑的临床研究［J］.中国美容医学,2011,20(7):1156-1158.

［44］ 温木生.背针疗法治百病［M］.北京:人民军医出版社,2008.

［45］ 何玲.微针疗法治百病［M］.北京:人民军医出版社,2005.

［46］ 刘炳权,梁检昌.背针疗法［M］.广州:广东科技出版社,2006.

［47］ 温木生.腹针疗法治百病［M］.北京:人民军医出版社,2010.

四肢部微针法

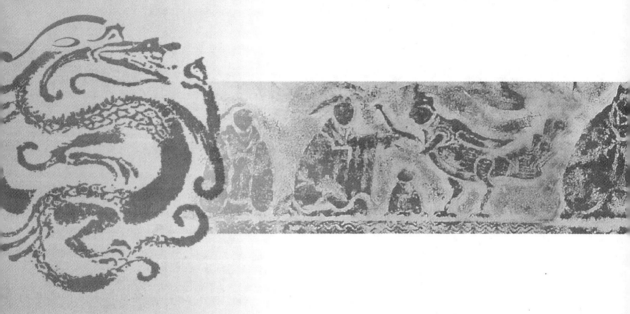

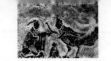

第一节　手针法

一、概　述

手针是在手部的一些特定穴位上针刺,以治疗全身疾病的一种疗法。

手针是在以往经络理论为基础,吸收人体全息理论的观点为,在长期的临床实践中总结出来的一种微针疗法。

手与周身的阴阳、气血、经络有密切联系。《灵枢·动输》中说:"夫四末阴阳之会者,此气之大络也。"《灵枢·卫气失常》又说:"皮之部,输于四末。"手为上肢的末端,是手三阴、三阳经脉气血会合的部位,从上肢经脉循行分布来看,手三阴经从胸走手,手三阳经从手走头。手太阴经行于手大鱼际处,止于拇指桡侧端;手阳明经受手太阴经气之交,起于示指桡侧端,上行手背,出合谷两骨之间;手厥阴经掌侧腕后两筋之间,入掌中,出中指尖端;手少阳经受手厥阴经气之交,起于无名指尺侧端,行手背第四、五掌骨间上腕;手少阴经经掌后锐骨,止于手小指桡侧端;手太阳经起于小指尺侧端,经掌外侧赤白肉际至腕。《素问·太阴阳明论》指出:"阴气……循臂至指端,阳气从手上行。"根据十二经脉的标本、根结之说,"根"与"本"均位于四肢肘膝关节以下的部位,是经脉

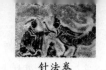

之气生发、布散之处。针刺手部的特定穴位,易于激发经气,调节脏腑经络的功能,不仅对局部病,而且可以对全身各部的病痛有良好的治疗作用。

二、定位与主治

手针的穴位,据目前资料统计共35个,其中手掌侧15个,手背侧20个,见图8-1。

(一)手掌侧

1. 胸痛点

位于拇指指关节桡侧赤白肉际处。主治:胸闷胸痛、呕吐、泄泻、癫痫等。

2. 小肠点

位于掌面,示指第一、二节指关节横纹中点。主治:小肠经病。

3. 大肠点

位于掌面,示指第二、三节指骨间横纹中点。主治:大肠经病、腹泻、便秘、阑尾炎等。

4. 咳喘点

位于手掌,示指掌侧指关节尺侧处。主治:支气管炎、支气管哮喘、神经性头痛、落枕等。

5. 脾点

位于掌面拇指指关节横纹中点。主治:脾胃不和、消化不良、腹胀泄泻等。

6. 胃肠点

位于劳宫穴与大陵穴连线中点处。主治:慢性胃炎、溃疡病、消化不良、胆道蛔虫病等。

7. 足跟点

位于胃肠点与大陵连线之中点处。主治:足跟痛等。

8. 心点

位于掌面,中指第二、三节指骨间横纹中点。主治:心悸、心痛、心律失常、失眠等。

9. 三焦点

位于掌面,中指第一、二指骨间横纹中点。主治:三焦经病、胸腹、盆腔疾患。

10. 肺点

位于掌面,环指第二指关节横纹中点处。主治:咳嗽、气喘、胸闷等。

11. 夜尿点

夜尿点又称肾点,位于掌面小指第二关节横纹中点处。主治:小儿遗尿、尿频尿急等。

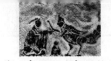

12. 命门点

位于掌面,小指第一、二指骨间横纹中点处。主治:遗精、阳痿及肾虚腰痛。

13. 咽喉点

咽喉点又称牙点,位于第三、四指掌关节间,靠近第三指掌关节处。主治:急性扁桃体炎、咽喉炎、牙痛、三叉神经痛等。

14. 哮喘点

位于掌面,第四、五掌指关节间。主治:支气管哮喘。

15. 肩点

位于指掌关节桡侧赤白肉际处。主治:肩部急性扭伤、肩关节周围炎等。

16. 定惊点

位于手掌大、小鱼际交接处。主治:小儿高热惊厥。

17. 肝点

位于掌面,环指第一、二节指骨间横纹中点。主治:胁肋疼痛,胃脘胀满等。

(二)手背侧

1. 颈项点

颈项点又名落枕点,位于第二、三指掌关节间,近第二指掌关节处。主治:落枕、颈部扭挫伤、颈椎病等。

2. 眼点

位于拇指指关节尺侧赤白肉际处。主治:目赤肿痛、麦粒肿、电光性眼炎等多种眼疾。

3. 前头点

前头点又名阑尾点,位于示指第一指关节桡侧赤白肉际处。主治:前头痛、胃肠疾患、单纯性阑尾炎等。

4. 头顶点

位于中指第一关节桡侧赤白肉际处。主治:神经性头痛、头顶痛、痛经等。

5. 偏头痛

位于无名指第一指关节尺侧赤白肉际处。主治:偏头痛、耳痛、肋间神经痛、胆绞痛等。

6. 会阴点

位于小指第一指关节桡侧赤白肉际处。主治:会阴部疼痛、痛经、带下及肛裂等。

7. 后头点

又称扁桃腺点,位于小指第一指关节尺侧赤白肉际处。主治:后头痛、急性扁桃体炎、肘窝痛、臂痛、呃逆、颊痛等。

8. 踝点

位于拇指指掌关节桡侧赤白肉际处。主治:踝关节急性扭伤、踝部肿胀疼痛。

9. 坐骨神经点

位于第四、五指掌关节间,近第四指掌关节处。主治:坐骨神经痛、髋及臀部疼痛等。

10. 脊柱点

位于小指指掌关节尺侧赤白肉际处。主治:急性腰扭伤、椎间盘突出症、尾骶部痛、耳鸣、鼻塞等。

11. 止痒点

位于腕横纹尺侧缘前1寸,赤白肉际处。主治:皮肤瘙痒症及过敏性皮肤病。

12. 升压点

位于手背腕横纹中点处。主治:各种原因引起的血压下降。

13. 呃逆点

位于手背中指第二指关节横纹中点处。主治:呃逆等。

14. 退热点

位于手中指桡侧指蹼处。主治:发热、泄泻等。

15. 腹泻点

又称止泻点,位于手背第三、四指掌关节上1寸处。主治:急慢性腹泻。

16. 疟疾点

位于第一掌骨与腕关节结合处,大鱼际桡侧缘。主治:疟疾发作。

17. 扁桃体点

又称鱼际点,位于掌面第一掌骨侧中点。主治:扁桃体炎、咽喉炎等。

18. 急救点

位于中指尖距指甲缘2分许处。主治:昏迷、中暑等危重症。

19. 腰腿点

手背第二指伸肌腱桡侧及第四指伸肌腱尺侧,位于腕横纹前1寸5分处。每侧共2穴。

主治:急性腰扭伤、腰腿痛。

20. 睡眠点

手背,在合谷穴与三间穴连线的中点处。主治:失眠症。

21. 甲亢点

手背,小指中线,腕横纹后,尺骨前陷中。主治:甲状腺功能亢进。

22. 止血点

手背腕横纹,环指中线处。主治:止多种原因所致的出血,踝关节扭伤等。

23. 鼻点

手背,环指指掌关节骨尖中央。主治:鼻塞流涕、过敏性鼻炎等。

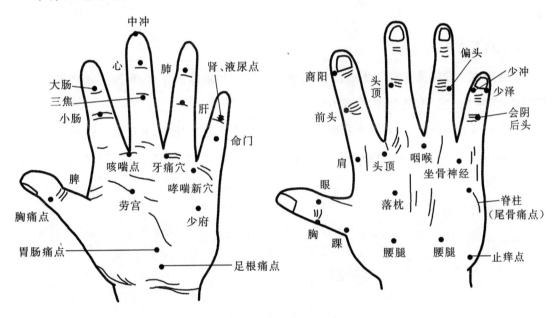

图 8-1　手针穴位分布图

三、操作方法

(一)取穴法

1. 按部取穴法

按部取穴法即按疾病所在部位或脏器取相应的手穴。如眼病取眼点,肩痛取肩点,腰扭伤取腰腿点等。

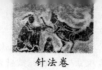

2. 对应取穴法

对应取穴法是针对某些症状选取相应的手穴,如咳嗽、哮喘选咳喘点,小儿夜尿选夜尿点等。

3. 据中医理论取穴

据中医理论取穴即依据脏腑经络理论选穴,如失眠取心点,因心主神明;目疾取肝点,因肝开窍于目等。

(二)配方法

1. 单一配方法

单一配方法即按上述任一种取穴法选穴组方,如急性腰扭伤,往往仅取一侧腰腿点即可取效。

2. 组合配方法

组合配方法即将多种取穴法所选之穴,结合运用。如皮肤瘙痒症,可按症状取止痒点;按中医理论"肺主皮毛"取肺点,组合成方。

一般而言,手针疗法取穴配方宜精,选用1~3个穴为宜。另外,本疗法还强调左病右取,右病左取的选配穴原则,即左侧有病,取右侧穴位;右侧有病,取侧穴位;两侧有病或内脏病可取两侧穴位。

(三)操作方法

1. 针具

用28~30号0.5~1寸不锈钢毫针。

2. 进针法

手针疗法在针刺时,因不同的穴位而有所区别。

(1)一般进针法:令患者手取自然弯曲位,术者手持毫针,针尖紧靠骨膜外面而垂直于掌面,直刺入穴位,以不刺入骨膜为准,深度2~5分。此法适用于多数手穴。

(2)特殊进针法:特殊进针法法据穴位不同而有所差别。腰腿点针刺时,针身应与皮肤表面成45°角针尖略向掌心,从伸指肌腱与掌骨之间刺入,深约3~5分。针刺时,要求患者略握拳,腕关节呈背屈位。另如针坐骨神经点,先直刺,深约2分,以刺至骨为度,获得气针感后,稍留针,再提针斜刺向手少阳经线上,亦以刺至骨为度。

3. 捻转法

一般采用小幅度捻转之法,如治疗疼痛性病症时,则须用较大幅度捻转结合提插的强刺激手法,持续运针 2～3 分钟。并嘱患者尽量活动病痛处或做局部按摩,痛止后,尚须继续行针 1～3 分钟。

4. 留针法

手针疗法的留针时间为 5～15 分钟,疼痛性疾患可适当延长留针时间。有些疾病则可采取间断留针法,如以睡眠点治失眠时,可先直刺 0.5～1 寸,捻转 2 分钟,留针 2 分钟,再捻转 2 分钟后留针,直至有睡意出现。手针疗法治疗急性病可每日 1～2 次,不计疗程;慢性病每日或隔日 1 次,10 次为 1 个疗程。

(四)适应证

据不完全统计,手针疗法目前已应用于 50 余种病症治疗。其中,以对各类急性痛症疗效最为明显,诸如急性腰扭伤、头痛、胃痉挛性疼痛、痛经、坐骨神经痛、胆道蛔虫等。其次,对产后缺乳、小儿遗尿、支气管炎、哮喘、心律失常、腹痛、腹泻、失眠、皮肤瘙痒症等,亦有较好的效果。

四、注意事项

(1)手针疗法针感较体针为强,治疗前宜向患者充分解释,以避免发生晕针。

(2)针刺手穴,特别是沿骨膜斜刺时易损伤骨膜,故毫针宜刺入肌腱与骨膜之间,以防造成损伤。

(3)应注意严格消毒,防止发生感染。

五、临床应用

(一)内科疾病

张雪峰运用手针治疗外感咳嗽 100 例[1]:患者双手自然弯曲放于治疗台上,局部皮肤常规消毒,使用 28 号 1 寸不锈钢毫针,肺点与咳喘点直刺 0.2～0.4 寸,咽喉点与口点直刺 0.1～0.3 寸,太阳穴直刺或斜刺 0.3～0.5 寸,大椎穴向上斜刺 0.5～1 寸。针刺得气后均施以较大刺激量平补平泻手法,留针 15～20 分钟。间歇行针 2～3 次,每日针刺 1 次,3 次为 1 疗程。本组 100 例,其中痊愈 68 例,占 68%;显效 21 例,占 21%;好转 8 例,占 8%;无效 3 例,占 3%;总有效率 97%。

(二)外科疾病

郑龙妹运用针刺手针胃肠点治疗急腹痛 112 例[2]:手掌大陵与劳宫穴连线的中点(即手针胃肠点),男左女右取穴。患者取坐位或仰卧位,手自然微曲,掌面朝上,皮肤常规消毒,用 2 寸毫针,垂直进针 5～8 分,强刺 10～20 秒,留针 10～20 分钟。经针刺治疗 1 次后,统计疗效。

以疼痛消失,恢复正常,不需其他任何处理为痊愈,共 91 例,占 81.25%;以疼痛明显减轻,需增加针刺其他穴位或肌注解痉药物为好转,共 17 例,占 15.18%;以留针 15 分钟以上,疼痛无明显减轻需改变治疗方案为无效,共 4 例,占 3.57%。总有效率为 96.43%。

(三)骨伤科疾病

1. 腰痛

杨学清运用手针腰腿痛点治疗腰痛 108 例[3]:取穴后,用 75%乙醇常规消毒,选 1～1.5 寸毫针刺入皮下。上下提插捻转,同时令患者用力活动腰部,随酸、麻、胀之针感出现,留针 10～20 分钟。每日 1 次,3～5 次为 1 个疗程,休息 3～5 天再针。3 个疗程不见效者,配合短波治疗。本组病例多经 1～2 个疗程痊愈,也有少数病例 1 次即痊愈。总有效率 88.0%,以扭伤疗效最好,其次是风湿、增生性脊柱炎和腰肌劳损分别为 37.5%和 31.2%。

2. 急性腰扭伤

李可大运用手针运动疗法治疗急性腰扭伤 66 例[4]:手针治疗组双手取痛穴(手背,指总伸肌腱的两侧,腕横纹下 1 寸处,一手两穴)垂直进针 0.5～0.8 寸后提插捻转,以得气为度,刺激以强烈为佳。留针 20 分钟,每 5 分钟提插捻转 1 次,在此期间嘱患者尽量缓慢大幅度运动腰部,治疗后卧硬板床休息。对照组口服美洛昔康(莫比可)每日 7.5mg,并卧硬板床休息。两天后随访。结果治疗组疗效明显优于对照组。

张启琴运用手针治疗急性腰扭伤 86 例[5]:选用腰腿痛点共两穴,二针并行。本组 50 例选取损伤腰部侧手背穴位。针刺及手法选用 30 号 1.5～2 寸不锈钢毫针,针沿腰腿痛点斜刺 1 寸,用提插捻转之手法,针感酸麻胀至腕部及指尖。在捻转时嘱患者立起,两足分开与肩同宽,同时活动腰部以增强疗效,随着疼痛减轻,活动的幅度由小逐渐增大,活动 15～20 分钟后起针。经上法治疗后,还有余痛或疼痛仍不减者,可配合针刺加拔火罐或针刺加照射。86 例中痊愈 77 例,占 89.5%;有效 8 例,占 9.3%;无效 1 例,占 1.2%;总有效率 98.8%。治疗次数最少两次,最多者 10 次,一般 3～5 次基本痊愈。

3. 腰椎间盘突出症

霍国荣运用手针加穴位注射治疗腰椎间盘突出症 126 例[6]:单侧突出者取对侧手背腰痛点、中诸、后溪、手小节,双侧型、中央型突出者取双侧。临床穴位加减根据手针经络理论取对应点穴位。用强刺捻转间歇行针手法。在行针时嘱患者从小幅度逐渐过渡到大幅度做腰部旋转、屈伸、提髋、伸腿、下蹲活动。留针 15 分钟,每日 1 次。126 例患者中,临床治愈 91 例,占 72.2%;显效 32 例,占 25.4%;无效 3 例,占 2.4%。

4. 腰肌劳损

周安平运用手针治疗急慢性腰肌劳损 60 例[7]:患者取坐位,穴位常规消毒,选用 30 号

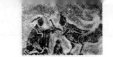

1.5～2寸毫针,针刺角度为15°～45°,用平补平泻手法。得气后留针30分钟,15分钟行针一次,行针时轻微捻转,小幅度提插或不提插,起针后在患者腰痛部位行拔火罐10～15分钟,每次治疗一次,6次为一疗程,疗程之间休息3天,对照组取肾俞、大肠俞、腰阳关、阿是穴、委中、承山穴,根据病情选穴2～3个,起针后在腰痛部位行拔火罐10～15分钟。60例患者中痊愈35例,占58.3%;显效12例,占20%;好转13例,占21.7%;无效为0;总有效率100%。

5. 跟痛症

汪刘根运用手针结合中药瘀痛洗剂治疗跟痛症80例[8]:手针选穴根据患者足跟痛的部位选取相应的手掌跟部位取穴,约相当大陵穴上二横指范围,根据痛点选择手部进针点,双足跟痛则取双侧穴位,进针时嘱患者同时用足跟逐渐用力踩踏地面,由轻到重,每隔5分钟行针1次,留针30分钟,每日1次,10次为1疗程。中药洗剂由伸筋草、透骨草、甘松、寻骨风、麻黄各20g,威灵仙50g,细辛15g,霜桑皮20g,红花15g,羌活、独活各15g,花椒20g,制川乌、制草乌各20g,艾叶15g组成。将以上15味药用冷水3000mL浸泡1～2h,煮沸30～40分钟,倒入盆内,加入食醋250mL搅匀,先用热气熏患处。待水温不烫时浸洗患处,水温下降时可再加热,每次熏洗时间不少于1h,早晚各1次,1剂用药2～3天,一般治疗20天。结果:治疗组80例中,治愈58例,占72.5%;显效16例,占20%;有效6例,占7.5%。愈显率92.5%,总有效率100%。

6. 急性踝关节扭伤

黄静国运用手针治疗急性踝关节扭伤86例[9]:踝关节穴位于示指第一指关节桡侧赤白肉际处,一般采用交叉取穴,即左足扭伤取右手,右足扭伤取左手,重者可选双侧。对局部有内出血并继续肿胀者,或皮肤破损伴外出血的急性患者应做止血包扎等对症处理,然后给予施针。坐位,伸出示指,使示指第一指关节稍弯曲。术者左手持示指末端,常规皮肤消毒,取28号1寸毫针,踝关节穴处30°角快速进针,针尖达指关节横纹处或稍过为宜,针刺深度约0.4cm。行捻转手法,至局部酸胀或微痛,以患者能耐受为度。每10分钟行针1次,留针30分钟。行针期间嘱患者行走或患脚点地做适当旋转活动,以促使针感下达患处,每日1次。对局部瘀血肿胀较重者,可将患肢适当抬高。86例患者中显效59例,占68.6%;有效27例,占31.4%;全部有效。

7. 落枕

陈国燕运用手针治疗落枕48例[10]:在手背第二、三掌指关节间,近第二指掌关节处取穴。穴位常规消毒后,选用2寸毫针,针沿掌骨间隙平刺1.5寸,行针得气后,嘱患者活动颈部,随着疼痛减轻,活动的幅度由小逐渐增大,直至疼止起针,每次留针10～20分钟。起针后,在疼痛处拔火罐10分钟,1天1次。治疗次数最少为1次,最多为4次。以颈项强痛消失,颈部活

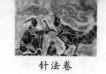
动自如为治愈。1次性治愈30例,2次治愈12例,4次治愈6例,治愈率100%。

8.神经根型颈椎病

刘正运用手针治疗神经根型颈椎病42例[11]:手针取穴参照朱氏手针疗法,一侧肢体不适者取对侧穴位,双侧肢体不适则交替取之。选穴后溪、腕骨、养老、中渚、外关、半边射、外劳宫、肩后、颈中、颈重。以毫针直刺,用强刺激间隙捻转行针法,同时嘱患者旋转或前后左右摇摆头部,其幅度由小渐大,循序渐进。留针20分钟。每日治疗1次,10次为1疗程,疗程间间隔3~5天。经过治疗后,42例患者中30例痊愈,有效率71.4%;好转11例,好转率26.2%;无效1例,无效率2.4%,总有效41例总有效率97.6%。

(四)妇儿科疾病

1.哮喘

王香月运用手针配合药物治疗儿童哮喘74例临床分析[12]:按发病就诊前后顺序分为两组。手针治疗组:每天针刺治疗加用口服一种抗生素及止咳化痰药。主穴耳熄喘、肺穴;配穴取合谷、咽喉点、胸点等。操作时令患儿呈握拳状态,在示指与中指之间本节前陷中的正中心部位取熄喘穴。严格常规消毒,然后用1.5~2.5寸毫针先直刺0.2~0.3寸,刺入皮下示指与中指掌指骨间,通过上都、宗谷、降压、心包、胃点、脾点、外劳宫一直刺入肾点,用平补平泻手法,以使患者得气或症状减轻。患儿呈伸掌状态,在第4指第一节横纹中点取肺穴。严格消毒,直刺0.2~0.5寸。如果伴有发热加刺合谷,咽痒者加刺咽喉点,咳重致胸痛时加刺胸点等。以上穴位每日针刺1次,留针15~30分钟,直到临床症状体征全部消失则停止针刺。对照组患者全部采用1种或2种抗生素并用静脉点滴氨茶碱、激素及其他对症支持治疗,每日1次,直至症状体征消失。两组患者经按规定的治疗方法及疗效标准判断其结果。手针组治疗74例,显效59例,有效13例,无效2例。对照组72例,显效20例,有效48例,无效4例。手针组平均治疗为4.2天,对照组为8.5天。在手针组中有20例单用针刺治疗而未服任何药物达到临床治愈。随访手针组,在3个月内未复发35例,在1年内未复发15例。

(五)其他

1.止痛

王力行运用手针止痛20例[13]:指间关节、掌指关节取屈曲位,局部消毒后快速进针,紧靠骨膜沿手阳明大肠经循行方向直刺5分深不进入骨膜,快速持续捻转强刺激,不提插。捻针时,一般用示指桡侧与拇指掌侧面挟持针柄,然后以食掌指关节不断伸屈,拇指相对固定,使针左右快速旋转,每分钟捻转200次以上,持续捻转2分钟,留针1分钟,即捻转起针。一般针感越强烈疗效越好。

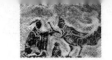

杨春运用手针止痛[14]：对进针处皮肤进行常规酒精消毒，选 1 寸不锈钢毫针捻转进针，强刺激，针感以痛、酸、麻、胀等为宜。进针后令患者活动按摩患处，带针活动 10～20 分钟，起针时用干棉球压迫针孔，以防出血。疗效：即时止痛疗效为进针、行针后当时的疗效记录。疼痛消失 22 例，占 22.7％；疼痛明显减轻 30 例，占 30.9％；疼痛减轻 37 例，占 38.1％；疼痛无缓解 8 例，占 8.3％；总有效率为 91.8％。

2. 膈肌痉挛

王振龙运用手针治疗膈肌痉挛[15]：用 1 寸或 0.5 寸毫针经常规消毒后，针刺手掌示指掌指关节靠尺侧 0.5 分处，双针尖斜向大鱼际方向，进针 3～4 分，留针 30～45 分钟，15 分钟轻度捻转一次，一般针 2～3 次即愈。

第二节　足针法

一、概　述

足针是通过针刺足部的一些特定穴位来治疗全身病症的一种方法。本法以经络学说为基础，通过足与经脉、脏腑、气血的密切关系，刺激足部的穴位，激发人体经气，以调整脏腑和各部组织、器官的联系，达到扶正祛邪、治疗疾病的目的。

足为足三阴、足三阳经脉循行、交接、分布之处。足三阳经止于足，足三阴经起于足。其中，足阳明经脉止于足次趾的外侧端，其支脉进入足大趾和足三趾；足太阳经脉经足外侧赤白肉际，止于足小趾外侧端；足少阳经脉行于足背外侧，止于足四趾外侧端，其支脉斜入足大趾。足三阴经分别受与其相表里的阳经之交，分别起于足大趾的内侧、外侧和足底部，上行于足内侧赤白肉际、足背和足底等部位。《素问·厥论》说："阳气起于足五指之表"，"阴气起于五指之里"，阐明了足与周身阴阳经脉的密切联系。足也是足三阴经、三阳经的根部、本部所在部位，各经脉的五输穴、原穴、络穴也多分布于足，这些腧穴均可用于治疗远部的病症，或对全身的功能状态起到调整作用，而收到显著疗效。足针疗法在经络、经穴的基础上，又在足部确定了一些新的刺激点，扩大了足对全身病症的治疗范围。

二、定位与主治

（一）定位

为了定准穴位以提高疗效，必须掌握好定位方法，见图 8-2。

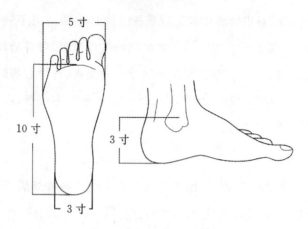

图 8 - 2　足部骨度分寸折量图

1. 骨度分寸折量法

足跟后缘至中趾根部为 10 寸;足内、外踝高点至足底为 3 寸;足掌面第一跖趾关节内侧赤白肉际至第五跖趾关节外侧赤白肉际为 5 寸,足背部亦如此;足跟部最宽处距离为 3 寸。

2. 自然标志定位法

该法即是根据人体足部的自然标志而定取穴位的方法,如趾横纹、趾尖端、跖趾关节、趾骨小头、趾缝端、内踝高点、外踝高点、舟骨粗隆等。

(二)足针穴位

根据现有资料,常用足针穴位有 39 个,其中分布在足底 22 穴,足背 12 穴,足内侧 4 穴,足外侧 1 穴,见图 8 - 3。

1. 足底部穴位的定位与主治

(1)头面:距足跟后缘 1 寸,足底正中线上。直刺 0.3～0.5 寸。主治:感冒、头痛、上额窦炎、鼻炎。

(2)安眠:距足跟后缘 3 寸,足底正中线上,外踝与内踝在足底部连线的中点。直刺 0.3～0.5 寸。主治:失眠、癫狂、癔病、神经衰弱、低血压。

(3)胸:距足跟后缘 3 寸,足底正中线外侧 1 寸处。即安眠穴外 1 寸。直刺 0.5～0.8 寸。主治:胸痛、胸闷、肋间神经痛。

(4)面:安眠穴内侧旁开 1 寸。直刺 0.5～0.8 寸。主治:三叉神经痛、面瘫、面痒。

(5)心:距足跟后缘 3.5 寸,足底正中线上。直刺 0.3～0.5 寸。主治:高血压、心悸、心痛、咽喉肿痛、舌强、舌痛、失眠。

(6)肺:心穴旁开 1.5 寸,左右各 1 穴。直刺 0.3～0.5 寸,或斜刺 0.5～1 寸。主治:咳嗽、气喘、胸痛。

（7）癌根 3：距足跟后缘 4 寸，足底正中线内侧旁开 1.5 寸处，肺穴前 0.5 寸。直刺 0.5～0.8 寸，或向内踝、足跟方向斜刺 0.8～1.2 寸。主治：对鼻、咽、颈、肺部及食管上、中段肿瘤有镇痛、解痉和改善症状作用。

（8）胃：距足跟后缘 5 寸处，足底正中线上。直刺或斜刺 0.5～1 寸。主治：胃痛、呕吐、消化不良、失眠。

（9）肝：胃穴内侧 2 寸处。直刺或向后斜刺 0.5～1.0 寸。主治：急慢性肝炎、胆囊炎、肋间神经痛、目疾。

（10）脾：胃穴外侧 1 寸处。直刺或向内斜刺 0.5～1 寸。主治：消化不良、腹泻、尿闭、血液病、失眠。

（11）小肠：距足跟后缘 5.5 寸，足底正中线旁开 1.5 寸处，左右各一穴。直刺或斜刺 0.8～1.2 寸。主治：腹痛、腹泻、肠鸣、痢疾。

（12）癌根 1：距足跟后缘 6 寸，足底正中线内侧旁开 2 寸处。直刺 0.3～0.5 寸，或向内后透刺 0.8～1.2 寸。主治：对食管下段、胃、贲门等部位的肿瘤有镇痛和改善症状的作用。

（13）大肠：距足跟后缘 6.5 寸，足底正中线内侧旁开 2 寸处。直刺 0.8～1.0 寸。主治：腹痛、呕吐、腹泻、痢疾。

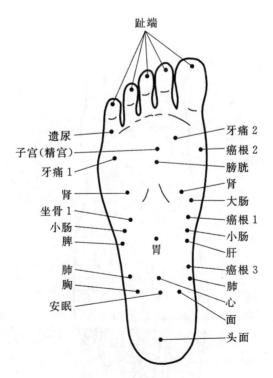

图 8－3　足底穴位分布图

(14)肾:涌泉穴内外各1.5寸处。直刺或向涌泉穴斜刺0.8~1.2寸。主治:头痛、眩晕、癫狂、尿闭、遗尿、腰痛。

(15)膀胱:中趾根部后方2寸处,足底正中线上。直刺或斜刺0.8~1.2寸。主治:尿闭、遗尿、尿失禁等。

(16)子宫(精宫):中趾根部后方1.5寸,足底正中线上。直刺0.5~0.8寸。主治:月经不调、痛经、带下、尿闭、睾丸炎。

(17)癌根2:膀胱穴内侧旁开2.5寸。直刺或向后斜刺0.8~1.2寸。主治:对脐以下的内脏肿瘤及淋巴转移瘤有镇痛和改善症状的作用。

(18)坐骨1:足第4趾根部后4寸处。直刺或向后斜刺0.5~1寸。主治:坐骨神经痛、腰痛、荨麻疹、肩痛。

(19)牙痛1:足小趾根部后方1寸处。直刺或向后斜刺0.5~1寸。主治:牙痛。

(20)牙痛2:足蹈趾、次趾间后1寸处。直刺0.5~1寸。主治:牙痛。

(21)遗尿:足小趾第1趾横纹中点。直刺或向后斜刺0.3~0.5寸。主治:遗尿、尿频。

(22)趾端(气端):两足十趾的尖端,距爪甲约0.1寸。浅刺0.1~0.2寸,或用三棱针点刺出血。主治:中风昏迷、足趾麻木、脱疽、脚气。

2. 足背部穴位

足背部穴位较足底穴位较少,见图8-4。

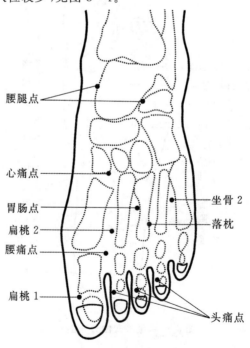

图8-4　足背部穴位图

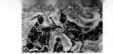

（1）头痛点：足背，第 2～4 跖趾关节内侧赤白肉际处。浅刺 0.1～0.2 寸。主治：头痛。

（2）扁桃 1：足大趾上，在趾长伸肌腱内侧，跖趾关节处。浅刺 0.2～0.3 寸。主治：急性扁桃体炎、流行性腮腺炎、湿疹、荨麻疹。

（3）扁桃 2：太冲穴与行间穴连线的中点。直刺 0.5～0.8 寸。主治：急性扁桃体炎、流行性腮腺炎。

（4）腰痛点：第 1 趾骨小头外侧前方凹陷中。直刺或向后斜刺 0.8～1.2 寸。主治：急性腰扭伤、腰痛。

（5）坐骨 2：足背，足临泣穴与地五会穴连线的中点。直刺 0.5～0.8 寸，或向足底部坐骨 1 方向斜刺 1～1.5 寸。主治：坐骨神经痛。

（6）落枕：足背第 3、4 趾缝纹端后 2 寸处。直刺或斜刺 0.5～0.8 寸。主治：落枕。

（7）胃肠点：足背，第 2、3 趾缝纹端后 3 寸处。直刺或向上斜刺 1～1.5 寸。主治：急慢性胃肠炎、胃及十二指肠溃疡。

（8）心痛点：解溪穴前 2.5 寸。直刺 0.3～0.5 寸。主治：心痛、心悸、哮喘、感冒。

（9）腰腿点：解溪穴前 0.5 寸，两旁凹陷中，一足两穴。直刺 0.8～1.2 寸。主治：腰腿痛、下肢拘挛疼痛、痛经。

3.足内侧穴位

（1）眩晕点：足内侧舟骨突起上方凹陷中。直刺 0.3～0.5 寸。主治：眩晕、头痛、高血压、腮腺炎、急性扁桃体炎。

（2）痛经 1：内踝高点直下 2 寸。直刺或斜刺 0.5～1.8 寸。主治：功能性子宫出血、月经不调、痛经。

（3）痛经 2：足内侧舟骨粗隆下后方凹陷中。直刺 0.8～1 寸。主治：痛经、功能性子宫出血、子宫附件炎。

（4）癫痫点：太白穴与公孙穴连线的中点。直刺 0.8～1.2 寸。主治：癫痫、癔病、神经衰弱等。

4.足外侧穴位

臀：昆仑穴直上 1 寸处。直刺 0.8～1.2 寸。主治：坐骨神经痛、头痛、腹痛。

三、操作方法

（一）操作方法

1.体位

患者一般采用仰卧位，两足伸直，以便于术者取穴、针刺。足部放置应舒适、平稳。

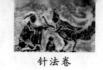

2. 消毒

针具及医者手指按常规消毒,用75％酒精棉球消毒针刺局部皮肤。

3. 针法

选用 28～30 号,1～2 寸长毫针,在押手的配合下,用快速进针法将针刺入皮下。根据针刺部位的不同和临床要求的不同,分别采用直刺、斜刺或平刺及适宜的针刺深度。一般以捻转手法为主,用中等强度刺激。对于癫狂、急性疼痛等病症可采用重刺激。

4. 留针

一般病症可在针刺得气后即出针或留针 3～5 分钟。根据病情需要亦可留针 20～30 分钟,每隔 4～10 分钟捻针 1 次,亦可加用电针。

5. 疗程

一般疾病可每日针刺 1 次或隔日 1 次,10 次为 1 个疗程。对急性病、疼痛性疾病可每日针刺 2 次。

(二)选穴原则

1. 依据疾病症状选穴

临床可以根据各种疾病的主要症状作为选穴的依据,选取对主证有治疗作用的穴位。例如,头痛可选头痛点,失眠选用安眠点等。主治作用相似的穴位可以配合应用,如坐骨神经痛可同时针刺坐骨 1、2 点进行治疗。也可将具有主治作用的穴位和对症作用的穴位配合使用,如失眠伴有头痛者,可选用安眠点配合头痛点治疗。

2. 依据疾病部位选穴

依据疾病的发病部位,选择相应的穴位针刺,如胃痛,可取胃点,尿闭取膀胱点、肾点。

3. 依据脏象学说辨证选穴

如因肝肾不足,肝阳上亢所致眩晕者,除取眩晕点外,还可以取肝点,配用肾点,目的在于"滋水涵木"。根据"肝开窍于目",目疾可取肝点;"肾开窍于耳",耳疾可取肾点。

四、注意事项

(1)足针疗法的针刺感应较强,治疗前须向患者解释清楚,以取得配合。对初诊和精神紧张者,应采用轻刺激或不留针,以防发生晕针。

(2)皮肤应注意消毒,并嘱患者针后保持清洁,防止感染。

(3)沿骨的边缘针刺时,要注意不可损伤骨膜,并尽量避免刺伤血管。

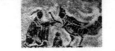

(4)久病体虚患者不宜针刺,可酌用灸法治疗。

由于足针疗法实在足部取穴针刺,减少了患者脱、穿衣服等环节,较为省时、省事,且安全、操作简便。不仅对慢性胃肠炎、神志病等有效,对急性疼痛、外感、心悸、眩晕等病证也有较好的治疗效果。

五、临床应用

(一)妇儿科疾病

肖劲运用足针疗法配合足底按摩治疗痛经78例[16]:主穴取冲谷、气关、足内临泣、血府、天癸、公孙、水泉。气滞血瘀型加太冲、太溪;寒湿凝滞型加中焦俞、健脾;气血虚弱型加固精、照海;肝肾亏损型加申脉、中封。上述穴位均用1寸不锈钢毫针直刺0.5寸,直到患者有酸麻胀感向四周放射,针感或向上肢传导为佳,不加电,每10分钟捻转补泻1次。各型主穴均平补平泻,配穴除气滞血瘀型太冲用泻法,其余各型均用补法。每日1次,每次30分钟。另配以足底按摩,术者五指放松,指掌贴在患者足底部,从足跟始至足趾用指掌上下来回运动,直至整个足底足心均发热。注意指掌不能贴太紧,松紧适度,用力要均匀深透,来回运动要连续。再重点揉按涌泉穴10分钟。上述方法一般在月经来潮前5天开始治疗,5次为1疗程,每个月经周期治疗2个疗程。3个疗程统计效果。78例患者中,痊愈67例,占85.9%;显效9例占11.5%;好转2例,占2.6%;无效0例,总有效率为100%。

(二)五官科疾病

肖劲运用足针疗法治疗声带麻痹40例[17]:主穴为内庭、侠溪、气关(在足底,气府穴下0.5寸处)、太溪、商丘。风热闭肺型加喉风(在行间与太冲穴连线的中点)、气门(在足底,气府穴上1寸处)、气府(在足底,位于距蹠关节向内,距赤白肉际约1寸处)、厉兑;肝气郁结型加清泉(在天顶穴与拇趾横纹连线的中点,天顶穴在足底,足趾尖边缘至大拇趾横纹之中央)、肝乐(在足底,涌泉穴后2寸,足中平后1寸处)、肝灵(在足底,肝乐穴内侧旁开1寸处)、足窍阴、下冲阳(在陷谷穴与冲阳穴之间凹陷处);肺肾阴虚型加太冲、照海、清金(在足底,足跟后缘正中线前3寸,外侧旁开1寸)、清泉、宣白(在足底,足跟后缘正中线前3寸,内侧旁开1寸)。上述穴位常规消毒后,用28号1寸毫针指切进针法快速进针,其中气关、商丘、肝乐、肝灵、下冲阳、气门、气府深度为0.8寸,其余各穴深度均为0.1寸,以局部出现酸、麻、胀、重感为佳。得气后留针30分钟,留针期间每隔10分钟行手法1次。主穴均用平补平泻手法,配穴风热闭肺型用呼吸泻法,肝气郁结型用捻转泻法,肺肾阴虚型宣白、清金、清泉用呼吸补法,太冲用捻转泻法,照海用捻转补法。上述操作方法每日1次,每次针刺一侧,次日针刺另一侧,双足相交替。5次为一疗程,疗程间休息2天,3个疗程后统计效果。声带运动障碍消除,咳嗽、咽喉不适缓解,语声嘶哑消失为痊愈,计 16 例,占 40.0%;声带运动障碍较前改善,咳嗽、咽喉不适感明显减轻,语声嘶哑程度有所减轻,兼症部分消失为显效,计 20 例,占 50.0%;无效为治疗前后无明显改善,计 4 例,占 10.0%。

(三)三叉神经痛

石家庄东方红人民医院足针治疗 90 例三叉神经痛[18]:男性 49 例,女性 41 例。病程短者 7 天,长者 30 年。取心、肾、肝穴。行捻转补泻手法。结果近期治愈率为 53.3%,总有效率为 85.6%。治愈 48 例中,随访 30 例,7 例复发,其中 2 例仍用足针而愈。

(四)其他

冷云运用足针治疗命门火衰型阳痿[19]:治疗时以温补下元,补脾理血,调理冲任为原则。以天癸、固精为主穴,配以胞宫、太溪、髓府、涌泉。天癸、固精、太溪用呼吸补法,其中胞宫、涌泉、太溪隔附子灸 3 壮,壮如杏仁大,髓府用青龙摆尾补法。治疗过程中,嘱患者停止性生活。症状轻者 2 周治疗 1 次。嘱其注意精神调养,排除杂念,避免精神紧张,适当参加体育锻炼,夫妻间应相互关心体贴。以阴茎勃起,坚而有力,房事正常为治愈;阴茎勃起,坚而有力或时好时差为有效;以阴茎勃起虽有进步,但房事不能成功为无效。经 5 个月治疗,治愈 33 例,好转并继续治疗者 4 例,无效 2 例。总有效率为 94.87%。

第三节　腕踝针法

一、概　述

腕踝针疗法是在腕部、踝部的一定刺激点上,用毫针刺入皮下,以治疗全身疾病的一种针刺方法。腕踝针疗法是根据经络学说的理论,将病症表现的部位归纳在手足三阴和手足三阳的 6 个穴区与腕踝部的 6 个刺激穴点,适用于多种痛症和脏腑疾患。

二、定位与主治

(一)穴区定位

腕踝针疗法把人体的胸腹侧和背腰侧分为阴阳两个面,属阴的胸腹侧划为 1、2、3 区,属阳的背腰侧划为 4、5、6 区。并以横膈为界,将人体分为上、下两部分,上部的 6 个区和腕部的 6 个刺激点相应,下部的 6 个区和踝部的 6 个刺激点相应。这同经络系统中十二经脉的分布大致相同。十二经脉内属于脏腑,外络于肢节,而十二皮部是十二经脉内功能活动反映于体表的部位,也是络脉之气散布之所在。十二皮部的分布区域,是以十二经脉体表的分布范围为依据。腕踝针的 6 区划分与十二皮部相似。如手少阴经分布于上肢内侧后缘,足少阴经分布于下肢内侧后缘及胸腹部第 1 侧线,与腕踝针的 1 区相合。由此绕躯体由前向后,依次为厥阴、太阴、阳明、少阳、太阳,大体相当于从 1～6 区的划分。上 1、2、3 区在上肢内侧,相当于手三阴经的皮部;上 4、5、6 区在上肢外侧,相当于手三阳经皮部。下 1～6 区也相当于足三阴和足三阳经的皮部,分区可见图 8－5。

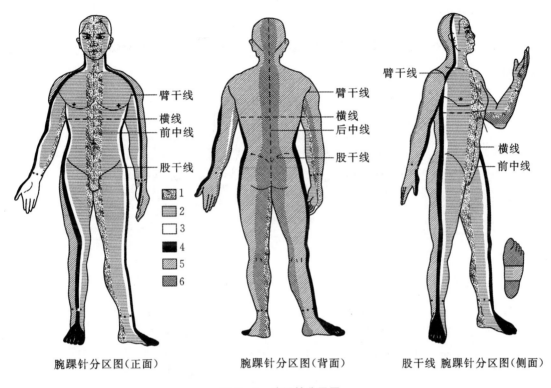

| 腕踝针分区图(正面) | 腕踝针分区图(背面) | 股干线 腕踝针分区图(侧面) |

图 8－5 腕踝针分区图

1 区:前正中线两侧的区域。包括额部、眼、鼻、舌、咽喉、气管、食道、口唇、前牙、心脏、上腹部、脐部、下腹部和会阴部。

2 区:躯体前面的两旁。包括颞部、颊部、后牙、颌下部、甲状腺、锁骨上窝、乳部、肺、肝、胆和侧腹部。

3 区:躯体前面的外缘(即二区的外缘)范围较窄。包括沿耳郭前缘的头面部、胸腹部,沿腋窝前缘向下的垂直线。

4 区:躯体前后交界区。包括头至耳垂直下的区域,斜方肌缘,胸腹部的腋窝顶至髂前上棘间的垂直区域。

5 区:躯体后面两旁,与前面二区相对应。包括颞后部、颈后外侧部、肩胛区、躯干两旁,下肢外侧。

6区：躯体后正中线两侧的区域，与前面一区相对应。包括后头部、枕顶部、脊柱部、骶尾部及肛门等。

四肢部位分区：当两上、下肢处于内侧面向前的外旋位、两下肢靠拢时，四肢的内侧面即相当于躯干的后面，前面靠拢的缝相当于正中线，后面靠拢的缝相当于后正中线，这样四肢的分区就可按躯干的分区类推。

(二)穴点定位

按分区查明病症所在区，即在腕踝部选取相应同一区的进针点。腕与踝部各有6个点，分别代表上下6个区见图8－6。

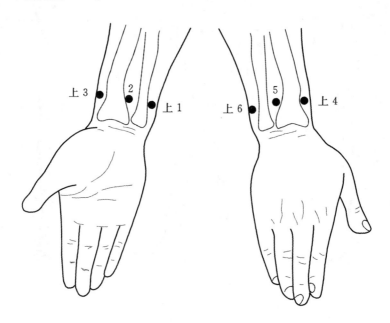

图8－6　腕部进针穴位图

1.腕部

进针点共6个，约在腕横纹上二横指一圈处。从掌面尺侧至桡侧，再从腕背桡侧至尺侧，依次称作上1、上2、上3、上4、上5、上6。

上1：在掌侧，尺骨缘与尺侧腕屈肌腱之间。

上2：在腕掌侧面的中央，掌长肌腱与桡侧腕屈肌腱之间，即内关穴的位置。

上3：靠桡动脉的外侧，在腕横纹上两横指，桡骨边缘处。

上4：手掌向内，在拇指侧的桡骨缘上。

上5：腕背面尺桡骨之间，即外关穴的部位。

上6：位于小指侧尺骨缘背，腕横纹上两横指处。

2. 踝部

踝部进针点,共有 6 个。约在内、外踝最高点上三横指(相当悬钟、三阴交)一圈处,从跟腱内侧起向前转到外侧跟腱依次为下 1、下 2、下 3、下 4、下 5、下 6,见图 8－7。

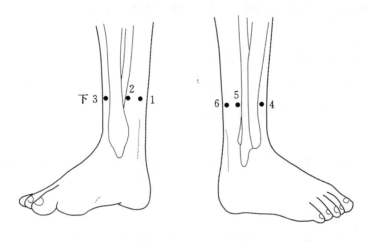

图 8－7　踝部进针穴位图

下 1:跟腱内侧缘。

下 2:下肢内侧面中央,胫骨后缘。

下 3:胫骨前缘向内一横指处。

下 4:胫骨前缘与腓骨前缘的中点。

下 5:下肢外侧面,腓骨后缘。

下 6:跟腱外侧缘。

(三)各区的主治病症

1 区:前额痛、目赤痛、鼻塞、流涎、咽喉肿痛、咳喘、胃脘痛、心悸、痛经、白带、遗尿等。

2 区:后牙痛、哮喘、胸胁痛等。

3 区:颞浅动脉痛、沿脐前缘垂直线部位的胸痛或腹痛(本区病症较少)。

4 区:头项痛、耳鸣、耳聋、腋中线部位的胸腹痛。

5 区:颈后部痛、落枕、肩背部痛、侧腰痛等。

6 区:后头痛、项强痛、腰脊痛等。

(四)各穴点的主治病证

上 1:前额痛、目疾、鼻病、三叉神经痛、面神经麻痹、前牙肿痛、咽喉肿痛、咳喘、眩晕、心悸、高血压、盗汗、失眠、癔病、胃脘痛、癫痫等。

上 2:前颞部头痛、后牙肿痛、颌下肿痛、胸闷、胸痛、回乳、哮喘、手掌心痛(针尖向上刺)、指端麻木（针尖向下刺）。

上3：高血压、胸痛等。

上4：头顶痛、耳痛、下颌关节紊乱症、肩关节周围炎、胸痛等。

上5：后颞部头痛、上肢感觉障碍（麻木、过敏）、上肢运动障碍（瘫痪、震颤、舞蹈病）、肘、腕、指关节痛。

上6：后头部痛、枕项痛、颈胸部脊柱及椎旁痛等。

下1：上腹部胀痛、脐周痛、痛经、白带增多、遗尿、阴部瘙痒症、足跟痛等。

下2：肝区痛、侧腹部痛、过敏性结肠炎等。

下3：膝关节内缘痛等。

下4：股四头肌酸痛、膝关节痛、下肢感觉障碍（麻木、过敏）、下肢运动障碍（瘫痪、震颤、舞蹈病）、趾关节痛等。

下5：髋关节痛、踝关节扭伤等。

下6：急性腰扭伤、腰肌劳损、骶髋关节痛、坐骨神经痛、腓肠肌痛、足前掌痛。

三、操作方法

（一）针具

针具一般选择30号或32号1.5寸不锈钢毫针，儿童用0.5寸不锈钢毫针。若针体较粗，如26号或28号针，针质较硬，针尖刺透皮肤时易引起刺痛，且不易浅刺，若针体过细，如34号针，针质过软，不易掌握针的刺入。针的长度以1.5寸较适宜，过短不能达到疗效，过长并不能增加疗效，且容易刺入肌层或血管，反而不能达到浅刺目的；并易引起出血或疼痛。针柄不宜过长，以免影响固定。腕踝针的针径及长度都是相同的，并不因针刺部位的不同而有区别，这样便于使用也便于携带。每次用针前要检查：针体要直，针尖不能有钩，以免影响针刺方向及引起刺痛。除一次性针外，对长期用75%酒精浸泡消毒的针要注意针体与针柄衔接处是否发生折断，久用的针要小心检查或定期更换。

（二）体位

根据针刺部位而定，针腕部时可取坐位，但针踝部时最好取仰卧位、侧卧位或俯卧位，以便检查针刺疗效，也可取坐位或半跪位。针刺部位肌肉尽量放松。

（三）操作

明确病变部位，确定进针点和针刺方向后，皮肤进行常规消毒。术者左手固定进针点上部（拇指拉紧皮肤），右手拇指在下，示、中指在上夹持针柄，针与皮肤呈30°角，快速捻转将针刺入皮下，针体贴近皮肤表面，针体沿皮下浅表层刺入一定深度，以针下有松软感为宜。若患者

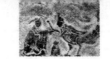

有酸、麻、胀、重感觉,说明针体深入筋膜下层,进针过深,须要调针至皮下浅表层。针刺深度约为1.5寸。针刺方向一般朝上,若病变在手、足则针刺方向朝下。可留针20~30分钟,不做捻转提插。一般隔日1次,10次为1疗程,急症可每日1次。

四、注意事项

(1)针尖刺入皮下有较粗的血管或皮肤处有显著疼痛时,应适当调整针刺角度,须将进针点要沿纵线方向适当移位。

(2)针刺方向一般向上,如果病症在手足部位时,针刺方向朝向病所,即手足方向。

(3)留针时,一般不作提插或捻转等行针手法。

五、临床应用

(一)内科疾病

1. 头痛

李俐运用腕踝针治疗紧张性头痛30例[20]:患者仰卧位,取穴头痛侧的腕1、腕5。腕1在腕横纹上二横指小指侧处,操作者用左手拇指端内侧缘摸到尺骨缘后,向掌心侧轻推,在尺骨缘和肌腱缘中间取穴。腕5腕横纹上二横指,腕背桡、尺骨中间。进针点皮肤常规消毒,进针时针尖与皮肤角度为15°,快速刺入皮下,针体贴近皮肤表面,沿纵轴推入皮下浅表层,刺入一定深度,以针下有松软感为宜。留针30分钟,留针期间不施手法。每日1次,10次为1个疗程。对照组口服复方氯唑沙宗片,2片/次,每日3次,10天为1个疗程。结果:治疗组总有效率为83.3%,对照组总有效率为52.0%。

刘丽艳运用体针结合腕踝针和皮内针法治疗偏头痛45例[21]:45例患者中男性15例,女性30例;病程疼痛持续时间最短12月,最长30年。体针主穴取悬钟、外关、合谷。肝阳头痛加太冲、太溪、侠溪;痰浊头痛加中脘、丰隆、阴陵泉;瘀血头痛加膈俞、血海;肾虚头痛加太溪、肾俞;气血亏虚头痛加足三里、三阴交。在体针治疗结束后,给予腕踝针治疗。依据患者疼痛所在部位,遵照左病取左、右病取右、上病取上、下病取下的选取原则,前额痛取上1、上2;侧头痛取上3、上4;后枕痛取上5、上6;巅顶痛取上1、上6。腕踝针治疗结束后,给予皮内针治疗。取双侧风池、阿是穴,耳穴选取心、神门、脑干。穴位常规消毒后,医者用镊子挟住揿钉式皮内针针圈,对准腧穴,直刺揿入,然后用胶布固定。每次留针24h,在留针期间,每隔4h用手按压埋针处2分钟,以加强刺激,提高疗效。45例患者经治疗2周后,痊愈3例,显效19例,有效15例,无效8例,有效率82.22%。治疗4周后痊愈10例,显效14例,有效18例,无效3例,有效率93.33%。

2. 中风

宿宝源运用腕踝针治疗偏瘫 102 例[22]：取穴皆取患侧。上肢 5 穴，皆在腕横纹上 2 寸 1 圈处，①内关穴；②外关穴；③靠桡动脉外侧；④手掌向内，在拇指侧的桡骨缘上；⑤小指侧尺骨缘背。下肢 5 穴：内外踝骨最高点上 3 寸 1 圈处，①悬钟穴；②三阴交穴；③胫骨前缘向内 1cm 处；④胫骨前缘与腓骨前缘的中点；⑤靠跟腱外缘。选定进针点后，皮肤常规消毒，左手固定进针点上部（拇指拉紧皮肤），右手拇指在下，食、中指在上夹持针柄，针与皮肤呈 30°角，针体贴近皮肤表面，针体沿皮下浅表层快速直线刺入，以针下有松软感为宜。若患者有酸、麻、胀、沉感觉，说明针体深入筋膜下层，进针过深，须要调针至皮下浅表层。针刺深度约为 2.5 寸，针刺方向一般朝上。如其他症状缓解，脚有内翻或外翻，下肢外侧针刺朝下，内侧朝上。手指屈伸不利，掌内侧进针朝下，外侧朝上。要视具体情况，灵活掌握。针刺沿皮下表层达到深度后留针 3～4h。针柄用窄胶布固定，不做捻转提插。一般每日 1 次，半月为 1 个疗程，中间隔 4 天，取针后配合推拿、按摩、功能锻炼。本组病例未配合中药治疗。注意事项：腕踝针进针一般不痛，进针痛时要调针至不痛为度。调针时应将针退至皮下表浅部位，再重新进针，检查针尖是否沿纵行直线方向插入。治疗 42 例，针刺 1 个疗程治愈 9 例；连续治疗 2 个疗程治愈 21 例；连续治疗 3 个疗程治愈 8 例；有效 3 例，无效 1 例，有效率 97.6%。

蒋炜运用腕踝针配合头针治疗脑卒中偏瘫 204 例[23]：腕踝针取上 5 区（位于腕背中央、桡、尺骨的骨缘之中间腕横纹上 2 横指处）和下 4 区（位于胫骨前嵴和腓骨前缘的中间点离内外踝隆起部最高点上 3 横指处），脑出血患者加上 1 区（位于小指侧的尺缘和尺侧屈腕肌腱之间腕横纹上 2 横指处）。用 30 号 2 寸不锈钢毫针沿皮下表浅刺针，不必要求出现酸、麻、胀、痛感觉。头针针刺头部皮质运动区（以头部正中前后发际连线中点向后 1cm 处为上点，眉枕线和发际鬓角前缘交叉处为下点，上下 2 点连线之区域为皮质运动区）。该区上 1/3 为下肢、躯干运动区；中 1/3 为上肢运动区；下 1/3 为颈面运动区。用 32 号 0.5 寸不锈钢毫针。以上 2 种针刺均留针 4～6h，每日 1 次，10 次为 1 疗程。分别记录针刺前后瘫侧上下肢肌力。脑梗死患者一般在发病后即可针刺，而脑出血患者多在恢复期进行。本组病例在治疗前下肢肌力 0 级者 89 例，Ⅰ～Ⅱ级肌力者 115 例。参考全国第 2 次脑血管会议的疗效标准进行评判，经治疗 1 个疗程后Ⅰ级肌力 4 例，Ⅱ级 13 例，Ⅲ级 78 例，Ⅳ级以上者 109 例。总有效率达 100%。

3. 神经衰弱

崔旻等运用腕踝针配体针治疗神经衰弱疗效观察[24]：156 例神经衰弱患者均符合临床诊断标准，排除其他疾病所致，均有不同程度的体力不足，容易疲劳，工作效率低下，常有头痛等躯体不适感和睡眠障碍。男性患者 52 人，女性患者 104 人，平均年龄 56.46±11.47 岁，平均病程 13.42±10.57 月。156 例患者随机分为治疗组和常规组各 78 例，2 组的性别、年龄、病变性质经统计学处理差异无显著性($P>0.05$)。治疗方法:①治疗组应用腕踝针刺方法,取上1区沿皮下浅表层针刺一定深度后留20~30分钟,不捻转提插。同时根据辨证施以体针。②常规组未给予腕踝针治疗,单用体针辨证施针同上。③中医辨证。体针主穴取神门、三阴交、安眠穴、足三里、风池、百会。肝郁化火加太冲、肝俞;痰热内扰加丰隆、内庭;阴虚火旺加太溪、肾俞;心脾两虚加太白、脾俞、心俞;心胆气虚加足临泣、胆俞。治疗组的早醒频率从89.67%下降到43.56%,常规组的早醒频率从90.16%下降到了60.43%。

4.三叉神经痛

郑维婷运用电针与腕踝针埋针治疗原发性三叉神经痛50例[25]:治疗组,男12例,女38例;年龄20~71岁,平均45岁;病程3天至5年,平均2.5年。第一支痛9例,第二支痛21例,第三支痛20例。采用电针治疗,取穴患侧翳风、下关、合谷,第一支痛加鱼腰穴,第二支痛加四白穴,第三支痛加夹承浆穴。针刺得气后接G6805-1型电针仪,选用密波,电针刺激量以患者能够耐受为度,每次电针30分钟,每日1次,10次为1个疗程。腕踝针埋针治疗:腕部穴区均在腕横纹上二横脂环绕腕部一圈处。从掌面尺侧至桡侧,再从背面桡侧至尺侧,依次为上1、上2、上3、上4、上5、上6。原发性三叉神经痛取患侧上1、上2穴。治疗50例中,1个疗程痊愈26例,占52%;2个疗程痊愈22例,占44%;好转2例,占4%,有效率100%,其中29例随访2年未见复发。

5.失眠

王胜运用腕踝针加耳穴压籽治疗高原地区失眠症的临床观察[26]:82例失眠症患者随机分为2组,治疗组42例腕踝针加耳穴压籽治疗,对照组40例单纯药物治疗,疗程1个月。治疗前、后采用睡眠状况自评量表评分。治疗时针对失眠症属不能定位症状,针刺点以两侧上1为主,伴有天柱、肩井压痛及指颤时,针一侧或两侧上5。针刺完毕后予以胶布固定8~12小时。每天1次,10天为1个疗程,3个疗程后统计疗效。配合耳穴压籽治疗,取心、神门、肾、皮质下为主穴,根据患者症状加减配穴肝、脾、肾、胰胆、小肠、生殖器、交感、三焦、内分泌,选择2~3个配穴。对照组采用口服地西泮5mg/次,睡前口服。用药1个月后统计疗效。治疗结果治疗组与对照组比较($P<0.05$),有明显差异,治疗效果显著。

(二)外科疾病

1.尿失禁

王红军运用电针配合腕踝针治疗中风后尿失禁128例[27]:电针主穴取中极、石门,配四神聪、太冲、太溪、申脉、三阴交、阴陵泉。中极、石门两穴,根据患者的胖瘦取1.5~3.0寸毫针,皮肤常规消毒,直刺得气后连接G6805治疗仪,选用连续波,频率60次/分,电流强度以腹肌跳动收缩并能耐受为度,每次通电 30 分钟,配穴四神聪、太冲、太溪、足三里、三阴交、申脉,常规针刺法平补平泻,得气为度,隔 10 分钟行针 1 次,留针 30 分钟。腕踝针取双侧下 1 区;取 1.5 寸毫针,皮肤常规消毒,针尖朝上,与皮肤呈 30°角快速刺入皮下,针体贴近皮肤表面,沿皮下浅表层刺入约 1.3 寸,以针下无阻力,无酸麻胀痛等得气感为度,针柄以胶布固定,留针 12h,不做提插捻转。以上方法每日 1 次,10 次为 1 疗程,疗程间休息 3 天,1～4 个疗程后统计疗效。当小便时有尿意感,并完全能自行控制为痊愈,计 90 例,占 70%;以小便基本能自行控制,偶有失禁为显效,计 20 例,占 16%;以小便时有尿意感,偶尔能控制,但不巩固为有效,计 12 例,占 9%;以治疗 4 疗程症状无明显改善为无效,计 6 例,占 5%;总有效率为 95%。

2. 尿潴留

孙宇红运用腕踝针治疗 81 例尿潴留[28]:腕踝针取下 1、下 2、下 3、下 4、下 5、下 6 为主穴,同时配合饮用热开水约 200mL。留针时间视病情而定,如针刺 1h 左右即能自主排尿者不留针,否则可留针至排尿时取出,时间不超过 24 小时为宜。配穴可不留针,视病情行补、泻之术。肾气不足,取太溪、关元、足三里,针用补法;肝气郁结,太冲、内关、阳陵泉、足三里,针用泻法;湿热下注,取中脘、中极、足三里、三阴交;外伤取中极、三阴交、内关,针用平补平泻。结果此法对各种原因引起的尿潴留均有不同的疗效。

(三)骨伤科疾病

1. 腰椎增生症

金明运用腕踝针配合电针腰三针治疗腰椎增生症 35 例[29]:首先按压腰椎周围寻找压痛点,根据压痛点所在区,选取患侧相应同一区的腕部进针点,多取上 4、上 5(腕部腕横纹上二横指绕内关与外关一圈处),上 4 拇指侧的桡骨缘上,上 5 腕背的中央,即外关穴。踝部多取下 1、下 5、下 6(内踝和外踝以上约三横指环踝一圈处),下 1 靠跟腱内缘,下 5 在踝的外侧面中央靠腓骨后缘,下 6 靠跟腱外缘,针尖指向病端。用 32 号 1 寸不锈钢毫针,患者取俯卧位,前臂放松,75%酒精消毒针体与皮肤,以针与皮肤呈 30°角,快速进入皮下,然后将针体放平,沿皮下浅层刺入 1.5 寸,针下需松软,无阻滞感,若患者有痛、麻、胀、沉感,说明进针过深,重新调整,然后让患者站起,做多种活动,特别是前屈、外展、后伸等活动,直至患者活动有轻感为止。针刺"腰三针"(肾俞、大肠俞、委中),让患者端坐,暴露疼痛腰部,常规消毒,用 30 号 2 寸不锈钢毫针,分别刺入,采用捻转手法,针下产生沉、滞感后,分别在双侧肾俞、大肠俞、委中连结电极,选用 KWD-808-Ⅱ型脉冲针灸治疗仪连续波,逐渐加大电流,让患者有感觉为度,持续 40 分钟。每天 1 次,15 天为 1 个疗程,间隔 3 天,行下一疗程,2 个疗程,评定疗效。疗效:共诊疗 35 例,痊愈 22 例,显效 8 例,有效 3 例,减轻 2 例,总有效率为 94.28%。

李建媛运用腕踝针为主治疗腰椎骨质增生症 65 例[30]:治疗组腕踝针取下 1、下 5、下 6 为主穴,腰椎及椎旁压痛点,下肢外侧疼痛麻木加委中、阳陵泉。用 0.30mm×40mm 毫针,在踝关节上 3 寸,沿皮刺针尖朝向腰部病变部位。不要求针感,嘱针刺后患者活动腰部。患者卧床在腰椎及椎旁压痛点处取 2～3 个穴,常规针刺,再用温灸器置于腰部,温灸 40 分钟。每日 1 次,连续治疗 10 次为一疗程。对照组主穴为第 1～第 5 腰椎夹脊穴,肾俞、大肠俞,伴下肢麻木疼痛者加环跳、阳陵泉。依病症取上述 6～8 个穴,夹脊穴针尖刺向腰椎,得气后接 G6805 型脉冲治疗仪,以连续波,强度以患者能耐受为度,留针 30 分钟。每日 1 次,连续治疗 10 次为一疗程。治疗后治疗组总有效率为 93.8%,对照组总有效率为 84.6%。

2. 肩关节周围炎

熊秀蓉运用腕踝针配合推拿治疗肩周炎 54 例[31]:取疼痛侧上 4、上 5,常规消毒后,取1.5 寸 30 号毫针在腕上 5～7cm 处(注意避开皮下静脉),令针尖朝躯干方向与皮肤呈 30°快速刺入皮肤,然后将针体放平,紧贴皮肤向前推进,进针 30～35mm 左右停止进针,此时针体位于皮肤浅表层,针下有松软感,针刺部位要求无酸、麻、重、痛的感觉。针毕,活动患者针刺部位,无不适者用胶布固定针柄,留针 30 分钟。留针同时配合推拿治疗,医者一手握患肢腕部,做牵拉、抖动和旋转活动,用另一手的拇指、示指两指分别放在患肩的前后,用分筋手法推按肩关节周围的筋络,手力由轻到重,活动范围由小到大,两手配合边动边按,经充分活动后,再将患肢被动上举、外展、外旋、内收、后伸、内旋。因在做每个动作时均会产生不同程度的疼痛,故必须在患者尚能忍受的情况下进行。每日 1 次,连续 10 天。同时记录治疗前后患肩前屈、上举、外展、后伸、内旋、外旋活动范围。对照组口服双氯芬酸钾 50mg,每日 3 次;维生素 B_6 20mg,每日 3 次,连续 10 天。同时记录治疗前后患者前屈、外展、后伸、内旋、外旋活动范围。采用Ridit和 t 检验,进行统计学处理。参照国家中医药管理局的《中医病证诊断疗效标准》中肩周炎的疗效标准进行判定。肩部疼痛消失,肩关节功能完全或基本恢复为治愈;肩部疼痛减轻,活动功能改善为好转;症状无改善为未愈。结果:治疗组有效率为 100%;对照组有效率 65.2%。

曹晓红运用腕踝针配合推拿治疗肩周炎 80 例[32]:根据腕踝针的体表分区,取患侧上 5 区。选用 0.25mm×40mm 的 1 次性针灸针,选定相应进针点后,进行皮肤常规消毒,针尖朝上,与皮肤呈 15°～30°角刺进皮下,针体贴进皮肤表面,将针循纵轴沿皮下浅表层刺入 1.4 寸。进针后没有酸、麻、胀、痛等感觉,如有痛感,则针刺太浅,如有酸、麻、胀则针刺太深,应将针退至皮下,重新调整方向与角度后再行刺入。留针 30 分钟～24 小时不等,如夜间痛甚,用胶布固定针柄,留针 24 小时,留针期间推拿患肩。10 天为 1 个疗程,连续 2～4 个疗程,疗程间休息 5～7 天。结果治疗组总有效率为 98.8%,对照组总有效率为 93.8%。

费梅运用腕踝针治疗肩周炎 32 例[33]:根据腕踝针区域划分,肩周炎部位在腕 5 区,所以在患侧上 5 处常规消毒,采用 30 号 1.5 寸毫针,拇、示指固定针柄,中指紧贴针身,与皮肤呈

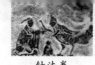

30°角快速进入皮下,针尖朝近心端(指向病所),针体贴近皮肤表面,针体沿皮下浅表层刺入约1.4寸,以针下松软感为宜,用胶布固定针柄,同时患肩做各运动方向的摆动和牵伸。留针40分钟,不做捻转提插,隔日1次,10次为1疗程。对照组采用一般针刺治疗,主穴取肩髃、肩髎、肩前,配穴取天宗、曲池、合谷。患者取坐位,两臂下垂,皮肤常规消毒,取30号2寸毫针直刺得气后行平补平泻手法,留针30分钟,其间行针2次,隔日1次,10次为1疗程,疗程间休息1周。两组均治疗1~2个疗程后评定疗效。结果腕踝针组总有效率为100%,对照组的总有效率89.3%。

田韵运用腕踝针治疗肩周炎50例临床观察[34]:治疗组取上1、上2、上3、上4、上5、上6。按分区查明病症所属区,以"上对上,下对下,左对左,右对右,不易定位的选1区,2或3区选2和3区,5或6区选5和6区"的原则,在腕部选取相应的进针点。取1.5寸毫针,皮肤常规消毒,针与皮肤呈30°角,快速刺入皮下,然后将针体贴近皮肤表面,沿皮下浅表层刺入约1.3寸,以针下有松软感为宜(即针下无阻力),不做提插捻转,若患者有酸、麻、胀、重等感觉,需调针至皮下浅表层。针柄以胶布固定,嘱患者做自主运动,留针1h左右。对照组取肩髎、肩贞、肩内陵、曲池,常规针刺,留针30分钟。2组均每日治疗1次,连续3次后进行疗效统计。结果治疗组总有效率为98%,对照组总有效率为67.4%。

王爱国运用腕踝针治疗肩周炎136例[35]:用32号不锈钢消毒毫针,采用腕踝针法。选取腕部上4、上5、上6三点进针。左病左取,右病右取,双侧病则双侧取。选定进针点后,皮肤常规消毒,医者左手固定进针点上部皮肤,右手拇、食、中指夹持针柄,针与皮肤呈30°角,快速进入皮下。针体贴进皮肤表面,沿皮下浅层刺入一定深度,以针下松软感为宜。针刺方向纵行向上,进针约1.5寸,不做提插捻转,留针30分钟,每日1次,以7次为限。留针期间,嘱患者进行肩关节活动锻炼。以肩关节疼痛消失,无功能活动障碍为治愈,共127例;以肩关节疼痛明显减轻,遗留部分功能障碍为显效,共7例;症状与体征无变化为无效,共2例;总有效率98.53%。

3. 第三腰椎横突综合征

高宏运用腕踝针加推拿治疗第三腰椎横突综合征85例报道[36]:治疗组采用腕踝针与推拿结合治疗。腕踝针取下5穴,伴内收肌压痛的加下1。选用0.25mm×40mm的毫针,常规消毒,使针与皮肤呈30°角快速进针,进针后小心地将针退至皮下,将针放平使之与皮肤呈5°~15°,然后沿皮下组织表浅地刺入一定深度。针刺完成后嘱患者活动下肢,要求针刺部位无感觉,若有需重新调针使之达到无感觉的要求。留针30~60分钟。推拿:①用擦法施于两侧腰部肌肉及患侧臀部(肌紧张侧和压痛点处做重点治疗),2~3分钟;②在患侧第三腰椎横突尖端做按压、弹拨3~5分钟;③掌根揉腰部肌肉2~3分钟;④放少许按摩乳用擦法擦两侧腰

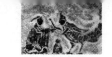

部肌肉,患侧第三腰椎横突部位为重点;⑤按揉臀上皮神经部1～2分钟;⑥患者仰卧,在内收肌起点处按揉1～2分钟;⑦点按委中、承山各30秒;⑧做患侧和双侧屈髋、屈膝之被动活动各10次,结束治疗。10次一疗程,1天治疗1次。对照组采用推拿治疗,推拿方法同治疗组中的推拿方法。10次一疗程,1天治疗1次。治疗结果,治疗组治愈61例(占74％),好转22例(占26％),未愈2例(占2％),好转率占98％;对照组治愈31例,好转31例(占45％),未愈6例(占9％),好转率91％。经χ^2检验($P > 0.05$),两组间无显著差异。但治疗组治愈率72％,对照组治愈率46％,经χ^2检验($P < 0.01$),两组间有显著差异,治疗组优于对照组。

4.急性腰扭伤

王敏华运用腕踝针治疗急性腰扭伤114例[37]:腕踝针组根据腕踝针区域划分,腰部扭伤部位基本包括在5、6两区内,所以进针点选下5、下6,用0.35mm×40mm毫针,常规消毒皮肤,进针深度1.4寸,患者取俯卧位或站立位姿势进针。取站立位时让患者一条腿跪放在椅上,手扶椅背,另一条腿也同样姿势进针。两条腿进针后,让患者下地走路,同时作腰部回旋动作,最大限度活动腰部,留针20～40分钟,其间不须运针,也不要求有酸麻胀痛针感,以针入皮下无任何感觉为最佳。体针组:患者俯卧位,取肾俞、大肠俞、关元俞、腰阳关、委中,用0.35mm×50mm毫针,进针后要求有针感,强刺激,留针20～30分钟,其间运针1次,10次为1个疗程。结果,腕踝针组114例患者中痊愈96例,占84％;显效12例,占11％;好转6例,占5％。痊愈例数中,1次治愈72人,2次治愈18人,3～5次治愈4人,5次以上2人,平均1.4次。体针组60例中痊愈37人,占62％;显效12例,占20％;好转6人,占10％;无效5例,占8％。治疗次数最短5次,最长14次。

王长海运用腕踝针治疗急性腰扭伤56例[38]:腕踝针组取30号1寸毫针,选取下6区、针尖向上沿皮刺入,留针30分钟,疗程5天。辨证取穴组取用针具同腕踝针组,选穴在辨证基础上,主要选取足太阳膀胱和手太阳小肠经穴委中、承山、昆仑、后溪及阿是穴。留针30分钟,中间行针1次,要求得气。两组均观察1个疗程。腕踝针组和辨证取穴组总有效率均为100％,一次有效率分别为92.8％和85.7％。

沈蓉蓉运用腕踝针治疗急性腰扭伤60例[39]:治疗组按腕踝针分区,根据具体病情,选取患侧或双侧腰部对应点下5、下6,用30号1.5寸毫针,患者取卧位,皮肤常规消毒后,医者左手拇示指绷紧局部皮肤,右手持镊,镊子夹住针身,针尖距离皮肤1cm,与皮肤呈30°角,快速进入皮下,针刺方向沿纵行直线朝上,将针体贴近皮肤表面,沿皮下浅表层缓缓进针至1.3～1.4寸,以针下有松软感,患者无任何感觉为宜,然后嘱患者站立,作腰部左右侧弯旋转前俯后仰及下蹲起立等动作。留针30分钟,每日1次,5次为一疗程,疗程间隔2天。对照组患者俯卧位,酌取阿是穴,双侧肾俞、大肠俞、腰眼、夹脊。针刺得气后接G6805型电针仪,连续波,电流强度以患者耐受为度,30分钟后出针,予腰部拔火罐,留罐10分钟,疗程同治疗组。经过治疗后,治疗组疗效优于对照组。

刘艳萍运用腕踝针对急性腰痛[40]:将60例患者随机分为两组,治疗组30例,男22例,女8例,平均发病时间(20.2±1.5)小时。60名患者中急性腰扭伤13例,腰背筋膜纤维组织炎3例,腰椎间盘突出症8例,小关节紊乱4例,骶髂关节扭伤2例。其中单纯腰痛者20例,腰痛伴下肢疼痛者10例。治疗组取俯卧位,取腕踝针针刺点的双侧下5、下6,针灸师用右手拇、示、中三指持针柄,另一手之拇指轻压针刺点附近皮肤,使皮肤略绷紧。进针时用拇指轻旋针柄,针体与皮肤30°角向远心端很快刺入皮肤,然后将针放平,将针身沿皮下缓慢推入,针刺入皮下约23mm。用透气纸胶带固定针柄(胶带遮盖露在皮肤外的大部分针体及针刺点,仅使针尾露在胶带外),留针30分钟,2次/天。对照组给予复方氯唑沙宗片口服,1片/次,2次/天。治疗1周为1个疗程,两组共治疗2个疗程。两组临床疗效比较:治疗组30例,痊愈18例,显效8例,有效3例,无效1例,总有效率为96.67%;对照组30例,痊愈8例,显效5例,有效11例,无效6例,总有效率为80.00%;两组临床总有效率比较差异有统计学意义($P<0.05$)。

王金勇运用腕踝针治疗运动员急性腰扭伤74例[41]:将74名患者随机分为治疗组44例,对照组30例。治疗组采用腕踝针治疗,患者俯卧,腕踝部皮肤常规消毒,用30号2寸毫针,选下6区。对照组30例患者冰敷后即回家卧板床休息,24小时后进行体针疗法,取穴为阿是穴、肾俞、腰阳关、委中等。统计结果显示治疗组效果明显优于对照组。

5. 落枕

曹淑华腕踝针配合浮针治疗落枕49例[42]:治疗组采用腕踝配合浮针治疗,患者坐位,充分暴露患侧上肢,根据体表分布选取落枕同侧上肢5、6区为进针区,做好标记,常规消毒。进针针刺方向向上,针尖以30°过表皮层后尽可能在皮下平行进针,进针缓慢,不必捻转,进针深度至接近针体末端。针刺时不引起酸、麻、胀、痛等感觉,如有出现立即出针以便纠正。留针时间2小时。浮针操作采用动静脉留置针替代浮针针具。患者取坐位,充分暴露患部,找准病灶压痛点,做好标记,常规消毒,循经络走向在肩关节上距离痛点6~10cm处进针,针尖直指痛点,尽量快速透皮,针体与皮肤呈15°~30°角,达皮下疏松结缔组织后缓慢平行运针,进针后疼痛可即时缓解。以进针点为支点,手握针座做左右摇摆动作,同时患者前后左右缓慢活动颈部,约5分钟后取出钢针芯,软套管留于皮下,贴上输液贴,留置时间2小时。针刺后嘱患者转动颈部(低头、抬头、转头),逐渐活动颈部,即感轻松,疼痛消失,活动范围加大,达到即时止痛效果。对照组采用常规推手法治疗,每次30分钟。结果显示:治疗1次即时镇痛治疗组治愈43例,未愈6例,对照组治愈23例,未愈14例。2组1次即时镇痛疗效比较,差异有显著性意义($P<0.05$),治疗组疗效优于对照组。

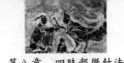

6. 髌骨软化症

杨义靖运用腕踝针为主治疗髌骨软化症80例[43]：治疗组80例，对照组80例。治疗组用1寸毫针于患肢按腕踝针分区的2、3、4、5区沿皮下平行进针，针向病所，留针30分钟，患部无红肿、肤温不高者同时予热熨治疗30分钟，以促进血液循环，加强治疗效果；患部有红肿、肤温偏高者予双柏膏外敷8h促进炎症吸收。对照组用1寸毫针于患肢足三里、阳陵泉、阴陵泉、梁丘、血海、三阴交、迎香等穴位垂直进针，用平补平泻法，留针30分钟，辅助治疗同治疗组，患部无红肿、肤温不高者同时予热熨治疗30分钟，以促进血液循环，加强治疗效果。治疗后治疗组疗效优于对照组，差异有统计学意义（$P<0.01$）。

（四）妇儿科疾病

1. 小儿遗尿症

赵春风腕踝针治小儿遗尿症50例[44]：选用28～30号1.5寸不锈钢毫针。取穴选查明病症所在部位与其所对应的区。区的划分以前后正中线为标线，将身体两侧面，由前向后划分为6个纵行区，又以胸骨末端和肋弓交界处为中心划一条环绕身体的水平线，称横膈线，将身体分为上6区、下6区，上6区为腕所主，下6区为踝所主，腕踝各有6个进针点。根据病症部位选出相应的进针点。遗尿症归1区所主，而为膈横线以下，其穴在踝部，故取下1穴双侧进针，下1穴在内侧三阴交穴与跟腱连线中点取穴。局部常规消毒，进针后针体与皮肤呈30°角，贴近皮肤表面，针尖向上，针体沿皮下浅表层刺入一定的深度，以针下有松软感为宜，若患者有酸、麻、胀、沉感觉，说明进针已深入筋膜下层，要调针至皮下浅层，继续进针，深度约达1.5寸。针刺达一定深度后留针20～30分钟，不做捻转提插，一般隔日1次，10次为1疗程，急症可每日1次。治疗1疗程观察疗效。全组50例中，痊愈35例，占70%；显效10例，占20%；有效5例，占10%。

徐晓明运用腕踝针埋针治疗小儿遗尿症[45]：观察组取穴踝部下1点。位置在内踝最高点上3寸，靠近跟腱内缘。令患儿仰卧，皮肤常规消毒后，选用30号1.5寸毫针，医者左手拇指、示指分开，绷紧进针点处皮肤，右手拇指、示指持针柄，使针体与皮肤呈30°角，针尖方向为向心方向，快速刺入皮下，然后将针体放平，在皮下沿向心方向循踝部纵线水平刺入，最后使针体在皮肤外留出2～3mm，用胶布将针柄固定，在针刺部位覆盖无菌纱布，防止感染，留针1日。以后每天左右踝互换埋针，10次为一疗程。对照组采用体针疗法，取穴关元、中极、气海、三阴交，遵照"虚则补之，实则泻之"的原则，采用提插、捻转等补泻方法，其中针刺关元、中极时，务使针感传至会阴部，每日1次，每次留针20分钟，10次为一疗程。两组经过2个疗程的治疗，观察组53例中，痊愈8例，占15.1%；显效22例，占41.5%；好转20例，占37.17%；无效3例，占3.17%。对照组47例中，痊愈10例，占21.13%；显效23例，占48.19%；好转10例，占

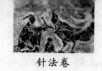

21.13%;无效 4 例,占 8.5%。治疗 2 个疗程后,观察组、对照组疗效对比,经统计学处理 χ^2 检验($P>0.05$),显示腕踝针埋针组与传统针刺组疗效差异无显著性意义。

(五)皮肤科疾病

1. 肌外侧皮神经炎

张德基运用姜灸治疗肌外侧皮神经炎 60 例[46]:患者仰卧或侧卧位,找出股外侧或前侧皮肤浅感觉减退或疼痛范围,即是病灶范围。确定踝部进针区,取下 4、下 5 点。进针时用三指持针柄,针体与皮肤表面成 30°角,用拇指端轻旋针柄,使针尖通过皮肤后,即将针放平贴近皮肤表面,循直线沿皮下表浅进针。如遇有阻力或出现酸、胀、痛等感觉,是因针刺较深,应将针体退至针尖达皮下重新更表浅地刺入 1.4 寸。留针 30 分钟或更长时间。腕踝针刺毕后,在病灶区,常规消毒,用梅花针在患处自外向内叩打,力量以针达真皮层,稍有血点为度,而后以姜皮敷贴叩打患处表面,进行隔姜灸 20 分钟,以发热发红为度,然后再在患处拔罐 10 分钟。每日 1 次或隔日 1 次,7 次为 1 疗程,两个疗程统计疗效。治疗 60 例中,痊愈 48 例,占 80%;显效 12 例,占 20%;总有效率 100%。48 例痊愈中有 38 例经治 1 个疗程而愈,有 10 例在第 2 个疗程内痊愈。

张滨农运用腕踝针治疗股外侧皮神经炎 50 例[47]:根据腕踝针区域划分,股外侧皮神经炎治疗部位在踝 4、5 两区(即外踝最高点上 3 横指,胫骨前缘与腓骨前缘的中点及外侧面中央处)。患者取侧卧位,皮肤常规消毒后,用 32 号 1.5 寸毫针,针尖向膝部方向与皮肤呈 15°角快速刺入皮下,然后放平针身,将针推入皮下浅表层,刺入 1.5 寸,不捻转提插。当患者无任何感觉后,用胶布固定针柄,留针 1~2h,每日 1 次,6 次为 1 疗程,休息 1 天。治疗 4 疗程后统计结果。以主要症状及感觉异常完全消失为痊愈,有 39 例,占 78%;以诸症有明显减轻,不影响生活为有效,有 10 例,占 20%;以症状减轻不明显为无效,有 1 例,占 2%;总有效率 98%。

2. 末梢神经炎

姜鹤群等运用腕踝针疗法治疗糖尿病末梢神经炎 30 例[48]:全部患者根据病情选择降糖药物在优降糖、达美康、糖适平、二甲双胍、拜糖平等药物中选择,维持血糖基本平稳 3 个月以上,原用治疗糖尿病末梢神经炎的药物停服 2 周以上,按就诊顺序随机分为 3 组。第 1 组采用腕踝针疗法。取双侧上 2、下 2 加对症取穴。上肢加上 1、上 4、上 5,头部加上 6,下肢内侧加下 1、下 2,膝部加下 3,下肢外侧加下 4、下 5、下 6。按病区编号确定相同编号的进针点,针刺方向以针尖朝病端的原则,进针入皮下平刺约 1~2 寸,不要求有酸、麻、胀、痛、重、热、凉等感觉,可适当留针。具体进针、留针、出针等操作方法同体针的平刺法。每日 1 次,7 次为 1 个疗程,休息 2 天后继续下一个疗程,共治疗 3 个疗程。第 2 组采用体针疗法。采用局部取穴法与辨证取穴法,取三阴交、血海、太溪、曲池、阳陵泉。上肢可配肩髃、肩髎、曲池、外关、合谷;下肢可配

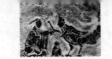

环跳、足三里、阳陵泉、解溪、内庭；气滞血瘀型加行间、血海；湿热浸淫型加大椎、内关；寒凝血虚型加膈俞、脾俞、足三里，用灸法。针法采用平补平泻法，留针15～30分钟。每日1次，7次为1个疗程，休息2天后继续下一个疗程，共治疗3个疗程。第3组采用肌肉注射维生素B₁、维生素B₁₂等常规处理。每日1次，7次为1个疗程，休息2天后继续下一个疗程，共治疗3个疗程。结果，第1组与第2组总有效率明显优于第3组，且临床症状总积分治疗前后减分率第1组、第2组明显高于第3组，提示腕踝针与体针治疗能显著改善患者临床症状，提高临床疗效。并且腕踝针与体针疗法有一定的调节血糖和血脂代谢的作用，能明显降低血液黏度，改善微循环，疗效优于常规治疗。

(六)五官科疾病

1. 耳鸣

李璟在临床中运用腕踝针与体针相结合治疗耳鸣62例[49]：取腕踝针上1区，上4区，体穴取风池、率谷、听宫、听会。首先针上1区，术者用拇指端摸到尺骨缘后，向掌心侧轻推，点的位置在骨缘和肌腱内侧缘之间的凹陷处。然后针上4区，让患者的手掌面向内竖放，术者用两手示指夹桡骨的两侧，点的位置在两侧骨缘之间。此处若有较粗血管时，进针点位置要适当上移。取32号1.5寸毫针，使针体与皮肤成30°角，左手拇指向下拉紧皮肤，使针尖较易刺入，针尖刺透皮肤后，将针循纵轴沿皮下尽可能表浅缓慢推进，要求不出现酸、麻、胀、重等得气感，留针30分钟。局部体穴行平补平泻法，每隔10分钟捻转行针1次，留针30分钟。以上治疗每日1次，10次为一疗程。运用此方法治疗62例耳鸣患者，显效41.9%；有效40.3%；无效17.8%。体会：患者发生耳鸣后，情绪变得紧张、急躁、忧郁，甚至出现恶心、厌食、失眠。针取腕踝针上1区，可以改善或消除精神紧张状态，上4区可用于治疗耳鸣、听力减退。

2. 面肌痉挛

刘希茹运用腕踝针与体针治疗面肌痉挛66例[50]：体针组33例，患侧取穴：主穴取下关、合谷、足三里。眼周痉挛配阳白、太阳、四白；口周痉挛配地仓、迎香；面颊痉挛配颧髎、颊车。面部穴位浅刺约2～3分深，合谷、足三里针刺得气后留针30分钟。每日1次，5次为一个疗程。腕踝针组33例，取腕4、6区，在上4、上6处常规消毒，采用30号1.5寸毫针，拇、示指固定针柄，中指紧贴针身，与皮肤呈15°角快速进入皮下，针尖朝近心端，针体贴近皮肤表面，针体沿皮下浅表层刺入约1.4寸，用胶布固定针柄，留针60分钟。每日一次，左右手交替使用，5次为一个疗程。结果腕踝针组总有效率为100%，体针组总有效率为84.8%。

3. 急性冠周炎

黄喜彩等运用腕踝针治疗急性冠周炎50例[51]：对照组常规治疗，口服消炎痛50mg，甲硝唑 0.4g,每日 3 次;冠周化脓者用 H_2O_2 冲洗,日 1 次,漱口液漱口;治疗 5 天。治疗组用常规方法加腕踝针治疗。取手上 1 区(右侧取右手,左侧取左手),以 32 号 1.5 寸针灸针在掌长肌和桡侧屈腕肌腱中间,距腕横纹二环指处呈 30°角进行,沿皮下推进约 38mm,推进过程中不应出现酸、麻、胀、痛等感觉,留针 30 分钟,治疗 5 天。结果治疗组疗效明显优于对照组。

4. 牙痛

虎珍腕踝针埋针治疗牙痛 115 例[52]:根据患者牙痛出现的牙齿,分别选取进针区。即门齿及犬齿痛同侧后上,槽齿痛取同侧上 2,双侧齿痛取双侧相应进针区。按要求针好后,用无菌胶布固定针柄,于 24 小时后起针。一般隔日 1 次,两次效果不好,可改用它法。龋齿牙痛,除针刺外,当配合它法以除病因。所有病例,均埋针不超过两次。结果痊愈 46 例,显效 35 例,好转 24 例,无效 10 例。

(七)其他

1. 痛症

潘海蓉运用腕踝针用于肛肠病术后止痛[53]:治疗组,用 30 号 7cm 毫针,于双下肢悬钟穴向内旁开 1 寸处以 15°～20°向心方向斜刺进皮后平行进针 3～5cm,患者无痛、酸、麻、胀等针感即可,不行针,留针 20～30 分钟;对照组口服颅痛定 60mg。结果治疗组总有效率为87.03%,对照组总有效率为 61.81%。

欧阳群运用腕踝针治疗痛症 613 例[54]:按腕踝针疗法,根据痛症所在区,选取相应治疗点,上肢及横隔以上部位的痛症,取腕部的相应治疗点,下肢及横隔以下部位的痛症,取踝部的治疗点,如前头痛、咽喉痛取上 1,胃痛取下 1。治疗点处皮肤常规消毒,选用 30～32 号 1.5 寸毫针,以 15°～30°角向病痛区方向进针,沿皮下平刺 1.3 寸。要求患者无针感,进针后关节活动自如,否则需调整进针方向或深度。每日 1 次,每次留针 1～2 小时,疼痛较剧者,亦可延长留针时间(针柄处用胶布固定),最长达 24 小时,10 次仍无效者停止治疗。结果止痛效果较好。

胡侠运用腕踝针治疗中晚期肝癌疼痛 36 例[55]:治疗组采用 0.25mm×25mm 的一次性无菌针灸针,根据疼痛部位及原发灶部位,按腕踝针选区原则进行定位,局部 75%酒精消毒后,针刺入皮下浅层组织针刺完毕后以胶布固定 9～12 小时。与单纯服药组 50 例进行比较。治疗组有效率为 94.4%,愈显率为 86.1%。接受腕踝针治疗的患者与按三阶梯服药的患者相比无显著差异,但持续缓解时间较服药组长,且无毒副作用。

2. 花粉症

黄碧玉运用腕踝针治疗花粉症 26 例[56]:腕踝针针刺点取上 1、下 1、下 2。伴过敏性鼻炎

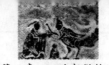

者加用迎香穴,哮喘者加用膻中穴。患者仰卧位,选取一次性无菌针灸针(0.30mm×40mm),用75%酒精棉球消毒,从双侧腕部上1及踝部下1、下2进针,针尖向近心端呈10°平刺,针体贴近皮肤表面,沿皮下浅层推进,不提插,不捻转,患者无痛觉或仅有轻微痛感,无酸麻胀肿等不适。每日1次,每次留针30分钟,7次为1个疗程。治疗后,治愈6例,好转16例,未愈4例,总有效率达84.6%。

3. 阳痿

胡芳等运用腕踝针结合体针治疗阳痿45例[57]:患者俯卧位,根据病变所在部位和腕踝针身体分纵区定位法,选取左右下1、下6点为进针点。体针穴取气海、关元。阴茎正常勃起,勃起硬度佳,能达到以往房事效果为痊愈,共28例,占62.2%。阴茎能够勃起,勃起硬度可,但房事时间较以往短为好转,共10例,占22.2%。阴茎虽有勃起,但勃起硬度不够,不能进行正常房事,或与治疗前无异为好转,共7例,占15.6%。有效率达84.4%。

第四节　第二掌骨侧针法

一、概　述

第二掌骨侧针法,是在第二掌骨侧穴位上针刺,以治疗全身疾病的一种微刺系统疗法。该疗法是在植物学家、动物学家、医学家所公认的"泛胚论"基础上发展起来的。该理论指出,生物体(包括人)的每一个组成部分,甚至小到一个细胞分子,亦隐藏着整个生命最初形态的基本结构特征。也就是说,生物体(包括人)的每一个局部都像是整体的缩影,它包含着全部整体各个部位的病理、生理信息,能真实地反映出整体的全部特征。因此,每一个局部,实际是一个缩小的整体,是"全息胚",它是人体相对独立部分,在结构、功能上都有相对的完整性,与周围部分有明显的界线,所以医学家可以通过某个局部来观察、诊断和治疗全身疾患。第二掌骨侧针法就是体现"穴位全息律"的一种微针疗法,是生物全息律在第二掌骨侧的具体应用。

第二掌骨侧为手阳明大肠经所过之处,其相表里经手太阴肺经及同名经足阳明胃经均与之相关联。胃为水谷之海,后天之本,脾胃为气血生化之源,手太阴肺为十二经脉之始,而全身脏腑气血变化均可反映于肺经寸口脉。所以第二掌骨侧便为十二经脉气血流注之所,针刺可治疗全身多种疾病。

二、定位与主治

第二掌骨侧穴位群,有头、肺、肝、胃、腰、足等6个典型穴位,见图8-8。

头穴：手握空拳，掌心横纹末端与第二掌骨侧交点。

足穴：第一、二掌骨侧近拇指侧的交点。

胃穴：头穴与足穴连线的中点。

肺穴：胃穴与头穴连线的中点。

肝穴：胃穴与肺穴连线的中点。

腰穴：胃穴与足穴连线上，近胃穴的 2/3 与近足穴的 1/3 交点处。

整体与第二掌因其关系是成比例地缩小，整体可划分为无数的部分，故而第二掌骨侧所对应的这些无数部位的穴位也是无数的。可根据上述 6 个典型穴位的位置及第二掌骨侧是整体的缩影的原理，来确定其余穴位的位置。

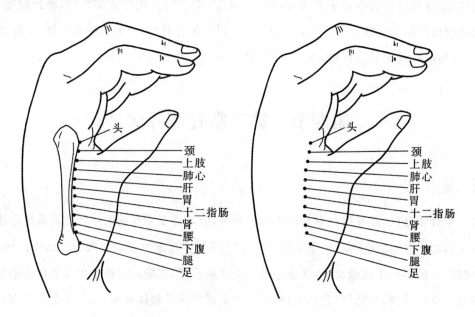

图 8 - 8　第二掌骨侧针法穴位分布图

三、操作方法

（一）第二掌骨侧穴位诊察法

本方法通常采用按压法。测试者与患者对坐或对立，用右手托着患者右手。患者右手如握鸡卵状，肌肉自然放松，虎口朝上，示指尖与拇指尖相距 3cm。按压时，可以从头穴开始，测试者以左手拇指尖压在穴位上，在垂直于平面的方向上施力按压，并略带揉的动作。以大小适中的压力揉压 1～3 次，当患者某穴有明显的酸、麻、胀、重、痛感觉时，应稍用力揉压或按压，这时患者会发生躲避反应，面部会出现咧嘴、皱眉等表情，则此穴为压痛反应点。压痛点出现，表明其所对应的同名器官（或部位）或其同一横截面上的其他器官有病变，如肺穴压痛，则肺或

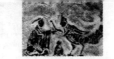

胸、心、背、食管或两胁有病变。按中医脏象学说,穴位的压痛点也表明其所对应脏腑及其密切相关部位的病变,如肝穴压痛,则与肝密切联系的目也可能有病变,一般左手压痛重于右手,则表明人体左侧病重或病在左侧,反之亦然。

(二)操作

用指压法找准压痛点后,用 30 号 1 寸毫针,在压痛点上沿着第二掌骨桡侧边缘刺入第二掌骨手掌侧,垂直于皮肤表面进针,刺入压痛点 8 分深,进针后若无强的针感时,可将针尖稍稍改换方向,以探寻针感最强点,留针 45 分钟。留针期间,每隔 5~10 分钟轻轻行针 1 次。一般 5~10 分钟后,患者病变局部出现发热、汗出、舒服等感觉,热感多见,此为疗效较佳的信息。另外,可配合按摩法,即用拇指尖以穴位为圆心作小圆周运动或揉动,揉压要有力,以在深层组织有较强的酸、麻、胀、痛感为宜,每次按摩 3~6 分钟,针刺 7 天为 1 疗程,疗程间休息 2~3 天。

(三)适应证及取穴原则

由于第二掌骨侧是人体成比例的缩影,故其针法的适应证较广,各科急慢性病症均可采用第二掌骨侧针法治疗。

取穴原则如下:

(1)按部位对应取穴,如肺病取肺穴等。

(2)按中医脏象学说取穴,如肝开窍于目,目疾可取肝穴等。

四、注意事项

(1)应用本法时,个别患者会出现晕针现象,故针刺时应随时观察患者的精神状态,一旦发生晕针须及时处理。

(2)饥饿、暴饮暴食、极度疲劳后 1 小时内不宜针刺。一般受术者治疗前应休息片刻(15 分钟左右),体育运动后应休息半小时为宜。

五、临床应用

(一)内科疾病

张国成运用第二掌骨桡侧针法治疗心律失常 68 例[58]:在应用第二掌骨侧疗法治疗前停用抗心律失常药物,并作心脏听诊及心电图记录,治疗第 3~7 天复查 1 次。治疗时令患者将手自然放松,在其第二掌骨侧浅凹长槽的穴位群探测心穴敏感点和相关的穴位,然后以 75% 酒精消毒皮肤,垂直于患者拇食二指所在的平面,以 26 号 1 寸针刺入,深度为 2cm,针入穴位后有较强的胀、麻、痛、酸感,留针 30 分钟,期间每隔 5~10 分钟略为转动或提插针体,以保持较强的针感。取针后,嘱患者及其家属回家后用拇指尖以穴位为圆心作小圆周按摩,巩固针刺的效果。按摩穴位以每一小圆周为一下,频率为每分钟 150 下左右,每次按摩 3 分钟,每天早、中、晚各按摩 1 次,7 天为一疗程,临床疗效较好。

(二)骨伤科疾病

1. 急性腰扭伤

李霞运用第二掌骨侧腰穴治疗急性腰扭伤[59]:在患者第二掌骨拇指侧与第二掌骨平行处,紧靠第二掌骨指顺其长轴方向轻轻来回按压,即可觉有一浅凹长槽,就在此长槽内取穴进针。针沿第二掌骨指侧的边沿垂直刺入,用 26 号 1 寸针,针长 2.5cm,刺入 2cm,针入后,在腰穴处有较强的胀、麻、重、酸感,且沿桡尺骨节肢将此感觉向上传导,或向手指放射,或二者兼有。即为得气。留针 40 分钟,每隔 10 分钟行针 1 次。此针感比传统体针强,针后出现微热感者,疗效较佳。在留针期间,配合运用运动针灸疗法,嘱患者配合做弯腰、下蹲、行走等活动,直至起针。单侧扭伤取患侧,双侧扭伤取双侧。共治疗 32 例,治愈 25 例,治愈率 78%,好转 6 例,无效 1 例,总有效率 97%。无效 1 例,经进一步检查为腰椎间盘突出症。

2. 落枕

姚光潮运用第二掌骨桡侧针刺的方法治疗落枕[60]:取穴或压痛点乃遵循部位同侧对应原则。嘱患者手握空拳,在其第二掌骨桡侧掌心横纹末端,与第二掌骨侧相交点,此即头颈穴。还可采用按压法,医者与患者对坐或对立,患者将手握鸡蛋状,肌肉放松,虎口朝上,示指尖与拇指尖相距 3cm,医者用左手托住患者的手,右手在其第二掌骨桡侧的掌骨头附近来回按压,一般可发现有较明显的压痛点。当找准头颈穴或压痛点后,常规消毒,然后用 30 号 1 寸毫针,在穴位或压痛点上沿着第二掌骨桡侧边缘刺入,深约 2cm,做均匀持续的小幅度提插捻转,待产生较强的酸、麻、重、胀感后留针 30 分钟,期间前 5 分钟持续,以后每隔 5～10 分钟行针 1 次,使整个行刺过程保持较强针感。又嘱患者不断活动头颈。出针后须按压针孔。每日针刺 1 次。以此法治疗 48 例,其中男 31 例,女 17 例;病程最短半天,最长 4 天。经治疗 1～3 次,以颈项活动自如,局部未见压痛,1 月内未复发为痊愈,共 40 例,以颈项活动自如,但时有复发,局部或有压痛为显效,共 8 例。此 8 例均系 X 线摄片示颈椎骨质增生,颈椎生理曲度变直,颈韧带钙化。

李景义运用第二掌骨桡侧颈穴、后溪穴治疗落枕 80 例[61]:取双侧第二掌骨侧颈穴及后溪,穴位局部皮肤常规消毒,用 26 号 1 寸毫针直刺,深度约 2cm,得气后用 701DM－B 型电麻仪通以约 3～4 次/秒双向脉冲电流,强度以患者能忍受为度,同时嘱患者头部做缓慢前后俯仰、左右回顾等自主活动,每日治疗两次,每次约 30 分钟。颈部疼痛消失、活动灵活、无压痛为

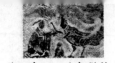

痊愈,有 62 例,占 77.5%。颈部疼痛减轻、活动灵活、轻微压痛为好转,有 18 例,占 22.5%。本组患者经过治疗全部有效,大部分患者治疗 1 次疼痛即明显减轻,治疗 1 到 2 次即痊愈,最多治疗 8 次。

(三)五官科疾病

陈红路运用第二掌骨桡侧针法治疗急性牙痛 50 例[62]:在第二掌骨桡侧处用指压法找准穴位后做常规消毒,用 30 号 1 寸毫针在穴位上沿着第二掌骨桡侧边缘刺入第二掌骨手心的一侧,针入 8 分左右,如无明显针感,可改变针刺方向,直到患者有强烈的酸、麻、胀、痛感为止。留针 45 分钟,每隔 10~15 分钟行针 1 次,每日刺 1 次,重者可每日 2 次。50 例患者,治疗 1 次后痊愈者 29 例,治疗 2 次后痊愈者 14 例,治疗 3 次后痊愈者 7 例。全部患者无 1 例复发。每次针刺期间,一般均在 30 秒到 2 分钟内症状消失,有效率为 100%。

第五节　手象针法

一、概　述

手象针疗法,是通过针刺手部微小的经络脏象系统缩形部位,以治疗全身疾病的一种方法。"手象针"是陕西省西安市中医院的方云鹏先生,根据其多年的临床经验总结出来的一种新型疗法。方云鹏早在 1958 年首先发现了针刺大脑皮质功能定位在头皮外表投影的特定刺激点来治疗全身疾病。在此基础上,方先生又发现手、足也有此特点,头皮的伏象穴区、伏脏穴区、倒象穴区、倒脏穴区,亦有规律地分布于手部和足部。通过大量的临床实践,方先生发现手部存在着极为丰富密集的特异功能刺激点,这些刺激点的分布非常有条理,若将它们按体位顺序连接起来,则形成三个完整的人体缩形,纵排于手部。反映人体躯干腹面、肢体屈面的刺激点均分布于手掌面,称之为"脏"。反映人体躯干背面、肢体伸面的刺激点均分布于手背面,称之为"象"。因此,针刺这些脏象缩形区的不同刺激点,就可以治疗全身多种疾病。

手象针疗法具有简便、安全、易学等特点,并具有止痛、消炎、镇静、醒神等功效。

二、定位与主治

(一)手部划线

手部划线是手针穴区定位的基础。为了准确定位,便于取穴治疗,特按一定的生理标志,将手部划分出以下 11 条定位线,见图 8-9。

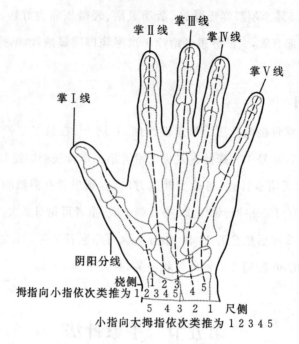

图 8-9 手掌侧划线图(左手)

1. 阴阳分线

阴阳分线即沿手部桡侧、尺侧正中赤白肉际所划之线,也就是手掌面与手背面的分界线。手的掌面为阴,背面为阳,阴阳分线处为阴阳面。

2. 手掌面五线

掌 I 线:位于手掌面桡侧,由拇指尖端正中经指骨、掌骨正中,止于腕横纹桡侧 1/6 与尺侧 5/6 分界点处。掌 II 线:位于手掌面桡侧,由示指尖端正中经指骨、掌骨正中,止于腕横纹桡侧 1/3 与尺侧 2/3 分界点处。掌 III 线:位于手掌面正中,由中指尖端正中,经指骨、掌骨正中,止于腕横纹正中点。掌 IV 线:位于手掌面尺侧,由无名指尖端正中,经指骨、掌骨正中,止于腕横纹桡侧 2/3 与尺侧 1/3 分界点处。掌 V 线:位于手掌面尺侧,由小指尖端正中,经指骨、掌骨正中,止于腕横纹桡侧 5/6 与尺侧 1/6 分界点处。

3. 手背面五线

手背 I 线:位于手背面桡侧,与掌 I 线相对。手背 II 线:位于手背面桡侧,与掌 II 线相对。于背 III 线:位于手背面正中,与掌 III 线相对。手背 IV:位于手背面尺侧,与掌 IV 线相对。手背 V 线:位于手背面尺侧,与掌 V 线相对。

(二)穴区的命名

方云鹏发现在手上存在有三个人体缩形,反映刺区和针刺系统。这三个系统分别排列和重叠于手的不同部位。

其一是头部位于中指之上，朝着指端方位，俯伏在手背面的一具人体缩形系统，命名为"手伏象"穴区，与该区域相对应的手掌面部位，命名为"手伏脏"穴区。

其二、其三是两头部朝向近心方位，分布于手背面的人体缩形系统。因其图像恰好与"手伏象"分布方向相反，放而称之为"手倒象"穴区。"手倒象"相对应的掌面部位称为"手倒脏"穴区。其中位于桡侧的穴区系统，分别命名为"桡倒象"、"桡倒脏"；位于尺侧的穴区系统，分别命名为"尺倒象"、"尺倒脏"。

（三）穴区的定位

手象针穴区，主要是由于伏象、手伏脏、桡倒象、桡倒脏、尺倒象、尺倒脏六个部分组成。其详细定位如下。

1. 手伏象

手伏象即人的整体缩形，分别在手背侧面各指、掌骨之上的反应区域。

在左手上，背Ⅲ线尺侧手背面为左手伏象八区系统的左半侧躯体，反之，桡侧为右半侧躯体。在右手上，背Ⅲ线尺侧手背面为右手伏象穴区系统的右半侧躯体，反之，桡侧为左半侧躯体，见图 8 - 10。

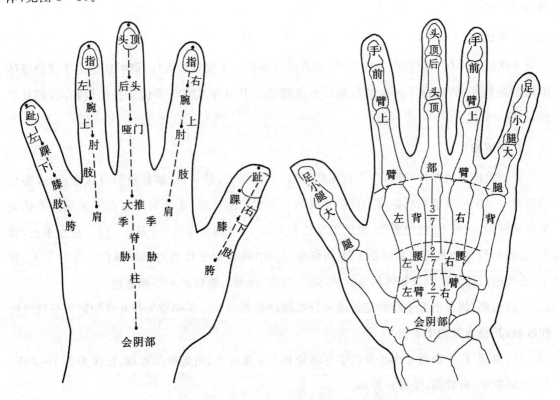

图 8 - 10　手背面"伏象"部位示意图（左手）

（1）头项：位于中指各节背侧面。由指端至掌指关节，顺序为头项、后头和项部，以头顶的正中沿着背督脉线的正中，左右两侧对称分布。

（2）躯干：位于第三掌骨背侧面，以躯干正中沿着手背Ⅱ线左右对称分布。掌指关节相当于颈、胸椎之交界（大椎穴）处，掌腕关节相当于尾骶骨（长强穴）处。躯干划分为三段，即：背、腰、臀三部。背部约占总长的 3/7，腰部约占 2/7，臀部约占 2/7。

（3）上肢：左右上肢在两手上分布的位置基本相同，但两手上各所代表着手伏象的左右上肢，恰巧是相反而又重合。

左上肢：在左手上是无名指的部位，在右手上则是示指的部位。

右上肢：在左手上是示指的部位，在右手上则是无名指的部位。

示指、无名指的掌指关节处，相当于肩部；近端指间关节处相当于肘部关节处，相当于腕部；手指的末端相当于手指。

（4）下肢：两手部位上所代表手伏象的左右下肢，刚好交叉相反，而又相互叠合。

左下肢：在左手上是小指，在右手上是拇指。

右下肢：在左手上是拇指，在右手上是小指。

指间关节处相当于踝部，但拇指是两个指节，故拇指的踝部定在指甲根部两侧；手指的末端相当于足趾。

2. 手伏脏

手伏脏与手伏象以阴阳分线为界，二者结合构成一个完整的人体，即手伏脏为手伏象整体缩形的屈收面、内脏在手掌面的反应区域或部位。其分布基本与手伏象各部位相向，相互对应，见图 8-11。

3. 桡倒象

桡倒象即人的整体缩形，在手背面桡侧拇、示指指骨，第一、二掌骨及手舟状骨、大多角骨和桡骨茎突上的反应系统。因为反应系统的头部在手的近端，正好与分布在手远端的手伏象头部呈倒置，故称为"桡倒象"。桡倒象是沿着手背Ⅰ、Ⅱ线分布的，见图 8-12。在左手上，背Ⅰ、Ⅱ线的尺侧为桡倒象躯体的左半侧部位；反之，桡侧为躯体的右半侧部位。在右手上，背Ⅰ、Ⅱ线的尺侧为桡倒象躯体的右半侧部位；反之，桡侧为躯体的左半侧部位。

（1）头部：位于沿背Ⅰ线的延长线所分布的桡骨茎突上。头部宽为背Ⅱ线与阴阳分线之间的区域；其长为宽的 1.5 倍。

（2）颈部：位于沿背Ⅰ线所及的手舟状骨和大多角骨上，由近端向远端，依次为颈1～7椎。

（3）躯干：分背部、腰部和臀部。

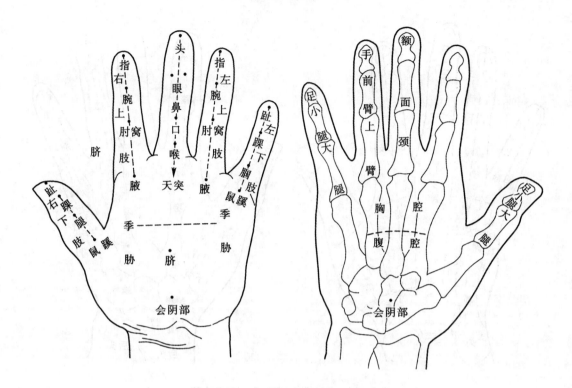

图 8-11　手掌面"伏脏"部位示意图

背部：位于第一掌骨上，以背部脊椎正中沿背Ⅰ线分布，由近端向远端1～12椎。背部可再划分为上、中、下三段，各段占纵长的1/3。

腰部和臀部：位于第二掌骨上，各占纵长的1/2区段。以腰、臀正中沿背Ⅱ线分布，由近端向远端依次为1～5腰椎、骶骨、尾骨。

（4）上肢：左上肢在左手上，位于背Ⅰ线尺侧面，在右手上位于背Ⅰ线桡侧面。右上肢在左手上，位于背Ⅰ线的桡侧面，在右手上位于背Ⅰ线的尺侧面。左右肩、肘、腕部，分别位于拇指掌指关节、指间关节和指甲根部的两侧部位。

（5）下肢：左下肢在左手上，位于背Ⅱ线尺侧面，在右手上位于背Ⅱ线桡侧面。右上肢在左手上，位于背Ⅱ线的桡侧面，在右手上位于背Ⅱ线的尺侧面。左右髋、膝、踝部，分别位于示指的掌指关节、近端指间关节和远端指间关节处。

4. 尺倒象

尺倒象即分布在手背尺侧，无名指和小指指骨、第四及第五掌骨、钩骨、三角骨上的穴区反应系统。该穴区的分布恰好与桡倒象分布大体相似，见图8-12。

在左手上，尺倒象人体缩形的左半侧躯体分布于背Ⅳ线、背Ⅴ线的尺侧区域，而右半侧躯体则分布于背Ⅳ线、背Ⅴ线的桡侧区域。

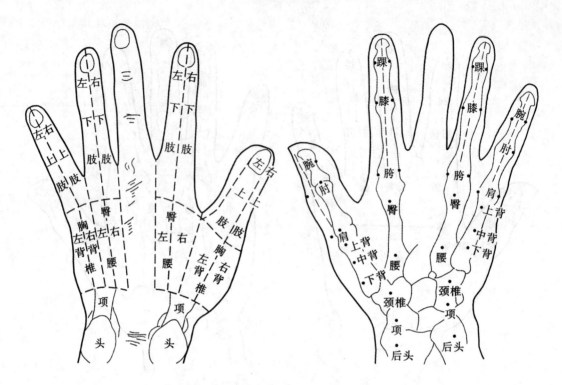

图 8 - 12　手背面桡倒象、尺倒象分布图

在右手上,尺倒象人体缩形的左半侧躯体分布于背Ⅳ线、背Ⅴ线的桡侧区域。反之,右半侧躯体则分布于背Ⅳ线、背Ⅴ线的尺侧区域。

(1)头部:位于沿背Ⅴ线的延长线所分布的尺骨茎突上。头部宽为背Ⅳ线与尺侧阴阳分线之间的区域,其长为宽的1.5倍。

(2)颈部:位于钩骨上,由近端至远端,依次为颈1~7椎。

(3)躯干:分背部、腰部和臀部。

背部:位于第五掌骨上,分为上、中、下三个部分,每部各占1/3。由近端向远端,依次为胸1~12椎。

腰部和臀部:位于第四掌骨上,腰、臀各占纵长的1/2区段。以腰、臀正中沿背Ⅳ线分布,从近端至远端,依次为腰1~5椎、骶骨、尾骨。

(4)上肢:左右两上肢以背Ⅴ线为界,分布于小指的两侧。掌指关节处为肩部,近端指间关节处为肘部,远端指间关节处为腕部。

(5)下肢:左右双下肢以背Ⅳ线为界,分布于无名指的两侧。掌指关节处为髋部,近端指间关节处为膝部,远端指间关节处为踝部。

5. 桡倒脏

桡倒脏与桡倒象二者以阴阳分线为界,组合成一个完整的人体反应系统。桡倒脏为桡倒象整体缩形的屈收面及内脏在掌侧面的反应区域。桡倒脏各部位与桡倒象各相应部位分布基本相同,彼此相应,见图8-13。

6. 尺倒脏

尺倒脏为尺倒象整体缩形之屈收面、内脏在掌面尺侧的反应区域。其部位与尺倒象各部位基本相同,相互对应,见图8-13。

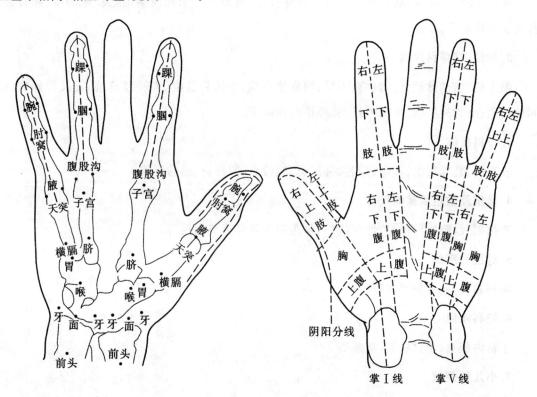

图8-13 手掌面桡倒脏、尺倒脏分布图

(四)穴区主治

1. 手伏象、桡倒象、尺倒象

此三个人体缩形为全身运动神经功能的集中反应区,主要管理和调节全身的运动功能,故称之为末梢运动中枢。因此,临床上主治全身神经系统、血管系统和运动系统疾病,及其所代表的人体伸面、背面部位的疾患。其中,尤以神经系统、血管系统和运动系统疾病疗效为著。

2. 手伏脏、桡倒脏、尺倒脏

此三个人体缩形为全身感觉神经功能的集中反应区,主要管理和调节全身的感觉功能,故称之为末梢感觉中枢。因此,临床上主治全身皮肤感觉和内脏等疾病,及其代表的人体屈面、脸面部位的疾患。其中,尤以全身皮肤扫痛、冷热、麻木、瘙痒等不适感及内脏疾患之疗效为著。

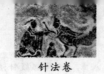

(五)适用范围

手象针疗法适用于全身各脏腑、各系统多种疾病的治疗,尤以神经系统、血管系统、运动系统及内脏和皮肤疾患之疗效为著。

1. 内科疾病

感冒、支气管哮喘、冠心病、高血压、急性胃炎、胃及十二指肠溃疡、肠炎、尿潴留、尿失禁、肾炎及矽肺病等。

2. 神经、精神科疾病

偏头痛、脑动脉硬化、脑供血不足、脑血栓形成、中风后遗症、面神经麻痹、三叉神经痛、胁间神经痛、坐骨神经痛、末梢神经炎、外伤性截瘫等。

3. 外科疾病

乳腺炎、乳腺增生、痔疮、疖肿、阑尾炎、胰腺炎、胆囊炎、胆结石等。

4. 骨伤及软组织疾病

腰椎肥大、腰肌劳损、急性腰扭伤、足跟痛及各种关节扭伤等。

5. 男性科疾病

前列腺炎、前列腺肥大等。

6. 妇科疾病

子宫内膜炎、子宫肌瘤、痛经等。

7. 小儿科疾病

小儿流涎、小儿遗尿等。

8. 皮肤科疾病

荨麻疹、皮肤瘙痒症、神经性皮炎等。

9. 五官科疾病

耳鸣、神经性耳聋、鼻炎、额窦炎、咽喉炎、牙痛及各种眼病等。

三、操作方法

(一)选穴原则

在应用手伏象针疗法时,要根据经络、脏象学说以及于部"象"、"脏"穴区的不同作用与主治范围,详细分析病情,抓住疾病的主要方面,选定主穴,合理配穴,辨证施针。选穴要做到少而精,一般选用2～3个穴位即可。

1. 取穴原则

(1)相应取穴:即根据人体病变发生的部位,在手象针"脏"、"象"缩形区域的相应部位上取穴。如腰痛取手伏象的相应腰部穴区,胃病取手伏脏的相应胃部穴区等。

(2)仿体取穴:即模仿体针的多种取穴方法,在手象针"脏"、"象"部位灵活地进行辨证取穴。

根据脏腑、经络理论辨证取穴:如下腹疼痛,除可取手伏脏相应的腹部穴位外,还可循经取其下肢的三阳交穴区进行治疗。

交叉取穴:包括上病下取、下病上取、左病右取、右病左取、前病后取、后病前取、阴病阳取、阳病阴取等。如左肩部有病,除可取桡倒象的左肩部相应穴区外,还可取右肩部相应穴区,或选取髋关节部相应穴区进行治疗。

同侧取穴:包含两个方面,一是在病侧的手部选取主穴(如在偏瘫患者的瘫痪手部取穴);二是在"脏"、"象"部位的相应病侧上取穴(如左侧肢体瘫痪,取手伏象左侧肢体的相应部位针刺,而右侧肢体瘫痪则取手伏象右侧肢体的相应部位治疗)。

对侧取穴:同交叉取穴,它也包含着两方向内容。一是在患病的对侧手部选取主穴;二是在(左或右)手"脏"、"象"部位的相对病侧上交叉取穴。

2. 配穴原则

手象针的配穴方法很多,大致有以下七种。

(1)手伏象-桡倒象-尺倒象穴区之间相互配合法:凡是"象"侧穴区,皆主治人体伸侧部位疾病。如腰部扭伤,疼痛难忍,而取其手伏象区代表部位治疗效果不太理想时,可同时配用其他"倒象"腰部代表点或区域治疗,以加强治疗效果。

(2)手伏脏-桡倒脏-尺倒脏穴区之间相互配合法:凡是手掌面的"脏"区,皆主治人体屈侧部位的疾病。如胃脘痛患者,针刺某"脏"区胃部穴区后,仍不能达到治疗效果时,可配合其他"脏"区的胃部穴区,加强疗效。

(3)手"脏"穴区与手"象"穴区相互配合法:人是一个完整的机体,各部功能密切相关,协调配合,共同实现人体的各种生理功能活动。"脏"与"象"缩形系统的功能,相互协调,共同体现着人体各部功能活动的完整性。因此,在治疗中,如果采用"脏"与"象"穴区相配合法,则能取得理想的疗效。例如,伸开手指这一动作,体现了伸肌和屈肌协同活动的过程。因而要促使偏瘫患者的手指张开,则应在选取"象"区手指主要部位的基础上,再配合选取"脏"区相应部位。

(4)左手与右手相互配穴法:根据病情需要,左、右手可同时配合取穴,也可左、右手轮换配用。如两手的"脏"区、"象"区,或一手的"脏"区与另一手的"象"区,均可配合选用。

(5)手象针与足象针相互配穴法:手象针与足象针二者可同时运用,也可视病情交替、间歇相互配用。

（6）手象针与体针相互配穴法：将手部微小治疗系统与人体整体治疗系统结合起来，更有利于增强刺激的质和量，从而提高疗效。

（7）手象针与其他针法相互配合取穴法：根据病情需要，手象针可与头针、面针、口针、鼻针等其他针法配合应用，以提高疗效。

（二）操作方法

1.针具的选择

一般选用 28～30 号，0.5～2.0 寸不锈钢毫针。

2.针刺方法

（1）进针方法：多采用快速直刺法。进针时，针体与皮肤呈 90°角，针尖刺入皮肤后，可根据需要分别采用直刺、斜刺或平刺法。进针过程中，不要捻转，以减少疼痛。

（2）针刺深度：根据穴位、病情及治疗的需要，可在穴位处表皮上点刺（浮刺），也可达皮内、皮下、肌层或骨膜层等组织处。

（3）行针：行针是增加刺激量的一种手段。根据病情及患者的体质状况，可运用大、中、小刺激量的提插和捻转等手法，亦可不行针。

（4）针感：由于手部感觉灵敏，针刺时多出现抽、麻、胀、痛、酸、热、重等感觉。针感的性质与刺激的组织有关。

（5）留针：一般每次留针 20～30 分钟。根据治疗需要，亦可适当延长留针时间。必要时，还可采用皮内、皮下埋针刺激的方法。留针期间应酌情行针 1～2 次，有的也可不留针。一经行针奏效后，即可起针。

3.疗程与间隔时间

根据病情轻、重、缓、急之不同，可每日针刺 1 次，或隔日、或隔 2～3 日 1 次。每疗程的长短视病情可掌握在 3～10 次之间。疗程间可间隔 1～3 周，视具体情况，灵活掌握。

四、注意事项

（1）选用 26～28 号，1.0～2.0 寸不锈钢毫针为宜。

（2）采用快速进针法，根据病情可适当选择留针时间。

（3）针前应做好针具与皮肤的常规消毒，并在起针后，保持针孔处清洁、干燥，以防感染。

（4）体质虚弱或畏针者，不宜施用强刺激手法，以免发生晕针。

（5）针刺时，尽量避开血管，以防出血。

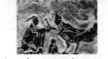

五、临床应用

(一)软组织损伤

卢梅生在临床用手象针治疗软组织损伤48例[63]：年龄最大65岁，最小15岁；病程最长3年，最短半个小时；急性损伤35例，慢性损伤13例，以方氏手象针图谱为取穴依据，概括来说主要分2个区。头面躯干代表区：选代表前头、面、胸、腹的掌Ⅲ线，和代表后头、项、背、腰、骶尾的背Ⅲ线。四肢代表区：左上肢分别由左手第4指和右手第2指所代表，左下肢分别由左手第5指和右手拇指所代表。右侧类推。刺手掌、手背穴位时视不同情况取不同方向，胸部多直刺，腰部多向近心端斜刺，骶尾部多平刺；深度0.5～1寸；针感以酸、胀、麻为主，得气后可根据病情虚实采用提插补泻手法。留针30～60分钟，可接电针仪或每隔5～10分钟行针一次，7次为一疗程，未愈者可休息2天继续下一疗程的治疗。治疗效果48例中，治愈33例，占69％；有效12例，占25％；无效3例，占6％；总有效率为94％。

(二)急慢性腰肌劳损

周安平用手象针治疗急慢性腰肌劳损60例[64]：男34，女26，年龄17～70岁，平均43岁。病程最短12小时，最长20年。损伤部位：腰棘上、棘间韧带损伤11例，腰背肌筋膜损伤18例，骶棘肌、腰臀肌筋膜同时损伤14例，棘间韧带、腰背肌筋膜同时损伤17例。按损伤部位分别取手象针的伏象、桡倒象、尺倒象；伏象、桡倒象相应部位。患者取坐位，穴位常规消毒，选用1.5～2寸的毫针，针刺角度为15°～45°，用平补平泻手法针刺患手，得气后留针30分钟。15分钟行针1次，行针时轻微捻转，小幅度提插或不提插。起针后在患者腰痛部位行拔火罐10～15分钟。每日治疗1次，6次为一疗程，疗程之间休息3天。60例中，腰痛症状消失，活动自如，查体无阳性体征为痊愈，共35例，占58.3％；腰痛症状明显减轻，功能活动基本正常，查体无明显阳性体征为显效，共12例，占20％；腰痛有不同程度减轻，功能活动轻度受限，查体尚有阳性体征为好转，共13例，占21.7％；症状功能无改善者为无效，共0例；总有效率为100％，其中优良率78.3％，平均治疗次数5.9次。

第六节　足象针法

一、概　述

足象针疗法，是通过针刺足部微小的经络脏象系统缩形部位，以治疗全身多种疾病的一种方法。也是由方云鹏医师在经络学说和现代医学的基础上，根据临床实践总结发现的。

足部同手部一样,也存在着三个人体缩形,其排列与手部之"脏"、"象"排列相同,纵排于足部。反映人体躯干腹面、肢体屈面的刺激点均分布于足底,称之为"脏",反映人体躯干背面、肢体伸面的刺激点均分布于足背面,称之为"象"。

二、定位与主治

(一)穴位定位

足象针之定位与手象针定位基本相同,也是以阴阳分线分界,将足部划出 11 条定位线,其划分法同于手象针,见图 8-14 至图 8-16。

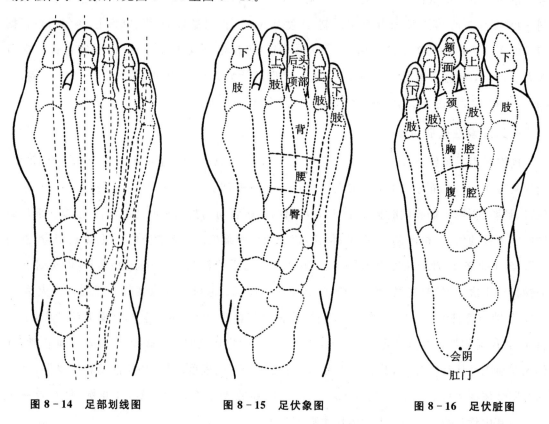

图 8-14 足部划线图　　　图 8-15 足伏象图　　　图 8-16 足伏脏图

在足部划线的基础上,确定出足伏象、足伏脏、胫倒象、胫倒脏、腓倒象、腓倒脏六个部分。足象针与手象针两者在穴位定位与分布规律上大致相同,即两者在相似特征部位上所代表的脏器与组织系统是大同小异的。如在手伏象与足伏象中,手、足大指与小指代表的均为下肢部位;在手倒象与足倒象中,手、足大指与小指所代表的均为上肢部位。即:足伏象穴区相似于手伏象穴区;胫倒象穴区相似于桡倒象穴区;腓倒象穴区相似于尺倒象穴区,见图 8-17、图 8-18。

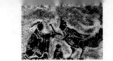

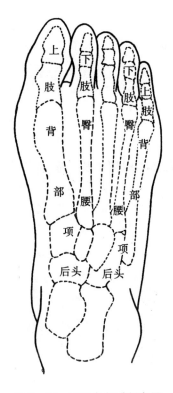

图 8-17 胫倒象与腓倒象图

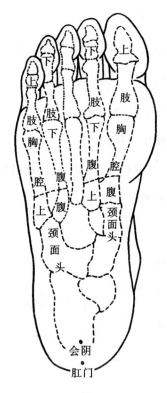

图 8-18 胫倒脏与腓倒脏图

足象针与手象针在穴位定位上稍有不同的是:胫倒象的头部位置是在足舟骨与内侧楔骨近侧 1/2 面之上,而桡倒象之头部位置则是在腕背面桡骨茎突之上;腓倒象的头部位置是在股骨之上,而尺倒象之头部则位于腕背面尺骨茎突之上。

(二)穴区主治

1. 足伏象、胫倒象、腓倒象

同于手伏象、桡倒象、尺倒象。主治:全身神经系统、血管系统和运功系统疾病,以及所代表的人体伸面、背面部位的疾患。

2. 足伏脏、胫倒脏、腓倒脏

同于手伏脏、桡倒脏、尺倒脏。主治:全身皮肤感觉和内脏疾病,以及所代表的人体屈面、腹面部位的疾患。

(三)适用范围

1. 内科疾病

感冒、高血压、胃炎、肠炎、肾盂肾炎、风湿性关节炎等。

2. 神经、精神科疾病

偏头痛、脑动脉硬化、中风后遗症、外伤性截瘫等。

3. 外科疾病

胆囊炎、胆结石、痔疮等。

4. 骨伤及软组织疾病

腰肌劳损、腰椎肥大、关节扭伤、足跟痛及各部位软组织扭伤及炎症等。

5. 男性科疾病

前列腺炎等。

6. 妇科疾病

子宫内膜炎、痛经等。

7. 小儿科疾病

遗尿等。

三、操作方法

(一)选穴原则

同手象针疗法之选穴原则。

(二)操作方法

1. 针具

一般选用 28～30 号的 0.5～1.5 寸毫针。由于足底部胼胝厚硬,不易进针,可选用 26 号毫针。

2. 进针

多采用直刺,常使用快速进针法通过皮肤,以减少疼痛。在进入皮肤后若继续进针,即可采取直取、斜刺和横刺等方法。针刺时尽量避开大血管,以防出血。

3. 留针

一般可留针 20～30 分钟。根据病情亦可适当延长留针时间。留针期间行针 2～3 次。亦可不留针,略经行针奏效后,即可出针。足底部基本同于手象针之操作方法,所不同的是,由于足底部胼胝厚硬,故在针刺胼胝厚硬部位的穴区时,在针具选择上,以 26～28 号 1.0～2.0 寸不锈钢毫针为宜。

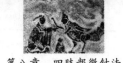

四、注意事项

1. 选用26号1.0～2.0寸不锈钢毫针为宜。

2. 体质虚弱或畏针者,不宜施用强刺激手法,以免发生晕针。

3. 针前应做好针具与皮肤的常规消毒,并在起针后,保持针孔处清洁、干燥,以防感染。

4. 采用快速进针法,根据病情可适当选择留针时间。

5. 针刺时,尽量避开血管,以防出血。

五、临床应用

足象针也是由方云鹏医师在经络学说和现代医学的基础上,结合临床实践总结发现的,但是由于足象针较手象针就操作来说不甚方便,所以临床上与手象针相比应用较少。列举方氏头针医案如下:

(一)内科疾病

1. 感冒

李某,男,17岁,学生。头闷,口干,鼻塞,伴全身发热半日。体温38.4℃。经针刺"足伏象"、"头颈"及仿体取"大椎"相应部位。几小时后,体温降至正常,症状全部消失。

2. 头痛

王某,男,16岁,学生,头痛数十天,持续性头顶和后头部为重,伴随头昏、头晕、纳差,全身不适。治疗取足象针相应头部,当即头痛和其他症状均消失。

3. 动脉硬化

姜某,男,39岁,头晕、心悸,行走不稳,肢体抽搐数年,伴两肩酸困、指麻失用2月,既往有10年高血压病史及动脉硬化史。近日,上述症状逐渐加重。查体:两手尺神经分布区域浅感觉消失,左侧掌颌反射阳性,右侧未引出。治疗针刺手象针、足象针相应部位,2次后,头晕、心悸,行走不稳症状明显好转,肩部症状消失,两手痛、温觉基本恢复。稍遗留麻木感,继续治疗4次后,双手浅感觉恢复,反射正常,无其他不适。

4. 风湿性关节炎

某女,33岁,营业员。在秋季,自觉全身游走样疼痛,遇冷遇湿加重,同年冬季,发展为双膝红肿,行走困难,卧床3月,经多方医治好转,于6年后冬季发作更加严重,不能工作。治疗以针刺手伏象、足伏象相应膝部3次后,疼痛及红肿均消失。次年,因气候变化再次发作,疼痛严重,活动受限,取足伏象相应膝部,仿体大椎部位,隔日针刺1次,治疗10次后,膝部无疼痛

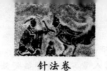
及红肿症状,活动正常。

(二)外科疾病

1. 痔疮

李某,男,36 岁,患痔疮 10 余年。经常发作疼痛,大便时,痔核脱出,近两周出血不止,持续疼痛,奇痒,影响工作。治疗取足伏象、"肛门"部位,共针刺 4 次,治疗后,偶因痔核脱出引起轻微疼痛,但出血量明显减少。

2. 慢性胰腺炎(急性发作)

张某,男,55 岁,于 1974 年 5 月 5 日,以"慢性胰腺炎急性发作"收入院。经手伏脏、足伏脏针治疗,每日 1 次,针 3 次后,腹痛消失,食欲好转,饮食正常,痊愈出院。

(三)骨科疾病

1. 陈旧性外伤

马某,男,22 岁,在工作时,不慎碰伤左足背部,曾用石膏绷带固定治疗,去除石膏绷带后,仍有疼痛,尤其走路时,疼痛加重,不能正常工作。以足伏脏针刺,治疗 6 次,足部疼痛消失,活动基本正常。

2. 腰肌劳损

魏某,女,59 岁,腰痛 3 个月,曾用止痛膏无效,且逐渐加重,不能弯腰及翻身,持物时疼痛加重,活动受限。治疗针刺手象针、足象针相应腰痛部位,疼痛立即消失,腰部活动灵活。起针数小时后疼痛又逐渐出现,继续治疗 6 次后,恢复正常,为巩固疗效,间断治疗几次。

3. 韧带扭伤

丁某,男,22 岁,因抬重物扭伤腰部,痛剧,躯干活动受限,腰椎棘突旁有明显压痛,深部韧带组织有脱离滑动感,X 线片示:各椎骨及关节无明显改变。治疗采用足象针疗法,取双侧足伏象、胫倒象,配以手桡倒象相应部位,针刺 2 次后,腰痛自觉减轻,躯干前、后仰及侧弯活动接近正常,又继续治疗 2 次后即痊愈,恢复工作。

(四)妇儿科疾病

1. 子宫肌瘤

宁某,女,51 岁,患小便困难数日之后,经多家医院诊断为"子宫肌瘤",建议手术切除,因害怕手术,要求针刺治疗。采用手象针、足象针治疗,轮流取伏脏、倒脏相应下腹硬结部,每日 1 次。治疗 2 次后,下腹部硬结变软,抵抗及压痛减轻。5 次后,下腹硬结消失,无抵抗及压痛或其他不适。

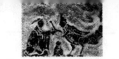

2. 产后风

郑某,女,25岁,初产后,因受凉,患复视,头昏,呕吐,头、眼和脊柱持续性剧痛等症状。在多家医院检查,未能确诊,后采用针刺治疗,取手象针、足象针的脊柱、头相应部位,针1次后,复视减轻,其他症状基本消失,治疗3次后即痊愈。

第七节　尺肤针法

一、概　述

尺肤针法是通过针刺尺肤部位的微经络穴位而达到扶正祛邪,治愈疾病的一种疗法。

(一)源流发展

人体前臂腕关节至肘关节,内有尺、桡骨,外表肌肤古医家称之为"尺肤",在其上特定位点取穴治疗全身对应部位组织、器官疾病的方法,被称之为"尺肤针疗法",简称"尺肤针"。该疗法1995年为南京铁道医学院附属医院针灸科方宗畴首先报道。他在运用单穴及单穴叠加的随诊病例信息反馈中,逐步观察到上肢前臂肌表对于全身各部,包括内脏器官的病理生理变化具有对应性反应,并发现了许多经穴外的位点,对于调节人体各部机能均有较好的作用。在对上肢前臂肌肤上划区、线,定位取穴并运用针、艾、罐、膏贴及拿、按、刮、擦、气功、电、磁、声、光等手段,防治全身疾病的系统治疗方法,定名为"尺肤针疗法"。

(二)理论基础

尺肤部位是手太阴肺经所循行之处,手太阴肺经起于中焦,通过同名经关系与足太阴脾经相关联,脾胃为后天之本,肺经寸口脉可以诊察全身五脏六腑的气血变化,故尺肤部位与全身脏腑组织器官密切联系,针刺之,可以治疗全身多种疾病。

(三)尺肤部位解剖

尺肤部位由浅入深的层次解剖为皮肤-皮下筋膜-肘筋膜-肱桡肌-肱肌。皮肤由前臂外侧皮神经支配。皮下筋膜内除上述皮神经外,还有头静脉和前臂外侧皮神经经过。肱桡肌和其深面的肱肌之间有脑神经,内有桡骨。

二、定位与主治

(一)定位

《素问·脉要精微论》指出:"尺内两旁,则季胁也。尺外以候肾,尺里以候腹。中附上,左外以候肝,内以候膈;右外以候胃,内以候脾。上附上,右外以候肺,内以候胸中;左外以候心,内以候胸中;左外以候心,内以候膻中。前以候前,后以候后。上竟上者,胸喉中事也。下竟下者,少腹腰股膝胫足中事也。"从上可以看出《脉要精微论》将人体从头至足按比例缩小,依次排列在前臂掌侧从腕横纹至肘横纹的尺肤之上。

《灵枢·骨度》篇载:"人长七尺五寸者……发以下至颐长一尺",这与现代解剖学的知识是一致的。即人体身高约为头长的七倍至七倍半,这样,"上竟上"就对应于头与颈,约为一段长,称为头段。以下各段按其代表的人体中部的长,正好约各为一段:"上附上"为胸段,约当锁骨上窝至剑突;"中附上"为胁段,约当剑突至脐;"尺内"为腹段,约当脐至耻骨联合下方;而"下竟下"则为下肢段,按比例应为头段的三倍半长。这样就形成了一张尺肤图,见图 8-19。此图以右手为例,左手与右手对称。

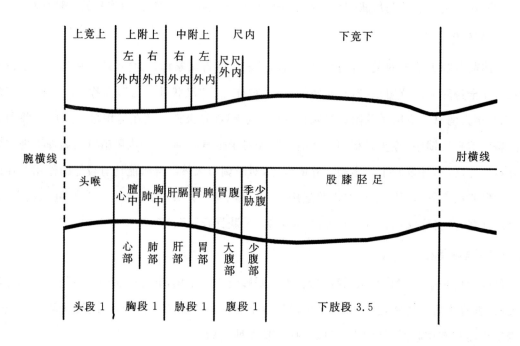

图 8-19 尺肤图

尺肤穴定位以人体正立,拇指向前作为定标方向。则腕至肘段肢体,分为 4 个面:①"内侧面"——手掌面,拇长展肌腱与尺侧腕屈肌腱之间,向肘部顺延之自然面;②"外侧面"——手背面,拇短伸肌腱与小指伸肌腱之间,向肘部顺延至自然面;③内、外侧面之间,前面为"桡面"拇长伸肌腱内缘,约当桡骨小头尖顶部,至拇短伸肌腱桡侧缘之间,向肘部顺延之自然面;④后面为"尺面",以尺侧腕屈肌腱尺侧缘至尺骨小头尖顶部尺侧缘之间,向肘部顺延至自然面。内、外侧面较宽,分别再划分 3 条纵向区线,拟名"近桡侧行"、"中行"、"近尺侧行"。横向区、线段:自腕至肘,分为 4 部 13 线。4 部为胸部、臂上部、臂下部(上肢垂直上举,臂中近腕段称为臂上部,臂中近

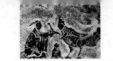

肘段称为臂下部)、肘部;13 线分别为前臂 12 骨度寸的每寸处所引横线,加上 0(腕关节)线,共为 13 条横行线段。

治疗头颈部及头面五官的穴点,主要分布于腕部,亦即是说,腕部相当于人体头颈部。顺次,臂上部近似于人体胸背部,臂下部近似于人体腰腹部,肘部则相当于人体骶盆部。同时,桡、内侧面相当于胸腹;尺、外侧面相当于背脊。对整个穴点拟定标位后发现:尺肤穴、区的对应性分布,若以虚线模拟人体各部内脏器官,恰好近似于一个倒置的人体模型图。

(二)适应证

本法适应于各种痛症,如头痛、急性腰扭伤、胃痛、痛经等。还可用于神志病的治疗,如失眠、多梦、胃神经官能症等。

三、操作方法

(一)诊察的具体方法

首先以示指尖按在尺肤中央处,则示指一侧至腕横纹的长度(以患者示指为准)候上半身。这样,我们就能很方便地以示指尖的宽度为准,从腕横纹开始,以两示指尖的宽候头颈,依次各以一示指尖宽度候心、肺、肝、胃、大腹各部,而尺肤中央处之一示指尖宽,正好候少腹部(少腹部位于人体上下径之中央处)。依上述次序将对应的部位或脏腑有病。

(二)配穴方法

1. 对症取穴法

根据病症的对应的脏腑取穴,如咳嗽取肺穴,胃痛取胃穴,头痛取头穴。

2. 脏象学说取穴法

如目疾取肝穴,因"肝开窍于目";失眠选心穴,因"心主神志",失眠多与心神不宁有关。

(三)操作方法

多采用 30 号 1.5 寸长毫针针刺,留针 30 分钟左右,慢性病可多留针。隔日 1 次,10 次为 1 个疗程。

四、注意事项

(1)注意体位,多手心朝上平放于桌或床上,以防针体扭曲,引起疼痛。

(2)针刺深度,应根据针刺部位而定。

五、临床应用

(一)内科疾病

1.中风偏瘫

患者,女,59岁,1996年3月15日初诊。突感口舌发麻,右侧肢体无力2小时,测血压176/106mmHg(23.5/14.0kPa)否认高血压病史,拟脑梗死,收急诊留观。经脱水、抗栓等治疗5日,病情尚属稳定,自动出院,要求针灸随诊。检查见神清,瞳孔等大正圆,活动好,言语含糊,应答尚正确,伸舌右斜,右侧上、下肢瘫痪,肌力0级,舌苔薄少,舌质偏红少津,脉细弦。诊为脑梗死。予少量中药补肝肾、通经隧之剂外,以针灸为主治疗。穴取上、下三才,地仓,颊车,外关(均右侧),风池,三阴交(均双侧),廉泉。经治5次,言语较前清楚,下肢可以在床上屈伸,但尚不能直腿抬高,仍觉下肢沉重。遂加尺肤针起痿穴(位于手背腕横纹上约6.5寸,当尺骨桡侧缘处),得气后较强刺激,嘱患者努力直腿抬患侧下肢。以股骨头大转子处为支点,一次用力抬高竟达30°,隔日加用1次。3次时右下肢直腿抬离床面已经大于60°,右前臂亦能抬至前胸循摸第2个纽扣,还在家人陪伴下扶墙迈步。经1个多月针灸治疗,患者已能自主上下楼梯。[65]

2.偏头疼

患者,女,34岁,工人,2001年4月6日初诊。头痛3日,伴恶心,茶饭不思。自述素有偏头痛史,每发作时,先全额头部疼痛,继偏于左半侧头部闷胀疼痛,甚至剧痛难忍。3日前因劳累并受寒,左后脑勺(约当风池穴)处闪电样疼痛,痛剧时睁眼困难,泛恶,不思食,睡眠受影响,伴有心慌,神疲乏力。查见消瘦,眼睑灰暗,面色少华,口唇青紫,头部指定痛点在枕骨后下偏左侧颅骨下缘,舌苔薄白,舌紫有齿印,左侧有蓝色瘀斑,舌尖部暗紫,脉细弦紧,重按无力。诊断为枕大神经痛。穴取内关、足三里、三阴交(均双侧),风池、后溪(均右侧)。20分钟后,心慌、胃部泛恶不适消除,头痛减轻。次日述睡眠略好转,但仍不时有闪电样头痛发作。二诊予以刺皮肤针后头穴(手背尺侧行,腕后尺骨小头顶部上后方凹陷处,约当养老穴后尺侧约1cm处),得气后强刺激1.5分钟。起针后疼痛若失,次日复针1次,巩固疗效。[66]

(二)骨伤科疾病

患者,男,56岁,副教授,1996年8月13日初诊。左踝部骨折3月余,现石膏已拆除,局部轻度肿胀。X线摄片示骨折愈合期,对位尚好。唯足跟疼痛,左足跟不能着地,提示腓总神经、足跟部神经受损。经中西医、理疗多方面治疗未果。查左踝部皮色灰暗,压痛(一),旋转踝关节,活动正常,向内踝搬动时,可有轻度疼痛,左足跟于内外踝连线中点处压痛(++),拒按。诊断为足跟痛。针灸取然谷、太溪、金门、申脉、阿是等穴,刺入后平补平泻,留针30分钟。次日述足跟疼痛有好转,但足跟着地时仍疼痛,重压则痛剧。二诊按原方治疗,起针后足跟疼痛

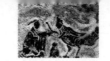

及着地时痛有减轻，但患足仍不能踏地行步。当即加用尺肤针足跟穴(位于手背尺骨鹰嘴突前下方，当尺骨缘凹陷中)，斜向刺入1.2～1.5寸，得气后捻转强刺激1.5分钟，嘱患者左足跟踩地，已无疼痛，仅双足跳落地时仍有轻微疼痛。一星期后追访，足跟踩地，行走自如。[67]

一般资料：本组男17例，女33例。年龄20岁以下3例，21～30岁5例，31～40岁6例，41～50岁10例，51～60岁17例，61岁以上9例。本组50例均表现为足踝关节以下部位(含踝关节)疼痛，尤以足跟部疼痛为主，其中扭挫伤及其后遗疼痛者5例，风湿性关节炎7例，足跟部软组织劳损(含神经性疼痛)30例，跟骨"骨刺"及老年骨关节病变8例。1周内发病5人，1周后～1月内12人，2～6个月24人，7～12个月6人，1年以上3人。毫针刺尺肤足跟穴。两足疼痛取双穴，单足疼痛取对侧穴。尺肤足跟穴在肘部背侧面中行，当尺骨鹰嘴突外侧缘前下方凹陷中取。以28号1.5寸长毫针，刺入足跟穴，斜向下方推进，深度为0.7～1.0寸。得气表现为酸胀感，且以胀感为主。得气后停针，令患者正坐，后背靠实坐椅，之后行针催气，手法以捻转为主，勿令过于酸胀。如有晕针者，按一般针刺意外情况处理。少数针感不明显者，只要医者持针之手下沉滞涩紧，均会产生疗效。行气后留针15～20分钟，行针1～2次。经治疗后疼痛完全缓解，行步不受限，近期疗效巩固，为临床痊愈计26例，占52%；疼痛显著缓解，行步正常，患足着力踩地时尚有轻微疼痛为显效，计13例，占26%；疼痛明显减轻，行步基本正常，但走路仍痛为好转，计9例，占18%；针治后疼痛未有减轻，或虽有减轻但不明显，行步疼痛如初为无效，计2例，占4%。总有较率为96%，显愈率为78%。本疗法治足痛，多数病例一次即可见效，一般针2～3次，少数4～5次。[68]

(三)其他

患者，男，7岁，小学1年级学生，于2001年8月2日初诊，患者症状表现为：眨眼、撸鼻、撮口、喉声、掣颈、肢体抽动3个月。自幼好动，先仅见眨眼、撮口、耸肩，后呈全身肢体抽动。口服氟哌啶醇、泰必利片等一段时间以来，见恶心呕吐、食欲减退等副作用。刻下患儿多语，喉声，病时骂呖不避人，情绪躁动，消瘦，面额灰暗少华，喉中吼声，摇头掣颈。每掣颈时见全身四肢大幅度抽动，带动床身震动。舌嫩红，苔薄白，浅齿印穴取上星、百会、印堂、廉泉、内关、合谷、足三里、三阴交、太溪、太冲配以全蝎散加强止痉作用。经一疗程治疗，病情略有缓解，但撮口、喉声、掣颈和四肢同时抽动。多语不安时，仍时有骂呖声。第2疗程加用尺肤针颅脑穴，(腕横纹上0.5寸，两大筋之间凹陷中)刺入得气后，稍强刺激，留针45分钟，次日述，昨针后抽动频率及幅度明显减轻，神情亦较前安定，守方治疗1个疗程后，诸症缓解，巩固治疗5次后，改为每星期2次配合耳压。半年后随访，症情稳定好转，仅感冒后和受到胁压时可有抽掣发作。经前法治疗，即可缓解。[69]

参考文献

[1] 张雪峰,张雷,纪春泓.手针为主治疗外感咳嗽100例[J].中国针灸,1997,17(5):291-292.

[2] 郑龙妹.针刺手针胃肠点治疗急腹痛112例[J].中国针灸,1999,19(10):613.

[3] 杨学清.手针腰腿痛点治疗腰痛108例[J].现代中西医结合杂志,2008,36(17):5604-5605.

[4] 李可大.手针运动疗法治疗急性腰扭伤66例[J].中医药学刊,2005,23(4):652-653.

[5] 张启琴.手针治疗急性腰扭伤86例临床观察[J].大连医科大学学报,1996,18(2):122.

[6] 霍国荣.手针加穴位注射治疗腰椎间盘突出症126例[J].中国针灸,1997,17(7):439-440.

[7] 周安平.手象针治疗急慢性腰肌劳损60例[J].第四军医大学学报,1993,14(5):390.

[8] 汪刘根.手针结合中药痹痛洗剂治疗跟痛症80例[J].中医外治杂志,2009,18(1):35.

[9] 黄静国.手针治疗急性踝关节扭伤86例[J].山西中医,2002,18(3):40.

[10] 陈国燕.手针治疗落枕48例[J].安徽中医临床杂志,2000,12(4):332.

[11] 刘正.手针加灸治疗神经根型颈椎病42例[J].云南中医中药杂志,1998,19(1):67.

[12] 王香月,梁贵敏.手针配合药物治疗儿童哮喘74例临床分析[J].中国针灸,1999,19(4):207-208.

[13] 王力行.手针1号穴止痛验案[J].四川中医,1989(12):98.

[14] 杨春.手针止痛疗效观察[J].甘肃中医,2004,17(8):34.

[15] 王振龙.手针治膈肌痉挛[J].河南中医,1985(2):11.

[16] 肖劲.足针疗法配合足底按摩治疗痛经78例临床观察[J].针灸临床杂志,2002,18(8):33.

[17] 肖劲.足针疗法治疗声带麻痹40例[J].中国针灸,2004,24(3):14.

[18] 石家庄东方红人民医院.脚针治疗三叉神经痛90例疗效观察[J].新医学,1975(4):35.

[19] 冷云.足针治疗命门火衰型阳痿[J].吉林中医药,2003,23(2):35.

[20] 李俐,吴明霞,郭毅坚.腕踝针治疗紧张性头痛30例[J].福建中医学院学报,2004,14(4):23.

[21] 刘丽艳.体针结合腕踝针和皮内针法治疗偏头痛45例[J].针灸临床杂志,2011,27(3):25-26.

[22] 宿宝源.腕踝针治疗偏瘫102例[J].河南中医,2002,22(3):62-63.

[23] 蒋炜,叶虹.腕踝针配合头针治疗脑卒中偏瘫204例[J].福建中医药,1999,30(3):44-45.

[24] 崔旻,马臣,李岚.腕踝针配体针治疗神经衰弱疗效观察[J].中国伤残医学,2011,19(3):88.

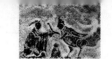

[25] 郑维婷.电针与腕踝针埋针治疗原发性三叉神经痛50例[J].中国中医药,2011,9(8):43.

[26] 王胜.腕踝针加耳穴压籽治疗高原地区失眠症的临床观察[J].现代中西医结合杂志, 2011,20(9):1082.

[27] 王红军.电针配合腕踝针治疗中风后尿失禁128例[J].针灸临床杂志,2004,20(11):29.

[28] 孙宇红.腕踝针治疗81例尿潴留的临床分析[J].针灸临床杂志,2001,17(10):11-12.

[29] 金明.腕踝针配合电针腰三针治疗腰椎增生症35例[J].针灸临床杂志,2008,24(9):26.

[30] 李建媛.腕踝针为主治疗腰椎骨质增生症65例[J].中国针灸,2005,25(6):436.

[31] 熊秀蓉,黄振刚.腕踝针配合推拿治疗肩周炎54例[J].福建中医学院学报,2006,16 (5):25-26.

[32] 曹晓红,杜虹.腕踝针配合推拿治疗肩周炎80例[J].陕西中医,2006,26(9):1120.

[33] 费梅.腕踝针治疗肩周炎32例[J].针灸临床杂志,1998,14(11):21.

[34] 田韵.腕踝针治疗肩周炎50例临床观察[J].江苏中医药,2007,39(6):47-48.

[35] 王爱国,王振华.腕踝针治疗肩周炎136例[J].辽宁中医杂志,1997,24(1):38.

[36] 高宏.腕踝针加推拿治疗第三腰椎横突综合征85例报道[J].浙江临床医学,2004,6 (5):390.

[37] 王敏华.腕踝针治疗急性腰扭伤114例[J].上海针灸杂志,1996,15(1):21.

[38] 王长海.腕踝针治疗急性腰扭伤56例临床观察[J].中国针灸,1997,(9):46.

[39] 沈蓉蓉.腕踝针治疗急性腰扭伤60例[J].中医药研究,1999,15(2):78.

[40] 刘艳萍.腕踝针对急性腰痛的疗效观察及护理[J].吉林医学,2011,32(10):2016.

[41] 王金勇.腕踝针治疗运动员急性腰扭伤74例临床观察[J].南京体育学院学报,2011,9 (4):30.

[42] 曹淑华,孙闯,范志勇,等.腕踝针配合浮针治疗落枕49例疗效观察[J].新中医,2009, 41(4):78.

[43] 杨义靖.腕踝针为主治疗髌骨软化症80例[J].针灸临床杂志,2010,26(12):15-16.

[44] 赵春凤.腕踝针治疗小儿遗尿症50例[J].中国民间疗法,1996,(5):17.

[45] 徐晓明.腕踝针埋针治疗小儿遗尿症[J].中国针灸,1999,19(4):210.

[46] 张德基,张俊,张莺.腕踝针配合隔姜灸治疗股外侧皮神经炎60例[J].四川中医,2000, 18(1):477.

[47] 张滨农,冯桢钰.腕踝针治疗股外侧皮神经炎50例疗效观察[J].中国针灸,2000,20(6):340.

[48] 姜鹤群,施宽德,李雪梅.腕踝针疗法治疗糖尿病末梢神经炎30例[J].中医杂志,2005, 46(1):156.

[49] 李璟.腕踝针为主治疗耳鸣62例[J].中国针灸,2002,22(7):497.

[50] 刘希茹.腕踝针与体针治疗面肌痉挛66例疗效对比观察[J].陕西中医学院学报,1995, 18(3):354.

[51] 黄喜彩,林文志.腕踝针治疗急性冠周炎50例疗效分析[J].福建医药杂志,2000,22 (5):142.

[52] 虎珍,孙瑜.腕踝针埋针治疗牙痛115例[J].陕西中医函授,1993(4):245.

[53] 潘海蓉.腕踝针用于肛肠病术后止痛临床观察[J].江西中医药,2002,33(5):37.

[54] 欧阳群.腕踝针治疗痛症613例[J].人民军医,1993(1):56.

[55] 胡侠,凌昌全,周庆辉.腕踝针治疗中晚期肝癌疼痛的临床观察[J].中国针灸,2004,24 (3):149.

[56] 黄碧玉.腕踝针治疗花粉症26例[J].福建中医学院学报,2003,13(1):38.

[57] 胡芳,张向阳.腕踝针结合体针治疗阳萎45例[J].中国针灸,2010,30(10):821.

[58] 张国成,杨淑珍.针刺第二掌骨侧治疗心律失常68例临床观察[J].吉林中医药,1999, 19(2):46.

[59] 李霞.第二掌骨侧腰穴治疗急性腰扭伤[J].针灸临床杂志,1998,14(10):37-38.

[60] 姚光潮.针刺第二掌骨桡侧治疗落枕[J].浙江中医杂志,2005,40(6):273.

[61] 李景义,李辉.电针第二掌骨侧颈穴、后溪穴治疗落枕80例[J].北京中医,1999,18(3):39.

[62] 陈红路.第二掌骨桡侧针法治疗急性牙痛50例[J].中国针灸,1997,17(10):622.

[63] 卢梅生.手针、手象针治疗软组织损伤[J].上海针灸杂志,1994,13(3):106-107.

[64] 周安平.手象针治疗急慢性腰肌劳损60例[J].第四军医大学学报,1993,9(5):390.

[65] 方宗畴.尺肤针在脑及神经系统疾病中的应用[J].上海针灸杂志,2004,3(23):31-32.

[66] 方宗畴.尺肤针治疗痛证临床举隅[J].江苏中医,1998,19(9):38.

[67] 方宗畴.尺肤针疗法初探[J].江苏中医,1995,16(1):32-33.

[68] 方宗畴.尺肤"足跟穴"针治足痛50例[J].针灸临床医学杂志,1997,13(2):15.

[69] 方宗畴.尺肤针理论探讨[J].铁道医学,1993,21(1):60-61.

[70] 刘越.图解黄帝内经灵枢[M].北京:人民卫生出版社,2006.

[71] 王富春.当代微针疗法大全[M].北京:科学技术文献出版社,1997.

[72] 方云鹏.手象针与足象针[M].西安:陕西人民卫生出版社,1986.

[73] 郭长青.中国微针疗法[M].北京:学苑出版社,2007.

第九章

特种针具针法

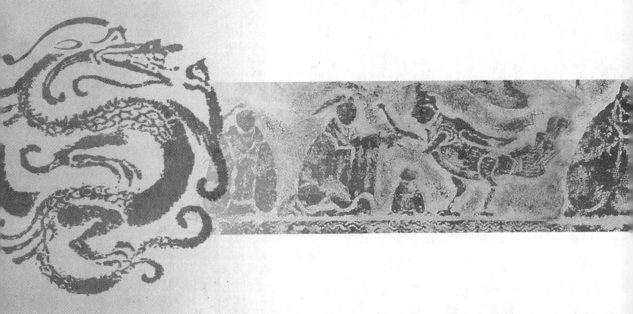

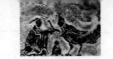

第一节 三棱针法

一、概 述

三棱针法是用三棱针为主要工具刺破血络或腧穴,放出适量血液,或挤出少量液体,或挑断皮下纤维组织以治疗疾病的方法。其中放出适量血液以治疗疾病的方法属刺络法或刺血法,又称放血疗法。

三棱针采用不锈钢制成,全长 6.5cm,针柄较粗呈圆柱体,由于针身呈三棱形,尖端三面有刃,针尖锋利,故称三棱针。由古代九针中的锋针发展而来。新的针具在使用前应在细磨石上磨至锐利,称为"开口"。常用规格有大号和小号两种,按粗细又可分为大、小两个型号。大号针直径为 2.6mm,小号针直径为 1.6mm,临床应根据患者的体质及不同的病情灵活选用。三棱针用久会变钝,应用前应磨至锐利,以减轻进针时患者的痛苦。三棱针的用法有点刺法、刺络法、散刺法和挑刺法四种。《内经》中详细论述了锋针的形态、操作方法、针刺机理、适应证等。

2008 年 4 月,经中国国家质检总局、国家标准委批准,发布了 11 项国家标准针灸技术操作规范,并于 2008 年 7 月 1 日起正式实施,其中由天津中医药大学郭义教授负责起草的三棱针部分,明确了三棱针技术操作的术语和定义、操作步骤与要求、操作方法、注意事项与禁忌等内容,并在附录中列出了相应的主要适应证。

二、操作方法

(一)取穴部位选择

三棱针放血疗法,取穴部位有三种:一是循经取穴放血,病在何经,就取何经穴位放血;二是表里经取穴放血,某经有病,取与该经相表里的经脉穴位放血;三是局部取穴放血,病在何处就在该处放血。临床中三棱针治疗疾病时的常用穴位排在前五位的是:五输穴、阿是穴、经外奇穴、背俞穴、大椎穴。其中五输穴、经外奇穴、阿是穴等在三棱针法治疗疾病时使用率较高。

(二)操作方法

一般以右手持针,用拇、示两指捏住针柄中段,中指指腹紧靠针身的侧面,露出针尖 3～5mm。针具和针刺部位消毒后,可按疾病的需要选用不同的刺法。

1. 点刺法

用三棱针点快速刺入人体特定部位后快速出针,以治疗疾病的方法。点刺前,可在被刺部位或其周围用推、揉、挤、捋等方法,使局部充血。点刺时,用一手固定被刺部位,另一手持针,露出针尖 3～5mm,对准所刺部位快速刺入并迅速出针,进出针时针体应保持在同一轴线上。点刺后可放出适量血液或黏液,也可辅以推挤方法增加出血量或出液量。此法多用于指(趾)末端、面部和耳部,如井穴、四缝、十宣、印堂、攒竹、耳尖等穴位。

2. 刺络法

用三棱针刺破人体特定部位长度血络,放出适量的血液,以治疗疾病的方法。刺络前,可在被刺部位或其周围用推、揉、挤、捋等方法,四肢部位可在被刺部位的近心端以止血带结扎,使局部充血。刺络时,用一手固定被刺部位,另一手持针,露出针尖 3～5mm 对准所刺部位快速刺入后出针,放出适量血液,松开止血带。

3. 散刺法

用三棱针在人体病变局部及其周围进行多点点刺,以治疗疾病的方法。用一手固定被刺部位,另一手持针在施术部位点刺多点。根据病变部位大小的不同,由病变外缘环形向中心点刺,可针 10～20 针,以促使瘀血或水肿的消除。此法多用于治疗局部瘀血、血肿或水肿、顽癣等。

4. 挑治法

此法也称针挑法,是以三棱针挑断皮肤或皮下纤维组织以治疗疾病的方法。用一手固定

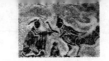

被刺部位，另一手持针以 15°～30°角刺入一定深度后，上挑针尖，挑破皮肤，并挑断皮下部分纤维组织，然后出针，覆盖敷料。此法多用于阳性反应点或阿是穴，以治疗肩周炎、失眠、胃脘痛、颈椎病、支气管哮喘、血管神经性头痛等。

施术后，宜用无菌干棉球或棉签擦拭或按压。中等量或大量出血时，可用敞口器皿盛接，所出血液应作无害化处理。三棱针治疗出血量计量有四种：微量，出血量在 1.0mL 以下（含1.0mL）；少量，出血量在 1.1～5.0mL（含 5.0mL）；中等量，出血量在 5.1～10.0mL（含 10.0mL）；大量，出血量在 10.0mL 以上。

三、适 应 证

三棱针刺络放血具有通经活络，开窍泻热，消肿止痛，祛风止痒，泻火解毒等作用，主要用来治疗急症、实证、热证、瘀证及疼痛性疾病，具体可划为急性病毒感染性疾病、急性细菌感染性疾病、退行性病变、内分泌及功能失调性疾病、神经性病变、血管性病变。临床中既可辨证取穴又可直接作用于病患局部，因势利导，将体内的实邪直接祛除，有立竿见影的效果。

近年来对三棱针法的运用既有继承，更有创新，拓宽了治疗范围，扩大了适应证。其主治病症包括了内、外、妇、儿、五官等临床各科，且疗效卓著。经左莹等对三棱针治疗疾病中的病种和相关文章数进行统计，结果表明，三棱针治疗疾病病种排在前 10 位的是：麦粒肿、带状疱疹、痤疮、扭伤、急性结膜炎、急性扁桃体炎、头痛、发热、腮腺炎、乳腺炎。可见三棱针治疗疾病以热、毒、痛证为主。

四、注 意 事 项

1. 出血量

关于出血量多少问题，古籍记载不一，有多有少。如《素问·玉版论要》云："夏刺络俞，见血而止"，似指微量；后世医书，有"出血如豆"之说，量亦不多。临床中，我们应该因病而异，因人而异，灵活掌握刺血量，提高疗效。对患者要做必要的解释工作，以消除思想顾虑，尤其是对放血量较大者，患者宜适当休息后离开。

2. 消毒

针具和刺血部位必须严格消毒，防止感染。刺血的穴位，消毒应严格。可用安尔碘消毒穴区皮肤或先用 2% 的碘酊涂擦穴区局部皮肤，再以 75% 的酒精脱碘，即用酒精棉球由内向外擦去碘酊。医者应避免接触患者所出血液，以防血源性传染病的传播。

3. 操作手法

操作时手法宜轻、宜稳、宜准、宜快，不可用力过猛，防止刺入过深、创伤过大，损害其他组织,更不可伤及大动脉。血管瘤部位、不明原因的肿块部位禁用。

4. 禁忌证

体弱、贫血、低血压、低血糖、妇女怀孕和产后等,均要慎重使用。凡有出血倾向或血管病、肝肾或心脏有严重疾患者、重度下肢静脉曲张、凝血机制障碍的患者禁用本法。

五、临床应用

(一)内科疾病

1. 头痛

杨晓霞采用针刺配合三棱针点刺放血治疗偏头痛[1]:治疗组取四神聪、风池、太阳、合谷、列缺等穴位针刺,取太阳、四神聪三棱针点刺放血。对照组单纯针刺治疗两组进行比较。结果针刺配合三棱针点刺放血总有效率 92.86%,单纯针刺总有效率 67.86%。提示针刺配合三棱针点刺放血治疗偏头痛疗效确切。

李华贵等采用三棱针点刺阿是穴治疗偏头痛 90 例[2]:将 90 例偏头痛患者随机分为治疗组 50 例,对照组 40 例。两组分别采用三棱针点刺阿是穴治疗和口服尼莫地平治疗,观察 2 组疗效及治疗前后相应指标的变化,评定疗效,结果治疗组临床疗效总有效率为 94%,而对照组为 72.5%,治疗组明显优于对照组。说明三棱针点刺阿是穴治疗偏头痛有较好临床疗效,能减轻头痛程度、缩短头痛时间、降低头痛指数,能提高血浆中血浆 5-羟色胺和一氧化氮的含量。

范郁山等治疗血管性头痛[3]:以取双侧太阳、角孙、风门点刺放血治疗作为治疗组,以口服西药颅痛定、谷维素、尼莫地平作为对照组,结果显示治疗组总有效率达 94%,对照组总有效率达 72.5%,治疗组疗效明显优于对照组。

2. 面神经麻痹

黄有才等采用蜂针加三棱针放血治疗面神经麻痹 58 例[4]:患者坐位,头后仰靠于椅背上,张口,在患侧内颊黏膜处消毒,取第二齿相对处点刺点,并在此点前后 1cm 处用三棱针各刺 1 点,每次刺 3 点,以雀啄式点刺,深度为 1.5~2.5mm,使局部见有出血,患者感觉疼痛即可。然后在病侧面部取颊车、风池、下关、听宫、地仓、四白、迎香等穴用蜂针治疗,开始时选用 3 个穴位,逐日增加 1~2 个穴位,最多每次可选 9 个穴位。每日治疗 1 次,每次留针 30 分钟,7 日为 1 个疗程,间隔 3 日进行下 1 个疗程治疗。治疗期间禁食鱼虾、鸡牛肉及辛辣饮食。经治疗后本组治愈 46 例,显效 10 例,好转 2 例,总有效率达 100%,疗效显著。

赵吉平等采用三棱针配合放血治疗风热型 Bell 麻痹[5]:将患者随机分为治疗组、对照组

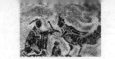

各 50 例,分别采用针刺配合三棱针放血治疗及单纯针刺治疗的方法,共治疗 4 个疗程。分别于治疗 1 周、2 周及 1 个月后对 Bell 麻痹主要症状、体征进行评分,并观察临床疗效。结果两组治疗前后症状、体征评分比较差异均有统计学意义($P<0.05$ 或 $P<0.01$),治疗 1 个月后治疗组症状、体征评分及疗效均优于对照组($P<0.05$)。提示针刺配合三棱针放血疗法对风热型 Bell 麻痹急性期有较好的临床疗效。

3. 面肌抽搐

王翠花采用三棱针配合足部按摩治疗面肌抽搐 20 例[6]:患者取卧位或直腿坐位,双足放松。取足部反射区之肝、肾、脑、三叉神经、眼区、耳区,体针经穴取太溪、太冲、涌泉、解溪穴。以 16 号三棱针点刺所选区、穴或多针集束应用,以刺至微微出血为度。点刺后即以指腹揉按局部。每天治疗 1 次,5 次为 1 个疗程。疗程间休息 2 天。经治疗,20 例中治愈 14 例,显效 0 例,好转 2 例,无效 4 例,总有效率 80%。

4. 高血压

刘艳娟等以耳尖放血治疗高血压病 63 例[7]:取耳尖穴,常规消毒后,用三棱针或毫针点刺 1～2mm,双手挤压,放血 5～10 滴后用干棉球按压止血。隔日治疗 1 次,两耳交替进行治疗,1 周治疗 3 次,12 次为 1 个疗程。取得了较好的降压效果,总有效率 88.8%。

5. 失眠

吴超等为观察三棱针刺血络治疗失眠症的临床疗效[8]:将 48 例失眠患者分为 2 组,分别采用头部放血疗法与肢体取穴针刺法治疗,并比较临床效果。血络组总有效率 95.6%,常规组 83.0%,两组比较差异有显著性。按中医辨证分型,实证患者疗效优于虚证。证实三棱针刺血络治疗失眠疗效显著。

6. 痛风

罗永寿治痛风 10 例[9]:用三棱针迅速刺入阿是穴或穴位处瘀阻比较明显的静脉血管,使血液流出,并加火罐,治愈率 80%。

7. 干霍乱

王清国用三棱针治疗干霍乱 20 例[10]:取鸠尾穴,其皮肤腠理微陷窝处,色淡红,毛瘀状如红种子,此是挑治点。局部皮肤常规消毒后,医者左手拇、示两指固定挑治点两旁,右手持消毒三棱针快速挑破表皮,再挑断皮下部分纤维组织,挤出少量血液(根据病情轻重,若有 2 个挑治点,即挑割 2 个),然后用酒精棉球敷于挑割处,外用纱布和胶布固定以防感染。挑刺鸠尾穴皮下白色纤维组织,均 1 次治愈。

8. 流行性感冒

于胜华用三棱针治疗流行性感冒 210 例[11]：放血组取大椎、少商（双侧）、合谷（双侧）、扁桃体穴（双侧）。穴位常规消毒，用三棱针快速刺入大椎、少商，点刺放血 3～5 滴，大椎拔罐，合谷针刺用泻法，咽喉痛加扁桃体穴，强刺激不留针，一般放血 1 次，少数患者 2～3 次。药物组静滴青霉素、病毒唑，口服抗感冒药等。结果放血组 150 例，1 次治愈 96 例，占 64%；2 次治愈 48 例，占 32%；3 次以上治愈 6 例，占 4%。药物组 60 例，1 次治愈 16 例，占 27%；2 次治愈 30 例，占 50%；3 次以上治愈 4 例，占 23%。两组比较，经统计学处理，无显著差异。

9. 中风

王贺元治疗中风初期 50 例[12]：以井穴为主刺络放血并配合中药外洗。先用中药外洗患肢，再以锋钩针放血。中药选透骨草 30g、伸筋草 30g、牛膝 10g、木瓜 10g、桃仁 10g、苍术 10g、苏木 10g、血竭 10g、桂枝 10g、红花 20g，加水 1500mL，煎至 500mL，滤渣后熏洗，每次熏洗 20 分钟，两天 1 剂药液。熏洗后，令患者卧位，锋钩针刺患侧的井穴放血，出血量适度。每日熏洗 2 次，放血 1 次，疗程最短 3 天，最长 26 天，平均为 14 天。治疗后疼痛、浮肿、痉挛强直 3 天完全消失者 10 例；10 天内疼痛浮肿完全消失，痉挛强直好转者 32 例；26 天以后完全消失者 8 例，总有效率 100%。

许惠强三棱针点刺放血结合运动疗法治疗中风后遗症[13]：随机将 66 例脑卒中患者分为治疗组与对照组，各 33 例。两组皆采取康复训练，且治疗组同时采用三棱针点刺放血治疗，经过疗效评定后，治疗组各症状恢复程度优于对照组。

10. 急性单纯性胃炎

张文义治疗急性单纯性胃炎[14]：用止血带扎紧上臂，使肘内浅静脉暴露，用三棱针向肘内静脉暴露最高点点刺放血，有效率达到 100%。

（二）外科疾病

1. 痔疮

刘乐森等用三棱针挑刺龈交穴治疗内痔出血[15]：患者仰卧，垫高颈部，暴露龈交穴，右手持消毒三棱针，针体与患者上唇呈平行水平方向，用针尖前 1/2 的一侧平面部轻轻按压穴位，然后用横刺法迅速刺入穴位，针尖向外挑刺，用消毒棉球压迫止血。60% 的痔疮患者在龈交穴处或下方有一芝麻粒状大小不等的粉白色赘生物，如有此物者，可用三棱针直接挑刺此赘生物，效果尤佳。72 例中治愈 61 例，显效 9 例，无效 2 例，总有效率 97.2%。

齐广森应用三棱针挑刺痔点治疗痔疮 15 例[16]：1 次挑刺治愈 7 例（病情较轻者），2～3 次挑刺治愈 6 例，另 2 例半年后巩固挑刺 1 次治愈。痊愈者共 13 例，有效者为 2 例，疗效确切。

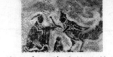

2. 静脉炎

纪艳华等观察刺血加 TDP 照射对胸腹壁血栓性浅静脉炎的治疗效果[17]；对 19 例胸腹壁血栓性浅静脉炎患者进行三棱针刺血拔罐结合，特定电磁波谱（TDP）照射治疗，2 个疗程后评定疗效。19 例患者中治愈 12 例，占 63.16%；好转 6 例，占 31.58%；无效 1 例，占 5.26%；总有效率为 94.74%。证实刺血拔罐加 TDP 照射治疗胸腹壁血栓性浅静脉炎操作简便，具有显著的临床疗效。

（三）骨伤科疾病

1. 肩关节周围炎

卢继林以三棱针点刺为主综合治疗肩周炎 62 例[18]：以压痛最明显处为主穴，近取肩贞、大椎、肩髃、肩髎等为辅穴，每次取 2～4 个穴，如有放射痛可按经络走向在远端配取 1～2 个穴，施术时患者取坐位，医者立于其患侧方，左手托患侧前臂，使患肩略外展前伸，右手适度用力在患处揉按片刻，使脉络怒张可见。用碘酒消毒后，以右手持无菌三棱针对准选穴快速刺入 1～2mm 深后立即出针，如此在穴位上下左右点刺 4～6 针，点刺处呈圆形，其圆形的直径应小于拔罐口径，以出血如米粒为宜。干棉球擦净血迹后，用闪火法把火罐吸附于所刺部位上，留罐 20 分钟，隔日治疗一次。再配合口服汤剂及辅助锻炼，10 次为 1 疗程，疗程间隔 5 天，治疗 2～4 个疗程后，治愈 45 例，好转 12 例，无效 5 例，总有效率 91.94%。

赵玉娟采用电针、三棱针结合火罐治疗漏肩风 30 例[19]：主穴取患侧肩三针（肩、肩前、肩贞），肩井、曲池、合谷、健侧条口透承山。配穴肩内侧痛，配尺泽、太渊。肩外侧痛，配小海、后溪。患者取坐位或侧卧位，将患肢暴露，按疼痛部位选取以上穴位 5～7 个，穴位常规消毒后，用 28 号 4 寸长毫针刺入肩贞穴约 2 寸深，使患者局部有较强的酸麻胀感并向前臂和手指放散，用同号毫针自肩穴进针向下透达臂穴，以肩部有较强的酸麻胀感为度，其余穴位得气后采用提插、捻转手法，使肩部穴针感向远端放散，远端穴针感向上传至肩部，气至即止。然后用电针仪轮替选取肩部穴位，每次选 2 穴采用疏密波通电留针 30 分钟。出针后，用三棱针在肩关节周围点刺 3～5 次以见血为度，然后用闪火法在点刺部位上拔火罐，留罐 10 分钟，以玻璃火罐内见到紫黑色血块、血丝或黄水为佳，起罐后用消毒干棉球擦净渗出物。经治疗后本组 30 例患者，痊愈 27 例，好转 3 例，有效率 100%。

2. 急性腰扭伤

景宏义用三棱针散刺加拔罐方法治疗急性腰扭伤 40 例[20]：采取俯卧位，腹下垫一软枕，术者用 75% 酒精棉球进行严格消毒，取一枚三棱针在患部阿是穴处施行散刺，可刺 4～6 个点，手法要求速刺、浅刺、轻刺、以局部微出血为度；随后取一口径约 3 寸的火罐，在散刺部位施拔罐术,留置 5～10 分钟,起罐后,用以干棉球拭去局部火罐拔出的瘀血,再用 75% 酒精棉球消毒该处。结果痊愈 31 例,显效 5 例,好转 4 例,总有效率 100%,治愈率 77.5%,本法能通经活络,活血止痛,去瘀生新,具有简、便、验的特点。

张光磊采用三棱针刺血治疗急性腰扭伤 95 例[21]:患者俯卧位,在患者腰部压痛处常规消毒,用三棱针正对压痛点,迅速刺入皮肤半分至 1 分深,并迅速退针,使血液自动流出,若流出不畅,则在针刺处拔火罐,吸出血液 3～5mL,若血流较多可用棉球压迫止血,针孔以创可贴覆盖。共刺 3～5 针。然后再在患者双侧窝处的静脉结节上进行上述操作。起针后嘱患者作腰部前屈、后伸、旋转运动数次。每隔日治疗 1 次。经治疗后痊愈 70 例,有效 19 例,无效 6 例,总有效率 93.7%。

3. 腰椎间盘突出症

加米西采用三棱针点刺放血后拔罐发疱治疗腰椎间盘突出症 98 例[22]:结果痊愈 79 例,好转 16 例,无效 3 例,总有效率达 96.94%。

封迎帅等将 64 例急性腰椎间盘突出症患者随机分成治疗组与对照组各 32 例[23]:对照组予常规针刺治疗,治疗组在此基础上加用三棱针点刺委中穴放血,进行临床疗效评价结果。治疗后两组的坐骨神经传导速度较治疗前明显加快($P<0.05$),且治疗后两组间的坐骨神经传导速度有显著差异($P<0.05$),治疗组总有效率明显高于对照组,差异有显著意义($P<0.05$)。

杨孟林治疗腰椎间盘突出症[24]:采用三棱针放血,加拔罐、中药独活寄生汤加减内服。经过治疗后治愈显效率 90%,总有效率 97%。结果提示三棱针放血、拔罐可祛除瘀血,中药独活寄生汤加减具有扶正固本,活血祛风,舒筋活络,消肿止痛作用。

4. 锁骨骨折

于博采用三棱针固定治疗锁骨骨折 12 例[25]:以三棱针固定,治疗锁骨骨折,结果本组患者无 1 例骨折端错位及三棱针滑脱,骨折全部愈合,无血管神经等并发症,取得良好疗效,值得推广。

闫保平等选用切开复位三棱针内固定治疗锁骨骨折[26]:选用小切口进行切开复位,然后用三棱针髓内固定或加骨外丝线(或钢丝)辅助固定。97 例患者随访 1～3 年,无骨折延迟愈合和不愈合,无内固定松动和退出,无肩关节功能障碍,达到 96.9% 的优良率。提示三棱针具有本身不易旋转和防止骨旋转,固定牢固不易脱出的优点。

田红杰等采用三棱针髓内固定治疗成人锁骨骨折 62 例[27]:选择适当三棱针,又与三棱针直径相同的针骨圆针做髓腔扩大,由骨折近端打入三棱针。随访 56 例,本组优 50 例,可 6 例,无差病例,无感染、骨不连等并发症,肩关节活动恢复良好,疗效满意。

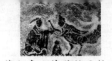

5. 尺桡骨骨折

卢龙珠用治疗36例患者[28]：三棱针作尺桡骨骨折内固定材料,结果36例患者均在5个月内达骨性愈合,无一例感染和移位情况出现,随访6~14个月,功能活动恢复满意。

6. 膝关节病

蔡少忍以三棱针局部刺血为主治疗膝关节病[29]：取穴阳陵泉、委中、委阳、膝眼、血海、阿是穴或其周围暴涨的浅静脉血管。每次选穴2~3个,局部常规消毒,取消毒后16号三棱针,用缓刺法刺入所选点穴,使出血并待其自然止血,用酒精棉球消毒针孔。取得满意效果,30例患者中,痊愈24例,显效4例,无效2例,有效率为90.3%。

周兴亚治疗老年性增生性膝关节炎60例[30]：在患肢关节体表周围,找到瘀阻之血络,局部消毒,用小号三棱针点刺后放血。若瘀络不明显者,加刺委中、足三里,用三棱针刺入皮下3~5分,摇摆数下,出针。总有效率96.6%。

李兆文治疗痛风性关节炎[31]：取曲池、阳池、阳溪、太冲、丘墟、商丘、太溪、阳陵泉、血海等穴。轮流取2~3个穴刺络放血,有效率100%。

7. 踝关节扭伤

朱守应治疗慢性踝关节扭伤患者25例[32]：采用三棱针放血、按摩加针刺,均收到较满意的效果,痊愈率为80%,总有效率达100%。

8. 腱鞘囊肿

徐丽君运用毫针、三棱针配合艾灸治疗腱鞘囊肿36例[33]：先挤住囊肿,使其固定不动,皮肤常规消毒,用三棱针从囊肿基底部快速刺入,深达囊肿中心。稍搅动,再快速出针,挤压囊肿,放出内容物,尽可能挤压干净。再用0.5寸毫针沿囊肿边缘上、下、左、右向中心围刺,不行针,留针15分钟。然后用艾条在囊肿上方悬灸10分钟,以局部感温热为度。毫针围刺和艾条悬灸每日1次,5次1疗程。每疗程间休息1天,最多2个疗程。三棱针点刺一般只使用1次,如1周后囊肿仍然高突者则再使用1次,最多使用2次。经治疗后本组36例中,痊愈26例,占72.2%;有效7例,占19.4%;无效3例,占8.4%;总有效率为91.6%。

刘向东采用火三棱针刺法治疗腱鞘囊肿36例[34]：治疗时以肿块中点为穴。使使者暴露肿块局部,消毒后用火三棱针在酒精灯上烧红,对准囊肿顶部直刺,迅速旋转一下即出针;助手带上无菌手套挤出囊肿内黏液,待挤不出黏液时,用火罐拔罐,留罐10分钟后起罐,可见针孔处有黏液及少许血液吸出,常规消毒后,针孔处贴上创口贴;一周治疗1次,2次为1疗程。经1疗程治疗后痊愈30例,占83.5%;好转6例,占16.7%;总有效率为100%,临床观察疗效良好。

庞素芳运用三棱针刺治疗腱鞘囊肿[35]:在囊肿局部行常规消毒后,针前先观察是单房性还是多房性。对单房性者在囊肿最高点用三棱针垂直刺入;对多房性者,在每个结节状的最高点垂直进针。进针后将三棱针向四周作旋转式深刺,勿用力过猛,以免剧痛,出针后及时用两拇指在针眼周围挤压以出尽内容物为止,然后在针处盖一消毒干棉球,用消毒过的硬币压在干棉球上,然后用3~5 cm胶布作环形加压固定,以后每天在针刺部位(加固部位)用艾条灸1次,15分钟左右,7天即可揭去胶布。结果全部病例经三棱针刺治疗1次后,5~7天即可痊愈,均获一次成功,未见复发。

9. 弹响指

孙成安等治疗弹响指96例[36]:采用局部封闭结合三棱针闭式松解,采用碘伏常规消毒手掌,铺无菌洞巾,露出患指,患指远侧掌横纹处扣及黄豆大小痛性结节,屈伸患指该结节随屈肌腱上、下移动,或出现弹发现象,并感到弹响即发生于此处。首先做痛点腱鞘内注射醋酸泼尼松龙,然后在痛性结节处刺入三棱针,纵行划动,将腱鞘狭窄增厚部分松解开,以患指关节屈伸自如为准,术毕包扎。经治疗除1例松解处粘连症状复发,行2次松解治愈,余均一次性治愈,有效率100%,取得良好的疗效。

(四)妇儿科疾病

1. 痛经

丁树习以刺血疗法治疗痛经150例[37]:其中原发性痛经130例,继发性痛经20例,于月经期间交替点刺隐白、大敦两穴,各出血1~2滴,经期结束后停止治疗,3个疗程后痊愈140例,好转10例,总有效率100%。

2. 乳腺增生

赵军平采用三棱针放血配合快针治疗乳腺增生63例[38]:将124例乳腺增生患者随机分为两组,治疗组63例,对照组61例。治疗组用三棱针在乳房增生肿块的四周点刺4~5下小静脉,出1~2滴血为宜。对照组采用乳癖消贴膏,自月经来潮第14天起,到下次月经来潮止,1次/天,14天为1个疗程,3个月为1周期。治疗结果:治疗组明显优于对照组。

3. 小儿遗尿

吕美珍等治疗小儿功能性遗尿症30例[39]:采用三棱针点刺肾纹穴(位于手掌面,小指第2指间关节横纹处)配合中药敷脐,治愈13例,显效11例,好转4例,无效2例,有效率为93.3%。

4. 小儿疳积

宋秀圣等治疗小儿疳积[40]:将156例患者随机分成两组,共中治疗组86例,对照组70

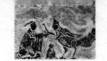

例。治疗组用自拟疳积散,三棱针点刺患者双手四缝穴,隔天 1 次。对照组采用常规的健脾益气方剂参苓白术散。两组均以 7 天为 1 个疗程,治疗 1～2 个疗程。然后观察两组的治疗效果。治疗后治疗组总有效率为 98%,对照组总有效率为 60%,两组疗效差异明显。因此认为自拟疳积散加三棱针点刺四缝穴是治疗小儿疳积的有效方法,值得推广。

5. 小儿慢性消化不良

王雨军等治疗小儿慢性消化不良 426 例[41]:引用三棱针点刺四缝穴,每次每穴点刺 1～2 针,深 0.7～1 分,以针眼处流出白色半透明黏液,再挤出少量红色血液为度。结果本组 426 例,其中 1 次治愈 288 例,占 67.6%;2 次治愈 76 例,占 17.84%;3 次治愈 62 例,占 12.22%;总有效率 100%。

6. 小儿腹泻

袁虹治疗小儿腹泻 26 例[42]:点刺少商穴,其中 1 次治愈 9 例,2 次治愈 12 例,3 次治愈 5 例。

7. 儿童股骨骨折

唐光平用三棱针治疗儿童股骨骨折[43]:全麻后取适当体位,在局部大腿外侧切口暴露骨折端。选择三棱针 2～4 枚,要求恰好通过并充满股骨髓腔的最窄处,行逆行性穿针内固定术,针尖从大转子处穿出,留约 1～1.5cm 并弯成直角以防止滑入髓腔,也便于拔针。术后常规穿"丁"字鞋,防止肢体转动,疼痛减轻后及早开始床上功能锻炼。本法不会对儿童股骨的生长发育造成影响或造成畸形生长,且卧床时间短,恢复快。

(五)皮肤科疾病

1. 神经性皮炎

彭志青用三棱针挑刺配合体针治疗神经性皮炎 64 例[44]:三棱针挑刺取背部膀胱经循行部位反应点,避开皮损部位,左右上下各一,共 4 穴。常规消毒后,左手捏起穴位处皮肤肌肉,右手持小号三棱针,快速刺入皮下,针尾下压,针尖挑起穴位处皮肤,加力挑断所选各穴局部皮肤纤维,每周 1 次,7 次为 1 个疗程。体针取双侧曲池、血海、合谷、郄门等穴强刺激,不留针,每日 1 次,10 次为 1 个疗程,疗程间休息 7 日,治疗 3 个疗程后,痊愈 58 例,占 90.63%;显效 6 例,占 9.37%;总有效率 100%。

2. 股外侧皮神经炎

周志跃等治疗 32 例股外侧皮神经炎[45]:应用梅花针叩刺结合三棱针刺络放血、拔罐治疗 0.5～3 个月,疗效确切。经过 6 个月～3 年随访,痊愈 24 例,好转 7 例,无效 1 例。认为梅花针扣刺结合三棱针刺络放血、拔罐治疗股外侧皮神经炎是一种疗效确切的治疗方法。

3. 粉刺

张晓菊等观察针药结合治疗粉刺的临床疗效[46]:三棱针、毫针与中成药结合,结果:43例患者治疗的总有效率97.67%。结论:针药结合治疗此病具有整体性、全面性、疗效高等优点。

杨茂英运用三棱针点刺加拔罐治疗痤疮56例[47]:耳穴点刺法取内分泌、肺及胃三对耳穴,局部常规消毒后,用三棱针点刺出血,用75%酒精棉球拭净血迹,按压针孔至血凝。刺络拔罐法取大椎、肺俞(双侧),局部常规消毒后三棱针点刺出血后拔罐,留罐10分钟,用75%酒精棉球拭净血迹。上述治疗每隔3日1次,10次为1个疗程。经治疗全部获效,其中痊愈32例,显效14例,好转10例。

叶文珍等运用三棱针放血配合拔罐治疗痤疮50例[48]:取耳尖、耳背经脉、大椎、双侧肺俞等穴,点刺放血。每天1次,10天为1个疗程。取得了较理想的疗效,并与单用维胺脂治疗的47例进行对照观察,结果治疗组总有效率为90%,明显优于对照组的70.2%。

4. 带状疱疹后遗神经痛

黄燕惠治疗带状疱疹后遗神经痛患者11例[49]:以三棱针拔罐并用,常规消毒后,在患者所述最痛点,进行三棱针点刺8～10下,玻璃火罐闪火法拔于其上。隔日一次,3次为1个疗程。结果总有效率达100%。说明三棱针拔罐并用可以有效改善带状疱疹后遗神经痛的症状。

郭丽霞治疗带状疱疹[50]:将71例患者随机分为两组,治疗组36例采用三棱针点刺加拔罐治疗,同时口服阿昔洛韦,肌注维生素B_1、维生素B_{12};对照组35例仅采用口服阿昔洛韦,肌注维生素B_1、维生素B_{12}。治疗后两组起效时间相比,差异有显著的意义($P<0.01$);治疗组治愈率明显高于对照组。结论:三棱针点刺加拔罐治疗带状疱疹疗效肯定、疗程短。

刘学桂治疗带状疱疹16例[51]:运用三棱针叩刺与药物共同治疗,结果:痊愈15例,占93.6%;有效1例,占6.2%;总有效率100%,且无1例留有后遗神经痛。

5. 鸡眼和刺猴

安向平治疗鸡眼和刺猴325例[52]:用消毒的三棱针直刺已消毒的鸡眼或刺猴中央,深达基底部。起针后挤出瘀血,尽量挤至血色变浅,效果较好。采用单纯三棱针刺血的方法,其效果优于贴鸡眼膏、手术、冷冻等方法,治愈率达100%。

6. 下肢湿疹

王书良等治疗下肢湿疹54例[53]:采用三棱针取阿是穴、大椎、肺俞、膈俞、脾俞点刺拔罐,并设对照组54例口服西替利嗪,两组治疗2个疗程后,随访半年后统计疗效,结果治疗组总有效率为98.1%,明显优于对照组的77.8%。

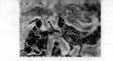

7. 急性湿疹

姚军等治疗急性湿疹[54]：将 88 例患者分为治疗组和对照组。治疗组 46 例，采用三棱针点刺病变部位与背俞穴刺络放血拔罐治疗；对照组 42 例，口服开瑞坦，外用派瑞松软膏。结果治疗组总有效率为 100.0%，愈显率为 89.1%；对照组总有效率为 88.1%，愈显率为 42.99%，两组总有效率差异无显著性意义($P>0.05$)，愈显率差异有非常显著性意义($P<0.01$)。证明三棱针点刺合刺络拔罐治疗急性湿疹疗效肯定，优于西药治疗。

8. 荨麻疹

张秋菊等治疗荨麻疹 9 例[55]：采用自血疗法结合三棱针放血治疗荨麻疹 9 例，自血疗法穴位选取双侧曲池、足三里、血海、风市操作方法为患者端坐位，裸露上肢前壁静脉处，常规消毒后，取 5mL 注射器抽取静脉血 5mL，分别取上述穴位常规消毒后，将静脉血注入穴位，每穴注入静脉血 2.5mL，每次取一穴双侧，隔日一次，三次一疗程。三棱针放血取穴大椎、尺泽（双侧）、鱼际（双侧）、委中（双侧）。9 例患者分别经 1～2 个疗程治愈，有效率 100%。瘙痒和风团完全消失，随访未见复发。

（六）五官科疾病

1. 麦粒肿

刘正霞等用三棱针点刺出血治疗麦粒肿 35 例[56]：令患者坐位或仰卧位，轻轻按摩点刺血部位，使其自然充血，常规皮肤消毒后用三棱针刺太阳（双侧）穴、印堂穴、耳尖（双侧）穴。动作应迅速，深度约 2～3mm，稍加挤压，使有血滴流出为宜。每穴出血 1～2 滴后，用无菌干棉球按压止血。本组经治疗全部获效，其中 1 次治愈 22 例，2 次治愈 13 例。

敬越颖等以三棱针放血疗法治疗麦粒肿 60 例[57]：以膏肓、耳尖为主穴，经治疗痊愈 54 例，占 90%；有效 6 例，占 10%；总有效率 100%，疗效显著。

2. 急性结膜炎

赵兰英运用三棱针放血治疗急性结膜炎[58]：取双侧耳尖、太阳、攒竹，经治疗，32 例病例全部治愈，其中 2 次治愈 22 例，3 次治愈 8 例，4 次治愈 2 例。总有效率达 100%，疗效确切。

3. 过敏性鼻炎

孙秋梅耳压配合刺络放血治疗过敏性鼻炎 25 例[59]：应用王不留行药籽耳穴贴压法，取内鼻、气管、肺为主穴，配穴取肾上腺和随症加减穴，配合刺血法。使用三棱针依次点刺鼻尖小络脉及迎香穴，挤血 1.5mL，经过一个疗程治疗后，总有效率占 95%，疗效显著。

4. 鼻衄

白峻峰在委中穴处刺络放血治疗鼻衄[60]：治疗时出血量较大，但起效较快，说明此法治疗鼻衄确有良效。

5. 急慢性扁桃体炎

董喜艳等治疗急慢性扁桃体炎 15 例[61]：应用三棱针取大椎、少商（双侧）、合谷（双侧）、扁桃体（双侧）穴点刺放血，结果 1 次治愈 9 例，2 次治愈 4 例，3 次治愈 2 例；药物组 6 例静滴青霉素、病毒唑、口服含片等，均为 3 天治愈，但三棱针放血疗法更为快速有效。

6. 急喉痹

喻松仁等治疗急喉痹[62]：将 60 例患者按 1∶1 比例随机分为针刺放血治疗组和西药对照组。治疗组采用针刺放血疗法，即用毫针丛刺患处、用三棱针点刺拇指少商穴和耳轮三点放血治疗；对照组采用头孢拉定胶囊和病毒唑口服。两组均连续治疗 5 天，观察两组的治疗效果并做统计学处理。针刺放血治疗组治疗后第 3 天和第 5 天的治愈率明显高于西药对照组，有显著性差异（$P<0.05$）。因此认为针刺放血疗法治疗急喉痹疗效确切，经临床观察，具有高效、安全、无毒副作用的优势，可在临床上进一步推广应用。

7. 老年性舌痛

黄先学等治疗老年性舌痛 65 例[63]：以舌下静脉为主，三棱针刺络放血，有效率 96.9%。

（六）其他

耿霞治疗高热[64]：取十宣点刺放血，配合针刺大椎、曲池、合谷为主穴，神昏加水沟，烦躁加印堂、神门。结果治疗高热患者 43 例，年龄最小 10 岁，最大 65 岁；病程最短 2 天，最长 7 天；体温最低 37.5℃，最高 39℃；原发病例 30 例，继发病例 13 例。痊愈：体温降至正常者 25 例，占 58.1%；显效：体温明显下降（大于 1℃），但仍高于正常体温者 10 例，占 23.3%；有效：体温有所下降（小于 1℃），但仍高于正常体温者 8 例，占 18.6%；总有效率 100.0%。

第二节　皮肤针法

一、概　述

皮肤针也称梅花针、七星针，属丛针浅刺法，是由多支不锈钢短针集成一束，浅刺人体体表一定部位，以防治疾病的一种方法。《素问·皮部论》说："凡十二经络脉者，皮之部也。是故百病之始生也，必先于皮毛。"十二皮部与人体经络、脏腑联系密切，皮肤针法通过刺激体表阳性区和经络循行分布的体针穴位，通过皮部—孙脉—络脉—经脉，起到调脏腑虚实，通经活络，平衡阴阳的作用。

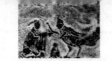

皮肤针是专门针刺皮肤表面的一种浅刺丛针针具,由古代九针中镶针发展而成,皮肤针刺法由《灵枢·官针》中"毛刺"、"扬刺"、"半刺"发展而来。皮肤针因针头端镶嵌的短针数量不等,其名称也各异。针头上镶嵌 5 枚短针者,称"梅花针",7 枚针者,称为"七星针",18 枚针者,称为"罗汉针"。针头外观呈锤形,一般用硬塑、胶木等制成,针柄长 15～19cm。另外在梅花针的基础上,用金属改制成的圆筒外壁上,均匀固定若干排短针(百余根左右),筒的中轴处连接一个手柄,用以推拉滚筒,称为滚针筒。一般筒长 5～6cm,直径 3～4cm,柄长 15～20cm。

2008 年 4 月,经中国国家质检总局、国家标准委批准,发布了 11 项国家标准针灸技术操作规范,并于 2008 年 7 月 1 日起正式实施,其中由湖北中医药大学王华教授负责起草的皮肤针部分,明确了皮肤针技术操作的术语和定义、操作步骤与要求、操作方法、注意事项与禁忌等内容,并在附录中列出了相应的主要适应证。

二、操作方法

(一)针具的检查和消毒

针具在使用前,应先用脱脂干棉球轻沾针尖检查,如果针尖有钩或有缺损时,则有棉絮丝被带动。针具检查后则行消毒,可用 75% 酒精浸泡针 30 分钟以上。如将针具采用煮沸消毒、高压消毒亦可,或采用紫外线照射灭菌。临床上皮肤针在使用后即浸泡于 75% 酒精中,使用时需用挤干的消毒酒精棉球稍擦即可。可用 75% 酒精或 0.5% 碘伏棉球在施术部位消毒,强刺激部位宜用 0.5% 碘伏棉球消毒。医者双手应用肥皂水清洗干净,再用 75% 酒精棉球擦拭。

(二)针刺方法

1. 叩刺

针尖对准施术部位,使用手腕之力,将针尖垂直叩打在皮肤上,并立刻弹起,反复进行的使用方法。

(1)持针方式:硬柄和软柄两种皮肤针持针方式略有不同。硬柄皮肤针的持针式是用拇指和中指挟持针柄两侧,示指置于针柄中段上面,无名指和小指将针柄固定在小鱼际处;软柄皮肤针的持针式是将针柄末端固定在掌心,拇指在上,示指在下,其余手指呈握拳状握住针柄。

(2)叩刺方法:第一,运用腕部弹力,使针尖刺到皮肤后,由于作用力而使针弹起,这样可减轻针刺部位的疼痛;第二,针尖起落要呈垂直方向,即将针垂直地向下刺,垂直地提起,防止针尖斜着刺入和向后拖拉着起针,以免增加患者的疼痛;第三,叩刺的速度和力度要求均匀,防止快慢不一,用力不匀地乱刺,根据临床需要,可按一定路线成行叩击,也可以在一定范围内环形叩击,或在一个点上进行重点叩击。

(3)叩刺部位:可分为三种。一种是局部叩刺,即在病变局部按经脉循行叩刺,或在病变局部由外转向中心叩刺,如皮肤病、脱发、网球肘等均可采用此法叩刺。另一种按经脉辨证循经取穴,如头痛,可根据疼痛部位循经取穴叩刺。第三是整体叩刺,即先刺脊柱两旁,由背至骶,后刺项部及病变局部,类风湿性关节炎患者常采用此法叩刺。对某些病变在脊柱附近及其他有关部位上所出现的一些特殊所见,如条索状物、结节等,均为重点叩刺部位。上述三种方法既可单独应用,也可结合应用。

(4)各部位的具体叩刺顺序如下:头部,按督脉、膀胱经、胆经各经的循行,由前发际刺至后发际,两侧额部则由上向下叩刺。项部,沿着颈椎及骶椎两旁,由上向下叩刺。肩胛部先由肩胛骨内缘从上向下刺,其次在肩胛冈上缘由内向外叩刺,最后由肩胛冈下缘,向内后外叩刺。脊背部沿着脊柱两侧膀胱经第一、二侧线由上向下叩刺。骶部由尾骨尖向外上方叩刺,每一侧叩刺三行。臀部由内上向外下叩刺。四肢按十二经脉循行叩刺,在关节周围可进行环形叩刺。眼部从眉头沿眉毛向眉梢叩刺,从目内眦分别沿上下眼睑刺至目外眦部。鼻部以两侧鼻翼上方软骨部为重点。耳部以耳垂后和耳前为重点。胸部沿正中线从上向下叩刺,沿肋骨由内向外叩刺。腹部纵横交叉叩刺。腹股沟区沿腹沟由外上向内下叩刺。

2. 滚刺

手持滚刺筒的筒柄,将针筒在需要滚刺的部位皮肤上来回滚动,滚动时的压力和速度力求均衡,并避免在骨骼突起处来回滚动,使刺激范围成为一个狭长的面或扩展成一片广泛的区域。

3. 刺激强度

根据患者体质、病情、年龄、叩打部位的不同,有弱、中、强三种强度。弱刺激:用较轻腕力,针尖接触皮肤时间较短,局部皮肤略见潮红,患者稍有疼痛感觉,适于老年人、久病体弱者、孕妇、儿童,以及头面五官肌肉浅薄处。中等刺激:腕力介于弱、强刺激之间,局部皮肤明显潮红,微渗血,患者有疼痛感。适于多数患者,除头面五官等肌肉浅薄处外,其余部位均可使用。强刺激:用较重腕力,针尖接触皮肤时间稍长,局部皮肤明显潮红,可见血液渗出,患者有明显的疼痛感觉。适于年壮体强,以及肩、背、腰、臀、四肢等肌肉丰厚处。

4. 皮肤针治疗间隔时间

皮肤针治疗间隔时间根据病情需要而定,弱刺激和中等刺激治疗时,可1次/天或2次/天;强刺激治疗时,可1次/天或隔日1次。

三、适应证

皮肤针应用范围广,应用面涉及消化系统、呼吸系统、泌尿生殖系统、循环系统、内分泌系统、神经精神系统、运动系统及皮肤科、五官科疾病。治疗时可以单独应用皮肤针,也可以采用复合疗法,即皮肤针拔罐、电皮肤针及皮肤针配合药物疗法。

1. 头痛、偏头痛

重点针刺项部、头部。头痛是取后头、项部及疼痛部位和远端有关经脉循行线上的敏感部位;偏头痛时取项部、痛侧头部和有关经脉循行的敏感部位。

2. 胸痛、胁痛

重点针刺第1~12胸椎两侧,特别是肝俞和膈俞处。胸痛时可按疼痛部位及其上下沿肋骨走行叩刺;胁痛在上述部位外还可配支沟、太冲穴。

3. 失眠

重点针刺脊柱两侧,心俞、肝俞及手少阴心经、手厥阴心包经。失眠、多梦、心悸、加风池、三阴交穴或其附近的敏感部位;嗜睡加督脉、任脉的敏感部位。

4. 上、下肢痛及腰扭伤

重点针刺胸椎两侧和疼痛部位及督脉敏感点,下肢腰椎两侧。腰扭伤针刺腰骶部及其两侧和膀胱经在下肢循行的敏感点。

5. 口眼㖞斜

重点针刺颜面部,以攒竹、瞳子髎、地仓、颊车部为主,并配合手阳明大肠经的合谷穴或敏感点。

6. 痹症

上肢痛针刺胸椎两侧及肩关节、肘关节;下肢痛刺腰椎两侧及疼痛部位。热痹有红肿的可在局部重刺出血,如痹症局部肿胀积液可点刺出血,并配合拔罐法。

7. 呃逆

重点针刺第9~12胸椎及腹部正中线,也可配合膈俞、肝俞、胃俞和腹部天枢、大横等穴。

8. 痿症

上肢刺第1~7胸椎两侧,下肢刺腰椎、骶椎两侧。如上肢麻痹可配合手三阴和手三阳经,下肢麻痹可按足三阴和足三阳经的循行叩刺,重点叩刺关节变形部位。

9. 胃脘痛、呕吐

重点针刺肝俞、脾俞、中脘。胃脘痛加刺公孙、足三里或其附近敏感点,呕吐加内关重刺。

10. 腹痛

重点针刺第9~12胸椎两侧及第1~5腰椎两侧和腹部。上腹部加刺上脘、中脘、幽门,下腹部加刺关元、气海穴。

11. 哮喘、咳嗽

重点针刺胸椎两侧、肺俞、膻中。哮喘加刺天突、天枢穴。咳嗽加刺尺泽,有痰加刺丰隆或其附近敏感点。

12. 遗尿

重点针刺腰椎、骶椎两侧及下腹部。小儿遗尿加刺三阴交、气海,成人遗尿配合气海、关元、大赫。

13. 遗精、阳痿

重点针刺腰椎、骶椎两侧及腹正中线。遗精加关元,阳痿加次髎、大赫,失眠加三阴交。

14. 心悸

重点针刺心俞、肝俞。配合用神门、三阴交、太溪穴或其附近的敏感点。

15. 眩晕

重点针刺肾俞、肝俞和头部。配合用太阳、上印堂(印堂上1寸),胆经在侧头部的循行部位。

16. 痛经

重点针刺腰骶两侧和任脉、肾经循行部位。重点叩刺气海、关元,配合用肝俞、三阴交。

17. 小儿惊风

重点针刺十宣穴,也可用十二井穴或刺风池、大椎、身柱等穴。

18. 目疾

重点针刺眼周围、肝俞、胆俞、肾俞。青光眼配风池、攒竹,白内障配风池、瞳子髎,结膜炎配太阳、瞳子髎或攒竹。

19. 鼻塞、鼻渊

重点针刺肺俞、风池、迎香。初病鼻塞可配迎香和上迎香。鼻渊配以合谷、鱼际。

20. 瘰疬

重点针刺第5～10胸椎两侧。并配合在瘰疬周围重刺。

四、注意事项

(1)针刺前对患者做好解释工作,说明针刺时稍有痛感是正常现象,以免患者紧张。患者精神紧张、大汗后、劳累后或饥饿时不宜使用本法治疗。

(2)对慢性病治疗不能一次起效,要坚持治疗。

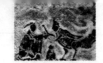

（3）施术前检查针具，如针尖有钩曲、不齐、缺损等，应及时修理或更换，方可使用。

（4）针刺前针具及针刺部位（包括穴位）均应消毒，叩刺后皮肤如有出血，须用消毒干棉球擦拭干净，保持清洁，以防感染。

（5）注意晕针的预防和处理，患者采取卧位可预防晕针，若发生晕针应立即停止叩刺，使患者呈头低脚高位，注意保暖，必要时可饮用温开水或温糖水，或掐按水沟、内关等穴，即可恢复，严重时按晕厥处理。

（6）治疗过程中出血较多时，患者要适当休息后才能离开。

（7）皮肤局部有创伤、溃疡、疤痕形成等，不宜使用本法治疗。

（8）叩刺时针尖与皮肤应垂直，用力均匀，避免斜刺或钩挑，以减轻疼痛。

（9）皮肤针治疗后，可配合拔罐疗法。

（10）医者勿接触患者所出血液。

五、临床应用

（一）内科疾病

1. 感冒

张艳彬等应用皮肤针叩刺加拔罐治疗感冒 31 例[65]：治疗时从大椎穴沿督脉经至脊柱用皮肤针叩打，再分别从两侧的大杼到肺俞穴沿足太阳膀胱经自上而下叩打，均先轻后重，以微出血为宜。叩打完毕后即以大椎穴为中心拔一火罐，留罐 5～7 分钟，局部以皮肤出现瘀紫并渗出少量血液为度，一般感冒治疗 1～2 次即可治愈。单独使用本法治愈 23 例，占 72%；结合药物治疗明显好转 5 例，占 16%；使用本法有一定疗效 3 例，占 12%。

2. 面瘫

花明等采用闪罐法加皮肤针治疗面神经麻痹 38 例[66]：主穴取颊车、翳风、太阳；配穴取地仓、迎香、下关、阳白、人中等。经治疗痊愈 23 例，占 60.53%；显效 13 例，占 34.21%；有效 2 例，占 5.26%。总有效率 100%。疗效满意。

徐福新运用透刺加皮肤针叩刺治疗顽固性面瘫[67]：以地仓透颊车、颊车透颧髎、太阳透颊车、合谷（健侧）、足三里（双侧）、头维、人中沟为主穴。额纹消失加阳白透头维，人中沟歪斜加人中，鼻唇沟歪斜加承浆。经过治疗后，结果本组 58 例，痊愈 35 例，占 60.3%；显效 16 例，占 27.6%；好转 7 例，占 12.1%。总有效率 100%。疗效确切。

3. 糖尿病周围神经性病

贾朗等治疗糖尿病周围神经性病[68]：将 66 例确诊为糖尿病周围神经病变的患者随机分

为试验组和对照组,每组各33例,所有患者均控制血糖水平在7mmol/L以下。在此基础上给予试验组皮肤针配合口服弥可宝,对照组则单纯使用口服弥可宝进行治疗。分别观察两组患者症状、体征各项评分指数变化。治疗组有总有效率62.50%,优于对照组的36.67%,治疗后治疗组的症状、体征各项评分对比中麻木、疼痛、手套感、袜套感、蚁行感、踏棉感改善程度较对照组更显著($P<0.05$)。认为皮肤针加弥可宝治疗对糖尿病周围神经病变安全有效。

4. 不寐

薛金缓采用针刺结合皮肤针治疗不寐47例[69]:针刺治疗时主穴取神门、三阴交,辨证随证配穴;皮肤针叩刺选取脊柱两旁(0.5~3寸)、骶部及头颞区。结果治愈38例,占81%;好转7例,占15%;无效2例,占4%;总有效率为96%。疗效显著,说明以皮肤针叩刺能激发调节脏腑经络功能,调养心神,健脾补血,扶助肾阴,平肝降火,以达到安神目的。

5. 中风

姬承武等治疗中风[70]:将120例脑梗死后遗肢体瘫痪的患者随机分成3组,每组40例。Ⅰ组单纯应用梅花针疗法,Ⅱ组单纯应用水针疗法,Ⅲ组应用梅花针加水针疗法,治疗60天后评定疗效。Ⅰ组总有效率为62.5%;Ⅱ组总有效率为42.5%;Ⅲ组总有效率为90%。组间两两比较显示,Ⅰ、Ⅱ组之间差异无显著性($P>0.05$);Ⅰ、Ⅲ组之间差异有极显著性($P<0.01$);Ⅱ、Ⅲ组差异有极显著性($P<0.01$)。由此认为,梅花针加水针治疗脑梗死后遗肢瘫痪疗效较好。

6. 痹症

张启兰应用皮肤针刺联合拔罐治疗痹证46例[71]:患者取坐位或俯卧位。后背寒冷伴咳喘者采用穴位治疗,选择穴位有肺俞、定喘、脾俞等,其他病症采用痛点治疗。需治疗的部位予常规消毒,待干后取出消毒的梅花针,快速地在消毒皮肤上重叩数下,以局部明显潮红,而有微出血为度,再根据不同的部位选择大小合适的火罐,用闪火法。结果46例中治愈40例,占86.69%,其中1次治疗痊愈2例,3次治疗痊愈17例,5次治疗痊愈21例;好转6例,占13.04%。无1例发生不良反应。随访1年未复发,提示皮肤针刺联合拔罐在痹证治疗中有较好的作用。

程林兵等治疗类风湿性关节炎35例[72]:应用蜂疗配合皮肤针综合治疗类风湿性关节炎,结果治愈10例,显效18例,有效4例,无效3例,总有效率占91.43%,疗效确切。

(二)外科疾病

冯桥采用壮医皮肤针治疗丹毒局部皮肤硬肿[73]:按患者就诊顺序分为两组,针刺组110例,对照组40例。针刺组患者取平卧位,充分暴露患处皮肤,局部皮肤消毒后,用已消毒的皮

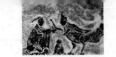

肤针轻叩皮肤硬肿处,使其局部轻微渗血,然后在针孔处挤出瘀血。治毕,用乙醇棉球擦净瘀血,再用3%碘酊棉球将叩刺区涂擦一遍,配合金黄散外敷。皮肤针隔2天1次,共治3次。金黄散每天换药1次,连用10天。对照组未行皮肤针叩刺,仅外敷金黄散。用法、疗程同针刺组。治疗后针刺组痊愈100例,好转7例,无效3例,总有效率97.3%。对照组痊愈24例,好转6例,无效10例,总有效率75%。说明壮医皮肤针配合金黄散外敷治疗丹毒局部皮肤硬肿疗效确切。

高扣宝采用针刺结合皮肤针治疗下肢丹毒32例[74]:体针针刺取双侧合谷、曲池、血海、委中、足三里、丰隆、三阴交、阴陵泉、太冲,同时病变部位散刺,采用泻法,得气后留针30分钟,每日1次。皮肤针叩刺患者取平卧位,充分暴露患处皮肤,局部皮肤消毒后,根据患处皮肤情况用梅花针适度叩击,直至出血,再根据皮损情况选用不同型号火罐拔火罐留罐约5~10分钟,拔出少量组织液后,用乙醇棉球擦净瘀血,再用碘酊棉球将叩刺区涂擦1遍。每日叩刺1次。32例患者经治疗后,痊愈18例,好转12例,无效2例,总有效率为93.75%。

(三)骨伤科病症

1. 急性腰扭伤

廉南采用皮肤针治疗急性腰扭伤[75]:皮肤针组选用单头皮肤针,消毒后,于疼痛区域局部或辨证后循经叩刺,以皮肤稍出血为度。皮肤破损者,按经络走向上下皮肤区域或反射点选择叩刺部位,每日1次。体针组按疼痛部位并结合辨证,取腰痛穴、大肠俞、肾俞、腰阳关、华佗夹脊穴、环跳、委中、昆仑等,取针灸针(直径0.35mm,针长25~70mm)常规消毒后,根据针刺部位的不同,采用直刺或斜刺,进针10~60mm左右,以局部酸胀为宜,手法平补平泻,每日1次。均治疗5次为1疗程。治疗后皮肤针组治愈率明显高于体针组。两组治疗后疼痛改善情况比较发现,两组治疗后疼痛症状均得到明显缓解,与治疗前比较差异显著($P<0.01$);而治疗后两组间疼痛改善程度疗效比较,则以皮肤针组为佳($P<0.05$)。

2. 肱骨外上髁炎

翁国盛治疗肱骨外上髁炎43例[76]:运用皮肤针放血合"新伤二号",另设对照组40例,采用针灸推拿的方法治疗,7天为1个疗程,2组均观察3个疗程,疗程结束后随访6个月。观察疼痛、肘关节屈伸度、内外旋功能。结果治疗组总有效率为97.6%,优于对照组的90.0%,且疗程短于对照组,说明本法疗效确切。

3. 冈上肌肌腱炎

金东席治疗冈上肌肌腱炎37例[77]:运用肩井穴皮肤针拔罐,令患者取坐位,将患侧肩井穴常规消毒,用皮肤针中度叩刺10~20下,以微量出血为度,辅以火罐拔吸5分钟,出血量5

～10mL。隔日治疗1次,5次为1个疗程,2个疗程后统计疗效。结果痊愈者28例,占75.6%;有效8例,占21.6%;无效1例,占2.7%。总有效率为97.2%。

4. 肌筋膜炎

田明萍治疗颈肩肌筋膜炎38例[78]:应用皮肤针围刺阿是穴及邻近腧穴,治疗时以阿是穴为主,辅以邻近腧穴,如肩井、天宗、巨骨、肩外俞、华佗夹脊穴等。每次取4～6穴,以皮肤针快速围刺病变部位腧穴,以围刺周围出现红晕充血为最佳,然后配合拔罐及艾灸疗法,隔日1次,5次为1疗程。经1～2个疗程治疗后统计,总有效率为100%,疗效显著。

张如祥治疗肌筋膜炎36例[79]:运用皮肤针加走罐,皮肤针叩刺时运用中等强度刺法,在病变局部由外围向中心叩刺,重点叩刺可触摸到的肌筋膜结节的部位。隔天1次,治疗5次后统计疗效,以症状消失,无压痛点,条索感消失为治愈,共29例;症状部分消失或减轻,压痛减轻,条索感明显改善为有效,共7例。经45～80天换药治疗后,结果治愈112例,好转8例,无效2例,治愈率为91.8%,总有效率为98.4%。

5. 脊柱炎

周鑫治疗腰椎退行性脊柱炎[80]:48例作为治疗组,采用皮肤针疗法配合刮痧,另设对照组48例,于夹脊穴、肾俞、委中、昆仑用电针法。结果治疗组总有效率为95.8%,对照组为91.7%,提示运用皮肤针配合刮痧治疗腰椎退行性脊柱炎疗效满意。

(四)妇儿科疾病

1. 痛经

洒玉萍采用皮肤针扣刺配合拔罐法治疗痛经[81]:治疗时取次髎穴行中等强度的刺激,至皮肤潮红,有轻微出血点后结合拔罐法,经治疗腹痛即刻缓解。嘱患者每次月经来潮前3～5天开始治疗,每日1次,3次为一个疗程,经3个疗程治疗后,患者痛经症状消失。

2. 婴幼儿便粗

刘文国采用捏脊加皮肤针叩刺治婴幼儿便粗[82]:皮肤针叩刺时以皮肤潮红为度,不可产生疼痛,结果48例患儿,治疗10～30次,平均20次。其中痊愈39例,好转9例,无效0例,有效率100%,疗效确切。

3. 小儿遗尿

林婷婷采用浅刺及皮肤针叩击治疗小儿遗尿88例[83]:取百会、三阴交、中极、水道、外关等,肾气不足加太溪,脾气虚加阴陵泉。用30号1寸的毫针,浅刺0.2～0.3寸,留针30分钟,10次为一个疗程。皮肤针叩刺取膀胱经在腰骶部的第一侧线,用皮肤针轻叩及至皮肤潮红为度,10次为一个疗程。经治疗,所有患者均在3个疗程内症状消失,6个月或1年随访无复发。

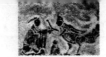

其中 70 例均在 1 个疗程内治愈,18 例在 2～3 个疗程内治愈,治愈率达 100%。

(五)皮肤科疾病

1. 带状疱疹

吴成举采用皮肤针加艾灸治疗带状疱疹 40 例[84]:将患者按就诊顺序号进行分组,治疗组采用皮肤针叩刺加艾灸治疗,共 40 例;对照组采用单纯皮肤针叩刺治疗,共 40 例。对照组在疱疹区消毒后,用皮肤针从疱疹边缘环形区向中心部位叩刺。反复叩刺,力由轻到重,直到疱疹刺破,皮肤上出现均匀血珠为止,再在叩刺区拔上火罐,促其血吸出。如疱疹已愈合,潮红,只留下后遗痛,即在患者疼痛皮肤上由外向内叩刺出血,再拔火罐。治疗组以单纯皮肤针叩刺法为基础(治疗同对照组),再配合艾灸。将艾绒搓捻成麦粒大小的圆锥状艾炷,用镊子夹住中部,用酒精灯点燃其尖,底部沾少许水,以加强附着力,放置在疱疹上,逐个进行直接灸,当患者感到灼痛时夹去艾炷,每处 7～9 壮,以皮肤潮红、患者感觉局部温热为度。两组均隔日治疗 1 次,10 天为 1 个疗程,1 个疗程后评定疗效。治疗组治愈率为 72.5%;对照组治愈率为 42.5%。治疗组治愈率明显优于对照组($P<0.05$)。

江桂珠治疗带状疱疹 37 例[85]:运用皮肤针叩刺配合拔火罐为主,并与单用皮肤针叩刺治疗 20 例对照比较,结果治疗组总有效率为 94.6%,明显优于对照组的 70%。

黄桂兴治疗带状疱疹[86]:运用皮肤针配合火罐,经治疗 36 例均痊愈。其中 1 次治愈者 14 例,2 次治愈者 18 例。由于皮损面广,经 3 次治愈者 4 例,治愈率为 100%。

2. 斑秃

温瑞书治疗斑秃 56 例[87]:采用化瘀生发汤配合皮肤针,化瘀生发汤组成为鸡血藤 30g,当归 15g,丹参、桃仁、红花、赤芍、制首乌、川芎、郁金、防风各 10g,蔓荆子 6g。每日 1 剂,水煎服,1 周为 1 疗程。斑秃处局部常规消毒后,用皮肤针叩刺斑秃患部,以微微出血为度,将出血用消毒棉球轻轻拭去。隔日 1 次,共治疗 3 次。5 个疗程后观察疗效。结果 56 例中治愈 34 例,显效 12 例,好转 9 例,无效 1 例,总有效率达 98.2%。

熊爱君运用中西医结合的方法治疗斑秃 40 例[88]:治疗时将患者随机分为治疗组 20 例和对照组 20 例。对照组口服谷维素、六味地黄丸、养血生发胶囊、胱氨酸,治疗组除口服上述药物还结合皮肤针叩刺,结果经 1 个月治疗后,治疗组痊愈 13 例,显效 5 例,好转 1 例,无效 1 例。对照组分别为 6,8,2,4 例,两组差异明显,疗效显著。

李胜利等治疗斑秃 60 例[89]:采用围刺结合皮肤针叩刺,结果痊愈 32 例,占 53.3%;显效 18 例,占 30.0%;有效 8 例,占 13.3%;无效 2 例,占 3.3%;总有效率 96.7%。

钟小蓓从脾肾论治配合皮肤针治疗儿童斑秃 52 例[90]:中药内服,方药用党参 10g,茯苓、白术、当归、熟地各 6g,川芎、木香、甘草各 3g,丹参 9g,枸杞子、女贞子、补骨脂各 12g。遗尿者加山药 10g,益智仁 12g,体虚者加黄芪 10g。每日 1 剂,日服 3 次。配以皮肤针治疗,常规消毒后,用皮肤针叩击脱发区,由边缘区向中心区呈螺旋状移动,然后再从不脱发区向脱发区轻轻扣击,均匀叩击致皮肤潮红而无出血点为适度,2 天 1 次。治疗时间最短的 1 个月,最长的 7 个月。52 例中,临床痊愈 37 例,显效 11 例,有效 3 例,无效 1 例,总有效率为 98.76%。对痊愈者随访一年均无复发。

3. 白癜风

刘文国采用皮肤针艾灸配合穴位注射自血治疗白癜风[91]:治疗时以皮肤针轻叩病变区域,直至皮肤潮红,以微微出血为度,同时配合艾灸及穴位注射自血,以上治疗 4 次为一疗程,1～2 个疗程统计结果。58 例中,痊愈 20 例,占 34.5%;基本痊愈 24 例,占 41.4%;显效 10 例,占 17.2%;有效 3 例,占 5.2%;无效 1 例,占 1.7%;总有效率为 98.3%。本法无不良反应,效果良好,值得临床推广。

4. 皮神经炎

廖伯年采用皮肤针配合药物及灸法治疗局限性神经性皮炎 97 例[92]:皮肤针治疗时,用 75%酒精常规消毒后,先轻叩皮损周围,再重叩患处以少量出血为度。药物治疗时,用 75%酒精擦干出血点,再用 999 皮炎平软膏外擦患处。灸法治疗以灸条在患处悬灸,每个部位灸 30 分钟。上述方法按先皮肤针再药物后灸法的顺序,每日 1 次,7 天为 1 个疗程。1 个疗程后统计疗效。97 例患者治愈 90 例,占 92.78%;好转 6 例,占 6.19%;未愈 1 例,占 1.03%。总有效率 98.97%。

于静治疗骨外侧皮肌炎 68 例[93]:应用皮肤针配合 TDP 加外涂中药,结果全部治愈。经 1 个疗程后痊愈 38 例,经 2 个疗程痊愈的 22 例,经 3 个疗程痊愈的 8 例。

杨晓华应用皮肤针配合走罐艾灸治疗股外侧皮神经炎 36 例[94]:将患部皮肤常规消毒后,用消毒的皮肤针从病损部位由外缘向内缘弹叩,直至皮肤发红并微微出血,而后涂以活络油。用中号玻璃火罐在局部拔罐,并做左右上下走罐,放血 2mL 左右。再常规消毒患处,用艾条循灸患处 20 分钟左右,此时患者可有温热舒适感。以上治疗 10 次为 1 个疗程,隔日治疗 1 次。本组患者经上述治疗后,9 例痊愈,16 例获显效,6 例有效,5 例无效,总有效率 86.2%。

5. 冻疮

杜梁栋等治疗冻疮[95]:运用皮肤针叩刺加周林频谱仪,结果 8 例患者中,痊愈 6 例,好转 2 例,总有效率 100%。所有病例均治疗 6 次以内。表明皮肤针叩刺加周林频谱仪治疗冻疮能调整局部血管神经的兴奋性,改善身体末端的血液循环,促进损伤组织修复。

6. 湿疹

胡静等治疗顽固性皮肤病 30 例[96]:应用皮肤针叩刺加薄棉灸,其中体癣 12 例,牛皮癣 6

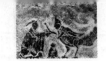
例,湿疹 12 例。经 2 个疗程治疗,痊愈 19 例,显效 5 例,好转 5 例,无效 1 例,总有效率为 96.7%。

江光明等治疗慢性湿疹[97]:对 40 例患者采用皮肤针叩刺加得宝松外擦治疗,每 2 周治疗 1 次,共 5 次,3 个月判断疗效。并与 30 例醋酸强的松龙局部注射患者进行对照。结果治疗组 3 月后痊愈 26 例,显效 12 例,有效 2 例,无效 0 例,治疗组痊愈率为 65.00%,对照组痊愈率为 40.00%,两组比较有显著差异($P<0.05$)。说明皮肤针叩刺加得宝松外擦治疗慢性湿疹具有疗效高、安全性好的特点。

7. 瘢痕

罗成群等治疗烧伤后增生性瘢痕[98]:运用皮肤针联合疤痕平,患者 12 例共 40 处,随机分组,试验组用皮肤针联合疤痕平治疗,对照组仅用疤痕平治疗,比较两组在治疗后 1,3,6 个月时的疗效。试验组与治疗组在治疗后 1 个月时的总有效率分别为 65%,25%($P<0.05$),3 个月时的有效率分别为 80%,40%($P<0.01$),说明皮肤针对增生性瘢痕有一定治疗价值;皮肤针联合疤痕平治疗增生性疤痕较用疤痕平治疗效果更好。

8. 扁平疣

宿修英等治疗扁平疣 48 例[99]:采用中药结合皮肤针叩刺膀胱经的方法,叩刺时以皮肤潮红、不出血为度。痊愈 42 例,扁平疣全部消失;9 例明显见效,扁平疣明显减少。有效率100%,治愈率87.5%。

9. 肛门瘙痒症

孙彦辉等治疗肛门瘙痒症 29 例[100]:运用皮肤针与中药外用合用,治疗时取长强,阿是穴。患者以温水清洗肛门局部,取侧卧位,暴露臀部。以 0.1% 新洁尔灭棉球消毒,皮肤针先重点叩刺长强穴,以皮肤微微出血为度,后叩刺肛门病变局部,以皮肤潮红但无渗血为度。然后在病变局部以中药青黛散或青黛膏外用(肛门潮湿者用青黛散,肛门干燥者用青黛膏),纱布包扎。每日 1 次,7 次为 1 个疗程,症状消失后续治 1 周以巩固疗效。结果经 2～3 个疗程治疗后,治愈 18 例,好转 11 例,总有效率100%。

10. 慢性单纯性苔藓

邱茗等采用皮肤针治疗慢性单纯性苔藓 40 例[101]:采用皮肤针局部叩刺并配合规范的专科护理进行治疗,每周 2 次,8 次为 1 疗程,共治疗 2 个疗程。结果痊愈 12 例,显效 26 例,总有效率为 95%。表明本法治疗慢性单纯性苔藓疗效显著,不良反应小,患者乐于接受,值得临床推广应用。

11. 痤疮

陈玉华治疗痤疮 60 例[102]:对临床 60 例患者采用中药配合局部皮肤针叩刺治疗。结果

60 例患者中,痊愈 14 例,显效 36 例,有效 6 例,无效 4 例,总有效率为 93.3%。说明为中药配合皮肤针治疗寻常型痤疮具有较好的疗效。

(六)其他

1. 疲劳综合征

张纯娟治疗疲劳综合征 30 例[103]:皮肤针叩刺配合拔罐,运用皮肤针叩刺背部穴位大椎、心俞、肺俞、脾俞、肝俞、肾俞等,至皮肤均匀微小出血并加拔罐放血疗法。结果总有效率 90%,提示皮肤针叩刺拔罐放血疗法具有改善人体免疫功能、抗疲劳、镇静安神的作用。

2. 不宁腿综合征

周国赢应用皮肤针叩刺等治疗不宁腿综合征[104]:综合治疗 48 例,另设药物对照组 42 例,综合组常规药物治疗及按摩同药物组,同时加用皮肤针叩刺,治疗时以中等度刺激叩刺,先由近心端向远心端叩刺胃经、膀胱经,再由远心端向近心端叩刺脾经、肝经。两组均治疗 30 天后判定疗效。结果综合组 48 例,治愈 26 例,有效 16 例,无效 6 例;药物组 42 例,治愈 15 例,有效 12 例,无效 15 例。综合组明显优于对照组。

第三节　芒针法

一、概　述

芒针是一种特制的长针,一般用较细而富有弹性的不锈钢丝制成,因形状细长如麦芒,故称为芒针。芒针系由古代"九针"中的"长针"发展演化而成。其长度分 5 寸、7 寸、10 寸、15 寸等数种,临床应用一般以 5～8 寸长较多,8 寸以上应用较少。

常用芒针因其体长刺深,运用一定的刺激方法,通过穴位、经络和神经体液起到通经接气,调节自主神经系统及大脑皮层功能的作用,从而调动人体的积极因素提高机体的抗病能力,达到治愈疾病的目的。芒针疗法是在祖国医学基本理论指导下,对机体进行辨证选取某些特定的腧穴,运用芒针治疗疾病的独特的治疗方法。

二、操作方法

(一)常用穴位的选择

芒针疗法精选了一些特殊的穴位,即创用穴、重用穴等,并将这些牵一发而动全身的穴位称为枢纽性穴位。枢纽穴的确定有以下几种方法。

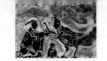

1. 按经络的特性确定

芒针治疗选穴时,特别重用前后正中线上的穴位,如巨阙、鸠尾、上脘、中脘、水分、大椎、身柱、百会等,这些腧穴分属于任、督二脉。任、督二脉均起于胞中,于龈交穴相会,一前一后,一阴一阳,如环无端,统领一身经脉,发挥枢纽调节作用。在临床上,许多久治不效的疾病,选用上述穴位之一,打通枢纽,都能取得很好的效果。特别是上脘、中脘、水分是治疗多种疾病的要穴,具有典型的枢纽性。如深刺上脘,可调节上焦和全身的功能,具有健脑宁心、开郁散结之功,主治头脑和精神、神经系统疾病,如高血压脑病、神经官能征、躁狂症、抑郁症等。深刺中脘则可以调节中焦升降功能,健脾开胃,行气化滞,为中焦之枢纽穴位。此穴打通,则脾气得升,胃气顺降,使胃炎、胃下垂、胃溃疡等多种消化系统疾病得以治愈。深刺水分,通调水道,以治疗下焦诸多病症,如前列腺炎、前列腺肥大、性功能不全、水肿、妇科经带诸症及不孕、不育等。再配以肢体有关穴位,奏效甚速。如病情复杂,亦可上脘、中脘、水分同时选用,或协调选用,分调上、中、下三焦。

2. 按腧穴的特性确定

腧穴既是经络气血输注的部位,亦为邪气所客之部位,同时又是针灸治疗的刺激点。不仅可以治疗局部病症,也可以治疗相隔较远部位的病症。有些穴位还具有特殊的治疗作用,芒针疗法根据腧穴的这些特性精选了一些位于特殊器官、组织附近的特效穴,包括创用穴、重用穴。如全知(乳突下 2 寸,胸锁乳突肌后缘,天牖前下方 1 寸)、颈臂(胸锁乳突肌后缘下三分之一处,约锁骨上 2 寸)、肩背(斜方肌上缘中部,肩井穴前 1 寸)等创用穴。中脘、气海、天突等重用穴。有些穴位虽然借用其名,体表位置亦相同,但其针刺的深度则与毫针迥然不同。如天突穴,毫针刺一般为直刺或斜刺,深度为 13～25mm,而芒针用弯刺法针刺,深度可达 100～150mm。中脘穴根据解剖可深刺 150～220mm。再如秩边穴,毫针刺法一般直刺 30～75mm,芒针则可深刺 100～200mm,并可根据病情需要改变针刺方向和深度,使针感沿不同路线传导,可治疗多个系统之疾病。

3. 按疾病的部位确定

邪之伤人,各有分部,风性轻扬,易袭头部,湿性重浊,喜伤下焦,病之所患,各有部位。故芒针取穴还根据疾病的不同部位选用一些具有影响局部的枢纽性穴位,如颈臂,为上肢疾病的枢纽穴,上肢绝大部分疾病针之均可收到良好效果。如臂丛神经痛,往往只取此一穴即可解除疼痛,收效神速。秩边为下肢疾病的枢纽性穴位,又是治疗生殖、泌尿系统疾病的枢纽穴位,下肢病如坐骨神经痛,针刺秩边,使麻电感放射到足部,配以三阳(阳陵泉及其直下 2 寸、4 寸各 1穴,共 3 穴)、三健(分健步、健中、健下 3 穴),承扶旁 2 寸名健步,殷门旁 2 寸为健中,殷门下 2寸旁 2 寸为健下)等穴,可获良效;前列腺肥大,深刺秩边,使感觉直达会阴部和尿道,即可解除尿频、尿急、会阴部坠胀等症状,并对性功能减退亦有良好的治疗作用。其他如头部的风池、百会;颈部的天突、上廉泉;背腰部的大椎、腰阳关;下肢的环跳、阳陵泉、足三里;手部的合谷;足部的太冲等都具有一定的枢纽性,为治疗各自局部病症的重要穴位。

4. 按病机、病症确定

芒针穴位的枢纽性还根据疾病不同的发展阶段而不同。同一种疾病在其发生发展过程中,处于不同的发展阶段,或病机不同,所表现的证候也不同,故其枢纽性穴位亦不相同。如眩晕气血两虚者,症见头昏眼花、面色苍白、唇甲不华、体倦纳呆、舌淡脉细弱等,其病机关键为气虚不能濡脑、养脑,故治以益气提气为主,气升血亦升,治以气海、百会为枢纽;如痰浊中阻者,症见眩晕、头重如裹、胸脘痞闷、呕吐痰涎、苔白腻、脉濡滑等,其病机关键为痰浊阻滞,清气不能上升于头而致眩晕,故治以化痰降浊为要,则丰隆为枢纽。不同的疾病发展到一定阶段,出现了相同的病机,其枢纽穴位也可以是同一穴位。如胃下垂和脱肛,病症不同,但其病机皆是由于中气下陷所致,其治疗皆应升阳举陷,均以百会为枢纽穴位。

临床应用时,要求首先辨明疾病的病机病位、症结所在,然后确定枢纽性穴位,如疾病为局限性,则可只选具有影响局部的枢纽性穴位;如疾病影响面较大,或系全身性疾病,或系顽固性疾病等,则除了选用局部枢纽性穴位以外,还应选用具有影响该部位及全身的枢纽性穴位。一般以创用穴为主,配以常用经穴及阿是穴。选穴配穴时,往往只用一二个穴位即可。

(二)操作方法

芒针的各种刺法及补泻手法,都是由针刺基本手法演变而来,主要有以下五种。

1. 进针

芒针的进针要异常轻巧,利用钢丝弹性,缓缓按压,以达到进针时最大限度减轻疼痛。临床施术时,进针时先取好穴位,局部皮肤消毒后,以右手拇、食、中三指平均扶持针体的近下端,使针尖抵触穴位,右手捻动针柄,同时左手的拇食二指稍加用力,压捻结合,迅速刺透表皮。在芒针的进针过程中绝对不能忽视押手的作用。押手的运用不仅关系到能否顺利进针或进针后能否使针锋直达应刺的部位,而且对固定"透穴"的皮肤,限制进针方向,对于针锋所到,起着触感和指向的作用。

2. 出针

在针刺施术完毕后,应把针退出皮肤表面或者左手拇指把消毒棉球紧压于透穴上,其余四指疏开,扪于"透穴"与"达穴"之间的皮肤上,并将"透穴"的皮肤加以固定,右手持针柄轻轻将针退出。出针后,左手在透刺的针体通道口,稍作按揉循扪,以防经气滞。如出针后发生血液从针孔迅速流出,为针尖刺破小血管所至。此时应立即以干棉球按压出血处,静止片刻,直至

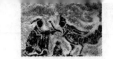

血液停止溢出。

3. 捻转

在芒针针体的进出过程中,左手操纵进退。右手捻转针柄,始终使针处于捻转之下的转动状态。在捻转时务必左右交替,不能单方向捻转,以免针身缠绕肌肉纤维,增加患者疼痛。此外,在刺入一定深度产生得气感应之后,捻转的动作按一定的规律结合轻重、快慢的不同要求,可以起到一定的补泻作用。

4. 辅助手法

所谓芒针的辅助手法,是在针刺达到一定深度时,使之产生感应针感而采用的辅助手法。主要靠押手的动作,以及刺手的灵巧配合来完成。方法是押手示指轻轻向下循按针身,如雀啄状,同时刺手略呈放射状变换针刺方向,以扩大针感。

5. 变向针刺法

此法又称变换针刺方向刺法,即根据不同穴位的解剖特点相应地改变押手所掌握的针刺角度,以使针尖沿着变换方向,顺利深入。如太阳穴直刺仅能刺入一寸许,为了深刺,则在刺入0.5寸左右时变为斜刺,可透下关。其余如天突穴、面部透穴等均应采用变向刺法,这就要靠押手的准确动作来改变针刺的角度和方向。

(三)针刺的方向和深度

针刺的方向和深度主要根据局部解剖的特点和患者的病情、体形等情况来掌握,如腹部、侧腹部、四肢肌肉丰厚处,可直刺、深刺;腰背部脊柱两侧的穴位,可斜刺;头面、胸背部穴位可横刺。有些需要深刺而直刺或斜刺不能直接到达的特殊穴位,均可采用弯刺,如太阳透下关,则沿颧弓后缘弯刺,天突深刺时,则沿胸骨柄后缘弯刺。

三、适应证

芒针体长,因而特别适用于可以深刺的疾病,如神经系统疾病中的神经根炎、多发性神经炎、瘫痪;胃肠消化系统的疾病,如十二指肠溃疡、胃溃疡、胃炎、胃下垂,以及运动系统、精神系统、妇科等方面的疾患。芒针既能治疗短针所治疗的病种,又能补偿短针的不足。芒针的感应是比较好的,常能在刺激相应部位时产生触电感和酸、麻、胀、重等不同感应。在针刺腹部时,根据不同的深度和手法可以向胸部、两胁及少腹、会阴区放散,以治疗不同的疾病。芒针能治疗许多适应证,且疗效高,取穴少,患者无痛苦,易于接受。许多久治不愈的患者,经过芒针治疗,可迅速获得显著疗效。

芒针除可治疗大多数慢性疾患外,对一些急性病,如中风、昏迷、休克、心绞痛、癫、狂、哮喘、咯血等,也能收到较好的急救作用。尤应强调的是芒针的镇痛作用是非常突出的,对一些急性不可忍受的疼痛,如胃痛、神经痛、头痛、经行腹痛等均有立竿见影之功。

四、注意事项

(1)由于芒针刺得深、感应强,所以操作时必须慎重,防止刺伤内脏或大血管等。

(2)由于芒针针身长而细,如果技术不熟练,或者患者移动体位,很容易发生弯针、滞针以及折针。所以,针刺前必须注意针具的检查。

(3)针刺时必须缓慢,切忌快速提插,遇到阻力即应退针改变方向再进。

(4)对患者要做好思想工作,防止患者对较长的针具发生恐惧心理,同时使患者保持舒适的体位,防止发生晕针等事故。

(5)皮肤有感染、溃疡、瘢痕或肿瘤处,不宜应用芒针治疗。

(6)自发性出血性疾病及损伤后出血不止的患者,不宜用芒针治疗。

(7)孕妇一般情况下不宜用芒针治疗。

(8)重要脏器如心、肺、肝、脾等应禁针;胸背部不宜直刺;项后诸穴如风府、风池等切忌向上斜刺,以免伤及延髓。其他重要部位,如囟门部、眼球部、喉头、气管、胸膜、睾丸、乳头等处禁针。

五、临床应用

(一)内科疾病

1. 面瘫

程书桃治疗顽固性面瘫50例[105]:应用芒针疗法加毛刺,治疗时取患侧地仓、禾髎、额部及太阳穴区及双侧合谷、足三里穴。从地仓、禾髎穴进针,按芒针操作方法,分别向颊车、颧髎方向透刺;在患侧额部及太阳穴区行毛刺;合谷、足三里穴直刺,留针30分钟,每日1次,14次为一疗程,治疗两个疗程。结果痊愈35例,显效9例,有效6例,总有效率达100%。提示芒针刺法加毛刺治疗顽固性面瘫疗效显著。

2. 三叉神经痛

彭丽辉等治疗原发性三叉神经痛46例[106]:治疗时采用芒针深刺下关穴,同时常规针刺四白、颊车、太阳、合谷,经2个疗程治疗后,临床治愈31例,显效12例,有效3例,有效率达100%。疗效确切。

3. 糖尿病性胃轻瘫

薛银萍等治疗糖尿病性胃轻瘫[107]:将85例经临床确诊的糖尿病胃轻瘫患者,随机分为芒针为主深刺中脘穴的治疗组与口服吗丁啉的对照组,两组均治疗15天后观察疗效。结果治疗

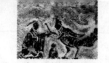

组总有效率 86.7％，对照组总有效率 55％，两组比较差异有显著的意义（$P<0.05$）。提示芒针为主的治疗方法治疗糖尿病胃轻瘫疗效确切。

4. 不寐

陈幸生用芒针透刺治疗失眠症 52 例[108]：以芒针透刺法为治疗组，并设中药酸枣仁汤加减治疗 30 例为对照组进行观察。治疗组先用 5～9 寸芒针，取至阳透刺大椎、神道透腰阳关、腰奇透腰阳关。得气后行捻转泻法，留针 20 分钟后起针。再用 5 寸芒针，取双侧内关透郄门，行捻转泻法，双侧三阴交透太溪，行捻转补法，留针 20 分钟后起针。每日下午针刺 1 次。两组均以 10 日为一疗程。两个疗程后进行疗效观察，结果治疗组总有效率为 90.4％，对照组为 70.0％。说明芒针透刺疗法具有良好的安神定志，镇静安眠作用。

5. 中风

柳刚芒针循经透刺法治疗中风[109]：将 140 例患者随机分为芒针循经透刺法治疗组（简称芒针组，70 例）和常规针刺组（简称针刺组，70 例），芒针组采用芒针循阳明经透刺治疗，常规电针组选取常规穴位针刺治疗，1 个疗程后进行疗效评定。结果芒针组疗效明显优于常规针刺组（$P<0.05$），提示芒针循经透刺法对脑中风的恢复具有良好的效果。

6. 慢性胃炎

沈长青采用芒针治疗慢性胃炎 52 例[110]：治疗时患者取俯卧位，医者立于患者右侧，针具及医者双手需严格消毒，左手绷紧膈俞穴周围的皮肤，局部经常规消毒后，右手拇食二指夹住针身前端，露出针尖，对准膈俞穴，迅速将针尖刺透皮肤，向下平刺。接着右手拇食二指依次向上移动一点，插入一点，直到针身进入体内约 23mm 左右即可。一侧针好后，再用同样手法针刺另一侧膈俞穴，后接电针，留针 30 分钟，隔日 1 次，6 次为一疗程。经治疗后，显效 32 例，占 61％；有效 18 例，占 35％；无效 2 例，占 4％；总有效率 96％。

7. 消化不良

王子臣等治疗消化不良患者 61 例[111]：用 6 寸芒针深刺中脘穴为主，佐以太冲、足三里穴，经治疗后显效 31 例，占 50.8％；有效 22 例，占 36.1％；无效 8 例，占 13.1％；总有效率86.9％，疗效显著。

8. 呃逆

徐守臣治疗中风后中枢性呃逆 46 例[112]：用毫针、芒针，毫针针刺取穴攒竹、阳白、止呃穴，芒针取中脘穴，经 1 疗程治疗后，35 例痊愈，呃逆完全消失；8 例好转，呃逆次数明显减少，呃声明显低缓，但未能停止；3 例无效，呃逆未见明显改善。

9. 胃下垂

葛书翰等治疗胃下垂[113]：采用 7 寸芒针透穴并用升提手法，取穴巨阙、左肓俞穴，收效明显。结果本组 540 例，有效率为 90.7％，其中治愈率为 47.6％。针刺疗效与胃下垂的程度关系密切，Ⅰ 度胃下垂治愈率为 77.7％，Ⅱ 度胃下垂治愈率为 37.5％，Ⅲ 度胃下垂治愈率为 11.8％，不同程度胃下垂的针刺疗效有非常显著的差异，说明胃下垂的程度愈轻，针刺疗效愈好。

10. 便秘

刘孔江用芒针治疗中风后慢性便秘 38 例[114]：治疗时用 5～7 寸的芒针，取穴大肠俞、气海俞，配以天枢、足三里、上巨虚。治两个疗程后统计疗效，结果痊愈 30 例，占 78.9％；有效 5 例，占 13.2％；无效 3 例，占 7.9％；总有效率为 92.1％，疗效显著。

11. 抑郁症

江小荣应用芒针治疗抑郁症 47 例[115]：治疗时以巨阙、中脘、水分、阴交主穴，配以百会、四神聪、率谷、风池、耳神门、内分泌。可随症配穴，肝气郁结加阳陵泉、三阴交；心脾两虚加足三里、丰隆、内关、通里；肝肾阴虚加太溪、三阴交。经治疗后，痊愈 24 例，显效 12 例，有效 9 例，无效 2 例。总有效率达 95.7％，疗效确切。

12. 单纯性肥胖

张吉玲等以芒针为主治疗单纯性肥胖病 150 例[116]：主穴选取大横（双侧）、减肥经验穴（双侧）、中脘、腹哀（双侧）、气海、关元行芒针泻法，其中大横、减肥经验穴接电针，配穴选取百会、神庭、上巨虚（双侧）、丰隆（双侧）用毫针行平补平泻法。选饥点、渴点、下角端、神门、肝、胃、脾等耳穴用王不留行籽贴压。150 例中，经 1 疗程（15 次）治疗后，临床控制 30 例，占 20％；显效 90 例，占 60％；有效 18 例，占 12％；无效 12 例，占 8％；总有效率 92％。

13. 尿失禁

郭会敏采用芒针治疗尿失禁 150 例[117]：治疗时取中极、关元、膀胱俞、肾俞、百会、秩边透水道、三阴交穴。治疗 1 个疗程后治愈 105 例，显效 40 例，无效 5 例，总有效率 96.7％。

14. 慢性前列腺炎

杨铭应用芒针治疗慢性前列腺炎 68 例[118]：采用秩边透穴深刺，从秩边透向少腹部水道穴下，辅以深刺气海、关元等穴，余穴辨证加减。结果临床治愈 14 例，显效 33 例，好转 14 例，无效 7 例，总有效率 89.7％，疗效显著。

15. 前列腺增生

刘鸿治疗前列腺增生症[119]：60 例作为治疗组以芒针为主治疗，并设口服药物保列治治疗

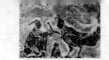

20 例为对照组。治疗组取肾俞、前列俞、足三里、三阴交穴。治疗时,前列俞用 5 寸毫针向内下斜刺 4 寸左右,行捻转补法使针感放射至尿道口、会阴及大腿内上侧;肾俞、足三里直刺 1 寸左右,行捻转补法;三阴交直刺 1 寸左右,行捻转泻法。其间 10 分钟运针 1 次,留针 30 分钟。每天 1 次,10 天为 1 疗程,连续 4 个疗程治疗后进行疗效统计,结果治疗组总有效率为 90.0%,对照组总有效率为 65.0%,提示治疗组临床疗效明显优于对照组。

16. 功能性阳痿

吴宏东治疗功能性阳痿[120]:运用芒针针刺代秩边穴治疗 35 例,另设对照组 34 例,2 组均选用大敦、关元、大赫、次髎、肾俞等穴位。治疗组加用芒针针刺代秩边穴,2 组治疗均隔日 1 次,15 次为一疗程,经治疗后总有效率 91.34%,明显优于对照组的 76.47%,疗效确切。

(二)外科疾病

杨贤海等治疗痔疮 27 例[121]:治疗时取秩边穴为主穴,芒针与矢状面和横断面均呈 15°~20°夹角,斜向肛门方向进针,施芒针手法,令针感直达肛门,点刺 10 下后出针。配穴为百会、支沟、承山。经 1~3 个疗程针刺治疗后,治愈 11 例,好转 15 例,无效 1 例,总有效率达 96.3%。

(三)骨伤科病症

1. 肌肉急性扭伤

王家祥治疗肌肉急性扭伤[122]:运用芒刺治疗大腿部肌肉急性损伤,56 例作为治疗组,另设对照组 35 例,采用毫针直刺阿是穴为主进行治疗,2 组病例 2 周后进行疗效评定,统计分析。结果两种针刺法总体疗效相当,但治疗组(芒刺组)疗程更短,见效更快。

2. 颈肩筋膜炎

孙巧玲治疗颈肩肌筋膜炎 32 例[123]:采用芒针配合推拿,治疗时取肩背(位于斜方肌上缘中部,肩井穴前 1 寸)、风池、大椎。经治疗,本组 32 例,痊愈 27 例(1 个疗程痊愈 16 例,2 个疗程痊愈 11 例),有效 5 例,总有效率 100%。

3. 背肌筋膜炎

刘文国采用芒针和回旋灸治疗背肌筋膜炎 200 例[124]:治疗时取督脉及背部膀胱经为主,治疗 2 个疗程后统计疗效,结果症状完全消失、功能活动正常为痊愈,共 178 例,占 89%;症状基本消失、功能改善 22 例,占 11%;总有效率达 100%。

4. 腰椎间盘突出症

杨光用芒针深刺腰夹脊穴治疗腰椎间盘突出症[125]:针刺时取 125mm 芒针,直刺或稍向

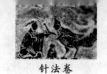
中线斜刺患侧夹脊穴,进针 2.5～4.5 寸后施提插泻法 30 秒～1 分钟,使局部有酸胀热感并(或)向下肢远端放射,不留针。再用 40mm 毫针,刺秩边、殷门、委中、承山、昆仑等穴,进针 1～1.5 寸,行提插泻法。肾俞、太溪行捻转补法,留针 20～30 分钟。每日或隔日针刺 1 次,15 次为 1 疗程,治疗 1～2 个疗程后观察疗效。140 例患者中临床治愈 81 例,占 57.86%;好转 52 例,占37.14%,无效 7 例,占 5%;总有效率为 95%。

5. 腰肌劳损

张阳以芒针为主治疗慢性腰肌劳损 20 例[126]:治疗时取肾俞穴沿皮下平刺,针身全部刺入体内,留针 1h 左右,起针后在局部行推法、摩法,3 日 1 次,3 次为一个疗程,2 个疗程后评定疗效,结果痊愈 18 例,显效 1 例,好转 1 例,有效率达 100%。

6. 急性腰扭伤

王建胜采用芒针针刺阿是穴治疗急性腰扭伤患者 120 例[127]:治疗时快速针刺,不留针,针毕嘱患者下地活动腰部 3～5 分钟,经治疗后痊愈 98 例,显效 22 例,总有效率为 100%。效果显著。

7. 肩关节周围炎

张继红治疗肩周炎 78 例[128]:采用芒针透刺配合功能锻炼,取肩髃、肩髎、阿是穴,治疗 2 个疗程后,痊愈 52 例,显效 11 例,有效 14 例,无效 3 例,总有效率为 96%,疗效满意。

8. 梨状肌综合征

耿涛等治疗梨状肌综合征 312 例[129]:采用芒针透刺配合推拿,治疗时应明确诊断,查清病位,找准阳性反应点,每日 1 次,5 次为 1 个疗程,1 个疗程无效者,改用他法治疗。结果按好、中、差进行评比,评为好者 232 例,中者 80 例,有效率达 100%。结果表明芒针法对急性梨状肌综合征疗效较好,对慢性损伤者疗效稍差。

9. 多灶性运动神经元病

李俊治疗多灶性运动神经元病[130]:采用芒针透刺,选双侧曲池、手三里、合谷、足三里、悬钟、肩髃透臂臑、阳陵泉透阴陵泉、血海、梁丘穴,沿经脉循行路线向上透刺,每日 1 次。治疗 10 次后,患者自诉有明显好转。

10. 非特异性肋软骨炎

刘涛等采用芒针治疗非特异性肋软骨炎 52 例[131]:穴取患侧步廊、太溪穴,治疗 3 个疗程后评价疗效,痊愈者 30 例,显效者 14 例,好转者 8 例,总有效率为 100%,疗效确切。

11. 胸长神经麻痹

戴萦萦应用芒针治疗胸长神经麻痹 20 例[132]:穴取颈 5～颈 7 夹脊穴、胸 1～胸 9 夹脊穴、

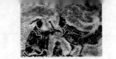

曲垣、肩贞、天宗、巨骨、秉风。经治疗后 20 例患者全部痊愈,症状完全消失,肩胛骨恢复两侧对称,疼痛消失,颈、肩活动自如。有效率 100%。

(四)妇儿科疾病

1. 痛经

周英采用芒针结合穴位注射治疗痛经 30 例[133]:治疗时取穴中极、子宫(双侧)、次髎(双侧)、地机(双侧),于月经来潮前 3～7 天开始。针刺前令患者排空膀胱。取中极、次髎(双侧)、子宫(双侧)。均垂直进针,刺入 3～4 寸,针感向下腹部及会阴部放射。地机穴刺入 3寸。针感向大腿内侧及下腹部放射。每日 1 次,针刺至月经来潮,同时配合穴位注射,连续应用 3 个月经周期,观察疗效,结果治愈 12 例,显效 9 例,好转 6 例,无效 3 例,总有效率为 90%。

2. 小儿脑瘫

魏文著等治疗小儿脑瘫[134]:将 110 例患者随机分为治疗组(74 例)和对照组(36 例)。治疗组芒针透刺结合功能训练,对照组采用功能锻炼,结果对照组总有效率为 58.3%,治疗组总有效率为 87.9%。两组差异显著,治疗组明显优于对照组。

(五)皮肤科疾病

1. 带状疱疹

郄海铭等治疗老年躯干部带状疱疹后遗神经痛[135]:32 例作为观察组,应用芒针电刺激治疗,另设对照组 32 例,口服消炎痛,肌注维生素 B_1、维生素 B_{12},两组均以 10 天为 1 个疗程,连续治疗 1 个疗程后评定疗效,结果观察组有效率为 96.88%,优于对照组的 81.25%。

2. 外阴瘙痒症

粟漩等运用芒针为主治疗外阴瘙痒症[136]:治疗时取双侧秩边、肾俞、大肠俞、带脉、三阴交、归来、八髎、气海、石门、关元、鸠尾穴。隔日治疗 1 次,3 次为 1 个疗程。共治疗 2 个疗程后统计疗效,结果 34 例中显效 20 例,有效 13 例,无效 1 例,总有效率为 97.0%,疗效肯定。

3. 股外侧皮神经炎

苗红等运用芒针配合电针治疗股外侧皮神经炎 30 例[137]:穴取风市、髀关穴,沿骨外侧皮神经走向平刺,进针深度约 4.5 寸,电针仪用连续波,经治疗后痊愈 23 例,显效 6 例,有效 1例,有效率 100%,疗效显著。

(六)五官科疾病

陈幸生等治疗假性球麻痹吞咽障碍[138]:采用芒针透刺天突、全知、鸠尾、廉中、足三里透三阴交,随机设立毫针对照组,对照组取廉泉、内关、通里、金津、玉液。治疗 3 个疗程后评定治

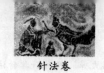

疗效果,其中治疗组愈显率为 62%,对照组愈显率为 24%,两组愈显率对比,差异有显著性意义($P<0.05$)。说明芒针透刺疗法对改善假性球麻痹吞咽障碍患者的症状安全有效。

(七)其他

程玉荣针治疗男性乳房肥大症 22 例[139]:应用毫针配合芒针,分为 2 组,A 组取双侧的合谷、内关、乳旁四穴、足三里、丰隆、膻中、气海(气海穴采用芒针刺法 3~4 寸)、耳神门穴;B 组取双侧的肩井、天宗、膈俞、肝俞、三阴交、阳陵泉、耳内分泌穴。余穴辨证加减,治疗 3 个疗程后统计疗效,结果治愈 15 例,好转 5 例,无效 2 例,总有效率为 90.9%。

第四节　埋针法

一、概　述

穴位埋针法,又称为皮内针法,是以特制的小型针具或毫针,刺入穴位或特定部位的皮内或皮下,加以固定,留置一定时间的一种治疗方法。针埋入皮下后,可产生持续而稳定的刺激,不断地促进经络气血的有序运行,调节经络脏腑气血的功能,从而达到防治疾病的目的。《素问·离合真邪论》有"静以久留"的刺法,《针灸大成·经络迎随设为问答》有"病滞则久留针"。埋针法萌芽于《内经》时代,是古代针刺留针方法的发展,其目的是为了长期地、持续地给以最小限度的轻刺激。

埋针用不锈钢制成的小针,有颗粒型(麦粒型)和揿针型(图钉型)。颗粒型针身长 5~10mm,直径 0.28mm(32 号),针柄呈圆形,其直径 3mm,针身与针柄在同一平面。揿针型针身长 2~2.5mm,针身直径 0.28~0.32mm(30~32 号),针柄呈圆形,其直径 4mm,针身与针柄垂直,临床以针身长度 2mm 和针身直径 0.28mm 者最为常用。

皮内针疗法是皮部理论和腧穴理论相结合的具体运用。十二皮部是十二经脉功能活动反映于体表的部位,也是络脉之气散布之所在,是十二经脉在皮肤上的分属部分,与经络气血相通,故既是机体卫外屏障,又是针灸治疗的场所。腧穴既是脏腑经络之气输注于体表的特殊部位,又是针灸施术之处,所以针刺皮部同样可以疏通经络之阻滞,调节气血之逆乱,平衡阴阳之偏颇,恢复脏腑之功能,达到防治疾病的目的。

从现代医学来看,人体结构的基本形式是以体节为基础,其中神经节段将躯体与内脏联系在一起,它们之间的生理、病理信息是相通的,其治疗信息也是可以互达的。而皮内针疗法取穴或进针点和病变部位在节段的支配上大体是一致的,通过神经末梢的传导,可引起病灶部位的解痉,改善血液循环,从而缓解症状,故皮内针进针后有些病痛即可减轻或消失,而有些病痛

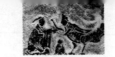

随着起针又再出现,留针则可延长镇痛效应。对人体脏腑功能的调节也可产生一个从量变到质变的过程,说明皮内针疗法效应的取得不能排除体液因素的参与,但其具体调节机理有待今后的研究。

20 世纪 60 年代,以毫针或专用的皮内针刺入皮下治疗疾病的腕踝针和皮内针问世,至今,其治疗范围已经逐步从治疗表浅虚寒之疾,发展到可以治疗临床各科疾病。其疗效可靠,有无痛无针感、起效迅速、疗效持久、定时刺激的临床特点与优势。

2008 年 4 月,经中国国家质检总局、国家标准委批准,发布了 11 项国家标准针灸技术操作规范,并于 2008 年 7 月 1 日起正式实施,其中由成都中医药大学余曙光教授负责起草的皮内针部分,明确了皮内针技术操作的术语和定义、操作步骤与要求、操作方法、注意事项与禁忌等内容,并在附录中列出了相应的主要适应证。

二、操作方法

针刺前针具和穴位皮肤均进行常规消毒。

(一)颗粒型皮内针操作方法

先将针浸泡于 75% 的酒精中,穴位消毒后,用消毒镊子夹住针柄,沿皮下将针刺入真皮内,针身可沿皮下平行埋入 0.5～1.0cm,然后用一长条胶布,顺针身的进入方向粘贴固定在皮内,不致因运动的影响而使针具移动或丢失。针刺方向采取与经脉成十字形交叉状,例如肺俞(膀胱经背部第一侧线上),经线循行是自上而下,针则自左向右,或自右向左横刺,使针与经线成十字交叉形。

(二)揿针型皮内针操作方法

先将针浸泡于 75% 的酒精中,穴位消毒后用左手舒张皮肤,右手持镊子夹持揿针针柄或揿针的中心拐角处,对准穴位直压进入,使揿圈平附于皮肤上,然后用方块形小胶布粘贴固定。另外,也可以用小镊子,将针放在预先剪好的小方块胶布上粘住,手执胶布将其连针贴刺在选定的穴位上。注意固定的胶布以黏性好的可以防水的纸质胶布最合适。

(三)补泻手法

一般补法动作要轻,泻法动作要重。同时应交代患者,每日可按压胶布 3～4 次。轻重可依补泻需要交代清楚。针刺方向与补泻效果也有密切关系,一般选针刺方向有 3 个原则。

1.针尖指向病所

此法是最基本的原则。如治疗内脏、头面、躯干、颈肩部疾患取四肢的穴位治疗时,针尖均向上刺,治疗手足部疾患向下刺。

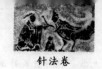

2. 根据辨证

当脏腑经脉为虚证时，顺着经脉循行的方向针刺，并适当运用插刺手法（拇指向前单方向捻转2～3圈，快速将针推进，力进针不进，以推进经气的运行，反复施术9次为一度，此为补法）。反之，当脏腑经气病变为实证时，逆着经脉循行方向针刺，适当应用抽提手法（示指向前单方向捻转2～3圈，快速抽提针柄，力退针不退，以通经祛邪，反复施术6次为一度，此为泻法）。

3. 横刺法

一般短针用横刺法，在躯干关节处为不影响活动也用横刺法，另外不需要补泻手法的穴位可用横刺法，取平补平泻之意。

除此之外，根据临床需要也可先直刺或斜刺，在行针得气或补泻手法之后将针提至皮下按所需要方向平卧进针以留针，留针期间应活动患部。

（四）埋针时间

埋针时间的长短，可根据病情、气候、体质等因素而决定，一般可埋2～3天，暑热天在汗出较多情况下，埋针时间宜短，一般不超过2天，以防止感染。冬天可延长3～5天。埋针期间，可每天按压数次，以加强刺激。同一埋针部位出针3天后可再次埋针。埋置的皮内针也可结合通电，电流强弱以调节至患者感到舒适为度，通电时间为15～20分钟。

（五）其他操作方法

皮内针疗法的应用依据临床需要可有多种操作方法。

1. 纵刺法

依据经脉的循行路线进针埋藏。此法疏通经络之功颇强，一般用于四肢腧穴，可治疗经脉、脏腑、器官之疾患，但不宜用于关节部位。

2. 横刺法

进针与经脉路线相垂直，视穴区形态选适当长短的针具。

3. 近刺法

在病痛局部针刺经穴，若无经穴可取阿是穴。此法要求阿是穴一定准确，医生要反复仔细探察，取穴越准，疗效越好。

4. 远刺法

此法以辨经为基础，以"经脉所过，主治所及"为指导原则，取病变相应经脉的远端腧穴针刺，针尖指向病所即可。

5. 远近结合法

临床中有些病痛范围大，功能受限严重，病变实际部位不易寻找，则可先选相关经脉的远部穴位针刺,嘱患者活动患部,当痉挛解除,大部分疼痛消失后,真正的病变部位显露出来,此时结合局部取穴,力强功专,即可一扫病痛。

6. 长刺法

若病变部位大且平坦,可选用较长针具。如背腰部可用 40mm 毫针横刺,有些皮肤科疾患如疗疮、带状疱疹等血分热毒郁积者,或多个脏腑功能失调时可选用背部督脉或膀胱经穴用 40～75mm 毫针透刺法,一针透刺两个或两个以上穴位。

7. 短针刺法

若病变部位较小,或局部凹凸不平,或在颜面部,则使用特制的 6～13mm 的小型皮内针,不影响局部的功能活动。

8. 直刺法

应用于耳穴时,由于穴区小,穴形凹凸不平,可用图钉型针具直刺然后固定。

9. 电针法

对特殊患者,为加大刺激量可用电针。

三、适 应 证

在治疗上,埋针法的适应证广泛。现临床多用于神经性头痛、偏头痛、胃病、胆绞痛、胁痛、腕踝关节扭伤等。还应用于某些慢性疾病,如神经衰弱、高血压、哮喘、月经不调、面肌痉挛、遗尿、尿频、痹证等。

仇裕丰认为埋针法主要用以治疗各类痛症和慢性病,如急慢性软组织损伤、关节炎、骨质增生、网球肘、弹响指、肩周炎、足跟痛、腕管综合征、桡骨茎突狭窄性腱鞘炎、胃痛、腰痛、头痛、失眠、高血压、哮喘、月经不调和心律不齐等。

何玲将埋针法的应用范围按病变部位分 3 大类:①脏腑病症,包括呼吸系统、心血管系统、消化系统、肝胆系统、泌尿系统的疾患;②头面五官科疾患,如面瘫、面肌痉挛等;③经络病,如肩周炎、关节炎等。

王天俊结合埋针的特点分析,认为埋针法的适应证有以下几方面:①急性发作病症,埋针的即刻效果可以迅速解除或减轻患者的痛苦,提高其信任度,故而临床运用埋针法治疗膈肌痉挛、眶上神经痛等症;②顽固性病症,由于埋针疗法的持久刺激能维持有效作用的蓄积时间,提高总的刺激量及疗效,因此对于很多慢性、顽固性疾病更是其治疗所长,临床中可见用埋针法治疗脱肛、癫痫、眼睑跳动、失眠、遗尿、习惯性便秘等的报道;③发作有时的病症,如抑郁症患者在夜里出现心慌、胸闷,某些夜里加剧的疼痛性疾病也可以用埋针法治疗,因其持续的刺激就可以对发作有时、或不定时的病证发挥更大的作用;④其他,临床上对于需要浅刺激,长时间留针的病例,多采用埋针法,如治疗原发性三叉神经痛,埋针于"扳机点"可持续刺激面部,达到镇痛和抑制痛性抽搐的目的。

四、注意事项

(1)每次取1~2个穴,一般取单侧,或两侧左右交替使用。

(2)埋针前应对针体做仔细检查,以免发生折针事故。

(3)埋针时要选用易固定和不妨碍肢体活动的部位,关节和颜面部慎用。

(4)如埋针后感觉不适,应取出重埋。

(5)埋针期间要注意清洁,避免针处着水。暑热天出汗较多,埋针时间不宜过长,以防感染。若发生感染应立即出针,并进行相应处理。

(6)揿针型针埋针期间,埋针处每天可用手按压数次,以加强刺激,增强疗效。

(7)初次接受治疗的患者,应首先消除其紧张情绪。

(8)老人、儿童、孕妇、体弱者宜选用卧位。孕妇下腹、腰骶部禁用。

(9)皮肤有化脓性炎症、红肿或破溃处及皮肤病患部,不宜埋针。

(10)紫癜和瘢痕部禁用。

(11)体表大血管部禁用。

(12)金属过敏者禁用。

五、临床应用

(一)内科疾病

1.面瘫

李洪立治疗顽固性面神经麻痹[140]:将200例患者随机分成治疗组和观察组。治疗组运用皮内针穴位埋针治疗。结果:治疗组痊愈率为60.0%,总有效率95.0%;对照组痊愈率21.4%,总有效率为77.6%。两组比较差异显著($P<0.01$),治疗组疗效优于对照组。

2.面肌痉挛

李光海治疗面肌痉挛[141]:55例作为治疗组,运用皮下埋针治疗,同时使用卡马西平治疗42例患者为对照组。治疗组选取患侧阿是穴(痉挛最明显处或原发痉挛处)、四白、太阳、地仓、颊车等穴。每次选2~3个穴,常规消毒后,采取特制消毒环形皮下针刺入穴位,得气后用胶布固定。一般埋针72h,休息1天,再行第2次治疗,5次为1疗程,3个疗程后进行疗效评价,结果治疗组治愈率为58.18%,总有效率为96.36%,而对照组的治愈率仅为28.57%,总有效率为88.09%。说明埋针法治疗面肌痉挛疗效显著。

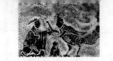

朱小俊治疗面肌痉挛[142]：将58例随即分为两组，治疗组和对照组各29例，分别采用针刺与埋针配合治疗与单纯针刺治疗，进行疗效对比。结果治疗组有效率为28%，对照组有效率为20%，治疗组疗效优于对照组。

3.三叉神经痛

宋丽梅治疗原发性三叉神经痛[143]：将86例三叉神经痛患者随机分为两组，治疗组和对照组各43例，分别采用埋针和毫针治疗，进行疗效对比。结果两组总有效率无显著性差异（$P > 0.05$），临床治愈率有显著性差异（$P < 0.05$），治疗组疗效优于对照组。

4.枕神经痛

姜立言等运用埋针治疗枕神经痛患者30例[144]：以风池、翳明、阿是穴为主穴，配玉枕、翳风、率谷、天柱、脑空、玉机等穴，治疗时每次选3～4个穴位，留针2～3天，单侧痛埋单侧，双侧痛交替埋针。埋针5次为1疗程，2个疗程后评定疗效。结果痊愈者22例，好转6例，无效2例，总有效率达93.3%。

5.急性脑梗死

蔡立皓治疗脑梗死170例[145]：将273例患者分为头埋针组170例、常规针刺组51例和药物组52例，对其治疗后的神经功能缺损评分及实验室指标进行分析。结果头埋针组的显效率85.88%，常规针刺组78.43%，药物组48.08%。提示头埋针法为主治疗急性期脑梗死有助于提高临床疗效。

6.抑郁症

王天俊埋针治疗抑郁症[146]：首次治疗时仅取大椎、命门，选用麦粒型皮内针治疗，并嘱患者经常按压小埋针以增强刺激，尤其是在心慌、失眠等不适发作时。进针后患者自诉无疼痛酸胀等不适。二诊时于大椎、命门选用麦粒型小皮内针，纵行刺入皮下，并活动周围皮肤，无刺痛后，胶布固定，留针48h，两穴交替使用。选穴神庭、百会平刺，得气后留针2h，同时对症选穴。经过6周治疗，患者各项症状均明显改善，无悲观厌世感，情绪正常，无烦躁心慌，食欲大增，体重增加7.5kg，汉密尔顿抑郁量表前17项总分为5分，结束治疗。

7.哮喘

田从豁等治疗不同证型哮喘患者70例[147]：应用皮下埋针法，并以肺通气功能为观测指标。经治疗70例患者总有效率为75.72%，其中实证有效率85.42%，虚证54.54%，两者比较，实证患者疗效较好（$P < 0.01$）。肺通气功能呈现与临床疗效一致的改善。说明皮下埋针法治疗哮喘效果较好，实证效尤佳。

8. 内分泌紊乱

于萍治疗内分泌紊乱引起的痤疮、黄褐斑、经期紊乱[148]：单纯用耳穴埋针治疗黄褐斑、痤疮，选内分泌、皮质下、神门、肾、卵巢、大肠、肺；治疗经期紊乱，去大肠加子宫。结果满意，21例黄褐斑治愈6例，显效10例，有效4例，无效1例，总有效率为95.2％。经1～3年随访，复发率为14.3％；46例痤疮患者，治愈14例，显效22例，有效7例，无效3例，总有效率为93.5％。经1～3年随访，复发率为26.1％。35例经期紊乱患者治愈21例，显效8例，有效6例，无效1例，总有效率为97.3％。经1年随防，复发率为11.1％。

9. 呃逆

刘景玲等运用膈俞埋针治疗顽固性呃逆患者48例[149]：治疗时由膈俞沿皮刺入至肝俞，得气后用防过敏胶布将针柄固定，留针48h。3次为1疗程，2次之间相隔3h，1疗程无效者改用其他治疗方法。经治疗痊愈42例，有效4例，无效2例，总有效率为95.8％。

江勇等运用耳穴埋针治疗胃肠道术后呃逆65例[150]：随机将65例患者分为治疗组与对照组，治疗组予以山莨菪碱针剂10mg肌肉注射，每次12小时，连续治疗3天；并用耳穴埋针治疗，主穴取耳中、交感、胃、大肠、十二指肠、小肠、直肠（后三穴依病变手术部位而定），配穴取肝、脾、肾、内分泌，两侧同时进行耳穴治疗。对照组予以药物治疗。经治疗，治疗组有效率94.3％，对照组有效率66.7％，两组疗效有显著性差异。

10. 慢性泄泻

刘月振采用耳穴埋针法配合经穴温针灸治疗慢性泄泻[151]：温针灸时穴取脾俞、章门、肾俞、中脘、天枢、足三里、上巨虚。耳穴埋针时取神门、交感、大肠、小肠、直肠下段、脾、胃、皮质下，每次埋针只选一侧耳郭，两耳交替使用，每次埋穴3～4个，并嘱患者每天按压埋针的穴位2～3次，每次每穴按压30下左右（不得揉搓），使之产生酸、胀、痛、热等感觉。结果本组51例患者，经温针灸2个疗程，配合耳穴埋针4次后，痊愈37例，好转14例，有效率100％。

11. 便秘

王德伟治疗便秘35例[152]：采用经验耳穴"便秘点"（三角窝内，坐骨与交感连线作底边，作一等边三角形，顶点处即是）埋针为主。另依辨证分型，酌配体针。胃肠实热型配上巨虚、足三里、支沟、合谷、曲池、承山；肝脾气滞型配太冲、支沟、足三里、承山；气血两亏型配足三里、太溪、照海、气海、关元。每日针刺1次，7次为一疗程，2个疗程后统计疗效。结果痊愈31例，无效4例，治愈率达88.6％。

12. 妊娠高血压综合征

魏江萍选符合标准的妊高征患者67例[153]：以降压沟为主穴作长期埋针，配合针风池、曲

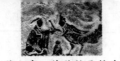

池、足三里、太冲，每日 1 次，10 天 1 疗程，治疗 1～2 个疗程。结果痊愈 31 例，显效 17 例，好转 16 例，无效 3 例，总有效率为 95.5％。治疗后血压参数显著降低（$P<0.001$）。说明降压沟埋针为主治疗妊高征疗效满意。

13.遗尿

李南安运用穴位埋针治疗遗尿[154]：选取关元、中极、三阴交（双侧）、肾俞（双侧）、命门、列缺（双侧），两组穴交替使用，久病者另加长强穴。方法为穴位消毒后，用皮内针与皮肤表面呈 15°角刺入，以不痛、无不适感为宜。然后，用胶布覆盖固定，留置 5～7 天换 1 次。5 次为 1 个疗程，3 个月后，进行疗效评价，结果 114 例中，治愈 76 例，占 66.67％；显效 22 例，占 19.30％；好转 10 例，占 8.77％；无效 6 例，占 5.26％；总有效率为 94.74％。

14.遗精

徐永文等运用列缺穴埋针治疗遗精 46 例[155]：取列缺（单侧）穴常规消毒后，用 28 号 1 寸不锈钢针，逆经脉循行方向平刺入穴位，以局部产生酸麻胀感为度。令患者取不同姿势活动无影响时，以胶布固定。每周埋针 3 次，左右交替进行，留针 12～18 小时，一般多于晚 6～7 时埋针，至次日 8～12 时取下。每天睡前在胶布上按压数次，以加强针感。结果经治疗痊愈 42 例，有效 4 例，其治愈率为 90.8％，有效率达 100％。说明列缺埋针治疗遗精疗效显著。

（二）外科疾病

1.胆囊炎

李淑华采用耳穴埋针法治疗胆囊炎 35 例[156]：穴取耳部肝、胆、腹、胸、神门、内分泌埋针 2～3 天，3 天后换另一侧耳穴，方法相同。结果 35 例患者经治疗后症状消失，基本痊愈。

2.胆道蛔虫症

王宗江等采用耳穴埋针治疗胆道蛔虫症 65 例[157]：取耳穴肝（针尖向胰胆）、胆（针尖向肝）、十二指肠、大肠、交感、神门、皮质下、耳迷根。经治疗后痊愈 62 例，无效 3 例，疗程最短 3 天，最长 1 个月。

3.肝内胆管结石

吴广伟治疗肝内胆管结石[158]：68 例作为治疗组，以耳穴埋针治疗；对照组 50 例口服消溶肝胆结石片。治疗组选取耳穴肝、胆、脾、肾、十二指肠、大肠、三焦、内分泌、皮质下、耳迷根、肝阳。常规消毒后，将皮内针埋入，然后用医用胶布贴封整个耳郭，留针 48h，左右耳交替使用，15 天为 1 个疗程。治疗 2 个月后进行疗效观察，结果治疗组有效率 66.2％，对照组 44％，两组疗效有显著性差异。提示耳穴埋针治疗肝内胆管结石疗效优于药物治疗。

(三)骨伤科病症

1. 网球肘

廖晓红等治疗网球肘[159]：将 120 例患者随机分为两组，治疗组 66 例，对照组 54 例，治疗组取阿是穴埋入医用揿钉型针，每次埋针仅限一处，夏天埋针不超过 2 天，其余时间埋 3～4 天。对照组针刺阿是穴、曲池、手三里、外关等穴，每天 1 次。2 组均以 10 天为一疗程。结果治疗组痊愈 57 例，好转 9 例，无效 0 例，对照组痊愈 11 例，好转 42 例，无效 0 例；2 组痊愈率差异显著，治疗组明显优于对照组。

2. 急性腰扭伤

沈瑾治疗急性腰扭伤[160]：将患者随机分为两组，治疗组采用埋针配合运动疗法，对照组采用毫针配合 TDP 照射，治疗一次进行疗效评定。结果治疗组 20 例，治愈 10 例，好转 8 例，未愈 2 例，总有效率 90%；对照组 20 例，治愈 4 例，好转 11 例，未愈 5 例，总有效率 75%。两组治疗结果比较有显著性差异，说明埋针配合运动疗法治疗急性腰扭伤疗效优于单纯针刺治疗。

3. 颈椎病

邵志刚体穴埋针治疗神经根型颈椎病 97 例[161]：采用体穴埋针治疗神经根型颈椎病患者 97 例，主穴取肩井、秉风、曲垣、臑俞、肩中俞、手三里。治疗后治愈 66 例，有效 25 例，无效 6 例，有效率占 93.8%。

(四)妇儿科疾病

1. 痛经

王红云采用耳穴埋针法治疗原发性痛经 68 例[162]：以耳穴埋针法为治疗组，并以服用中成药月月舒痛经宝治疗 64 例作对照，结果治疗组 68 例中 21 例治愈，41 例有效，6 例无效，总有效率是 91.2%；对照组 64 例中 7 例治愈，38 例有效，19 例无效，总有效率是 70.3%。治疗组疗效优于对照组，且有显著差异（$P<0.05$）。

2. 更年期综合征

骆晓金等采用耳穴埋针治疗更年期综合征 12 例[163]：取耳穴子宫、皮质下（卵巢）、内分泌、肾、肝、缘中穴。余穴辨证加减，一般单侧取穴，两耳轮换，经治疗后显效 8 例，有效 3 例，无效 1 例，总有效率 91.6%。

3. 闭经

李波治疗肥胖型闭经 36 例[164]：将 72 例肥胖型闭经患者随即分为治疗组与对照组，两组分别为 36 例，治疗组针刺梁丘、公孙、中脘、丰隆、三阴交、脾俞、足三里、关元、归来、气海、肾

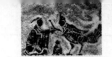

俞、中极、血海等穴,并取梁丘、公孙两个穴位皮内埋针。对照组单纯实施针刺疗法。经 3～6 个月的治疗后治疗组与对照组的有效率分别为 97.22％,77.78％,疗效显著。

4.小儿遗尿

徐晓明治疗小儿遗尿症[165]:53 例作为观察组,用腕踝针埋针治疗,治疗时穴取踝部下 1 点;对照组 43 例采用体针疗法,取穴关元、中极、气海、三阴交。两组经过 2 个疗程的治疗,进行疗效评价。结果观察组 53 例中,痊愈 8 例,显效 22 例,好转 20 例,无效 3 例,总有效率达 96.3％。对照组 47 例中,痊愈 10 例,显效 23 例,好转 10 例,无效 4 例,总有效率为 91.5％。提示腕踝针埋针组与传统针刺组疗效差异无显著性意义。

(五)皮肤科疾病

1. 带状疱疹

刘琪采用夹脊穴皮下埋针治疗带状疱疹后遗神经痛 55 例[166]:结果 1 次治愈者 31 例,2 次治愈者 12 例,3 次治愈者 8 例,症状减轻者 4 例,治愈率 92.73％,总有效率 100％。提示夹脊穴皮下埋针治疗带状疱疹后遗神经痛能有效改善症状。

2. 黄褐斑

肖平等治疗女性黄褐斑[167]:将 48 例患者随机分为 2 组,督脉埋针治疗组 24 例,百消丹对照组 24 例,经治疗后观察血清性激素各项指标并进行疗效分析。结果治疗组总有效率为 91.67％,对照组总有效率为 62.50％,并且治疗组在改善血清性激素各项指标方面明显优于对照组,说明督脉埋针治疗女性黄褐斑疗效显著。

3. 颜面痤疮

侯慧先等治疗颜面痤疮患者 56 例[168]:运用耳穴埋针法,耳穴取内分泌、肺、胃、面颊为主穴,脓疱型加心、肾上腺,结节型加皮质下。根据痤疮生长的部位,可另加面颊、额、下额等,经过 1～3 个疗程的治疗,痊愈 39 例,好转 12 例,无效 5 例,总有效率为 91％。

4. 股外侧皮神经炎

冯祯根应用埋针治疗股外侧皮神经炎 73 例[169]:以皮肤感觉异常区上方 3cm 处为进针点,经治疗后本组 73 例患者均临床治愈,其中第 1 疗程治愈 58 例,第 2 疗程治愈 12 例,第 3 疗程治愈 3 例,疗效满意。

5. 扁平疣

任建军采用耳穴埋针治疗扁平疣 59 例[170]:耳穴取肺、神门、内分泌、皮质下及患处在耳部穴相应部位。一侧埋针,左右交替,每次留针 3 天,每天按压 3 次,埋针 10 次为 1 疗程。结果痊愈 26 例,显效 22 例,总有效率达 88.1%。

(六)五官科

1. 近视

李静等应用耳穴埋针配合穴位注射治疗近视眼 284 例[171]:耳穴埋针取肝、肾、目1、目2、心、神门、交感。每次取 3~5 个穴,据患者的具体情况辨证施治,选用不同穴位,随证配穴,同时配合穴位注射法,经治疗后总有效率为 91.9%。

2. 过敏性鼻炎

梁吉等应用耳穴埋针治疗过敏性鼻炎 40 例[172]:治疗时穴取单侧肺、内鼻、外鼻、额、神门,一周 1 次,双耳交替埋针,6 次后统计疗效,埋针期间嘱患者每日用手按压针 3~5 次。结果治愈 13 例,显效 18 例,有效 9 例,总有效率 100%。

3. 牙痛

王占慧治疗牙痛[173]:取牙痛穴(在手掌 3、4 掌骨指蹼下 1.5 寸处)埋针治疗牙痛,左侧痛针右手,右侧痛针左手,同时用甲硝唑片咬在牙痛处。针刺后观察 24 小时,结果 86 例中,在 24 小时内达到完全止痛,且 7 日内无复发为临床治愈,计 76 例,占 88.4%;在止痛后 24 小时内疼痛又复发为有效,计 8 例,占 9.3%;在止痛后 3~5 小时内疼痛复发为无效,计 2 例,占 2.3%,总有效率97.7%。3~5 分钟内达到完全止痛,短期止痛效果 100.0%。提示本法简便易行,止痛效果好。

(七)其他

1. 戒烟

陈巩荪等采用耳穴埋针戒烟 396 例[174]:治疗时先在双耳神门、肺、胃三对耳穴中,用探测器找出导电量较高的(或任选)二对穴埋针,嘱受试者用双手自行按揉埋针处,每穴 5~10 分钟,要求按揉时埋针处有轻刺痛,按揉后耳郭充血、发热。经治疗后记录开始治疗后第 7 天、1 个月、6 个月、10 个月、2 年间各随访期的吸烟量进行综合判断。结果总有效率分别为 91.6%、92.0%、72.7%、69.2%、58.3%。近期有效率优于远期($P<0.05$),而全戒率则近期和远期均在 35%~44% 之间,无显著差异,说明本法戒烟的效果满意。

2. 毒品依赖症状

郑艳华采用埋针治疗海洛因依赖者 27 例[175]:穴取列缺,每日治疗 1 次,10 次为一疗程。1 个疗程后评价疗效,结果治愈 20 例,显效 1 例,无效 6 例,总有效率为 77.8%。

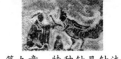

第五节　针刀法

一、概　述

针刀法是在古代九针中的镵针、锋针等基础上，结合现代医学外科手术刀而发展形成的，是与软组织松解手术有机结合的产物。针刀是由金属材料做成的形状上似针又似刀的一种针灸用具。多为自行制作，其形状和长短略有不同，一般为 10～15cm 左右，直径为 0.4～1.2mm 不等，分手持柄、针身、针刀三部分。针宽度一般与针体直径相等，刀刃锋利，也有的是用外科小号刀片改制，或是牙科探针改制而成。

针刀医学既不是传统的中医学，也不是纯粹的西医学。它是中国的现代医学，不仅应属于外科范畴，更应属微创外科范畴。针刀是在西医的人体解剖学、人体生理学、病理学、现代生物力学等现代医学理论指导下应用的，其在进入人体并到达需要的解剖位置后，完全起的是西医的手术刀的作用。以切、削、铲、磨、刮、凿和组织剥离等手术方式，达到治疗疾病的目的。

针刀法是在精细解剖、立体解剖、动态解剖等现代医学科学知识的指导下，来治疗多种疾病的一整套新的方法。我国古代的九针具有刺治和割治之效，即兼具针和刀的功能，针刀疗法正是由此发展而来。近代学者在传统九针针具的基础上进行了一系列改进，拓展了针刀疗法的内涵和外延。20 世纪 60 年代，黄荣发创立了小宽刀综合疗法；20 世纪 70 年代初，任志远创立了针灸刀疗法；20 世纪 70 年代，师怀堂创立了新九针疗法；1976 年，朱汉章创立了小针刀疗法；1980 年，吴达创立了针刀药物疗法；20 世纪 80 年代吴汉卿创立了水针刀疗法。上述几种针刀疗法已广泛应用于各种疼痛疾病的治疗。

针刀医学治疗方法包括四部分：针刀为主、手法为辅、药物配合、器械辅助。在明确诊断的前提下，首先用针刀祛除造成疾病的主要致病因素。有些疾病要配合针刀医学独特的手法以彻底消除致病因素。适当应用少量药物达到吸收闭合性手术所引起的组织渗出、防止出血、促进微循环恢复和预防感染等目的，既能保证治疗的安全性又能提高疗效，缩短疗程。针刀疗法效果明显、简便易行、治疗时痛苦较小，较为经济安全。其操作的特点是在治疗部位刺入深部到病变处（肌腱、关节间隙、软组织深部）进行轻松的切割、剥离、通透、松解等不同形式的刺激，以达到止痛的目的。其适应证主要是软组织损伤性病变和骨关节病变。

二、操作方法

针刀在应用前必须执行严格无菌规范操作，用高压灭菌或经酒精浸泡消毒。

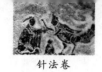

(一)体位

体位的选择以医生操作时方便、患者被治疗时自我感觉舒适为原则。如在颈部治疗,多采用坐位;头部可根据病位选择仰靠位或俯伏位;在肩部治疗,可采取坐位,也可采取俯卧位或侧身卧位;在腰背治疗则取俯卧位;在下肢后面治疗则取俯卧位;在膝关节前部治疗则取仰卧位;在手或脚背部治疗可取坐位也可取仰卧位。无论采取何种体位,在治疗时被治疗部位要全部放松,摆正身体各部体位,免得因体位不正影响操作和治疗效果。

(二)消毒

选好体位及选好治疗点后,作局部手术也按无菌手术常规消毒,即先用 75% 酒精消毒,再用碘酒消毒,酒精脱碘。医生戴无菌手套,最后确认进针部位,并做以标记。对于身体大关节部位或操作较复杂的部位可敷无菌洞巾,以防止操作过程中的污染。

为减轻局部操作时引起的疼痛,可作局部麻醉,阻断神经痛觉传导。常用的注射药物有:

(1)1% 盐酸普鲁卡因,每个进针点 2～5mL;

(2)2% 盐酸普鲁卡因,每个进针点 5mL;

(3)2% 盐酸普鲁卡因 5mL,可的松 1mL,混匀后分 2～3 个治疗点注射;

(4)2% 盐酸普鲁卡因 5mL,维生素 B_1 200mg,维生素 B_{12} 2mg,地塞米松 5mg,强的松龙 50mg,混匀后备用,一般每穴注射入 2mL 即可,对于深部组织,或治疗较复杂的部位可适当增加注射剂量。

上述药物在针刀治疗结束后按原进针部位注入,此法对于减轻手术后的疼痛,促进病变部位渗出液的吸收,防止术后粘连等有积极作用。

(三)进针

进针要在严格消毒无菌条件下进行,医生左手固定在进针刀穴位的周围,同时嘱患者不要活动治疗部位,右手持已选择好的合适型号的小针刀,由痛点中心处,顺着肌纤维或肌腱走行方向快速进针刺入皮下,然后再中速的将针刀送入病灶所在深度,或进针到患者出现酸、胀、麻木感时,或是医生针刀下有硬韧、紧的感觉时停止进针刀,根据病变部位性质进行不同方式的剥离动作 3～5 次后快速出针刀,同时快速以干棉球压迫止血。如有出血倾向者,可在进针处加压敷料,防止深部出血和因血肿再次引起粘连。

(四)剥离方式

根据剥离的部位不同,所用手法也有所差异,常见的剥离方式有以下几种:

(1)顺肌纤维、或肌腱分布方向做铲剥,即针刀尖端紧贴着欲剥的组织做进退推进动作(不是上下提插),使横向粘连的组织纤维断离、松解。

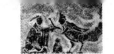

（2）做横向或扇形的针刀尖端的摆动动作，使纵向粘连的组织纤维断离、松解。

（3）做斜向或不定向的针刀尖端划摆动作，使粘连组织纤维松解。剥离动作视病情有无粘连而采纳，注意各种剥离动作，切不可幅度过大，以免划伤重要组织如血管、神经等。

（4）较深部位施小针刀松解术，术后可沿肌肉走行方向做推按手法 10～20 次，以缓解因手术而引起的局部组织痉挛紧张状态，同时可疏散创面的出血。

剥离后，可在进针部位消毒后涂擦药水（活血化瘀止痛类）或贴膏药，或在进针部位拔罐，停留 5 分钟，拔出一些黑血或少量黄色黏液。

（五）疗程

每次每穴切割剥离 2～5 次即可出针，一般治疗 1～5 次即可治愈，两次相隔时间可视情况为 5～7 天不等。

（六）针刀的应用指征

（1）患者自觉某处有疼痛症状。

（2）医生在病变部位可触到敏感性压痛。

（3）触诊可摸到皮下有条索状或片状或球状硬物、结节。

（4）用指弹拨病变处有响声。

（七）常用针刀术

1. 椎间管内口松解术

患者取俯卧位，下腹部垫一薄枕，根据腰椎 X 线及 CT 片标定病变间隙、侧别及相应的腰椎小关节内侧缘体表投影处。常规消毒后，于小关节内侧缘体表投影处稍内侧 1～2mm，垂直皮肤而平行身体纵轴快速进针刀。穿透皮肤后，稍向外倾斜 5°～10°继续缓慢进入针刀，遇到骨质即为关节突，再稍抬针柄，使针刀紧贴上关节突前内缘滑进约 2mm，紧贴骨面，提插切割 1～2 下，手下有松动感时退出。

2. 椎间管外口松解术

患者取俯卧位，下腹部患者取俯卧位，下腹部垫一薄枕，根据腰椎 X 线及 CT 片标定病变间隙、侧别及相应的下位腰椎横突上缘顶点的体表投影处。常规消毒后，于标定处垂直皮肤而平行身体纵轴快速进入针刀，穿透皮肤后，稍向内侧及足端倾斜 5°～10°继续缓慢进入，遇到骨质即为横突，稍退针后压低针尾沿横突上缘向内进针，遇骨质即为上关节突，刀刃平行于上关节突前缘紧贴骨面切割松解 1～2 下，手下有松动感后退出。

3. 腰神经后支松解术

患者取俯卧位，下腹部患者取俯卧位，下腹部垫一薄枕，根据腰椎 X 线及 CT 片标定病变

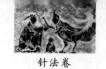
间隙、侧别及相应的下位腰椎上关节突外缘与横突基底部上缘的交点体表投影处。常规消毒后,于标定处垂直皮肤而平行身体纵轴快速进针刀,穿透皮肤后,缓慢进针,遇到骨质即为横突基底部,稍退针刀,向头段稍倾斜,进针刀有自骨面滑下的感觉者为横突上缘,再稍退针刀,压低针尾斜向内侧进针刀,遇到骨质即为上关节突外缘。将针刀自横突上缘沿上关节外缘上、下方向切割剥离 2～3 下,手下有松动感时退出。

4. 棘间治疗

常规消毒后,于棘间垂直皮肤而平行身体纵轴快速进针刀,穿透皮肤后,针刀旋转 90°,垂直于棘间韧带纤维方向,切开松解。若有黄韧带肥厚,将之切开。但如有阻力感突然消失,切勿继续深刺。

5. 外周痛点治疗

腰椎间盘突出症患者的常见痛点多见于第 4 腰椎至第 1 骶骨的棘间和棘突上、臀大肌骶骨附着点、臀中肌骶骨附着点、臀小肌骶骨附着点、髂嵴后缘、股骨中段、下段髂胫束覆盖区、梨状肌体表投影处、腓骨头前下方、腓骨长肌、小腿三头肌等处。病变部位多有硬结、条索及肌肉变硬,前两者可用针刀纵行或横行切割,后者以切割、松解筋膜为主。

三、适应证

针刀医学是将中医古老的针刺和西医现代闭合手术融为一体的一种新的治疗体系。其在慢性软组织损伤、骨伤后遗症及其他某些疑难杂症的治疗方面显示了较突出的优势,取得了显著的疗效。针刀的基本治疗作用体现在三个方面,即针刺作用、闭合性手术作用,针刺和手术的综合作用。针刀法以治疗积累性损伤所致的疼痛为主,但不是所有的疼痛都能治。常用于治疗以下病症:

(1)各种因慢性软组织粘连、挛缩、结疤而引起四肢躯干部的一些顽固性疼痛点,或血管神经束卡压引起的疼痛。

(2)四肢躯干损伤及手术损伤后遗症、肌肉和韧带积累性损伤、外伤性肌痉挛和肌紧张、骨折畸形愈合等,如慢性腰肌劳损、肩关节周围炎、损伤后遗症等。

(3)部分骨质增生性疾病,如颈椎病、腰椎间盘突出症、骨性关节病、腱鞘炎、滑囊炎、骨化性肌炎初期或炎症性疼痛进入缓解期后仍有局限性粘连。

(4)关节微小移位如椎间小关节紊乱及某些脊柱相关性内脏疾病等。

针刀镇痛效果明显,只有正确理解和应用针和刀的作用,才能起到单独切开手术或针灸所难以达到的治疗效果,且避免切开手术的临床上的并发症。刀的应用主要是根据不同的病变采取不同的刀法和刀法组合,如粘连行纵行剥离和横行推移;硬结行切碎;肌纤维或筋膜挛缩

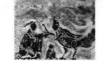

行切断；狭窄性腱鞘炎行纵行切开腱鞘，沿肌腱纵行分离，再将针刀绕到肌腱深层，挑动肌腱，使其两端得到进一步松解。小针刀疗法虽然操作简单，效果明显，但对某些病症的治疗，仍需与其他疗法配合使用，方能取得良好的疗效。

四、注意事项

(1)由于针刀疗法是在非直视下进行操作治疗，如果对人体解剖特别是局部解剖不熟悉，手法不当，容易造成损伤，因此医生必须做到熟悉欲刺激穴位的解剖知识，以提高操作的准确性和疗效。

(2)选穴一定要准确，即选择阿是穴作为治疗点的一定要找准痛点的中心进针，压痛点和进针点要反复多次触摸定点，进针时保持垂直(非痛点取穴可以灵活进针方式)，如偏斜进针则会在深部错离病变部位，易损伤非病变组织。

(3)注意无菌操作，特别是做深部治疗，重要关节如膝、髋、肘、颈等部位的关节深处的剥离时尤当注意，必要时可在局部盖无菌洞巾，或在无菌手术室内进行。对于身体的其他部位只要注意无菌操作便可。

(4)针刀进针法要速而捷，这样可以减轻进针带来的疼痛。在深部进行铲剥、横剥、纵剥等法剥离操作时，手法宜轻，不然会加重疼痛，甚至损伤周围的组织。在关节处做纵向切剥时，注意不要损伤或切断韧带、肌腱等。

(5)在进针或剥离的过程中，如患者出现突然触电样感觉时，要稍微退针刀，改变方向进针，切不可就原位进针，更不能迅猛推进以免损伤神经。

(6)出针刀时应快，同时用棉球长时间压迫，以防出血，如发现有出血，特别是深部有出血倾向，应用无菌棉球或无菌纱布加压固定，防止继续出血。

(7)术后对某些创伤不太重的治疗点可以做局部按摩，以促进血液循环和防止术后出血粘连。

(8)术后鼓励患者多做局部运动和功能锻炼，促进局部血液循环和功能恢复，防止术后新的粘连。

(9)具有下列情况的禁用本法：一切严重内脏疾病的发作期；施术部位有皮肤感染或肌肉坏死者；施术部位有红肿、灼热，或深部有脓肿者；施术部位有难以避开的重要血管、神经或重要脏器而施术时难以避开者；患有血友病或其他出血倾向及凝血功能障碍者、体质极度虚弱者、高血压危象者、恶性肿瘤疼痛者。

五、临床应用

(一)内科疾病

1. 便秘

张晓华等用小针刀疗法治疗慢性便秘 25 例[176]:患者俯卧,检查患者第 1 胸椎至第 5 腰椎脊柱区带,触及压痛条索、结节,龙胆紫定点,局部常规消毒,铺无菌巾。医生戴消毒手套,左手拇指固定病变处,右手持针刀,刀口线方向与阳性反应物方向一致,然后突然用力进针刀,纵行剥离 2～3 下,将条索和结节切开,进针刀深度达 2～3cm,患者有酸胀感或传导感,即出针刀。10 天治疗 1 次,2 次为一疗程,一疗程后统计疗效,有效率达 100%。

2. 面神经麻痹

彭杰等运用针刀松解法治疗面神经麻痹[177]:对患者面部的神经卡压点(病变痛、麻点)用龙胆紫溶液进行标记。由于有的面部的病变痛、麻点并不是很明显,一定要结合神经的走向仔细查找。常规碘氟消毒后,从较重的病变点开始,医者左手拇指抵按病变痛、麻点,右手针刀按常规入路方法对病变压痛点进行横向及纵向松解,注意避让神经及血管。出针后,应该立即用拇指对已松解的压痛点进行适当的按摩。再依次对其他各病变点进行针刀松解。全部松解后,对面部相关的松解处用 75%酒精棉进行清洁。嘱咐患者 48 小时内不要让面部沾水。3 天治疗 1 次,5 次为 1 疗程。1 个疗程结束后,对 150 例患者疗效进行统计,其中治愈 108 例,占 72%;显效 33 例,占 22%;好转 9 例,占 6%;无效 0 例;总有效率为 100%。由此认为用针刀松解法治疗面神经麻痹有显著疗效,值得临床推广应用。

(二)骨伤科疾病

1. 第 3 腰椎横突综合征

冯祯根用针刀治疗第 3 腰椎横突综合征 187 例[178]:根据腰椎正侧位的 X 线摄片,测量出第 3 腰椎棘突正中心点到横突尖部的距离,在体表标记。皮肤常规消毒后铺无菌巾,戴无菌手套。在标记点(即横突尖)内 0.5cm 处作为刺入点,左手拇指按压刺入点,右手持针刀,刀口线与人体纵轴平行线刺入。当针刀口接触骨面时用横行剥离法感觉局部附着点软组织与横突尖有松动感后出针。消毒棉球压迫针孔 5 分钟,创可贴保护针孔 48 小时。如症状未完全消失者,半个月后重新施术 1 次。最多治疗 3 次,如 3 次治疗未愈改用其他方法。结果痊愈 146 例,其中 1 次治愈 63 例,2 次治愈 57 例,3 次治愈 26 例;好转 31 例;无效 10 例;总有效率为 94.7%。

2. 屈指肌腱狭窄症

杨廉等用小针刀治疗屈指肌腱狭窄症的患者 72 例[179]:采用小针刀进行治疗,针体垂直手

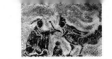

掌面,刀口线与屈指肌腱平行刺入达骨面,做纵行疏通剥离。操作完毕,用止血贴敷盖针孔。全过程一般 10～20 分钟。治疗后 24 小时局部不能沾水,以防感染,患指可以自由活动。治疗后 3 天之内可能有轻度疼痛感,此属正常现象,10 天后需再次复诊,了解治疗结果,并计划下一步治疗。72 例患者 78 只患指,其中经过 1 次治疗患指痊愈 68 只,占 87.2%;经过 2 次治疗达到痊愈标准 9 只,占 11.5%,仍留部分弹响的 1 只,占 1.3%,认为小针刀治疗疗效显著。

3. 顽固性跟痛症

詹义水采用小针刀治疗顽固性跟痛症 45 例[180]:方法为在足跟部痛点处运用小针刀切割等手法治疗。采用经过高温消毒过的小针刀在痛点处以适当力量穿透皮肤,在病灶处进行弹拨、切割等内手法治疗,每次施术约半分钟。术毕后,针孔挤血少许后,无菌敷料覆盖针眼,1 天内保持皮肤干燥清洁,伤口 2～3 天自愈。每隔 5～7 天施术一次,为一疗程,病情严重者可进行 2～3 个疗程。结果痊愈 28 例,显效 13 例,好转 2 例,无效 2 例,无 1 例发生感染或其他并发症,有效率 95.6%。

4. 膝关节骨关节炎

杨永晖等观察针刀整体松解术配合运动疗法治疗膝关节骨关节炎(KOA)44 例[181]:将 86 例 KOA 患者随机分为两组,治疗组 44 例(60 膝)用针刀松解配合运动疗法治疗;对照组 42 例(58 膝)用针灸配合运动疗法治疗。每 5 天治疗 1 次,4 次为 1 个疗程,1 个疗程后观察两组临床疗效及治疗前后症状积分。治疗后两组症状积分均显著降低($P<0.01$),且治疗组症状积分下降幅度及显效率显著优于对照组($P<0.01$)。针刀整体松解术配合运动疗法治疗 KOA 的疗效满意。

5. 桡骨茎突狭窄性腱鞘炎

宋建春等小针刀疗法治疗桡骨茎突狭窄性腱鞘炎 68 例[182]:患者取仰卧位或坐位,在患侧腕部下放一脉枕,在桡骨茎突处找到最敏感的压痛点,常规消毒铺巾,用左手拇指尖端压在疼痛敏感点上,推开局部重要的血管、神经固定手术部位。右手持小针刀,针体与施术部位的皮肤呈 90°。刀口线和桡动脉平行刺入,先用剥离法,再在腱鞘内纵行剥离,深达骨面,若有硬结将其切开,在腱鞘下纵行剥离 3～4 下即出针。压迫针孔不出血后,进针点用无菌敷料包扎 3 天,嘱患者 24h 内不沾水,7～10 天治疗次。68 例患者中,治愈 42 例,占 61.8%;好转 24 例,占 34.7%;无效 2 例,占 2.94%;总有效率为 97.1%。小针刀疗法治疗桡骨茎突狭窄性腱鞘炎疗效显著。

6. 肱骨外上髁炎

吴振华等针刀治疗肘外侧疼痛 40 例[183]:对 40 例肱骨外上髁疼痛患者进行治疗,刀口线和伸腕肌纤维走向平行刺入肱骨外上髁皮下,使针刀体和骨面垂直,先纵行疏通,然后使针刀身与肱骨外髁骨面成45°,使针刀口紧贴骨面,横形铲剥,剥开骨突周围粘连的软组织,觉得针刀下有疏通感时,再顺着肌纤维方向疏通腕伸肌、指总伸肌、旋后肌肌腱,然后出针刀,用创可贴贴敷,压迫止血片刻,待不出血时停止压迫。对肱桡关节前外侧及后侧治疗,刀口线与前臂纵轴平行刺入皮下后,调转针头,使针刀体和肱桡关节面垂直,先对关节外缘的增生结节予切割2～3刀后,徐徐进入关节腔内,摆动针尾,横行疏通,如针刀有卡压阻挡感,可由助手适当牵引前臂,以便松解挛缩之关节囊,阻挡消失后出针刀,用创可贴贴敷,压迫止血片刻,待不出血时停止压迫。根据患者情况选择1～2个点治疗,针刀治疗后予肘关节过伸过屈活动。最后用绷带予肘关节功能位固定3～5天。术后口服广谱抗生素3天预防感染。嘱患者患肘关节固定制动,特别注意避免负重及拧物等动作,3天内患者针眼处避免水浸泡以防感染。一般治疗1次即可,未愈者2周后再行第2次治疗。结果本组总有效率100%,患者无任何后遗症及并发症发生。提示针刀治疗肘外侧疼痛效果好,复发率低,值得推广。

7. 颈椎病

金福兴针刀加手法治疗椎动脉型颈椎病临床观察[184]:将90例椎动脉型颈椎病的患者随机分为针刀加手法治疗组(观察组)、针刺对照组(对照1组)及药物对照组(对照2组),每组30例。观察组采用针刀加手法治疗,对照一组采用单纯针刺治疗,另一对照组采用静脉滴注参麦注射液治疗,比较3组治疗前后主要症状、体征评分及总疗效。上项线下2.5cm,在此环形线上以等分的形式取5～7点,作为治疗点。以第2颈椎棘突旁开2.5～3cm作为治疗点,松解第2颈椎椎板处粘连的软组织。以第3～6颈椎棘突旁开2.5～3cm作为治疗点,松解颈椎关节突关节。上项线处操作时针刀与水平面成30°～45°角,垂直于皮肤表面进针,直至颅骨骨面,进行纵疏横剥操作,以松解粘连的软组织。椎板及关节突关节处操作时,针刀与矢状面成15°～30°角,垂直于皮肤表面进针,由浅筋膜层开始逐渐向深层探寻,直至椎骨骨面。在到达不同层面时,均进行纵疏横剥的操作,以充分松解粘连的软组织。出针刀,压迫止血,并用创可贴覆盖。结果观察组治愈率、总有效率分别为33.3%,93.3%,对照1组治愈率、总有效率分别为16.7%,70.0%,对照2组治愈率、总有效率分别为13.3%,56.7%,组间比较,差异有统计学意义($P<0.05$,$P<0.01$)。认为针刀加手法治疗椎动脉型颈椎病疗效明显优于针刺治疗和静滴参麦注射液治疗。

8. 坐骨神经痛

左同军用针刀治疗干性坐骨神经痛[185]:治疗时于臀中肌髂骨附着处点按找寻压痛点、硬结或条索状物,取3～5个点标记后常规消毒后,用1号或2号针刀,使刀体与皮肤垂直,快速刺入皮肤,直达髂骨骨面,再行纵行疏通,横行剥离,刀下有松动感即可出刀。如有硬结或条索

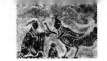

状物,行"十"字切割 2～3 刀,然后用力按压 5～10 分钟。每周治疗 1 次,5 次为 1 个疗程。治疗 1 个疗程,再休息 3 个月后评定疗效,结果 78 例中临床治愈 42 例,占 54%;显效 21 例,占 27%;有效 12 例,占 15%;无效 3 例,占 4%;总有效率 96%。

(三)五官科疾病

陈平用针刀治疗慢性咽炎[186]:治疗时局部常规消毒麻醉后选择"汉章Ⅱ-4 号"小针刀沿胸骨舌骨肌的左右胸骨锁骨端的敏感压痛点加压刺入,刀口线与胸骨舌骨肌的走行方向保持一致,纵行疏通切割剥离 3～4 下,然后用干棉球压住刀口,即刻出刀,最后用无菌胶贴贴住刀口即可。结果 80 例中,治愈 75 例,占 93.75%;有效 4 例,占 5.00%;无效 1 例,占 1.25%;总有效率 98.75%。其中 62 例治疗 1 次,18 例治疗 2 次。

(四)肛肠科疾病

安少雄等小针刀治疗肛裂 96 例[187]:观察 96 例肛裂患者,其中 48 例采用小针刀侧方内括约肌切断术(观察组),48 例采用后方内括约肌切断术(对照组)。令患者取左侧卧位,术者先用左手示指插入肛内约 1.5cm 作引导。确定括约肌间沟位置,其上缘即为内括约肌。右手持小针刀于肛周截石位 3 点括约肌间沟处刺入,刀刃与肛门缘平行,针刀进入皮下后缓慢进刀,深度约 2cm。然后将刀刃竖起,与内括约肌垂直,向外反复抽拉小针刀至皮下 2～3 次切割内括约肌。注意切勿刺破肛管皮肤、黏膜,以免造成并发症。此时左手示指即可感到肛管内小针刀切割部位有明显沟状凹陷,可退出小针刀。酒精棉球压迫针孔 1 分钟,如有前哨痔及肥大肛乳头则一并切除。再扩肛以容纳 3～4 指,术毕。结果两组患者疗效和术后 1 年复发率相近,而观察组在恢复正常生活时间伤口愈合时间和伤口愈合等级方面明显优于对照组,且术后疼痛、尿潴留、出血、大便失禁、肛周感染等并发症发生率相对较少。提示小针刀侧方内括约肌切断术治疗肛裂具有安全、有效、创伤小、恢复快、并发症发生率低等优点。

(五)其他

唐胜修等火针刀技术治疗带状疱疹临床观察[188]:带状疱疹患者 44 例,以随机数字表法分为两组,其中火针刀组 24 例,以火针刀治疗,西药组 20 例,以西药治疗。针刀治疗组,在疱疹皮损局部常规消毒,针刀前端在酒精的火焰尖端烧至发白透亮,对准疱疹红头、水疱等处进行点切操作,在痂皮下积脓处淬、撬,在渗液未干处进行烙抹操作,用消毒棉签吸水、吸脓、挤压脓疱,然后在施术处常规消毒,使皮肤干爽。上法每日 1 次,结痂未积脓处不再(不可)治疗,嘱患者让痂皮自行脱落,不可揭痂。结果火针刀组结痂所需时间明显少于西药组时间($P<0.05$),火针刀组治疗后疼痛评分明显少于西药组评分($P<0.05$)。提示火针刀技术治疗带状疱疹疗效优于西药组。

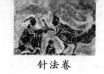

第六节　小宽针法

一、概　述

小宽针法是在古代医学刺络疗法的基础上发展而来的。在临床上主要用于治疗一些常见病、多发病、慢性病和某些疑难病，具有较好的疗效。此种疗法不同于毫针疗法，小宽针治疗取穴较少，一般选穴 2～3 个。不需要连续治疗，根据病情不同、体质强弱、病程长短，一般只需 7～15 天治疗 1 次，3 次为 1 疗程，通过针刺腧穴激发体内的抗病能力，扶正祛邪达到调营卫、行气血、平衡阴阳的目的。小宽针法具有见效快、疗效好、经济安全、简便易行的特点，是一种既继承祖国医学遗产又有创新的医疗方法。

小宽针是在我国古代针具中的锋针、长针、大针等形状、大小的基础上，改革创新出长、宽、厚各异的一组六种型号的剑形钢针，以镍、铬、不锈钢为最佳。小宽针有六种不同型号，见表 9-1，目的在于术者按部位选择应用，用之得当，有益无损，用之失宜，则影响疗效。选择针号必须根据患者体形胖瘦、年龄大小、病变部位的深浅、肌肉的厚度及病情的不同灵活运用。

表 9-1　小宽针的型号及用法

针号	大小(长×宽×厚)	应用范围
1	13cm×0.4cm×0.2cm	用于体形肥胖者，以及针刺肌肉丰厚部位的穴位，如环跳穴
2	12cm×0.4cm×0.2cm	用于中等胖瘦者
3	11cm×0.35cm×0.18cm	用于一般体型患者的头面、腰背部穴位，以及稍瘦患者的环跳穴
4	10cm×0.3cm×0.16cm	用于消瘦型成人的腰背部穴位，以及小儿的环跳穴
5	9cm×0.25cm×0.14cm	用于成人的四肢末端穴位和小儿委中、腰背部等穴位
6	8cm×0.2cm×0.12cm	用于小儿头面部及四肢末端的一些穴位

临床中常用小宽针法治疗头痛、偏头痛、面瘫、半身不遂、坐骨神经痛、颈椎病、肩凝症、腰椎骨质增生、急性扭伤、腱鞘囊肿等疾患。

二、操作方法

(一)速刺法

速刺就是在选准的穴位上，用腕力将小宽针预先订好的尺度直接垂直刺入，不捻转，不留针，猛刺速拔的一种方法。例如，针刺天宗等腰背部腧穴及肢体上的穴位时均采用此法。主要用于针刺躯干、腰背、四肢穴位，一般进针深度约 3～5cm。

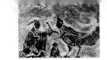

（二）点刺法

点刺法就是在选取的穴位上，医者手持小宽针垂直将针尖点刺穴位，不留针，轻点后迅速出针的一种方法，也称浅刺法。点刺法主要适用于肌肉组织浅薄的头部及四肢末端上的穴位，一般进针 0.5cm 左右。对巅顶部的前顶、百会、四神聪、后顶穴以及四肢末端上的四缝、八邪、十宣等穴位均可采用这种方法。

（三）划割法

划割法主要适于治疗局限性突起物等疾病。操作方法是选准穴位，左手拇指压穴位中心处，右手持针迅速将针刺入选定的部位，达一定深度后再来回划割一下，划动深度平均 1cm 左右，以达到划破局部病灶的目的，动作要轻巧灵活。注意划割度不宜过大，过大则容易引起局部血肿加剧疼痛，也不可过小，过小则不易划破局部病灶，达不到治疗目的。

（四）两步进针法

两步进针法主要适用于肌肉组织较丰厚、进针较深的穴位，一般超过 6cm 以上，这种方法分为两步。第一步是采用速刺法迅速将针刺入预定穴位 3cm 左右。第二步是右手速刺进针至 3cm 左右时，进针暂停，不要晃动，按压穴位的左手拇指抬起，变为左手拇指和示指捏住穴位两侧的皮肤，做一捏一松、一收一放的动作使局部组织充分舒张，神经、肌肉高度松弛，只有这样才能减少阻力，减少进针时的疼痛。在左手做收、放、捏、拿动作的同时，右手持针稳、准、缓、慢垂直进针，直到预定深度后，迅速出针。如进针时遇有较大阻力，则左手收、放、捏、拿动作加大活动幅度，右手再缓慢进针，双手协调共同完成这一动作。

以上几种方法，在治疗中有时是交替使用的，如治疗坐骨神经痛，先用速刺法针刺腰部腧穴，再用两步进针法针刺环跳、委中穴，治颈椎病时先用两步进针法针刺颈灵，再用速刺法针刺大杼、天宗穴。在治疗同一疾病中，有时可采用 2 种或 3 种方法，选择和使用手法要根据患者体质、疾病的性质、所选穴位而定。

三、适应证

1. 头痛、偏头痛（血管神经性头痛）

主穴：太阳、百会；配穴：前顶、风门、后顶。

2. 面瘫（周围性面神经麻痹）

主穴：太阳、下关、颊车；配穴：迎香、地仓。

3. 半身不遂（脑血栓）

主穴：太阳、百会、颈灵、大杼；配穴：上肢选天宗、臑上，下肢选环跳、委中。

4. 坐骨神经痛

主穴:腰部阳性反应点、环跳;配穴:委中、承山。

5. 颈椎病

主穴:颈灵;配穴:大杼、天宗、臑上。

6. 肩凝症(肩关节周围炎)

主穴:天宗、臑上、抬肩;配穴:曲池。

7. 腰椎骨质增生症

主穴:腰部压痛点(结节、凹陷等阳性反应点);配穴:腰阳关。

8. 腰痛

主穴:腰部压痛点(结节、凹陷等阳性反应点);配穴:腰阳关、肾俞。

9. 急性扭伤

(1)腕关节扭伤取阳池、阳溪。

(2)腰扭伤取腰部痛点、肾俞。

(3)踝关节扭伤取丘墟、商丘。

10. 增生性膝关节炎

主穴:膝部压痛点;配穴:膝眼。

11. 足跟痛(跟骨刺)

足跟痛点,划割法针治。

12. 腱鞘囊肿

囊肿中心,划割法针治,挤压后拔罐。

四、注意事项

(1)针刺前必须严格消毒针具及穴位,以防发生感染。患者体位一定要舒适,不可偏斜歪扭,防止取穴不准确。

(2)取穴时左手拇指要平压压紧,不能将穴位局部的皮肤拉向一侧,或压而不紧而引起疼痛。针刺中一定要使针尖与皮肤保持 90° 直角刺入,不可斜刺。如斜刺时针孔过大,既达不到预定深度,又偏离了穴位,降低了治疗效果。

(3)针刺治疗时,取穴时要避开大的血管和神经。一定要沿主要神经干和动静脉血管走行方向,进针时不可横刺和斜刺,避免误伤神经和血管,引起不良后果。

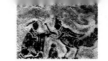

(4)针眼处贴敷的胶布,要嘱患者在 24 小时内取下,以防贴敷时间过久,引起局部皮肤过敏。

(5)针刺治疗各种疾病一般选用 2～6 个穴位,间隔 7～15 天治疗 1 次。使用划割法治疗骨膜炎、跟骨刺时,须间隔 20 天治疗 1 次。3 次为 1 个疗程。每个疗程结束后,需休息 1～2 月。症状完全消失就不再治疗,如仍有不适感觉,可再行第二个疗程治疗。

(6)孕妇及严重心脏病患者、血小板减少至 $80×10^9$ 以下者禁刺。

(7)久病体弱者、长期服用激素者慎刺。

五、临床应用

(一)内科疾病

陈克炳等治疗癫痫 268 例[189]:采用小宽针针刺埋线并口服中药,经治疗后痊愈 150 例,近愈 83 例,好转 32 例,无效 3 例,总有效率 99%。

(二)骨伤科病症

1. 颞下颌关节功能紊乱综合征

张红英治疗颞下颌关节功能紊乱症 73 例[190]:运用小宽针,取下关、颊车,经治疗,本组痊愈 72 例,有效 1 例,总有效率 100%。

2. 颈椎病

魏红运用小宽针治疗颈椎病[191]:主穴取颈灵、大杼,肩臂疼痛麻木配患侧天宗。用小宽针刺后拔罐。每隔 10 日针治一次,辅助用药。患者若形体不衰,病情单纯,经针一次后即感症状明显减轻,可单用针刺术就能痊愈。若素体较差,或兼证多端,须配合中药以辅助治疗。根据辨证,分瘀血阻滞型、痰湿留着型、痰瘀混合型,选用相应的方药。治疗 1000 例,有 721 例单行针刺术治疗,279 例辅助中药治疗,痊愈 918 例,显效 66 例,好转 16 例,有效率达 100%。其中针刺 2 次痊愈 213 例,3 次痊愈 508 例,4 次痊愈 197 例,显效 66 例,好转 16 例。临床疗效确定。

3. 肩关节周围炎

刘维祥治疗肩周炎 96 例[192]:应用小宽针针刺配合拔罐,经治疗,3 次痊愈者 37 例,4 次痊愈者 35 例,5 次痊愈 24 例,3 例中途停止治疗,总治愈率为 97%。结果表明小宽针疗法操作简便,安全可靠,疗效显著。

4. 膝关节积液症

张红英治疗膝关节积液症 78 例[193]:治疗采用小宽针,以关节肿胀局部取穴为主,可选用血海、梁丘、内外膝眼、鹤顶、委中、阴陵泉、阳陵泉等。结果痊愈 51 例,显效 19 例,有效 8 例,总有效率达 100％。

5. 耻骨直肠肌综合征

石平安治疗耻骨直肠肌综合征[194]:采用自制小宽针切断部分耻骨直肠肌束,从而解除耻骨直肠肌痉挛,减少了手术引起的损伤大、易感染等不良反应。结果 28 例患者术后随访 6 个月～2 年,痊愈 25 例,占 89％,显效 2 例,占 7％;有效 1 例,占 3.5％;总有效率 100％。疗程平均为 10 天,术后临床观察未发现后遗症及并发症。说明小宽针治疗耻骨直肠肌综合征是一种可行的方法。

6. 胸肋综合征

张红英采用小宽针治疗胸肋综合征[195]:以局部疼痛点阿是穴为主,选准疼痛发生部位的中心点,以左手拇指稳准按压,固定中心部位,并嘱患者不要活动,右手拇指和示指捏住针体,控制进针深度,小指顶住针柄,以中指和无名指扶住针体,针尖与皮肤成 90°垂直角,直接刺入穴位,深达骨膜上,并沿肋骨方向划动 0.5～1.0cm 左右,以划破骨膜为度,然后速用闪火法将玻璃罐扣在针刺的穴位上约停 1 分钟,待穴位出血约 1mL 时起罐,用消毒纱布拭净,并敷消毒纱布按揉穴位 1 分钟,然后沿肋骨方向轻推 12 次。20 天 1 次,3 次为 1 个疗程。94 例中,痊愈 81 例,占 86.17％;有效 13 例,占 13.83％;总有效率 100.00％。痊愈 81 例,经 1 次治疗痊愈 39 例,2 次治疗痊愈 26 例,3 次治疗痊愈 16 例。

7. 梨状肌综合征

张红英采用小宽针治疗梨状肌综合征[196]:主要取环跳穴,配穴委中、承山。患者取俯卧位,常规消毒后,医者用右手拇指和示指捏住针体,控制进针深度,小指顶住针柄,以中指和无名指扶住针体,针尖与皮肤呈 90°垂直角,直刺入穴位。针刺环跳穴时先刺入皮下组织然后缓慢向股骨颈处进针深达 2.0～3.0 寸;针刺委中、承山穴时先刺入皮下组织然后缓慢向下进针 1.0～1.5 寸。三穴均不留针,出针后,速用闪火法在针刺的穴位上拔罐,留罐 1 分钟左右,每穴出血约 1mL 时起罐,7 天治疗 1 次,5 次一个疗程。治疗 186 例中,痊愈 121 例,占 65.0％;显效 47 例,占 25.3％;有效 18 例,占 9.7％,总有效率 100％。痊愈的 121 例中,经 1 次治愈者 7 例,经 2 次治愈者 26 例,经 3 次治愈者 58 例,经 4 次治愈者 9 例,经 5 次治愈者 4 例,经 1 疗程以上治者 7 例。

8. 周围型风湿性关节炎

许明山运用小宽针合宣痹通络方治疗周围型类风湿性关节炎[197]:随机将 68 位患者分为治疗组与对照组,分别为 34 例,对照组给予来氟米特片,最初 3 天每次 50mg,每日 1 次,之后

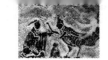

每次 20mg,每日 1 次;美洛昔康片,每次 15mg,每日 1 次,晚饭后口服;白芍总苷胶囊,每次 2
粒,每日 3 次,饭后口服。以上共治疗 12 周。观察组给予宣痹通络方(药用:土鳖虫 10g,透骨
草 30g,连翘 15g,寻骨风 10g,制马钱子 1g,补骨脂 12g,骨碎补 10g,白芷 10g,全蝎 6g,熟地
18g,姜黄 10g,续断 12g,淫羊藿 9g,防风 10g,炮附子 10g,炮山甲 6g,肉桂 6g,白芍 12g,赤芍
12g,炙麻黄 6g,牛膝 15g,黄柏 6g,苍术 6g,炙甘草 6g。风重型加地龙 6g;寒重型加炮姜 10g,
减连翘、黄柏;湿重型加海风藤 10g,地枫子 6g,千年健 10g;化热型加苦参 10g,减炮附子、肉
桂)。水煎,每日 1 剂,分早晚 2 次服用,连服 2 周,停 3 天,再服,连服 4 个月。同时给予小宽
针松解治疗。小宽针疗法凡在四肢各关节周围有肿痛点,均可用小宽针沿肌腱神经血管方向
平行进针,避开神经血管进行纵行切割松解,按无菌操作要求,无需局部麻醉,于关节两侧同时
进行,进针要快,直达骨膜,放出瘀血少许,创可贴敷盖,每次选 3～5 个部位即可。7 天后行第
二次松解术,方法同上。约需 3～5 次,直至将肿痛关节部位全部松解治疗。治疗后总体临床
疗效比较,治疗组有效率 97.06%,对照组为 82.35%,两组疗效比较($P<0.05$),差异具有统
计学意义。

9. 腰肌劳损

刘福斌小宽针直刺阿是穴拔罐放血治疗腰肌劳损[198]:令患者端坐,两肩自然下垂,腰背
前屈 20°～30°角,暴露腰背部,选择最为明显的或固定的压痛点 1～3 个。医师站于患者左侧,
常规消毒后,左手拇指按压穴位,右手持针用速刺法直刺穴位,进针深度约 3～5cm,针刺完毕,
立即选择适宜的火罐,行闪火法将火罐扣在针刺的穴位上,约停 1 分钟左右,拔出瘀血,每个穴
位出血量约为 1～2mL,即可起罐。经治疗,治愈 44 例,占 42.7%;显效 46 例,占 44.7%;有效
9 例,占 8.7%;无效 4 例,占 3.9%。总有效率为 96.1%。

(三)皮肤科疾病

1. 臀上皮神经炎

张红英治疗臀上皮神经炎 126 例[199]:应用小宽针,治疗时以局部痛性筋束阿是穴为主,结
果痊愈 93 例,有效 33 例,总有效率为 100%。疗效显著。

2. 股外侧皮神经炎

张红英治疗股外侧皮神经炎 46 例[200]:采用小宽针浅刺,治疗时以局部取穴为主,7 天治
疗 1 次,5 次为 1 个疗程。结果痊愈 29 例,显效 13 例,有效 4 例,总有效率达 100%,疗效显
著。

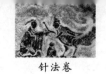

第七节　火针法

一、概　述

火针疗法是将特制的无毒的不锈钢粗针,用火烧红后刺入腧穴或特定部位以治疗疾病的方法。《内经》称为"燔针"、"焠刺",《伤寒论》称"烧针",《小品方》称为"火针",《资生经》称为"白针",民间蜀人称为"煨针"。明以来《针灸大成》《针灸聚英》《针灸集成》等均相沿称"火针"。此法始见于《灵枢·官针》:"焠刺者,刺燔针则取痹也","焠"乃火灼之意,"燔针"即火针,是言用烧红的针以治痹证的方法。

火针有五种规格:①细火针,直径约 0.35mm;②中火针直径约 0.75mm;③粗火针直径约1.2mm;④平头火针直径约 1.2mm;⑤三头火针的粗细、质料、制作同细火针,针长约 9cm,针柄长 8cm,针体长 1cm,单针直径 0.75mm,系三针一体缠制而成,针尖呈松针形,故名曰三头火针。五种火针均采用钨锰合金材料制成,具有耐高温、不退火、不变形、硬度高等特点。以上几种不同规格火针可随病症选择使用。

当今,火针的治疗范围日益广泛,可治疗内、外、骨伤、妇、儿、皮肤科等多种疾病,特别是对内科、妇科某种疾病的治疗,效果尤为显著。

二、操作方法

(一)选穴与消毒

火针选穴与毫针选穴基本相同,根据不同病症取穴,或以"以痛为腧"的局部取穴法选穴。选穴后要采取合适体位,一般以卧位最佳,还须防止患者体位改变,影响取穴的准确性。针刺前注意消毒,先用碘酒消毒,再用酒精棉球脱碘。

(二)烧针

烧针是使用火针的关键步骤,《针灸大成·火针》说:"灯上烧,令通红,用方有功。若不红,不能去病,反损于人。"因此在使用前必须把针烧红,才能使用。火针烧灼的程度有三种,根据治疗需要,可将针烧至白亮、通红,或微红。若针刺较深者,需烧至白亮,速进疾出,否则不易刺入,也不易拔出,而且剧痛。如属较浅的点刺法,可以烧至通红,速入疾出,轻浅点刺。如属浅表皮肤的烙熨法,则将针烧至微红,在表皮部位轻而稍慢地烙熨。

烧针用的灯火以酒精灯比较方便,一般左手持灯,右手持针,靠近施术部位。针烧红后迅速针刺。烧针的次序是先烧针身,后烧针尖,若针身发红而针尖变冷者则不宜进针。

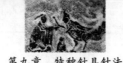

（三）针刺的深度

应根据病情、体质、年龄，以及针刺部位的肌肉厚薄、血管的深浅情况正确掌握针刺深度，要求既能祛邪，又不伤皮肉为佳，《针灸大成·火针》中说："切忌太深，恐伤经络，太浅不能去病，惟消息取中耳。"一般四肢及腰腹部可稍深，刺至 2～5 分深；胸背部穴位针刺宜浅，可刺 1～2 分深。主要应以病变深浅为准，以针芒达到或接近为度；浅刺时，扣刺力量不能太猛，须均匀、稀疏，以免造成表皮剥脱。火针一般间隔 3～6 日治疗 1 次，病程按病情、体质而定。颜面部除了面部痣及扁平疣外一般不用火针，尤其靠近五官的穴位不宜火针针刺。

火针针刺后，立即用棉球或手指按压针孔，可以减少疼痛，以免出血。针孔的处理，视针刺深浅而定，如果针刺 1～3 分深，可不作特殊处理，若针刺 4～5 分深，可用消毒纱布敷贴，胶布固定 1～2 天，以防感染。

（四）技术操作要领

火针针尖部位蘸取一定量的燃用油，可使针尖燃烧均匀。操作时左手先将所要针刺部位的皮肤捏起，右手持针快速刺入。出针时用消毒干棉球按压针孔片刻。用火针浅刺时针孔不用特殊处理，深刺时表面需用无菌纱布敷贴，用胶布固定 1～2 天。

（五）其他

治疗疣、痣、瘰疬、痈、疽、疮疡、痔疮、鸡眼等外科疾病时，操作方法为局部严格消毒后，将烧红的火针在病灶的中央深刺一针，然后在其周围浅针数针，注意勿伤及好肉，轻者可在表面涂上碘酒，数日后可自行结痂脱落；重者可在表面涂上碘酒，再用消毒干棉球擦拭后，用无菌纱布敷贴，胶布固定。

三、适应证

现代医学认为，火针直接刺激病灶及反射点，能迅速消除或改善局部组织水肿、充血、渗出、粘连、挛缩、缺血等病理变化，从而加速局部体液和血液循环，旺盛代谢，使受损组织重新修复。火针疗法常常用于温壮阳气、除湿、祛风止痒、祛瘀排脓、生肌敛疮、散寒、散结消肿、止痛缓急、消除麻木以及清热泻火解毒，可治疗的病种涉及内、外、妇、儿、皮肤、五官等临床各科疾病近百种。其临床应用的范围近年来仍在不断扩大。

火针治疗具有扶正助阳，温通经络，祛风除湿，活血化瘀，软坚散结，消肿止痛，去腐排脓，生肌敛疮，祛邪引热，泻火解毒的作用。

1. 阳气虚衰

火针通过其借助的火力，具有直接温补脾肾以及命门的阳气，补益肺心宗气，激发经气、卫气的作用。

(1)肾阳虚衰,如肢体逆冷、腰膝酸软、阳痿遗精、水肿尿频、头晕脑迟以及妇女宫寒冷痛等症。

(2)脾阳不振,水湿内停,如腹胀、泄泻以及痰浊内壅等症。

(3)胸阳不展,肺失宣降,如胸痛、咳嗽、哮喘等症。

2.疮口不愈

应用火针可以治疗疮口不闭合、各种溃疡病以及肢体痿弱等。火针的温热之性,可以激发人体的阳气,振奋脾阳。脾主肌肉,使新肉组织化生而疮口愈合。

3.风寒湿痹

用火针疗法治疗风寒湿之痹证。

4.皮肤病

火针具有不同程度的止痒作用。可用治各种以痒为主症的皮肤病,无论新病久病。临床常用治老年性痒风、牛皮癣、白癜风、湿疹等。火针疗法可直接疏泄腠理,使风邪从表而出,又可借其温热之性,使血得热则行,血循正常,体表腠理得养,燥除风熄而痒自停。

5.除腐排脓

火针具有祛除瘀血、排除脓肿、去掉腐肉的作用。常用于治疗乳痈、痈肿、耳壳流痰、血塞性静脉炎、静脉曲张、痔疮、关节腔积液、扭伤肿痛、瘀血头痛等病证的治疗。

6.麻木疼痛

火针具有开通经脉,消除或缓解疼痛的作用。用于治疗各种痛证,尤其适合于久病入络、寒痰瘀血凝滞的顽固性疼痛。火针具有缓解筋脉拘急、消除皮肤与肢体肌肉麻木、不知痛痒的作用,临床常用于治疗各种肌肤麻木,手足拘挛等症。

四、注意事项

(1)对于初次接受火针治疗者要做好患者的思想工作,消除恐惧心理,积极配合。

(2)对于血管及主要神经分布部位不宜针刺,其他部位要严格掌握进针深度,切忌深刺。再者,颜面部血管和神经丰富,用火针易感染,留疤痕,影响美观,故忌之。

(3)针刺后局部出现红晕或红肿未完全消退时,应避免洗浴。局部发痒,不能用手抓,以防感染。嘱患者术后忌食或少食辛发之物,宜食清淡,并注意休息。

(4)治疗前注意针具检查,发现针具剥蚀或缺损时,则不宜使用,以防意外。同时应注意针具及施术范围要严格消毒,以防感染。

(5)火针刺激强烈,体质虚弱者、小儿及孕妇应慎用或不用。对于某些易发生意外事故的

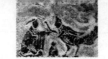

部位如胸背部、颈项部应慎用;糖尿病患者禁用火针治疗。如太阳病汗后误下之后不宜用火针,太阳病汗后误下,导致阴阳表里俱虚,此时复加火针,则劫夺精气,更损阴阳,则由"心下痞"又添"心中烦乱",是谓添病而非祛疾。除此之外,阳脉浮、阴脉弱、营气微、卫气衰的患者亦不用火针。这是因为加烧针,血留不行更发热而烦躁。

(6)只要临证中把握病机,掌握治疗时机,处理好相关问题,合理正确地运用火针疗法。如脚气多发于夏季,夏季多湿,血气湿气皆下聚两脚,若误行火针,则反加肿疼,不能行履。在以往文献中的禁忌是可以突破的,如带状疱疹等热性病症及乳痈、面肌痉挛等,现代临床中也可以运用火针治疗。

五、临床应用

(一)内科疾病

1. 头痛

张和平采用火针治疗风寒头痛 49 例[201]:治疗时穴取风府、天柱、百会,常规消毒后,再涂上薄薄一层万花油。点燃酒精灯,右手持小号火针,用酒精灯的外焰将针烧至红白发亮时,以稳、准、快的手法点刺腧穴约 0.2～0.5cm,并迅速拔出,然后用消毒干棉球按压针孔 1～2 分钟,再涂上一层万花油。3 日 1 次。所治患者均接受 5 次治疗。结果痊愈 36 例,显效 6 例,有效 5 例,无效 2 例,总有效率为 95.9%。

2. 面瘫

刘在亮用火针治疗顽固性面瘫 32 例[202]:以阳白、太阳、迎香、地仓、下关为主穴,配以翳风、牵正、承浆、四白、风池,经治疗后痊愈 18 例,好转 11 例,无效 3 例,总有效率为 9.4%,疗效明显。

3. 三叉神经痛

朱少可运用火针加穴位阻断治疗三叉神经痛 20 例[203]:治疗时取扳机点,以细火针烧至白亮浅点刺,速进疾出,点刺 3～5 针,要将扳机点全部点到,一般针后疼痛大为减轻。火针隔日治疗 1 次,一般针 1～3 次。火针 1～3 次治疗后行穴位阻断。本组经 1～3 次火针治疗,1 次穴位阻断,治愈 13 例,显效 4 例,有效 3 例,无效 0 例,总有效率 100%,疗效确切。

4. 痛症

邰秀芬采用火针治疗痛症 68 例[204]:治疗时在病变部位所在肌肉、韧带的起止点、肌腹等处,寻找压痛点或阳性反应物(即条索状、软泡状物),然后在此点用拇指指甲做"十"字标记,其"十"字交叉点即为治疗点。一般每次确定 1～3 个治疗点。每 3 天治疗 1 次,最多治疗 4 次。

结果治愈率达100%,说明火针治疗痛症疗效显著。

5. 面肌痉挛

李群等应用火针为主治疗顽固性面肌痉挛[205]:治疗时患者取卧位,用30号1寸毫针,酒精灯将针烧红至变白后迅速点刺痉挛局部阿是穴及相应经穴。如眼睑跳动取太阳、承泣、四白;口角跳动取地仓、迎香、颧髎、下关、颊车等穴。进针深度约一分许,速进速出不留针。据病情轻重确定取穴数量,一般点刺5~10个穴,隔日针1次。一般初发者1~2次即可获愈,久病者以6次为1个疗程。疗程间休息3天,一般1个疗程即可见效。

6. 痹症

徐秀芳于三伏天应用火针治疗风湿性关节炎50例[206]:治疗时肩部取肩髃、肩髎、肩贞、肩内陵,膝部取犊鼻、内膝眼、阳陵泉、鹤顶。如肿痛明显,可取肿胀最高点或压痛最明显处。根据患者耐受程度,每次取2个穴或4个穴。每伏入伏第1天治疗1次,每隔3日针刺1次,即每伏治疗3次,共治疗9次。结果50例患者显效31例,占62%;有效18例,占36%;无效1例,占2%;总有效率98%。

7. 中风

张晓霞等采用火针治疗缺血性中风53例[207]:随机设定对照组40例,治疗组与对照组病例同时针刺手足十二针,静点中药血栓通注射液20mL,连续3周。其中治疗组加火针点刺百会、四神聪、曲池、外关、合谷、阳陵泉、足三里、太冲,隔日1次。通过比较发现,两组患者的中风病积分与面瘫症状的改善,治疗组与对照组有明显差异,治疗组优于对照组。

8. 哮喘

吴名采用火针治疗哮喘34例[208]:主穴取肺俞双侧,配以定喘双侧、风门双侧。治疗最短1疗程,最长3疗程后进行统计疗效。结果治愈26例,占76.5%;好转7例,占20.6%;无效3例,占2.9%;总有效率97.1%。

9. 慢性结肠炎

王玉兰以火针治疗慢性结肠炎64例[209]:治疗时取水分、中脘、天枢、关元、阴陵泉、命门穴,局部常规消毒,将火针在酒精灯上烧至白亮,在已选穴位快速进针,即刻出针。深度基本同毫针针刺深度,每3天治疗1次,7次为1疗程,经治疗2个疗程痊愈48例,占75.0%;显效14例,占21.9%;无效2例,占3.1%,有效率96.9%。

10. 慢性胃炎

孙媛媛治疗慢性胃炎[210]:将145例患者随机分为火针组、毫针组和药物组。其中火针组65例,毫针组36例,药物组44例,经治疗后火针组总有效率达90.8%,明显优于毫针组的

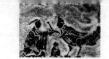

77.8％及药物组的 56.8％,说明火针法是治疗脾胃病的有效方法之一。

(二)外科疾病

1. 痔疮

丁向荣等采用火针点刺龈交穴治疗痔疮 36 例[211]:其中治愈 28 例,痔核消失,带血及不适感均消失;显效 8 例,痔核明显缩小,带血及不适感消失或减轻,总有效率 100％。治疗时间最短 1 次,最长 5 次,疗效显著。

2. 丹毒

李岩等采用火针刺络放血治疗下肢复发性丹毒[212]:经治疗本组 28 例患者全部治愈,全身及局部症状消退,白细胞计数恢复正常。针刺最少 5 次,最多 16 次。随访 1 年,无复发。疗效确切。

(三)骨伤科疾病

1. 踝关节扭伤

陈建国等以火针治疗急性踝关节扭伤 62 例[213]:经治疗后痊愈 52 例,占 83.9％;好转 10 例,占 16.1％;总有效率 100％,疗效甚著。

2. 颈椎病

陈晓强治疗椎动脉型颈椎病[214]:治疗组 60 例给予"火针正骨"进行治疗;对照组 60 例给予针灸加川芎嗪静点进行治疗。两个疗程后进行疗效评定和经颅彩色多普勒(TCD)检查。结果:治疗组有效率为 100％,对照组有效率为 76.7％,两组比较差异有非常显著性意义($P < 0.01$);两组 TCD 检测的血流速度差异有显著性或非常显著性意义($P < 0.05, P < 0.01$)。认为火针正骨法疗效明显优于对照组。

3. 滑囊炎

宋少可等应用火针治疗跟后滑囊炎 29 例[215]:治疗时先用提针找到压痛点,再行火针治疗,每周 1 次,3 次后统计疗效,结果经治 1～3 次后症状全部消失者 24 例,症状大部分消失,行久仍稍有疼痛 5 例。本组 29 例全部有效。

4. 棘突炎

芮金凤采用火针点刺治疗棘突炎[216]:取局部压痛点进行治疗,隔 7 天点刺 1 次,结果本组共 46 例,痊愈 39 例,好转 7 例。有效率 100％。疗效确切。

5. 背肌筋膜炎

韦英才采用火针疗法治疗腰背肌筋膜炎[217]:其将 78 例患者随机分为 2 组。治疗组 50 例,采用火针疗法治疗;对照组 28 例,采用针灸治疗。结果:总有效率治疗组为 94.0％,对照组为 64.3％,2 组比较,差异有显著性意义($P < 0.05$)。由此认为火针疗法治疗腰背肌筋膜炎效果显著。

6. 膝骨关节炎

李彬等采用火针疗法治疗膝骨关节炎[218]:随机将 62 例膝骨关节炎患者分为火针组与毫针组,分别 32 人与 30 人。令患者仰卧位,屈膝。火针组先在各穴位处予指甲划痕标记,常规消毒,点燃酒精灯,将针身的前中段烧红,疾进疾出,深约 0.5cm,每穴散刺 3 针。出针后用消毒干棉球重压针眼片刻。嘱患者注意保持局部清洁,避免感染。毫针组取穴相同,根据患者的体型,直刺 15～25mm,诸穴得气后施用平补平泻手法,均匀提插、捻转,留针 20 分钟。所有患者均每周针刺 2 次,连续治疗 8 周。经疗效的评价分析后,在腰部疼痛、膝部肿胀、下蹲疼痛、上下楼痛、屈伸不利等症状,火针组疗效均明显优于毫针组。

(四)妇儿科疾病

1. 痛经

刘玲玲采用火针治疗妇女痛经 50 例[219]:治疗时以火针疗法为主,辅以毫针和灸法,以关元、次髎、十七椎为主穴,同时辨证配穴,结果经火针治疗 1～3 个周期后,痊愈 21 例,占 42％;好转 26 例,占 52％;无效 3 例,占 6％;总有效率为 94％。

2. 乳腺炎

沙黑拉采用火针治疗急性化脓性乳腺炎 68 例[220]:治疗时穴取阿是穴(肿块波动处),同时配合针刺肩井、膻中、足三里,发热者加曲池。经治疗后 3 次治愈 47 例,5 次治愈 21 例,总有效率 100％,疗效满意。

3. 乳腺增生

高映辉等治疗乳腺增生[221]:将 72 例乳腺增生病患者随机分为治疗组 40 例和对照组 32 例。治疗组用火针留刺法治疗,每周 1 次;对照组用口服"乳癖消"治疗,每次 6 片,1 天 3 次。两组均以 4 周为 1 疗程,3 个疗程后观察分析疗效。结果治疗组 40 例中,临床治愈 26 例,显效 10 例,有效 3 例,无效 1 例,治愈率 65.00％;对照组 32 例中,临床治愈 11 例,显效 12 例,有效 8 例,无效 1 例,治愈率 34.38％。治疗组治愈率明显优于对照组($P < 0.05$),提示火针留刺法是治疗乳腺增生病的有效方法。

4. 急性乳腺炎

黄先学运用火针配合按摩治疗急性乳腺炎[222]:对 120 例急性乳腺炎患者进行火针配合按摩治疗。火针治疗时首先根据彩色 B 超确定肿块部位,在肿块边缘处任选 3～5 点,用龙胆紫做标记,局部皮肤常规消毒,将 0.4mm×40mm 一次性毫针在乙醇灯上烧红,迅速刺入已选部位,所用毫针长度及点刺深度根据肿块部位的深浅而定,速刺、疾出、不留针,不宜立即用棉球按压针孔,点刺完毕后稍停用湿润烧伤膏外敷针孔。3d 治疗 1 次,治疗 1～2 次后统计疗效。120 例患者中,治愈 92 例,占 76.6%;好转 20 例,占 16.7%;无效 8 例,占 6.7%;总有效率为 93.3%。其中 1 次治愈 60 例,占 50%;2 次治愈 32 例,占 26.7%。

(五)皮肤科疾病

1.带状疱疹

张继成应用火针治疗带状疱疹 62 例[223]:治疗时选取三头火针,烧至发白,快速、多次点刺疱疹。为了减轻疼痛,每点刺一下,就用消毒棉签蘸 5% 利多卡因涂擦一下点刺部位。点刺深度应根据病情、体质、年龄和针刺部位的肌肉厚薄、血管深浅而定,一般而言,腰腹部点刺稍深,可刺 2～5 分深;胸背部点刺宜浅,可刺 1～2 分深。治疗隔日 1 次,1 周为 1 疗程,疗程间休息 2 天,继续第 2 疗程治疗。结果 62 例全部治愈,其中 3 次治愈 15 例,1 周治愈 30 例,2 周治愈 15 例,治疗时间超过 2 周 2 例。火针治疗带状疱疹疗效满意,无后遗神经痛。

2.神经性皮炎

潘书林等采用火针治疗神经性皮炎 89 例[224]:选病灶处为局部治疗部位。治疗隔 3 日 1 次,15 次为一疗程,2 个疗程间隔 5～7 天。经治疗痊愈 68 例,显效 19 例,无效 2 例,总有效率为 97.8%,疗效显著。

3.白癜风

修猛刚等运用火针点刺治疗白癜风 80 例[225]:治疗时,患处常规消毒麻醉后,将一根尖头火针针头置酒精灯火焰中加温至火红色。待患处局麻生效后,即取之均匀点刺患处,另将第 2 根火针加温备用。当第一根火针温度明显下降时,迅速更换第 2 根火针进行点刺。5～7 天治疗 1 次,10 次为一疗程。每疗程观察记录 1 次皮损变化,3 疗程后停止治疗,判定疗效。结果治愈者 58 例,占 72.5%;有效者 22 例,占 27.5%。本组 80 例全部有效。

4.痈

张重阳等采用中医的粗火针烙法排脓治疗痈[226]:经治疗 54 例患者全部治愈,实验室检查白细胞计数及中性粒细胞均已正常,贫血低蛋白得到明显的纠正,血糖控制在正常范围或稍高。治愈时间 10～40 天,平均 15.5 天。

5.痤疮

黄蜀等用火针疗法治疗痤疮 1068 例[227]:治疗时局部取每个结节或囊肿顶部中央及基底部。整体取肺俞、膈俞、脾俞。5 天 1 次,连续 4 次,20 天后观察结果,1068 例患者治疗 2 个疗程后痊愈 561 例,占 52.5%;显效 283 例,占 26.5%;好转 149 例,占 14.0%;无效 75 例,占

7.0%；总愈显率为79.0%。

6. 湿疹

马占松采用火针放血治疗下肢静脉曲张性湿疹31例[228]：治疗时患者取坐位，患肢自然着地，或将患肢抬高平放在凳子上。安尔典消毒后在湿疹周围距湿疹外缘0.5～3cm范围内分散选5～10个针刺点。火针在乙醇灯上烧令针尖及上0.5～1cm通红，自下而上快速点刺，深2～4mm，出血50～100mL。棉签按压针孔止血或待出血自止。经治疗痊愈28例，占90.3%；好转2例，占6.5%；无效1例，占3.2%；总有效率96.8%，疗效显著。

7. 疖

胡承晓等应用火针烙法排脓治疗面部化脓性疖[229]：令患者取仰卧位，遮住双眼。常规消毒局部，纹式钳夹住酒精棉球后，点燃，烧红三棱针的尖部。这时，一手固定脓腔，另一手持烧红尖部的三棱针，直烙疖肿的白色脓头处，三棱针烙入脓腔后，阻力突然消失，有刺空感，随后拔出三棱针，脓液随之流出，用无菌棉球擦干脓液后，外敷地榆油（由地榆、香油组成，有凉血解毒的功效）纱条，无菌纱布及医用胶布固定。排脓后一般不需服药，创面每日用地榆油纱条换药1次，3天后局部红肿消退，用纹式钳伸入脓腔，取出脓栓，继续用地榆油纱条换药，每日1次。结果35例全部痊愈，局部红肿热痛消失，创面愈合。时间最快5天，最慢12天，平均愈合时间7.5天。

8. 扁平疣

陈友义用火针疗法治疗扁平疣1500余例[230]：结果所有病例火针施术后，创面干燥，不渗水不出血，次日成痂，3～7天脱痂。1个月后90%病例见不到创伤印迹，皮肤光滑无痕，表明火针疗法治疗扁平疣效果满意。

9. 鸡眼

詹光宗等探讨火针治疗鸡眼的疗效[231]：使用与鸡眼直径相当的平头或多头火针，用酒精灯外焰把针烧红至发白速刺入鸡眼中心直达基底部速出，用无菌棉球压少许，不包扎不上药。结果有效率和治愈率均为100%。说明火针治疗鸡眼操作简便安全，治愈率高，患者痛苦小。

10. 褥疮

阎翠兰等采用火针治疗褥疮22例[232]：治疗时于局部褥疮病灶处行火针治疗，如褥疮严重者应配合整体治疗。经治疗后22例中除1例治疗2次、20天愈合为显效外，其余均1次治愈。

11. 臀上皮神经疼痛综合征

李晓清等采用火针治疗臀上皮神经疼痛综合征30例[233]：穴取阿是穴（髂嵴中点下两横指处之压痛点）、肾俞、气海俞、秩边、承扶、殷门、委中，均取患侧。治疗4周后统计疗效，结果治愈22例，好转8例，有效率100%，疗效显著。

12. 毛囊周围炎

蔡志敏等采用火针治疗穿凿性毛囊周围炎 1 例[234]：患者头部多部位脓肿无疼痛伴患处脱发 1 年余。取中号火针，点刺患处，刺破即可，无需过深，让组织液与脓血充分流出，医者根据患者病情进行加减，因患者患病诱因是经常熬夜，结合舌脉分析其正气虚弱，故用黄芪补气扶正、托毒生肌，此药可用于疮疡中期正虚毒盛不能托毒外达者。后又重用白术健脾益气、燥湿，此药为健脾益气第一要药，在补益同时利于脓包自然吸收。重用白芷燥湿消肿排脓之效，在前方固本的基础上透邪外达；重用天花粉消肿排脓之效，加强透邪之力。二至丸补肝肾而不滋腻，在邪去七八之时加入可防祛邪伤正，肝肾为气血之本，可以从根本上增强御邪能力。最后加了远志、夜交藤、首乌等安神乌发及活血之品，做到标本同治，提高生活质量。坚持复诊，脓肿逐渐变小，第 4 次复诊时，脓肿明显变小，颜色变淡，并且表面有些许新生毛发，在枕部几处毛囊出现白色脓头，为邪气欲出，有向愈之势，患者继续坚持治疗。治疗 6 周后毛发生长良好，整体疗效显著。

（六）五官科疾病

关健美等应用火针点刺治疗慢性咽炎 56 例[235]：取廉泉、天突、扶突穴及咽后壁增生的淋巴滤泡或扩张的小血管。经治疗后痊愈 30 例，显效 14 例，有效 8 例，无效 4 例，总有效率为92.9％。疗效显著。

（七）其他

邵有法采用火针加闪罐的方法治疗腋臭 12 例[236]：治疗时先用三棱针于少商穴处放血 3～5 滴，然后用火针刺极泉穴及极泉穴旁开 0.8 寸上、下、左、右各刺 1 针，针后加拔闪罐 10～15 次，留罐半分钟左右，以局部皮肤潮红为度，拔罐时针眼有血及黄色液体渗出，用消毒干棉球擦干净，无需包扎，禁水 3 天，防止感染。7 天治疗 1 次，3 次为一疗程，2 疗程后统计疗效，结果痊愈 10 例，好转 2 例，总有效率为 100％，疗效显著。

第八节　水针法

一、概　述

水针法，又称穴位注射疗法，是针刺和药物相结合的一种穴位刺激法，即根据所患疾病，按照穴位的治疗作用和药物的药理性能，选用恰当的穴位和药物，并将药注入穴位内，以充分发挥经穴和药物对疾病的双重治疗作用，从而调整和改善机体的功能状态，恢复机体的正常功能，达到治愈疾病的目的。本法最早开展于 20 世纪 50 年代中期，经过多年的临床应用，其所

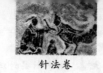

用药物从最初局部封闭的常用药物普鲁卡因为主,逐渐尝试用生理盐水、葡萄糖注射液、蒸馏水、抗生素等,进而将中西药物中适宜肌内注射的大部分注射液,甚至于气体、自身静脉血等也扩充进去;注射的部位从单纯的局部反应点或阿是穴,逐步发展至从中医的整体观念出发,应用经络学说等中医理论来指导临床穴位,所用腧穴遍及全身,并扩展到耳穴等。

水针器具应选择一次性使用无菌注射器和一次性使用无菌注射针。一般有三种:①普通注射器:有 2mL、5mL、20mL、50mL 四种;②结合杆菌注射器:一般为 1mL,主要用于耳穴和眼部穴位;③针头:体穴一般用 25 号牙科针头、普通 5 号、6 号、7 号针头和麻醉针头,耳穴用 25 号(5 分长)、4.5 号、5 号针头。

水针疗法具有以下特点:①既有针刺对穴位的机械性刺激,又有药物等化学性刺激,二者发生协同作用,更有利于调整机体的功能,达到治疗的目的。②穴位注射操作方法虽较一般注射稍复杂,但与针刺术的手法比较,则易于掌握。③水针疗法用极小剂量的药物即可取得和大剂量肌肉注射同样的效果,不仅能提高疗效,而且可以减少用药量。由于药物的用量减少,相应的某些药物的毒性反应也降低,如哌替啶(杜冷丁)常用注射,一般 25～30mg,有的患者即可发生头晕、恶心,而小剂量(10mg 左右)穴位注射,疗效不低,不良反应甚轻微。④一般患者穴位注射后即可随意活动,较之针刺留针法缩短了治疗时间。⑤注入的液体用量多时刺激范围大,且吸收需要一定时间,可用于穴位内维持较长时间的刺激,延长治疗时效。

穴位注射疗法的应用范围较广,目前已运用于内、外、妇、儿、皮肤、五官、神经精神等临床各科。实践证明,许多疾病用水针疗法即可获得痊愈,有些疾病用此疗法再配合其他疗法,有缩短疗程的功效。凡是针灸的适应证,大部分都可以用本法治疗。

2008 年 4 月,经中国国家质检总局、国家标准委批准,发布了 11 项国家标准针灸技术操作规范,并于 2008 年 7 月 1 日起正式实施,其中由北京中医药大学郭长青教授负责起草的穴位注射部分,明确了穴位注射技术操作的术语和定义、操作步骤与要求、操作方法、注意事项与禁忌等内容,并在附录中列出了相应的主要适应证。

二、操作方法

(一)穴位选择

1. 一般针灸辨证选穴

水针疗法一般可根据针灸治疗时的处方原则进行辨证选穴,其具体方法有以下几种。

(1)近部选穴:即在患者的脏腑、五官、肢体的部位,就近选取腧穴进行注射。例如:胃病取中脘、梁门;肾病取肾俞、志室;肩病取肩髃、臑俞;鼻病取迎香、巨髎;面颊病取颧髎、颊车;口齿病取大迎、承浆。即可单经取穴,也可数经同用,旨在就近调整受病经络、器官的阴阳气血。

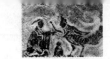

（2）远部取穴：又称远道取穴，即在受病部位的远距离取穴治疗。如《针灸聚英·肘后歌》说："头面之疾寻至阴，腿脚有疾风府寻，心胸有疾少府寻，脐腹有疾曲泉针。"即是远部选穴的范例。此法在具体应用中，又有本经取穴和异经取穴之分。

本经取穴：当确诊病变属于何脏何经之后，即可选该经穴位治疗。如肺病取太渊、鱼际，脾病取太白、三阴交等。

异经取穴：当病变相互影响，彼此相关时，治疗亦必须标本兼顾。如呕吐属胃病，应取中脘、足三里，若由肝气上逆导致胃气不降而呕吐时，则同当时取太冲、肝俞平肝降逆，使胃不受侮，而呕吐可平。又如臌胀浮肿晚期，呈现肝脾肾数脏同病的证候，针灸处方常常选用三经以上的穴位。因此，异经取穴法在处理复杂病例的过程中，应用十分广泛。

（3）对症选穴：是针对个别症状的治疗措施，一般属于治标的范畴。如大椎退热、人中苏厥、神门安神、关元温阳等。个别症状的解除，可以为治本创造有利条件，应用时根据病情的标本缓急，适当的采用对症选穴法，也是水针疗法中不可忽视的环节。常见水针法对症取穴可见表9-2所示。

表9-2　水针法常见症状对症取穴表

症状	选穴	症状	选穴
发热	大椎、曲池、合谷	噎膈	天突、内关
昏迷	人中、涌泉	胸闷	中脘、内关
虚脱	足三里、内关	恶心、呕吐	内关、足三里
多汗	合谷、复溜	呃逆	膈俞、内关
盗汗	后溪、阴郄	腹胀	天枢、气海、内关、足三里
失眠	神门、三阴交、太溪	胁肋痛	支沟、阳陵泉
多梦	心俞、神门、太冲	消化不良	足三里、公孙
失声	扶突、合谷、间使	尿闭	三阴交、阴陵泉
牙关紧闭	下关、颊车、合谷	尿失禁	曲骨、三阴交
流涎	人中、颊车、合谷	便秘	天枢、支沟
心悸	内关、郄门	脱肛	长强、承山
胸痛	膻中、内关	腨肌转筋	承山、阳陵泉
咳嗽	天突、列缺	皮肤瘙痒	曲池、血海、三阴交

2. 寻找阳性反应点

水针的特点之一是临床常结合经络、经穴的触诊法选取阳性反应点进行治疗。急用拇指或示指指腹以均匀的力量在患者体表进行按压、触摸、滑动，以检查其有无压痛、条索状或结节等阳性反应物以及皮肤的凹陷、隆起、色泽的变化等。触诊检查的部位一般是腰背部的背俞穴,胸腹部的募穴,四肢部则沿经络循行路线触摸,尤其是原穴、郄穴、合谷等特定穴位及一些经验穴。有压痛等阳性反应者,注入反应点往往效果好。反应不明显者,也可取有关俞、募、郄穴进行治疗。

各个系统疾病阳性反应易出现的部位:呼吸系统往往在胸3,5,11椎两旁和肺俞、中府、膻中、风门、孔最等穴处;循环系统疾病在胸4,5椎两旁和厥阴俞、心俞、神门、阴郄等穴处;消化系统疾病在胸5,6,9,10,11,12椎两旁和肝俞、胆俞、胃俞、大肠俞、小肠俞、中都、地机、胃热穴、肝热穴、脾热穴等腧穴处;神经系统疾病在胸4~9椎、腰2至骶椎两旁和心俞、厥阴俞、肾俞等穴处;泌尿系统疾病在胸5~7椎,腰2至骶椎两旁和肾俞、膀胱俞等处;运动系统疾病在阿是穴(压痛点)、肾俞、胆俞和受伤组织周围;皮肤疾病在胸3,10椎两旁肺俞、脾俞、曲池、血海等穴处;妇产科疾病在心俞、肝俞、肾俞、八髎、京门、中极、三阴交等穴处;眼科疾病根据五轮学说,瞳仁属肾取肾俞,角膜、虹膜属肝取肝俞,球结膜属肺取肺俞,内外眦属心俞,上下眼睑属脾俞;五官科疾病喉、鼻可取肺俞、心俞、风池,耳可取肾俞、翳风。具体经穴主治可见表9-3。

表9-3　十二经俞、募、郄和主治症

经名	背俞	募穴	郄穴	主治症
肺	肺俞	中府	孔最	肺炎、支气管炎、哮喘、咳嗽、肺结核、咯血等呼吸系统疾病
心包	厥阴俞	膻中	郄门	心悸、多梦、失眠、癔症、神经衰弱、高血压、胸闷等心经及循环系统疾病
心经	心俞	巨阙	阴郄	心悸、胸闷、胸痛、失眠、多梦等心经及循环系统疾病
大肠	大肠俞	天枢	温溜	肠炎、腹泻、便秘、消化不良、痢疾及肛门疾病等
三焦	三焦俞	石门	会宗	腹水、浮肿、腹泻等水代谢障碍而产生的疾病
小肠	小肠俞	关元	养老	疝气、阑尾炎、肠绞痛、遗尿、子宫疾患等
肝	肝俞	期门	中都	肝炎等肝胆疾病、高血压等
脾	脾俞	章门	地机	溃疡病、肠炎、胰腺炎、肌萎缩、全身乏力等
肾	肾俞	京门	水泉	腰酸痛、阳痿、遗精、耳鸣、肾炎、泌尿系统感染等肾及生殖泌尿系统疾病
胆	胆俞	日月	外丘	胆囊炎、胆结石、坐骨神经痛、腰腿痛、风湿性关节炎等
胃	胃俞	中脘	梁丘	溃疡病、胃痉挛、呕吐、泛酸、消化不良、上腹痛等消化系统疾病
膀胱	膀胱俞	中极	金门	膀胱炎、遗尿、尿潴留、月经不调等

3. 特殊病症的选穴

软组织损伤者可选将药液注入到神经根附近取最明显的压痛点;较长肌肉的肌腹或肌腱损伤时,可取肌肉的起止点;腰椎间盘突出症可将药液注入到神经根附近。

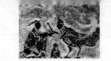

4. 耳部选穴

耳部取穴可按以下原则进行。

(1)按解剖相应的部位取穴:即根据人体的患病部位,在耳郭的相应部位选穴。如眼病取目 1、目 2 穴;妇女经带病取子宫穴。

(2)藏象辨证取穴:即根据中医藏象学说的理论,按照各脏腑的生理功能和病理表现进行辨证选穴。如皮肤病,按"肺主皮毛"的理论,选用肺穴;又如治疗心血管疾病时,根据"心与小肠相表里"的理论,取小肠穴常能取得满意效果等。

(3)经络辨证取穴:又可分为循经取穴及经络病候取穴。循经取穴即根据经络循行部位取穴,如坐骨神经痛(后支),其部位属足太阳膀胱经的循行部位即取膀胱穴治疗;偏头痛其部位属足少阳胆经循行部位,故取胰胆穴治疗。经络病候取穴是根据经络之"是动则病""所生病"的病候来取穴,如齿痛,手阳明大肠经是动则病为齿病,故取大肠经穴来治疗。

(4)对症选穴:根据现代医学的生理病理知识,对症选用有关耳穴。如月经病取内分泌穴,神经衰弱取皮质下穴,过敏、风湿病可取肾上腺穴。

(5)经验选穴:即根据临床实践经验,选用有效耳穴。如耳中穴用于治疗膈肌痉挛,又用于血液病和皮肤病;胃穴用于消化系统疾病,又用于神经系统疾病;止痛、镇惊、安神用神门;老花眼取枕穴;腰腿痛取外生殖器穴等。

耳穴注射应选用易于吸收、无任何刺激性的药物,注射时针头斜面向下,注射在皮下与耳软骨之间,每穴注射 0.1～0.3mL,呈现一小丘疹,每次 1～3 个穴,隔日注射 1 次,5～10 次为 1 个疗程。一般注射一侧,两侧交替应用,注药针头宜细,不要过深,以免注入骨膜内,亦不要过浅注入皮内。

(二)水针疗法的用药原则及常用药物

原则上凡可做肌肉注射的药物,均可用于穴位注射,并适用于药物所治的病症;中药制剂不论单味或复方,制剂必须符合注射剂规定的标准;中西药混用及西药混用时,必须注意配伍禁忌。临床要根据病情及患者个体情况来选择药物,目前常用的药物有以下几类。

1. 中草药制剂

复方当归注射液、丹参注射液、川芎嗪注射液、生脉注射液、人参注射液、鱼腥草注射液、银黄注射液、板蓝根注射液、威灵仙注射液、徐长卿注射液、清开灵注射液等。

2. 维生素制剂

维生素 B_1、维生素 B_{12}、维生素 B_6 注射液,复合维生素 B 注射液,维生素 C 注射液,维丁胶性钙注射液等。

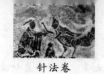

3. 其他常用药物

5％～10％葡萄糖注射液、0.9％生理盐水、盐酸普鲁卡因注射液、利多卡因注射液、注射用水、醋酸强的松龙、三磷酸腺苷、辅酶 A、硫酸阿托品注射液、氯丙嗪、利血平、神经生长因子等。

(三)注射方法

根据所选穴位及用药量的不同,选择合适的注射器和针头,抽取药液,在患者处于适宜体位后,局部皮肤进行常规消毒,然后用无痛快速进针法将针刺入皮下组织,缓慢推进或上下提插,探得酸胀等感应后,回抽针芯,如无回血即可注入药物。一般以中等速度将药液推入穴位。慢性病、体弱者宜用轻刺激,将药液缓慢推入。急性病、体质强壮者,可采用强刺激,较快地推入药液。如需注入较多药液时,可将注射针由深层逐渐提到浅层,边退针边推入药液,呈柱状注射,或将注射针头更换几个方向注射药液,呈多向柱状注射。注射完退针后,如发现针孔溢液或出血,可用消毒干棉球压迫。一般注射后让患者稍事休息,以便观察反应。

(四)注射角度与深度

水针治疗时应根据穴位所在部位与病情需要来决定针刺角度及深度,如三叉神经痛于面部有触痛点,可在局部针刺,在皮内注射成一皮丘;腰肌劳损多在深部,注射时宜适当深刺。如病灶范围较大,用药量多且须深刺时,则当针尖到达一定深度后,将注射针边退边转换角度,把药液向多方向推入。

(五)药物剂量

一次穴位注射用药总量须小于该药一次的常规肌肉注射用量,具体用量因病情、年龄、注射的部位及药物的性质和浓度等而各异。耳部穴位用药量较小,每个穴位 1 次注入药量为 0.1～0.2mL,头面部穴位 0.1～0.5mL,四肢及腰背部肌肉丰厚处用药量较大,每个穴位 1 次注入药量为 1～2mL,刺激性较小的药物,如葡萄糖、生理盐水等用量较大,如软组织损伤、劳损,局部注射葡萄糖液可用 2～5mL 以上,而刺激量较大的药物(如乙醇)以及特异性药物(如阿托品、抗生素)一般用量较小,即所谓小剂量注射,每次用量多为常规剂量的 1/10～1/3。中药注射液的常用量为 1～2mL。

(六)疗程

每日或隔日注射 1 次,反应强烈者变间隔 2～3 日 1 次,穴位可左右交替使用。7～10 次为一疗程,休息 5～7 天,再进行下一个疗程治疗。急性病疗程应短,如治急性细菌性痢疾,每日 1 次,两天为 1 疗程。用于止痛 1 次即可。某些慢性病疗程宜长,如肺结核、肠结核等,应以 30 次为 1 个疗程,穴位可轮换取之。

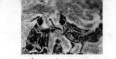

(七)水针疗法的意外

1. 感染

感染多由于消毒不严或药液浓度较大,注于软组织较薄处,长时间不吸收所致。感染局部轻者发炎,重者化脓,甚至形成溃疡,愈合后留有瘢痕,有的发生深部脓肿,出现败血症,如关节腔内感染,可致关节强直。

2. 神经损伤

神经损伤多由于针头较粗,刺伤神经干或因药物作用致使神经麻痹。其中以上肢正中神经、桡神经及下肢腓神经损伤者较多,颜面神经损伤以及小儿坐骨神经损伤者偶有所见。

3. 药物过敏

药物过敏轻者局部或全身出现药疹,重者可出现过敏性休克。

4. 血肿

血肿多由于进针不当刺破血管或针尖尖端带钩损伤组织所致。一般注射局部出现肿胀疼痛,继则皮下瘀紫。

(八)水针疗法意外的处置和预防

1. 处置办法

一旦发生意外,应以积极的态度迅速进行有效的治疗,以防止继续发展、恶化。对于感染者应做到早期发现、早期治疗,防止化脓,如已化脓应予以外科处理。神经麻痹的治疗,常用维生素 B_1、维生素 B_{12}、加兰他敏注射,中药内服或熏洗以及针灸、理疗、功能锻炼等。轻者经过治疗尚可恢复,重者经治疗 1 年上不好转者,则难以恢复。发生变态反应时,应立即停止注射,应用脱敏药物进行治疗。如遇过敏性休克者需要迅速抢救。发生血肿时,若局部小块瘀血,一般不必处理,可自行消退;若出血过多,瘀肿较大,疼痛较剧者,先冷敷止血,再热敷促进瘀血消散吸收。

2. 预防措施

必须按操作规程进行操作,熟悉各条注意事项。树立良好的医德,操作细心认真。严密消毒,必须有严格的无菌观念。所用药物必须清楚,对于新的制剂,未经鉴定,不可随意用于人体。进针探找感觉,不可猛刺、乱刺,如遇强烈触电感并沿神经走形放散,多为刺中较大神经干,需要将针头退出少许,再注入药液。选穴进针时,应避开血管,进针后提插幅度不能过大。

三、适应证

常用于内、外、妇、儿、皮肤、五官、神经精神等临床各科。

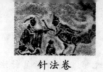

1. 运动系统疾病

肩关节周围炎、风湿性关节炎、腰腿痛、扭伤等。

2. 神经系统疾病

头痛、不寐、痿证、三叉神经痛、坐骨神经痛、癫狂等。

3. 消化系统疾病

胃痛、胃下垂、溃疡病、胃肠神经官能症、腹泻、痢疾等。

4. 呼吸系统疾病

咳嗽、哮喘、肺痨等。

5. 循环系统疾病

心悸、心痛、高血压等。

6. 外科、皮肤科疾病

乳痈、肠痈、风疹、痤疮、荨麻疹、银屑病等。

7. 五官科疾病

咽喉肿痛、目赤肿痛、中耳炎、鼻炎等。

8. 妇科病、小儿科疾病

阴挺、催产；小儿肺炎、小儿腹泻等。

9. 用于外科的手术麻醉

穴位注射施行针麻在五官科中应用最多，还有人用葡萄糖注射液和酒精溶液穴位注射作经腹输卵管结扎术。

四、注意事项

(1)穴位注射时，应对患者说明治疗特点和注射后的正常反应。如注射后局部可能有酸胀感，4～8h内局部有轻度不适，有时不适感持续时间较长，但一般不超过一天。如因消毒不严而引起局部红肿、发热等应及时处理。

(2)穴位注射要严格遵守无菌操作，防止感染，最好每注射一个定位换一个针头，使用前应注意药物的有效期，不要使用过期药物，并注意检查药液有无沉淀变质等情况，如已变质应停止使用。

(3)穴位注射使用的药物，一定注意药物的性能、药理作用、剂量、配伍禁忌、副作用和变态反应。凡能引起变态反应的药物，如青霉素、盐酸普鲁卡因等，必须先做皮试，皮试阳性者不可

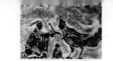

应用。副作用较严重的药物,如氯丙嗪等使用应谨慎。某些中草药制剂如柴胡注射液、复方当归注射液等有时也可能有反应,注射时应注意。对小儿患者和成年人的某些穴位如合谷等,要慎用或避免使用以下药物:安乃近、复方奎宁、醋酸可的松、维生素 B_1、安替比林、吗啡、哌替啶、异丙嗪等。

(4)水针疗法一般是很安全的,并无绝对禁忌证,如所取穴位处有炎症、湿疹、疖肿或化脓等情况时,可另选具有同样治疗作用的穴位进行注射。但为安全起见,遇到下列情况应慎用或不予使用:①月龄较小而体质又弱的婴儿;②体质过分衰弱或有晕针史者;③孕妇下腹部、腰骶部及合谷、三阴交等穴,不宜用此法,以免引起流产;④穴位局部感染或有较严重皮肤病者局部穴位不用;⑤诊断尚不清的意识障碍患者;⑥对某种药物过敏者,禁用该药;⑦酒后、饭后,及过度疲劳时不可立即行穴位注射,以免引起休克;⑧穴位注射一般药液不宜注入关节腔、脊髓腔和血管内,这些药液误入关节腔,可引起关节红肿、发热、疼痛等反应,误入脊髓腔,有损害脊髓的可能;⑨活动性肺结核、糖尿病、妊娠、精神病、胃溃疡、骨松脆等忌用强的松龙等激素药。

(5)在主要神经干通过的部位作穴位注射时,应注意避开神经干。如针尖触到神经干,患者有触电感,要稍退针,然后再注入药物,以免损伤神经。

(6)躯干部位的腧穴注射不宜过深,防止刺伤内脏。背部脊柱两侧穴位针尖可斜向脊柱,避免直刺而引起气胸。在选穴时,应避免选用肌肉菲薄、针感特别强烈的腧穴,如十宣、水沟等。对比较容易引起后遗针感的穴位如翳风等穴应慎用。对下腹部腧穴,在穴位注射前,应先令患者排尿,以免刺伤膀胱。

(7)病程较长者,穴位最好轮换使用,这样可以提高疗效。

(8)临床穴位注射操作时,应因人而选择适宜针头,进皮肤后进针要慢,最好不要直刺,针与皮肤呈 45°~75°为宜。针刺入后,不要过分强调针感。如患者有触电感或针感太重时,应即退针少许,针感减弱后再缓慢注入药液,出针时宜缓不宜急。

五、临床应用

(一)内科疾病

1. 头痛

崔淑美治疗血管神经性头痛50例[237]:应用穴位注射法,并与针刺治疗的40例相对比,两组均取太阳、风池、头维、合谷穴,经一个疗程治疗后,治疗组总有效率为94%,明显优于对照组的87.5%。

王彤治疗紧张性头痛77例[238]:应用穴位注射配合针刺,选取患侧风池、天容、率谷及阿是穴行穴位注射,注射完毕后取患侧风池、率谷、百会、足三里针刺,穴位注射3次为1个疗程;针刺 5 次为 1 个疗程,均治疗 1～2 个疗程,6 个月后统计疗效。结果痊愈 40 例,好转 31 例,无效 6 例,总有效率达 92.2%,疗效肯定。

2. 面瘫

刘永青治疗面瘫[239]:将 100 例周围性面神经麻痹患者随机分为试验组和对照组各 50 例;对照组采用常规针罐治疗,试验组在对照组基础上采用地塞米松完骨穴注射治疗。结果试验组痊愈率为 98%,平均治愈时间为(21.72±11.78)天;对照组痊愈率为 88%,平均治愈时间为(33.88±26.06)天。试验组的痊愈率和平均治愈时间均明显优于对照组。提示地塞米松完骨穴注射可提高周围性面神经麻痹的痊愈率,并缩短恢复时间。

3. 三叉神经痛

周长山等治疗三叉神经痛[240]:将 104 例三叉神经痛患者随机分为穴位注射组(57 例)、西药组(47 例)。穴位注射组予以维生素 B_{12} 2000μg 穴位注射,取穴以下关为主;西药组予以卡马西平口服。治疗 3 个疗程统计疗效。结果穴位注射组愈显率为 82.5%、有效率为 98.2%,西药组愈显率为 57.4%、有效率为 80.9%,两组差异均有非常显著意义($P<0.01$)。两组治疗后疼痛积分比较,差异亦有非常显著性意义($P<0.01$)。提示维生素 B_{12} 穴位注射治疗三叉神经痛疗效优于口服西药卡马西平。

李国萍治疗三叉神经痛 36 例[241]:应用蜂毒穴位注射,并与单纯针刺 36 例对照。结果蜂毒穴位注射治疗三叉神经痛总有效率为 94.4%,单纯针刺治疗总有效率为 75.0%,两组比较差异有统计学意义($P<0.05$)。说明蜂毒疗法治疗三叉神经痛疗效优于单纯针刺。

4. 面肌痉挛

杨怡等采用穴位注射治疗面肌痉挛[242]:主穴取四白、翳风或完骨,配穴取太阳、颧髎、下关、地仓。根据痉挛部位,每次选用 2 个主穴,1 个配穴,共 3 个穴位进行穴位注射。注射完毕后,在患侧阳白、太阳、四白、翳风、合谷等穴行毫针刺,留针 30～60 分钟,同时进行 TDP 照射。以上治疗 1～2 个星期 1 次,6 次后统计治疗效果。结果 40 例患者中痊愈 26 例,好转 13 例,无效 1 例,痊愈率为 65.0%,总有效率为 97.5%。

5. 胃炎

冯玉奇治疗胃炎[243]:将 70 例患者随机分为治疗组和对照组,每组各 35 例。对照组以半夏泻心汤加减,治疗组在对照组的基础上双侧足三里穴位注射丹参注射液。经 3 个疗程治疗后,复查胃镜和病理,以临床症状、胃镜观察等为指标,对两组疗效进行比较。结果在改善临床症状方面,两组疗效差异有显著意义($P<0.05$);胃镜检查方面,治疗组的总有效率82.86%,优于对照组的 65.71%,提示半夏泻心汤结合穴位注射疗法可作为治疗慢性萎缩性胃炎的有

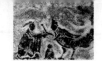

效方法。

李振琼中药配穴位注射治疗胃炎[244]：对 33 例患者以疏肝健脾汤内服，配合维生素 B_{12} 穴位注射治疗。结果治愈 12 例，显效 15 例，有效 4 例，无效 2 例，总有效率为 93.94％。说明疏肝健脾汤加穴位注射治疗慢性浅表性胃炎有较好疗效。

6. 冠心病

吕志龙治疗冠心病[245]：应用水针疗法治疗冠心病、心绞痛 46 例，方法为选取内关、膻中、心俞、足三里、肺俞、肾俞行穴位注射，注射液为复方丹参注射液 10ml 及 50％葡萄糖注射液 20mL 的稀释液，隔日一次，每两周 1 疗程，疗程间停药 7 天，治疗期停服其他扩冠、降脂西药，急性发作给予舌下含服速效救心丸 10 粒，缓解停用。结果治疗 1 疗程症状和体征、心电图检查正常者 31 例（占 67％），治疗 2 疗程症状和体征明显消失 9 例（占 20％），治疗 3 疗程症状和体征正常 6 例（占 13％）。提示应用水疗法治疗冠心病、心绞痛的临床疗效显著。

7. 中风

陈群等治疗中风后偏瘫肢体关节疼痛[246]：将 78 例中风偏瘫患者随机分为两组，在接受常规药物治疗的同时，观察组 41 例，选用红花注射液＋维生素 B_{12} 注射液穴位注射；对照组 37 例，配合服用止痛药芬必得。结果随访半年，观察组的总有效率高于对照组（$P<0.01$）。结论水针疗法治疗中风后肢体关节疼痛疗效显著。

8. 坐骨神经痛

庄惠珍采用水针疗法治疗坐骨神经痛[247]：全部病例选用一个阿是穴，约在髂嵴下 3cm 处的压痛点。50％葡萄糖 10mL，灭菌注射用水 5mL，维生素 B_6 注射液 100mg，维生素 B_1 注射液 100mg，维生素 B_{12} 注射液 500μg。将上述药品注入 20mL 注射器中，注入穴位，得气后，回抽无血，将药液慢慢注入，隔日 1 次，15 次 1 个疗程。治疗结果，100 例患者，治愈 90 例，占 90％；有效 6 例，占 6％；无效 4 例，占 4％；总有效率 96％。水针注射治疗原发性坐骨神经痛，疗效确切。

张均安等治疗坐骨神经痛[248]：运用电针配合水针，结果 998 例中，其中痊愈者 587 例，占 58.8％，好转者 383 例，占 38％，无效者 28 例，占 2.8％，总有效率为 97％，疗效显著。

9. 呃逆

李虹治疗顽固性呃逆 22 例[249]：采用穴位注射，取内关、足三里穴注射维生素 B_6，内关每穴注射 0.5mL，足三里每穴注射药液 1mL，每日 1 次，3 日为 1 个疗程，疗效满意。

10. 泄泻

王秀丽等治疗泄泻 38 例[250]：应用水针疗法，注射药物为维生素 B_6 1mL，双侧天枢穴注

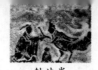

射，经治疗后痊愈 29 例，占 76%；好转 8 例，占 21%；无效 2 例，占 3%（其中 1 例确诊为结肠癌，1 例确诊为肠结核）。

11. 失眠

许卫国治疗顽固性失眠症 48 例[251]：采用穴位注射合艾灸，治疗时分两组穴位，第 1 组为三阴交、足三里、神门、内关；第 2 组为百会、涌泉。治疗 3 个疗程后统计疗效，结果治愈 27 例，显效 12 例，有效 8 例，无效 1 例，总有效率 97.9%。

12. 抑郁症

何颖妩等治疗抑郁症[252]：将 100 例患者随机分为两组，每组 50 例。2 组均服用 5-羟色胺重摄取抑制剂类抗抑郁药帕罗西汀 20mg，每日 1 次，连续治疗 3 个月；针药组应用穴位注射治疗。治疗前后分别进行汉密尔顿抑郁量表测定，治疗后进行副反应量表测定，以汉密尔顿抑郁量表减分率作为疗效评定指标，副反应量表评定副反应情况。结果针药组起效更快，疗效优于药物组，副反应较药物组少。提示穴位注射结合抗抑郁药物治疗抑郁症起效快，副反应少。

13. 尿潴留

姬宏宇等运用穴位注射治疗尿潴留[253]：将 156 例难治性产后尿潴留患者分为针灸组和穴位注射组，针灸组 78 例，取气海、关元穴斜刺 0.5～1 寸，行捻转补法，血海穴直刺 1 寸。穴位注射组 78 例取气海、中极、关元穴，采用新斯的明穴位注射治疗。结果针灸治疗组总有效率 67%，穴位注射组总有效率 100%，穴位注射组明显优于针灸组。

14. 遗尿

赵爱良针刺配合水针治疗遗尿[254]：以体针疗法配合 2%利多卡因穴位注射治疗小儿遗尿患者 65 例，体针针刺以百会、关元、中极、三阴交为主穴，配以足三里、肾俞、脾俞穴，水针取三阴交穴，经治疗总有效率 96.92%。提示针刺配合水针治疗小儿遗尿临床疗效较好，方法简单。

15. 阳痿

罗春晖运用针药合用治疗阳痿[255]：将 61 例阳痿患者随机分为穴位注射合中药组（治疗组）35 例，中药组（对照组）26 例对照观察。结果治疗组总有效率为 94.29%，对照组总有效率为 73.08%，两组比较差异有显著意义（$P<0.05$）。结论穴位注射配合中药治疗阳痿能明显提高疗效。

16. 白细胞减少症

于成山等治疗白细胞减少症[256]：将 120 例化疗后白细胞减少癌症患者，随机分为 4 组，每组 30 例。A 组用地塞米松 2.5mg 双侧足三里穴位注射，B 组肌肉注射地塞米松 5mg，C 组口服地榆升白片，D 组双侧足三里穴位针刺。分别观察 4 种方法的疗效并进行比较。结果 A 组有效率为 93.3%，B 组为 13.3%，C 组为 30.0%，D 组为 10.0%。A 组的疗效明显优于 B，C，D 组（$P<0.01$）。提示地塞米松足三里穴位注射治疗化疗后白细胞减少疗效显著。

17. 恶性肿瘤疼痛

王洪喜等治疗恶性肿瘤疼痛[257]：采用针刺，必要时结合耳穴注射小剂量杜冷丁的方法，对 80 例癌症患者进行治疗，针刺治疗取穴足三里、合谷、三阴交、阿是穴，耳穴注射取神门穴，经治疗显效 17 例，有效 44 例，无效 19 例，总有效率为 76%，疗效肯定。

18. 哮喘

雷建华等应用自血穴位注射治疗哮喘[258]：应用自血穴位注射治疗支气管哮喘 150 例，并与针刺治疗 79 例，药物吸入治疗 100 例对照观察，结果治疗组总有效率为 86.7%，药物组总有效率达 89%，针刺组为 54.4%，说明治疗组与药物组总有效率比较差异无统计学意义（$P>0.05$），与针刺组比较差异有统计学意义。

19. 痹症

郑顺安治疗类风湿性关节炎[259]：采用麻柳树根皮捣烂加适量醋外敷结合中草药内服加水针疗法治疗。结果治愈 2 例，好转 18 例，有效率 100%。中草药加水针疗法治疗类风湿性关节炎临床疗效确切。

20. 胃痛

刘伟足三里穴位注射治疗瘀血型胃痛 48 例[260]：对 48 例患者，采取双侧足三里穴位注射，每个穴位注射 0.5mL 当归注射液，出针，贴创可贴，3 天治疗 1 次，7 次为 1 疗程。治愈 25 例，好转 20 例，无效 3 例。

21. 冠心病室性早搏

王峰采用穴位注射配合药物治疗冠心病室性早搏[261]：将 110 例患者随机分为治疗组与对照组。治疗组取穴位心俞、厥阴俞，注射 1mL 红花注射液。隔日 1 次，2 个月为 1 个疗程。且配合药物治疗，口服盐酸美西律，每次 50mg，每日 3 次，2 个月为 1 个疗程。对照组只口服盐酸美西律。观察疗效比较，治疗组为 91.2%，对照组为 71.7%，治疗组效果明显优于对照组。

（二）骨伤科病症

1. 第三腰椎横突综合征

鲜于景华等治疗第三腰椎横突综合征 41 例[262]：采用高频水针疗法，注射药物选取利多卡因注射液及曲安奈德注射液，结果临床痊愈 29 例，显效 12 例，有效 4 例，总有效率 100%，显效率 90.2%，疗效确切。

2. 肱骨外上髁炎

张艳红治疗肱骨外上髁炎[263]：将 90 例肱骨外上髁炎患者随机分为治疗组 60 例,对照组 30 例,治疗组采用恢刺结合水针治疗,对照组采用单纯针刺治疗,2 组治疗 3 个疗程后统计疗效,结果治疗组总有效率为 90％,明显优于对照组的 70％。

3. 腰椎间盘突出症

吴雨虹治疗腰椎间盘突出症 30 例[264]：采用穴位注射配合针刺,以肾俞、大肠俞、腰夹脊为主穴,辨疼痛部位配穴,经治疗后总有效率达到 96.7％,疗效优于仅采用单纯针刺治疗的对照组。

陈建中等治疗腰椎间盘突出症[265]：用丹参注射液,维生素 B_{12} 注射液,ATP 注射液,维生素 B_1 注射液于腰段夹脊穴加压注射治疗腰椎间盘突出症 2000 例,疗效满意。表明以丹参注射液于腰段夹脊穴加压注射治疗腰椎间盘突出症是一种安全、见效快、疗效好的方法。

4. 梨状肌综合征

濮建忠等治疗梨状肌综合征 90 例[266]：应用水针配合拔罐、温和灸,结果痊愈 64 例,显效 26 例,总有效率 100％,疗效肯定。

5. 扳机指

陈天安以水针治疗扳机指 98 例[267]：用 5mL 一次性注射器抽取以醋酸曲安奈德针 3mL、2％ 盐酸利多卡因针 1mL 的混合液混匀后,分别注入阿是穴 0.5～1mL,手指根部 0.8～1.5mL,推药时要注意在回抽无血情况下注入,可由深至浅,边推药液边退针或将注射针头向几个方向注入药液。每周 1 次,一般 1～2 次治愈,最多 3 次。结果痊愈 63 例,有效 32 例,无效 3 例,总有效率 96.94％。疗效确切。

6. 肩关节周围炎

刘永涛治疗肩周炎[268]：运用穴位注射复方当归注射液疗法,与传统的局部循经取穴针刺法进行疗效对比,其有效率分别为 97.5％和 81.25％,两组总有效率之间差异有统计学意义($P<0.05$)。结果表明穴位注射组对肩周炎的治疗更具快捷而良好的疗效。

7. 颈椎病

郑会芬采用穴位注射治疗椎动脉型颈椎病[269]：患者随机分为治疗组与对照组。治疗组选取颈 5、6 夹脊穴(相应颈椎棘突下,旁开 0.5 寸处)。用 0.55mm×40mm 针头 5mL 注射器抽取复方当归注射液 1mL 加入 5％葡萄糖溶液 3mL,穴位局部常规消毒后,右手持注射器直刺入穴位 30mm,待患者酸胀得气后,回抽无血,将复方当归注射液缓慢推入,每穴 0.5～1mL。隔日 1 次,10 天为 1 个疗程,疗程间休息 1 天,共治疗 2 个疗程。对照组用 0.28mm×30mm

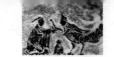

毫针直刺提插捻转,得气后,再接韩氏穴位神经刺激仪配合治疗。每日 1 次,每次 30 分钟,10 次为 1 疗程,共治疗 2 个疗程。两组从治疗前后症状体征的积分、治疗前后血浆内皮素(ET)、降钙素相关肽(CGRP)变化、椎动脉血流量变化情况、后椎动脉直径变化情况等几方面进行比较,提示颈夹脊穴位注射治疗对椎动脉型颈椎病患者临床症状及体征的改善效果更佳。

王丹等治疗颈椎病 68 例[270]:将 68 例颈性眩晕患者随机分为治疗组和对照组各 34 例,两组均酌情选用理疗(如中频电疗、超短波等)、颈椎牵引和手法治疗,治疗组同时加用香丹注射液穴位注射疗法,穴取风池、天柱及 X 线片所示病位颈椎相应夹脊穴。治疗 2 个疗程后观察效果,结果治疗组总有效率为 94.1%,明显优于对照组的 76.4%。

8. 肩手综合征

黄思琴采用穴位注射为主治疗肩手综合征[271]:患者随机分为治疗组与对照组。治疗组针刺主穴选取患侧肩髃、肩髎、臂臑、外关、合谷、阳陵泉、足三里、解溪。患者正坐或侧卧(年老体弱者需侧卧位),局部常规消毒后取穴,针刺配合 TDP 照射、电子治疗仪。第一星期每天 1 次,连续治疗 5 天,休息 2 天。从第二星期开始每星期治疗 3 次,连续治疗 4 星期,共 14 次。穴位注射:起针后,选肱二头肌长头肌腱、肩袖损伤点、肩峰下滑囊处的压痛点,作为穴位注射点,将 2% 利多卡因 4mL 加 2.5% 醋酸强的松龙 1.5mL 混匀后,在上述三穴作穴位注射。第一星期两次,以后每星期 1 次,共 5 次。治疗的同时配合康复训练。对照组除不进行穴位注射外,其他均同治疗组。治疗结果:治疗组 36 例,显效 18 例,有效 16 例,无效 2 例,总有效率 94.44%;对照组 36 例,显效 10 例,有效 19 例,无效 7 例,总有效率 80.56%。表明治疗组在治疗肩手综合征方面优于对照组。

9. 膝骨关节炎

陈秀玲治疗膝骨关节炎[272]:将 100 例膝骨关节炎患者随机分为两组,治疗组 51 例采用穴位注射鹿瓜多肽注射液 2mL;对照组 49 例采用穴位注射透明质酸钠注射液 2mL。两组每星期注射 1 次,四星期为 1 个疗程,连续治疗 2 个疗程。治疗前一星期起停服一切相关药物。结果经 2 个疗程治疗后,治疗组疗效优于对照组,差异具有统计学意义($P<0.05$),治疗组健康状况明显优于对照组($P<0.05$),提示穴位注射鹿瓜多肽注射液治疗膝骨关节炎的疗效较满意。

(三)妇科疾病

1. 痛经

赵明新等治疗原发性痛经 75 例[273]:应用穴位注射,并与扶他林片治疗 75 例对照观察,2 组均以 6 个月经周期为 1 个疗程,1 个疗程后统计疗效,结果治疗组治愈 60 例,显效 12 例,无效 3 例,总有效率 96%,对照组治愈 6 例,显效 24 例,无效 40 例,总有效率 40%。2 组总有效率比较差异有统计学意义($P<0.01$),治疗组临床疗效优于对照组。

金孟梓穴位注射治疗原发性痛经 66 例[274]:随机将 128 例原发性通经患者分为两组,治疗组 66 例,对照组 62 例,治疗组取关元、十七椎、次髎,常规消毒。用 10mL 一次性注射器抽取复方当归注射液 8mL,用快速无痛进针法刺入穴位 2～3cm 后,稍做提插,患者有酸麻胀重感觉后,回抽无回血,即将药液推入穴位中,每穴约 2mL,拔去针头,针眼用无菌消毒棉球压迫片刻。于月经来潮前 3 天开始,每日治疗 1 次,5 天为 1 疗程,连续治疗 3 个月经周期,3 个疗程后观察疗效。对照组用芬必得胶囊 0.3g,每次 2 粒,每天 2 次,于经前 2 天开始口服,连服 5 天为 1 疗程,连服 3 个月经周期后观察疗效。治疗组总有效率 96.97%,对照组总有效率 80.65%。

2. 妊娠呕吐

朱光华等治疗妊娠呕吐[275]:将 65 例妊娠剧吐患者随机分为治疗组 35 例,对照组 30 例。治疗组采用维生素 B_1 注射液 100mg 于双侧内关穴位注射治疗,对照组采用维生素 B_1 注射液 100mg 肌肉注射。治疗结束后将治疗组与对照组比较,两组治愈率差异有显著意义($P<0.01$)。提示刺激内关穴可起到调理冲任,使冲脉之气下降之作用;维生素 B_1 内关穴位注射可增强降逆止呕疗效。

3. 分娩疼痛

陈云书等治疗分娩疼痛[276]:将经阴道分娩的正常产妇 200 例随机分为观察组和对照组,各 100 例。观察组宫口开大 3～4cm 时,自 L_5 棘突为中线,左右各旁开 2cm,从此两点向下 2cm 形成 4 个注射点,以无菌注射用水 0.5mL 做皮内注射,形成直径 1.5cm 的皮丘。对照组未采用任何止痛方法。结果两组镇痛效果比较,观察组镇痛效果明显好于对照组,说明注射水针可以起到分娩镇痛的作用。

(四)皮肤科疾病

1. 皮神经炎

陈敏治疗股外侧皮神经炎[277]:将 84 例患者随机分成治疗组和对照组各 42 例,分别予电针配合穴位注射疗法和刺络拔罐法治疗 2 个疗程。结果治疗组的总显效率显著高于对照组($P<0.05$);对于病程在 1 年以内的患者,治疗组的痊愈率要明显高于对照组($P<0.05$);两组患者中,病程短于 1 年者的痊愈率均高于病程超过 1 年者($P<0.05$)。结论电针配合穴位注射治疗股外侧皮神经炎总体疗效优于仅在病灶局部施行刺络拔罐法,并且对病程短于 1 年者疗效尤佳。

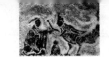

2. 神经性皮炎

邢守平等治疗神经性皮炎[278]：应用水针注射治疗局限型神经性皮炎33例,注射药物选用利多卡因注射液、维生素 B_{12} 注射液、维生素 B_1 注射液、地塞米松注射液、曲安奈德注射液、当归注射液。经治疗注射1次痊愈8例,注射2次痊愈15例,注射3次痊愈5例,皮损明显改善5例,总有效率100%。

3. 尖锐湿疣

袁少英等治疗尖锐湿疣[279]：为探讨穴位注射卡介菌多糖核酸(BCG-PSN)治疗尖锐湿疣(CA)的临床疗效及免疫学机制,将200例患者随机分为4组,运用激光消除疣体后,治疗组(A组)用BCG-PSN穴位注射;对照1组(B组)用BCG-PSN肌肉注射;对照2组(C组)用干扰素肌肉注射;空白对照组(D组)未行其他治疗。治疗前及治疗6个月以后检测患者细胞免疫功能,并记录其复发情况。结果A组治愈率为94.3%,B组为78.0%,C组为80.4%,D组为78.2%,A组与其他各组比较,治愈率均高于其他各组,差异有显著性意义($P<0.05$),提示BCG-PSN穴位注射治疗效果较好,可明显降低CA复发率。

(五)五官科疾病

1. 动眼神经麻痹

张晓哲运用电针加穴位注射治疗动眼神经麻痹[280]：将78例患者随机分为两组。针刺组穴取睛明、球后、承泣等;电针加穴位注射组在针刺组治疗的基础上加电针、腺苷钴胺局部穴位注射。两组患者经3个月治疗后进行疗效对比观察。结果:针刺组总有效率为41.7%,电针加穴位注射组总有效率为77.8%,两组疗效相比差异有非常显著性意义($P<0.01$)。电针加穴位注射组中脑瘤发病在两周之内手术的患者针刺疗效优于两周以上手术者($P<0.01$);术后1个月之内针刺治疗者疗效优于1个月以上针刺者($P<0.01$)。提示电针加穴位注射是治疗大脑后交通动脉瘤所致动眼神经麻痹的有效方法且优于单纯针刺治疗。

2. 眼睑痉挛

党运明应用水针疗法治疗特发性眼睑痉挛29例[281]：穴取鱼腰、四白、太阳,选用利多卡因、曲克芦丁、维生素 B_{12}、维生素 B_1 等药物混合后行穴位注射,结果痉挛强度Ⅳ级病例5例,完全缓解3例,明显缓解1例,无效1例;痉挛强度Ⅲ级病例15例,完全缓解10例,明显缓解5例;痉挛强度Ⅱ级病例9例,完全缓解9例。随访3个月~1年,29例中有2例复发,用药后完全缓解,疗效满意。

3. 鼻渊

张雯采用水针配合TDP治疗鼻渊[282]：取穴足三里(双侧)、印堂。用5mL一次性注射器

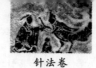

2 具,一具吸取黄芪注射液 3mL,另一具吸取银黄注射液 2mL,取穴进针得气后,回抽无血即可推药,足三里每侧注射 1.5mL 黄芪注射液,印堂注射 1.5mL 银黄注射液。注射完毕用 TDP 照射印堂穴 30 分钟,以患者舒适为宜。每天 1 次,10 次为 1 个疗程。治疗结果 90 例患者中治愈 87 例,好转 3 例。治愈率为 96.67%,总有效率为 100%。提示银黄注射液具有清热解毒的作用,TDP 具有镇痛、消炎、活血化瘀、促进血液循环、加强代谢之功效,合用可调节人体气机,邪气祛,脓得排,诸症除。

4. 鼻炎

徐书华运用穴位注射配合中药治疗鼻炎[283]:将 86 例变应性鼻炎患者随机分为两组,治疗组 46 例采用斯奇康注射液行迎香、合谷、足三里穴位注射,同时口服辛芩颗粒,疗程 1 个月;对照组 40 例服用盐酸西替利嗪,用药 1 个月。1 个月及 6 个月后分别评定治疗效果。治疗 1 个月后,治疗组有效率为 97.8%,对照组为 95.0%,两组差异无统计学意义($P>0.05$);6 个月后治疗组有效率为 84.8%,而对照组有效率降为 47.5%,两组差异有统计学意义($P<0.05$)。结论表明斯奇康穴位注射配合辛芩颗粒口服,不但能有效缓解变应性鼻炎的症状,而且疗效持久,在减少复发方面较西药具有明显优势。

王会珍针灸配合自血穴位注射治疗变应性鼻炎 331 例[284]:将 61 例患者随机分为治疗组 31 例与对照组 30 例,治疗组取穴分两组,第一组取百会、印堂、迎香、合谷、风池、足三里穴,第二组取上星、鼻通、风门、肺俞、膈俞、三阴交穴,两组穴位交替应用。百会穴针尖向前斜刺,迎香、鼻通向鼻中心浅刺并施以捻转平补平泻手法,四肢穴采用提插平补平泻手法,留针 30 分钟。每日治疗 1 次,治疗 10 次后休息 3~5 天,连续治疗 30 次为 1 个疗程。出针后在百会、迎香、气海、关元、足三里穴进行艾条温和灸,每穴灸 5 分钟。自血穴位注射采用 5mL 注射器抽取患者肘静脉血 2mL,分别注入双侧足三里、肺俞穴,每穴注入 0.5mL。每星期注射 1 次,4 次为 1 个疗程,1 个疗程未愈者,间隔 1 星期再进行下 1 个疗程。对照组仅用针刺治疗,取穴、操作同治疗组。治疗组临床治愈率和总有效率分别为 83.9% 和 93.5%,对照组分别为 56.7% 和 86.7%。两组临床治愈率比较,差异具有统计学意义($P<0.05$)。

5. 神经性耳鸣

周灿禄等运用穴位注射治疗神经性耳鸣[285]:将 135 例神经性耳鸣患者随机分为两组,治疗组 70 例用维生素 B_{12} 和利多卡因混合液翳风穴注射治疗,对照组 65 例单纯用维生素 B_{12} 翳风穴注射治疗。两组均每日注射 1 次,均以 7 日为 1 个疗程,3 个疗程后统计疗效,结果治疗组总有效率 84.3%,对照组总有效率 69.2%,2 组比较差异有统计学意义($P<0.05$)。结论维生素 B_{12} 和利多卡因混合液翳风穴注射治疗神经性耳鸣安全、有效。

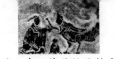

6.延髓麻痹

万静治疗脑卒中后并假性延髓性麻痹58例[286]:应用水针疗法,另设对照组50例。治疗组将复方丹参针4mL加入生理盐水2mL混合后注入廉泉穴,欣普善5mL、维生素B_{12}针500μg加入生理盐水2mL注入哑门及廉泉,10次为一疗程,两疗程间隔5天,两个疗程观察疗效。对照组针刺百会、内关、合谷、廉泉、大椎、留针30分钟,每日1次,疗程同治疗组。结果治疗组痊愈43例,显效8例,有效7例,总有效率为100%。对照组痊愈2例,显效4例,有效10例,无效34例,总有效率32%。水针疗法组效果明显优于对照组($P<0.05$)。

(六)其他

苏清伦等治疗慢性疲劳综合征[287]:将180例慢性疲劳综合征患者随机分为两组,治疗组92例,应用双侧肝俞、脾俞和肾俞穴位注射黄芪、丹参注射液2mL治疗。对照组88例,应用双侧足三里、手三里和丰隆穴位注射黄芪、丹参注射液2mL治疗,黄芪、丹参注射液5:1配伍,隔日(或2天)1次,10次为1个疗程。应用疲劳量表(FS)、疲劳评定量表(FAI)、抑郁自评量表(SDS)、焦虑自评量表(SAS)和生活质量综合评定问卷(GOLI)对患者治疗前、后进行客观评价。结果两组治疗后FS、FAI、SDS、SAS和GOLI评分与本组治疗前比较均有统计学意义($P<0.05$);治疗后两组FS、FAI、SDS、SAS和GOLI评分比较均有统计学意义($P<0.05$)。说明肝俞、脾俞和肾俞穴位注射黄芪、丹参注射液治疗慢性疲劳综合征安全、有效、经济和方便。

第九节 长圆针法

一、概 述

长圆针法是从《内经》挖掘整理出来的,在经筋理论指导下,运用仿古长圆针,结合现代医学技术,以解结法辨证松解结筋病灶点,以治疗骨骼深邪远痹(关节顽痛)及筋性经络、内脏疾病的诊治疗法。

九针中第八针为长针,《灵枢·九针十二原》中记载"长针者,锋利身薄,可以取远痹"。同时,在《灵枢·九针论》亦说明了其应用范围、机理和形状,"八者风也,风者人之股肱八节也,八正之虚风,八风伤人,内舍于骨解腰脊节腠理之间,为深痹也。故为之治针,必长其身,锋其末,可以取深邪远痹。"古九针第二针为员针,《灵枢·九针十二原》曰"员针者,针如卵形,揩摩分间,不得伤肌肉,以泻分气"。员,象形,俯视鼎状。即所见鼎内为直壁圆形,故员亦通圆。其针末圆钝,虽不切割组织,但可深压皮肉,挤压于分肉腠理间隙,上下揩摩,使分肉间的"横络"(粘连与瘢痕)得到部分松解。1968年河北满城出土的公元前154年的汉墓金针,其中一只金针针身长

43mm,针柄长27mm,直径1.8mm,针末有锋刃,经考证此为古九针第八针"长针"的原形。

长圆针包括针尖、针身和针柄,该针尖设在针身的一端,针身的另一端设有针柄,该针尖呈三种类型:①剑头型,包括剑脊、剑锋和剑刃;②平刃型,包括针锋、平刃;③斜刃型,包括针锋、斜刃。

中国中医科学院的薛立功教授参考长针、员针和河北满城出土的金针,研制了兼有长针和员针特点的长圆针。长针锋利身薄,针末有刃,可行锐性操作,可切割、横断"横络",适用于在粘连条索与瘢痕内的锐性分离术。员针之末,开如卵状,圆钝无刃,可行钝性操作,亦可沿分肉间隙挑拨,分离分肉间"横络",且不损伤分肉,适宜于粘连、瘢痕边缘与正常组织连接部位的钝性分离术。长圆针是将上述两者结合,使平刃状针末,一端保持锐锋状,一端保持圆钝状,将锐锋与钝锋有机结合成为一体,使长针之锋利结合员针的圆钝,制成针末锐而不利、圆而不钝的形状。这样既有利于治疗,又保证操作过程的安全性。

二、操作方法

(一)关刺法

《灵枢·官针》曰:"关刺者,直刺左右,尽筋上,以取筋痹。"是一种治疗关节周围尽筋处表层痹痛的操作方法。尽筋,"关节处也",即肌肉的腱末端组织。肌腱抵止点周围是容易出现结筋病灶点的特殊部位,而尽筋又多在关节附近,是以"诸筋者皆属于节也","直刺"是由表及里,直接刺至尽筋周围结筋病灶点表层处。其"左右"是指在结筋病灶点表层横行刮剥(如肌腱与深筋膜、浅筋膜、韧带、脂膜等组织有粘着并引起疼痛的),是在结筋病灶的表层进行左右横行刮剥,以松解表层粘连。具体方法为用执笔法持针,直刺腱末端结筋病灶点浅层,然后向左再向右刮剥数次,以松解结筋病灶点表层的粘连。

(二)恢刺法

《灵枢·官针》记载:"恢刺者,直刺傍之,举之前后,恢筋急,以治筋痹也。"本法系用于关节周围因腱末端有结筋病灶,且并发周围粘连的一种治疗方法。针对这一方法,学术界存在不同意见。有人认为从应用毫针针刺角度理解:即先直刺,提针至皮下,再向前方斜刺,再提至皮下,再向后斜刺。也有人解释为先直刺,再斜刺,然后嘱患者升举患肢,活动肌肉,以使肌肉挛急缓解的方法等。还有人认为"直刺傍之"是直接刺入,抵达病损表面,然后向正常肌腱的两旁之一侧滑动,达到其周边的致痛横络部位。"举之前后"是对粘连部位的挑拨操作。举是由下向上用力,将针沿腱旁直刺至深部,然后向前挑拨,再向后挑拨,以分离侧旁横络粘连,松解腱周结筋病灶。

(三)短刺法

《灵枢·官针》记载:"短刺者治骨痹,稍摇而深之,致针骨所,以上下摩骨也",张景岳认为

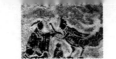

"短刺，入之渐也。"主要是指进针时，要短促渐进，渐进过程中，逐层深入，不拘层次，凡所触及到坚硬如骨样组织时，可在其表面即行短刺法"上下摩骨"。入针渐进是保持针体挺直，垂直深刺，对有骨膜下出血或渗出的患者，疼痛顽固不愈，可直刺结筋病灶深处，做摩骨样切割，使近骨"横络"松解减压。如某些狭窄性腱鞘炎，腱鞘肥厚，变形变硬时，可用"上下摩骨"样的操作，用长圆针将肌腱表层的腱鞘及韧带切开，达到松解狭窄腱鞘的目的。短刺法对于骨痹，对于骨面上的硬块状病灶、钙化的结筋病灶点，骨化性肌炎等疾病，也有应用的意义。

（四）输刺法

《灵枢·官针》记载："输刺者，直入直出，深内至骨，以取骨痹"，是深刺至骨，对骨面上的硬块病灶，进行剥离和松解减压术。

三、适应证

长圆针通过对软组织（经筋）损伤部位进行关刺、恢刺、短刺以切割、松解、分离、粘连与瘢痕（横络），以松治痛，可以治疗并根除如腰背四肢的肌肉、筋膜、腱鞘、韧带、滑囊等软组织损伤形成的后遗症和压痛点以及颈、肩、腰、骶、髋、膝、踝趾关节的炎性疼痛和骨质增生、间盘脱出等症。

四、注意事项

（1）进针时，长圆针刃口线方向应与周围重要组织方向一致，以尽量避免可能的医源性损伤。在周围重要组织中，尤以神经干、大血管、肌腱、肌纤维为重要。即有神经干者沿神经干；无神经干者，应沿大血管方向或沿肌腱、肌纤维方向摆正刃口方向。

（2）进针时，应掌握进针方向和力度，不可猛然突入，否则会造成针尖所到位置和层次不清，影响安全性。

（3）操作时，由于种种原因不能触及结筋点时，要注意探查深度，注意应以不出现可能的危险为标准。即胸背部不可越过肋骨浅面；颈根部不可越过锁骨浅面、胸锁乳突肌深面；腰部不可越过腰椎横突；肾区不可直刺越过竖脊肌；腹壁不可越过腹白线、腹直肌侧半月线表层；各关节处，均不宜刺入关节腔。

五、临床应用

（一）骨伤科病症

1. 踝关节扭伤

李江舟等应用长圆针治疗踝关节扭伤 60 例[288]：以昆仑、申脉、太溪、照海为主穴，用斜刃长圆针逐一行解结法,治疗 3 次后判定疗效。结果治愈 48 例,显效 12 例,无效 0 例,有效率达 100%。

2. 膝关节炎

刘辉等运用长圆针治疗膝关节炎[289]:使用由中国中医研究院提供的根据《灵枢》中古长针"薄其身锋其末"及古圆针"圆其末"的描述制成的长圆针,行关刺或恢刺法治疗增生性膝关节炎 60 例,其中,显效 49 例,有效 11 例,获得了满意的效果。

3. 第三腰椎横突综合征

李江舟等治疗第三腰椎横突综合征 106 例[290]:运用长圆针以解结法,用长圆针分别从四周及正中进行至鸡眼底部,纵横分离鸡眼与正常组织,术后包扎。1 周后复查,如有疼痛,可行第 2 次治疗。结果治愈 46 例,占 43.40%;好转 58 例,占 54.71%;无效 2 例。本组总有效率(治愈+好转)98.11%,收到良好疗效。

4. 腰椎间盘突出症

薛立功等治疗腰椎间盘突出症[291]:将 1396 例继发性腰椎间盘脱出综合征患者用经筋辨证方法,循足三阴、三阳经筋查取结筋病灶点,采用长圆针以解结法治疗。以完全止痛为治愈,1145 例,占 81.7%;好转 227 例,占 16.2%;无效 29 例,占 2.1%;有效率 97.9%。结果表明,长圆针治疗继发性腰椎间盘脱出综合征具有良好的止痛效应。

5. 肩胛提肌劳损

管宏钟治疗肩胛提肌劳损 103 例[292]:运用薛立功教授研制的长圆针以解结法,治愈 68 例,占 66.0%;显效 29 例,占 28.2%;好转 6 例,占 5.8%;有效率达 100.0%,取得满意疗效。

6. 髌骨软化症

管宏钟等治疗髌骨软化症[293]:将 96 例髌骨软化症的患者随机分为观察组与对照组,每组各 48 例,分别应用长圆针与毫针治疗,1 个月后对主要症状、体征进行系统的比较和评估。结果观察组治愈率和总有效率为 75% 与 97.9%,均明显优于对照组的 29.2% 与 75.0%,差异有显著意义($P<0.01$)。结论表明长圆针疗法对髌骨软化症的治疗作用,能明显减轻乃至消除患者的相关症状和体征,减少治疗次数,有较大的临床推广应用价值。

(二)皮肤科疾病

1. 鸡眼痛

李江舟等治疗手足部多发鸡眼痛 100 例[294]:应用斜刃型长圆针,分别从鸡眼四周及正中标记的点进针至鸡眼基底部,纵横分离鸡眼与正常组织,术后无菌包扎。1 周后复查,如有疼

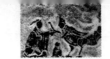

痛,可行第 2 次治疗。治疗 1 次者 85 例,2 次者 15 例,疼痛均消失,1～2 个月皮损消退。治愈率达 100%,疗效满意。

2. 痤疮

董宝强等运用长圆针结合毫针治疗痤疮[295]:将 194 例患者随机分组设计原则设立治疗组(长圆针针刺背俞穴＋局部毫针围刺＋毫针排刺阿是穴)和对照组(毫针针刺背俞穴＋局部毫针围刺＋毫针排刺阿是穴)。长圆针用法:针具为 1.2mm×30mm 斜刃长圆针。循背俞功能带疾病反应特点取肺俞、心俞、肝俞、脾俞、胃俞、肾俞、大肠俞、八髎、小肠俞穴及其周围阳性反应点,棘上韧带阳性反应点。嘱患者俯卧位,暴露后背,常规消毒后,用长圆针在每个结筋病灶点行关刺法或恢刺法等手法进行解结治疗。出针后用无菌棉球或纱布压迫数分钟止血,待不出血后,用无菌创可贴敷盖针孔,防止感染。每 5 天 1 次,3 次为 1 个疗程,连续治疗 30 天。毫针取肺俞、心俞、肝俞、脾俞、胃俞、肾俞、大肠俞、小肠俞、八髎穴,每次选取上述 5～10 穴位点,用一次性毫针沿背俞穴垂直脊柱进针后,调整针刺方向,向脊柱方向 45°斜刺,手法为提插捻转,平补平泻,以针下得气为度,每次留针 30 分钟,每 5～10 分钟行针 1 次。10 次为 1 个疗程,连续治疗 30 天。治疗组 97 例,痊愈 73 例,显效 12 例,有效 10 例,无效 2 例,总有效率 97.94%;对照组 97 例,痊愈 45 例,显效 18 例,有效 12 例,无效 22 例,总有效率 79.38%,治疗组和对照组总有效率差异有显著性意义($P<0.05$),治疗组优于对照组。

第十节 鍉针法

一、概 述

鍉针为古代九针之一,是作用在人体皮肤表面经穴上的一种按压疗法,具有疏导经络气血的作用。古代鍉针多用于治疗血脉病及热性病,而今随着鍉针针具及技术的发展,已在许多疾病方面得到应用。

鍉针,针身总长约 12cm,分针柄、针体两部分,针柄长 9cm,多用木制或金属材料;针体长 3cm,以铝金为材料。部分针体嵌入针柄固定而成一体,针体末端延伸为粟粒状或绿豆状大小、规格有别的针头,根据临床情况选择使用。

二、操作方法

鍉针操作方法因针具不同而有所不同,大体为以下几种。

(一)普通鍉针(木、骨鍉针)的操作方法

先根据辨证论治的原则选择穴位。然后右手(亦可左手)拇指、中指及无名指挟持针柄,示指抵针尾或采用执笔式持针,将针尖按压在经络穴位表面,对穴位产生刺激,为了加强刺激,可在推压时用示指指甲上下刮动针柄,或持鍉针之手略施以微弱震颤动作,以增强穴位处的感应(得气)。木制鍉针、骨制鍉针和磁鍉针的操作方法基本相同,但在按压力量上常因鍉针尖端圆钝程度而有轻重不同。一般木制的多钝,用压力较大才能得气,并施以按摩动作。金属制鍉针和磁鍉针常因尖锐而不能用力太大。

鍉针的操作也有补泻问题,其原则和中医其他治法一样,虚则补之,实则泻之。

补法的操作是:将针轻轻地压在经脉穴位上,待局部皮肤出现红晕或症状缓解时把针撤走,之后对被施针的局部用手指稍加揉按。

泻法的操作是:将针重压于经脉穴位上,动作要迅速,待患者感觉有酸胀得气感向上或向下扩散时,再快速将针撤走。不作施针后的按摩动作。

(二)电鍉针的操作方法

将带有导线的鍉针连接 G6805 治疗仪,频率为 1~2 次/秒,强度以患者有感觉为度,针夹在体表治疗部位放置,要与皮肤呈 30°或 45°角的倾斜度。在刺激的部位,要涂生理盐水,以利导电。做好上述准备后,打开治疗仪的开关,就可以治疗和做循经感传测查。应用电鍉针治疗炎症性疾病和疼痛性疾病,当激发感传使气至病所后,可留针 30~60 分钟,每日 1 次,10 次为1 疗程。治疗机选用脉冲波型,频率 3000~4000 次/分,或用疏密波或用断续波型,强度以能耐受为度。

(三)声电鍉针的操作方法

用带有导线的鍉针连接 SDX-3 型声鍉针仪作刺激源。声源是采用音乐磁带发出并转换为电信号来刺激穴位(属于丰富的不易被机体所适应的电刺激)。一般认为轻音乐波形为佳。其刺激频率和强度可随机体的变化需要提速,以患者能耐受为度。在治疗时,鍉针接触皮肤部位(穴位)要涂生理盐水,以利于导电。

(四)电热鍉针的操作方法

仪器为恒温式电热鍉针仪,该仪器在输出电刺激的同时,还有热刺激输出,是集电、热、按压三种为一体的治疗仪器。使用时先连接好鍉针与主机的线路打开电源开关,预热,检查高速电脉冲输出量与热输出量(以有轻微电刺激感和热感为度),然后将电热开关调回零位,将鍉针放置在治疗穴位上,再慢慢高速电热输出开关到患者有电和热刺激为止,强度以患者耐受程度而定,在治疗过程中可随治疗穴位和患者的适应情况加大或减小电热输出量。

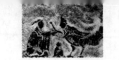

三、适应证

临床多用于治疗感冒、咳嗽、哮喘、呃逆、呕吐、胃痛、腹痛、脱肛、便秘、泄泻、臌胀、胸痹、头痛、面瘫、消渴、淋证、漏肩风、网球肘、腰疼、痔疾、中风后遗症及各种痛症等。

四、注意事项

(1)本疗法简单易行,一般无禁忌证,普通鍉针主要注意压力要适度,过强易产生疼痛,过弱疗效不佳,每穴压按的时间也不宜太短。磁鍉针应注意其尖度,太尖锐的,在应用时容易刺伤皮肤,特别是面部应用时更要注意。

(2)关于电鍉针、电热鍉针、声电鍉针的应用要注意电和热的输出要适宜,以免灼伤患者。

(3)对自用本法的患者,医生应给予详尽的说明,以保证疗效。

五、临床应用

(一)内科疾病

1. 失眠

李禄斌采用磁鍉针疗法治疗失眠[296]:将失眠分为早段、中段和末段三个阶段,每次治疗时均详细地询问患者的睡眠情况,并详细记录。将鍉针尖部放在穴位上,使针体与穴位表面呈90°。用时略施以压力,每个穴位放置 10 分钟。一般采取三种治疗方法:单用磁针治疗、磁鍉针加合并药物治疗、磁鍉针加电针加合并药物治疗,三组治疗均选择双侧安眠、内关穴位,操作方法一样。其疗程三组治疗均以 15 次为 1 疗程。治疗 29 例单用磁鍉针治疗结果,19 例获得显效,10 例获得好转,未有无效病例;合并药物组 42 例,显效 23 例,有效 13 例,无效 6 例。合并药加电针组 16 例,显效 11 例,好转 5 例。结果 87 例失眠患者中总显效 53 例,好转 28 例,无效 6 例,总有效率为 93.1%。

2. 面神经炎

欧阳世英等用电鍉针治疗面神经炎 54 例[297]:另设 50 例作为对照组,采用普通针法治疗,两组选穴相同,以阳白、颧髎、下关、地仓、迎香为主穴,翳风、颊车、合谷、四白为配穴,经 2 个疗程治疗后进行疗效评价,结果电鍉针组痊愈 50 例,有效率为 100%,优于普通针组的 83%,疗效确切。

(二)外科疾病

张德基采用针刀结合火鍉针治疗肛裂[298]:患者取截石位或侧卧位,常规消毒、铺巾,用利多卡因 1 支(5mL)加 0.5%盐酸肾上腺素 2~3 滴,局麻成功后,行双示指交叉扩肛,达到能插进 3～4 指为佳,但可感觉到不松弛的环状肌即为内括约肌。以示指于肛缘触及括约肌间沟于 5～6 点位,距肛缘 0.8cm 处作为针刀切入口,平行肛管,进针 2cm,行纵式松解刺激数下,摇大针口、出针,继而用小蚊式止血钳,自切口分离,进入切口下的内括约肌间沟,以左手示指引导,沿肌间隙向上分离并向内将内括约肌钳出切口处,可视见内括约肌为银白色。这时用针刀或手术剪沿止血钳外边缘,切断内括约肌,切断宽度不少于 0.5cm。而后用鍉针在酒精灯上烧片刻达 100℃～300℃,迅速对肛裂病灶,直接灼刺 2～4 针,使病理组织变灰白色即可,观察数分钟,如有出血,再行灼刺,用以止血。如见有哨兵痔,赘皮外痔,或肛乳头肥大者,一边用止血钳把其拉长,一边用手术剪从其基底部一并切除,再用火鍉针灼烙止血,封口,最后涂上烫伤膏敷料包扎。坚持 1～2 个星期,直至肛裂痊愈为止。结果痊愈 282 例,占 97.99％;显效 6 例,占 2.1％;总有效率为 100％,疗效确切。

(三)骨伤科病症

张雅琳等治疗踝部软组织损伤[299]:运用电鍉针加自制中药丹参液局部外敷,采用 DXZ-2 型号电鍉针治疗器,取患侧踝部解溪穴、昆仑穴、丘墟穴,电鍉针点到上面几穴,不刺入皮肤,留针 3～5 分钟,患者感觉踝部麻胀感。然后外敷丹参液于扭伤部位。经上述治疗后,64 例患者 1 天内疼痛均减轻,局部红肿症状稍减。治疗 2～5 天内疼痛基本消退,局部红肿消退。

(四)妇儿科疾病

1. 围绝经期综合征

张森等治疗围绝经期综合征[300]:随机将 60 名患者分为常规针刺组、电鍉针组及更年安胶囊组,每组 20 名。治疗时电鍉针组选取肝俞、肾俞、膈俞、关元、中极、子宫穴,采用疏密波,30 分钟/次,连续 20 天;普通针刺组选取太冲、关元、中极、三阴交、子宫穴。平补平泻法,留针 30 分钟,连续 20 天;药物组为更年安胶囊,6 粒/次,3 次/天,20 天为一疗程。结果电鍉针组总有效率为 95％,普通针刺组和药物组的总有效率分别为 85％,75％。说明电鍉针治疗围绝经期综合征疗效高于常规针刺组及更年安胶囊组。

2. 痛经

邢秀珍等运用声电鍉针治疗痛经[301]:用黑龙江省中医研究院研制的 SDI－I 型声电鍉针治疗仪治疗,取中极、地机、次髎、命门、关元、肾俞穴。治疗时每次取 2～3 个穴位,交替使用。每次治疗 15～20 分钟,每日一次,12 次为一个疗程,连续治疗 3 个经期后观察疗效,结果痊愈 15 例,有效 8 例,无效 1 例,总有效率为 95.83％,疗效显著。

(五)皮肤科疾病

贺瑞清等治疗肛门尖锐湿疣 18 例[302]:应用中药外洗加铍针鍉针,均获满意效果,较好地

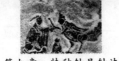

控制了复发,总有效率达100%。

(六)五官科

闫支花采用火鍉针治疗复发性口腔溃疡[303]:治疗时采用山西师怀堂新九针中的鍉针,在酒精灯上烧至通红,是为火鍉针,迅速在患者每个病变黏膜表层分别施以滑烙刺法,以局部黏膜白色变为度,一般根据病灶大小决定滑烙范围。一般1次治愈,如治疗1个星期后仍有病变黏膜未愈则加治1次。治疗后需预防感染。结果37例患者中,28例1次治愈,9例2次治愈,有效率100%。提示此法临床疗效显著。

第十一节　铍针法

一、概　述

铍针,是古代九针之一,又称剑针、铍刀,源于《灵枢·九针十二原》,"铍针者,末如剑锋,以取大脓。"《灵枢·九针论》:"铍针,取法于剑锋,广二分半,长四寸,主大痈脓,两热争者也。"指针形如宝剑,针尖如剑锋,两面有刃,长四寸,宽二分半。多用于外科,以刺破痈疽,排出脓血。

现代铍针分针体、针柄两部分。针体用铝制成,针柄为木质或金属材料。针体长4cm,其末端延伸为长1.5cm,宽0.2~0.5cm的宝剑状针尖,其尖端及两侧有刃,非常锋利,所用材料耐高温,不退火,不易折。

二、操作方法

首先在患部寻找触诊局部有明确的压痛点,并可触及皮下结节或条索样包块作为进针点。局部以进针点为中心,常规消毒,医者左手拇指按压在压痛点的旁边,右手用腕力将铍针直接垂直刺入压痛点,进针深度以刺破张力增高区和正常区交界处为宜(一般刺破筋膜即可),不必过深误伤组织。在进针后寻找沉紧涩滞的针感,并在针感层进行松解疏通,即松解卡压之处的软组织,待针下无沉紧涩滞感时出针。不捻转,不留针,疾刺速拔。出针后用无菌棉球按压针孔片刻止血,防止出现血肿,再用无菌敷料覆盖包扎24小时。进针深度要视患者的胖瘦及病变部位,因人因病而异,灵活应用。一般2日治疗1次,治疗1~3次即可,3次为1个疗程。

常用的铍针手法有三种,即深刺法、浅刺法、烙割刺法。较常用的方法为烙割刺法,对外痔、尖锐湿疣、暴露明显的息肉等有特殊疗效。深刺法主要用于骨质增生、肩周炎等,常深刺至骨膜附近,技术要求较高,多配合局部麻醉。浅刺法多用于破脓清瘀,对痈疮适用。

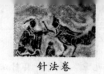

三、适应证

适于治疗多种肛肠疾病,如肛裂、肛瘘、痔疮、肛周脓肿、直肠息肉、肛门尖锐湿疣,不出血、不易感染,亦可将其应用于外科的排脓止血。另外,铍针治疗皮神经卡压综合征有较为明显的效果,且研究表明用锋口直径稍大的铍针治疗臀上皮神经及股外侧神经卡压综合征,效果更为明显。尤其是将铍针烧至灼热而使用的烙割刺法,对皮肤赘生物、肛门息肉,较大的疣赘均可一次治愈,因铍针烧灼后使用,针温很高,烙时既不出血,也不会发生感染,简单易行,非常适合在艰苦偏远的地区使用。

四、注意事项

(1)铍针治疗是一种侵入性治疗,要求治疗者必须熟悉解剖,熟练各种手法才能使用,避免过度破坏局部组织,误伤神经,影响治疗效果。

(2)治疗时,少数患者会出现晕针现象,需立即停止治疗,轻者平卧休息,饮食糖水等,重者给予吸氧及静脉补液处理,必要时采取急救措施。

(3)治疗后嘱咐患者适度休息,定期复诊。

五、临床应用

(一)内科疾病

1. 头痛

赵瑞国治疗头风 58 例[304]:应用新铍针,根据中医经筋辨证,足少阳经筋病取风池,足太阳经筋病取玉枕,手少阳经筋病取天髎;根据病位选择关刺法或恢刺法或短刺法。每周 1 次,3 次为 1 个疗程。结果治愈 50 例,好转 8 例,无效 0 例,总有效率为 100%,疗效较好。

2. 面瘫

徐建勇等运用铍针治疗面瘫 82 例[305]:术者拇指戴消毒指套,常规消毒,令患者张口,用刀划割患侧口腔黏膜,从上颌第一、二磨牙之间至下颌第三、四磨牙之间作一斜切口,长 1~1.2cm,深 0.05~0.1cm(小儿深度减半),用拇指或其余 4 指按摩挤压患侧,用水漱口,吐出血后用 5%盐水棉块敷贴在切口处,每周 1 次。连续割 4 次为 1 个疗程。结果 82 例经治后痊愈 75 例,占 91.46%;显效 5 例,占 6.09%;无效 2 例,占 2.44%,总有效率为 97.56%。

(二)骨伤科病症

1. 腕管综合征

邵志刚治疗慢性腕管综合征 31 例[306]:用自制小铍针,进针点位于掌长肌腱尺侧缘和远侧

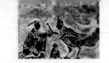

腕横纹的交点与环指近端尺侧缘的连线上,距远侧腕横纹1~1.5cm处。局麻用1%盐酸利多卡因4mL,兑入0.05mg肾上腺素,注药后往往可诱发出原有神经卡压症状。若局麻药误入腕管内,则原有的麻痛消失而出现正中神经麻醉,应中止治疗。体会组织层次的方法是在针头刺入过程中时时横摆针尖,若刺入韧带,因阻力增大,针尖摆动会受到限制。用小铍针从进针点垂直刺入皮下,缓慢进针,并在进针过程中时时横向摆动针尖,体会针尖位置,达腕横韧带时,针尖可沿韧带表面较大幅度摆动,刺入韧带则阻力明显增大。刺破腕横韧带,沿肢体长轴向远近两端抗阻力切割,注意无阻力勿切割。以进针点为中心,针尖纵向摆动式切割长度约3cm,至出现落空感,寻找不到阻挡切割的韧带,即达到切割要求。出针后可向腕管内注入强的松龙或曲安奈德1mL。术毕,针眼敷盖消毒敷料或创可贴3天。全部患者经1次治疗后,痊愈27例,有效2例,无效2例,疗效肯定。

2. 颈椎病

梁建新采用铍针治疗颈型颈椎病[307]:治疗时使刀口线和手柄平行标记在同一平面上,以辨别刀口线在体内的方向。取玉枕、天柱、大杼、附分、魄户、阿是穴。局部常规消毒,医者左手拇指按压在穴位旁边,右手用腕力将针直接垂直刺入穴位,不捻针,不留针,疾刺速拔。一般进针深度约1~1.5cm,枕部的肌肉组织较薄,一般不超过0.5cm。待患者感觉酸胀、局部压痛消失即可出针,用无菌敷料按压进针点2~3分钟后结束治疗。一般治疗1~3次,每次间隔5天。结果本组60例患者,共治愈42例,好转18例,未愈0例,总有效率为100%。

3. 肱骨外上髁炎

刘春山采用新铍针治疗肱骨外上髁炎[308]:循患肢手阳明经筋分布范围,在肱骨外上髁、前臂、上臂触摸查清结筋病灶点,用紫药水做出标记。消毒后,用无菌注射器抽取0.25%~0.50%利多卡因2mL,再注入1~2mL局麻药液使其浸润。取Ⅲ型新铍针沿局麻针头探查的安全入路方向,垂直进针至结筋病灶点,以解结法,即改进的关刺、恢刺、短刺法进行操作,松解横络,解除经脉卡压。术后用无菌干棉球在手术部位按压2分钟,并用无菌纱布敷盖保护2天。未愈者间隔6天可重复治疗。治愈35例,占97.2%;好转1例,占2.8%。本组36例全部有效,治疗次数最少1次,最多3次。

4. 筋膜炎

黄明华采用铍针治疗腰背肌筋膜炎52例[309]:采用直径0.5~0.75mm,全长5~8cm,针头长1cm,针体长4~7cm,末端扁平带刃,刀口为斜口,刀口线为0.5~0.75mm的铍针。治疗时首先在患者腰背部寻找触诊局部有明确的压痛点,并可触及皮下结节或条索样包块作为进针点。局部常规消毒,医者左手拇指按压在压痛点的旁边,右手用腕力将铍针直接垂直刺入压痛点,进针深度以通过深筋膜为度。在进针后寻找沉紧涩滞的针感,并在针感层进行松解疏通，即松解卡压之处的软组织，待针下无沉紧涩滞感时出针。不捻转，不留针，疾刺速拔。治疗后，痊愈 15 例，显效 27 例，有效 9 例，无效 1 例。愈显率 80.77%，总有效率 98.08%。疗效确切。

5. 神经卡压综合征

邵志刚采用小铍针治疗腕部正中神经卡压症[310]：选用仿中医"九针"中的铍针。操作方法：以位于掌长肌腱尺侧缘和远侧腕横纹的交点与环指近端尺侧缘的连线上，距远侧腕横纹 1～1.5cm 处为进针点。用 1% 盐酸利多卡因 4mL，加入 0.05mg 肾上腺素局部麻醉。注药后往往可诱发出原有神经卡压症状。然后用小铍针从进针点垂直刺入皮下，缓慢进针，并在进针过程中时时横向摆动针尖，体会针尖位置，达腕横韧带时，针尖可沿韧带表面较大幅度摆动，刺入韧带则阻力明显增大。刺破腕横韧带，沿肢体长轴向远近两端抗阻力切割，注意无阻力勿切割。以进针点为中心，针尖纵向摆动式切割长度约 3cm，至出现落空感，寻找不到阻挡切割的韧带，即达到切割要求。出针后可向腕管内注入强的松龙或曲安奈德 1mL。术后，针眼敷盖消毒敷料或创可贴 3天。治疗 1 次，于 3 个月后评价疗效。痊愈 27 例，有效 2 例，无效 2 例，总有效率 93.5%。

雷仲民等治疗颈肩部皮神经卡压综合征 78 例[311]：采用铍针，枕大皮支神经卡压综合征18 例，枕小皮神经卡压综合征 5 例，肩胛上皮神经卡压综合征 27 例，颈横皮神经卡压综合征4 例，锁骨上皮神经卡压综合征 24 例。其中男 35 例，女 43 例；年龄 19～63 岁，平均 39.8 岁。根据治疗前后患者颈肩部疼痛的改变判定疗效。结果临床痊愈 54 例，显效 16 例，有效 8 例，有效率为 100%，疗效确切。

段朝霞等治疗臀上皮神经卡压综合征 56 例[312]：运用铍针治疗时以压痛点作为进针点，治疗时不捻转，不留针，疾刺速拔。最少治疗 1 次，最多 3 次。经 1～6 个月的随访，按上述疗效评定标准评定，治愈 38 例，占 67.85%；显效 12 例，占 21.42%；有效 6 例，占 10.71%；无效0 例；总有效率 100%。

6. 髌下脂肪垫损伤

万金来等治疗髌下脂肪垫损伤[313]：应用铍针疗法配合推拿，先对压痛点常规消毒，针尖对准压痛点中心，双手骤然向下用力，使铍针快速穿过皮肤至深筋膜层后，行多点式松解。完成松解，用持针的棉球压住进针点，快速出针，持续按压进针点 5 分钟，用无菌敷料盖穿刺点，24 小时内保持干燥清洁。经治疗后本组 291 例，治愈 253 例，占 86.94%；好转 30 例，占10.31%；无效 8 例，占 2.75%；总有效率 97.25%，疗效显著。

7. 扳机指

胡思进等治疗扳机指[314]：采用铍针配合点按手法，结果 56 例患者中，1 次治愈者 18 例，占 32.1%；2 次治愈者 29 例，占 51.8%；3 次治愈者 8 例，占 14.1%；未愈者 1 例，占 2.0%，总有效率 98%。表明铍针配合点按手法治疗扳机指，组织损伤小，术后恢复快，疗效理想。

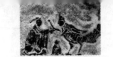

8. 韧带损伤

胡思进等治疗棘上韧带和棘间韧带损伤[315]：应用铍针，本组 69 例病例中，治疗 2 次症状消失者 18 例，治疗 3 次症状消失者 36 例，治疗 4～5 次症状消失者 15 例。所有病例均获得随访，随访时间 6 个月～1 年，平均 7 个月。结果临床缓解者 37 例，显著 19 例，进步者 10 例，无效 3 例，总有效率达 95.65%。

9. 肩关节周围炎

应有荣等运用针刺配合治疗肩关节周围炎[316]：采用针刺配合铍针及穴位注射疗法，经治疗后，本组 68 例，针刺最少 9 次，最多 27 次，平均 12 次；铍针、穴位注射治疗最少 1 次，最多 3 次，平均 1.5 次。治疗 7 周后，治愈 56 例，有效 12 例，总有效率 100%。

10. 膝骨性关节炎

杜跃等治疗膝骨性关节炎 127 例[317]：采用关节腔内注射玻璃酸钠、铍针疗法、推拿手法。铍针疗法选择明显压痛点，多在髌骨周围、髌下脂肪垫、股骨内外髁缘及腓肠肌内侧头等处。压痛点常规消毒后，术者一手拇、示指捏住针柄，另手拇、示指用无菌干棉球捏住针体，针尖对准压痛点中心，双手骤然向下用力，使铍针快速穿过皮肤，至深筋膜层后，行多点式松解。完成松解后，用持针的棉球压住进针点，快速出针，持续按压进针点 5 分钟，用无菌敷料敷盖穿刺点，24 小时内保持敷料干燥、清洁即可。结果治愈 69 例，显效 46 例，好转 10 例，无效 2 例，总有效率 98.43%。提示本法对本病具有舒筋活血，理筋整复，松解粘连，通利关节，消炎镇痛的功效。

(三) 皮肤科疾病

宋海军采用铍针为主治疗肛门尖锐湿疣 70 例[318]：铍针组在病变部位用 1%利多卡因作皮下浸润麻醉。将铍针、镵针（新九针之一）在酒精灯上烧至通红，用止血钳齐尖锐湿疣基部钳紧（与肛管呈纵形），务使不留残疣。左手持有齿镊或组织钳提起尖锐湿疣，将铍针在止血钳的上方迅速灼割去之，再以热提针烙烫，使之呈一黄白色线状切面，重点点灼结痂两端，结痂完整，松钳无出血，以防残留部分发炎而致痛。剩余小的疣体，只须用银针（或三头火针）直接点灼疣体中心至基底部。治疗以病灶消失为准，敷以烫伤药膏，外盖消毒纱布。另设对照组 12 例，采取激光疗法。铍针组 70 例，治愈 68 例，好转 2 例。激光组治愈 11 例，好转 1 例。铍针组第 2 次治愈 2 例和激光组第 2 次治愈 1 例皆为第 1 次只是好转的病例。铍针治愈时间 4～20 天，激光组治愈时间 9～25 天。

(四) 五官科

王远华应用铍针烙割法治肥大性牙龈炎 30 例[319]：操作时术者以组织钳夹住肥大的牙龈，用烧至白亮的铍针从上向下烙切肥大的牙龈，待逐个烙下肥大的牙龈后，再用云南白药粉调紫

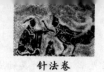

药水外涂患部，一日可数次，直至痊愈。经治疗，本组 30 例全部有效，其中患者牙龈恢复如常，无出血，无咬物困难者为痊愈，共 27 例；患者部分牙龈恢复，部分牙龈恢复不佳者为有效，共 3 例。

第十二节　蜡针法

一、概　述

蜡针法就是将刺入皮内的毫针用蜡液加温的治疗方法，即在针柄和一部分针体上套上一个加热后的石蜡瓶，从而加强针刺强度，且使之保持较长时间的作用。此法适用于一切虚证、寒证。

二、操作方法

选好毫针，青霉素小瓶、石蜡置一旁。针刺方法同一般临床操作，针刺得气后，将加热的石蜡倒入青霉素小瓶内，置 10 分钟左右，小瓶壁出现毛玻璃状时（此时瓶中央之蜡仍为液体状态），把石蜡倒套在针柄及部分针体上，瓶口距皮肤 1cm，固定或捻转蜡瓶操作均可。这时患者很快有持续性的酸、麻、胀、重、热及传导感觉，一般是胀、重、热感明显加强 10 分钟后即可去掉石蜡瓶。此瓶加热后可反复使用，治疗时以皮肤出现红晕为度。

三、适应证

蜡针实为针上加灸之意，故应用范围与灸法相似，一切虚证、寒证皆可用之，尤以虚寒效果明显。现将一些常见病证取穴列举如下。

1. 哮喘

取大椎、风门、肺俞、膻中，痰多者加丰隆。

2. 肺痨

膏肓俞、肺俞、大椎、关元、脾俞、肾俞。

3. 胃脘痛

脾俞、胃俞、中脘、章门、内关、足三里。

4. 痿证

取曲池、合谷、尺泽、太渊、列缺、手三里、肩髃、环跳、风市、阳陵泉、阴市、足三里、绝骨、昆仑、丘墟、解溪、三阴交、太冲。

5. 痹症

取肩髃、曲池、手三里、环跳、秩边、膈俞、血海、关元、足三里、商丘。

6. 泄泻

取脾俞、中脘、章门、天枢、足三里、命门、关元。

7. 痢疾

取天枢、足三里、上巨虚、合谷、肾俞、脾俞、关元。

8. 腹痛

取天枢、水分、足三里。

9. 阳痿

取肾俞、命门、三阴交、关元。

10. 遗精

取关元、大赫、志室。

11. 失眠

取神门、内关、三阴交、太冲。

12. 水肿

取水分、气海、三焦俞、足三里、三阴交、脾俞、肾俞。

13. 头痛(气血亏虚)

取气海、肝俞、脾俞、肾俞、合谷、足三里。

14. 月经不调

取气海、三阴交、归来、血海、脾俞、足三里、关元。

15. 带下

取带脉、白环俞、气海、天枢、足三里、关元。

16. 慢惊风

取中脘、章门、气海、天枢、足三里、行间。

四、注意事项

(1)实热证、阴虚内热患者禁用此法;面部、眼周、心前区、大血管区域、黏膜等处禁用或慎用此法。

(2)孕妇、高热、急性炎症(肠痈、急腹症等)、大饥、大饱、大惊、醉酒、精神病患者忌用此法;传染病患者一般不用此法。

(3)施蜡针法时要使患者取舒适体位。石蜡瓶温度要合适,石蜡冷却的时间应根据不同地区的室温情况而定,蜡温以 48℃～52℃ 为宜。安放要牢靠,在治疗过程中,应准备好放置蜡瓶的木托,托起蜡瓶,以防止针细担不起小瓶。

4.此法施术后以出现皮肤红晕为宜,一般局部红润不处理。忌在治疗处用手摩擦。如局部出现水泡,可用敷料包扎,让其自行吸收。水泡大时,用消毒针头穿破,排出水液,常规包扎即可。若化脓,包扎的同时要注意保持局部干燥清洁,待自愈。若有感染,应按外科化脓感染常规处理。

五、临床应用

(一)内科疾病

温慧军等运用蜡疗治疗糖尿病神经病变[320]:将 80 例糖尿病周围神经病变患者,随机分为蜡疗组与对照组各 40 例。蜡疗组采用蜡疗治疗,每天 1 次,每次 40 分钟,连用 4 周;对照组给予维生素 B_1 100mg 口服＋维生素 B_1 2500μg 肌肉注射,每日 1 次,连用 4 周。两组均于治疗 4 周后观察疗效,包括肢体症状、体征及周围神经传导速度的变化。结果蜡疗组患者症状和体征、各项神经传导速度与对照组相比均有显著差异($P<0.05$ 或 $P<0.005$),治疗中两组均未见明显不良反应。表明蜡疗治疗糖尿病周围神经病变有显著疗效,对患者周围神经的康复具有较大的临床意义。

(二)外科疾病

安香珍应用蜂针配合蜡疗治疗血栓性浅静脉炎 11 例[321]:蜂针疗法取殷门、风市、血海、阴陵泉、地机、三阴交、解溪、冲阳、八风穴,同时配合阿是穴轮换取穴,每日 1 次,每次用蜂 5～10 只,49 次为 1 个疗程。蜡疗法将病变区用 75％酒精消毒后,待蘸有热蜡的纱布稍温时,将其紧紧包裹在患处(切勿烫伤皮肤),持续约 30 分钟,隔日 1 次。10 次为 1 个疗程。经治疗,痊愈 6 例,显效 4 例,好转 1 例,疗效满意。

(三)骨伤科疾病

1.髌骨软骨软化症

王爱华等用蜡针法治疗髌骨软骨软化症 20 例[322]:取阿是穴、阳陵泉、阴陵泉、阳谷等穴操作,在冷却石蜡时进针,待达到一定针感时,把蜡瓶加上,持续 10 分钟后取掉蜡瓶,再持续 10 分钟亦保有针感,最后取针。每天 1 次,6 次为 1 个疗程。在治疗过程中,根据伤情可以坚持训练,严重者可停训或减轻运动量。结果 5 例轻度患者经 1～2 个疗程后痊愈,9 例中度患者经过 2 个疗程痊愈者 7 人,占 77％,显效 2 人,占 22％,6 例重度患者经过 2～3 个疗程治疗痊愈 4 人,占 66％,显效 2 人,占 33％。

2.膝关节髌尖末端病

车保仁等采用蜡针治疗膝关节髌尖末端病[323]:治疗时取阿是、阳陵泉、阴陵泉、阳谷等穴

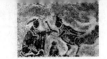

位,进针 10 分钟后达到一定针感时,把蜡瓶加上,持续 10 分钟后去掉蜡瓶,再持续 10 分钟亦保有针感,最后取针。每天治疗 1 次,一周为 1 个疗程。19 例患者在经过 12～16 次的治疗后均收到明显效果,其中 3 例轻度患者经 1～2 个疗程后痊愈。12 例中度患者经过两个疗程痊愈 10 人,显效 2 人,4 例重度患者经过 3 个疗程痊愈 2 人,显效 2 人,治愈率在 95% 以上。

3. 颈椎病

于锡海等治疗 206 例颈椎病[324]:将其分为 A、B 两组,A 组 126 例应用醋药外敷配合蜡疗治疗,B 组单纯应用蜡疗。经治疗 A 组总有效率为 95.2%,B 组 48.7%,2 组比较差异有显著性,A 组优于 B 组。

4. 骨性关节炎

庄焕国等观察蜡疗对骨性关节炎的疗效,探讨蜡疗治疗骨性关节炎的作用机理[325]:方法为采用熔点为 56℃ 的医用白色无水石蜡,使用蜡垫外敷法,对 80 例骨性关节炎患者进行治疗。每次治疗 30 分钟,每日 1 次,10 次为 1 疗程。观察治疗效果。结果 80 例中显效 26 例,有效 49 例,无效 5 例,总有效率 93.8%,提示蜡疗对骨性关节炎有确切疗效。

5. 腰背关节疼痛

周道平采用蜡疗治腰背四肢关节疼痛 80 例[326]:首先将石蜡放入溶蜡槽内,待石蜡溶化并浮在水的上面时,将液体石蜡盛放入准备好的不同大小的石蜡模板内,待其冷却凝固备用。将患者需要治疗的部位暴露,选择大小合适的刚刚凝固的石蜡块贴敷于治疗部位,以患者能承受的最高热度为宜(一般 45℃～50℃ 之间),用沙带压紧或布带缠紧即可,等患者感觉温度降低,没有热度后立即取下,每日 1～2 次,5 天 1 疗程。经治疗痊愈 56 例,好转 20 例,无效 4 例,总有效率 95%,疗效确切。

蒙家辉等采用针灸结合蜡疗治疗骨质疏松症腰背痛[327]:选择 138 例骨质疏松症腰背痛患者,随机分为治疗组 70 例和对照组 68 例。对照组采用常规抗骨质疏松药物治疗;治疗组在常规抗骨质疏松药物治疗基础上,配合针灸和蜡疗。在治疗后 1 天、3 天、7 天、14 天、21 天采用疼痛视觉模拟评分法,评估两组患者腰背痛缓解的程度,并观察治疗前和治疗后第 28 天两组患者骨密度的变化。结果治疗组和对照组治疗后 1 天、3 天、7 天、14 天、21 天腰背痛评分比较差异有统计学意义(F=32.146,$P<0.001$);治疗前治疗组和对照组骨密度比较差异无统计学意义(P=0.081);治疗后两者骨密度比较差异有统计学意义($P<0.05$)。治疗组和对照组腰背疼痛消失时间比较差异有统计学意义($P<0.001$);治疗组腰背疼痛消失率高于对照组,差异有统计学意义($P<0.001$)。针灸结合蜡疗治疗骨质疏松症腰背痛能提高骨质密度,减轻疼痛,具有较好的临床治疗效果。

6. 腰椎间盘突出症

张燕等将用中药蜡疗结合针刀治疗腰椎间盘突出症 60 例[328]：治疗组用蜡疗结合针刀治疗，另设对照 1 组采用针灸推拿治疗，对照 2 组采用间断骨盆牵引治疗，3 组均治疗 2 个疗程后统计疗效，结果治疗组的总有效率及治愈率均明显高于对照 1 组和对照 2 组。表明中药蜡疗针刀治疗组其疗效明显优于对照 1 组和对照 2 组。

刘舜尧采用针刺结合蜡疗治疗腰椎间盘突出症 80 例[329]：痊愈 48 例，占 60.0%；显效 26 例，占 32.5%；好转 4 例，占 5.0%；无效 2 例，占 2.5%；总有效率 97.5%。蜡疗通过温热作用，促进病灶区的血液循环，增加组织代谢，改善组织营养，软化和松解肌肉痉挛，从而达到消炎和止痛的作用。由此认为，针刺、蜡疗治疗腰椎间盘突出症疗效显著，安全方便，痛苦小，患者乐于接受，不失为一种较好的综合治疗方法，值得推广使用。

7. 肩关节周围炎

段运强采用蜡疗与蜂针结合治疗肩周炎 18 例[330]：采用蜡疗方法治疗前，应局部清洗，涂凡士林后再治疗。将蜂蜡隔层加热溶化，用蜡布敷贴法进行治疗，每天或隔天治疗一次，每次 30 分钟，20 次为 1 个疗程。每次重复使用时加入 15%～25% 的新蜂蜡。采用蜂针疗法前，做蜂毒过敏试验，排除过敏体质。根据患者的病情、症状、体质来确定螫刺点及蜂刺的数量，每天或隔天 1 次，每 10 次为 1 疗程。治疗结果痊愈 13 例，显效 5 例，总有效率 100%，疗效显著。

8. 膝骨性关节炎

蒋东生等采用蜡疗结合短波治疗膝骨性关节炎[331]：将 80 例膝关节骨性关节炎患者随机分为两组，治疗组 40 例，给予蜡疗结合短波治疗，每日 2 次，常规治疗 20 天；对照组 40 例，给予双氯芬酸钠口服 50mg 治疗，每日 2 次，治疗 15～20 天。采用视觉模拟评分法（VAS）、西安大略和麦克马斯特大学骨性关节炎指数可视化量表（WOMAC）指数作为临床观察指标，观察两组治疗效果。结果两组治疗前后自身对照症状及关节功能得到明显改善，积分比较差异有统计学意义（$P<0.01$），两组间疗效比较差异有统计学意义（$P<0.05$）。结论蜡疗结合短波治疗膝关节骨性关节炎疗效显著，不良反应发生率低，优于口服药物治疗。

9. 胸腰椎压缩性骨折

刘凡铭采用中药外敷配合蜡疗治疗胸腰椎压缩性骨折 90 例[332]：将 170 例胸腰椎压缩性骨折患者按住院顺序随机分为实验组 90 例和对照组 80 例，对照组采用常规治疗护理；实验组除常规治疗护理外，配合中药外敷和蜡疗。结果实验组痊愈率 92.2%，对照组痊愈率 80.0%，两组比较差异有统计学意义（$P<0.05$）。认为中药外敷配合蜡疗治疗胸腰椎压缩性骨折的疗效和护理方案是可取的。

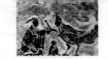

（四）妇儿科疾病

1.小儿脑瘫

王遐等采用蜡疗治疗痉挛性脑瘫[333]：为探讨蜡疗对痉挛型脑瘫的改善作用，随机将132例痉挛型脑瘫患儿分为观察组68例和对照组64例，两组均采用常规康复治疗，观察组增加蜡疗。3个疗程后进行评估。结果观察组治疗总有效率高于对照组（$P<0.05$）。提示蜡疗佐治痉挛型脑瘫安全、有效，无任何不良反应。

李华采用蜡疗疗法缓解痉挛性脑瘫肌张力[334]：将100例脑瘫患儿分常规康复加蜡疗组50例（治疗组）与常规康复训练组50例（对照组），对治疗前和治疗3个疗程后的肌张力及关节活动度开展评定，并做好护理观察和记录。结果蜡疗疗法能够有效缓解痉挛性脑瘫的肌张力，缩短康复疗程，提高康复疗效，增强患儿的生活能力。

2.盆腔炎

李丽等采用蜡疗联合药物治疗盆腔炎性后遗症[335]：收治盆腔炎性后遗症患者125例，随机分为3组。A组采用医用石蜡腹部外敷联合中成药治疗，B组采用单纯医用石蜡腹部外敷组，C组采用单纯中成药治疗。治疗2个疗程，每个疗程结束后观察患者治疗前后临床疗效，同时监测有无不良反应。结果A、B、C三组治疗1个疗程总有效率分别为88.1%，69.2%，52.3%，治疗2个疗程总有效率分别为97.6%，84.6%，65.9%。提示医用石蜡腹部外敷配合药物治疗盆腔炎性后遗症，疗效明显优于单纯医用石蜡腹部外敷组、单纯中成药治疗组，且安全、不良反应小、无痛苦。

第十三节　陶针法

一、概　述

陶针是采用废弃的陶瓷片，经过消毒处理之后，用刀脊轻轻叩击成具有锋芒的陶片针，或称瓷针。《素问·异法方宜论》："以瓷针治病，亦砭之遗意也。"陶针疗法，壮医采用陶瓷碎片磨制成针状的医疗用具，根据病情，选择体表的相应部位（或穴位），运用不同的手法施行针刺，以达到治病效果的一种古老的民族民间疗法。此疗法对治疗小儿惊风有特效，对痧症、急喉风、中暑、昏迷、厥脱等病症也有一定疗效，具有简便廉验的特点。

陶针疗法属于针灸医学领域中的特殊技法。追溯陶针的起源，仍与"砭石"有关。新石器时代使用"砭石"治病，到了青铜器时代，则用金属制针，《黄帝内经》中有"九针"之说。我们祖先在石器时代与青铜器时代，都创造了灿烂的陶器文化。在陶器时代，"陶针"用于治病，是完全可以理解的。日前在我国民间仍能找到线索，广西壮族对"陶针术"保存得较为完整。壮族民间医疗一向以陶针为主，凡属适应证者，莫不应手奏效。此法主要在广大农村和边远山区应用。

旧陶瓷片经仔细清洗后，用铁器或刀背轻轻击碎，磨制成锋利的陶片针。陶片针形状不规则，针芒分粗、中、细三类。粗锋芒多用于重刺形体肥胖之人，细锋芒多用于小儿及体质瘦弱之人。陶针的轻刺手法，属于浅刺术，又称丰刺。其重刺法，以见血为目的，亦符合《灵枢·九针十二原第一》中"宛陈则除之"之要旨。其功能在于疏通经络，助营卫运化，致阴阳平衡。其理论基本与经络学说一致。

陶针的刺激部位有独到之处。理论上虽与经络学说相归纳，而刺激部位已超出经脉范畴。其范畴与现代解剖学亦有出入，其本身独成一个体系。其特点为刺激部位较少注意一针一穴，而以线、点、面为主。按体表标志划分为头面部、项背脊、颈胸腹、上肢、下肢以及其他六部分。每一部分又根据某个器官、关节或体表特征，构成环线或点，作为施刺之部位，可用专刺或选刺。

二、操作方法

一般治疗选用中等锋芒即可。需重刺、放血时可选用锋芒较锐利者。使用前煮沸消毒30分钟，或用75％酒精浸泡1h，有条件者高压消毒。壮医常用老姜片蘸白酒涂擦穴位消毒。

(一)刺激部位

陶针刺法有它独特的刺激部位，详见表9-4至表9-8。

(二)刺激强度

刺激强度分轻、中、重三类。轻刺：手法轻扬，一刺即去，冲击力小。适用于慢性病、虚、寒证等。重刺：手法沉重，冲击力大，适用于急性病证、实证、热证等。平刺：中等刺激量，介于轻刺与重刺之间，一般患者和病症均适用。

(三)刺激方法

(1)点刺：单刺一点。

(2)排刺：依横线成排点刺。

(3)行刺：依纵线成行点刺。

(4)环刺：依封闭曲线环形点刺。

(5)丛刺：三五成丛集簇点刺。

(6)散刺：以一点为中心，星形向外放散点刺，或在一个面上不规则散在点刺。

(7)集中刺：将刺激面向中心部缩小。

(8)扩散刺：将刺激面向周围扩大。

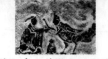

(9)放血刺:重刺刺入皮肤,刺破小血管,使少量出血。多用于实热证。

(10)挑疳刺:轻刺刺破皮肤,以在刺激部挤出黄色或乳白色液体为度。此法多用于手部疳积刺激点和指缝刺激点,常用于治疗小儿疳积。

三、适 应 证

陶针疗法的适应证范围较广,一般常见的内、外、妇、儿各科疾病均可选用陶针施治,如中风、痞症、急喉风、急、慢惊风、中暑、昏迷、厥脱、小儿夜啼、感冒、目赤肿痛、痛经、胁痛等,具体参见表9-4至表9-8。陶针对治疗小儿惊风有特效,但现在此法应用较少。

表 9-4　陶针法头面部刺激部位表

名称	部位和刺法	主治
发旋	在头顶部头发旋窝之中心。若发旋不明者,可取百会穴代替 若有双旋者,可以在两发旋上分别施治。各种刺激法如下: ①点刺:在发旋外单刺1针 ②丛刺:取发旋刺1针。前、后、左、右各1针,如梅花形,共5针 ③散刺:以发旋为中心,如星形向四周散刺 ④集中刺:由发旋周围一横指处向中心集中针刺 ⑤扩散刺:由发旋处向四周2~3横指部扩散针刺	伤暑,中风,干霍乱,小儿夜啼,急惊风
前额行	以前发际与眉心的中点(即一寸五分处)为基点,在前额横列排刺5~7针	感冒,痛经
额角棱	由眉角至发角纵列于侧额部,行刺5针	眼红痛
眉心	在两眉头之中央,点刺1针	感冒,中暑,中风,眼红痛,急、慢惊风
眉弓	在眉上,取眉头、眉腰、眉尾进行点刺	眼红痛
太阳	在眉棱角后侧至曲隅部横列排刺3~5针	感冒、中暑、眼红痛、痛经
鼻端	在鼻端准头之正中,点刺1针	小儿急、慢惊风
翼根	在鼻翼根与面部相接处,左右各点刺1针	小儿慢惊风
两唇	上唇即人中穴,点刺1针或排刺3~5针;下唇即承浆穴,点刺1针	中暑,伤暑,中风,急惊风
口角	在两口吻角处,各点刺1针	小儿惊风,颜面抽搐,口眼㖞斜
耳周	环绕耳郭周围成一封闭曲线,环刺10针	胁痛、泄泻、耳痛、疟腮
颌线	在颊部,沿上下颌骨排刺5针	齿痛,疟腮

表 9-5 陶针法胸腹部刺激部位表

名称	部位和刺法	主治
颈部	在喉部、喉结两侧行刺 5～7 针	哮喘，喉痛
脐行	即胸腹正中线，由胸骨切迹起至耻骨上际行刺 20 针；视病情需要可全刺或分段选刺	泄泻，霍乱，疝气，痛经，腹痛（腹部刺激点），呕吐（胸部刺激点）
夹脐行	在脐行和乳行之间，针刺数与分段选刺原则均同脐行	泄泻，腹痛，小儿夜啼，慢惊风
乳行	通过乳头的纵线，针次数与分段选刺原则均同脐行	呕吐
脐环	距脐孔 2～3 横指处环刺成一封闭曲线	霍乱
谷线	以胸骨剑突之尖端和脐孔之中间为基点，横列排刺 7～9 针	呕吐，腹痛
水线	以脐孔和耻骨上缘之中点为基点，横列排刺 7～9 针	尿闭
胁行	在侧胸部，自腋窝过第十一肋端下至与脐孔相平处，纵列行刺 10 针	胁痛
腹沟行	在腹股沟处，排刺 5 针	疝气，尿闭

表 9-6 陶针法腰背部刺激部位表

名称	部位和刺法	主治
主脊行	自第一颈椎下至尾椎，纵列行刺 29 针，每椎一针。视病情可全刺或分段选刺（第一刺激点均在棘突下）	感冒，中暑，伤暑，中风，虚劳，痹症，腰痛，历节风，干霍乱，齿红肿，疔疮，痈疽，痄腮，小儿急、慢惊风，小儿瘫痪
项棱	颈椎两侧纵列各一行，刺 7 针	感冒，哮喘，齿痛，眼红痛，喉痛，小儿夜啼，百日咳
夹脊行	自胸椎至骶椎两侧各一行，当骶椎横突之外方，纵列行刺 22 针，视病情可全刺或分段选刺	感冒，中暑，伤暑，中风，虚劳，腰痛，胁痛，历节风，泄泻，霍乱，腹痛，疝气，尿闭，遗尿，胃痛，喉痛，痛经，小儿夜啼，百日咳，惊风，小儿瘫痪
远脊行	自胸椎至骶椎脊约二横指处，纵列行刺 22 针，视病情可全刺或分段选刺	中暑，伤暑，中风，痹症，腰痛，小儿瘫痪
肩棱	自胸椎部和肩部交界处肩端排刺 5～7 针	喉痹，痈疽，小儿瘫痪
肩胛环	以膏肓穴为核心，包括两肩胛骨在内，作一椭圆形，刺法如下： 散刺：以膏肓穴（肩胛核心）为中心作星形刺 集中刺：自距一横指处向膏肓穴集中 扩散刺：自膏肓穴向周围 2～3 横指处扩散 环刺：沿椭圆线进行针刺	感冒，虚劳，哮喘，百日咳，小儿瘫痪
骶鞍	在骶骨部作一马鞍形环状曲线，可从尾骨端向上作散刺或作集中刺与扩散刺	痔疮，腰骶痛

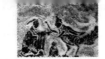

表9-7 陶针法上肢部刺激部位表

名称		部位和刺法	主治
手六棱	两前棱	在上臂桡侧,自肩关节至肘关节排刺10~15针,分内外两行:内前棱在屈侧,外前棱在伸侧,视病情可全刺或分段刺	痹症,泄泻,齿痛,百日咳,瘫痪
	两后棱	在上臂之尺侧,自肩关节至肘关节排刺10~15针,分内外两行:内后棱在屈侧,外后棱在伸侧,视病情可全刺或分段刺	痹症
	两侧棱	在上臂部前后两棱之中间,自肩关节至肘关节排刺10~15针,分内外两行:内侧棱在屈侧,外侧棱在伸侧,视病情可全刺或分段刺	痹症
手六关		在肩、肘、腕关节部作环刺一圈,痛疽取肘关节,痄腮取腕关节,其他局部病取患处关节	痹症,历节风,痈疽
肘弯		在肘弯部静脉重刺放血	霍乱,干霍乱,疔疮
四缝		在次、中、环、小四指掌中节重刺挤出黄水	疳积,百日咳
手十甲		在手十指指甲根部,亦可取指甲角,虚劳取手拇指甲根或甲角,胁痛取无名指甲根,干霍乱取示指甲根点刺或全刺	中暑,虚劳,哮喘,胁痛,腹痛,遗尿,齿痛,眼病,小儿夜啼,疳积
手十尖		在手十指之尖端重刺出血	伤暑,中风,干霍乱

表9-8 陶针法下肢部刺激部位表

名称		部位和刺法	主治
足六棱	两前棱	自股关节至踝关节,挟膝盖两棱线,纵列行刺15~20针,在内侧的称内前棱,在外侧的称外前棱。视病情全刺或分段刺	痹症,呕吐,腹痛,小儿瘫痪
	两后棱	自股关节至踝关节,过膝弯中点为外后棱,在外后棱与内侧棱间为内后棱,纵列两行,行刺15~20针。视病情可全刺或分段刺	痹症,尿闭,小儿瘫痪
	两侧棱	过屈膝两侧纹,自股关节至踝关节纵列行刺15~20针。在内侧的称内侧棱,在外侧的称外侧棱。视病情可全刺或分段刺	痹症,胁痛,疝气,遗尿,耳痛,痛经
足六关		两下肢股、膝、踝关节共六处,膝踝关节作环刺,股关节作半环形针刺	痹症,腰痛,历节风,小儿瘫痪
膝弯		在膝腘部静脉上重刺放血	中暑,霍乱,干霍乱,疔疮
足十甲		在足十趾爪甲根部,亦可取爪甲角处点刺或全刺	中暑,伤暑,干霍乱,疝气,尿闭,耳痛,慢惊风
足十尖		在足十趾尖端重刺出血	中风

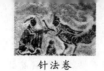
四、注意事项

(1)凡不锋利之陶片应弃去,陶片针必须保持尖端锋利。

(2)用具及施术部位必须严格消毒,以防感染,若发生感染,应及时处理。

(3)项背纵行,可以通治诸病,故每病必取。主要部位集中刺,配合部位扩散刺。

(4)皮肤有感染或溃疡者,不宜直接针刺局部患处。危重烈性传染病及心、肝、肾功能严重损害者禁刺。

五、临床应用

李光员采用陶针治疗小儿惊风 2 例[336]:例 1,杨某,男,3 岁,1989 年 3 月 5 日来我院,经诊为"小儿高热惊厥",当即用陶针刺人中、颊车、合谷、风关、气关、命关等穴并放少量血,15分钟后控制了抽搐。例 2,陈某,女,10 个月。于 1990 年 3 月 20 日开始发热,肌注柴胡注射液及口服速效伤风冲剂等,不见效。次日,病情未好转,反而出现左侧肢体抽搐,眼球固定,面色苍白,颈项发硬,角弓反张,来我院就诊,立即用陶针刺人中、颊车(右)、内关(右)、曲泽(右)、涌泉(右)、京门(右)、风关、气关、命关等穴。30 分钟后,抽搐停止,神志清醒,眼球活动自如,呼吸平稳。

第十四节　蜂针法

一、概　述

蜂针疗法是利用蜜蜂螫器官为针具,循经络皮部和穴位施行不同手法的针刺,用以防治疾病的一种自然医疗方法。该疗法亦称蜂毒疗法、蜂螫疗法。应用蜂毒来治疗疾病,其源远流长。早在 3000 多年前的《诗经·周颂·小毖篇》中就有"莫予并蜂,自求手螫";公元前三世纪的《左传》中亦有"蜂虿有毒"等记载;《黄帝内经》中记载了"蜂螫有毒可疗胫",说明当时人们对蜂毒已有了一定的认识。1700 多年前,古罗马医学家盖伦就记述了蜂毒可作止痛等多种用途,在欧美各国还载有多例蜂螫治疗风湿病的验案。1888 年奥地利医师特尔奇在《维也纳医学周刊》上发表了用蜂螫治疗风湿病 173 例的论文后,许多国家都对蜂毒及蜂疗进行了研究。经国内外蜂针研究者的继承和发扬,蜂针疗法已在医疗保健事业中显示出独特的效用。

利用蜂螫刺入穴位,有针刺腧穴的作用,亦有注入蜂针液的独特药理作用来治疗疾病。蜂螫后出现局部红肿反应,还具有类似温灸的治疗效应,因而蜂针具有调整经络脏腑气血的功能。蜂针疗法长期以来广为人们所采用。研究表明,蜜蜂螫人放出的毒液有抗菌、抗感染、抗

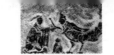

凝血、抗辐射及降血脂作用,具有麻醉、解毒、止痛、活血等功效,可增强人体的抗病能力。现已有将蜂毒制成注射液用于治疗疾病的方法。

蜂针疗法主要是通过蜂针的刺激作用和蜂毒的强大药理作用未治疗疾病。除了蜂针的针刺作用外,蜂毒作用巨大,它是蜜蜂毒腺和副腺分泌出的具有芳香气味的淡黄色透明毒液,是一种有高度药理作用和生物活性的复杂混合物。生物化学和药理学研究证实:蜂毒中含多种肽、酶、生物胺及其他生物活性物质,具广泛的药理作用,蜂毒能刺激淋巴、内分泌系统,促肾上腺皮质激素的释放,还有箭毒及神经阻滞样作用,从而达到镇痛、消炎、抗菌、调节代谢、增强免疫力的功效,对痹证痛证特别适用。

二、操作方法

(一)试针

为避免个别人对蜂针出现变态反应,初次行蜂针疗法前必须在医师观察下试针。人体对蜂针液的免疫力不是永久的,为了安全起见,间隔一个月以上,再接受蜂针治疗的患者应重新进行试针。凡出现变态反应者,不宜施用蜂针疗法。应警惕可能发生的过敏性休克,要落实应急防治措施。

1.拔针法

将工蜂螫器官用直形无齿虹膜镊或钟表游丝镊拔出供试针或蜂针治疗的方法。用敷料镊子夹取一只工蜂头胸部,将其腹部向外,头部用左手捏住,右手持游丝镊掌侧向外;或将蜂腹朝内,右手持镊掌侧向内,趁螫针伸出时将螫器官拔出。

拔出的活蜂螫器官,用游丝镊夹持刺针上 1/3 和下 2/3 交界处,太偏上影响贮液囊收缩和蜂液排出,太偏下因刺针较细易被夹伤,用劲稍小又易失落。螫器官离开蜂体后应在数秒内使用,耽搁时间稍长,蜂针液会从刺针端大量排出。

2.试针方法

在患者前臂下端外侧皮肤处,先作常规消毒。将拔出的螫刺在相当于外关穴位上刺入皮肤 0.5～1.0mm,随即拔出,刺点立现小皮丘。20 分钟后观察,若无泛发剧烈红肿、奇痒等局部反应和皮肤水肿、皮疹、胸闷、气闷、恶心、呕吐、腹痛、心悸、乏力、发热等全身反应,即可进行蜂针治疗。

(二)蜂针经穴针刺方法

1.蜂针循经散刺法

本法一般在第一周采用。常规消毒后,将螫针从活蜂尾部用游丝镊拔出,夹持蜂针,在患

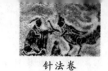

部或与疾病相关的经络皮部,垂直散刺4～5个穴,重点穴位采用"齐刺"或"梅花刺"。针法要领是:"针不离镊,随刺随拔",散刺用力要适中,垂直刺,否则螫针容易折断。施术时沿病处所属"皮部"或压痛区每隔1～2mm轻轻呈带状散刺。一般用3～5只蜂散刺一个区域后,用冷藏的新洁尔灭湿毛巾擦针刺区,再刺下一部位。散刺法痛感轻微,对激发调整"皮部"、"络脉"经气有特殊功效。蜂针作为保健和抗衰老措施一律采用散刺法,施行此法患者几乎无痛或痛感轻微,注入蜂针液量有限,属轻刺激。对头面部和耳穴主要施行散刺,并要浅刺(0.5～1.0mm)、轻刺、随刺随拔。此法一般用于治疗三叉神经痛、黑斑、皱纹等颜面的疾病。

2. 蜂针经穴直刺法

接受蜂针治疗第二周,若患者蜂针后局部反应轻微,可将从活蜂中取出的螫针直接刺入穴位,视病情及患者针刺后反应情况留针3～5分钟,乃至10～20分钟,再拔除整针。第一次用蜂1只,以后视针刺反应及病情需要,逐次增加经穴和活蜂数。应用蜂针经穴直刺法,一般局部均会有肿痛反应,要视反应情况调整蜂针刺激量。对三叉神经痛、齿槽脓肿等患者除皮肤穴位针刺外,还可在口腔黏膜敏感点、齿龈局部进行蜂针点刺。蜂针刺黏膜疼痛轻微,有时患者还不知觉。蜂针经穴直刺法适用于内脏的疾病,利用针灸疗法作用于十四经的穴位,以达到疏通经络,调和气血的作用。

3. 活蜂螫刺法

对蜂针疗效较好,且局部反应较轻的患者,可采用活蜂经穴螫刺法。操作方法是:用游丝镊夹住活蜂腰下段,直接用活蜂在穴位上螫刺。螫针刺入后,能迅速向体内排出蜂毒,红肿痒痛一般反应较重,故应严格掌握蜂针剂量及适宜地选择穴位。活蜂螫刺法对急性韧带、骨膜、肌腱发炎非常有效,出现红肿,用冰敷法可帮助减轻肿胀。

4. 蜂针的疗程

经试针无变态反应的患者,头几次均采用散刺法,酌情点刺几穴,每次用蜂量按1,2,3或2,4,6只蜂逐渐增加。活蜂螫刺后局部红肿痒反应较重,遇发热等全身反应则减量或维持原数量,待后再酌情逐渐增量。每次用蜂量以10只上下为宜,最多不超过25只蜂。几种刺法酌情选用,或配合使用。蜂针疗法一般隔日1次,10～15次为1疗程,休息7～10天后,再行第二个疗程。针刺的穴位应分组轮换,蜂针局部反应未消失的部位不得重复针刺。对面神经麻痹、脑栓塞和脑血栓形成后遗症等康复的病种和支气管哮喘、偏头痛、高血压、血栓闭塞性脉管炎等疾病缓解期的患者,每周治疗1～2次即可。

(三)子午流注蜂针经穴疗法

按管氏子午流注环周图及子午流注开穴和互用取穴表,选择每日辰时至申时(7～19时),

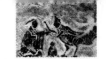

即为日工作时间为开穴时间,约定患者进行治疗,开穴后,根据中医辨证配取 2~3 个穴位。隔日或每日治疗 1 次,10 次为 1 疗程,疗程间休息 1 周,根据病情再行第二疗程治疗。

(四)蜂毒注射液穴位注射疗法

首先做过敏试验皮试及过敏试验肌注。根据脏腑经络辨证,首次宜取腰背及四肢肌肉较丰厚部位的腧穴 1~2 个穴,每穴注射蜂毒加普鲁卡因注射液 0.3~0.5mL,蜂毒剂量不超过每日 0.5mg。其后可根据病情和患者体质逐渐增加剂量。临床参考剂量为每日 1~3mg,最大剂量为每日 5mg。穴注剂量:头面部腧穴每穴 0.3mL;胸背部腧穴每穴 0.5mL,四肢部腧穴每穴 0.5~1mL;腰、股部愉穴每穴 1.5~2mL 较为适宜。根据不同病种和病情确定疗程,一般隔日 1 次;对蜂毒反应轻微或病情较重的患者,每日 1 次,10 次为 1 疗程,休息 5~7 天,继续第二疗程。

(五)辨证选穴

风湿性关节炎和类风湿性关节炎:取疼痛部位及周围的穴位,用蜂螫。7 天为 1 个疗程。

面神经麻痹:取牵正穴为主,配以阳白、丝竹空、颊车、地仓、四白、迎香等穴(配以其中 3~4 个穴即可)。每穴用蜂 1 只,随蜂螫次数增多,而延长蜂针留置时间。一般留置 1~4 分钟。每次间隔 3~5 天,5 天为 1 疗程。

偏头痛:取太阳、头维等穴,用蜂螫,可缓解疼痛。

坐骨神经痛:取腰阳关、秩边、环跳、委中和坐骨神经循行路线附近的穴位,用蜂螫。7 天为 1 个疗程。

肌肉、筋脉痉挛:取痉挛局部和周围的穴位,用蜂螫。

血栓闭塞性脉管炎:取病变部位和周围的穴位,用蜂螫。一般以 15 天为一个疗程。一个疗程后,休息 3 天,在进行下一个疗程。

结节性红斑:取病变部位穴位,用蜂螫。

过敏性紫癜:取足三里、三阴交、血海等穴位,用蜂螫。7 天为一疗程。

荨麻疹:取百虫窝、血海、三阴交等穴,用蜂螫。一般治疗 1 天,即可好转。

胆绞痛:取胆囊穴、内关、迎香、四白和耳穴敏感点,用蜂螫。

疝气:取阴陵泉、关元、气门(奇穴)、三阴交等穴,用蜂螫。7 天为 1 个疗程。若需要进行第 2 个疗程,应休息 5 天后再进行。

支气管哮喘:取大椎、天突、膻中、列缺、中府等穴,用蜂螫。7 天为 1 个疗程。

梅尼埃病:取风池、内关、翳风、足三里等穴,用蜂螫。5 天为 1 个疗程。

过敏性鼻炎:取迎香、印堂、合谷等穴和鼻隔外部,用蜂螫,每次 1 分钟,每日一次,7 天为 1 个疗程。

(六)蜂针疗法的变态反应及其防治

1. 蜂针过敏的可能原因

(1)个人体质:与遗传及个人 DNA 排列及特异体质有关,此类型的过敏几乎都在初次蜂针疗法中发生。

(2)过量:施用的针数过多,此类过敏发生在第 2,3,4 次等,因为抗原抗体反应,尤其在第 2 次使用蜂针时。

(3)代谢问题:蜂针液在人体中的代谢是靠肝脏,患者在大量使用时,产生休克现象的较少,通常是全身荨麻疹。

2. 蜂针的变态反应

(1)局部反应:疼痛、红肿、瘙痒等局部过敏反应。活蜂螫刺是直接刺激皮肤,属皮内刺激,皮肤的痛觉、触觉神经丰富,因此疼痛更甚;蜂刺后即有疼痛,往往仅持续数秒钟或一分钟左右,而后可见局部红肿、胀痛,红肿的大小随个体差异而不同。中期可见局部瘙痒,有的有瘀点或瘀斑。严重反应者局部红肿一般在 12 小时,48～72 小时为高峰期,3 天后逐渐消退。经多次治疗后,局部反应逐渐减弱,肿胀变小,仅维持几小时到 1～2 天不等。

(2)全身反应

①发热、恶寒:接受蜂针治疗的患者,采用点刺、循经散刺或进行脱敏治疗的,不会出现此反应;但若活蜂螫刺,常见的有发热、恶寒等全身反应。但并非初针就有全身反应出现,有一定的潜伏期限。

②风疹(或荨麻疹):有的患者会出现局部风疹或全身风疹,尤其是毒量过大,体质过敏时,更易发生。

③淋巴结肿大:少数可出现,常发生在下颌部、腋窝、颈部、腹股沟等处。病因可能是肌体的淋巴回流不能及时输送毒液、及时解毒的结果。

④头晕或过敏性休克:头晕主要是患者对蜂毒疗法过于紧张,或在饥饿、体虚、低血糖时接受蜂针所致。极少数人出现的过敏性休克是由于毒液进入致敏的机体,使血管活性物质大量释放,毛细血管扩张,内脏器官水肿或渗出,导致血容量相对不足而造成的。

也有部分患者出现手心痒、脚底痒、头皮痒、眼发红、心跳加快、鼻塞、打喷嚏、冒冷汗、呕吐、腹泻等现象。当以上各种症状单项出现或多项出现时,都是患者对蜂针产生过敏反应。

3. 防治方法

反应轻微者,一般不需处理而可于短时间内自行消失;反应明显者,则应视具体情况,减少蜂量或延长蜂疗间歇时间,并作对症处理。

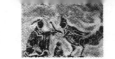

防治变态反应方法:对于较重的变态反应患者,必须迅速将蜂刺拔出,在拔蜂刺时,注意用尖细的镊子,从蜂刺近皮肤处拔出,要避免挤压蜂刺的毒囊,否则可使全部的蜂毒液迅速输入机体,蜂刺拔出后再进行局部防治。

防治疼痛方法:对首次蜂针的成人患者,当蜂螫时与患者聊天,把患者的注意力吸引到谈话之中,减轻其疼痛。提前在蜂针治疗处用外用皮肤止痛制剂(如利多卡因表皮麻醉剂或中草药进行涂敷)以止痛;或采用快速点刺、散刺等方法,减少疼痛或用循按捏肤等方法;也可用局部冷冻或冰敷的方法止痛,儿童和畏痛者可采用此法,严重类风湿患者不适用。施术时,当第1针螫刺后,间隔时间稍长点,待其疼痛减轻后再继续螫刺;也可以当第1针螫刺后接着在原穴位螫刺,骨质增生的患者最适合此法。

防治发热方法:对于未接受过蜂刺的治疗者,蜂针治疗前20天内只采用1~2只蜂小剂量的治疗方法,可使发热率大大减少。另外,发热患者还要多喝温开水,或用蜜糖水,以促使蜂毒反应物的尽快排出,并保证休息。其次可以对症治疗,适当服用解热镇痛药,如阿司匹林、百服宁等药或服用柴葛解肌汤、注射柴胡注射液等。

减少红肿方法:可用季德胜蛇药片外敷与内服;对于蜜蜂毒可用碱性肥皂、童便、氨水、碳酸氢钠溶液等涂擦,因蜜蜂毒液呈酸性,用碱性物质可中和其毒液,使其不至于蔓延。同时可用中草药水煎外洗,如七叶一枝花、蒲公英、萝藦藤、马齿苋、芋荷梗、茄子等中药。

防治瘙痒、风疹方法:蜂针后如不将蜂刺拔出,或尾针残留,属于异物刺激,则痒的程度更甚,故蜂针后应取出蜂刺。另外可用蜂胶酊外搽,或涂祛风的药液,如百花油、清凉油等;用皮炎康霜、蜂蜜外涂等方法可以止住瘙痒。有风疹者,可服抗组织胺的药物,如扑尔敏、苯海拉明、息斯敏等或用葡萄糖酸钙静脉推注。

防治休克方法:先拔出蜂刺,然后让患者平卧,头稍低,取出义齿,保持空气流通。轻者,可给服温糖水,或服用抗组织胺药如扑尔敏等。可指压人中、艾灸百会穴,并吸氧。必要时,给患者静注0.1%肾上腺素1mL,继之皮下注射1mL;静注抗组胺药如非那根25~50mg;还可使用激素,如地塞米松5~10mg静脉注射,或与5%葡萄糖液静脉滴注。反应严重者,要用全身支持疗法,给予输液、利尿等治疗,促进毒素的尽快排出。

三、适应证

针灸可治疗的病症都可用蜂针治疗。如头痛、高血压、心脏病、脑血管疾病、脉管炎、各种精神疾病、各种神经的疼痛或麻痹(如腹股沟神经痛、坐骨神经痛、偏瘫、面神经麻痹等)、重症肌无力、关节炎、肩周炎、颈椎病、腰痛、胃及十二指肠溃疡、肝炎、肝硬化腹水、肾结石、阳痿、肠炎、胆囊炎、便秘、哮喘、糖尿病、甲亢、卵巢囊肿、盆腔炎、痛经、乳腺增生、外阴白斑、近视、视神经萎缩、耳源性眩晕、鼻炎、牙痛、带状疱疹、皮炎、湿疹、脚气病、扁平疣、荨麻疹、牛皮癣、痔疮、疟疾、丹毒、口疮、淋巴结核等病症，均可应用蜂针。但以防治类风湿性关节炎疗效更佳。

四、注意事项

(1)治疗前不宜吃得过饱，治疗期间不宜饮用含有酒精的饮品。

(2)应用锋针疗法前先作过敏试验，对出现变态反应阳性者禁用本法。

(3)凡初次接受治疗者，出现较轻的疼痛，局部略有红肿，不必惊慌，也不要轻易停止治疗。如出现发热、恶心、呕吐、心慌、出汗者，可应用镇静剂。

(4)第一次蜂针治疗结束后，间隔一段时间再次接受蜂针疗法时，应从小量蜂针治疗开始，逐渐加量治疗，以避免发生严重变态反应。与初次接受蜂针治疗不同，当第1～2次复针后，可迅速使蜂针量加至以前治疗水平，甚至可以每天加10针。

(5)用蜂数量宜慢慢增加，以每次增加1只或2只为宜，尽量避免捉回巢蜂做治疗。

(6)蜂针治疗后让患者静坐休息20分钟，无不良反应后才可离去。若治疗过程中出现变态反应，应及时进行抗过敏治疗。

(7)脑波有问题者，如癫痫患者，蜂针会使脑电波传导迅速，可能造成抽筋等症状。如因其他疾病必须使用蜂针者，以不超过3只蜂针为限。

(8)从未使用过蜂针的孕妇，因怕过敏现象引发流产；如果是一直在使用蜂针者，尔后怀孕则不在此限。

(9)有内出血者，如肺、胃有出血时蜂针会造成大量出血，应禁止反复使用本法。

(10)过敏体质者，不能食虾者，蜂针会造成全身荨麻疹。但少量使用蜂针却可改变体质，降低过敏因子，甚至在使用蜂针一段时间后可以食虾了。气喘者应少量使用蜂针，以免引发气喘致死。

(11)心脏病患者，曾作开心手术者，使用蜂针时易造成休克。心肺功能衰竭、装置心律调节器及更换人工瓣膜者禁用。

(12)肾衰竭患者若尿液中有潜血，使用蜂针将会使尿液中 BUN、CR 值快速上升，蜂针可活化细胞，改善器官功能，但如果蜂针剂量过多，则会促使肾功能不全者变成尿毒症。然 BUN、CR 值正常，只是尿中有潜血的肾脏疾病者，蜂针则能快速将潜血症状清除，蜂胶亦有此效果。

(13)一般妇女在第一次使用蜂针时，如果是刚好在月经期，则会有经血过多现象，但是已经用蜂针多时的妇女则无关紧要。

(14)对蜂毒过敏者、有药物过敏史者，体虚难以接受者均禁用本法。对于严重动脉硬化、小儿、老年人、手术后者要慎用此法。

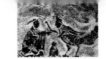

五、临床应用

(一)内科疾病

刘喜德等用蜂针疗法治疗类风湿性关节炎(RA)[337]：将 100 例 RA 患者随机分为两组，蜂针疗法加西药治疗组(蜂针治疗组)50 例，西药对照组 50 例。西药对照组口服甲氨喋呤(MTX)、柳氮磺吡啶片、美洛昔康片(莫比可)；蜂针治疗组在口服上述西药的同时，加用蜂针疗法，根据 RA 发病部位，以局部取阿是穴为主，配合辨证取穴。注意蜂针治疗前先进行试针，若无过敏，蜂针量一般以 1～2 只开始，每次增加 1 只～2 只，以后所用蜂针量视患者的病情、体质而定，平均每次 8～15 只，隔日 1 次，疗程 3 个月。观察临床疗效，治疗前后症状、体征变化，及西药用量、不良反应和治疗后 3 个月病情复发情况。结果蜂针治疗组的总有效率优于西药对照组($P<0.05$)；在改善症状和体征(关节疼痛度、肿胀度等)的积分方面，与治疗前及对照组治疗后比较差异有显著性($P<0.05,0.01$)；蜂针治疗组的美洛昔康及 MTX 的用量、病情复发率和不良反应发生率明显少于西药对照组($P<0.05,0.01$)。提示蜂针疗法加西药治疗 RA 的疗效优于单独西药治疗，蜂针疗法不良反应少，具有促进西药减量、减少病情复发率和稳定病情的作用。

(二)外科疾病

耿振方等治体表血管瘤患者 46 例[338]，皮肤纤维瘤患者 39 例：蜂针过敏试验阴性后，在瘤体上面活蜂螫刺，留针 20 分钟。因蜂针液有软坚、活血、化瘀、消炎之功效，经 1～15 次蜂针均获治愈，除其中纤维瘤 1 例瘤直径 1cm，治疗 4 次用蜂 4 只，1 年以后复发，其余治愈后随访 1～3 年无复发。蜂针治疗体表血管瘤及皮肤纤维瘤效果良好。

(三)骨伤科病症

1.肩关节周围炎

沈明安运用蜂针配合推拿治疗肩周炎[339]：将 66 例肩周炎患者随机分为治疗组和对照组各 33 例，均以阿是穴、肩髃、肩髎、肩贞为主穴，配以臂臑、曲池、天宗。治疗组采取蜂针配合推拿的方法，蜂针治疗时，局部常规消毒后，用镊子夹着工蜂腰腹部，将其尾部对准点刺的穴位，然后把镊子挟紧，蜜蜂螫针即刺入皮下，再加压其腹部促进毒素注入穴位，留针 20 秒左右，然后迅速将蜜蜂的螫针拔出，刺入其他穴位。急性期每天 1 次或 2 次，10 天为 1 个疗程，每个疗程间休息 1～2 天，1 个月为 1 个疗程；慢性期每周 2～3 次，1 个月为 1 个疗程。对照组采取针灸配合推拿的方法。两组推拿操作方法相同，每次大约 10 分钟，每日 1 次，10 次为 1 疗程。经治疗，治疗组总有效率 96.97%，对照组总有效率 81.82%。统计学检验，治疗组疗效明显优于对照组($P<0.05$),提示蜂针配合推拿治疗肩周炎疗效显著。

2. 强直性脊柱炎

牟秀艳为 29 例强直性脊柱炎患者进行蜂疗[340]:其中男 28 例,女 1 例;20～30 岁 9 例,31～40 岁 11 例,41 岁以上 9 例;早、中期 18 例,晚期 11 例。获效的 25 例中,经蜂针治疗 3～5 个月者 11 例,占 37.9%,蜂针 5 个月～1.5 年者 9 例,占 31%,坚持蜂针 1.5 年以上者 5 例,占 17.2%。另 4 例治疗中断,作为无效病例,占 13.8%。结果表明早期患者治疗效果最好,发病 5～7 年的患者,其发病的关节,生理弯曲的脊柱,恢复的可能性很大。超过 8 年以上的患者,可不同程度改善。中、晚期强直性脊柱炎患者,坚持蜂针治疗 300 次左右,能达到标本兼治的效果。

3. 肌筋膜疼痛综合征

田宁运用蜂针疗法治疗肌筋膜疼痛综合征[341]:将 60 例肌筋膜疼痛综合征患者随机分为蜂针治疗组和针刺加拔罐加 TDP 对照组各 30 例,蜂针组治疗时,常规试针合格后选取风池、肩井、天宗、疼痛部位相关节段的夹脊或背俞穴、委中、阿是穴,常规针刺消毒后,用镊子夹住蜜蜂的头胸部,再用另一镊子将其尾针拔出,以散刺法螫刺以上穴位。对照组选穴同上,常规针刺得气后,于留针过程中用 TDP 照射,出针后配合拔罐治疗,两组均隔日治疗 1 次,连续治疗 10 次后观察疗效。结果蜂针组总有效率为 93.3%,对照组总有效率为 66.7%,蜂针组总有效率明显高于对照组($P<0.05$)。提示蜂针疗法治疗肌筋膜疼痛综合征有良好的疗效。

4. 膝关节骨性关节炎

苏杰宾运用蜂针联合温针疗法治疗膝关节骨性关节炎[342]:将 100 例膝关节骨性关节炎患者随机分为观察组与对照组,每组 50 例,分别采用蜂针联合温针及单纯温针治疗,观察两组的临床疗效。结果观察组 50 例中,显效 29 例,好转 18 例,无效 3 例;对照组 50 例中,显效 12 例,好转 32 例,无效 6 例。观察组与对照组总有效率(94%与 88%)比较,差异无显著性($P>0.05$),但两组显效率(58%与 24%)比较,差异却有统计学意义($P<0.01$)。提示蜂针联合温针疗法治疗膝关节骨性关节炎较单纯温针疗法具有更好的临床疗效。

(四)儿科疾病

1. 小儿哮喘

文洁珍运用蜂针治疗儿童哮喘共 60 例[343]:试针合格后,辨证选穴消毒后捏住蜜蜂双翅,将其尾刺螫刺入穴位上,"即点即出"。蜂量一般每次 1～2 只为宜,每隔 3～10 天治疗 1 次,10 次为 1 疗程,治疗 4 疗程后评价疗效,结果临床控制 9 例,显效 27 例,好转 16 例,无效 8 例,总有效率为 86.67%。且治疗后 IgE、IgA、IgG、IL-2 均有明显改善,与治疗前比较,差异有显著

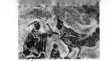

性或非常显著性意义。提示蜂疗治疗儿童哮喘疗效显著,其机理可能与蜂疗调节患儿免疫功能及其抗感染作用有关。

2.小儿遗尿

成永明等采用蜂疗治疗小儿遗尿症 60 例[344];将 100 例遗尿症患儿随机分成两组,治疗组 60 例选三阴交穴(双侧交替使用)采用蜂针治疗,同时口服露蜂房免煎颗粒剂,对照组 40 例采用中药辨证治疗。1 个月后观察两组患儿的疗效。结果治疗组治愈 29 例,有效 24 例,无效 7 例,总有效率 88.3%。对照组治愈 9 例,有效 20 例,无效 11 例,总有效率 72.5%。治疗组的疗效优于对照组(P<0.05),提示采用蜂疗治疗小儿遗尿症有较好的临床疗效。

第十五节　锋勾针法

一、概　述

锋勾针疗法是在中医理论指导下,通过使用锋勾针点刺或勾割人体腧穴或特定部位从而治疗疾病的一种针刺方法。锋针,据《灵枢》所载,其针长 1.6 寸,针锋锐利,三面有刃。勾针,流传于民间的一种针刺工具,因其针尖前部呈勾状而命名。师怀堂老先生在参考古九针之锋针的基础上,结合流传于民间的勾针,将两者之长融为一体,改革并发明了新型的锋勾针。新九针之锋勾针分针柄、针身、针头三部分。由不锈钢制作,整体长 17cm,针身两头末端勾尖部分为针头,长 3mm,两面有刃,且与针身呈 135°角。

锋勾针以其独特的结构和操作方法,通过刺血和勾割,可以起到泄热排毒,引邪外出,疏通经络,松解粘连,理筋活络的作用,在治疗热证、痛证、经筋病证等方面疗效显著。

二、操作方法

(一)消毒

施术部位,常规消毒。锋勾针针头在酒精灯上烧灼 1 分钟或 75% 的酒精中浸泡 30 分钟。施术者针刺前将手刷洗干净,待干再用 75% 酒精棉擦拭消毒。

(二)患者体位

根据施术部位选取,以利于操作且患者舒适为原则。仰卧位适宜于头面、胸、腹部腧穴和上下肢部分腧穴。侧卧位适宜于身体侧面少阳经腧穴和上下肢部分腧穴。俯卧位适宜于头、项、脊背、腰骶部腧穴及上下肢部分腧穴。仰靠位适宜于取头、颜面和颈前等部位的腧穴。俯伏坐位适宜于后头和颈、背部腧穴。

(三)持针法

右手拇、食二指捏持针柄,中指置于针身下部,微露针头,呈持笔式。

(四)操作手法

1. 勾割法

(1)用左手拇、示指绷紧所刺部位的皮肤,右手迅速将针头垂直刺入皮肤。

(2)在针头刺入皮肤后,将针体扭正与皮肤垂直,将皮下白色纤维挑起。

(3)上下提动针柄,进行勾割,可听到割断纤维的吱吱声,一般勾割3~4下。

(4)勾割完毕,恢复到进针的角度,将针尖顺针孔而出。

(5)出针后,立即用棉球按压针孔。

2. 点刺法

用左手拇示指绷紧所刺部位的皮肤,右手持锋勾针,使针尖与皮肤呈90°角,然后迅速翻转手腕点刺穴位(或刺激点),血即随针而出。此法适用于在肢体末端部位腧穴或反应点的放血。

3. 挑刺法

左手拇、食二指将反应点周围的皮肤肌肉绷紧,右手持锋勾针对准反应点(红豆点、敏感点、丘疹点等),迅速而敏捷地挑刺所需部位,并挤出血点。

4. 操作要领

临床施用锋勾针要求手法娴熟,双手协作,全神贯注,操作要做到准、快、达三要诀。"准"即取穴准确,"快"即进针快捷,"达"即针刺到位、刺激充分。

三、适应证

锋勾针对一些急性炎症、实证性疾病效果显著。主要适用于有固定性痛点的局部功能性障碍或久而不愈的顽固性疼痛,如肩关节周围炎、神经性头痛、跟骨骨刺、腰背肌劳损、腱鞘炎、胃痉挛等疾病;或某些急性感染性疾病,如急性结膜炎、急性扁桃体炎、急(慢)性咽炎、高烧等疾病。

四、注意事项

(1)操作过程中,对于施术部位的局部解剖要有充分的了解,注意避开重要的神经、大血管或重要脏器,以免意外发生,确保医疗安全。

(2)应用锋勾针泄热排毒,取穴原则与应用毫针一样,即近部取穴、远部取穴和对症取穴。

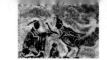

但所取穴位的部位最好选取皮肉肥厚或血管较为丰富之处，这样便于刺血或勾割。如能配合拔罐，则更能提高疗效。

五、临床应用

（一）内科疾病

1. 头痛

邢守平应用锋勾针配合火针治疗偏头痛[345]：治疗时取大椎、风池、百会、太阳、悬颅、悬厘、印堂、头维、上星及阿是穴。每次可选5～6个穴，根据病情交替使用锋勾针，每穴钩割3～4次，微出血。用细火针治疗时取阿是穴、百会、悬厘、悬颅等穴，在酒精灯上烧红火针，每次选穴4～6个穴，每穴点刺2～3次。上述针刺，每3天治疗1次，同时进行，3次为1疗程，最多治疗2个疗程（6次）。结果86例中，治愈47例，显效31例，无效8例，总有效率为90.70％，疗效显著。

曹伟民运用锋勾针治疗神经性头痛156例[346]：风邪入络型主穴取天柱、合谷、太冲、痛点；瘀血阻滞型主穴取天柱、大椎、太阳、风池、痛点。配穴取百会、悬颅、悬厘、足临泣。每周1次，3次为1疗程。结果临床治愈145例，显效6例，好转3例，无效2例，总有效率为98.72％。说明锋勾针治病简便灵验，值得推广。

张先锋以闪罐加锋勾针治疗头痛86例[347]：治疗时主穴取百会、风池、太阳，辨证配穴，经1～2个疗程治疗后评价疗效，结果痊愈75例，显效7例，好转3例，无效1例，总有效率为98.84％，疗效显著。

杨学山以锋勾针治疗血管神经性头痛[348]：以阿是穴为主，选择病发时疼痛最敏感点。配穴根据疼痛所在经络循行部位，前额痛属阳明经，痛点在印堂及眉棱骨处；侧头痛属少阳经，痛点多在太阳穴处；头顶痛属厥阴经，痛点在百会穴处；后头痛属太阳经，痛点多在风池、风府穴附近。血管神经性头痛临床较为常见，究其病机不外乎不通与不荣，然难取效之关健在于病位在上，药力难及，通之不易。作者运用锋勾针局部施术，强通经络。锋勾针是将锋针与勾针合二为一，二者联用，作用于局部，外加放血，行头面之血，通局部之瘀，达到通而不痛之目的。将锋针、勾针、放血三者合一，祛瘀血而生新血，推陈纳新，使气血条达，荣养清窍，达到荣而不通之目的。总之，锋勾针法针对头痛病机，有的放矢，对改善血管神经性头痛的病理征象，祛除其病机具有较明显的作用。此法作用意图明确，简单而有效，临床较具优势。

2. 面瘫

高山等采用新九针治疗面瘫[349]：将120例门诊病例随机分为治疗组和对照组，每组60例。对照组采用毫针治疗，治疗组在对照组治疗的基础上采用梅花针、锋勾针、细火针等新九

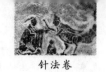

针治疗。结果对照组治疗后总有效率为 86.67%，治疗组治疗后总有效率为 98.33%，两组患者治疗后总有效率有差异。提示新九针治疗面瘫疗效显著，操作简便，值得在临床上推广应用。

3. 泌尿系感染

冯玲媚运用针刺治疗泌尿系感染 30 例[350]：治疗时先取秩边穴常规毫针针刺，再取次髎穴用锋勾针治疗，操作时应避开血管及神经，勾刺方向与肌肉垂直，结果经治疗后本组显效 23 例，有效 5 例，无效 2 例。总有效率为 93.3%，效果令人满意。

4. 坐骨神经痛

虎宝等用锋勾针加拔火罐治疗坐骨神经痛 30 例[351]：采用师怀堂教授的"九针"之一的锋勾针，与拔罐疗法和体针疗法相结合，治疗 30 例坐骨神经痛，取得满意疗效，总有效率达 100%。

孟庆良等治疗原发性坐骨神经痛[352]：锋勾针治疗组 198 例，另设对照组 126 例，采用毫针针刺，两组取穴相同，以阿是穴为主穴，配以环跳、阳陵泉、悬钟、委中、承山，经治疗后观察两组痊愈率有非常显著性差异，提示锋勾针疗法治疗坐骨神经痛的效果优于毫针疗法。

(二)骨伤科疾病

1. 肩关节周围炎

侯玉铎等运用锋勾针治疗漏肩风[353]：将 200 例漏肩风患者随机分为治疗组 137 例，对照组 63 例，治疗组采用锋勾针经筋刺法配合穴位注射，对照组以传统的毫针循经取穴刺法治疗，两组均治疗 1 个疗程后评定疗效，结果两组临床治愈率之间差异有非常显著性意义，治疗组明显优于对照组。提示锋勾针治疗对漏肩风的治疗效果显著。

周志峰运用锋勾针加闪罐治疗肩周炎 50 例[354]：两个疗程治疗后，肩关节疼痛消失，活动自如者 43 例，占 86%。肩关节疼痛消失或略有适感，活动基本自如者 6 例，占 12%。治疗前后无变化 1 例，占 2%。总有效率为 98%。临床实验表明该疗法疗程短，治愈率高，值得推广。

2. 颈椎病

孟宪凯等运用综合疗法治疗颈椎病应用刮痧配合锋勾针、拔火罐等综合疗法治疗颈椎病[355]：结果 83 例患者经一疗程治疗后，其中痊愈 68 例，占 81.9%；显效 13 例，占 16.7%；有效 2 例，占 2.4%；总有效率为 100%，愈显率达 97.6%，效果显著。

3. 项韧带损伤

金生飞采用锋勾针勾割压痛点治疗项韧带损伤 87 例[356]：经治疗 4 周后统计疗效，结果痊愈 61 例，占 70.00%；好转 26 例，占 29.89%，总有效率 100%。提示锋勾针治疗软组织损伤性

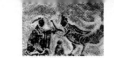

疾病有特效。

4. 腱鞘炎

任平霞采用锋勾针松解和腱鞘内注药治疗腱鞘炎[357]：40mg 曲安奈德和 1‰利多卡因 2mL，混合制成混悬液，经过 1～2 周治疗后评价疗效，结果优 34 例，良 8 例，差 3 例，总有效率 93.3％，说明本法疗效确切。

（三）皮肤科疾病

曹伟民采用锋勾针配合火罐治疗痤疮 396 例[358]：治疗组取得满意疗效，同时设对照组观察对比，对照组采用毫针针刺治疗，结果两组的痊愈率经统计学处理有非常显著性差异，治疗组明显优于对照组，提示锋勾针加火针的疗效优于毫针的疗效。

张连生采用锋勾针挑刺身柱穴治疗面部痤疮 218 例[359]：经治疗后，痊愈 143 例，占 65.60％；有效 67 例，占 30.73％；无效 8 例，占 3.67％；总有效率为 96.33％，效果明显。

（四）其他

程桂凤采用锋勾针勾刺大椎、曲池穴治疗发热患者 12 例[360]：观察患者治疗前后的体温变化，结果锋勾针勾刺后降温明显，有统计学意义，证实锋勾针治疗对实热邪盛的顽固性高热患者最适宜。

第十六节　粗针法

一、概　述

粗针又称巨针，系由《内经》中"九针"之大针演化而来，因其针体特粗而名之。粗针治疗的针感强，针刺时间短，进针不易弯曲，很少有滞针、折针现象。因此，粗针疗法适用于需要强刺激或放血的病症。因为刺激部位大多在背部肌肉丰厚处，而且一般每次只扎一针，针刺间隔时间又比较长，虽然针较粗较长，治疗时并没有很大的痛苦。临床中常用粗针来治疗皮肤科疾病，如带状疱疹、神经性皮炎、多发性神经炎、丹毒、湿疹等，对某些内科疾病如面瘫、胃下垂、中风等疾病也有较好的疗效，还长于治疗各种痛症及骨伤科疾病，如肋间神经痛、坐骨神经痛、腰椎间盘突出症、梨状肌综合征、肱骨外上髁炎等疾病。

粗针又称巨针，是在古代"九针"中大针、长针的基础上形成和发展起来的，采用坚韧而富有弹性的优质不锈钢材料制成，针具的结构、形状与毫针相同，只是粗长的程度远远超过毫针。针尖圆而不钝，利而不锐，针身粗大挺直，针柄由铜丝或铝丝紧密缠绕而成。可分为直径 0.3

～2mm、针长 3～40 寸等多种规格型号。临床应根据病情、刺激部位及患者的年龄、体质等情况选择合适的针具,方能达到理想的效果。

二、操作方法

(一)进针

1. 夹持进针法

刺手拇、食二指夹持针体下端,露出针尖 4～5 分,对准穴位,快速刺入。适用于肌肉丰厚处。

2. 夹压进针法

用刺手拇指与中指夹持针体,示指压针尾,快速刺入。此法适用于背部。

3. 捻转进针法

用押手持针体,刺手持针柄,同时捻转下压刺入。此法适用于皮肤柔软的腹部。

(二)手法

粗针进针后,一般即有较强的感觉。若需强刺激可提插 6～7 次,针刺后有放电感者效果最佳,但对儿童不宜提插过多。如用于肌肉萎缩患者,可用卷肌提插法,即针刺入后,针体向一个方向捻转,以转不动为度。此时肌纤维已缠住针体,然后上、下提插数次。提插 2～3 次为中度刺激,留针不提插为弱刺激。

(三)出针

达到针刺目的即可出针,出针时应以挤干的酒精棉球按揉针孔,以免出血。对于实热证可不按压,使其放出少量血液则效果更佳。

(四)针刺原则

由于粗针针体较粗,刺激性强,故应用时应视患者体质、病情、部位等灵活采取针刺方法。肌肉丰隆处,如臀部宜深刺;肌肉浅薄处和深部有重要脏器的部位,如头颈、背部、胸腹部宜浅刺或沿皮刺。对各类麻痹、瘫痪、急性病宜用强刺激不留针;对于慢性病宜留针而不加大刺激;对神经反应迟钝的人宜强刺激;对神经敏感者则宜弱刺激,快速刺入即可出针。

(五)留针

背部俞穴一般留针 1～2 小时,对有些疾病亦可留针 3～4 小时或更长。其他均宜采用强刺激不留针。

(六)疗程

每日针刺 1 次,10 次为 1 疗程,2 疗程休息 3 天。

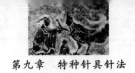

三、适应证

1. 皮肤疾患

急性皮肤感染、疔毒、疖肿、痈肿、淋巴管炎、乳腺炎、牛皮癣、荨麻疹、急慢性湿疹及下肢溃疡等。

2. 神经系统疾患

偏瘫、截瘫、小儿麻痹后遗症、神经性头痛、三叉神经痛、神经官能症、自主神经功能失调、末梢神经炎等。

3. 运动系统疾患

急性及慢性风湿痛、风湿及类风湿性关节炎、肌肉疼痛等。

4. 呼吸系统疾患

支气管哮喘、支气管炎等。

5. 消化系统疾患

急慢性胃炎、肠炎、胃下垂等。

6. 泌尿生殖系统疾患

泌尿系感染、外阴白斑、前列腺炎、闭经、遗精、阳痿等。

7. 眼科疾病

角膜炎、结膜炎、斜视等。

8. 其他

雷诺氏病、血栓闭塞性脉管炎、痔核、格林—巴利综合征、结节性红斑、糖尿病、尿崩症等。

四、注意事项

(1)熟知解剖知识。粗针异于毫针,它对机体组织破坏性较大,因而需要掌握人体各部的形态结构,熟知解剖学知识,以免发生意外。

(2)严格消毒。粗针需要挟持进针,同时损伤皮肤、组织面积较大。如消毒不严,易导致感染引起不良后果。除注意患者的皮肤和针具消毒外,医者手指的消毒亦很重要。

(3)避免刺伤。在静脉与动脉显露处,表浅处应注意避开下针。深刺时若刺中血管,患者觉针下剧痛或针体有跳跃感应立即停针不动,再将针慢慢提起,压迫针孔片刻;内脏、胸、背部,易伤内脏的穴位禁深刺;腰部亦不宜深刺,免伤肾脏;针刺上腹部穴要检查肝脾是否肿大,针刺下腹部穴位时需排空膀胱。

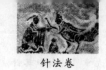

（4）防止晕针。由于粗针刺激强烈，加之针粗又易使患者产生恐惧，因而发生晕针的可能性也较大。因此要事先注意患者的体质、神态，了解患者对针刺反应的耐受力。特别是对初次治疗的患者，要了解以前的治疗情况。对神经紧张的体弱患者宜做好解释工作，手法适当减轻，并尽量采用卧位。对饥饿、大汗、大泻、大吐、大出血及过度疲劳者应禁针。如出现晕针应立即停止针刺，将已刺之针全部取出，让患者平卧于空气流通处，松开衣带。严重者可刺人中、涌泉，促其苏醒。若晕厥不醒者，可嗅以氨水或施人工呼吸、注射强心剂等急救法。

（5）粗针刺激比较强烈，出针后易遗留较强的酸胀感和牵引感，这种现象可逐渐消失，不必惊慌。

（6）若出现局部红肿、微量出血或针孔局部小块青紫，一般为刺破局部小血管所致，不须处理可自行消散。如局部青肿，疼痛较剧，可在局部按摩或热敷以助消散。

五、临床应用

（一）内科疾病

1. 中风

张秀芬等采用粗针弹拨神经干治疗中风偏瘫[361]：治疗组患者 380 例，另设对照组 58 例，采用常规毫针刺法，经治疗后对治愈率、治疗次数、痉挛性疗效等做比较分析，提示粗针弹拨神经干疗法明显优于传统针刺组。

毕颖等采用粗针平刺身柱穴配合体针对中风后痉挛性瘫痪[362]：将 90 例住院患者按入院先后顺序随机分为粗针体针组、体针组及西药组各 30 例，以修改的 Ashworth 量表为疗效评定指标，并同时采用简化 Fugl-Meyer 运动功能评价表及日常生活能力量表（ADL）对 3 组患者的肢体运动功能及生活自理能力进行测评。结果粗针体针组有效率为 86.67%，体针组有效率为 66.67%，西药组有效率为 56.67%。粗针体针组疗效明显优于体针组（$P<0.05$）及西药组（$P<0.01$）。3 组患者的肢体运动功能、生活自理能力在治疗后亦均有不同程度改善，且粗针体针组优于另两组（$P<0.05$，$P<0.01$）。提示粗针平刺身柱穴配合体针可明显改善中风患者肢体的痉挛程度，是一种有效的抗痉挛针刺法。

2. 面瘫

张文涛用粗针快刺拔罐疗法治疗周围性面瘫患者 278 例[363]：其中风寒型患者 152 例，风热型患者 126 例，经治疗后风寒型组总有效率为 98.6%，风热型组总有效率为 97.6%，两组均获满意疗效。

宣丽华等用粗针神道穴平刺促进面神经炎面肌功能恢复[364]：将 126 例面神经炎患者，随机分成粗针平刺组 42 例，传统针灸组 42 例，西药对照组 42 例，观察 3 组患者治疗前后面神经

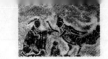
功能分级、面部症状、面神经电图的变化并进行安全性评价。结果神道穴粗针平刺能明显改善面神经功能分级和 Portmann 临床简易评分法（RPA）积分，并能改善面神经电图潜伏期比例和波幅比例。统计结果表明神道穴粗针平刺与传统针灸组、西药对照组相比有显著性差异，安全性评价无异常、无差异。说明神道穴粗针平刺能促进面神经炎患者面肌功能迅速恢复、病程缩短。该方法安全、快速、有效、无副作用。

宣丽华等用粗针治疗面神经炎 240 例[365]：将患者随机分成粗针平刺组和传统针刺组，以改良 Portmann 临床简易评分法及 House-Brackmann 分级量表为观察指标，进行比较，并将两组样本总体和各中心的痊愈率进行统计学处理、分析比较，同时进行安全性、依从性评价。结果实际完成病例 230 例，其中粗针平刺组 116 例，传统针灸组 114 例。粗针平刺组在改良 Portmann 临床简易评分、House-Brackmann 分级及总体治愈率上均优于传统针灸组。该方法安全，依从性好。说明粗针神道穴平刺治疗面神经炎疗效优于传统针刺方法，且简便，易行，无不良反应。

3. 胃下垂

向莉采用粗长针配合毫针治疗胃下垂患者 346 例[366]：先用粗长针治疗，在治愈或显效后用毫针巩固治疗，不仅取得了较满意的近期疗效，总有效率为 100%，治愈率 73.12%，且取得了较稳定的远期疗效，治愈或显效半年以上为远期疗效，总有效率为 96.82%，治愈率 69.36%。

4. 帕金森病

张海峰等运用粗针从身柱穴沿督脉向下平刺治疗帕金森病 30 例[367]：将 30 例帕金森病患者与美多巴组 30 例对照。结果粗针组在半年的观察中评分在逐渐降低，症状在逐渐减轻；而美多巴组的评分在逐渐上升，症状逐渐加重。提示粗针可明显改善帕金森病的症状，具有积极的治疗帕金森病的作用。

5. 慢性扁桃体炎

孙兆生等应用粗针疗法治疗慢性扁桃体炎[368]：结果 231 例患者经 7 天连续治疗，其中 181 例痊愈，40 例显效，8 例有效，2 例无效，总有效率 99%，疗效显著。

（二）骨伤科疾病

1. 肩关节周围炎

奚向东采用粗针扇形刺加同我经巨刺治疗肩周炎等[369]：对 116 例肩周炎患者，辨经分型后，采用粗针扇形刺加同名经巨刺深透，同时配合 TDP 照射和肩关节功能活动等进行治疗观察。结果治愈率 78.45%，有效率 99.14%，且各型之间，疗效无显著差异（P>0.05）。说明粗针扇形刺加同名经巨刺等综合性疗法,对肩周炎疗效显著。

赵建平采用粗针结合体针治疗肩周炎 60 例[370]:经 1～3 个疗程治疗(隔日治疗 1 次,10 次为 1 疗程),随访时间为 6～12 个月,平均 9 个月。结果治愈 25 例,显效 27 例,有效 6 例,无效 2 例,有效率为 96%,疗效确切。

2. 腰椎间盘突出症

刘彦江等采用粗针刺激神经干法治疗腰椎间盘突出症患者 150 例[371]:治疗时患者取俯卧位,根据 CT 或 MRI 结果,取患侧 L_2～L_5 腰神经根点,有下肢放射痛者取患侧相应的神经点,如坐骨神经点、股神经点、腓总神经点、腓深神经点、腓浅神经点等,每次用 2～3 个点。经局部常规消毒后,将针刺入皮肤浅层,缓慢进针,并可行提插分拨法,至出现触电感及肌肉跳动时停止施行手法。在针体上连接电针治疗机,以增加刺激神经的强度和范围。隔日治疗 1 次,15 次为 1 个疗程,疗程间休息 10 日。本组经治疗治愈 93 例,显效 54 例,未愈 3 例,总有效率 98%,疗效显著。

3. 腰扭伤

王大明等用粗针刺激坐骨神经干治疗急性腰扭伤[372]:将 109 例急性腰扭伤患者随机分为刺激坐骨神干(秩边穴)和针刺委中穴 2 组,简称为粗针组和针刺组:经治疗后粗针组 61 例中,显效 57 例,有效 4 例,未见无效病例。治愈率 93.4%。针刺组 48 例中,显效 30 例,有效 16 例,无效 2 例。治愈率 62.5%。两组治愈率存在显著性差异,说明粗针针刺秩边穴能有效减轻急性腰扭伤的疼痛。

李正祥采用粗针齐刺加拔罐治疗慢性腰部伤筋 263 例[373]:治疗时穴取阿是穴,委中(患侧),太溪(双侧),经治疗后痊愈 131 例,占 49.8%;显效 101 例,占 38.4%;好转 25 例,占 9.5%;无效 6 例,占 2.3%,总有效率 97.7%,疗效满意。

4. 第三腰椎横突综合征

王战波用粗针治疗第三腰椎横突综合征[374]:患者随机分为研究组 45 例和对照组 40 例,研究组予粗针治疗;对照组予中医推拿治疗,疗程各为 20 天。结果两组治疗后研究组有效率 93.3%,对照组有效率 80%,有显著性差异($P<0.01$),研究组较对照组复发率低($P<0.01$)。提示粗针治疗第三腰椎横突综合征是安全可行的,较中医推拿治疗取效迅速,疗效持久。

5. 梨状肌综合征

张挺等采用粗针齐刺加隔姜灸治疗梨状肌综合征[375]:粗针齐刺加隔姜治疗梨状肌综合征患者 36 例并与局部封闭治疗 32 例进行比较,结果前者治愈率为 80.6%,总有效率 100.0%;后者分别为 40.6% 和 90.6%。两组差异有显著性意义($P<0.01$),前者疗效明显优

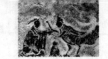

于后者。提示粗针齐刺加隔姜灸治疗梨状肌综合征疗效较好。

6. 脊柱过敏症

陈朝明等运用粗银针恢刺治疗脊柱过敏症[376]：将 45 例脊柱过敏症患者分为治疗组（24 例）和对照组（21 例）。对照组常规毫针取阿是穴、夹脊穴治疗；治疗组采用粗银针恢刺督脉经穴及阿是穴。观察两组患者疼痛及相关兼症的缓解情况。结果治疗组治愈率 75%，有效率 95%；对照组治愈率 38%，有效率 66.7%；两组治愈率、有效率比较差异有显著意义（$P<0.01$），提示粗银针恢刺治疗脊柱过敏症的疗效优于常规毫针治疗组。

7. 肱骨外上髁炎

金英爱等运用粗针齐刺加隔姜灸治疗肱骨外上髁炎[377]：将 128 例肱骨外上髁炎患者随机分为治疗组和对照组各 64 例，治疗组采用粗针齐刺加隔姜灸治疗，对照组采用普通针刺法，只针不灸。治疗后两组比较，治疗组治愈率和总有效率分别为 67.19%，96.88%，明显优于对照组的 40.63%，90.63%，疗效显著。

（三）皮肤科疾病

1. 荨麻疹

高宏等治疗慢性荨麻疹[378]：将 60 例慢性荨麻疹患者随机分成两组，治疗组 30 例采用粗针神道穴透刺治疗，对照组 30 例采用口服盐酸左西替利嗪片。结果治疗 12 周两组疗效比较有显著性差异（$P<0.05$）。两组患者在治疗 2 周、6 周、12 周后血清 IgE 水平与治疗前比较均有显著性差异（$P<0.01$）。对照组血清 IgE 水平与治疗前比较无显著性差异（$P>0.05$）。提示粗针神道穴透刺可以有效降低慢性荨麻疹患者的血清 IgE 水平，且疗程短，中远期疗效稳定。

张和平采用粗针治疗荨麻疹 52 例[379]：穴取神道透至阳穴，经治疗后 52 例中治愈 46 例，好转 6 例，有效率达 100%。治疗次数最少 1 次，最多 8 次，以 1 疗程者居多，疗效显著。

2. 丹毒

张和平采用粗针治疗丹毒 39 例[380]：治疗时取神道透至阳穴，结果 39 例患者经 3～7 次治疗后均治愈。

3. 带状疱疹

李景义等运用梅花针叩刺加火罐结合粗针留针对照观察治疗带状疱疹[381]：设 40 例作为治疗组，另设对照组 20 例，静脉滴注病毒唑、肌注维生素 B_1 及 B_{12}，经治疗后治疗组 40 例全部有效，疗效明显优于对照组（$P<0.05$），提示针、罐、粗针合用治疗带状疱疹起效迅速，疗效确

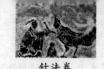

切。

4. 疔疮

李复峰等运用粗针刺督脉治疗疔疮 1426 例[382]:治疗时主穴取神道透至阳,经治疗后面疔组、手疔组、红丝疔组治愈率均为 98％,疫疔组治愈率为 95％,烂疔组治愈率为 91％,足疔组治愈率为 84％,各组均取得满意疗效,证实粗针是治疗疔疮的有效方法。

5. 痤疮

莫晓枫等采用粗针身柱透灵台治疗寻常性痤疮[383]:治疗组 42 例,另设对照组 38 例口服维胺脂胶囊及维生素 B_6 片,治疗后两组疗效比较,结果治疗组的痊愈率、总有效率分别为 66.67％,95.24％,明显优于对照组的 36.82％,86.84％,提示粗针身柱透灵台是治疗寻常性痤疮的有效方法之一。

参考文献

[1] 杨晓霞,温晓慧.针刺配合三棱针点刺放血治疗偏头痛 28 例临床观察[J].哈尔滨医药,2008,28(5):43.

[2] 李华贵,曹晓滨.三棱针点刺阿是穴治疗偏头痛疗效观察[J].新疆医科大学学报,2009,32(7):861-863.

[3] 范郁山,曾绍球,罗燕.刺血疗法治疗血管性头痛 67 例的临床观察[J].针灸临床杂志,2005,21(4):35-36.

[4] 黄有才,赵玉仙.蜂针加三棱针放血治疗面神经麻痹 58 例[J].中国民族民间医药杂志,2003(60):34.

[5] 赵吉平,朴彦政,王军.针刺配合三棱针放血治疗风热型 Bell 麻痹急性期 50 例临床观察[J].中医杂志,2009,50(2):145-146.

[6] 王翠花.三棱针配合足部按摩治疗面肌抽搐 20 例[J].中国民间疗法,2005,13(1):36.

[7] 刘艳娟,刘瑛,张新君.耳尖放血治疗高血压病 63 例疗效观察[J].辽宁中医药大学学报,2009,11(10):133.

[8] 吴超,戴衍.三棱针刺血络治疗失眠[J].中国康复,2004,19(2):118.

[9] 罗永寿.三棱针点刺出血治疗痛风 10 例[J].内蒙古中医药,1997,16(1):142.

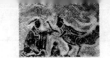

[10]　王清国.针挑法治疗干霍乱20例[J].中国针灸,1999,19(7):445.

[11]　于胜华.三棱针放血治疗流行性感冒[J].上海针灸杂志,1995,14(4):158.

[12]　王贺元.刺井放血配合中药外洗治疗中风初期50例[J].中国针灸,1997,17(6):361.

[13]　许惠强,黄泽华,陈强,等.三棱针点刺放血结合运动疗法治疗中风后遗症66例[J].光明中医,2012,27(2):321-322.

[14]　张文义.曲泽放血治疗急性单纯性胃炎[J].中国针灸,2003,23(1):34.

[15]　刘乐森,张艳,房文辉.三棱针挑刺龈交穴治疗内痔出血72例[J].中国民间疗法,2005,13(2):16.

[16]　齐广森.三棱针挑刺治疗痔疮[J].中国针灸,2003,23(10):602-603.

[17]　纪艳华,王霆.刺血拔罐加TDP照射治疗胸腹壁血栓性浅静脉炎[J].针灸临床杂志,2009,25(7):44.

[18]　卢继林.三棱针点刺为主综合治疗肩周炎62例[J].广西中医药,2008,31(5):36.

[19]　赵玉娟.电针、三棱针结合火罐治疗漏肩风30例[J].针灸临床杂志,2005,21(7):33.

[20]　景宏义.三棱针散刺加拔罐治疗急性腰扭伤40例[J].现代中医药,2002,22(5):55.

[21]　张光磊.三棱针刺血治疗急性腰扭伤95例[J].中国民间疗法,2003,11(11):10-11.

[22]　加米西.三棱针点刺拔罐发疱治疗腰椎间盘突出症98例[J].江西中医药,2006,37(281):47.

[23]　封迎帅,易受乡,张德元,等.三棱针点刺委中穴放血治疗急性腰椎间盘突出症临床观察[J].现代生物医学进展,2009,9(8):1493-1495.

[24]　杨孟林.三棱针放血加拔罐中药内服治疗腰椎间盘突出症58例[J].陕西中医,2007,28(5):595-596.

[25]　于博.三棱针固定治疗锁骨骨折12例分析[J].中华临床医药,2004,23(5):71.

[26]　闫保平,胡金明,吴学建,等.三棱针内固定治疗锁骨骨折97例临床观察[J].医药论坛杂志,2006,27(18):44-45.

[27]　田红杰,何红让,李红超,等.三棱针髓内固定治疗成人锁骨骨折[J].中国骨伤,2004,17(10):611.

[28]　卢龙珠.三棱针内固定治疗尺桡骨骨折[J].中国临床医药研究杂志,2007(180):40.

[29]　蔡少忍.三棱针刺血治疗膝关节病30例[J].河南中医,2003,23(7):68-69.

[30]　周兴亚.刺络放血治疗老年增生性膝关节炎[J].中国针灸,1996,16(10):37.

[31]　李兆文,黄耀恒,林俊山.刺血疗法治疗痛风性关节炎23例对照观察[J].中国针灸,

1993,13(4):11-14.

[32] 朱守应.三棱针放血、按摩加针刺治疗慢性踝关节扭伤25例[J].中国针灸,2008,28(9):634.

[33] 徐丽君.毫针、三棱针配合艾灸治疗腱鞘囊肿36例[J].针灸临床杂志,2006,22(10):23.

[34] 刘向东.火三棱针治疗腱鞘囊肿36例[J].针灸临床杂志,2006,22(7):30.

[35] 庞素芳.三棱针刺治疗腱鞘囊肿10例[J].河南中医,2009,29(10):1020.

[36] 孙成安,段毅.局部封闭结合三棱针闭式松解治疗弹响指96例体会[J].基层医学论坛,2006,10(2A):96.

[37] 丁树习.刺血疗法治疗痛经150例[J].上海针灸杂志,2002,21(3):46.

[38] 赵君平,徐君英.三棱针放血配合快针治疗乳腺增生63例的临床观察[J].四川中医,2011,29(12):105.

[39] 吕美珍,宋少军.三棱针点刺配合中药敷脐治疗小儿遗尿症30例[J].中国针灸,2003,23(12):734.

[40] 宋秀圣,彭淑兰.自拟疳积散加三棱针点刺四缝穴治疗小儿疳积[J].辽宁中医药大学学报,2008,10(3):90.

[41] 王雨军,王战.三棱针点刺四缝穴治疗小儿慢性消化不良426例[J].辽宁中医杂志,1994,21(12):564.

[42] 袁虹.点刺少商穴治疗小儿腹泻26例[J].中国针灸,2003,23(1):35.

[43] 唐光平,唐化政,尹义意,等.多枚三棱针内固定治疗儿童股骨骨折[J].实用骨科杂志,1999,5(4):228.

[44] 彭志青.三棱针挑刺配合体针治疗神经性皮炎64例[J].河北中医,2006,28(8):568.

[45] 周志跃,姜洪林,孙艳秋.梅花针叩刺结合三棱针刺络拔罐治疗股外侧皮神经炎32例[J].中国民康医学,2008,20(16):1861.

[46] 张晓菊,胡长军.三棱针、毫针与中药并用治疗粉刺43例[J].针灸临床杂志,2007,23(6):17.

[47] 杨茂英.三棱针点刺加拔罐治疗痤疮56例[J].中国民间疗法,2002,11(10):18.

[48] 叶文珍,郑越红,林向全.三棱针放血配合拔罐治疗痤疮50例[J].湖南中医杂志,2007,23(5):55.

[49] 黄燕惠,林忠豪.三棱针拔罐并用治疗带状疱疹后遗神经痛11例[J].中国医学创新,

2008,35(5):57.

[50] 郭丽霞.三棱针点刺加拔罐治疗带状疱疹疗效观察[J].山西中医,2006,22(3):41.

[51] 刘学桂.三棱针叩刺与药物治疗带状疱疹16例临床观察[J].中国临床医药实用杂志，2004(15):41.

[52] 安向平.三棱针刺血治疗鸡眼和刺猴[J].石家庄师范专科学校学报,2002,4(4):94.

[53] 王书良,徐霞.三棱针点刺拔罐治疗下肢湿疹疗效观察[J].实用中医药杂志,2008,24(10):658-659.

[54] 姚军,李乃芳.三棱针点刺合刺络拔罐治疗急性湿疹临床观察[J].中国针灸,2007,27(6):424-426.

[55] 张秋菊.自血疗法结合三棱针放血治疗荨麻疹9例临床疗效观察[J].黑龙江中医药,2012,41(1):58-59.

[56] 刘正霞,陈红梅.三棱针点刺出血治疗麦粒肿[J].中国民间疗法,2003,11(4):11.

[57] 敬越颖,敬海生.三棱针放血疗法治疗麦粒肿60例[J].中国冶金工业医学杂志,2005,22(3):241.

[58] 赵兰英.三棱针放血治疗急性结膜炎32例疗效观察[J].中华临床医药,2004,13(5):101-102.

[59] 孙秋梅.耳压配合刺络放血治疗过敏性鼻炎25例[J].中国城乡企业卫生,2010(1):110-111.

[60] 白峻峰.委中刺血验案[J].中国针灸,1996,16(12):31-32.

[61] 董喜艳,吴丽莎.三棱针点刺放血治疗急慢性扁桃体炎[J].中国民间疗法,2009,17(2):10.

[62] 喻松仁,刘春燕,谢强,等.针刺放血疗法治疗急喉痹的临床研究[J].辽宁中医杂志,2010,37(1):140-142.

[63] 黄先学,凡延,孙伯锋.刺络放血治疗老年性舌痛65例[J].中国针灸,1998,18(12):724.

[64] 耿霞.十宣放血为主治疗高热42例[J].中国针灸,2003,23(8):466.

[65] 张艳彬,赵淑艳.皮肤针叩刺加拔罐治疗感冒31例体会[J].吉林中医药,2003,23(6):39-40.

[66] 花明,尹志秀.闪罐法加皮肤针治疗面神经麻痹38例[J].中医外治杂志,2006,15(1):41.

[67] 徐福新.透刺加皮肤针叩刺治疗顽固性面瘫58例[J].河北中医,2006,28(5):376.

[68] 贾朗,周建伟.皮肤针叩刺治疗糖尿病周围神经病变疗效评价研究[J].四川中医,2008,26(10):100-102.

[69] 薛金缓.针刺结合皮肤针治疗不寐[J].山东中医杂志,2007,26(12):832-833.

[70] 姬承武,成秀梅,李庆生,等.梅花针加水针治疗脑梗死后遗肢体瘫痪40例[J].针灸临床杂志,2004,45(12):924.

[71] 张启兰.皮肤针刺联合拔罐治疗痹证及护理[J].中国中医急症,2007,16(12):1564-1565.

[72] 程林兵,黄婧,徐丽金,等.蜂疗配合皮肤针综合治疗类风湿性关节炎35例[J].中医研究,2007,20(10):61-63.

[73] 冯桥.壮医皮肤针治疗丹毒局部皮肤硬肿疗效观察[J].上海针灸杂志,2009,28(2):89.

[74] 高扣宝,王威.针刺结合皮肤针治疗下肢丹毒32例[J].广西中医药,2011,34(1):44-45.

[75] 廉南,雷中杰.皮肤针对急性腰扭伤治疗作用的临床分析[J].中国中医急症,2002,11(6):450.

[76] 翁国盛,唐劲松.皮肤针放血合"新伤二号"治疗肱骨外上髁炎43例[J].福建中医学院学报,2010,20(2):52-53.

[77] 金东席,李红.肩井穴皮肤针拔罐治疗冈上肌肌腱炎37例[J].中国针灸,2003,23(11):670.

[78] 田明萍,肖宝香,田泳.皮肤针围刺阿是穴及邻近腧穴治疗颈肩肌筋膜炎38例[J].中医外治杂志,2002,11(1):36.

[79] 张如祥.皮肤针加走罐治疗肌筋膜炎36例[J].湖北中医杂志,2007,29(1):46-47.

[80] 周鑫.皮肤针疗法配合刮痧治疗腰椎退行性脊柱炎48例疗效观察[J].中国临床医药研究杂志,2007(7):19-20.

[81] 洒玉萍.皮肤针扣刺配合拔罐法的临床应用[J].针灸临床杂志,2007,23(7):19-20.

[82] 刘文国.捏脊加皮肤针叩刺治婴幼儿便粗48例[J].中国民间疗法,2008,16(6):16-17.

[83] 林婷婷.浅刺及皮肤针叩击治疗小儿遗尿88例[J].江西中医药,2009,40(12):70.

[84] 吴成举,刘海英,谢鑫.皮肤针加艾灸治疗带状疱疹40例[J].中医杂志,2008,49(3):246.

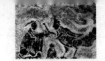

[85] 江桂珠.皮肤针叩刺配合拔火罐为主治疗带状疱疹 37 例观察[J].实用中医药杂志,2006,22(6):361.

[86] 黄桂兴.皮肤针配合火罐治疗带状疱疹 36 例[J].实用中医药杂志,2002,18(7):34.

[87] 温瑞书,刘忙柱.采用化瘀生发汤配合皮肤针治疗斑秃 56 例[J].四川中医,2003,17(7):85.

[88] 熊爱君.皮肤针治斑秃 40 例[J].江西中医药,2007,38(9):47.

[89] 李胜利,李红星.围刺结合皮肤针叩刺治疗斑秃 60 例[J].吉林中医药,2008,28(4):285.

[90] 种小蓓,王迪华.从脾肾论治配合皮肤针治疗儿童斑秃 52 例[J].陕西中医,2011,32(7):805.

[91] 刘文国.皮肤针艾灸配合穴位注射自血治疗白癜风 58 例[J].光明中医,2009,24(6):1100-1101.

[92] 廖伯年.皮肤针配合药物及灸法治疗局限性神经性皮炎 97 例[J].针灸临床杂志,2005,21(2):31.

[93] 于静.皮肤针配合 TDP 加外涂中药治疗骨外侧皮肌炎 68 例[J].中华实用中西医杂志,2005,18(24):1881.

[94] 杨晓华.皮肤针配走罐艾灸治疗股外侧皮神经炎 36 例[J].中国民间疗法,2005,13(4):29.

[95] 杜梁栋,杜晓山.皮肤针叩刺加周林频谱仪治疗冻疮[J].针灸临床杂志,2003,19(12):24.

[96] 胡静,冯启廷.皮肤针叩刺加薄棉灸治疗顽固性皮肤病 30 例[J].中国针灸,2004,24(8):587.

[97] 江光明,邱茗,赖小娟.皮肤针叩刺加得宝松外擦治疗慢性湿疹的临床观察[J].深圳中西医结合杂志,2006,16(4):234-236.

[98] 罗成群,李高峰,贺奎勇,等.皮肤针联合疤痕平治疗烧伤后增生性瘢痕的临床研究[J].中国烧伤创疡杂志,2003,15(1):68-70.

[99] 宿修英,隋峰,张淑杰.中药结合皮肤针治疗扁平疣 48 例[J].中医药信息,2001,18(4):57.

[100] 孙彦辉,曹永清,陆金根.皮肤针与中药外用合治肛门瘙痒症 29 例[J].江苏中医药,2009,41(9):55.

[101] 邱茗,罗细娥.皮肤针治疗慢性单纯苔藓的临床观察及护理体会[J].中国实用医药, 2009,4(5):185-186.

[102] 陈玉华.中药配合皮肤针治疗寻常型痤疮疗效观察[J].黄石理工学院学报,2009,25 (4):41-46.

[103] 张纯娟.皮肤针叩刺拔罐治疗疲劳综合征30例疗效观察[J].针灸临床杂志,2004,20 (12):37.

[104] 周国赢.皮肤针叩刺等综合治疗不宁腿综合征48例[J].中国中医药信息杂志,2002,9 (10):63-64.

[105] 程书桃.芒针疗法加毛刺治疗顽固性面瘫50例[J].江西中医药,2007,38(9):61.

[106] 彭丽辉,陈剑明,黄贵英.芒针深刺下关穴治疗三叉神经痛46例[J].中国针灸,2007, 27(6):433-434.

[107] 薛银萍,高彤.芒针为主治疗糖尿病胃轻瘫疗效观察[J].四川中医,2006,24(4):99- 100.

[108] 陈幸生.芒针透刺治疗失眠症52例对照观察[J].中国针灸,2002,22(3):157-158.

[109] 柳刚.芒针循经透刺法治疗脑中风70例临床研究[J].中华现代中医学杂志,2008,4 (1):8-10.

[110] 沈长青.芒针治疗慢性胃炎52例[J].中国针灸,2001,21(12):758.

[111] 王子臣,冯霞,啜振华,等.芒针深刺中脘穴治疗非溃疡性消化不良61例体会[J].河北 中医药学报,2002,17(1):33,38.

[112] 徐守臣.毫芒针治疗中枢性呃逆[J].浙江中医杂志,2006,41(1):21.

[113] 葛书翰,葛继魁,黄晓洁.芒针治疗胃下垂540例疗效观察[J].中国针灸,1998,18 (10):589-590.

[114] 刘孔江.芒针治疗中风后慢性便秘38例[J].中国针灸,2003,23(12):742.

[115] 江小荣.芒针治疗抑郁症47例临床观察[J].中医药学刊,2003,21(9):1567-1568.

[116] 张吉玲,何继红.芒针为主治疗单纯性肥胖病150例总结[J].甘肃中医,2003,16(9): 28-29.

[117] 郭会敏.芒针治疗尿失禁150例体会[J].现代中西医杂志,2002,11(13):1262.

[118] 杨铭.芒针治疗慢性前列腺炎68例[J].针灸临床杂志,2004,20(6):23.

[119] 刘鸿.芒针为主治疗前列腺增生症临床观察[J].针灸临床杂志,2005,21(7):19.

[120] 吴宏东.芒针针刺代秩边穴治疗功能性阳痿35例[J].中国中医药信息杂志,2003,10

(2):69.

[121] 杨贤海,许玲香.芒针深刺秩边穴为主治疗痔疮[J].中国针灸,2003,23(10):602.

[122] 王家祥.芒刺治疗大腿部肌肉急性损伤56例[J].南京中医药大学学报(自然科学版),2002,18(5):305-306.

[123] 孙巧玲.芒针配合推拿治疗颈肩肌筋膜炎32例[J].河北中医,2004,26(5):370.

[124] 刘文国.芒针和回旋灸治疗背肌筋膜炎200例[J].中国民间疗法,2008,16(5):8.

[125] 杨光.芒针深刺腰夹脊穴治疗腰椎间盘突出症140例[J].光明中医,2007,22(4):56-57.

[126] 张阳.芒针为主治疗慢性腰肌劳损20例[J].中国针灸,2004,(增刊):74-75.

[127] 王建胜.芒针治疗急性腰扭伤[J].中华实用中西医杂志,2003,16(3):977.

[128] 张继红.芒针透刺配合功能锻炼治疗肩周炎78例[J].中国农村医学杂志,2008,6(4):42.

[129] 耿涛,丁育忠.芒针透刺配合推拿治疗梨状肌综合征312例[J].河南中医,2004,24(8):65-66.

[130] 李俊芒.芒针透刺治疗多灶性运动神经元病[J].上海针灸杂志,2002,21(4):48.

[131] 刘涛,于翠萍.芒针治疗非特异性肋软骨炎52例[J].中国针灸,2004,24(11):768.

[132] 戴萦萦.芒针治疗胸长神经麻痹20例[J].中国针灸,2001,21(5):290.

[133] 周英.芒针结合穴位注射治疗痛经30例[J].上海针灸杂志,2003,22(2):9.

[134] 魏文著,杨冬东,杨振球,等.芒针透刺结合功能训练治疗小儿脑瘫的临床观察[J].中国康复医学杂志,2008,23(8):741-742.

[135] 郗海铭,李伟凡.芒针电刺激治疗老年躯干部带状疱疹后遗神经痛32例[J].中国中医药信息杂志,2005,12(3):67.

[136] 粟漩,刘素涵,巫祖强.芒针为主治疗外阴瘙痒症34例[J].中国针灸,2004,24(11):755.

[137] 苗红,刘培强,张志刚.芒针配合电针治疗股外侧皮神经炎30例[J].上海针灸杂志,2004,23(5):26.

[138] 陈幸生,曹奕,韩为,等.芒针治疗假性球麻痹吞咽障碍50例临床研究[J].针灸临床杂志,2005,21(2):14-15.

[139] 程玉荣.毫针配合芒针治疗男性乳房肥大症22例经验介绍[J].中医药学刊,2006,24(2):364-365.

[140] 李洪立.皮内针埋针治疗顽固性面神经麻痹疗效观察[J].中华临床医药杂志,2003 (65):74.

[141] 李光海.皮下埋针治疗面肌痉挛的疗效观察[J].针灸临床杂志,2005,21(8):27.

[142] 朱小俊.针刺结合埋针治疗原发性面肌痉挛29例临床观察[J].江苏中医药,2011,43 (11):66-67.

[143] 宋丽梅.埋针治疗原发性三叉神经痛疗效观察[J].中国医药导报,2008,30(5):165-166.

[144] 姜立言,苏昌明.埋针治疗枕神经痛30例[J].中国临床康复,2002,6(10):1499.

[145] 蔡立皓.头埋针为主治疗急性脑梗死170例临床疗效分析[J].北京中医杂志,2002,21 (4):239-240.

[146] 王天俊.浅谈埋针疗法在抑郁症治疗中的优势与特色[J].新中医,2008,40(1):108-109.

[147] 田从豁,李以松,杨宏.皮下埋针治疗哮喘的初步观察[J].中国针灸,2002,22(3):153-154.

[148] 于萍.耳穴埋针调整内分泌紊乱[J].中国社区医师,2005,7(126):39.

[149] 刘景玲,张建平.膈俞埋针治疗顽固性呃逆[J].山西中医,2002,18(5):51.

[150] 江勇,王亚国.耳穴埋针治疗胃肠道术后呃逆临床疗效观察[J].蚌埠医学院学报,2010,35(5):493-494.

[151] 刘月振.埋针法配合温针灸治疗慢性泄泻51例[J].中国中医药信息杂志,2002,9(4):74.

[152] 王德伟."便秘点"埋针为主治疗便秘35例[J].中国针灸,2001,21(7):408.

[153] 魏江萍.降压沟埋针治疗妊高征67例临床观察[J].山西中医,2006,22(2):39-40.

[154] 李南安.穴位埋针治疗遗尿114例[J].上海针灸杂志,2002,21(1):10.

[155] 徐永文,徐淑云,付新运.列缺穴埋针治疗遗精46例[J].中医药信息,2001,18(4):44-45.

[156] 李淑华.耳穴埋针法治疗胆囊炎35例[J].针灸临床杂志,2001,17(6):11.

[157] 王宗江,李福臻.耳穴埋针治疗胆道蛔虫症65例[J].上海针灸杂志,2004,23(12):29.

[158] 吴广伟.耳穴埋针治疗肝内胆管结石68例疗效观察[J].上海针灸杂志,2003,22(12):5-6.

[159] 廖晓红,黄科.埋针法治疗网球肘120例[J].中华临床新医学,2006,6(3):199.

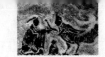
[160]　沈瑾.埋针配合运动疗法治疗急性腰扭伤 20 例[J].江西中医药,2008,39(11):59 - 60.

[161]　邵志刚,赵修照.体穴埋针治疗神经根型颈椎病 97 例[J].中医研究,2010,23(9):79 - 80.

[162]　王红云.耳穴埋针法治疗原发性痛经 68 例[J].浙江中医杂志,2002,37(6):249.

[163]　骆晓金,李亚伟.耳穴埋针治疗更年期综合征 12 例[J].辽宁中医学院学报,2004,6(4):329.

[164]　李波.针刺加埋针治疗肥胖型闭经 36 例临床观察[J].中医药信息,2010,27(1):100 - 101.

[165]　徐晓明.腕踝针埋针治疗小儿遗尿症[J].中国针灸,1999,19(4):210.

[166]　刘琪.夹脊穴皮下埋针治疗带状疱疹后遗神经痛 55 例[J].陕西中医,2009,30(3):336.

[167]　肖平,孙远征,侯慧先.督脉埋针治疗女性黄褐斑的临床研究[J].针灸临床杂志,2005,21(6):21 - 22.

[168]　侯慧先,吴童.耳穴埋针治疗颜面痤疮 56 例[J].针灸临床杂志,2001,17(11):10.

[169]　冯祯根.埋针治疗股外侧皮神经炎 73 例[J].实用中医内科杂志,2003,17(4):332 - 333.

[170]　任建军.耳穴埋针治疗扁平疣 59 例[J].针灸临床杂志,2006,22(1):31.

[171]　李静,张士军.耳穴埋针配合穴位注射治疗近视眼 284 例[J].内蒙古中医药,2001,20(4):28 - 29.

[172]　梁吉,刘泓.耳穴埋针治疗过敏性鼻炎 40 例分析[J].甘肃中医,1999,12(4):46 - 47.

[173]　王占慧.牙痛穴埋针治疗牙痛 86 例[J].中国针灸,2005,25(9):672.

[174]　陈巩荪,夏明洁,卢宝铭,等.耳穴埋针戒烟 396 例效果观察[J].中国现代临床医学,2004,3(5):80 - 82.

[175]　郑艳华.埋针治疗海洛因依赖者"数欠"27 例[J].中国针灸,2008,28(9):701.

[176]　张晓华,邓秋生.小针刀治疗慢性便秘 25 例[J].中国针灸,2009,29(1):39.

[177]　彭杰,齐丹丹.等针刀松解法治疗面神经麻痹临床观察[J].中国实用神经疾病杂志,2011,14(1):77 - 78.

[178]　冯祯根.针刀治疗第三腰椎横突综合征 187 例[J].上海针灸杂志,2009,28(7):416.

[179]　杨廉,梁秀琼.小针刀治疗屈指肌腱狭窄症 72 例[J].中国针灸,2009,29(8):652.

[180]　詹义水.小针刀治疗顽固性跟痛症 45 例[J].当代医学,2009,15(22):43.

[181]　杨永晖,苏国宏等.针刀整体松解术配合运动疗法治疗膝关节骨关节炎 44 例[J].安徽中医学院学报,2009,28(4):43.

[182]　宋建春,张志刚.小针刀疗法治疗桡骨茎突狭窄性腱鞘炎 68 例[J].河南中医,2010,30(12):1226.

[183]　吴振华,杨米雄.针刀治疗肘外侧疼痛 40 例[J].现代中西医结合杂志,2011,20(19):2396.

[184]　金福兴,王旭,张俊.针刀加手法治疗椎动脉型颈椎病临床观察[J].中国针灸 2010 针刀专刊,2010,30:22 - 24.

[185]　左同军.针刀治疗干性坐骨神经痛 78 例[J].现代中西医结合杂志,2009,18(8):897.

[186]　陈平.针刀治疗慢性咽炎 80 例[J].甘肃中医,2008,21(12):25 - 26.

[187]　安少雄,黄斌.小针刀治疗肛裂的临床研究[J].北京医学,2011,33(4):303 - 305.

[188]　唐胜修,王小莲,刘辛,等.火针刀技术治疗带状疱疹临床观察[J].辽宁中医杂志,2011,38(6):1190 - 1191.

[189]　陈克炳,赵明芬.小宽针针刺埋线并口服中药治疗癫痫 268 例[J].人民军医,1991(4):45 - 46.

[190]　张红英.小宽针治疗颞下颌关节功能紊乱症 73 例[J].上海针灸杂志,1997,16(1):24.

[191]　魏红,杨润河.小宽针为主治疗颈椎病 1000 例观察[J].光明中医,2004,19(2):63.

[192]　刘维祥.小宽针针刺拔罐治疗肩周炎 96 例[J].山东中医杂志,1995,14(1):16 - 17.

[193]　张红英.小宽针治疗膝关节积液症 78 例[J].颈腰痛杂志,1998,19(2):130 - 131.

[194]　石平安.自制小宽针治疗耻骨直肠肌综合征 28 例[J].中医杂志,2003,44(增刊):191.

[195]　张红英,王彦,王金霞.小宽针为主治疗胸肋综合征 94 例[J].中国针灸,1999,(4):202.

[196]　张红英.小宽针治疗梨状肌综合征 186 例[J].中国针灸,1996,16(11):744.

[197]　许明山,李恩来.小宽针合宣痹通络方治疗周围型类风湿性关节炎 34 例临床观察[J].医学理论与实践,2010,23(12):1483 - 1484.

[198]　刘福斌,宋涛.小宽针直刺阿是穴加拔罐放血治疗腰肌劳损[J].实用医药杂志,2011,28(6):502.

[199]　张红英.小宽针治疗臀上皮神经炎 126 例[J].上海针灸杂志,1998,17(4):30.

[200]　张红英.小宽针浅刺治疗股外侧皮神经炎 46 例[J].颈腰痛杂志,1996,17(3):172.

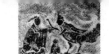

[201]　张和平.火针治疗风寒头痛 49 例[J].中国针灸,2002,22(3):192.

[202]　刘在亮.巧用火针治疗顽固性面瘫[J].中华临床新医学,2005,5(10):933.

[203]　朱少可.火针加穴位阻断治疗三叉神经痛 20 例[J].中国民间疗法,2006,14(7):6.

[204]　邰秀芬.火针治疗痛症 68 例[J].中医外治杂志,2009,18(2):57.

[205]　李群,张丽玲,常虹.火针为主治疗顽固性面肌痉挛[J].北京中医药,2008,27(4):266
　　　　-267.

[206]　徐秀芳.三伏天火针治疗风湿性关节炎 50 例[J].中国民间疗法,2005,13(5):14-15.

[207]　张晓霞,冯毅.火针治疗缺血性中风的临床观察[J].北京中医,2001,20(5):54-55.

[208]　吴名.火针治疗哮喘 34 例报告[J].职业与健康,2005,21(9):1366.

[209]　王玉兰.火针治疗慢性结肠炎 64 例[J].中国中医药科技,2004,11(1):2.

[210]　孙媛媛.火针治疗慢性胃炎疗效观察[J].上海针灸杂志,2003,22(12):28.

[211]　丁向荣,蒋又祝.火针点刺龈交穴治疗痔疮[J].中国针灸,2003,23(10):603.

[212]　李岩,周震,刘保红,等.火针刺络放血治疗下肢复发性丹毒 28 例[J].中国针灸,2008,
　　　　28(1):60.

[213]　陈建国,汤远林.火针治疗急性踝关节扭伤 62 例[J].人民军医,2007,50(12):754.

[214]　陈晓强,赵金荣,王成,等.火针正骨疗法治疗椎动脉型颈椎病的临床研究[J].河北中
　　　　医药学报,2009,24(2):43-44.

[215]　宋少可,祁秀荣.火针治疗跟后滑囊炎[J].中国针灸,2002,22(4):281.

[216]　芮金凤.火针点刺治疗棘突炎 46 例[J].中国社区医师,2006,135(8):51.

[217]　韦英才.火针疗法治疗腰背肌筋膜炎 50 例疗效观察[J].新中医,2005,37(5):57-58.

[218]　李彬,谢新才.火针治疗膝骨关节炎临床观察[J].北京中医药,2011,30(12):923-
　　　　924.

[219]　刘玲玲.火针治疗妇女痛经 50 例临床观察[J].针灸临床杂志,2001,17(2):32-33.

[220]　沙黑拉.火针治疗急性化脓性乳腺炎 68 例[J].中华中西医学杂志,2007,5(10):54.

[221]　高映辉,张照庆.火针留刺法治疗乳腺增生病 40 例[J].中医外治杂志,2008,17(3):46
　　　　-47.

[222]　黄先学.火针配合按摩治疗急性乳腺炎 120 例[J].上海针灸,2011,30(5):332-333.

[223]　张继成.火针治疗带状疱疹 62 例疗效观察[J].实用医院临床杂志,2007,4(5):64.

[224]　潘书林,潘明,孙晓兰.火针治疗神经性皮炎 89 例[J].中国针灸,2005,25(10):740.

[225]　修猛刚,王大芬.火针点刺治疗白癜风 80 例[J].中国针灸,2005,25(4):251.

[226] 张重阳,胡承晓.粗火针烙法治疗痈54例[J].中国中西医结合外科杂志,2006,12(2)：156-157.

[227] 黄蜀,周建伟,张颜,等.火针疗法治疗痤疮1068例临床研究[J].上海针灸杂志,2008,27(2):10-13.

[228] 马占松.火针放血治疗静脉曲张性湿疹31例[J].上海针灸杂志,2009,28(6):371.

[229] 胡承晓,矫浩然,李云平.火针烙法排脓治疗面部化脓性疖35例[J].中国针灸,2007,27(9):648.

[230] 陈友义.火针疗法治疗扁平疣临床总结[J].福建中医药,2008,39(3):26.

[231] 詹光宗,吕茂霞.火针治疗鸡眼疗效观察[J].西南军医,2007,9(3):81.

[232] 阎翠兰,唐素敏.火针治疗褥疮22例[J].中国针灸,2008,28(2):104.

[233] 李晓清,刘明.火针治疗臀上皮神经疼痛综合征30例[J].中国针灸,2005,25(11)：767.

[234] 蔡志敏,张品.火针治疗穿凿性毛囊周围炎1例[J].针灸临床杂志,2011,27(6):39-40.

[235] 关健美,关胜美.火针点刺治疗慢性咽炎[J].中国针灸,2001,21(8):488.

[236] 邵有法.火针加闪罐治疗腋臭[J].中国针灸,2003,23(7):390.

[237] 崔淑美,赵先亮,赵明伦.穴位注射治疗血管神经性头痛50例[J].国医论坛,2005,20(3):35.

[238] 王彤.穴位注射配合针刺治疗紧张性头痛77例[J].河北中医,2008,30(5):522.

[239] 刘永青.地塞米松注射完骨穴治疗周围性面神经麻痹50例[J].上海中医药杂志,2008,42(3):59.

[240] 周长山,孔德清,韩正勇.穴位注射治疗三叉神经痛疗效观察[J].中国针灸,2007,27(9):668-670.

[241] 李国萍.蜂毒穴位注射治疗三叉神经痛疗效观察[J].上海针灸杂志,2008,27(1):19-20.

[242] 杨怡,王建国.穴位注射治疗面肌痉挛40例[J].上海针灸杂志,2008,27(8):42.

[243] 冯玉奇.半夏泻心汤配合穴位注射治疗慢性萎缩性胃炎35例临床观察[J].甘肃中医,2008,21(8):49-50.

[244] 李振琼.疏肝健脾汤加穴位注射治疗慢性浅表性胃炎33例[J].新中医,2008,40(1)：71-72.

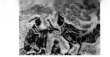
[245]　吕志龙.水针疗法应用于冠心病、心绞痛46例临床观察[J].中国中医药杂志,2008,6
　　　　(2):49.

[246]　陈群,吕安妮.水针疗法在中风后肢体关节疼痛治疗中的应用[J].白求恩军医学院学
　　　　报,2009,7(2):82-83.

[247]　庄惠珍.水针疗法治疗坐骨神经痛100例[J].针灸临床杂志,2005,21(8):30.

[248]　张均安,杨庆林.电针配合水针治疗坐骨神经痛998例[J].实用中医内科杂志,2008,
　　　　22(8):65-66.

[249]　李虹.穴位注射治疗顽固性呃逆22例[J].湖南中医杂志,2007,23(3):57-58.

[250]　王秀丽,桑晓荣.水针疗法治疗泄泻[J].中国医药导报,2007,30(4):135.

[251]　许卫国.穴位注射合艾灸治疗顽固性失眠症48例[J].上海针灸杂志,2008,27(9):38.

[252]　何颖妣,何方红.穴位注射结合抗抑郁药物治疗抑郁症的临床观察[J].上海针灸杂志,
　　　　2008,27(1):15-16.

[253]　姬宏宇,张国徽,张启玉.新斯的明穴位注射治疗难治性产后尿潴留78例[J].陕西中
　　　　医,2005,26(10):1090~1091.

[254]　赵爱良.针刺配合水针治疗遗尿65例体会[J].甘肃中医,2007,20(11):35.

[255]　罗春晖.穴位注射配合中药治疗阳痿疗效观察[J].中国保健营养:临床医学学刊,
　　　　2008,17(20):133-134.

[256]　于成山,陶鸿飞.穴位注射治疗化疗后白细胞减少的临床观察[J].上海针灸杂志,
　　　　2007,26(10):11-12.

[257]　王洪喜,王立华.针刺并耳穴注射缓解恶性肿瘤疼痛80例[J].上海针灸杂志,2007,26
　　　　(7):30.

[258]　雷建华,刘金阁.自血穴位注射治疗支气管哮喘的临床观察[J].河北中医,2008,30
　　　　(4):367-368.

[259]　郑顺安.中草药加水针疗法治疗类风湿性关节炎[J].浙江中医药大学学报,2008,32
　　　　(3):385-386.

[260]　刘伟.足三里穴位注射治疗瘀血型胃痛48例[J].中国临床研究,2012,4(3):84-85.

[261]　王峰.穴位注射配合药物治疗冠心病室性早搏临床观察[J].2012,31(31):96-97.

[262]　鲜于景华,程传国.高频水针疗法治疗第三腰椎横突综合征41例[J].中华实用中西医
　　　　杂志,2005,18(19):1209.

[263]　张艳红.恢刺结合水针治疗肱骨外上髁炎60例疗效观察[J].河北中医,2007,29(5):

446 - 447.

[264]　吴雨虹.穴位注射配合针刺治疗腰椎间盘膨出症的临床观察[J].上海针灸杂志,2008,
27(5):14.

[265]　陈建中,刘懿.水针加压注射腰椎间盘突出症 2000 例临床分析[J].中国实用医药,
2008,16(3):138 - 139.

[266]　濮建忠,戴果福.水针拔罐艾灸治疗梨状肌综合征[J].中华医学研究杂志,2007,7(4):
356

[267]　陈天安.水针治疗扳机指 98 例[J].中国社区医师,2006,8(19):22.

[268]　刘永涛.穴位注射治疗肩周炎 40 例疗效观察[J].中医药导报,2008,14(2):58 - 59.

[269]　郑会芬,张红星,周利.穴位注射对椎动脉型颈椎病 ET、CGRP 影响及疗效观察[J].上
海针灸杂志,2008,27(2):14.

[270]　王丹,周巍,吴杞.香丹注射液穴位注射治疗颈性眩晕 34 例效果观察[J].华北国防医
药,2008,20(4):51 - 52.

[271]　黄思琴,李常度.新肩三针穴位注射为主治疗肩手综合征的临床研究[J].上海针灸杂
志,2007,26(12):9.

[272]　陈秀玲.穴位注射鹿瓜多肽注射液治疗膝骨关节炎的临床研究[J].上海针灸杂志,
2009,28(1):44 - 45.

[273]　赵明新,吕连凤,高英雪.穴位注射治疗原发性痛经的疗效观察[J].河北中医,2008,30
(9):965 - 966.

[274]　金孟梓.穴位注射治疗原发性痛经 66 例[J].浙江中医杂志,2012,47(2):121 - 122.

[275]　朱光华,董岚.内关穴注射维生素 B_1 治疗妊娠剧吐 35 例[J].陕西中医,2005,26(10):
1089 - 1090.

[276]　陈云书,李学军,张翠荣.经阴分娩水针镇痛 100 例效果分析[J].山东医药,2007,47
(15):72 - 73.

[277]　陈敏.电针配合穴位注射治疗股外侧皮神经炎疗效观察[J].上海针灸杂志,2008,27
(1):25 - 26.

[278]　邢守平,安改香.水针注射治疗限局型神经性皮炎 33 例[J].中国民间疗法,2008,16
(4):12.

[279]　袁少英,伦新,刘东生,等.穴位注射卡介菌多糖核酸治疗尖锐湿疣及对患者的免疫调
节作用[J].中国针灸,2007,27(6):407.

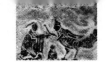
[280] 张晓哲.电针加穴位注射治疗大脑后交通动脉瘤性动眼神经麻痹对照观察[J].中国针灸,2008,28(4):248-250

[281] 党运明.水针疗法治疗眼睑痉挛29例[J].中国民间疗法,2009,17(4):7.

[282] 张雯.水针配合TDP治疗鼻渊90例[J].上海针灸杂志,2008,27(6):16.

[283] 徐书华.斯奇康穴位注射配合中药治疗变应性鼻炎疗效观察[J].上海针灸杂志,2008,27(3):16-17.

[284] 王会珍.针灸配合自血穴位注射治疗变应性鼻炎31例[J].上海针灸杂志,2012,31(1):52-53.

[285] 周灿禄,曾平,陈浩,等.穴位注射治疗神经性耳鸣的临床研究[J].河北中医,2008,30(2):172-173.

[286] 万静.水针疗法治疗脑卒中后并假性延髓性麻痹58例疗效观察[J].中国实用神经疾病杂志,2006,9(2):90-91.

[287] 苏清伦,汪洪燕,吴叶荣,等.穴位注射黄芪、丹参注射液治疗慢性疲劳综合征的临床研究[J].河北中医,2009,31(1):89-91.

[288] 李江舟,葛友,兆丹.长圆针治疗踝关节扭伤60例[J].临床军医杂志,2006,34(2):248-249.

[289] 刘辉,李晶.长圆针疗法治疗增生性膝关节炎60例[J].中国中医药信息杂志,2004,11(5):448.

[290] 李江舟,张宇.长圆针治疗腰三横突综合征106例[J].临床军医杂志,2006,34(4):491.

[291] 薛立功,张海荣,刘春山,等.长圆针治疗继发性腰椎间盘脱出综合征1396例止痛疗效观察[J].中国针灸,2004,24(9):637.

[292] 管宏钟.长圆针治疗肩胛提肌劳损103例[J].中国针灸,2005,25(12):869.

[293] 管宏钟,代松明.长圆针治疗髌骨软化症48例[J].陕西中医学院学报,2005,28(16):42.

[294] 李江舟,葛友.长圆针治疗鸡眼痛100例[J].中医外治杂志,2006,15(3):21.

[295] 董宝强,李江舟,等.长圆针结合毫针治疗痤疮的临床疗效观察[C]//中国针灸学会经筋诊治专业委员会2010学术年会暨第二届中华经筋医学论坛论文集.2010.

[296] 李禄斌,罗和春,贾云奎.磁鍉针疗法治疗失眠87例临床疗效观察[J].中华医学研究与实践,2004,2(8):19.

[297] 欧阳世英,田玉江.电锓针治疗面神经炎 54 例[J].吉林中医药,1997,17(6):25.

[298] 张德基,张俊,张莺.针刀结合火锓针治疗肛裂 288 例[J].上海针灸杂志,2004,23(12):33.

[299] 张雅琳,张雅洁.电锓针加自制中药丹参液局部外敷治疗踝部软组织损伤[J].现代康复,1999,3(3):367.

[300] 张森,孙远征.电锓针治疗 60 例围绝经期综合征的临床观察[J].中国现代实用医学杂志,2006,5(12):3.

[301] 邢秀珍,佟丽,冯晓玲.声电锓针治疗痛经 24 例[J].黑龙江医药科学,1998,21(6):46 -47.

[302] 贺瑞清,黄五臣.中药外洗加铍针锓针治疗肛门尖锐湿疣 18 例[J].中华实用中西医杂志,2005,18(9):1346.

[303] 闫支花,韩长根.火锓针治疗复发性口腔溃疡 37 例[J].上海针灸杂志,2008,27(12):33.

[304] 赵瑞国.新铍针治疗头风 58 例临床观察[J].国医论坛,2004,19(6):32 - 33.

[305] 徐建勇,高洪英.铍针治疗面瘫 82 例临床观察[J].国医论坛,2005,20(4):26.

[306] 邵志刚.自制小铍针治疗慢性腕管综合征 31 例[J].河南中医,2004,24(2):45 -46.

[307] 梁建新.铍针治疗颈型颈椎病 60 例临床观察[J].北京中医药,2008,27(7):544.

[308] 刘春山,薛立功,张海荣,等.新铍针治疗肱骨外上髁炎 36 例[J].中国针灸,2002,22(11):725.

[309] 黄明华,张翔.腰背肌筋膜炎的铍针治疗[J].辽宁中医杂志,2007,34(10):1464.

[310] 邵志刚.小铍针治疗腕部正中神经卡压症 31 例[J].中国针灸,2004,24(1):73.

[311] 雷仲民,黄明华,尹辛成,等.铍针治疗颈肩部皮神经卡压综合征[J].中国骨伤,2004,17(11):674 - 675.

[312] 段朝霞,任丰涛.铍针治疗臀上皮神经卡压综合征 56 例临床观察[J].微创医学,2007,2(1):61 - 62.

[313] 万金来,张爱军,肖树明.铍针疗法配合推拿治疗髌下脂肪垫损伤 291 例[J].河北中医,2008,30(6):629.

[314] 胡思进,应有荣,虞冬生,等.铍针配合点按手法治疗扳机指[J].中医正骨,2008,20(7):46.

[315] 胡思进,黄凌云,薛道义,等.铍针治疗棘上韧带和棘间韧带损伤[J].中国中医骨伤科

杂志,2008,16(1):58.

[316]　应有荣,应光华,应载.针刺配合铍针及穴位注射治疗肩关节周围炎[J].中医正骨,
2009,21(6):63-64.

[317]　杜跃,万金来.铍针推拿配合玻璃酸钠治疗膝骨性关节炎127例[J].陕西中医,2007,
28(8):1017-1018.

[318]　宋海军.铍针为主治疗尖锐湿疣[J].云南中医杂志,1993,14(3):29-30.

[319]　王远华.铍针烙割法治肥大性牙龈炎30例[J].中国针灸,2002,22(3):175.

[320]　温慧军,杨金锁,张建军,等.蜡疗治疗糖尿病周围神经病的研究[J].现代中西医结合
杂志,2008,17(35):5423-5424.

[321]　安香珍.蜂针配合蜡疗治疗血栓性浅静脉炎的临床观察[J].蜜蜂杂志,1999,19(11):
7.

[322]　王爱华,王桂香,李爱民.蜡针治疗髌骨软骨软化症20例临床观察[J].中国运动医学
杂志,1995,(3):191-192.

[323]　车保仁,王爱华.蜡针治疗膝关节髌尖末端病的疗效观察[J].山东体育科技,1996,18
(2):50-51.

[324]　于锡海,李迅,张东奎.醋药外敷配合蜡疗治疗颈椎病206例[J].中国康复,2004,19
(3):188.

[325]　庄焕国,胡朝辉,田有粮,等.蜡疗对骨性关节炎的疗效观察[J].中国疗养医学,2003,
12(1):11-12.

[326]　周道平.蜡疗治腰背关节疼痛80例观察[J].针灸临床杂志,2005,21(2):22.

[327]　蒙家辉,罗小珍,罗盛华,等.针灸结合蜡疗治疗骨质疏松症腰背痛的临床疗效研
究[J].中西医结合研究,2010,13(7A):2155-2157.

[328]　张燕,宋振江,刘瑞华.中药蜡疗结合针刀治疗腰椎间盘突出症[J].中国民间疗法,
2008,16(1):22-23.

[329]　刘舜尧.针刺结合蜡疗治疗腰椎间盘突出症80例[J].江苏中医药,2010,42(11):64.

[330]　段运强.蜡疗与蜂针结合治疗肩周炎[J].养蜂科技,1998(6):26.

[331]　蒋东生,车兴旺,范连彬.蜡疗结合短波治疗膝骨性关节炎临床研究[J].临床医学,
2011,31(12):18-19.

[332]　刘凡铭.中药外敷配合蜡疗治疗胸腰椎压缩性骨折90例效果观察及护理[J].齐鲁护
理杂志,2010,16(30):65-66.

[333] 王遐,苏红革,谷艳霞.蜡疗治疗痉挛型脑瘫68例[J].中国实用神经疾病杂志,2007,10(9):114-115.

[334] 李华.蜡疗疗法缓解痉挛性脑瘫肌张力的护理观察[J].中国实用医药,2011,6(5):198-199.

[335] 李丽,魏红光.蜡疗联合药物治疗盆腔炎性后遗症的临床应用[J].中国社区医师:医学专业,2011,13(34):183-184.

[336] 李光员.壮医陶针治疗小儿惊风[J].中国民族民间医药杂志,1995,(13):42-43.

[337] 刘喜德,张金禄,郑汉光,等.蜂针疗法治疗类风湿关节炎的临床随机对照研究[J].针刺研究,2008,33(3):197-200.

[338] 耿振方,马中梅.蜂针治愈体表血管瘤、皮肤纤维瘤85例[J].养蜂科技,2004(6):30.

[339] 沈明安.蜂针配合推拿治疗肩周炎临床观察[J].四川中医,2008,26(4):117-118.

[340] 车秀艳.蜂针治疗强直性脊柱炎29例的疗效观察[J].养蜂科技,2004(3):36-37.

[341] 田宁.蜂针治疗肌筋膜疼痛综合征疗效观察[J].中国民族民间医药,2009,18(12):56-58.

[342] 苏杰宾.蜂针联合温针疗法治疗膝关节骨性关节炎50例[J].中医临床研究,2011,3(7):61-63.

[343] 文洁珍.蜂针治疗儿童哮喘的临床疗效及对免疫功能的影响[J].新中医,2006,38(7):37-38.

[344] 成永明,任小红,余伯亮.蜂疗治疗小儿遗尿症60例[J].实用医学杂志,2009,25(16):2777.

[345] 邢守平.锋勾针、火针治疗偏头痛86例[J].中医外治杂志,2005,14(3):36-37.

[346] 曹伟民.锋勾针治疗神经性头痛156例[J].中国针灸,1995,15(1):23.

[347] 张先锋.闪罐加锋勾针治疗头痛86例[J].中医外治杂志,2005,14(6):50.

[348] 杨学山,戴艳芳.锋勾针治疗头风86例临床观察[J].宁夏医学院学报,1997,1(3):84-86.

[349] 高山,田文海.新九针治疗面瘫60例临床观察[J].山西中医学院学报,2008,9(2):41-42.

[350] 冯玲媚.针刺治疗泌尿系感染30例临床体会[J].贵阳中医学院学报,1997,19(1):40-41.

[351] 虎宝,李斯琴.锋勾针加拔火罐为主治疗坐骨神经痛30例[J].内蒙古中医药,1996,15

(3):30.

[352] 孟庆良,赵存君,张三品,等.锋勾针治疗原发性坐骨神经痛 198 例[J].中国针灸,
1994,14(3):29-30.

[353] 侯玉铎,祁越.锋勾针经筋刺法配合穴位注射治疗漏肩风 200 例疗效观察[J].河南中
医药学刊,2002,17(6):72-73.

[354] 周志峰.锋勾针加闪罐治疗肩周炎 50 例[J].中国临床康复,2002,6(20):3113.

[355] 孟宪凯,林永香,王西凤,等.刮痧配合锋勾针、拔火罐治疗颈椎病 83 例[J].针灸临床
杂志,1996,12(9):28.

[356] 金生飞.锋勾针治疗项韧带损伤 87 例[J].中医外治杂志,2009,18(3):27.

[357] 任平霞.锋勾针治疗指屈肌腱腱鞘炎疗效观察[J].中国基层医药,2006,13(2):333-
334.

[358] 曹伟民.锋勾针配合火罐治疗痤疮 396 例疗效观察[J].中国针灸,1995,15(5):13-
14.

[359] 张连生.锋勾针挑治面部痤疮 218 例疗效观察[J].中国针灸,1995,15(4):43.

[360] 程桂凤.锋勾针治疗发热的初步观察[J].甘肃中医,1995,8(3):31.

[361] 张秀芬,张亚平,艾惠芳.粗针弹拨神经干治疗中风偏瘫比较分析[J].针灸临床杂志,
1997,13(9):23-25.

[362] 毕颖,侯群,李丽萍,等.粗针平刺身柱穴配合体针治疗中风后痉挛性瘫痪的临床研究
[J].中华中医药杂志,2011,26(6):1443-1445.

[363] 张文涛.粗针快刺拔罐疗法治疗周围性面瘫的临床应用[J].针灸临床杂志,2001,17
(10):43.

[364] 宣丽华,王丽莉,侯群,等.粗针神道穴平刺促进面神经炎面肌功能恢复的研究[J].中
国中医药科技,2007,14(1):6-7.

[365] 宣丽华,虞彬艳,高宏,等.粗针神道穴平刺治疗面神经炎临床多中心研究[J].中华中
医药学刊,2012,3(1):18-20.

[366] 向莉.粗长针配合毫针治疗胃下垂 346 例远期疗效观察[J].针灸学报,1991,7(3):25
-26.

[367] 张海峰,宣丽华,徐勇刚,等.粗针治疗帕金森病临床观察[J].中华中医药学刊,2008,
26(11):2414-2415.

[368] 孙兆生,王安印,孙凤东,等.粗针疗法治疗慢性扁桃体炎[J].中国民间疗法,2002,10

(6):15-16.

[369] 奚向东,袁杰.粗针扇形刺加同名经巨刺治疗肩周炎疗效观察[J].中国针灸,2003,23(3):158-159.

[370] 赵建平.粗针结合体针治疗肩周炎60例[J].针灸临床杂志,2006,22(12):28.

[371] 刘彦江,刘文习,程云莹.粗针刺激神经干法治疗腰椎间盘突出症150例[J].中国民间疗法,2001,9(10):15.

[372] 王大明,李淑君,王志一,等.粗针刺激坐骨神经干治疗急性腰扭伤[J].上海针灸杂志,2000,19(S1):28-29.

[373] 李正祥.粗针齐刺加拔罐治疗慢性腰部伤筋263例[J].江苏中医药,2004,25(6):48-49.

[374] 王战波.粗针治疗第三腰椎横突综合征临床疗效观察[J].浙江中医药大学学报,2010,34(2):256-58.

[375] 张挺,庞国军,姚清阳,等.粗针齐刺加隔姜灸治疗梨状肌综合征36例疗效观察[J].中国针灸,2002,22(8):525-526.

[376] 陈朝明,张彩荣.粗银针恢刺治疗脊柱过敏症临床研究[J].河南中医学院学报,2008,23(3):27-28.

[377] 金英爱,王敏,王志奇.粗针齐刺加隔姜灸治疗肱骨外上髁炎64例[J].中国中医急症,2005,14(4):325.

[378] 高宏,李雪珍,叶文伟,等.粗针神道穴透刺治疗慢性荨麻疹对血清IgE的影响及疗效分析[J].浙江中医药大学学报,2009,33(1):111-112.

[379] 张和平.粗针治疗荨麻疹52例[J].上海针灸杂志,1994,13(2):69.

[380] 张和平.粗针治疗丹毒39例疗效观察[J].中国针灸,1996,16(11):50.

[381] 李景义,张会敏.针、罐、粗针合用治疗带状疱疹40例对照观察[J].中国针灸,1999,19(12):731-732.

[382] 李复峰,马新亭,钱冰茹.粗针刺督脉治疗疔疮1426例临床总结[J].针灸学报,1990,6(4):1-2.

[383] 莫晓枫,金君梅.粗针身柱透灵台治疗寻常性痤疮42例临床观察[J].中国中医药科技,2006,13(5):F0004.

[384] 左莹,郭义,陈泽林,等.三棱针法治疗疾病病谱分析[J].针灸临床杂志,2006,22(11):1-2.

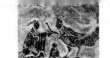
[385]　贺普仁.针灸三通法操作图解[M].北京:北京科技文献出版社,2006.

[386]　朱运喜.实用针罐疗法[M].第2版.北京:人民卫生出版社,2007.

[387]　王华.皮肤针治疗常见疾病[M].北京:中国医药科技出版社,2006.

[388]　郭长青,周鸯鸯,陈幼楠.实用针灸特色技法丛书实用皮肤针疗法[M].北京:化学工业出版社,2009.

[389]　张学丽.皮肤针疗法——中医独特疗法[M].北京:人民卫生出版社,2004.

[390]　郭长青,卢婧.实用针灸特色技法丛书——实用芒针疗法[M].北京:化学工业出版社,2009.

[391]　杨兆钢.前列腺疾病的芒针治疗秘验[M].天津:天津科技翻译出版公司,2008.

[392]　仇裕丰.介绍一种无痛长效针法——体穴埋针法[J].针灸临床杂志,2003,19(2):36.

[393]　何玲.论皮内针疗法的临床应用[J].上海针灸杂志,2003,22(2):38-39.

[394]　王天俊.埋针疗法的临床特点与适应证[J].上海针灸杂志,2007,26(10):37-38.

[395]　徐汝德.穴位埋藏疗法慢性病[M].北京:金盾出版社,2009.

[396]　宋文阁,傅志俭.小针刀疗法与应用[J].疼痛学杂志,1994,2(2):7.

[397]　何海明.如何理解和应用针刀中针的作用[J].针灸临床杂志,2005,21(5):7.

[398]　赵香花.针刀手术的本质[J].甘肃中医,2008,27(5):81.

[399]　朱汉章.针刀医学[M].北京:中国中医药出版社,2004.

[400]　朱汉章.针刀刀法手法学[M].北京:中国中医药出版社,2006.

[401]　张天民.针刀治疗头颈部疾病[M].北京:中国医药科技出版社,2008.

[402]　朱汉章.针刀临床诊断与治疗[M].北京:人民卫生出版社,2004.

[403]　吴绪平,张天民.针刀临床治疗学[M].北京:中国医药科技出版社,2007.

[404]　温丽君.《内经》中火针疗法的应用探讨[J].辽宁中医学院学报,2005,7(3):206-207.

[405]　邹敏.《针灸聚英》对火针的论述[J].中国中医急症,2005,14(1):68.

[406]　曹大明,常明.古人论火针[J].河南中医药学刊,2002,17(1):7-8.

[407]　张素琴.火针的起源与发展[J].中国自然医学杂志,2003,5(3):172-173.

[408]　程海英.火针禁忌之我见[J].中医杂志,2007,48(4):303-305.

[409]　贺普仁.针灸三通法操作图解[M].北京:科学技术文献出版社,2006.

[410]　回克义.火针临床应用[M].北京:中医古籍出版社,2009.

[411]　郭长青,曹榕娟,刘乃刚.实用针灸特色技法丛书——实用火针疗法[M].北京:化学工业出版社,2009.

[412] 苗彦霞.水针疗法治百病[M].北京:人民军医出版社,2004.

[413] 刘颖.水针疗法——中医独特疗法[M].北京:人民卫生出版社,2004.

[414] 田峻.实用水针注射技巧[M].武汉:湖北科学技术出版社,2001.

[415] 薛立功.中国经筋学[M].北京:中医古籍出版社,2009.

[416] 刘炎.中华艺术针灸集[M].上海:上海科学技术出版社,2010.

[417] 齐淑兰.中医百家针灸荟萃[M].重庆:重庆出版社,2002.

[418] 李复峰.粗针疗法[M].哈尔滨:黑龙江中医学院情报资料室,1980.

[419] 李万瑶.中医独特疗法蜂针疗法[M].北京:人民卫生出版社,2009.

[420] 管遵惠.管氏针灸经验集[M].北京:人民卫生出版社,2002.

[421] 陈秀华.中国传统特色疗法[M].北京:人民卫生出版社,2010.

[422] 葛凤晨,孙哲贤.蜂针疗法[M].长春:吉林科学技术出版社,2005.

[423] 孟立强,梁晓崴.锋勾针疗法的临床作用及其机制探讨[J].山东中医药大学学报,2006,30(5):348-349.

[424] 彭静山,费久治.针灸密验与绝招[M].辽宁:辽宁科学技术出版社,2008.

[425] 刘道清.中国民间疗法大典[M].河南:中原农民出版社,1999.

[426] 齐淑兰.中医百家针灸荟萃[M].重庆:重庆出版社,2002.

[427] 刘春山.中医新视点丛书·经筋学说与新铍针疗法[M].北京:人民卫生出版社,2010.

第十章

现代针具针法

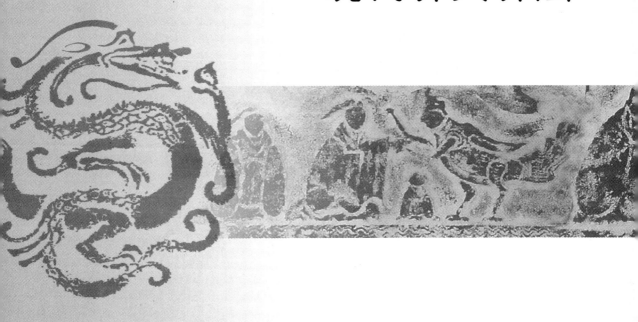

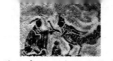

第一节 电针法

一、概 述

电针疗法是用电针器输出脉冲电流,通过毫针作用于人体经络穴位以治疗疾病的一种方法,是毫针的刺激与电的生理效应相结合,这种方法不但提高了毫针的治疗效果,而且扩大了针灸的治疗范围。

电针仪,从输出波的电特性分析,可以归纳概括为五类:①固定波形电针仪。这类电针仪波型是固定不变的,输出的脉冲是有规律的。这类电针仪体积小,造价低,但人体接受这类电针仪治疗时,会出现电适应现象,即通过几分钟后,电刺激强度会逐渐变小,必须再行调整。②可变波频电针仪。这类电针仪的输出是调制脉冲,它的波幅或频率可发生有规律的变化。调制式电针仪改善了电适应现象,治疗范围较广泛,疗效也较可靠,是当前针灸临床上应用比较普遍的电针仪。③不规律波式电针仪。这类电针仪是应用音乐的声电波或产生噪音作为电针仪的刺激波,电针仪的输出频率随时发生无规律的变化,因此人体接受治疗时不会产生电适应现象。声电波电针仪能起到平衡阴阳,稳定整体的治疗作用。声电波穴位刺激对神经系统疾病、精神分裂症均有疗效,女性腹式绝育术用声电针麻,疗效好。④静电针灸仪。这是一种在理论上没有电流通过,而仅有电场存在的针灸治疗仪。使用方法是,按针刺常规得气后,将静电针灸仪上的导线一端夹在主穴的毫针针柄上,打开电源开关,静电输出为500V,一般治疗15～25分钟,10次为1个疗程。静电针灸治疗时,患者无明显感觉。静电针灸有镇痛效果,对神经系统有镇静和调整作用。⑤多功能综合电针灸仪。当前针灸仪的研制有向多功能、体积小、低消耗、重量轻方向发展的趋势。现已有不同型号的多功能综合电针灸仪问世,有的可输出多种波形,有的兼有诊断、治疗两种功能,有的兼有电针、电热灸、电热火针、磁梅花针等多功能。但这类电针仪还不太成熟和普及,有待进一步完善。

电针仪能保持长时间的持续刺激,而且能客观地控制刺激量,同时,电针刺激还可能对机体产生某些特殊的治疗作用和生化影响。如电针治疗后的白细胞噬菌数可较电针前增加1～2倍,电针还可增强网状内皮系统功能,增加多种免疫抗体的含量,提高垂体——肾上腺皮质系统功能,增强机体的抗病防卫能力。近年来又根据病情需要,研制出一些用途较为特殊的电针仪,如"电针抽搐治疗机",是在针刺的基础上,加入脉冲电压,经过3～5秒,精神患者即可产生抽搐,从而达到治疗目的。临床观察表明,电针抽搐与电休克有相近似的治疗效来,但使用安全,副作用小。此外,还有一种在欧美较为流行的福尔电针疗法(简称EAV),特点是免除针刺穴位这一环节,直接用电极输入低频电流刺激经络穴位。

二、操作方法

(一)电针的选穴

电针选穴的基本原则有二:一是按经络选穴,二是结合神经的分布选取有神经干通过的部位及肌肉神经运动点。

1. 头面部

听会、翳风(面神经);下关、阳白、四白、夹承浆(三叉神经)。

2. 上肢部

第6～7颈椎夹脊、天鼎(臂丛);青灵、小海(尺神经);手五里、曲池(桡神经);曲泽。

3. 下肢部

环跳、殷门(坐骨神经);委中(腘神经);阳陵泉(腓总神经);冲门(股神经)。

4. 腰骶部

气海俞、八髎。

穴位的配对,如属神经功能受损,可按照神经分布特点取穴;如面神经麻痹,可取听会,翳风为主;皱额障碍配阳白、鱼腰;鼻唇沟变浅配人中;口角歪斜配地仓、颊车;坐骨神经痛取环

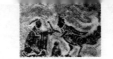

跳、承扶，配殷门、委中、阳陵泉等穴。

（二）操作方法

先把电针仪器的强度调节旋钮调至零位（无输出），关闭电源，再将电针器上每对输出的两个电极分别连接在两根毫针上。一般将同一对输出电极连接在身体的同侧，尤其在胸背部的穴位上使用电针时，更不可将两个电极跨接在身体两侧。然后接通电源，再调节强度旋钮，逐渐加大，以免给患者造成突然的刺激。临床治疗一般持续通电 20 分钟左右，从低频到中频，使患者出现酸、胀、热等感觉或局部肌肉作节律性的收缩。通电较长时间后，患者会逐渐产生适应性，即感到刺激渐渐变弱，此时可适当增加刺激强度，或采用间歇通电的方法，即通电几分钟后，停电几分钟，然后再通电，治疗结束后，把强度调节旋钮逐渐减小，调至零位，再关闭电源。单穴电针时，可选取有主要神经干通过的穴位将针刺入，同时将用水浸湿的纱布或酒精棉球，固定在同侧经络的皮肤上，然后将电针器上一对输出的两个电极分别接在毫针和无关电极上。相邻近的一对穴位进行电针时，毫针间要以干棉球相隔，以免短路，影响疗效，损坏机器。

三、适 应 证

临床上，治疗不同的病证，选用不同波形的电针，简介如下。

密波频率快，一般在 50～100 次/秒，能降低神经应激功能。先对感觉神经起抑制作用，接着对运动神经产生抑制作用。常用于止痛、镇静、缓解肌肉和血管痉挛、针刺麻醉等。

疏波频率慢，一般在 2～5 次/秒，其刺激强调作用较强，能引起肌肉收缩，提高肌肉韧带的张力。对感觉和运动神经的抑制发生较迟。常用于治疗痿证，各种肌肉、关节、韧带、肌腱的损伤等。

疏密波是疏波、密波自动交替出现的一种波形。疏、密交替持续的时间约各 1.5 秒，能克服单一波形易产生适应的缺点，动力作用较大，治疗时兴奋效应占优势，能促进代谢，促进气血循环，改善组织营养，消除炎性水肿。常用于止痛、扭挫伤、关节周围炎、气血运行障碍、坐骨神经痛、面瘫、肌无力、局部冻伤等。

断续波是有节律地时断、时续自动出现的一种疏波。断时，在 1.5 秒时间内无脉冲电输出，续时，是密波连续工作 1.5 秒。断续波形，机体不易产生适应，其动力作用颇强。能提高的肌肉组织的兴奋性，对横纹肌有良好的刺激收缩作用。常用于治疗痿证、瘫痪，也可用作电肌体操训练。

锯齿波是脉冲波幅按锯齿形自动改变的起伏波，每分钟 16～20 次或 20～25 次，其频率接近人体的呼吸规律，故可用于刺激膈神经（相当于天鼎穴部），作人工电动呼吸，抢救呼吸衰竭（心脏尚有微弱跳动者），故又称呼吸波。该波还有提高神经肌肉兴奋性，调整经络功能，改善

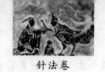
气血循环等作用。

电针的适应范围和毫针刺法基本相同,可广泛应用于内、外、妇、儿、五官、骨伤等各种疾病,并可用于针刺麻醉,尤常用于各类痛证、骨关节病变、肢体瘫痪、脏腑疾患、五官疾患、神经官能症、预防保健等。它还有较好的镇痛效果,广泛应用于各种痛症,如风湿性关节炎、腱鞘炎、腰腿痛、肌纤维质炎、软组织外伤及各种神经痛等。电针麻醉应用于各种手术,取得较好的麻醉效果。

四、注意事项

(1)电针器使用前必须检查其性能是否良好,输出是否正常。电针仪的输出导线很容易在插头柄附近或近针夹处发生折断,影响治疗,故临床应定期检修后使用或调换新导线。应用一段时间的毫针,在针柄与针体的交界处很易发生折断,因此旧毫针必须常检查和调换。另外,作为温针使用过的毫针针柄表面往往氧化而不导电,应用时须将输出线夹在毫针的针体上。

(2)从大量的实验材料来看,电针的效应是机体原有内在调节功能被激发加强而致,所以必须在失衡的状态,即在疾病的存在下才能发挥效果。

(3)调节电流量应细心缓慢,开机时应逐渐从小到大,切勿突然增大,应根据患者病情需要、体质状况及通电后反应等不断调节电流量,不要仅根据患者要求盲目加大电量而造成不良后果。通电时间不宜过长,一般以 20 分钟为宜。

(4)选择合适的电针参数。不同类型的电针参数对机体会产生不同的影响,因此电针仪的参数是否适于患者的病情也是决定效应的重要因素。此外,患者的个体差异,不同的病情,患者的心理状态与情绪,也可对电针效应发生影响,临床应用时需注意。

(5)一般不在胸背部行电针治疗,以防通电后针刺深度变化而伤及内脏。心脏附近也应避免使用电针,对患有严重心脏病者尤需注意。靠近延髓、脊髓等部位使用电针时,电流量宜小,不可过强刺激,且不横跨脊髓通电,以防损伤脊髓甚至发生脊髓休克。

(6)电针扶突、人迎等某些穴位,注意不可进针太深或电刺激量过大,否则可引起迷走神经反应或颈动脉窦综合征。患者可出现脉率和血压下降,心脏出现期外收缩,面色苍白,出冷汗等一系列证候。如出现这种现象,须立即将针退出或减轻刺激量。

(7)接受电针治疗时,要求体位舒适。穴位是有相对特异性的,因此有效穴位的选择也是决定电针效应的必要条件。精神病患者在使用电针时应固定其体位,并随时注意其表情和反应,以防发生意外。

(8)年老、体弱、醉酒、饥饿、过饱、过劳者等不宜电针;孕妇慎用电针。

(9)针刺时可比一般体针时的深度略浅一些,以免通电后由于肌肉收缩致针刺深度发生变化而致意外事故。

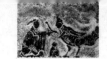

五、临床应用

(一)内科疾病

1. 头痛

董利强采用电针结合推拿治疗颈源性周期性头痛1例[1]:治疗时取风池穴,第2颈椎夹脊穴,用G6805-2A型治疗仪,疏密波,弱刺激,每次20分钟。然后结合推拿,以上方法均每日1次,10次为1个疗程。同时对患者进行心理疏导。1个疗程结束,患者自述思维清晰,记忆力较强。1周后随访,本月头痛未发作,仅头略有沉感,持续16～18天。3个月及6个月后2次随访,头痛均未发作,记忆力明显改善。

2. 面瘫

李伟杰采用针向迎随补泻法配合电针法治疗面瘫患者30例[2]:取双侧太阳、攒竹、鱼腰、阳白、颧髎、四白、颊车、下关、地仓、翳风、风池、合谷、承浆、水沟等穴。面瘫早期(发病7天内)不使用电针,面瘫中期(发病后7～1个月)、后期(发病1个月后)配合使用电针,电针输出波形选用疏密波。经治疗后30例中,痊愈24例,显效4例,有效1例,无效1例,总有效率96.7%。治疗时间最短者6天而愈,最长者长达5个疗程,一般为2～3个疗程。

3. 三叉神经痛

韩秋珍治疗三叉神经痛:将60例患者随机分为治疗组和对照组各30例[3]:分别采用电针连续波治疗和卡马西平治疗,疗程均为1个月。结果:总有效率治疗组为93.3%,对照组为83.3%,治疗组优于对照组(P<0.05)。结论:电针治疗原发性三叉神经痛疗效优于卡马西平。

王景明采用电针治疗原发性三叉神经痛61例[4]:主穴取患侧下关、风池、合谷、太冲、颊车、颧髎、翳风。第Ⅰ支痛配鱼腰、太阳、攒竹、头维。第Ⅱ支痛配四白、迎香、上关。第Ⅲ支痛配夹承浆、地仓。还可随证配穴,风寒袭络加风池、合谷;风热夹痰加曲池、合谷;胃火上攻加足三里、内庭;气滞血瘀加太冲、内关。采用G-6805-1型电针仪,选用低频连续波型,强度以患者感到酸麻抽动且能耐受为度,留针30分钟。每日1次,7天为1个疗程,疗程间休息3天,共治疗3个疗程。61例患者治疗3个疗程后,随访3个月。治愈12例,19.7%;显效28例,占45.9%;有效15例,占24.6%;无效6例,占9.8%,总有效率90.2%。全组患者无不良反应及并发症发生。

4. 糖尿病周围神经性病

李永方治疗糖尿病周围神经病变96例[5]:用固本通络电针法,主穴分两组:①仰卧位取气海、关元、丰隆、三阴交；②俯卧位取脾俞、肾俞、环跳、飞扬。两组主穴隔日交替使用，余穴随症加减。诸穴常规针刺得气后，于损伤神经支配区域穴位接 G6805 型电针仪，连续波，频率为 5Hz，强度以患者能耐受为度，留针 30 分钟。以上治疗隔日 1 次，每周 3 次，连续治疗 2 个月后进行疗效评价。结果 96 例中，显效 53 例，占 55.2％；有效 35 例，占 36.5％；无效 8 例，占 8.3％。总有效率为 91.7％。

5. 不寐

彭冬青电针风池穴治疗不寐[6]：为观察电针风池穴为主治疗失眠症的临床疗效，将 120 例患者随机分为两组，治疗组 60 例采用电针风池穴为主治疗；对照组 60 例仅行单纯针刺治疗。结果总有效率治疗组为 93.3％，对照组为 76.7％。两组疗效比较，差异有显著性意义（$P < 0.05$）。两组治疗后匹兹堡睡眠质量指数总评分比较，治疗组低于对照组，差异有显著性意义（$P < 0.05$）。提示电针治疗失眠症的临床疗效优于单纯针刺治疗。

6. 痹症

李文华治疗急性痛风性关节炎 63 例[7]：采用电针治疗，以局部阿是穴为主。采用围刺法对疼痛关节进行针刺，刺后接 G6805 电针治疗仪，用连续波治疗 30 分钟，每天 1 次，同时配合口服痛舒胶囊及外擦肿痛气雾剂，治疗 5 天后观察疗效。结果 63 例中，治愈 60 例，占 95.24％；显效 3 例，占 4.76％；总有效率 100％，疗效确切。

7. 中风

王秋云采用按期分经电针法治疗中风后偏瘫[8]：其将 128 例中风后偏瘫患者随机分为治疗组和对照组各 64 例，治疗组以 Brunnstrom 脑卒中运动恢复六阶段表作为治疗偏瘫分期标准，按不同分期选取不同经穴进行治疗，常规针刺得气后，选用 G6805 - 2A 型电针仪，取疏波，频率为 600 次/分钟，每次留针 40～50 分钟，10 次为一疗程，疗程间休息 3 天。对照组以常规针刺治疗。3 个疗程后进行疗效评价，结果治疗组总有效率为 93.8％，对照组为 57.9％，治疗组疗效明显优于对照组。说明按期分经电针法治疗中风后偏瘫效果好。

马越采用针刺"运动点"加电针法治疗中风后言语语言障碍 32 例[9]：除取伸舌穴、增音穴外，还根据中医辨证，取太渊、太溪穴，4 个疗程后，以思维正常，言语基本清晰为显效，占 18 例；有一定的理解力，语言欠清晰，偶有口吃为有效，共 12 例；经治疗后无变化为无效，共 2 例，显效率为 56.3％。

8. 消化不良

赵亚伟治疗消化不良[10]：将 60 例功能性消化不良的患者随机分为 2 组，观察组 35 例采用电针背俞穴治疗，对照组 25 例口服西沙必利治疗。结果观察组总有效率为 91.42％，对照

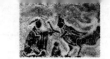

组 72%,两组比较差异有显著性意义。

9. 呃逆

钱晓平治疗呃逆[11]:将 168 例顽固性呃逆患者随机分为两组,治疗组 87 例采用电针部分胸段夹脊穴治疗,对照组 81 例针刺足三里、中脘、内关、攒竹,两组均连续治疗 10 次后评定疗效。结果治疗组总有效率为 93.10%,对照组总有效率为 61.73%,治疗组疗效优于对照组,说明电针部分胸段夹脊穴治疗顽固性呃逆疗效显著。

10. 慢性腹泻

李胜利治疗慢性腹泻[12]:为观察电针天枢穴治疗慢性腹泻的疗效,将 180 例慢性腹泻患者随机分为治疗组和对照组,治疗组采用电针天枢穴治疗,对照组采用电针脐旁 6 寸的非经穴点治疗。治疗后发现治疗组疗效明显优于对照组,说明电针天枢穴治疗慢性腹泻有非常显著的疗效,天枢穴对治疗慢性腹泻有特异性的治疗作用。

11. 血管性痴呆

王惠明治疗血管性痴呆[13]:将 64 例患者随机分为 2 组,治疗组 32 例用电针法,即选取风池、水沟、印堂、上星、百会、四神聪为主穴,配以神门、内关、合谷、三阴交、太溪、太冲、血海等穴。常规针刺得气后采用电子针疗仪 SDZ-Ⅱ型,连续波,强度随个人调节,以能耐受为度。每周治疗 6 次,1 个月为 1 疗程。对照组口服西药尼达尔、喜得镇,1 个月为 1 个疗程。连续治疗 3 个疗程后,治疗组总有效率为 89%,对照组总有效率为 74%。说明电针比西药效果更好。

12. 高脂血症

胡幼平治疗原发性高脂血症[14]:将 69 例痰浊型患者随机分为电针治疗组 37 例和药物对照组 32 例。电针组电针双侧丰隆、阴陵泉,药物组用舒降之,进行 6 周的不同治疗处理后比较两组疗效。结果电针组总有效率为 85.29%,对照组的总有效率为 54.84%。两组对临床证候的改善有显著性差异($P<0.05$),电针组优于药物组。两组降血脂的疗效比较差异无显著性($P>0.05$)。提示电针丰隆、阴陵泉对原发性高脂血症痰浊型比舒降之改善临床证候的作用更好,且和舒降之有相同的降低血脂效应。

13. 单纯性肥胖

唐春林治疗单纯性肥胖[15]:采用电针配合穴位埋线治疗心脾两虚型单纯性肥胖 33 例作为观察组,另设对照组 32 例单纯采用电针治疗,治疗前后进行体质量、体质量指数、腰围、腰臀比等一些指标评估,结果观察组总有效率优于对照组。

14. 尿潴留

董文萍应用优势平衡电针法治疗产后尿潴留患者 55 例[16]:与同期采用以传统物理方法

诱导排尿的患者 50 例进行比较,观察疗效结果:治疗组总有效率 96.4%,痊愈率 61.8%;对照组总有效率 82.0%,痊愈率 32.0%。经统计学分析,两组的疗效比较,差异有显著性意义($P<0.05$),痊愈率比较,差异有非常显著性意义($P<0.01$)。提示优势平衡电针法治疗明显优于传统物理诱导方法,且疗程极短。

15. 坐骨神经痛

廖小七电针治疗坐骨神经痛[17]:将 105 例坐骨神经痛患者随机分成 2 组,观察组 92 例浅刺电针治疗,对照组 65 例,常规针刺深度加电针组治疗,两组均采用密波脉冲电流。结果浅刺电针组疗效与对照组比有非常显著的差异,明显优于对照组。

16. 慢性前列腺炎

王凤艳运用电针治疗慢性前列腺[18]:将 60 名明确诊断的慢性前列腺患者随机分为电针组(电针+药物)30 例和对照组(药物)3 例,通过对治疗前后慢性前列腺炎症状评分的比较、临床症状的改善变化进行了观察。结果,电针组临床症状改善情况优于对照组($P<0.05$),两组疗效比较,电针组也优于对照组。由此认为电针治疗慢性前列腺炎疗效确切,电针治疗该病,既能加强针感、活血化瘀利湿,又能提高机体整体及前列腺局部的免疫力、减轻临床症状,是一种治疗慢性前列腺炎行之有效的方法。

17. 术后肠胀气

刘承浩采用下合电针法治疗术后肠胀气[19]:采用 G6805 号电针连续波刺激下肢足三里、上巨虚、下巨虚等下合穴治疗术后肠胀气 56 例。结果治疗 1~4 次,腹胀满疼痛完全消失,排气顺畅者 22 例;治疗 5~8 次,腹胀满疼痛完全消失,排气顺畅者 29 例;治疗 8 次以上腹仍胀满疼痛,排气困难者 5 例,总有效率为 91.07%。

18. 脉管炎

杜景辰采用电针夹脊穴治疗血栓闭塞性脉管炎[20]:对 30 例血栓性脉管炎患者进行电针治疗,取腰部第 3 腰椎至第 1 骶椎双侧夹脊穴,取 28 号 1.5 寸毫针,垂直刺入缓慢进针 0.5~0.8 寸,以患者有轻度酸胀感为宜,将针柄连接 G-6805 电针仪,以疏密波型(疏波 4Hz,密波 60Hz)刺激 20 分钟。每日 1 次,连续 20 次后统计疗效。治疗后患者肢体疼痛、冷感、间歇性跛行等临床观察指标均有明显改善。

(二)外科疾病

1. 痔疮后疼痛

李宁运用电针治疗痔疮疼痛[21]:将 120 例患者随机分为电针组与药物组,各 60 例。电针组取长强、承山穴,用频率为 2/100Hz 疏密波治疗;药物组使用止痛药曲马多口服和马应龙麝

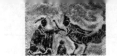

香痔疮栓剂纳肛对症治疗。两组共治疗 5 天,评价每日排便时疼痛的视觉模拟评分(VAS)变化情况。结果电针组在治疗前 VAS 评分为 6.64±3.66,从第 2 天针刺治疗后疼痛就明显减轻(P<0.05),第 2 天 VAS 评分为 5.65±2.21,第 5 天 VAS 评分为 1.85±1.24。药物组在治疗前 VAS 评分为 6.58±3.18,从第 3 天起,疼痛较前明显减轻(P<0.05),VAS 评分为 4.86±2.04,第 5 天 VAS 评分 2.24±1.46。两组在治疗第 5 天结束后,VAS 疼痛评分组间差异无统计学意义(P>0.05)。说明承山与长强穴远近配伍对改善痔疮排便疼痛是有效的。

2. 肛门直肠痛

徐天舒治疗功能性肛门直肠痛[22]:将 62 例患者随机分为治疗组和对照组,治疗组采用电针治疗,对照组采用普济痔疮栓塞肛门治疗。两组患者治疗后疼痛评分与治疗前相比均有显著性差异(P<0.05),且两组治疗后疼痛评分有显著性差异(P<0.05),治疗组优于对照组。结论:电针在治疗功能性肛门直肠痛中疗效确切,不会形成药物依赖性及耐药性,是一种安全有效的治疗功能性肛门直肠痛的方法。

3. 急性乳腺炎

孙书彦应用电针配合拔罐治疗急性乳腺炎 40 例[23]:治疗时于伴有明显压痛的乳房肿块周围,采取围刺法上下左右向中心斜刺进针,针身不超过肿块的半径为度,连接电针仪,上下、左右各一组,选用疏密波,电刺激 20 分钟,强度以耐受为度。同时取患侧肩井、期门,双侧太冲、内庭,针刺至局部酸胀感后留针,20 分钟后起针。分别于患侧肩井、期门穴处及乳房肿块相对应后背处拔罐 10 分钟。每日 1 次,5 次为 1 疗程,1 个疗程后观察疗效。经过治疗后,治愈 32 例,好转 5 例,未愈 3 例,总有效率 92.50%。表明电针配合拔罐可作为临床治疗急性乳腺炎的一种良好方法。

(三)骨伤科病症

1. 颈椎病

张春梅用电针法治疗颈椎病[24]:治疗时主穴选取百会、风池;以颈夹脊 4～6、肩髃、天宗、曲池、外关、合谷为配穴。常规针刺得气后,将 BT-701B 型电麻仪正负极分别接在主、配穴针柄上,取连续波,所用电流量以患者能耐受为度。留针 30 分钟。每日 1 次,10 次 1 个疗程。留针同时,艾灸百会穴 15 分钟左右,结果 37 例中,临床治愈 22 例,显效 9 例,好转 5 例,无效 1 例,总有效率 97.3%,疗效显著。

2. 肱桡关节滑囊炎

彭江华治疗桡肱关节滑囊炎 56 例[25]:采用伸肘定位取穴扬刺电针法,经治疗 10 次或治疗结束后 1 周观察疗效,结果痊愈 18 例,显效 11 例,好转 21 例,无效 6 例,总有效率为 89%。

疗效确切。

3.腰椎间盘突出症

庞建荣采用电针治疗巨大型腰椎间盘突出症 1 例[26]：治疗取十七椎、腰阳关、环跳（患侧）、委中（患侧）、阳陵泉（患侧）、三阴交（双侧），接 G6805 - C 低频脉冲治疗仪，选连续波，频率 40Hz，电流强度 2mA，留针 20 分钟，每日 1 次。治疗 5 次后，症状明显缓解。10 次后大部分症状消失，唯右小腿外侧仍有麻木。治疗 20 次后症状消失，随访 3 年未复发。

4.增生性脊柱炎

高旋慰治疗腰椎增生性脊柱炎[27]：运用电针配合中药热敷，并与单纯电针（对照组）治疗比较，结果治疗组经治疗后总有效率为 97.0%，对照组为 80.0%，两者经卡方检验后差异有统计学意义（$P < 0.05$），提示治疗组总有效率优于对照组。

5.跟痛症

张雯采用电针配合 TDP 治疗跟痛症 200 例[28]：取昆仑、申脉、太溪、照海、阿是穴。得气后，行平补平泻手法，用 G6805 - 2 电针仪，疏密波输出，电量大小以患者舒适为度，昆仑、太溪为一组，申脉、照海为一组，同时 TDP 照射患部 30 分钟。每日 1 次，10 次为 1 个疗程，疗程间休息 1 天，一般 2～3 个疗程起效，不超过 4 个疗程。结果痊愈 121 例，有效 75 例，无效 4 例，总有效率达 98%，疗效肯定。

6.膝骨关节炎

吉玲玲采用电针治疗膝骨关节炎 35 例[29]：随机将 70 例膝骨关节炎患者分为治疗组和对照组，每组 35 人，治疗组取患侧犊鼻、内膝眼、膝阳关、委中、足三里、阳陵泉、悬钟穴。瘀血者加血海、膈俞等穴，得气后以犊鼻、内膝眼加用 SDZ - Ⅱ 型针灸治疗仪，选择连续波，频率为 40～60Hz，调节电流量，以局部酸胀明显、患者能忍受为度，治疗 30 分钟后起针。隔日治疗 1 次，每周 3 次，4 周为 1 个疗程，连续治疗 2 个疗程。对照组口服西药美洛昔康。治疗后观察两组疗效，分别为 94.3%，80%。

（四）妇儿科疾病

1.围绝经期抑郁症

史晓岚治疗围绝经期抑郁症[30]：将 60 例患者随机分为治疗组和对照组，各 30 例。治疗组采用电针治疗，对照组给予坤泰胶囊口服。治疗 1 个月后观察两组改良 Kupperman 评分及 Hamilton 抑郁量表评分变化。治疗后两组改良 Kupperman 评分和 Hamilton 抑郁量表评分均显著降低（$P < 0.01$），且治疗组的降低较对照组显著（$P < 0.05$）。提示电针治疗围绝经期抑郁症疗效确切。

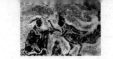
2. 小儿脑瘫

谢菊英治疗小儿脑瘫[31]：将 30 例患儿随机分为两组，对照组 15 例采用运动疗法、水疗、痉挛肌治疗等常规康复治疗，治疗组 15 例除采用常规康复治疗外，加用电针华佗夹脊穴。采用改良 Ashworth 痉挛评定量表于治疗前、治疗 1 个月、3 个月后分别评定 1 次。结果治疗组更能降低痉挛评分，与对照组比较有显著性差异（$P<0.05$）。提示电针夹脊穴对改善小儿脑瘫肌痉挛有较好疗效，且治疗时间适度延长，疗效更好。

（五）五官科疾病

1. 动眼神经麻痹

陈肖云运用电针治疗动眼神经麻痹[32]：将 64 例患者随机分为治疗组及对照组各 32 例，治疗组在西药基础上加电针，主要以眼睛周围的穴位及项部穴位为主，对照组单纯用西药治疗。结果治疗组痊愈 18 例，占 56.3%；有效 14 例，占 43.7%；总有效率为 100%。对照组痊愈 5 例，占 15.6%；有效 19 例，占 59.4%；无效 8 例，占 25.0%；总有效率为 75%，两组总有效率比较差异有显著意义（$P<0.01$）。说明电针治疗动眼神经麻痹的临床疗效显著。

2. 青少年近视

李彬运用电针治疗青少年近视[33]：将 107 例患者随机分为电针组和对照组，电针组 55 例，对照组 52 例。电针组取睛明、球后、四白、太阳、攒竹、鱼腰、瞳子髎为主穴，合谷、足三里、光明、三阴交为配穴。治疗时患者仰卧，每次选眼穴 4 个，体穴 2 个针刺，留针 30 分钟，用中等强度和连续波进行电刺激。对照组采用按摩眼周疗法。两组均 10 天为 1 个疗程，3 个疗程后评定疗效，结果电针组总有效率为 94.5%，对照组总有效率为 67.7%（$P<0.01$）。治疗组明显优于对照组。

（六）其他

1. 疲劳综合征

诸毅晖运用电针治疗慢性疲劳综合征[34]：将 60 例患者随机分为电针穴位组和电针非穴位组各 30 例，治疗 2 个疗程；应用疲劳严重程度量表（FSS）、躯体及心理健康报告（SPHERE）、疼痛视觉模拟量表（VAS）以及健康状况调查简表（SF-36）评定患者疲劳程度、潜在症状、疼痛程度以及生活质量。结果治疗后两组 FSS、SPHERE、VAS 量表积分降低，SF-36 各维度积分均明显升高（$P<0.01$），且电针穴位组明显优于非穴位组（$P<0.01$）；治疗结束后 1 个月、3 个月随访，患者 FSS 积分、SPHERE 积分以及 VAS 积分较治疗后均有所升高，但电针穴位组低于电针非穴位组（$P<0.01$），SF-36 各维度积分较治疗后下降，除总体健康维度外其他维度积分电针穴位组高于电针非穴位组（$P<0.01$）。说明电针肾俞、足三里能明

显减轻慢性疲劳综合征患者的临床症状,提高其生活质量。

2. 抑郁症

喻永强采用电针疗法治疗中重度抑郁症 200 例[35]:患者一般取坐位,常规碘伏消毒局部皮肤。①头部穴位采取平刺手法,持直径 0.35mm、长 50mm 的毫针与皮肤呈 15°角进针,进针约 20~30mm,得气后留针 20 分钟。②耳穴采用 15mm 短针直刺,以不穿透耳穴对侧皮肤为度。头部穴位及耳穴对侧同穴接电针治疗仪(上海产 G6805－1 电针仪)输出电极,每次取 1 对电极,以脉冲电流疏密波输出,频率 200Hz,电流强度 0.1mA,每次刺激时间 20 分钟。③体穴采用直径 0.35mm、长 50mm 的毫针,根据不同部位,进针深度 15~30mm(胸背部稍浅,膻中穴平刺),采用平补平泻手法,每次留针 20 分钟。10 天为 1 个疗程,4~5 个疗程后判定疗效。200 例患者中,显效 154 例,好转 44 例,无效 2 例,有效率占 99.0%。

第二节　激光针法

一、概　述

激光针法又称激光针灸或光针,是应用激光束照射穴位以治疗疾病的方法,是 20 世纪 70 年代,德国学者在传统的针灸疗法基础上,结合激光新技术创造出来的一种治疗疾病的穴位刺激方法。近些年来,激光在医学上的应用日益广泛,用微细的激光束照射治疗,具有无痛、无菌、快速等特点。因为患者没有痛苦,年老体弱和有恐惧心理的妇女、儿童更易于接受,从而为临床治疗提供了一种新手段。

(一)仪器

能产生激光的装置称为激光器,它由三个基本部分构成,即激光工作物质、激发能源(激发激光工作物质的能源)和光学谐振腔。激光工作物质包括固体(如红宝石激光、掺钕钇铝石榴石激光等)、气体(如氦-氖激光、二氧化碳激光、氮分子激光等)、液体(如整合物激光、有机染料激光等)和半导体等,不同的工作物质产生不同波长和不同性能的激光。激发能源包括光能、电能、化学能和核能等,视激光工作物质而定。光学谐振腔由相互平行的两个反射面构成,其中一个为全面反射面,一个为半透半反射面,激光由谐振腔的半反射面的一端辐射出来。

(二)种类

国内应用于腧穴激光照射疗法的激光器有多种,均为小功率激光器,又称为激光针灸仪或称光针,现分述如下。

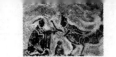

1. 氦-氖激光针灸仪

氦-氖激光为红色光,工作物质是氦-氖原子气体,发射波长 6328 埃,功率 1mW 到几十mW,发散角为 1mW 弧度角。小功率氦-氖激光有刺激作用,这刺激作用既是局部的,又是全身的,氦-氖激光束又能部分地达到生物组织 10～15mm 深处,正是这些特点,使得氦-氖激光束能够代替针刺对穴位起刺激作用。

2. 氩离子激光针灸仪

氦-氖激光器的功率一般都比较小,若治疗某一疾病要求进针深或使用较强刺激时,氦-氖激光就无能为力了。如果改用 100mW 左右的氩离子激光器,就可以克服这一缺点。氩离子激光的波长为 6471Å 的红色激光,与氦-氖激光波长相近。若所使用的功率与氦-氖激光相近,则其治疗作用应相近。若使用的功率比氦-氖激光大,则其在不同深度处的刺激强度应大,治疗作用可能会更强。

3. 二氧化碳激光针灸仪

弱二氧化碳激光照射穴位时,既有热作用,又有刺激作用。目前国内多用 20～30W 二氧化碳激光束散光,使它通过石棉板小孔,照射患者穴位。其工作物质是二氧化碳分子气体,发射波长是 106000Å,属长波红外线波段,输出形式为连续发射或脉冲发射,发散角 1～10mW 弧度角。因其功率较大,剂量不容易掌握,所以若用功率在 1W 左右的专用二氧化碳激光器作激光照射则比较理想。

4. 掺钕钇铝石榴石激光针灸仪

二氧化碳激光的主要缺点是进入皮肤深度太浅,只有 0.2mm,只对皮肤表层起作用。若将其光源改为掺钕钇铝石榴石近红外激光,则当激光进入皮下组织层时,还有相当大的强度,可引起组织深部的强刺激效应。

二、操 作 方 法

常用的腧穴照射法有直接照射法、散焦照射法和光导纤维传输照射法。国产各种激光器的操作方法基本相似,下面试以氦-氖激光针灸仪和二氧化碳激光针灸仪为例,介绍其操作方法。

(一)氦-氖激光针灸仪

(1)根据取穴部位,指导患者采用舒适稳定的体位,暴露治疗穴位。

(2)接通仪器电源,点燃激光管后,再调整电流至激光管最佳工作电流量,使激光管发光稳定。

(3)照射穴位前,应先准确地找好穴位,必要时,可用龙胆紫做标记。

(4)若以原光束直接照射,照射距离一般为 3.0～100mm。若以光导纤维传输照射法,激光输出端可直接接触穴位皮肤照射。激光束应垂直于穴位,使光点准确照射在穴位上,光点直径不应大于 10mm。

(5)照射剂量尚无统一标准,一般小功率氦-氖激光器输出功率 10mW 以下,每次可照射 5 分钟左右,每日照射 1 次,照射 10 次为 1 个疗程,慢性顽固性疾病可照射 3 个疗程以上,每疗程间应间隔 7～10 天。

(6)激光器可连续工作 4 小时以上,连续治疗时,不必关机。

(二)二氧化碳激光针灸仪

(1)指导患者采用舒适的体位,暴露治疗穴位。

(2)首先打开水循环系统,并检查水流是否通畅。水循环系统如有故障,不得开机。

(3)检查各机钮是否在零位后才可接通电源。依次开启低压、高压开关,并调至激光器最佳工作电流量。

(4)缓慢调整激光器,以散焦光束照射治疗部位。照射时,应以有孔石棉板放置在激光器与穴位之间,使散焦光束通过小孔照到穴位上(仪器附有可见光引照光路系统)。

(5)照射距离一般以 150～200mm 为宜,使穴位有舒适的热感,勿使过热,以免烫伤。

(6)每次治疗 10 分钟左右,每日 1 次,7～12 次为 1 个疗程,疗程间休息 7 天左右。

(7)治疗结束,按与开机相反顺序关闭各机钮,关闭机钮 15 分钟内,勿关闭水循环。

(三)不良反应

1. 症状

临床中,经过对万例以上患者统计发现,穴位激光照射不良反应率在 2.25％～4.7％ 之间。穴位激光照射不良反应可于照射后即刻发生,也可在照射后 2～10 小时内出现。症状可分局部反应和全身反应。

(1)局部反应:多在头面部照射出现,如头昏、头胀痛、眼干、口干、鼻黏膜刺激征、耳内胀痛、牙胀痛、面部及口唇麻木等。

(2)全身反应:如恶心、心慌、烦躁、失眠、胸闷、出冷汗、面色苍白,甚至口唇青紫、意识障碍及小便失禁等。女性患者,尚可引起月经不调。全身反应一般可持续 0.5～2 小时,亦可有数日甚至半月消失的。

2. 预防

由于激光照射不良反应的确切原因未明,目前尚无有效预防之法,一般主张在不影响疗效

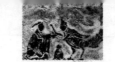

的情况下,尽量采用较低功率输出,特别是在头部穴位照射时;在治疗过程中,注意询问患者有无不适,随时注意患者表情,一旦出现不良症状,应暂停照射;非必要时,穴位激光照射疗法不要合用其他疗法。

3. 处理

穴位激光照射不良反应多为可逆的、一过性反应。轻症者多不需处理,可暂停照射,如局部麻木不适,持久不消,可服用维生素 B 族药物等;重症者,应即令患者平卧,并采取急救措施。

三、适应证

氦-氖激光多用于治疗神经炎、神经痛、神经衰弱、原发性高血压、低血压症、支气管哮喘、支气管炎、胃肠功能紊乱、皮肤及黏膜溃疡、伤口及其感染、扭挫伤、烧伤、冻伤、甲沟炎、疖、褥疮、静脉炎、腱鞘炎、前列腺炎、口腔溃疡、咽炎、变态反应性鼻炎、中心视网膜炎、病毒性角膜炎、带状疱疹、湿疹、附件炎、肝炎、斑秃等。

二氧化碳激光多用于治疗神经炎、神经痛、腰肌劳损、扭挫伤、关节炎、烧伤、褥疮、皮肤溃疡、湿疹、皮肤瘙痒症、神经性皮炎、足癣等。

氮分子激光多用于治疗皮肤及黏膜溃疡、皮肤癣病、湿疹、神经性皮炎、白癜风等。

四、注意事项

(1)激光室内不宜放置能反光的物品。
(2)操作人员必须穿白工作服、戴白工作帽、戴有色护目镜。
(3)除治疗眼科疾病外,激光束应避免直射眼睛。
(4)操作人员应定期检查身体,尤其是眼底及视网膜检查。

五、临床应用

(一)内科疾病

1. 尿潴留

牟淑兰采用激光针经会阴穴针刺治疗尿潴留18例[36]:其中男7例,女11例,年龄在30～70岁之间。妇产科术后7例,泌尿外科术后1例,神经外科术后2例,糖尿病性膀胱3例,女性尿道综合征2例,前列腺增生2例,慢性前列腺炎1例。患者屈膝侧卧,常规消毒后,从会阴穴将激光针直刺进入,穿过皮肤会阴浅深横肌,进入尿生殖膈的疏松结缔组织,深度约3cm左右。每5分钟行小幅度震颤提插一次,同时在耻骨联合上方的曲骨穴处作推揉手法按摩,间歇

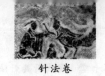

时间用 2.5mV 刺入体内的氦-氖激光针行体内照射共 30 分钟,一周为 1 个疗程,疗效显著。

2. 痛证

胡智慧采用激光针止痛[37]:选用 XS－998 型光电多探头激光治疗仪,波长为 630～780nm 半导体激光,功率为 10mW,用激光吸盘式或笔型探头照射人体相关穴位或部位。治疗带状疱疹后遗神经痛,对于躯干部皮疹,采用吸盘式探头局部照射痛点和照射患侧相应神经节段的华佗夹脊穴;对头部皮损的患者用吸盘式探头照射头部痛点和患侧风池、翳风穴。每日 1 次,疼痛剧烈者可照射 2 次,每次每部位照射 30 分钟,每周 5 次,20 次为 1 疗程。治疗肩关节周围炎,应用本仪器的吸盘式探头照射患侧肩关节周围的肩髃、肩髎、肩贞、肩前以及痛点。每日 1 次,每次每部位照射 30 分钟,每周 5 次,15 次为 1 个疗程。治疗网球肘应用本仪器的吸盘式探头照射患侧肱骨外上髁痛点处、曲池、肘髎穴。每日 1 次,每次每部位照射 30 分钟,每周 5 次,10 次为 1 个疗程。治疗偏头痛应用本仪器吸盘式探头照射头部痛点和患侧的风池、翳风穴,每日 1 次,每次每部位照射 30 分钟,每周 5 次,10 次为 1 疗程。治疗结果 51 例患者中痊愈 21 例,占 41.2%;显效 25 例,占 49.0%;好转 4 例,占 7.8%;无效 1 例,占 2.0%。总有效率为 98.0%。

(二)外科疾病

张和平对 21 例纤维瘤患者采用激光针治疗[38]:其中男 14 例,女 7 例,年龄在 44～54 岁之间,病程最短半年,最长 2 年。部位以上肢为多,其中多发者 8 例,单发者 13 例;纤维瘤直径大约 0.8～1.5cm。将纤维瘤局部皮肤常规消毒后,用毫针将瘤体进行三角形固定(以瘤体的大小画一三角形,并将瘤体归入三角形内,然后以三角形顶点为穴,针刺约 2～3cm 深),而后将准备好的激光针从瘤体顶点进针约 2～4cm 深,随后将另一根激光针从瘤体侧面斜刺约 1～2cm 深。得气后,再耦合于光线,并固定输出光线,调整照射剂量、功率密度,定时 30 分钟,每日 1 次,10 次为 1 个疗程,每周六、日休息,疗程间不休息,疗效显著。

(三)骨伤科病症

1. 颞下颌关节紊乱综合征

周君采用电针配合氦-氖激光治疗颞下颌关节紊乱综合征[39]:电针治疗时近取阿是穴、上关、下关、颧髎、颊车、听宫、太阳、地仓,远取合谷(左右交替使用)、足三里(取患侧)。面部穴位每次选用 4～5 个,交替使用。常规消毒后,用 30 号 1～1.5 寸毫针,快速捻转进针。面部用弱刺激,合谷穴用强刺激,除足三里用补法,其余穴位均用平补平泻法,得气后留针 30 分钟。选面部两穴接 G91－A 电针仪,强度以患者感觉舒适为度。每日 1 次,10 次为 1 疗程。电针治疗完后再行氦-氖激光穴位照射。激光照射只取面部穴位,每次取穴的位置及个数同针刺。选用上海生产的氦-氖激光治疗仪,波长632.8nm,红光输出激光束通过光导纤维直接照射穴位,功率为8mW,光斑直径0.2cm。每穴照射5分钟,每日1次,10次为1个疗程。经治疗总有效率100%,表明电针配合氦-氖激光穴位照射治疗颞下颌关节紊乱综合征,能产生协同和链式递增样效应,从而提高临床疗效。

2.腰椎间盘突出症

苗同贺采用手法配合激光针刀治疗腰椎间盘突出症[40]:将96例腰椎间盘突出症患者随机分为治疗组50例和对照组46例。治疗组采用手法配合激光针刀治疗,对照组采用单纯激光针刀治疗。手法治疗,采用腰椎电动牵引床,进行骨盆牵引。配合放松手法、斜扳法、神经牵拉引伸法、脊柱后伸扳法。以上治疗每天1次,10天为1个疗程。激光针刀治疗,根据影像检查结果提示部位作为定位参照点,用拇指指腹由腰骶部棘突及其棘突旁自下而上寻找敏感性压痛点及条索状、结节状、手感不光滑等压痛点。在这些痛点中选择4~6个激光针刀入口位置点标记,局部麻醉后,选用5cm长汉章针刀操作。右手持汉章针刀沿局麻针孔快速进针,刀口线与脊柱平行,针体与皮肤表面垂直。达棘突骨面或横突骨面,先纵行点刺剥离3~5下,再横行剥离3~5下即可。随后再用激光针刀插入针眼照射,每点5分钟,功率10mW。出针后用无菌棉球压迫止血,创可贴固定。10天后未痊愈再进行第2次治疗。治疗结果治疗组总有效率91.7%,对照组总有效率85.1%。两组经χ^2检验比较,差异有统计学意义($P<0.05$),治疗组疗效优于对照组。

(四)皮肤科疾病

张和平采用激光针治疗多发性肌炎[41]:选取患肌部位阿是穴、足三里、血海,配穴根据患肌病情程度,选择与支配该肌运动的脊髓节段相邻的夹脊穴。刺患肌部位阿是穴时,根据患肌情况行激光针直刺或横刺,以针透刺患肌较大面积为佳;足三里、血海及配穴(夹脊穴)刺法与毫针相同,当得气后,将一条光线耦合于阿是穴针柄端,另一条光线耦合于足三里穴针柄端,并同时固定输出光线,调整照射剂量、功率密度,30分钟后,移换激光输出线,将一条移至夹脊穴针柄端,另一条移至血海穴针柄端,耦合后再定时30分钟。每日1次,10次为1疗程,每周六、日休息,疗程间不休息。治疗结果20例患者中,治愈17例,显效2例,好转1例;总有效率100%。治疗最少25次,最多40次。

(五)五官科

庞国胜应用氦-氖激光针穴位照射治疗顽固性幻听20例[42]:其中男性11例,女性6例。年龄最大者67岁,最小者19岁。病程最长者6年,最短者7个月。精神分裂症8例,偏执型10例,抑郁症2例。采用开封计算机应用技术研究所研制的台式氦氖激光治疗机。治疗前选用3寸激光针,用强化戊二醛浸泡5~10分钟,电流5mA。患者取仰卧位,选准双侧听宫穴,

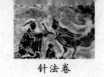
治疗部位常规消毒,持激光针刺入穴位,使局部有酸、沉、胀之针感即可(深度约 0.5～1 寸。胶布固定光纤导管,每次治疗 15～20 分钟,10 次为 1 疗程(疗程间隔 3～5 日)。

第三节　微波针法

一、概　述

腧穴微波照射疗法是用特制的微波治疗仪,直接照射穴位或通过特制的毫针向穴位注入微波,以治疗疾病的一种疗法。

微波是指波长为 1mm～1m,频率为 300～300000MHz 的一种特高频电磁波,根据波长范围,可将微波分为分米波(11～100dm)、厘米波(1～10cm)、毫米波(1～10mm)三个波段。目前医疗上最常用微波的频率为 2450MHz,波长 12.5cm。在医用电磁波谱中,它位于超短波和远红外线之间。微波和其他高频电磁波不一样,因为它已具有一定的光学性能,能反射、折射和绕射,并可通过反射器和透镜进行聚焦。

微波在医学上应用较晚,近几十年来,由于雷达电讯工业的发展,以及微波在国防、生产和生活中的应用日益广泛,很多学者研究了微波对人体辐射的影响。国外于 1947 年开始用微波治病,我国从 1964 年开始用于临床理疗。1972 年以后,我国普遍开展了微波电疗的应用和研究,并研制成功了微波针灸仪,将现代科学技术与中医理论相结合应用于临床治疗,取得了满意的疗效。在此基础上,于 1979 年研究制作了微波锃针仪,用于腧穴治疗,因这种方法操作简单、无痛、舒适,对某些疾病疗效显著,从而易于被患者接受,很快被各大医院推广应用。

二、操作方法

(一)工作原理

仪器腧穴微波治疗仪主要由微波发生器(磁控管)和辐射器两部分构成。微波发生器是把直流电能变为超高频电磁能的一种变换器。它的工作原理是通过磁场对运动电子的作用,产生电子轮辐,并使之与高频电磁场作能量交换,产生超高频电磁波。辐射器采用圆柱形聚焦辐射器,它可将微波能量集中于相当小的区域,从而加强刺激强度。

(二)操作方法

首先,嘱患者采取舒适的体位,暴露照射部位。其次,医者检查各部件的连接情况是否完好。之后开启低压预热 3 分钟,调整输出至所需治疗剂量,再将定时器顺时针调至所需治疗时间。随后将辐射器直接接触穴位皮肤表面固定即可。当治疗指示红灯熄灭或定时器鸣响时,

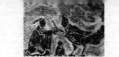

即治疗时间已到,此时把微波输出调至零位并切断电源即可。

(三)辐射强度

一般分为强、中、弱三种剂量。

强剂量 90～120W(1.5W/cm²);中剂量 50～90W(0.56W/cm²);弱剂量 20～50W(0.36 W/cm²)。

腧穴照射治疗,可将辐射器直接贴在穴位皮肤上,治疗时间一般每次 10～20 分钟。

三、适应证

临床中,主要用微波针法来治疗三叉神经痛、面神经麻痹、坐骨神经痛、偏头痛、肩周炎、风湿性关节炎、类风湿性关节炎、软组织损伤、胆囊炎、盆腔炎、中风后遗症等。

四、注意事项

(1)因老年人血管功能差、弹性差、脆性大,儿童对热不敏感,易致烫伤。

(2)微波施用于有循环功能障碍的局部时应谨慎,一般应从小剂量开始,逐渐增加辐射剂量。

(3)眼区治疗时,剂量不宜过大,不应超过 30W,距离不少于 5cm。头部大剂量治疗时,患者应戴防护目镜。

(4)微波对成长中的骨组织有损害,能破坏骨骺,因此成长中的骨骺、骨折后骨痂未形成前不宜进行局部辐射。

(5)要避免辐射睾丸部位,睾丸对微波很敏感,如果辐射使睾丸的温度超过 35℃,则可能使睾丸组织变性,影响精子生成,而影响生育能力。

(6)操作时,不要扭转、曲折输出同轴电缆,否则容易损坏机器。

五、临床应用

(一)内科疾病

1. 心肌缺血

夏玉卿等运用微波针照射治疗缺血性心肌病[43]:治疗时将微波圆形辐射器对准内关穴放平,然后用宽松紧带固定,要求松紧适度,患者感觉到穴位处有温热感,一般功率调到 0.2～1.1W,留置 30 分钟后取下。每日治疗 1 次,10 天为 1 个疗程,疗程间休息 5 天,连续治疗 2～3 个疗程。结果 90 例患者中,自觉症状、体征明显好转,其中显效 70 例,改善 14 例,无效 1 例,总有效率为 97.66%,取得较好的疗效。注意在微波治疗期间,要求患者停服各种扩张血管的中西药,遇有心绞痛发作时允许服用硝酸甘油,并作记录,个别心律失常患者配合中药治疗。

2. 支气管哮喘

罗国仕用微波辐疗治疗支气管哮喘[44]:将140例支气管哮喘患者随机分为治疗组和对照组,各70例。治疗组在常规抗感染、平喘治疗的基础上,同时采用微波辐射疗法。对照组仅做抗感染、平喘治疗。两组除抗生素(耐敏不同)外抗感染药和平喘药基本相同。治疗时应用HJ－4C多功能微波治疗仪,选用体表接触式长方形辐射器外照射支气管－肺区,体表接触式圆形辐射器外照射双侧肾上腺区和脾区。根据患者体质和耐受力不同,以及照射部位不同,选取的功率为15～40W。治疗15～30分钟,每天1～2次,一般以皮肤温热舒适感为宜。10天为1个疗程。结束后,治疗组和对照组的有效率分别为91.4%、75.7%,两组差异有显著性(*P*<0.05),提示微波辐射疗法对支气管哮喘急性发作有一定的治疗作用。

3. 前列腺炎

杜汉强等运用微波电疗并TDP加电针治疗慢性前列腺炎35例[45]:采用WE2102－3型射频治疗机,频率为27MHz,治疗前排空小便,去除患者身上金属物品,让患者仰卧在屏蔽内特制绝缘床上,将两个电极分别置于骶尾部和耻骨联合部,暴露局部皮肤,距离皮肤1.5～3.0cm,电压为250V左右,电流强度为1900～2000mA,1次40分钟,治疗后再取阴陵泉(双侧)、三阴交(双侧)、太溪(双侧)、气海、中极、秩边(双侧)、气海、水道、曲骨常规针刺后,在气海、三阴交上接电针仪,用疏密波,以患者耐受为度,留针30分钟,同时用TDP照射下腹部,距离为20～30cm左右,每日1次,每次治疗40分钟。对照组32例,口服前列康片和复方新诺明。2组均以15日为1个疗程。治疗2～3个疗程后进行疗效分析,结果治疗组总有效率占62.9%,对照组总有效率仅46.9%。统计两组差异非常显著(P≤0.001)。提示体外微波射频合并TDP加电针治疗慢性前列腺炎是一种有效方法。

4. 面神经麻痹

韦懿采用早期微波照射配合针灸治疗面神经麻痹疗效观察[46]:将93例面神经麻痹患者随机分为两组,治疗组在针刺治疗的同时进行面部微波治疗,对照组仅针刺治疗,观察并比较两组疗效。治疗组愈显率为92%,对照组愈显率为76%,两组比较有显著差异(*P*<0.05)。针刺配合低功率微波治疗面神经麻痹疗效优于单纯针刺治疗。

(二)骨伤科疾病

1. 肩关节周围炎

周建媛运用电针配合微波治疗肩关节周围炎[47]:将124例肩关节周围炎患者分为对照组

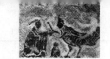

和观察组各 62 例,两组患者均采用电针治疗,观察组患者另加微波治疗。电针治疗用 1.5~2 寸毫针,取肩髃、肩贞、天宗、肩外俞、肩中俞、肩髎、阳池、外关等穴交替进行,针刺得气后均用平补平泻手法,留针接 G6805-1 电针仪,取疏密波,每次治疗 30 分钟,每日 1 次,10 次为 1 个疗程。微波治疗采用 GW-92C-SUN 型微波治疗仪,频率为 50Hz,功率≤350W,治疗时辐射器与体表皮肤相距 5~10cm,治疗剂量为温热量,功率设定 50~60W,对准治疗部位照射 20 分钟,每日 1 次,10 次为 1 个疗程,2 个疗程后,进行疗效评价,结果观察组治愈率为 91.9%,对照组治愈率为 77.4%,两组疗效比较,差异有统计学意义(P<0.05),观察组疗效明显优于对照组。

2. 肱骨外上髁炎

吴纯杰采用梅花针扣刺后加照微波治疗肱骨外上髁炎 32 例[48]:梅花针扣刺,在肱骨外上髁周围用梅花针在痛点周围均匀扣刺 15~20 下,以皮肤潮红,有少许出血为度。微波照射,采用 HYJ-2 型智能化炎症治疗机照射上述部位 10~15 分钟,治疗强度以局部有酸胀痛,且患者能忍受为度。术后用拇指在肱骨外上髁周围按揉 5 分钟。5 天治疗 1 次,3 次 1 个疗程。治疗结果总有效率 94%。

3. 踝关节扭伤

王铁刚等采用针刺加微波疗法治疗踝关节扭伤[49]:取踝三针(解溪、丘墟、商丘),患者仰卧,常规消毒后选用 1.5 寸毫针,刺入上述各穴位,得气后,留针 30 分钟,中间行针 1 次,每日治疗 1 次,7 次为 1 疗程,1 疗程结束后,休息 1 天,进行下 1 疗程。微波疗法:每次针刺结束后,以微波治疗机,治疗 20 分钟,根据患者个体差异、耐受程度功率选择 25~45mW,将治疗探头分 2~3 个点照射在上述穴位上。每日 1 次,7 次为 1 个疗程,1 个疗程结束后,休息 1 天,进行下一疗程。48 例患者中最短者治疗 7 天,最长者治疗 35 天,均于 2 个疗程后按上述标准进行评定,其中 18 例治愈,13 例有效,0 例无效,有效率为 100%。

4. 跟痛症

李磊等采用针刀加微波治疗跟痛症[50]:所有患者均选用汉章牌Ⅰ型 4 号针刀,治疗时让患者俯卧治疗,局部常规消毒,行局麻后,在压痛最明显处进针刀,刀口线与足纵轴垂直,边进针刀边远层切开剥离,到达骨面后,做横行切开剥离三、四下即可出针,将针孔用创可贴敷盖。治疗后嘱患者口服罗红霉素 150mg,每日 3 次,连服 3 天,以预防感染,注意减少活动,保持局部皮肤干燥。治疗组另于针刀治疗后加用微波疗法,20 分钟/d,连用 5 天(微波治疗仪为 SM-92 型,采用一般剂量的温热疗法),对照组针刀治疗后不加用微波疗法。即时疗效治疗组总有效率 93.3%,对照组总有效率 73.3%。两组疗效经统计学处理(P<0.05),治疗组明显优于对照组。近期疗效治疗组总有效率 93.3%,对照组总有效率 80%。

6.颞颌关节紊乱综合征

张智芳等采用针灸结合微波治疗颞颌关节紊乱临床研究[51]:采用针灸结合微波治疗 33 例颞颌关节炎患者(治疗组),与单纯微波治疗 29 例(对照组)作临床观察。50Hz/EM650B 型微波治疗仪,将治疗剂量调整为 60W,治疗时间为 20 分钟,用圆形辐射器对准患侧颞颌关节部,距离为 10~15 cm,以患者感觉局部温热为佳。治疗组微波治疗后进行针灸治疗,取患侧下关、颊车穴,对侧合谷穴。局部常规消毒后,用 0.30 mm ×40mm 毫针直刺下关穴 0.8~1.2 寸,重手法刺激以得气为度;用 0.30 mm×40 mm 毫针斜刺颊车穴,并向下关穴透刺,得气为度;用 0.30 mm×25mm 毫针直刺对侧合谷穴,以得气为度;以上诸穴患者得气后再小幅度提插捻转半分钟许增强刺激,留针 20 分钟。②结果治疗组有效率 87.88%,对照组有效率 58.62%;治疗组治愈率 42.42%,对照组治愈率 24.14%。两组有效率、治愈率组间比较,差异有统计学意义($P<0.05$)。针灸结合微波治疗颞颌关节炎疗效较理想。

余静等针刺与微波治疗颞颌关节紊乱综合征 56 例[52]:针刺治疗选取患侧阿是穴、下关、颧髎、颊车、听宫、合谷。阿是穴深刺 1 寸,下关、听宫穴扬刺,其他穴位常规针刺,得气后加电针,用疏密波,通电 25 分钟。微波治疗用 KT-600 微波治疗仪,用金属电极置于患侧颞颌关节,时间 25 分钟;功率以患者能耐受热度为限。以上治疗,每日 1 次,7 次为 1 个疗程,共治疗 3 个疗程。结果治愈 42 例,占 75.0%;好转 12 例,占 21.4%;无效 2 例,占 3.6%。总有效率 96.4%。《灵枢·官针》载:"扬刺者,正内一旁内四而浮之,以治寒气,筋痹之博大者也。"电针的节律性刺激能达到活血祛瘀,消肿散结,疏通气血,分离粘连,解痉止痛作用。微波对颞颌关节深部有消炎作用,可较好地增强局部血液循环,减轻颞颌关节局部水肿和改善局部微循环,使血液和淋巴循环加速,局部营养加强,促进炎性物质的消散和吸收。微波在不同时期、不同功率的运用,还可促进神经纤维组织再生和修复。治疗期间,患者要消除精神紧张,劳逸结合,避免咀嚼生冷尖硬食物,勿大张口,打哈欠时保护下颌关节,冬季要注意面部保暖,拔除阻生牙,保护下颌关节。口腔治疗时不让患者长时间大张口。两种治疗方法相互配合,对本病具有较好的疗效,值得临床推广运用。

7.腰椎间盘突出

公维志等采用综合疗法治疗腰椎间盘突出症 300 例[53]:全部患者采用综合治疗,推拿可达到通则不痛的目的,可缓解肌肉痉挛,松解粘连,改善椎间盘内外压力,促进血液循环,恢复神经和肌肉,但治疗手法要因人而异,轻重适宜。腰椎间盘突出症多伴有疼痛症状,"不通则痛"采用针灸疗法可起到疏经通络,祛风散寒,活血止痛功效,同时可促进神经功能恢复。微波可促进局部血液循环,快速消除局部无菌性炎症,改善神经根的血运,达到消炎止痛的目的。中药蒸气浴以疏通经络、祛风除湿药物为主。消痛贴膏的主要成分为:独一味、棘豆、姜黄、花

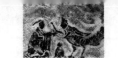

椒、水牛角(炙)、水柏枝,诸药合用共起活血化瘀,消肿止痛之作用。牵引是治疗腰椎间盘突出症的主要方法之一,但要严格掌握适应证是治疗的关键,牵引以缓牵为主,循序渐进。腰椎牵引可以使椎间隙变大,椎体间产生负压效应,降低了椎间盘内压,增加后纵韧带张力,使突出物发生形变和位移,从而改善了它与神经根、脊髓或血管的毗邻关系,减轻压迫症状。同时,牵引可改善局部微循环,消除组织水肿,调整脊柱结构,恢复正常的脊柱力学平衡。

(三)妇科疾病

1. 慢性盆腔炎

刘荣芬等采用针刺与微波结合的方法对经输卵管通水治疗后通畅或通而不畅的慢性盆腔炎性不孕症患者进行后续治疗[54]:治疗组同时给予电针加微波治疗;对照组,予口服阿奇霉素的同时给予口服黄藤素片 0.3g,甲硝唑片 0.4g,每天 3 次,连续服用 2 个月经周期后停药观察。治疗组治愈率、总有效率均明显高于对照组,其中治疗组中一侧通畅一侧通而不畅患者的治愈率明显高于对照组,经 χ^2 检验,两组比较差异有统计学意义($P<0.05$)。针刺与微波结合的方法明显提高了妊娠率,降低了盆腔炎的复发率。

石青等采用微波疗法加中药治疗慢性盆腔炎 30 例[55]:以医用微波治疗仪,功率 25W,时间 30 分钟,每日 2 次,盆腔腹部照射,微波探头距腹壁 1.5～2cm。同时给予中药治疗(丹参30g,赤芍 15g,败酱草 30g,金银花 30g,茯苓 20g,蒲公英 30g,黄柏 10g,生地 10g),有包块者加桃仁 10g;腹痛重者加延胡索 15g;白带多者加车前子 20g。每日 1 剂,水煎 2 次兑匀,早晚饭后服用,忌辛辣生冷食物。治愈 28 例,均按照上述方法治疗 20 天,慢性盆腔炎症状消失,2例因自动出院而中断治疗。认为微波疗法加中药治疗慢性盆腔炎是一种行之有效的治疗方法,值得临床推广应用。

2. 乳腺增生

董玲采用针刺配合微波治疗乳腺增生疗效观察[56]:探讨在微波作用下离体培养的腺体组织呼吸受到抑制,蛋白质、DNA、RNA 出现不可逆的抑制,细胞染色质出现明显改变,细胞失去活力,不能增殖并逐渐死亡。在临床治疗中,由于增生组织的血液循环较周围组织差且密度高,因此在 40℃～43℃的高温作用下,正常组织可凭借血管扩张、血流加快将热量尽快带走,使健康组织不受影响,而增生组织的血液循环受到微波热能作用使组织温度升高,当达到43℃时细胞内外的离子即失去动态平衡,pH 值下降,细胞染色体发生畸变或断裂,溶酶体活性增高,产生新的溶酶体,使增生的组织细胞受到抑制、破坏而达到治疗目的。因此,针灸配合微波协同治疗乳腺增生症,效果更为显著。

3. 宫颈糜烂

微波治疗疗效肯定,但术后创面愈合慢、阴道流血、排液时间长,影响患者的生活质量或合

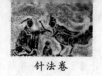

并感染等等问题。

黄晓君在微波治疗基础上配以生肌散与针灸综合治疗经临床观察[57]60例:患者手术时间均选择在月经干净后3～7天45W功率灼烧宫颈糜烂面,以灼烧病变处发白为度,治疗组术毕在宫颈创面处喷洒自配中药生肌散,中药选黄柏6g,五味子10g,白及20g,仙鹤草15g,蒲公英10g,紫草6g,冰片6g,黄柏9g,黄芪10g,研末后分包,每包3g。同时辅以针灸治疗,用补法,选阴陵泉(双侧)、足三里(双侧)、气海、三阴交(双侧),隔日1次,共10次。对照组术毕在创面涂搽紫药水。两组分别于术后3周、4周、6周、8周、10周各随访1次,记录阴道排液、流血量及持续时间,并检查宫颈创面愈合程度。治疗结果两组患者予微波治疗均为一次性治愈,但是在愈合时间、阴道流血、流液量及时间上治疗组优于对照组($P<0.05$)。生肌散中黄柏、蒲公英、紫草清热解毒利湿,促进炎性渗出物吸收,使带下量减少,同时可减少术后阴道排液量;五味子、白及、冰片、黄芪收敛生肌;仙鹤草配黄芪摄血益气、止血。阴陵泉(双侧)、三阴交(双侧)均为足太阴脾经穴,足三里(双侧)为足阳胃经穴,针刺诸穴调节脾胃功能。脾能统血生血,主四肢肌肉,运化水湿,脾气健运则能生肌养肌,有利于宫颈创面肌肉的生长;气海为任脉之穴,针刺气海,可调节气机,有利于气血运行,诸穴相配共奏益气养血,祛湿生肌之效。使阴道排液及出血量减少、时间缩短,有效地促进宫颈创面组织细胞再生,使宫颈糜烂愈合。据现代药理研究表明生肌散的药物组成具有抑制炎症渗出之作用,同时可使局部血液循环加速,组织代谢增加,白细胞功能增强,使变性组织坏死、脱落,加快正常组织再生修复。从而证实中医综合治疗糜烂性宫颈炎优于单纯微波治疗,弥补了单纯微波治疗的不足,提高了患者的生活质量,临床实用、有效、无副作用,可推广使用。

(四)皮肤科疾病

宁昌国等用微波加刺血疗法治疗带状疱疹后遗神经痛[58]:采用YWY-2A型医用微波仪,功率预置30W,取疼痛点每天每点治疗1次,每点预置时间为30分钟。刺血疗法采用三棱针刺血加拔罐,每周1次。一疗程为30天。结果在16例中,9例患者经一疗程治疗后痊愈;4例治疗2疗程后好转;2例治疗2疗程后显效,1例为左上肢带状疱疹后遗神经痛(病史3年)治疗2月后无效。疗效满意。

胡燕卿等采用微波联合维生素三B针治疗带状疱疹后遗神经痛[59]:两组病例均同时使用维生素三B针肌肉注射,每天1次,每次2mL;阿昔洛韦片口服,每4天1次,每次0.2g,疼痛剧烈可口服曲马多等。治疗组患者每日加用微波照射,输出功率为30～35W,微热为宜,每天1次,每次治疗时间为10分钟,每10次为1个疗程,可根据病情适当延长疗程。两组痊愈率和显效率比较,差异均有显著性,总有效率以痊愈率加显效率计算。

上官书辉采用针灸和中频、高频理疗相结合治疗带状疱疹引起面瘫[60]:运用针刺、艾灸、

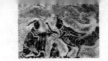

电脑中频、微波照射治疗带状疱疹引起的面瘫 21 例,7 天为 1 疗程。针刺治疗主要以传统治疗方法选穴,配合透刺。选取翳风、地仓、颊车、阳白、攒竹、丝竹空、鱼腰、四白、下关、合谷穴等。常规操作,得气后留针 30 分钟。7 天后选 4 个穴位加电针,连续波。艾灸治疗攒竹、丝竹空、阳白、四白、地仓、颊车为主穴,取普通艾绒捻成麦粒大的艾柱,直接置于穴位上,每穴灸 6 壮,每日 1 次,1 周后隔日 1 次。电脑中频治疗采用 BA－2008－Ⅰ型电脑中频治疗仪。用两组穴位小贴片分别放置丝竹空、攒竹和颊车、地仓两组穴位上,根据患者体质给予单位量,从小到大,逐日增加,每次 20 分钟,每日 1 次微波照射治疗 采用 WFL-ⅢB 型电脑微波照射翳风穴,功率 60u,每次 20 分钟,每日 1 次,1 周后隔日 1 次。治疗结果痊愈 12 例,显效 5 例,好转 2 例,无效 2 例,总有效率 90.4%。结论针灸和中频、高频理疗相结合对带状疱疹引起的面瘫疗效显著。

第四节 红外线照射法

一、概　述

腧穴红外线照射法是应用红外线照射人体腧穴,产生热效应,以温通经络,宣导气血而治疗疾病的一种方法。又称为红外线灸疗法,可代替艾灸。由于这种疗法无烟、无味、热作用较深、热量恒定、易于调节、操作简单方便、适应证基本同艾灸疗法,所以应用广泛,尤其对于风、寒、湿证具有明显的治疗作用。

红外线又称为红外辐射、热辐射,是波长 760nm～1000μm 的电磁波,医用红外线是指波长 760nm～400μm 的一段红外电磁波。红外线在太阳光谱的红色光线之外,是人眼看不见的光线,它对视网膜不产生光感,但有强烈的热作用。

红外线被发现已将近两个世纪了,但由于测量上的困难,后半个世纪才对它的性质有了初步的了解。近些年来,医用红外线技术已经取得了广泛而迅速的发展,红外线装置在医疗上的应用,为大量的医学问题提供了具体的解决方法。

一般观察结果认为,红外线疗法的具体治疗作用应包括祛风、散寒、除湿,解痉镇痛和消炎等。

(一)祛风、散寒、除湿作用

红外线照射的热作用能使皮肤毛细血管扩张充血,使血流加快,同时由于组织温度升高,新陈代谢旺盛,加强组织的营养过程,加速组织的再生能力和组织细胞活力,从而加强了机体对风、寒、湿的耐力。

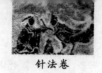

（二）解痉镇痛作用

红外线的热效应能降低神经末梢的兴奋性，对肌肉有松弛作用，可解除肌肉的痉挛和缓解牵张疼痛。

（三）消炎作用

红外线照射后，局部白细胞浸润，巨噬细胞吞噬能力增强从而增强了免疫系统的能力。此外能抑制炎症渗出，加速肿胀的消散，因而具有消炎作用。

（四）其他作用

大面积红外线照射，可使排汗能力增强，体温升高，呼吸增强而加强氧代谢。能使肾血管反射性扩张而尿分泌增多。

大剂量红外线照射，可引起组织灼伤。红外线还能使眼晶体及眼内液体温度升高，特别是波长 $1\sim1.9\mu m$ 的红外线对眼的刺激作用更强，可引起视力障碍，如羞明、视物模糊，甚至引起白内障，视网膜脱落等疾患。因此在进行红外线治疗时，应注意采取保护措施。

二、操作方法

（一）仪器

红外线治疗仪器的结构比较简单，主要是利用电阻丝缠绕在瓷棒上（涂上红外线涂料），通电后电阻丝产热，使瓷棒温度升高，一般不超过 500℃。发出的光线绝大部分为远红外线，其中最强的辐射是波长 $4\sim6\mu m$ 的红外线。电阻丝是用铁、镍、铬合金或铁、铬、铅合金制成的，瓷棒用碳化硅、耐火土等制成，反射罩用铝制成，能反射 90％左右的红外线。还有的用碳化硅管，管内装有陶土烧结的螺旋柱，柱上盘绕铁、铬、铅合金电阻丝，通电后，发出热能，穿过碳化硅层，透过红外线涂层，发射出红外线。

红外线灯，临床应用的有两种，一种为可见光红外线灯，另一种为不发光红外线灯。

1. 发光红外线灯

发光红外线灯即通电工作的同时发出短波红外线（近红外线）、可见光甚至还有少量的紫外线的光源。如普通照明用的白炽灯泡即属此类。它发出 95％～96％的红外线，4.8％的可见光和 0.1％紫外线。

发光红外线灯辐射的波长范围在 $350nm\sim4\mu m$ 之间，属红外范围者为 $760nm\sim4\mu m$ 的辐射波，其中绝大多数辐射波长为 $800nm\sim1.6\mu m$，因此主要为近红外线。灯的功率一般在 150～1500W 不等。

还有一种特制的发光的红外线灯，称为石英红外线灯。是将钨丝伸入充气的石英管中构

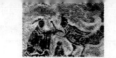

成,这种灯辐射效率高,有的在石英管壁上涂有反光涂料,使热效率更高,其加热和冷却的时间短,均不超过 1 秒。

2. 不发光红外线灯

不发光红外线灯即通电工作时不发光,或仅呈暗红色的辐射器。它由电阻丝绕在或嵌在耐火土、碳化硅等物质制成的棒或圆板上。这种辐射器发出的红外线波长由 770nm～7.5μm,大部分辐射波长为 2～3μm,属于远红外线。其功率为 50～600W,大者可达 1500W。

由于铜、铝等金属可以反射 90% 左右的红外线,不论是发光的,还是不发光的红外线灯,其反射罩多用铝或铜制成。

(二)操作方法

1. 体位

患者取适当体位,裸露照射部位,并检查照射部位的温度感觉是否正常。

2. 时间

通电工作 3～5 分钟,应询问患者温热感是否适宜,以免强度不足或灼伤。

3. 照射距离

将辐射头移至照射部位(穴位)上方,距离一般是 500W 以上者 50～60cm,250～300W 为30～40cm,200W 以下者 20cm 左右。

4. 照射剂量

主要根据病变的特点、部位、患者年龄以及机体功能状态等。例如对一些病变的早期、急性期多用小剂量,照射心脏或临近的穴位以及年老体弱者,宜小剂量。反之照射腰背、四肢等慢性风湿症、神经、肌肉、关节等疾患宜大剂量,并适当选穴。如照射肩、手、足部的穴位,可选用 150～250W 的小灯。治疗腰、背、腹、躯干或双下肢等大部分穴位时,可用 500～1000W 的大灯。治疗头面部或患者厌烦强光刺激时,则宜采用不发光的红外线灯。

一般规定 300W 以下为小剂量,500W 为中等剂量,800W 以上为大剂量。红外线照射时,患者应有舒适的温热感,皮肤可出现淡红色的均匀红斑,皮温以不超过 45℃ 为准,出现大理石样红症为过热表现,时间稍长则可致灼伤。每次治疗时间 20～30 分钟,每日 1～2 次,10～20次为 1 疗程。治疗结束时,将照射部位的汗液擦干,患者应在室内休息 10 分钟左右。

三、适 应 证

1. 内科

风湿性、类风湿性关节炎、慢性气管炎、胸膜炎、慢性胃炎、胃痉挛、慢性肠炎、慢性肾炎、胃肠神经官能症。

2. 神经科

神经炎、神经根炎、多发性末梢神经炎。

3. 外科及骨伤科

软组织损伤、腰肌劳损、扭挫伤（急性期过后）、周围神经外伤、冻伤、烧伤创面、褥疮、骨折恢复期、肌炎、滑囊炎、术后粘连、疤痕挛缩、注射后硬结形成等。

4. 妇产科

慢性盆腔炎、外阴炎、乳头皲裂、产后缺乳。

5. 皮肤科

神经性皮炎、湿疹、瘙痒、皮肤溃疡等。

四、注意事项

(1)治疗时应向患者说明不要移动体位，防止碰触灯具灼伤。对皮肤知觉迟钝者，疤痕、植皮部位或缺血肢体照射时，要经常询问和密切观察局部皮肤反应情况，防止烫伤。

(2)治疗后如发现皮肤某一点有红紫斑，应考虑有过热可能，应局部涂硼酸软膏或凡士林油，防止起水泡。

(3)治疗时如有头晕、气短、心慌或感觉过热应立即通知医务人员。

(4)治疗时要避免直接辐射眼区，必要时在眼部用浸水的纱布遮盖。

(5)有出血倾向者、高热患者、活动性肺结核、闭塞性脉管炎、重度动脉硬化等禁用。

五、临床应用

(一)内科疾病

1. 尿潴留

陆涛采用红外光针穴位照射治疗产后尿潴留[61]：体穴取中极、关元、涌泉；耳穴为肾、膀胱。运用GⅠ-Ⅱ型砷化镓半导体红外光针治疗仪，局部穴位照射，每穴照射时间15～20分钟。结果38例中，显效24例，有效9例，无效5例，总有效率87%。尿潴留时间4～6h者14例，显效11例，有效3例，总有效率100%；尿潴留时间7～9h者13例，显效10例，有效2例，无效1例，有效率为92.3%；尿潴留10～13h者11例，显效2例，有效4例，无效5例，有效率为54.5%。红外光针治疗产后尿潴留患者，尿潴留时间长短与疗效结果成反比，时间越短疗效越佳。产道损伤较轻或无损伤者疗效佳。

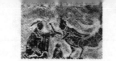

2. 痹证

傅莉萍采用红外光针治疗仪穴位照射治疗痹证[62]：红外光针组采用 GaAs 红外光针直接照射耳穴、体穴。每穴 5～10 分钟，每日或隔日 1 次，10 次为 1 个疗程，第一疗程结束后，休息5～7 天，进行第二疗程。耳穴取神门、内分泌、肩、肘、膝等；体穴取肩周炎以痛点为主，选择配用肩髃、肩髎、肩内俞；膝关节炎选用膝眼、阳陵泉；肘关节选用曲池、手三里等。针灸组采用传统针灸治疗，体穴用金针，耳穴用王不留行子压迫。选穴同红外光针组，治疗时间、疗程也同红外光针组。结果针灸治疗组肩周炎患者 18 人，痊愈 1 人，显效 4 人，有效 11 人，无效 2 人；膝关节炎患者 8 人，显效 4 人，有效 3 人，无效 1 人；肘关节炎患者 4 人，显效 2 人，有效 1 人，无效 1 人。红外光针组肩周炎患者 20 人，痊愈 1 人，显效 16 人，有效 3 人；膝关节炎患者 8 人，痊愈 5 人，显效 2 人，无效 1 人；肘关节炎患者 2 人，痊愈 1 人，有效 1 人。两组治疗结果比较针灸组总有效率为 86.7％，红外光针组总有效率为 96.6％，红外光针组临床效果略优于针灸组。

3. 周围性面神经麻痹

何敏用针灸-红外线照射治疗 30 例周围性面神经麻痹[63]：采用针刺疏通面颊经络、红外线照射和面部按摩激活面神经。结果 28 例经过 1～6 个月治疗，面神经功能恢复，症状消失；有 2 例 2 年后功能恢复 85％。治愈率 93％，有效率 100％。提示针刺、红外线照射和面部按摩可作为面瘫患者治疗的首选方法。

（二）儿科疾病

1. 小儿遗尿

关敏采用红外光针穴位照射治疗小儿遗尿[64]：治疗组与对照组 30 例均停用其他方法治疗。治疗组取穴为关元、中极、次髎（双侧）。采用上海产专科红外光针治疗仪穴位照射，每次每穴照射 10 分钟，隔天照射 1 次，治疗 10 次为一疗程。对照组服用浓缩缩泉丸，每次 3～6g，每日 3 次，一个月为一疗程。治疗组痊愈 19 例，好转 21 例，无效 5 例，总有效率为 88.6％；3月后随访，痊愈 15 例，好转 24 例，无效 6 例，总有效率为 86.6％。对照组痊愈 4 例，有效 13例，无效 13 例。两组经统计学处理有显著差异（$P < 0.01$）。

2. 婴儿湿疹

刘焱采用远红外线照射治疗婴幼儿湿疹 78 例[65]：154 例湿疹患儿，其中男 80 例，女 74例；年龄 25 天～2.5 岁，平均 5 个月；病程 10 天～1 年。急性湿疹 78 例，亚急性湿疹 43 例，慢性湿疹 29 例。就诊时连续用药 34 例，间断用药 48 例，停药 27 例，未用药 45 例。临床表现为瘙痒、哭闹、红斑、丘疹、糜烂、渗出、痂皮，部分继发细菌及念珠菌感染等。将患儿随机分为治疗组 78 例和对照组 76 例。治疗组采用皮损处均匀外涂艾洛松霜(0.1％糠酸莫米松乳膏)与百多邦软膏(2％莫匹罗星软膏),两种药物的比例 1：1,同时应用远红外线光疗,1 次。结果治疗组痊愈 72 例,显效 2 例,有效 4 例,总有效率 94.9％;对照组痊愈 52 例,显效 10 例,有效 10 例,无效 4 例,总有效率 81.6％。两组总有效率比较($P<0.05$)。治疗组起效时间一般为 1 天。对照组为 2～3 天。治疗组未见明显不良反应;对照组有 7 例用药 1 天后局部出现瘙痒加重,减量后逐渐减轻,未影响治疗,两组不良反应发生率比较($P<0.05$)。治疗结束后治疗组 56 例、对照组 47 例化验血尿常规及肝肾功能,结果均正常。所有病例均未观察到全身不良反应。

第五节　磁针法

一、概　述

　　应用磁场作用于人体经络腧穴以治疗疾病的方法称为腧穴磁疗法。我国应用磁石治病已有悠久的历史,例如《神农本草经》记载了应用磁石治风湿、肢节肿痛等,历代医家还有以磁石治疗小儿惊风、喉痛、痈肿、脱肛、耳聋、头昏等病证的记载。在治疗方法上,有外用法和内服法。国外也有以磁石治疗肝病、高血压、脱肛、浮肿以及止痛等方面的记载。1961 年召开了第一次国际磁生物学会议后,产生了生物磁学这门边缘学科。1965 年湖南省医务工作者把磁场和经络学说结合起来,应用于临床治疗。1970 年,包头将磁性材料制成磁珠,用于穴位贴敷治疗疾病。1973 年,湖南应用稀土合金磁片作临床治疗。1974 年,北京把静磁场变成动磁场,制成旋转磁疗机应用于临床,提高了疗效。全国各地相继制出了多种磁疗器械。1978 年在徐州市召开了第一次全国磁疗科研协作会议,交流了磁疗的临床和实验研究成果,制定了全国磁疗科研工作规划,有力地促进了全国磁疗科研和临床工作的发展。近年来,随着科技的日益发展,新型的稀土合金磁性材料的应用,治疗方法的更新,使磁疗在临床上应用得更加广泛。

　　穴位磁疗法是一种通过磁场对穴位进行刺激而达到防治病症的方法。经临床验证,主要产生止痛、降压、镇静、消肿、消炎以及调节机体功能等多方面作用。原理研究证明,磁场作用于穴位,可引起机体某些酶的活性增强,改变机体原有兴奋状态,以促进病变部位的康复。另一工作也表明,接受腧穴磁疗的患者,毛细血管均有不同程度的扩张,血液循环增快;动物实验表明可提高痛阈。穴位磁疗法具有以下几方面的作用。

(一)镇痛作用

　　大量的临床病例证实,磁疗对神经性疼痛、损伤性疼痛、痉挛性疼痛等均有良好的镇痛效

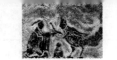

果,甚至对某些晚期肿瘤患者,也有一定的止痛作用。磁疗能够提高痛阈和耐痛阈。其作用的机制可能与以下因素有关。

(1)提高致痛物质分解酶的活性,使组织胺、缓激肽、5-羟色胺等致痛物质分解而止痛。

(2)促进了血液循环,改善了组织营养,纠正了组织的缺血、缺氧,加速炎性渗出物的吸收、消散,缓解了神经末梢所受压迫。

(3)降低了末梢神经的兴奋性,阻滞了感觉神经的传导。

(4)促使脑垂体及丘脑下部的内啡肽含量升高。

(二)消肿作用

磁疗能明显减轻局部或肢体的肿胀,对急性扭挫伤、外伤性血肿、产后会阴撕裂、炎性外痔等均有较好的疗效。许多实验研究证实,磁疗具有抗渗出和促进吸收的双重作用,其机理可能与改善微循环、解除毛细血管静脉端的瘀滞、高分子蛋白转移、改变胶体渗透压等效应有关。

(三)消炎作用

磁疗对于磁场作用范围内的浅层炎症有较好的消除作用,临床常用以治疗呼吸系统炎症、麦粒肿、脉管炎、炎性外痔、肌腱炎、软骨膜炎及皮肤的浅表炎症等。磁疗的抗感染机理尚不十分明确,有实验认为磁疗能增强免疫功能和促进白细胞吞噬功能,并改变细菌的生存环境,通过改善血液循环,促使致炎物质及炎症产物迅速排出。

(四)镇静作用

磁疗有改善睡眠、延长睡眠时间、缓解肌肉痉挛、降低肌张力等作用。常用于神经衰弱和失眠的辅助治疗。有实验证实,在一定的磁场作用下,可使大脑皮质的抑制过程加强,肌张力降低。

(五)降压作用

磁疗有一定的降压疗效,尤其是对早期高血压有明显疗效。一般认为磁疗的降压作用与解除毛细血管痉挛,减少外周阻力有关。

二、操作方法

穴位磁疗法的操作,依据不同的磁疗器具而有所不同。其穴位的选择和一般针灸治疗的处方配穴大致类似,但最好能选择敏感点,对疼痛性病症,则多用局部穴。具体操作,可分静磁法和动磁法两类。

(一)静磁法

一般系指永磁合金制成的器具行穴位刺激。

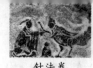

1. 直接贴敷法

本法指将磁片或磁珠直贴敷于腧穴或阿是穴(痛点、病灶区等)进行穴位刺激的一种方法,是临床穴位磁疗法中最常用和最基本的一种方法。其操作方法为,先以75%之酒精清洁消毒所选穴区,待干燥后置上磁片或磁珠,上盖一大于其表面积之胶布予以固定。贴敷较大型号的磁片时,为了避免压伤或擦破表皮,可在磁片与皮肤间夹一层纱布或薄纸。具体敷贴法又有以下几种。

(1)单块贴敷法:指将一块磁片贴压于穴区或患部的方法。

(2)双块并贴法:是将两块磁片并列在一起的贴敷方法,适用于发病面积较大的部位,操作时可以同名极排列,亦可以异名极排列。若同名极排列,可以使磁力线更深地透入患者体内,但两块磁片需保持一定距离;如果异名极排列,磁力线透入患者体内较浅,两个磁片容易接近,这时体内有两种磁场进入。

(3)双块对贴法:是利用南北极对称的两块磁片将病变部位或穴区点在中间的一种贴法。可用于体穴,如内关与外关、阳陵泉与阴陵泉等;亦可用于耳穴。应注意贴敷时要将磁片的极性相反对置。另外要根据对贴的距离选择不同强度的磁片。

(4)多块并贴法:是指将两块以上的磁片排列起来贴敷的一种方法。临床上适用于较大的体表肿瘤或较大面积的病变。

2. 间接贴敷法

它是指将永磁体磁片缝入衣服、或放入布袋、皮带、塑料膜内而制成的磁衣、磁带、磁帽、护膝、护腕等进行治疗的一种方法。在穿戴上述物品时,注意使磁片对准穴位或病所。间接敷贴适于对胶布过敏或不便粘贴的部位,或磁片体积较大,不易用胶布固定,或需长期治疗之慢性病症。间接敷贴前,应依据症情及取穴部位将磁片的数量和缝制的位置均作精确的估计,以使磁场能有效地作用于人体,达到最佳治疗效果。

3. 磁电法

较方便常用的是将1500Gs以上的磁片两片,固定于所选穴位上,为电极片,再将电针仪之输出导线与磁片相连,通以脉冲电流。电流强度由小逐渐增大,引起轻度刺痛感以患者可耐受为度。波形可用连续波或疏密波。

4. 耳穴贴磁法

本法亦称耳穴贴敷磁珠法、耳磁法、磁珠法。即用200~500Gs(常用380Gs)之直径1~3mm的磁珠置于所选耳穴,外以5mm×5mm或7mm×7mm之方形胶布固定。一般只贴一侧耳,可用单贴法亦可用对贴法。贴时注意磁珠间保持一定距离,选穴不宜太多,以免磁场相

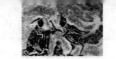

互干扰。

上述各法,直接敷贴法可每周换贴 2 次,间接贴敷法,可长期佩带。磁电法,每次治疗 20 ～30 分钟,每日或隔日治疗 1 次。耳穴贴磁法一般 3～4 天换贴 1 次。

(二)动磁法

可分为手动磁法和电动磁法两种。

1.手动磁法

本法主要用于附加型磁疗器具,如磁鍉针、磁圆梅针等。

(1)磁鍉针法:治疗时以磁鍉针的尖部垂直按压在选定的穴位上,同时给一定压力,每个穴位按压 3～5 分钟。可用于耳穴或体穴。按压的压力,耳穴约 100g,体穴可重一些,以局部有胀、酸等感觉为宜。

(2)磁圆梅针法:采用叩击法。以右手五指紧握针柄,右肘屈曲为 90°,依靠腕部活动形成叩击力量,可循经叩打,亦可叩打穴区或病灶区。磁圆针部分叩击时宜借助第 3,4,5 指指力上下弹动锤柄。以重叩、逆经叩打为泻;轻叩,顺经叩打为补。磁梅针部分叩刺同一般皮肤针叩刺法相似,据症情而施轻、中、重三度刺法。轻叩以皮肤潮红为宜,中叩使局部微出血,重叩则可出血较多。每日或隔日 1 次。

2.电动磁法

本法多使用电动磁疗器具。

(1)旋磁法:亦称旋转法。采用电动旋磁机的机头,直接对准穴位或患区。本机的机头前面装有保护罩,故可将机头直接靠近皮肤,为了使磁片转动后能有较强的磁场作用,其距离应尽量缩短,以不触及皮肤为限。四肢腕、肘、踝及手、足掌等组织不太厚的部位,注意应使机头之南北极向处于相反位置,使磁力线能穿越治疗的部位。具体操作时,患者取坐位或卧位,充分暴露治疗部位。一般每个穴位或部位治疗 5～15 分钟,每次治疗时间 30 分钟左右。

(2)电磁法:采用交流电磁疗机治疗,因种类不同,方法亦有区别。

①低频交变磁疗法:依据刺激穴位所在的体表外形,选用合适的低频交变磁头,使磁头与穴区皮肤密切接触。由于磁头面积较大,最好用于病变局部的穴区或阿是穴的治疗。磁场强度,应按病变部位及患者一般情况而定,四肢及躯干远心端,可用较高磁场强度;老人、小儿、体弱者及近心端,用较低磁场强度。治疗时,令患者取舒适体位,暴露须治疗的穴区或部位,据体表外形,选相应磁头。按要求,扭动磁强开关,指向"弱"、"中"或"强"。治疗过程中,局部有震动感和温热感。每次治疗时间为 20～30 分钟。

②脉动磁疗法:嘱患者取卧位,暴露治疗的穴区部位,并使之处于两磁头之间,使磁力线垂直穿过治疗部位。注意使上磁头降到与皮肤贴近或接触皮肤的位置。然后转动电流调节钮,

逐步增加电流强度,直至患者感受到一定程度的磁场作用。治疗时间据症情而定,20分钟~1小时不等。

(3)电磁按摩法:又称电动磁按摩法。患者取坐位或卧位,暴露穴区部位。将震动磁疗器或摩擦磁疗器置于其上,进行来回移动或局部震动刺激,每次治疗时间为20～30分钟。

(三)磁针法

磁针法是磁疗与传统的毫针刺相结合的一种方法,集两者之长,近年来在临床上越来越得以推广,常用的有以下几法。

1. 单纯磁针法

本法为较简便、较原始的方法。又可分二法,一法为将针具先放入强磁场内充分磁化以后,再按常规方法选穴针刺;另一法为用皮内针刺入体穴或耳穴后,在针柄部位贴敷不同磁场强度的磁片,并用胶布固定,在留针过程中,针具可保持磁化。

2. 电磁热针法

本法是一种用特制的电磁热针仪代替磁片的治法,原理与上面的单纯磁针法大致相似。先将普通毫针刺入穴位,得气后,套上电磁热针仪之磁头,用胶布予以固定。与上法比较,它可调节磁场强度,并有温热刺激的作用。

3. 电磁针法

本法用电磁针灸仪治疗,目前使用的为 DC2-电磁针灸仪,亦为针刺得气后进行充磁。其优点是:磁针之磁场强度不仅可调节,且磁场剂量集中在针尖处(即穴位得气处)。

(四)治疗剂量和疗程

1. 磁疗的剂量

按磁场表面强度分为小量(1000Gs以下)、中等量(1000～3000Gs)、大量(3000Gs以上)三种。按人体接受磁疗的总量分为小量(3000Gs以下)、中等量(3000～6000Gs)、大量(6000Gs以上)等。剂量的选择,一般老人、小儿及体弱者开始用小剂量,若疗效不明显可逐渐增加剂量;青壮年体质好的开始即可用中等量或大剂量。此外还可根据治疗部位、疾病性质等考虑剂量。如头颈部、胸部宜小量或中等量;腰、腹部及肌肉丰厚处可用大剂量;对于痛症、高血压和某些慢性顽固病,可用大剂量。

2. 磁疗的疗程

一般20～30天为1疗程,急性病6～10天为1疗程,慢性病可30～60次为1疗程,疗程间休息1周左右。

三、适应证

穴位磁疗法的适应证颇广,近年来经临床验证确有疗效者,包括下列病症:

1. 内科

高血压、风湿性关节炎、类风湿性关节炎、头痛、神经衰弱、冠心病、急慢性肠炎、慢性支气管炎、三叉神经痛、面肌痉挛、神经性皮炎、荨麻疹等。

2. 外科

急性扭挫伤、颈椎病、肌纤维组织炎、痔、肛裂、直肠脱垂、腱鞘囊肿、肩关节周围炎、术后疼痛、乳腺病、静脉曲张、前列腺炎、尿石病、胆石病、肋软骨炎等。

3. 妇儿科

附件炎、痛经、外阴病、遗尿、小儿腹泻及小儿支气管炎等。

4. 五官科

外耳道疖肿、神经性耳鸣、鼻炎、牙痛、近视、角膜炎、泪道阻塞等。

四、注意事项

(1)约有1%～5%的患者有不同程度的副反应,主要表现为头晕、恶心、失眠或嗜睡、心慌、治疗区皮肤瘙痒、皮疹、水疱疹等,发生率与磁场强度成正比,1000Gs以下的磁场强度一般很少发生副反应。副反应轻者,不需停止治疗,减小治疗量后继续治疗,副反应即可消失。副反应重者;应停止治疗,并作对症处理。

(2)贴磁治疗时,若有对胶布过敏者,可改用磁带治疗或采用磁疗机治疗。

(3)皮肤溃破、出血的部位不宜用贴磁法治疗。必要时可用消毒纱布间隔贴敷。

(4)老年人、虚弱患者、高热患者以及眼区的磁疗,不宜用大剂量,且时间不宜太长。

(5)若磁疗患者平素白细胞计数较低,在磁疗中应定期复查,当白细胞计数较治疗前更低时,应停止磁疗。

(6)当磁片贴敷时间较长时,由于汗渍的侵蚀可使磁片生锈,因此应在磁片和皮肤间放一小块纱布,以免磁片(或其铁锈)损伤皮肤。

(7)磁片不宜接近手表,以防止手表被磁化。

穴位磁疗法之绝对禁忌证为:机体脏器存在金属异物者,如体内植有金属钉、金属片,特别是眼内、颅内有铁质异物等。相对禁忌证为:有严重的心、肝、肺、肾及血液病患者;体质极度虚弱或急性传染病、高烧患者,新生儿及孕妇等,均应慎用。

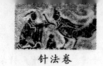

五、临床应用

1. 中风

张丽等运用磁针治疗中风后遗症[66]：将60例中风后遗症的患者随机分为试验组和对照组，每组30例，试验组取患侧风池、肩髃、曲池、外关、合谷、环跳、风市、足三里、丰隆、绝骨、解溪、太冲穴。口眼㖞斜加地仓透颊车，语言不利加廉泉，每日取8～10个穴位，常规消毒后，手法平补平泻，提插、捻转至针下得气，曲池、外关、风市、丰隆穴的针柄上套磁针器，用棉垫固定磁针器，留针30分钟；对照组的取穴、手法、留针时间及疗程同治疗组，区别在于曲池、外关、风市、丰隆穴的针柄上未套磁针器。每日1次，10次为一疗程，3个疗程后统计疗效。结果试验组总有效率为76.67%，对照组的总有效率为73.33%，同时试验组在改善血液流变学检测指标方面明显优于对照组，提示磁针在治疗中风后遗症的同时，还有预防其复发的作用。

2. 高脂血症

赵钧等运用磁针治疗高脂血症[67]：将400例高脂血症的患者随机分成磁针组200例，对照组200例，磁针组取双侧的丰隆、内关穴，针刺得气后，在针柄上套上磁针器，用棉垫将磁针器固定。每日1次，留针30分钟。对照组在针柄上套用模拟磁针器，其取穴、手法、留针时间及疗程与磁针组，完全相同。7天为1个疗程，其中治疗6天，停1天。治疗4个疗程后，判断其治疗前后的临床症状及甘油三酯（TG）、胆固醇（TC）、高密度脂蛋白（HDL）的变化。结果磁针组在改善临床症状及对TG、TC、HDL的影响上优于常规针刺对照组（$P<0.05$）。提示磁针是治疗高脂血症有效而安全的治疗方法之一。

张丽等运用磁针治疗单纯性肥胖症并发高脂血症[68]：将60例单纯性肥胖症并发高脂血症的患者，随机分为磁针组（30例）和对照组（30例）。治疗时选取主穴有腹结、天枢、足三里、丰隆。脾虚湿阻加公孙；胃热湿阻加内庭；肝郁气滞加太冲；阴虚内热加太溪、三阴交。针刺得气后，磁针组在腹结、丰隆穴针柄上套磁针器，磁场强度为5000GS。留针30分钟，对照组针柄上未套磁针器，其他治疗方法相同。每日1次，10次为1个疗程，治疗3个疗程后观察肥胖指标及血脂指标的改善情况，结果在治疗肥胖症的疗效方面，磁针组总有效率86.67%，对照组总有效率80.00%，两组差异无显著性（$P>0.05$）。磁针组具有减肥效应的同时，在改善患者的血脂指标胆固醇方面明显优于对照组（$P<0.05$）。

3. 急性脑梗死

崔海等运用自制的脉冲磁针治疗仪治疗急性脑梗死[69]：设立脉冲磁针组30例，同时设立常规针刺组、静磁针组各30例作为对照，3组均取百会至健肢侧曲鬓穴的连线，常规针刺组用毫针针刺后，行快速捻转手法，留针30分钟，每日1次。脉冲磁针组和静磁针组用自制的能够产生脉冲磁场和固定静磁场的针具治疗,将产生磁场的针头置于上述腧穴上,脉冲磁针和静磁针的磁感应强度均为 0.2T,脉冲磁针的脉冲频率为 1Hz,每次刺激 20 分钟,每日 3 次,每隔 4h 治疗 1 次。治疗期间 3 组均配合四肢毫针针刺,均治疗 14 天后统计疗效。结果脉冲磁针组与常规针刺组愈显率分别为 80.0% 和 70.3%,两组相比,差异无显著意义($P>0.05$),静磁针组愈显率为 36.6%,与前两组比较,差异有非常显著意义($P<0.01$)。提示头穴脉冲磁针治疗急性脑梗死的作用等同于常规针刺头穴的治疗作用,优于静磁针的头穴治疗。

4. 白细胞减少症

鲁凤等用 GC-1 型光磁治疗白细胞减少症[70]:结果发现,总有效率分别为光磁针组 91.83%。西药组 83.50%,结合组 95.98%。光磁针与西药组、西药组与结合组经 χ^2 检验($P<0.01$),有非常显著意义。而光磁针组与结合组经 χ^2 分析($P>0.05$),无显著意义。结论表明光磁针组治疗白细胞减少症的疗效优于西药组,对化疗引起的骨髓轻度或中度抑制的患者,以及对苯等化学药品有接触史的患者疗效好,特别是有一部分患者在西药治疗无效的情况下,光磁针治疗仍然有效。

5. 面瘫

许鸿信等用透穴埋磁针法治疗面瘫 98 例[71]:共治疗 98 例,其中痊愈 88 例,占 89.8%;显效 8 例,占 8.2%;无效 2 例,占 2%。通过临床实践证明,运用磁针疗法,确实有止痛消炎消肿之功,再配以手足三阳经之面部经穴,能起到疏通面部经脉,濡养经筋,舒张筋脉,消肿止痛之良效。

6. 风湿性关节炎

梁伍等用磁极针治疗风湿性关节炎 85 例[72]:将 138 例患者随机分成两组,治疗组使用磁极针治疗,对照组使用不锈钢毫针治疗,并将两组结果进行对比。结果治疗组总有效率占 94.11%,对照组占 81.13%,治疗组优于对照组($P<0.05$)。提示磁极针疗效优于毫针,值得临床推广。

7. 前列腺增生症

刘清国用梅花磁针综合疗法治疗前列腺增生症 149 例[73]:BPH 患者 219 例,按随机原则分为治疗组 149 例,采用穴位点压、梅花磁针和增效垫贴敷前列腺反射区、双中髎穴、颈 1 穴、颈 7 穴、命门、涌泉等穴治疗;对照组 70 例,特拉唑嗪盐酸盐(高特灵)片 2mg/次,口服,每日 2 次。疗程均为 4 个星期,1 个疗程后评定疗效。结果治疗组显效率 63.3%,总有效率 91.8%;对照组无显效病例,总有效率 72.7%,两者比较存在显著差异($P<0.05$)。提示梅花磁针综合疗法治疗 BPH 疗效满意,是一种安全有效的新疗法。

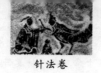
参考文献

[1] 董利强.电针结合推拿治疗颈源性周期性头痛1例[J].河北中医,2009,31(4):589.

[2] 李伟杰,陈文娟.针向迎随补泻法配合电针法治疗面瘫[J].光明中医,2009,24(2):243-244.

[3] 韩秋珍.电针治疗原发性三叉神经痛30例临床观察[J].中医药导报,2009,15(9):35.

[4] 王景明.电针治疗原发性三叉神经痛61例的疗效观察[J].中国现代药物应用,2011,5(16):127-128.

[5] 李永方,李尚丽,郭秀英,等.固本通络电针法治疗糖尿病周围神经病变96例临床观察[J].河北中医,2004,26(1):40-41.

[6] 彭冬青,董玉喜,王秋红.电针风池穴治疗失眠症临床观察[J].中国中医药现代远程教育,2008,6(12):1492-1493.

[7] 李文华.电针治疗急性痛风性关节炎63例[J].中医外治杂志,2009,18(4):57.

[8] 王秋云.按经分期电针法治疗中风后偏瘫疗效观察[J].中国针灸,2006,26(1):33-35.

[9] 马越.针刺"运动点"加电针法在中风后言语语言障碍治疗中的应用[J].中国临床医生,2002,30(10):37-38.

[10] 赵亚伟,葛兆希.电针背俞穴治疗功能性消化不良35例疗效观察[J].新中医,2009,41(8):98-99.

[11] 钱晓平,徐芳,宋佳霖,等.电针部分胸段夹脊穴治疗顽固性呃逆87例[J].中国中医急症,2009,18(6):982-983.

[12] 李胜利,陈雪艳,张绍杰.电针天枢穴治疗慢性腹泻90例[J].中医中药,2009,16(16):96-97.

[13] 王惠明.电针法治疗血管性痴呆临床疗效观察[J].天津中医药,2007,24(3):218-220.

[14] 胡幼平,卢松,胥林波,等.电针丰隆、阴陵泉治疗原发性高脂血症临床疗效研究[J].针灸临床杂志,2008,24(3):6-7.

[15] 唐春林,戴德纯,赵桂凤,等.电针配合穴位埋线治疗心脾两虚型单纯性肥胖临床观察[J].中国针灸,2009,29(9):703-707.

[16] 董文萍.优势平衡电针法治疗产后尿潴留疗效观察[J].中华实用中西医杂志,2004,4(6):866-867.

[17] 廖小七.浅刺电针法治疗坐骨神经痛92例[J].上海针灸杂志,1997,16(3):18.

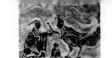

[18] 王凤艳,高琳,刘岩,等.电针治疗慢性前列腺炎的临床观察[J].中医药学报,2009,37(1):35.

[19] 刘承浩.下合穴电针法治疗术后肠胀气56例[J].浙江中医杂志,2007,42(9):532.

[20] 杜景辰,李令根.电针夹脊穴治疗血栓闭塞性脉管炎[J].针灸临床杂志,2011,27(10):43-45.

[21] 李宁,何洪波,王成伟,等.电针承山、长强穴治疗痔疮疼痛疗效观察[J].中国针灸,2008,28(11):792-794.

[22] 徐天舒,钱海华,刘兰英.电针腰俞、长强二穴治疗功能性肛门直肠痛的临床观察[J].中国医药导报,2009,6(29):79-80.

[23] 孙书彦.电针配合拔罐治疗急性乳腺炎40例[J].中国中医急症,2009,18(5):713-714.

[24] 张春梅,马晓燕.电针法治疗颈椎病37例临床观察[J].光明中医,2006,21(3):38.

[25] 彭江华.扬刺电针法治疗桡肱关节滑囊炎56例临床观察[J].吉林中医药,2005,25(10):42-43.

[26] 庞建荣.电针治疗巨大型腰椎间盘突出症1例[J].上海针灸杂志,2009,28(8):463.

[27] 高旋慰,李晓阳.电针配合中药热敷治疗增生性脊柱炎100例[J].上海针灸杂志,2009,28(11):666.

[28] 张雯.电针配合TDP治疗跟痛症200例[J].上海针灸杂志,2009,28(7):415.

[29] 吉玲玲.电针治疗膝骨关节炎疗效观察[J].上海针灸,2011,30(9):620-621.

[30] 史晓岚,杨帅,张国庆,等.电针治疗围绝经期抑郁症临床观察[J].上海中医药大学学报,2009,23(5):37-39.

[31] 谢菊英,王灵.电针华佗夹脊穴治疗小儿脑瘫肌痉挛的临床观察[J].针灸临床杂志,2009,25(1):31-32.

[32] 陈肖云,朱英,黄小珊.电针治疗动眼神经麻痹32例[J].南方医科大学学报,2009,29(8):1747-1748.

[33] 李彬,李杜军.电针治疗青少年近视临床观察[J].湖北中医杂志,2008,30(8):51-52.

[34] 诸毅晖,梁繁荣,成词松.电针肾俞、足三里治疗慢性疲劳综合征的随机对照研究[J].上海中医药杂志,2008,42(10):48-50.

[35] 喻永强.电针疗法治疗中重度抑郁症200例[J].中医研究,2011,24(11):75-77.

[36] 年淑兰.涌泉穴红外线照射治疗神经衰弱疗效观察[J].现代康复,1998,2(12):1325.

[37] 胡智慧,骆丹.激光针止痛作用观察[J].中国针灸,2006,26(7):533.

[38] 张和平.激光针经会阴穴治疗尿潴留的疗效观察[J].现代康复,1998,2(12):1326.

[39] 周君,杨力勤.电针配合氦氖激光治疗颞下颌关节紊乱综合征 60 例[J].实用中医药杂志,2007,23(7):455.

[40] 苗同贺.手法配合激光针刀治疗腰椎间盘突出症疗效观察[J].中医正骨,2008,20(6):152.

[41] 张和平.激光针治疗多发性肌炎 20 例[J].中国针灸,2001,21(2):123.

[42] 庞国胜.氦氖激光针穴位照射治疗顽固性幻听 20 例[J].中原精神医学学刊,1999,5(1):32.

[43] 夏玉卿,张佐茹,范淑敏.微波针照射治疗缺血性心肌病临床疗效观察[J].中国自然医学杂志,1999,1(1):33 - 35.

[44] 罗国仕.微波辐射疗法治疗支气管哮喘 70 例临床观察[J].海南医学,2003,14(2):52 - 53.

[45] 杜汉强,朱绍英.微波电疗并 TDP 加电针治疗慢性前列腺炎 35 例[J].针灸临床杂志,2003,19(8):44 - 45.

[46] 韦懿.早期微波照射配合针灸治疗面神经麻痹疗效观察[J].现代中西医结合杂志,2010,19(3):288.

[47] 周建媛.电针配合微波治疗肩关节周围炎临床观察[J].针灸临床杂志,2006,22(9):34 - 35.

[48] 吴纯杰.梅花针结合微波治疗肱骨上髁炎 32 例[J].现代医药卫生,2004,20(8):662.

[49] 王铁刚,公维志.针刺加微波疗法治疗踝关节扭伤 31 例[J].针灸临床杂志,2004,20(9):11.

[50] 李磊,王晓玲,田胜花.针刀加微波治疗跟痛症疗效观察[J].针灸临床杂志,2006,22(5):30.

[51] 张智芳,王海明.针灸结合微波治疗颞颌关节紊乱临床研究[J].中医学报,2010,25(150):991 - 992.

[52] 余静,张彬.针刺与微波治疗颞颌关节紊乱综合征 56 例[J].中国民间疗法,2011,19(10):21.

[53] 公维志,赵丽华,刘波,等.综合疗法治疗腰椎间盘突出症 300 例体会[J].中国中医药现代远程教育,2010,8(20):30.

[54] 刘荣芬,林庆春,常洁.电针结合微波治疗慢性盆腔炎性不孕症 44 例[J].针灸临床杂志,2009,25(4):29.

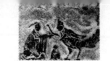

[55]　石青,胡显花.微波疗法加中药治疗慢性盆腔炎30例[J].中国民间疗法,2008,9(12)：37.

[56]　董玲.针刺配合微波治疗乳腺增生疗效观察[J].现代医药卫生,2011,27(3):419.

[57]　黄晓君,徐晖.中药外用配合针灸促进糜烂性宫颈微波术后创面愈合临床分析[J].云南中医中药杂志,2011,32(11):22-23.

[58]　宁昌国.微波加刺血疗法治疗带状疱疹后遗神经痛[J].中国中西医结合皮肤性病学杂志,2003,2(2):123.

[59]　胡燕卿,吴中,赖清,等.微波联合维生素三B针治疗带状疱疹后遗神经痛疗效观察[J].实用医学杂志,2007,23(21):3325.

[60]　上官书辉.针灸理疗治疗带状疱疹引起面瘫21例[J].长春中医药大学学报,2010,26(5):746.

[61]　陆涛,阎秀菊.红外光针穴位照射治疗产后尿潴留38例[J].河南中医药学刊,1997,12(2):33.

[62]　傅莉萍,袁民.红外光针治疗仪穴位照射治疗痹证30例[J].上海中医药杂志,1994(11):22.

[63]　何敏.针灸-红外线照射治疗30例周围性面神经麻痹的疗效观察[J].2007,36(6):548.

[64]　关敏,顾美琴,阎秀菊.红外光针穴位照射治疗小儿遗尿的临床观察[J].上海中医药杂志,1995(4):34.

[65]　刘焱.远红外线照射治疗婴幼儿湿疹78例临床观察[J].山东医药,2008,48(30):66.

[66]　张丽,盛丽.磁针治疗中风后遗症的临床观察[J].中国中医药信息杂志,2002,9(1):63-64.

[67]　赵钧,盛丽,姚岚.磁针治疗高脂血症临床研究[J].中华中医药学刊,2007,25(4):685-687.

[68]　张丽,李东书,盛丽.磁针治疗单纯性肥胖症并发高脂血症的疗效观察[J].上海针灸杂志,2003,22(2):7-9.

[69]　崔海,张海峰,任占敏.头穴脉冲磁针治疗急性脑梗死的疗效观察[J].中国针灸,2005,25(8):526-528.

[70]　鲁凤,谭道华.光磁针治疗白细胞减少症的临床研究[J].临床医药实践杂志,2002,11(9):686-687.

[71]　许鸿信,邢民.透穴埋磁针法治疗面瘫98例[J].中国针灸,2002,22(S1):52-53.

[72]　梁伍,陈小针,黄伟明.磁极针治疗风湿性关节炎85例[J].中医研究,2008,29(4):53-54.

[73]　刘清国,高贺瑜.梅花磁针综合疗法治疗前列腺增生症 149 例[J].上海针灸杂志,2005,24(7):35－37.

[74]　周幸来,周幸秋,孙冰.电针疗法大全[M].湖南:湖南科技出版社,2010.

[75]　周幸来,周举.心血管科疑难病症特色疗法——现代疑难病症特色疗法[M].北京:人民军医出版社,2005.

[76]　甘笃,杨华元,曹炀.现代针灸器材与特种疗法[M].北京:中医古籍出版社,2004.

[77]　刘红,张颖新.特诊特治高血压[M].北京:科学技术文献出版社,2008.

第十一章

特殊针法

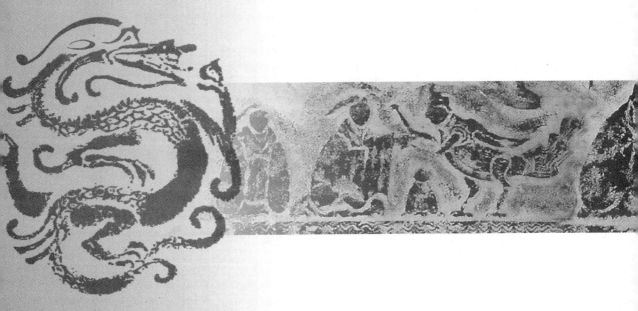

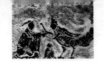

第一节 滞针法

一、概 述

滞针法是指针刺到穴位内一定的深度后，单向捻转针柄，使针尖与周围组织缠紧，针下出现"滞针"感，以扩大针感，激发经气的手法。历代医家均未明确提及滞针法，近年来才有学者提到"滞针术"和"滞针手法"。滞针法是在搓法的基础上发展形成的针刺手法。搓法见于明代徐凤《金针赋》"搓则去病"，为十四字手法之一。

（一）滞针法的主要作用

1. 较快获得针感

在无针感时使用可达到催气的作用，较快或易于获得针感。过去在得不到针感时，通常采用的方法有改变针刺方向或深度、上下切循、留针候气等，而这样有时仍有可能不能获得针感，这时如采用滞针术往往能立即获得满意的针感。

2. 在针感较弱时使用可使针感加强

在毫针的手法治疗中，尤其是在喜温喜按的寒痹的治疗中，常常会遇到这种情况，针下的针感很好，但就是太弱，即使是使用最大幅度的来回捻转、提插也无能为力。这时如果使用滞针术,多能使针感迅速加强至满意的程度。

3. 可加强通关过节,促进气至病所的能力

在毫针施通经手法时,常常因针感不能达到足够强度,使针感停滞不前,不能到达既定的部位。使用滞针术后针感迅速加强,顺利通关过节,气至病所。

4. 在温补时配用滞针术可提高成功率

在行毫针温补手法时,将针缓缓刺入,寻找到一种舒适的酸胀感(不能伴有疼痛感),这时将针轻轻下抵(但不再刺入),在此基础上将针缓缓地向一侧捻转,使针感逐渐达到明显而患者又能够耐受的程度,这样针下较易于产生温热感,且这种针感很容易感传。

(二)产生副反应的原因

1. 捻转速度过快幅度过大

由于捻转的速度过快、幅度过大,常可使针眼处产生剧烈的疼痛(有时是刺痛)。还有因针感突然过于强烈,超出了患者的耐受能力,出现晕针等副反应。所以在行滞针术时要注意,捻转的速度一定要缓慢,并不断询问患者的感受。另外,使用滞针术一次性捻转或反复捻转累计的幅度过大,易使针身与肌纤维相互缠绕过紧,使针身不易抽出,这时如强行将针抽出,常可造成肌肉的损伤,产生疼痛。除可看到肌纤维被扯出针眼之外,还可在针身上看到缠绕的肌纤维。在针感上,除疼痛外还可能使针刺部位出现紧涩、牵拉样的不良感觉,造成针刺后肢体局部活动不利,且这种副反应常遗留数天。

2. 刺入太浅

在临床应用中发现,滞针术不适于浅刺(≤1 寸)。因为在浅刺时使用滞针术,容易使皮肤等浅表组织随着针身一起扭转,产生明显的组织(包括皮肤)绞牵疼痛感,而难以产生理想、舒适的针感,且术后针眼处常会遗留数天的疼痛不适,并不利于下一次治疗。

3. 针具太长

在使用滞针术时,如选用的毫针过长(大大超过刺入深度),使针柄下缘与穴位皮肤之间的距离过大(≥1 寸),就有可能造成针眼处皮肤的刺痛或绞痛。其原因可能是针体旋转的应力过于集中于皮肤了。这时应换用较短一点的针具,使针刺入既定深度后,针柄下缘与皮肤之间的距离最小,就可避免这个问题。

4. 中肉节而未中气穴

《灵枢·邪气脏腑病形》曰:"中气穴则针游于巷,中肉节则皮肤痛。"如果在毫针刺入后,针下的基础针感不好,如伴有疼痛等不适的针感,这时就不适于施用滞针术。因为此时施用滞针术,极易造成针下疼痛等不适针感的强化。必须调整好针尖的部位(必要时换一个进针点),必

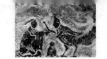

"中气穴",调整出一种舒适的针感,在此基础之上施用滞针法,方可产生理想的效果。

5.其他原因

排除了上述原因,有时仍可能在行滞针术时出现针眼皮肤处的刺痛,但在手离开针柄或回捻后刺痛会立即消失。有人认为这是因为针刺到了毛孔,但经观察在没有刺到毛孔时也会出现这种情况。遇到这种情况通常唯一的办法就是出针,换一个进针点,或者放弃使用滞针术。

二、操作方法

其操作方式是将针单向旋捻,如搓线状,《针灸大成》又有"指搓"之法,"转针如搓线之状,勿转太紧,随其气而用之,若转太紧,令人肉缠针,则有大痛之患",在临床上,可根据刺激强度,分为轻搓法和重搓法两种。轻搓法,针柄搓动180°,缓缓而行,以患者感到针下有柔和针感为宜;重搓法,针柄搓动360°,较快搓动,使患者有明显针感,术者指下有显著阻力为度,3～5次即可。滞针手法虽也是以单向捻转为基础,但其强调针尖与周围组织缠紧,其捻转角度和针感强度方面都大于搓法。随着针刺临床实践的深入和不断的验证,滞针术逐渐被医生接受并应用,然对其阐述欠明确,且常常与针刺意外的滞针相提并论并相混淆。

三、适应证

滞针手法因其得气快,且针感强而持续,因而具有广泛的适应证,临床上可用于踝关节扭伤、非阻塞性尿潴留、风寒湿阻型类风湿性关节炎、面神经麻痹、中风偏瘫、根性坐骨神经痛、髌下脂肪垫炎、急性肩周炎、第三腰椎横突综合征、肩背肌筋膜炎、棘上棘间韧带损伤、免疫性不育症、小儿脑瘫、颅脑外伤后遗症等。

四、注意事项

(1)在操作前,应注意针具的选择。检查针尖是否尖锐,针身有无斑驳锈痕、弯曲及上下是否匀称,针根是否牢固,不合格针具应及时剔除。

(2)留针期间,嘱患者不要变动体位,避免弯针和断针。滞针后行提拉、弹拨、牵拉等手法时,速度宜缓慢柔和,力量不宜过大,并随时询问患者的感觉,以患者耐受为度,不可强拉硬提,盲目操作。

(3)临床上在运用滞针术时,应注意押手的配合,这样既能减轻疼痛,又能提高治疗效果。出针时将针反向捻转,至针体滑动无紧涩感,然后将针拔出。

(4)滞针法可能导致"晕针"、"断针"等较为严重的后果,所以在临床上运用时要谨慎,不可滥用。

(5)针刺时,大神经、大血管处要慎重。

(6)要做到医患配合,胀痛强而欣快的针感疗效佳,气至病所的针感疗效更佳。

五、临床应用

(一)内科疾病

1.面瘫

王燕等采用滞针法结合功能锻炼治疗面瘫后遗症70例[1]:治疗时选用28号1.5寸、2寸针,以透针刺为主,取患侧,主穴为阳白透丝竹空,太阳透下关,颧髎透迎香,地仓透颊车。配穴为牵正、风池、翳风、足三里、三阴交、太冲、阿是穴,根据不同的病情选穴。透针刺得气后采用滞针手法,即将肌纤维组织朝单一方向捻转,使纤维组织缠绕针体,然后将针柄向上向外牵拉并给予一定的刺激量,以加强其针感。留针30分钟,取针后梅花针叩刺面部,10天1疗程。休息3天,继续下一个疗程。每次针毕,令患者做面部肌肉功能锻炼。治疗结果:70例患者经治疗3个疗程,痊愈17例,占24.3%;好转53例,占75.7%;有效率为100%。

2.中风

韩虹虹等观察滞针法治疗中风偏瘫肢体肌力的疗效[2]:将65例患者分为滞针治疗组(33例)、常规针法组(32例)。两组取穴相同、均取患侧内关、肩髃、臂臑、曲池、外关、合谷、委中、环跳、髀关、风市、血海、足三里、三阴交、太冲等穴,但手法不同,治疗组先取内关穴、委中穴强刺激,患者有强烈针感后,向右单向旋转针柄,产生滞针情况后拔针。然后取其他穴位,针刺得气后,使其产生滞针情况后留针,留针时间为30分钟。留针期间行针1次,仍产生滞针。拔针时,向右单向旋转针柄产生滞针后拔出(如果向右旋转幅度过大,不能拔出,可轻度向左旋转后拔出)。每日治疗1次,10次为1疗程。常规针法组,取内关、委中强刺激后不留针,余穴常规平补平泻法。两组患者治疗1个疗程后统计疗效,结果滞针治疗组优于常规针法组($P < 0.05$),提示滞针手法治疗比常规针刺手法获效更持久。

3.胃痉挛

陈杰采用长针透刺滞针法配合TDP照射治疗顽固性胃痉挛60例[3]:治疗时中脘透下脘,足三里、内关用捻转泻法强刺激。以上治疗每日1次,严重者每日2次。结果针刺1~3次,疼痛完全消失30例,3~6次疼痛完全消失26例,10次内疼痛完全消失4例,总有效率100%。

4.带状疱疹后遗顽固性神经痛

张辉滞针抽提术结合刺络拔罐治疗带状疱疹后遗顽固性神经痛23例[4]:主穴取病变部位外周的阿是穴及与皮损感觉区相应的同侧夹脊穴(如头面部取颈第2~4颈椎,上肢部取第5~7颈椎,第1胸椎,上胸背部取第1~4胸椎,下胸背部取第5~9胸椎,腰及下肢取第10~12

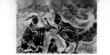

胸椎）。配穴为支沟、阳陵泉、三阴交、行间等。夹脊穴用 1.5 寸毫针向脊柱（即脊神经根）方向刺入，待产生酸、麻、重、胀针感后，医者采用单一顺时针方向连续捻转形成滞针。每间隔 5 分钟再单向捻紧后，再进行向外抽提 3～5 次，每次 30 分钟。出针时先逆时针捻转数圈后即可将针缓缓退出。余穴采用常规针刺手法。每天 1 次，15 次为 1 疗程。在病变部位外周的阿是穴及与皮损感觉区相应的夹脊穴处做常规消毒，用梅花针在上述部位叩刺，以局部轻微渗血为度，而后在上述部位加拔火罐，留置 15 分钟，每天 1 次，15 次为 1 疗程。以基本不痛或疼痛积分减少超过 90％为痊愈；以疼痛积分减少约 70％～89％为显效；以疼痛积分减少 30％～69％为有效；以疼痛积分减少 30％以下或加重为无效。总有效率以痊愈和显效计，于治疗后 3 个疗程评价结果。结果痊愈 8 例，占 34.78％；显效 11 例，占 47.82％；有效 2 例，占 8.70％；无效 2 例，占 8.70％；总有效率 82.60％。

（二）外科疾病

孔祥飞应用滞针法针刺运动区为主治疗颅脑外伤后遗症 40 例[5]：治疗时配合体针针刺，每天针刺 1 次，10 次为 1 个疗程，1 个疗程后休息 4～5 天再行下 1 个疗程的治疗。5 个疗程后观察疗效，结果此法对重度意识障碍者，有效率为 66.7％；对偏瘫伴失语者，有效率为 81.8％；对单纯偏瘫者，有效率为 91.3％；对单纯失语者，有效率为 100％，疗效显著。

（三）骨伤科病症

1. 颈椎病

邓国忠治疗 84 例诊断为神经根型颈椎病患者[6]：将其随机纳入结合组、针刺组和推拿组各 28 例，分别给予推拿结合颈夹脊滞针疗法、单纯颈夹脊滞针疗法及推拿治疗，治疗前后进行综合疗效评价及主要症状体征积分评价。经过 15 天的治疗，结果三组患者主要临床症状、体征积分与治疗前比较均下降（$P < 0.05$，$P < 0.01$）；结合组更明显低于针刺组及推拿组（$P < 0.01$）；总体疗效，结合组治愈显效率及总有效率分别为 57.1％，89.3％，均明显高于针刺组的 28.6％、57.1％及推拿组的 35.7％、64.3％，（$P < 0.05$，$P < 0.01$）；针刺组与推拿组总体疗效及症状体征改善情况比较差异无统计学意义。推拿结合颈夹脊滞针疗法治疗神经根型颈椎病能更显著提高治疗的效果。

2. 肩关节周围炎

郭青采用滞针法加温针灸阿是穴治疗肩周炎[7]：方法为治疗组 86 例以阿是穴为主穴，采用滞针手法并加以温针灸，以循经远端取穴为配穴；对照组 70 例采用西药治疗。治疗 2 个疗程后评定疗效，结果治疗组和对照组总有效率分别为 96.51％，74.29％（$P < 0.01$），有非常显著的差异，提示滞针法加温针灸阿是穴治疗肩周炎有较好疗效。

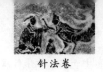
3.胫骨疲劳性骨膜炎

余兵运用滞针法加中药熏洗治疗胫骨运动疲劳性损伤[8]：将60例胫骨疲劳性骨膜炎患者分为两组治疗，治疗组30例采用滞针刺法加中药熏洗治疗，并与仅运用超短波治疗的对照组30例进行比较。结果治疗组显效率为73.4%，对照组为33.3%，治疗组疗效明显优于对照组，两组比较差异有非常显著性意义（P<0.01）。说明在短疗程内，滞针刺法加中药熏洗治疗胫骨运动疲劳性损伤较单纯超短波治疗效果好。

4.颈肩背肌筋膜炎

程绍鲁应用滞针法进行软组织松解术[9]：对颈肩背肌筋膜炎患者实施毫针平刺滞针提插法进行软组织松解术，88例患者中男性37例，女性51例，10次为1疗程。治愈58例，占65.9%；显效13例，占14.8%；有效13例，占14.8%；无效4例，占4.5%；总有效率为95.5%，一次治疗有效率为80.7%。毫针平刺滞针提插法进行软组织松解术是一种无切口、无感染、痛苦小、疗程短和治疗效果好的方法。

（四）儿科疾病

米曙光运用头针滞针法加体针速刺治疗小儿脑瘫[10]：头针选穴时根据临床症状，取双侧头皮治疗线，神志改变者选顶中线、四神聪。肢体运动障碍选颞前斜线、顶旁1线、顶旁2线。语言障碍者选颞前线及语言2,3区。智力障碍者选四神聪、益智区。情感异常（少数）者选额中线，额旁1线。体针穴位包括躯干部选风池、扶突、关元、命门、腰眼；上肢选肩井、肩髃、曲池、内关、外关、合谷、阳池、阳溪；下肢选环跳、髀关、秩边、承扶、足三里、解溪、三阴交、承山、太冲；醒脑开窍要穴选水沟、风府、哑门、极泉、通里、神门、涌泉。以上体穴分两组，每组12～15个穴位，交替使用，对称取穴。头针针刺时，人为造成滞针后留针15～30分钟。出针时先行手法使滞针松解，然后缓慢拔针。体针速刺不留针。应注意针刺时应先针头部，再针哑门、风池、风府，依次针上肢、下肢及腰背部穴。30次为1疗程，连续针刺10天可休息2～3天，每疗程间隔5～7天。结果本组362例，经15～180次治疗后，痊愈41例，占11.31%；显效110例，占30.4%；好转185例，占51.1%；无效16例，占4.4%；有效率达92.8%。提示头针滞针刺法加体针速刺对小儿脑瘫治疗有显著疗效。

第二节　运动针法

一、概　述

运动针法是针灸与运动医学有机地结合为一体形成的一套独特的治疗方法。此疗法是在

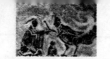

辨病与辨证相结合、整体与形态相结合、中西医结合诊断的前提下,根据患者的性别、年龄、职业、兴趣、体质、季节及病症的不同表现,选用一定的运动形式和运动方法,采取以针灸为主,配合有关疗法来达到简、便、廉、捷的治疗目的。

二、操作方法

(一)主动运动

主动运动指患者接受针灸治疗的同时,配合做主动的肢体、呼吸、按摩、意念等自主性运动。

1. 肢体运动针灸法

本法即医生进针得气后,一边用手法补泻,一边叮嘱患者主动运动身体的一种运动针灸法。

2. 呼吸运动针灸法

本法即针刺得气后,医生一边行针,患者一边配合做不同频率呼吸方法的一种运动针灸法。

3. 按摩运动针灸法

本法即医生一边针灸,一边让患者进行自我按摩病变部位的一种运动针灸法。

4. 意念运动针灸法

本法即患者在医生的指导下,一边接受针灸治疗,一边自我运用"导引"、"存想"、"吐纳"、"默念字句"运动治疗疾病的一种运动针灸法。

(二)被动运动

被动运动指患者在接受针灸治疗的同时,由医师或助手帮助进行协同推拿、运气、意气等非自主性运动。

1. 协同针灸法

本法即医生为患者进行针灸治疗,一边由医生或他人帮助患者进行运动的一种运动针灸法。如对于瘫痪患者,针灸得气后一边手法补泻,一边叮嘱其家人帮助运动患肢;对于催吐的患者,针刺得气后,医生用手指刺激天突穴,以促其吐出;艾灸配合手法转胎;对于肝、胆、泌尿系结石的患者,在针刺的过程中,适宜地帮助震动有关部位,可能促使结石下移、排出等。

2. 针灸推拿法

本法即医生一边为患者针灸,一边为其配合做点穴、按摩、整骨手法治疗疾病的一种针灸

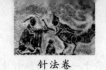

运用法。如骨伤科中的骨折治疗,初期针灸麻醉,用手法整骨复位,复位后行针导气,帮助疏通经络,活血化瘀;中期针灸配合按摩以消炎、止痛、促进骨痂形成;后期用针灸配合点穴、按摩以补养气血,养筋续骨,解除软组织粘连等。

3. 运气针灸法

本法即通过一定气功训练的医生在为患者针灸时,将自己的"内气"直接或通过针灸间接发给病变部位的一种运动针灸法,是针灸与气功相结合的产物(历代针灸都把此法作为必修课)。

4. 意气针灸法

本法即长期经过较高层次气功训练的医生(或具有特异功能的人),在为患者进行针灸治疗时,运用自己的意念,去接触患处病痛,迅速在患者身上产生调整效果的一种运动针灸法,国内外对此法有一定争议。近年来,有人证明人体内部不同程度的存在一定的生物电磁场和微粒、信息流动,经过有目的的训练后,可使人体内部的细胞活跃、代谢升高,生物密码排序有序、信息敏捷、能量和磁场加大,效应增强。因此在大脑的指挥下,这些能量物质就可以通过各种体窍、穴位射出体外,产生惊人疗效。

5. 移动针灸法

本法即针刺时,采取快速不留针,或移动艾灸治疗疾病的一种运动针灸法。移动针刺法由《内经》中的"赞刺"、"恢刺"、"刺血络"、"燔刺"演变而来。常用快速针刺不留针或三棱针挑刺、燔刺病变部位,具有活血通络、泄毒排脓、消炎止痛、消肿散结的功能。

(三)运动针法的作用

1. 调"神"

《素问·宝命全形论》谓:"凡刺之真,必治其神。"运动针灸法的一大特点就是"治神",即以医生之"神",治患者之"神",并充分发挥"神"在治疗全过程中的主导作用。医生在运用针灸法时,以神引动,以动调气,气随神往,神伴针行,神、针、气合一(再结合声、气、色、气味、药物的能量输入)作用于病变部位,故常可达到殊途归一、立竿见影之效。

2. 促"动"

本法无论是主动运动,还是辅助运动,都是以"动"贯穿整个治疗过程。因此,"动"不仅是运动针灸疗法的核心,而且是运动针法的作用基础,通过"动"(绝对和相对)可以明显促进机体内的新陈代谢、细胞的同化和异化、能源物质的分解与合成、肌肉的收缩与舒张、呼气与吸气、神经的兴奋与抑制,并由此推动着机体内部的一系列运动变化,在"神"的统一指挥下,发挥它良好的作用。

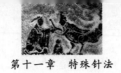

3. 疏"通"

"通"是运动针灸疗法的有效体现。运动针灸疗法,以"神"为主导,以动为基础,运用针灸和其他刺激,迅速起到疏通经络气血的作用,而达到"通则不痛"、"以通为用"的效应。

4."双向"性调整

"双向"性调整是运动针法的治疗目的。本法的临床治疗效果可以证明:运动针法,对于不同机体状态下的不同功能,具有"双向"性调整作用。故能较快地达到补虚泻实,调和气血,平衡阴阳的治疗目的。

三、适应证

1. 肢体运动针灸法

本法用于治疗各种颈、肩、腰、膝、足跟部骨质增生及急慢性软组织损伤。

2. 呼吸运动针灸法

本法适用于各种"气机失调"的病症,如咳嗽、哮喘、呃逆、胸痛、胁痛、腹胀、腹痛、心悸或脾、胃、肾、子宫、直肠下垂等。如对于岔气的患者,针刺内关穴后,如果配合做深、长呼吸运动,可以迅速减轻或消除症状。

3. 按摩运动针灸法

本法适用于疼痛、麻痹、粘连、胀腹不适、便秘、尿潴留的患者。

4. 意念运动针灸法

本法适用于各种功能障碍性疾病,如癫病瘫痪、神经衰弱、高血压、心律失常、厌食症、病后综合征候群、妇女月经不调、性功能障碍等。对于美容、戒烟、戒酒、戒毒、减肥、肿瘤以及部分炎症也有显效。

5. 协同针灸法

本法适用于各种无力进行运动的患者。

6. 推拿针灸法

本法适用于各种运动系统、神经系统病变。

7. 运气针灸法

本法适用范围极其广泛,特别是对于畏针、肌肉易痉挛或针灸疼痛敏感者,尤为适宜。

8. 移动针灸法

本法适用于淋巴结核、皮下囊肿、结节、韧带钙化、静脉血栓形成、急性炎症,各种痈、疽、疖

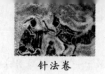

肿的红、肿、热、痛期,瘫痪。移动灸适用于阳虚诸证,如脾胃虚寒、脘腹冷痛、久痢、久泻、阳虚欲脱、四肢厥冷、脉微及崩漏、带下等症。

四、注意事项

(1)凡不诊断、不辨证、或医生没掌握其方法时禁用;对于婴幼儿或不愿配合的患者慎用。

(2)严格选穴、合理施治,强调取穴少而精。一般情况下通常以四肢肘、膝以下穴位及俞募穴为主,病在经用巨刺,病在络用缪刺。本法除体针外,还适用于头针、耳针(耳压)、眼针、艾灸等多种针灸法选用。

(3)医患双方密切配合,才能使神伴针行,气随神往,神、针、气(音、色、药)融为一体,而达到预期的疗效。

(4)补泻"六宜":欲补宜先泻(以疏通经脉)而后补;欲泻宜先补(以调和气血)而后泻;欲向上补,宜先取远端穴而后取近端穴;欲向上泻,宜先取近端穴而后取远端穴;欲向下补,宜先取远端穴而后取近端穴;欲向下泻,宜先取近端穴而后取远端穴。临床中应严格掌握运动针灸疗法的操作与补泻量。

五、临床应用

(一)内科疾病

1. 风湿性膝关节痛

罗本华运用内关运动针法治疗活动性风湿性膝关节痛 47 例[11]:一侧膝关节痛针刺对侧内关,两侧膝关节痛针刺双侧内关。针刺时行提插捻转手法促使得气,使针感上传过肘关节,同时活动患侧膝关节 30 分钟,如缓慢行走、上下蹲起或上下缓慢爬梯等。每日治疗 1 次,6 次为 1 个疗程,一般针刺 1～2 个疗程,平均治疗时间为 11.32±0.72 天。统计 4 个疗程内的疗效,结果治愈 33 例,好转 13 例,1 例未愈。有效率为 97.9%。治疗前血沉(33.04±2.05mm/h),治疗后(18.77±1.46)mm/h,经 t 检验(P<0.001),差异有极显著的意义,说明本疗法对血沉有明显的影响。

2. 肌肉痉挛

曹辰虹运用运动针法治疗中风后上肢肌肉痉挛患者 64 例[12]:将其随机分为传统针法组和运动针法组,各 32 例。治疗前后测定患肢痉挛程度,结果治疗前传统针刺组和运动针法针刺组无差异(31%,28%,P>0.05),治疗后传统针刺组和运动针法针刺组显著差异(41%,62%,P<0.05)。提示运动针法可明显减轻中风后上肢肌肉痉挛,有利于肢体运动功能进一步恢复。

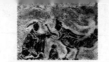

刘未艾等治疗脑卒中后肩手综合征患者 90 例[13]：将 90 例脑卒中后肩手综合征患者随机分为观察组和对照组,每组各 45 例。两组均进行卒中单元的基础治疗,观察组采用顶颞前斜线、顶颞后斜线和顶中线头皮针刺期间配合主动和被动运动后再行针刺结合刺络拔罐治疗,对照组只采用针刺结合刺络拔罐治疗,4 个疗程后观察两组疗效、视觉模拟疼痛(VAS)评分和上肢 Fugl-Meyer 运动功能评分。观察组总有效率为 95.5%,优于对照组的 91.1%($P<0.05$);两组治疗后 VAS 疼痛积分均较治疗前显著减少(均 $P<0.01$),同时治疗后观察组优于对照组($P<0.01$);在上 Fugl-Meyer 运动功能评分方面,两组 2 个疗程后较治疗前、4 个疗程后较 2个疗程后均($P<0.01$,$P<0.05$),其中 4 个疗程后观察组 Fugl-Meyer 运动功能评分优于对照组($t=3.9$,$P<0.01$)。结论：运动针法后再行针刺结合刺络拔罐和单纯针刺结合刺络拔罐治疗脑卒中后肩手综合征都有明显效果,但运动针法后再行针刺结合刺络拔罐的疗效更好一些。

3. 偏瘫

樊莉等采用眼针配合运动针法治疗脑梗死恢复期偏瘫临床观察[14]：将 70 例患者随机分为两组。对照组 34 例给予常规针刺治疗；治疗组 36 例在对照组治疗的基础上给予眼针配合运动针法治疗。以 Brunstrom 六阶段评估法和日常活动能力(Barthel 指数)作为观察指标,观察偏瘫和日常活动能力改善情况。结果两组治疗后偏瘫上下肢功能达到Ⅳ期及以上者均明显增多。与治疗前比较,差异有显著性或非常显著性意义($P<0.05$,$P<0.01$)。治疗组改善效果优于对照组,差异有显著性意义($P<0.05$)。两组治疗后 Barthel 指数均明显升高,与治疗前比较,差异有非常显著性意义($P<0.01$),治疗组升高明显高于对照组,差异有非常显著性意义($P<0.01$)。提示眼针配合运动针法对脑梗死恢复期 3 级肌力以下患者 Brunstrom 分级和 Barthel 指数有较好的改善作用。

吕晶等运用三联运动针法治疗急性脑梗死[15]：将 156 例急性脑梗死患者,随机分为治疗组和对照组。对照组采用常规治疗,治疗组在对照组基础上加用三联运动针法治疗,1 个疗程(20 天)后观察急性脑梗死偏瘫肢体的改善情况。结果治疗组临床总有效率为 92.0%,对照组为 83.0%,治疗组疗效优于对照组($P<0.05$)。提示三联运动针法能提高急性脑梗死偏瘫肢体的临床康复。

4. 面神经麻痹

陈娇凤应用运动针法治疗周围性面神经麻痹[16]：为选取患侧地仓、颊车、迎香、颧髎、翳风、攒竹、阳白。针刺时诸穴以浅刺、斜刺为主,行平补平泻法,得气后留针 30 分钟。翳风穴另加艾条温灸 20 分钟。进针得气后,在留针状态下,令患者做患侧面、额肌运动,要求慢而有节律,连续 10 分钟后停止。对于重度面神经麻痹患者,可令其运动健侧面肌以带动患侧运动,注意及时调整针体并保持针感。上述方法每日 1 次,10 次为 1 个疗程,每疗程间隔 3 日,2 个疗程后统计疗效。本组 53 例中,痊愈 43 例,显效 7 例,好转 2 例,无效 1 例,总有效率 98.1%。

(二)骨伤科病症

1. 急性腰扭伤

郭丽霞运用运动针法治疗急性腰扭伤[17]:将 156 例患者随机以 2∶1 比例分成试验组 104 例,对照组 52 例。治疗时,试验组先针后溪穴得气后,让患者站立,行提插捻转,并施以强刺激手法,捻转幅度大于 180°,捻转频率 90 次/分左右,边行针,边令患者做前俯后仰及左右旋转,最大限度地活动腰部 10 分钟。然后局部取阿是穴、腰俞、大肠俞、委中(同侧)穴常规针刺得气后用泻法。对照组取阿是穴、腰俞、大肠俞、委中(同侧)常规针刺施行提插捻转手法,得气后用泻法。两组均留针 30 分钟,1 次为 1 疗程。结果:试验组治愈 89 例,占 85.58%;显效 11 例,10.57%;有效 4 例,占 3.85%;无效 0 例;总有效率 100%。对照组治愈 30 例,占 57.69%;显效 16 例,占 30.76%;有效 6 例,占 11.54%;无效 0 例;总有效率 100%。试验组治愈率明显优于常规针刺组。

朱海亮运用运动针法治疗急性腰扭伤[18]:针刺昆仑穴并施以强刺激,同时配合腰部运动以及腰部阿是穴的针刺治疗急性腰扭伤。针刺治疗 1 次腰部疼痛明显减轻,针 2 次痊愈。运动针法治疗急性腰扭伤疗效明显、确切。

2. 肩关节周围炎

李红等用运动针法治疗肩周炎[19]:将 70 例肩周炎患者随机分为针刺时关节运动组即治疗组及常规针刺组即对照组,每组各 35 例。针刺时关节运动组为在针刺时活动肩关节,而常规组为针刺结束后自行回家运动。观察 1 疗程后的疗效。结果对照组脱落 4 例,治疗组有效率为 97.15%,优于治疗组 87.10%,具有显著性差异(P<0.05)。提示针刺时关节运动治疗肩周炎优于传统针刺法。

高保娃应用地机穴运动针法配合"靳氏肩三针"治疗肩周炎患者 70 例[20]:其中男 27 例,女 43 例,年龄 40~65 岁,平均年龄 49.5 岁,病程最短 10 天,最长达 2 年。本组 70 例,治愈 48 例,占 68.6%;显效 16 例,占 22.9%;好转 5 例,占 7.1%;无效 1 例,占 1.4%;总有效率 98.6%。结果表明,针刺地机穴并嘱患者活动患肢后,配合"靳氏肩三针",对肩周炎患者的疼痛和活动受限均有明显疗效。

3. 肩颈综合征

袁永春运用运动针法治疗肩颈综合征[21]:将患者 88 例随机分为 2 组,分别采用常规针刺治疗、运动针法进行治疗。治疗组采用运动针刺法,用一次性无菌 1.5~2 寸毫针若干,按顺序选取局部阿是穴(颈胸椎旁、冈上肌、斜方肌等压痛点)为进针点,针至病变部位时,沿同一方向

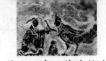

捻针至最大阻力,或进针后先行强刺激,令患者活动(主动或被动运动)肩颈至最痛的姿势,在最痛的时间行雀啄泻法,再令患者沿肩关节各个方向运动,特别是最痛的方向应多运动,患者感到活动自如时(一般 5 分钟左右)出针。若压痛点局限,粘连较明显,则采用多针齐刺法,刺准痛点后,先行肩颈被动运动,后行主动运动,以增强疏经通络和分解粘连的作用。以上各点不必尽取,一般 4～6 点为宜。每天治疗 1 次,10 次为 1 疗程,治疗 2 个疗程,2 疗程之间隔 2 天。对照组采用针刺疗法。针刺采用局部取穴为主,配合远端取穴,针刺取穴阿是穴、风池、会、俞、臂、肩贞、曲垣、肩、肩井、肩中俞、肩外俞、天宗、合谷。每次取患侧 5 个穴,轮流针刺。按常规操作,各穴位以有酸麻胀感为佳,施平补平泻法,使气至病所,留针 30 分钟。每天治疗 1 次,10 次为 1 疗程,治疗 2 个疗程,2 疗程之间隔 2 天。结果为两组间综合疗效,治疗前后各症状、体征比较,经统计学处理相比具有显著性差异($P < 0.01$ 或 $P < 0.05$),治疗组优于对照组。运动针法治疗肩颈综合征有良好疗效,比常规针刺效果更佳。

韩景献运用运动针法治愈急性颈肩综合征 1 例[22]:患者两天前因长时间暴露于室外寒冷环境中运动与观看比赛而诱发左侧肩背部及后头部疼痛,未处理,症状加重,前来就诊。症见左侧肩背部及后头部肌肉痉挛、疼痛,夜间疼痛难寐,头颈部左右转动,前屈后伸及左右侧屈皆活动受限。针刺时取昆仑、养老、阿是穴,总共经过 12 次治疗肩背后头部疼痛已愈,活动无碍,随访 2 个月,未复发。

第三节 浮针法

一、概 述

浮针法是在针灸理论的基础上,结合现代医学原理,使用一次性浮针等针具在局限性病痛周围的皮下疏松结缔组织进行扫散手法的针刺治疗方法,因其针刺有别于传统针刺方法,不深入肌肉层,只在皮下,像浮在肌肉上一样,故取名为"浮针"。它是在传统的针刺理论、阿是穴理论和腕踝针理论的基础上发展而来,是符仲华博士于 1996 年 6 月发现,最早报道见于《针灸临床杂志》1997 年第 2 期,2002 年 8 月获得国家发明专利。浮针疗法具有简(操作简单)、便(所需设备少,方便携带)、廉(费用较低廉)、验(疗效快捷、确切)、广(适应证广泛)、安(安全无毒副作用)的临床特点。

浮针针具按长短来分有三种规格:短号,24mm;中号,32mm;长号,40mm。按粗细分为三种:粗号,0.9mm;中号,0.6mm;细号,0.3mm。浮针为复式结构,分为针芯、软套管和保护套管三部分。针芯由不锈钢制成,它可以使浮针达到足够的刚性以快速进入人体,外面包有软套管,针尖呈斜坡形。软套管及针座是浮针的主要结构,起关键作用。针芯包裹其中,使浮针同时具有足够的柔软度以利于长时间留针。针座是浮针的附属结构,藉此可以固定留置于体内的软套管。保护套管则是为了保护针芯和软套管不与他物碰撞接触产生磨损,同时也是为了有利于保持无菌状态。

二、操作方法

(一)治疗原则

1. 明确诊断

在全面了解病因、病理、病情、病变范围大小和病变位置等情况的基础上,对组织伤痛的部位、程度、性质等进行综合分析,明确诊断。根据浮针疗法的机制和适应证,确定是否属于浮针疗法的主治范围,这是在临床中须首要考虑的问题。

浮针疗法并非对所有的软组织伤痛都有好的疗效,因此,在未见到患者和未进行检查之前,不要作出承诺。即使在别的医院明确了诊断,也不能事先保证疗效,因为同样的疾病,可能有着不同的疼痛程度。疼痛性质不同,位置不同,范围不同,疗效就可能完全不同。比如两个同样类风湿关节炎的病例,一个疼痛局限在肩关节部,另一个疼痛在手指小关节,浮针疗法的效果可能就截然不同,多数情况下,前者效果优于后者。如果同样的手腕疼痛,范围和程度都相近,一个是慢性软组织伤,一个是由于类风湿关节炎,对于这一病痛的治疗效果,可能非常相似。也就是说,同病不同症,疗效不同,同症不同病,浮针疗法的处理方法和疗效,可能完全相同。

2. 因证施法

浮针疗法对治疗软组织伤痛,疗法确切,见效快捷,适应证广。因此,浮针疗法是软组织伤痛的主要治疗手段。在某些情况下,不排除使用中西药物,或者其他的外治方法,如手法、火罐、牵引、理疗等。一般情况下,若浮针方法得当,则无须采用他法。

(二)选择针具

在选择针具时,应根据患者的性别、年龄的长幼、形体的胖瘦、体制的强弱、病变部位的深浅,治疗的具体位置、病变性质,选择长短、粗细适宜的针具。正如《灵枢·官针》篇中说:"九针之宜,各有所为,长短大小,各有所施也。"如男性、体壮、形胖,且病变部位较深者,可选用稍长、稍粗的浮针。反之,若女性、体弱、形瘦,而病变部位较浅者,就应选用较短、较细的针具。至于治疗的具体位置和根据病变性质选针时,一般皮薄肉少之处,病变较为轻浅,如肌纤维组织炎,可选用较短、较细的浮针;皮厚肉多之处,病变复杂难治的,如椎间盘突出症等,宜选用长、粗的浮针。

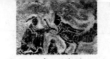

(三)选择体位

浮针疗法留针时间虽然长,但留针时可以活动,所以体位要求不像传统针灸疗法那样严格。但也要注意体位选择,如体位选择不当,在施术过程中患者精神紧张,则给医生进针、行针带来不便,会给患者造成痛苦。施术者用屈伸腕关节的方法,可达到较快的进针速度,减少患者的痛苦,故而选择体位时,一定要有利于屈伸腕关节。治疗时必须根据治疗所选进针点的具体部位,选择适当的体位,使患者放松,同时便于施术操作。对初诊、精神紧张或年老体弱病重的患者,应尽量采取卧位为好。

(四)明确病痛点

明确病痛所在处和病痛程度是浮针疗法不可或缺的重要方面。这个工作往往为初学者所忽视,常常认为是理所当然的事。当然,在多数情况下,痛点容易确定,但有以下几种情况应当引起注意:①病痛范围大时,医者必须找出最痛点,患者表达不清时应选痛点中央。②病痛范围小,尤其是在关节附近或关节内部时要让患者多次改变关节姿势,以使痛点明确。③在颈项躯干部,人体的位置觉迟钝,较难分辨疼痛的位置,这时更需要医生耐心检查,细细体会手指下的感觉,查看是否有条索样、硬结等异常感觉。在查找痛点的过程中,用力要由轻而重,搜寻范围应由大而小,一定要找到疼痛所在处,然后才能进针治疗。④正常体位时,往往患者不感觉疼痛,医生检查也没有压痛,只有当摆到某一特定姿势时,患者才有疼痛,这种情况下,治疗效果多半不是很好。其处理方法是:让患者保持在特定姿势的情况下操作浮针。

明确病痛点,是浮针疗法临床运用的特色,也是一个重要的环节。浮针疗法进针操作并不困难,难的是如何找寻病痛点。如不明病痛所在,草率用针,患者徒受痛苦。要明确病痛点,不仅需要知道位置、范围,也需要判断何种组织损伤,从而可判断预后。浮针疗法操作过程中,时常需要按压痛点以观疗效,从而决定扫散的时间。因此,医生在病痛点确定后,最好要做标记。

(五)确定进针点

进针点的选择关系到进针顺利与否,关系到疗效的好坏。在选择进针点的过程中,要明确以下几点:多数情况下进针点应在距痛点 6～10cm 处;多选择在病痛部位上下左右处,这样便于操作和留针,但要是病痛在肋间,斜取肋间,则疗效佳。但应避开皮肤上的瘢痕、结节、破损及浅表血管,以免针刺时感染或出血。进针点与疼痛处之间最好不要有关节,否则效果相对较差。

(六)消毒

针刺前必须做好消毒工作,包括进针部位的消毒和医者手指的消毒。对于糖尿病等抵抗力弱的患者,尤其需要注意消毒。进针部位消毒在需要针刺的部位,用 75% 的酒精棉球擦拭即可。在擦拭时应由进针点的中心向四周擦拭，或先用2.5％碘酒棉球擦拭，然后再用75％酒精棉球脱碘，也可用碘伏消毒。当进针点消毒后，切忌接触污物，以免重新污染。医者手指消毒，施术前医者应先将双手洗刷干净，待干后再用75％酒精棉球擦拭即可。

（七）进针和运针

针刺的操作分以下两步进行。

第一步进针：在进针操作时，一般应双手协同，紧密配合。临床上一般用右手持针操作，主要是以拇指、示指、中指三指挟持针柄，状如斜持毛笔，用左手拇指、示指挟持辅助针身，类似毫针刺法中的挟持进针法。

进针时，针体与皮肤呈15°～35°角左右刺入，用力要适中，透皮速度要快，不要刺入太深，一般5mm，略达肌层即可。如后，松开左手，右手改变挟持毛笔样的姿势，用拇指、示指、中指3指拿捏针座，仔细地轻轻提拉，使针身离开肌层，退于皮下。

浮针是否在皮下的标志有两个：一是不扶针时，针身随即倾倒，若在肌层，则不易倾倒；二是医生在提拉浮针的过程中有突然轻松的感觉。确保浮针针尖在浅筋膜层，即可放倒针身，做好运针准备。

第二步运针：运针是指针入皮下后到针刺完毕之间的一段操作过程。运针时，单用右手，沿皮下向前推进。推进时稍稍提起，使针尖勿深入。运针时可见皮肤呈线状隆起。在整个运针的过程中，右手感觉空松软滑易进，患者没有酸胀麻痛等感觉。不然，就是针刺太深或太浅。

运针深度一般掌握在2.5～3.5cm之间。对范围大、病程长的病痛，运针深度可长；反之，则短。

及达深度，作扫散动作。扫散动作是浮针疗法的鲜明特色，它是运针完毕到抽出针芯前的一个动作。操作方法是以进针为支点，手握针座，左右摇摆，使针体作扇形运动。

扫散动作的操作要点：一是动作要轻柔有节律、稳定，不能或上或下，要圆中有方，方中带圆。二是神情要专注，心无旁骛，医者细心体会针下的感觉和患者的反应。三是操作时间尽量长一点，一般在2～3分钟，直到患者的疼痛完全消失或不再减轻为止。

扫散动作和推拿手法一样，看似简单，实际操作并不容易，简单完成整个过程容易，做好每个步骤则不容易。初学者必须多练习细体会，才能做到游刃有余。

扫散完毕，抽出针芯，弃之安全处，务必放于人不易触摸的地方，防止刺伤。最好把针芯重新放回保护套管，再放置于医疗垃圾桶中。然后把胶布贴附于针座，以固定留于皮下的软套管。在进针点处，可用一个小干棉球盖住针孔，再用胶布贴附，以防感染。

（八）针刺的方向

浮针疗法对针刺的方向要求较为严格。针尖必须由远而近地直对病痛部位，偏差了效果

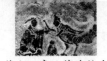

不佳。一般来说，如果针刺方向偏离进针点与痛点的连线超过 20°，疗效即大受影响。如果由近及远地反方向对着病灶成 180°，效果更不理想。

（九）留针和出针

将针刺入皮下运针后，使针留置于皮下称为留针。它是针刺治疗全过程中最重要的环节。留针的目的是为了保护镇痛效应。因为，临床上常常发现运针完毕后疼痛即减弱或消失，又称即刻疗效。但若随即起针，疼痛就会复发。所以，留针可维持即刻疗效。

一般来说，如果即时疗效不行，留针后疗效也不会提高。如果即时疗效为减轻疼痛 60%，留针后就不会提高到 70%，只能变得略差一些，可以仍是 60%，也可以减到 50% 或者更差。

留针时多用胶布贴敷，把软套管的针座固定于皮肤表面即可，为安全起见，进针点处可覆盖一薄层消毒干棉球后，再用胶布贴敷。传统的胶布黏性较大，价格便宜，但往往容易引起过敏，可改用创可贴或纸胶布。创可贴价格相对高，纸胶布又透气又防水，粘贴时间越久越牢固，价格也不高，可多用。如贴防水胶布，在留针期间可以洗澡冲凉，但它的缺点是密不透气，胶布下的水汽不能释放出去，时间长了并不舒服。目前临床上用传统针刺治疗法治疗时一般留针 10～30 分钟，但浮针治疗法留针时间要长得多。关于留针时间的长短，根据临床实践，对于慢性疾病，一般留针 24 小时即可。

另外，还要根据天气情况、患者的反应和病情的性质决定。若气候炎热，易出汗，或患者因为胶布过敏等因素造成针口或局部皮肤瘙痒，时间不宜过长。若气候凉爽，不易出汗，患者没有反映不适感，时间可长一些。至于病情的性质与留针时间长短的关系，一般而言，病情复杂缠绵难愈的病症，如癌性疼痛，留针时间要长；而病情轻浅，病程较短的患者，留针时间可短一些。

留针时患者需要注意的是：一是留针期间勿打湿针刺局部，防止感染；二是可适当活动，但局部活动的范围不要过大，以免胶布松散，影响软套管的固定；三是活动的程度也不能过于强烈，避免出汗太多，影响治疗；四是少数情况下，置留于皮肤下的软套管移动后触及血管，导致疼痛，可嘱患者自行起针或由家人帮助起针，也可到附近的医疗单位取出；五是局部有异样感觉时，不要紧张，大多为胶布过敏所致，医生可改用其他类型的物件固定，如创可贴等。

在留针达到规定时间内必须出针。出针时，一般先以左手拇、示指按住针孔周围的皮肤，右手拇、示两指拿捏浮针针座，不要捻转提插，慢慢将软管起出，用消毒干棉球按压针孔，防止出血。出针后患者休息片刻即可。

出针也可由患者或家人完成，但医生必须告知患者：一是出针是安全可靠的。二是进针点处的针孔痕迹一般一两天内消失，不必处理。三是少数情况下，出针时可能出血，用消毒干棉球按压 2～3 分钟即可。如果是皮下出血，一般不需要处理，严重者 24 小时后用热敷。四是出针 10 分钟后即可洗澡冲凉。

(十)针刺间隔时间、次数和疗程

针刺间隔时间,与传统针刺方法不同,而是指从上次到下次进针的时间。

浮针治疗法的治疗次数要比传统针刺少得多。多数病例需要 2 次以上的治疗,特别是慢性病,如颈椎病、腰椎间盘突出症等。间隔时间以 1 天为最佳,也就是说,今天针刺,明天起针,后天即需针刺。如果间隔时间太长,将会影响疗效。

针刺次数的多寡取决于病痛的进展情况,一般以患者症状消失为原则。但在症状消失后,仍可续针一两次,以巩固治疗。

三、适应证

浮针治疗最早起源于对肱骨外上髁炎的治疗,目前以软组织损伤疼痛为主,治疗其他疾病相对较少。根据文献报道,大多效果良好,尤其是即时效果好,往往经过一次治疗即可见效。

1. 四肢部的软组织损伤

如网球肘、高尔夫球肘、桡骨茎突性腱鞘炎、髌下滑囊炎、跟腱炎、干性坐骨神经痛等。

2. 躯干部非内脏病变引起的疼痛

如颈椎病、腰椎间盘突出症等,同样取得了满意的疗效。主要病种还有急性腰扭伤、慢性腰肌劳损、腰椎退变、肌纤维组织炎、肌膜炎、副癌综合征、强直性脊柱炎、带状疱疹后遗神经痛等。

3. 内脏痛

如急性胃炎、急性出血性胃炎、泌尿系结实、胆结症、肾结石、癌性疼痛等都取得了比较满意的疗效。

4. 头面部疼痛

如颞颌关节炎、鼻窦炎、三叉神经痛、枕大神经痛、丛急性头痛等,也都取得了较好的疗效。但对非丛集性头痛,因为没有明确的疼痛位置,一般不用。

5. 非疼痛性疾病

如颈性眩晕、中风后上肢运动神经元损伤的上肢痉挛强直。还可用于治疗白癜风,据说也有一定效果。在临床中还发现浮针疗法对感冒、咳嗽、耳鸣、胸闷等也有很好的疗效。

四、注意事项

(1)因为浮针留针时间较长,感染几率较传统针法要大,所以针具只能一次性使用,同时要注意局部皮肤的消毒,留针期间应注意针口密封和针体固定,嘱患者避免剧烈活动和洗澡,以免汗液和水进入机体引起感染。若气候炎热、易出汗、胶布过敏、皮肤瘙痒,留针时间不宜过长。

(2)注意针刺部位的选择,对皮肤有感染、溃疡、瘢痕或肿瘤的部位,不宜针刺。一般应选在对日常生活影响较小的部位。关节活动度较大处一般不宜选用,尽量避开腰带部位,以免影响针体固定。进针点可选择在离病灶较远的地方,但两者之间不能有关节,否则,疗效较差。体位可选择疼痛最显著位置。

(3)腹部皮肤松弛,留针时针具活动范围较大,方向容易偏差,影响治疗效果,所以除加强固定外,还要嘱患者少活动,同时注意观察,一旦针体歪斜,即予以调整。

(4)针尖一定要对准疼痛部位,方向可选择与局部肌纤维平行或垂直。

(5)浮针刺激量较传统针刺更小,禁忌证相对更少,但仍需注意。孕妇腰骶部及下腹部,肢体浮肿及疤痕、血肿、结节、血管处不要进针,糖尿病等易感患者慎用,对传染病、恶性瘤或高烧有急性炎症的患者,不宜采用浮针疗法。

(6)有些病例疼痛消失后,可能还会存在病灶处的酸胀、肿胀及活动受限等,这主要是因为局部炎症和水肿刺激、粘连或小关节错位、紊乱而致,此时可再配合针刺、火罐、推拿、药物、理疗(如激光、红外线、超短波、中频电疗)等治疗,以提高疗效。

五、临床应用

(一)内科疾病

1. 头痛

陶琪彬治疗血管神经性头痛[23]:将160例患者随机分为治疗组和对照组,治疗组100例采用浮针疗法,对照组60例用毫针针刺治疗,两组均取太阳、头维、丰隆、太冲等穴位,经治疗后治疗组总有效率为97%,明显优于对照组的80%,两组比较差异有显著性意义。

2. 面瘫

李之霞应用浮针治疗面瘫34例[24]:根据口眼歪斜的程度,确定治疗方案。常规消毒后用1~1.5寸毫针1枚,浮针尖对准应选的穴位,快速平刺进针,透过皮肤后将针身平贴皮下横向进针直至针柄。进行过程中,无疼痛。口眼歪斜症状逐渐恢复,也可间歇1天或选取其他穴再进行浮针治疗。口眼歪斜不遂者,以采选阳白、攒竹、地仓、颊车、牵正等穴为主交替施行浮针疗法;鼻唇沟平坦加迎香,人中沟歪斜加入中、水沟;颏唇沟歪斜加承浆,闭眼困难加鱼腰、丝竹空;口眼歪斜难以纠正者加地仓透颊车;病情长的患者服中药。痊愈者32例占94.7%;显效者1例占2.94%;好转1例占2.94%。浮针治疗本病患侧的"口眼㖞斜"症效应与总有效率均较好。浮针疗法操作简单,效果肯定,从治疗效果看,病程愈短,症状愈轻,治疗效果愈好。

3. 面肌痉挛

李之霞治疗面肌痉挛[25]:将阵发性患者150例随机分成3组,即浮针浅刺组50例,常规针刺组50例,药物组50例,治疗一个疗程后观察,浮针浅刺组总有效率为98.0%,明显高于其他两组(常规针刺组总有效率为90.0%,药物组为64.0%)。可见,浮针治疗此病,疗效显著。

4. 胃痛

樊亚红治疗胃痛26例[26]:以浮针加铺灸14例,与一般针刺组12例进行比较,浮针加铺灸组隔日治疗1次,10次1疗程,一般针刺组每日1次,10次1疗程。3个疗程后观察,浮针加铺灸治疗胃病的临床有效率为85.6%,痊愈率为50.0%,疗效优于一般针刺组。说明浮针加铺灸是治疗胃病的有效方法。

5. 痛症

高宏等治疗痛症[27]:用毫针快速刺入皮下使针尖沿皮下,向前推进抵至痛点周围,并留针1天。结果32例总有效率为100%。提示浮针疗法采用皮下针刺,且留针时间长,能振奋皮部经气,促进经脉气血运行,使阴阳协调。

6. 关节炎

李昌生治疗急性痛风性关节炎[28]:将87例急性痛风性关节炎患者随机分成2组,分别采用浮针疗法和针灸疗法治疗。浮针组止痛效果较好,疗效优于针灸组,差异具有显著性意义($P<0.05$),提示浮针疗法是治疗急性痛风性关节炎的有效方法。

易明波治疗膝骨关节炎性疼痛患者60例[29]:随机分为两组,消炎镇痛药组(A组),浮针疗法组(B组),每组30例。采用视觉模拟评分法(VAS),分别测定治疗前、治疗后和治疗后3个月的VAS评分、伴随症状的改善和并发症,从而评估两种方法的疗效和安全性。结果:治疗后两组的VAS评分均较治疗前有显著性降低($P<0.01$),治疗后3个月B组较A组的VAS评分显著低。胃肠道不良反应,A组较F组显著。认为两种治疗方法对膝骨关节炎性疼痛均有明显的缓解效果,但浮针疗法镇痛效果更持久。

(二)外科疾病

葛恒璧浮针疗法治疗阑尾炎3例[30]:主穴为阿是穴,同时配以阑尾穴、足三里,针尖对准疼痛点方向沿皮下进针,此时进针处患者无痛感,如有痛感需重新进针,待针全部刺入后,将针尖呈扇形摆动5~7次,再按压阿是穴,反应不痛,即可出针芯,用胶布固定,24小时后取出。

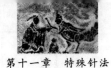

(三)骨伤科病症

1.急性腰扭伤

姜景卫等运用浮针疗法治疗急性腰扭伤患者[31]：治疗时取压痛最明显处，治疗1个疗程后本组56例患者中治愈52例，显效4例，治愈率92.86%。表明浮针疗法操作简单，疗效快而确切。

2.第3腰椎横突综合征

陈志斌等治疗第3腰椎横突综合征[32]：125例作为治疗组，运用浮针，对照组110例采用电针疗法，经治疗后治疗组与对照组对比，总有效率没有统计学意义，但治疗组的痊愈率明显优于对照组，表明浮针疗法较常规电针疗法有较大优越性。

3.腰椎间盘突出症

周丽等用浮针疗法治疗急性腰椎间盘突出症218例[33]：具体方法为用一次性浮针向腰部按压点进针，针与皮肤呈15°～30°，沿皮下推进，行扫散动作2～3分钟，到患者疼痛消失或不再减轻为止。结果治愈115例，好转95例，未愈8例，总有效率为96.3%。表明浮针疗法治疗急性腰椎间盘突出症疗效较好。

4.肱骨外上髁炎

周从连用浮针法治疗肱骨外上髁炎43例[34]：采用一次性浮针，与皮肤呈15～35°角快速刺入皮肤，然后将针尖提至皮下，沿皮下疏松结缔组织向痛点方向平刺，以进针点为支点，手握针柄左右摆动，使针体做扇形运动。当痛点消失或明显减轻后抽出针芯，用胶布固定皮下的软套管，留置24小时后拔出。隔日1次。治愈者，肘部疼痛消失，局部无压痛，肘关节功能完全或基本恢复41例，占95.3%；好转者，肘部疼痛减轻，局部压痛不明显，活动功能改善2例，占4.7%。其中1次治愈者28例，2～4次治愈者13例。疗效显著。

汤建文等治疗肱骨外上髁炎[35]：用浮针疗法治疗网球肘，30例作为观察组，另设对照组50例，采用电针加红外线照射治疗，经治疗，浮针治疗组有效率为100%，明显优于对照组的80%，疗效确切。

5.棘上韧带损伤

陈婕等治疗棘上韧带损伤[36]：根据浮针疗法的原理，用注射针头代替专用的浮针针具，治疗棘上韧带损伤180例，其中治愈45例，占25.0%；好转126例，占70.0%；无效者9例，占5.0%；总有效率95.0%，取得较好的疗效。

6.颞下颌关节紊乱综合征

周文学等应用浮针治疗颞下颌关节紊乱综合征36例[37]：在患侧颞下颌关节处常规消毒，

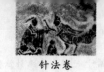

选用 5 号肌肉注射针头,在距耳门 4cm 处进针,针尖对着耳门,以 15°～20°角迅速刺入肌肉,再将针退至皮下结缔组织内,平行向前推进,若患者无疼痛,酸、麻、胀等不适感,说明针体已进入治疗部位。如果有上述感觉则需将针退到皮下,重新将针推进到治疗部位,然后环捻运针,运针 1 到数分钟后,患者疼痛减轻或缓解,张口困难改善。留针 20 分钟,10 天为 1 疗程,一般治疗 1～2 个疗程。结果痊愈 34 例,有效 2 例,总有效率达 100％,疗效确切。

(四)妇科疾病

1. 原发性痛经

职良喜治疗原发性痛经(PD)[38]:将 120 例 PD 患者随机分为浮针组和药物组各 60 例,浮针组采用浮针疗法远取三阴交穴治疗,药物组采用口服吲哚美辛肠溶片治疗,观察两组患者的止痛效果。结果浮针组与药物组总有效率分别为 93.3％和 75.0％;两组治疗前后疼痛评分比较差异有极显著性意义($P<0.001$),以浮针组更好($P<0.001$);浮针组起效时间最快 3 分钟,明显快于药物组的 30 分钟($P<0.05$)。提示浮针疗法针刺三阴交穴治疗 PD 临床疗效优于口服吲哚美辛肠溶片。

2. 盆腔炎

李锦娟等治疗慢性盆腔炎[39]:将 200 例患者随机分为中西结合组、浮针疗法配合中西医结合组各 100 例。两组患者在年龄、病程及病情等方面无显著性差异,两组均以 15 天为 1 个疗程。结果浮针配合中西医结合组迅速止痛,效果明显优于中西结合组。浮针组总有效率达 100％,治愈率达 98％。提示浮针疗法对缓解慢性盆腔炎疼痛有显著的临床疗效。

(五)皮肤科疾病

关松应用浮针疗法治疗带状疱疹后遗神经痛 45 例[40]:其中治愈 32 例,好转 13 例,无效 0 例,效果满意。从疗效分析来看,发病时间短,年龄轻者治疗效果显著,病程长、年龄大者效果稍差。

(六)五官科疾病

于波应用浮针治疗慢性咽炎 45 例[41]:治疗时选用一次性浮针,沿胸骨切迹上缘,针尖刺向喉结方向。治疗 1 个疗程后统计疗效,结果痊愈 30 例,显效 11 例,好转 3 例,无效 1 例,总有效率 97.78％。疗效满意。

(七)其他疾病

1. 局部性疼痛

包于忠等浮针疗法治疗局部性疼痛[42]:患处阳性反应点,距该点上下或左右 5～10cm 皮

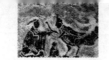

肤平坦处作为进针点,常规消毒后快速平刺进针,透过皮肤后将针身贴皮下横向进针至针柄。每个进针点下扫射 200 下左右,间歇运针 2 分钟,按压阳性反应点,一般压痛立即消失或明显减轻。留针 5～8h,休息 1 天再针,一个痛点选 1～2 针,5 次为 1 个疗程。得出结论浮针疗法可有效治疗多种病因所致局部性疼痛,且成本低廉,值得作为一种适宜技术在基层医院临床推广。

2. 腓肠肌损伤

付高勇等浮针治疗腓肠肌损伤 56 例[43]:令患者俯卧位,取距患肢局部腓肠肌疼痛的阳性点上下约 4～5cm 为进针点,与皮肤呈 15°～25°角快速刺入皮肤,随后放平针身,沿皮下向前推进达痛点,常规扫散约 1～2 分钟,每 5 分钟运针 1 次,20 分钟后起针芯,留置导管。24 小时后拔除,隔日 1 次,局部辅以热敷治疗,患者治疗 3～7 次后统计疗效,总有效率为 100.0%。

第四节 平衡针法

一、概述

平衡针法是王文远教授创立的一门以中医阴阳整体学说为理论基础,以西医神经调控学说为理论基础的针灸与心理—生理—社会—自然相适应的整体医学调控模式。人体出现的生理失调及病理改变,均为人体内平衡调控系统失衡的反应,平衡针灸的目的不是去治疗患者的疾病,而是把针刺作为一种人为的外因刺激手段,通过患者自身调整达到恢复机体的平衡,间接地依靠患者自身来治疗自己的疾病。其治疗定位于人的大脑高级中枢指挥系统,病因定位于人的大脑高级中枢的调控系统和心理适应系统。通过针刺机体的信息高速路——神经,使大脑中枢调控指挥系统进行应激性调整,调动体内贮存的中枢递质,再通过神经指挥系统对失调与病变部位的子系统进行对症性调控,释放大量的能量物质,提高机体免疫功能,提高机体的镇痛效应,增强机体消炎和代谢作用等,对原来失调的病理状态和物质代谢紊乱过程,进行间接干预,通过自我修复达到一个新的平衡状态,从而间接地依靠患者自身来治疗自己的疾病。

(一)平衡针灸的理论来源

平衡针灸学理论主要来源于传统医学的心神调控学说和现代医学的神经调控学说。这两个调控学说阐述的就是人体内固有的自我平衡系统——大脑高级指挥系统,即一种高度精密的自动化控制系统。这种平衡系统是天生的、高效的、自然的、神奇的、强大的,这种系统也是人类适应内外环境繁衍生息的物质基础。传统医学的心神调控学说通过阴阳五行、气血津液、

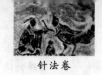

脏腑经络来完成对机体子系统的管制作用;现代医学的神经调控学说是通过神经、内分泌、免疫三大系统(NEI)网络中心来完成对机体子系统的调控作用。传统医学是从宏观来认识的,现代医学是从微观来认识的,中西医学是一个有机整体,都存在一个平衡系统,只是从不同角度来进行阐述。具体讲人体的平衡系统就是人类大脑高级指挥中心对待一切事物的认识而产生的本能反应,平衡针灸学就是充分利用了人体的这个平衡系统核心原理,通过人为的外因刺激,促使患者机体达到人体自我平衡,从而达到扶正祛邪之目的。

平衡针法还是心理学、哲学、化学、生物学、生理学、病理学、力学等多学科交叉渗透的现代针灸学,其学术思想充满了信息论、相对论、系统论、调控论、耗散结构论、矛盾论、实践论、整体论、平衡论。其理论主要从心神调控学说、神经调控学说、阴阳整体学说、心理平衡学说、生理平衡学说、生态平衡学说6个方面进行阐述。

1. 心神调控学说

人的心理活动实质上是精神意识和思维活动,均是大脑的生理功能。中医学则把大脑生理功能活动归属于心,心既是生理上的心,又涵盖了大脑的思维功能。祖国医学认为,人体是一个整体,人体的各种生理功能活动统归于五脏。《素问·宣明五气论》说:"心藏神,肺藏魄,肝藏魂,脾藏意,肾藏志。"五脏化生五气,五气化生喜、怒、思、忧、恐五种情志。但五志过极能损伤心神,引发出神志病变,所以《素问·邪气脏腑病形》曰:"愁忧恐惧则伤心",《素问·本病论》亦云:"忧愁思虑则伤心"。古人把心作为"五脏六腑之大主",是与心藏神而主神志的功能分不开的。正如《灵枢·口问篇》所说:"心为脏腑之主,而总统魂魄,并该意志,故忧动于心则肺应,思动于心则脾应,怒动于心则肝应,恐动于心则肾应,此所以五志唯心所使也"。从以上论点来看,人的大脑思维活动从现代医学讲直接影响到五脏的生理功能。心主神志的生理功能正常,则精神振奋,神志清晰,思维敏捷,能对外界信息作出及时的正常反应。相反,心主神志的生理功能异常则可出现精神意识活动的异常,思虑多梦,神志不宁,甚则谵狂,或出现反应迟钝、健忘、精神萎靡,甚至昏迷等各种病理表现。中医讲的心神调控学说是人对无数外界客观事物或现象通过大脑的思维活动进行分析判断所采取的态度反映。人类生活在社会环境中必然要进行一定的社会活动,外环境如何必然影响到内环境的平衡,它给人的心理状态、精神面貌、情绪变化及对疾病的发生发展和预后都有重大的影响。

2. 神经调控学说

神经调控学说是以神经高级中枢指挥系统对内外事物的变化,而采取相应的应急措施来保持体内生理的相对平衡系统而称之。调控系统就是指大脑的最高指挥部和总开关。人类与高等动物都具有形成条件反射的功能。但人类具有高度发达的大脑皮层,有思维和语言功能,这是人类与动物在条件反射上的本质区别。实质上是人类参与社会活动后逐渐形成的这种调

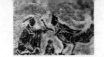

控功能,也就是人类通过对外界环境事物和现象进行抽象概括、产生概念、进行推理判断,作出合理正确的结论来认识一切事物,借助语言来表达思维,通过行为来进行思维活动。

机体的神经调控系统是在大脑高级中枢神经的参与下,完成对机体内外环境刺激规律的应答。科学研究发现,人的大脑高级中枢系统每分钟可接收 6000 万个信息,其中来自视觉信息 2400 万个,来自触觉信息 3000 万个,来自听觉、嗅觉、味觉的信息 600 万个。这些信息都贮存在神经细胞的化学反应器上,通过感受器、传入神经、神经中枢、传出神经、效应器来完成对环境刺激的应答。简而言之,在一定的外界刺激作用下,首先使感受器发生兴奋,兴奋以神经冲动的方式经传入神经传到中枢,通过大脑高级中枢的分析与综合作用,产生的兴奋或抑制过程再经传出神经到达效应器。平衡针灸的作用原理就是利用针刺神经干或神经支,通过神经信息高速公路传入大脑高级中枢神经系统,高级中枢神经系统对接收外界给予的较强信息立即作出应激反应,充分调动体内所贮能量物质——中枢递质,以最快的速度、最佳捷径通过信息高速公路——传出神经和一切可利用的其他信息通道,到达病变的子系统。

3. 阴阳整体学说

阴阳是传统医学心神调控学说的理论基础,阴阳平衡学说是一种哲学概念,是对自然界相互关联的某个事物或现象及人的机体相互对应、相互统一、保持相对平衡的高度概括。因此阴阳是信息、是物质、是能量、是功能、是矛盾、是整体、是平衡。按照系统制动促动原理,阴阳的功能与现代医学的交感神经与副交感神经功能是相吻合的。

从现代医学讲,阴阳的生理平衡是在大脑中枢调控系统作用下,通过大脑皮层及皮层下中枢、下丘脑体内交感中枢(阳)及副交感中枢(阴)系统完成对机体的调节管制作用。大脑中枢调控系统平衡失调会造成子系统的平衡失调,甚至破坏,发展为阴阳失调。阴阳代表了自然界的一种客观规律,是一切物质运动变化的总纲,贯穿于人类生、长、老、亡整个生命过程。它进一步证明了《素问·宝命全形论》所说"人生有形,不离阴阳"的理论。

4. 心理平衡学说

心理平衡是指每个人通过神经调控系统对一切客观事物产生的一种正确认识和反应。人作为一种高级动物,具有高级的心理行为能力,参加社会活动,从事生产劳动,具有明显的社会属性,这是人与其他动物的本质区别所在。平衡医学研究的主体是人,人的研究主体是心理(也指人的大脑高级指挥系统),心理的研究主体是与心理因素相关的其他因素。如年龄、性别、文化、职业、遗传、体质、生活习惯、职业行为、性行为、道德规范等不同程度地对心理平衡产生反效应。心理是一个复杂的系统工程,是通过人体的感觉、听觉、味觉、感受器接受外来刺激,迅速将刺激转换为信息,然后通过信息系统快速反馈于中枢调控系统。由于每个人的心理素质不一样,所以对待工作中的得失、同事的误解、同行的嫉妒、工作的失误、事业的挫折、亲人

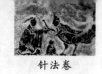

的亡故、无端的是非会产生不同程度的心理异常,时间久了必将造成生理上的功能失调,甚至导致亚健康状态或器质性病变。

5. 生理平衡学说

生理平衡学说是反映人体功能活动规律的一门科学。人体的组成由结构和功能不同的组织器官和系统构成。无论从完整的机体内在或在完整的微小细胞中,都能反应在结构上严密组织,功能上密切配合、协调,适应着生存环境的变化。人体内的这种调节机制就是生理平衡系统。具体讲这种平衡是人类进化几百万年来在地球表面生存,通过呼吸、饮食、代谢等活动,反复调节机体来适应外界环境的需要,进而使人体与地球表面物质交换和能量交换达到相对的动态平衡,例如元素平衡系统、酸碱平衡系统、体温平衡系统、体液平衡系统、免疫平衡系统,血糖、血脂、血压、生化、肝功、肾功等正常生理值的波动范围都属于生理平衡。

6. 环境平衡学说

环境平衡主要是指生存环境,狭义上讲是指人的生态环境。生态环境广义地讲是指地球生物因素动植物和微生物之间,与非生物因素的气候、水、土、光、热之间相互赖以生存和相互制约的关系。人体是通过参与各种社会活动,不断进行物质、能量与信息的交换来达到心理的平衡状态。因此,生存环境如何决定着每个人的生存质量。

(二)平衡针法的特点

1. 突出人体自身平衡

平衡针灸的理论核心就是突出人体自身平衡。这种自身平衡系统的实质就是人体内的自我调控功能,这种平衡机制就是大脑高级调控中枢。针灸就是调整、完善、修复这个系统,来激发、调动机体内的物质能量,促进机体在病理状态下的良性转归。同时,此平衡系统还具有被动加强的特性,能够接收外界给予的合理良性刺激。因此,人体出现的生理失调及病理改变,均为人体内平衡调控系统失衡的反应。平衡针灸的目的不是去直接治疗患者的疾病,而是把针刺作为一种人为的外因刺激手段,通过患者自身调整达到恢复机体的平衡,间接地依靠患者自身来治疗自己的疾病。

2. 突出人体信息系统

平衡针灸充分利用了人体的信息系统。人体信息系统传统医学称为经络系统、现代医学称为神经系统,这两个系统的共同点都以信息传递为主。平衡针灸就是通过直接针刺神经干或神经支,将针刺神经的信息通过人体信息高速公路,反馈到大脑高级中枢,通过神经信息高速公路来完成对机体各系统的调控支配作用。据有关资料报道,针刺神经干的传导速度为每秒钟 100m。因此,平衡针法选择了最佳捷径即人体信息高速公路来完成信息传递。

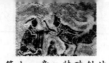

3. 单穴疗法

单穴疗法原则上是一病一穴,一症一穴,80%以上的病症均可采用一个穴位进行治疗。因为平衡针灸的目的不是直接去治疗患者的疾病,而是利用一种人为的外因刺激手段间接依靠患者自身不断修复、不断完善,恢复患者机体内的平衡系统去治疗自己的疾病。平衡针灸取穴总计 38 个穴位,不足传统穴位的 1/10。

4. 快速针刺

快速针刺亦称三快针法,即进针快、找针感快、出针快,整个针刺过程控制在 3 秒之内。如果人体解剖层次清楚,针刺穴位准确,不足 3 秒即可出针。由于患者的个体差异,穴位选择不一定都那么准确,因此留出 3 秒钟的时间把穴位找准确。因为不同穴位有不同的针感要求,只要把要求的针感扎出来即可出针。但对一些老年人、慢性疾病患者,如不怕针刺而喜欢留针,可以给予留针,以满足患者的心理要求。

5. 即时效应

即时效应亦称一针见效。80%以上的患者 3 秒即可见效。对发病时间短、症状轻、体质好、年龄小的患者经一次性治疗即可临床治愈,即使发病时间长、症状重、年龄大、体质差的患者不能达到预期效果,也可使症状改善,减少患者痛苦,提高生存质量,延长患者生存时间。平衡针灸的疗效不是取决于医生,而是取决于患者自身的平衡系统调节能力。其中发病时间的长短、病情的轻重、年龄结构的大小、体质的强弱直接决定疗效的好坏。

6. 突出针感效应

针感是反映平衡针灸疗效的重要标志。因为效应来源于针感,针感产生于效应。不同的穴位有着不同的针感要求,只要将要求的针感扎出来即可产生治疗效果。此外平衡针灸在针刺手法中不过于强调针刺手法,也不要求采用补法、泻法、平补平泻,只强调一个提插手法,通过提插手法将不同的针感扎出来即可。从某种意义上讲,有了针感就是有了疗效。

7. 突出离穴不离经

平衡针灸不过于强调穴位的定位,而是要求针刺到相应的穴位即神经相应的节段上而出现针感即可。平衡针灸要求针刺的是神经干或神经支,因为神经分布有一定的客观规律,不可能是一个点,而是一条线。在实际临床中不可能对每个人的取穴都十分准确,所以针刺穴位的部位只能是相对的。因此,进针后一旦取穴未准,可根据自己的判断,利用针体的提插从左右或上下方向来寻找针感,如肩痛穴针刺的腓浅神经上下 10cm 内均可。

8. 穴名通俗化

平衡针灸学的穴位名称通俗易懂,易于普及。其主要特点是以部位、功能、主治来命名。

如治疗头部病变的平衡穴位叫头痛穴,治疗腰部病变的平衡穴位叫腰痛穴,治疗胸部病变的平衡穴位叫胸痛穴,治疗糖尿病的平衡穴位叫降糖穴,治疗半身不遂的平衡穴位叫偏瘫穴。传统穴位由于产生于不同的历史时代和历代医家,穴名繁多各异,给临床普及带来一定困难。

9. 安全无副作用

安全无副作用是平衡针灸最根本的要求。在针刺患者时最为常见的副作用是晕针,而采用平衡针灸治疗,时间短,患者来不及晕针,针体就迅速退出,针体出来以后患者立即解除了紧张害怕心理。针刺过程中常见的医疗事故是刺伤脏器,而平衡穴位均分布于四肢安全部位。

二、操作方法

(一)取穴原则

传统针灸以循经取穴、辨证取穴为基本原则。平衡针法的取穴原则是以传统医学的经络学说和现代医学的神经交叉学说为理论依据,并且吸取了传统医学的巨刺针法、远道刺法、缪刺针法的精华,主要以定位取穴、交叉取穴、对应取穴为基本原则。临床中也配合男左女右取穴、左右交叉取穴、双侧同时取穴等取穴原则。

1. 定位取穴原则

定位取穴原则主要是指针对某一病变的部位来选取特定穴位。如腰痛穴、升提穴、精裂穴、痛经穴等,即通过针刺特定部位的特定穴位来治疗另一部位的疾病。同时,又不能用交叉、对应来解释的取穴原则。

2. 交叉取穴原则

交叉取穴的原则主要是指左右上下交叉取穴。如臀痛穴、膝痛穴、踝痛穴、肩痛穴、肘痛穴等穴位主要分布于上下肢,上肢的病变取下肢的相应穴位治疗,下肢的病变取上肢的相应穴位治疗。《针灸大成·缪刺论》云:"邪客于经,左盛则右病,右盛则左病,亦有移易者,左痛未已,而右脉先病,如此者必巨刺之",《灵枢·官针》云:"巨刺者,左取右,右取左",这是一种左病取右,右病取左,左右交叉取穴施治的方法。左右失衡,法用巨刺。平衡针刺疗法在巨刺的基础上,采用双侧治疗的方法,通过对健侧经络状态的调整,协助激发患侧的经络功能,达到全身整体功能改善的作用。

3. 对应取穴原则

对应取穴原则主要是指前后、左右、上下对应的取穴原则。如乳腺穴为前后对应取穴,偏瘫穴、鼻炎穴为左右对应取穴。

4. 男左女右取穴原则

男左女右取穴原则是指在人体上治疗疾病的穴位有两个,男性取左侧穴,女性取右侧穴,

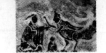

而且一次性治疗可以治愈疾病的取穴原则。如感冒穴、头痛穴、腹痛穴。

5.左右交替取穴原则

左右交替取穴原则是指未定性疾病,又不能一次治愈,且是人体有两个穴位的情况下采取的取穴原则。如痔疮穴、癫痫穴。

6.双侧同时取穴原则

双侧同时取穴原则主要针对的是急症,也是人体在有两个穴位的情况下采取的取穴原则。如降压穴、精裂穴。

此外,对于非炎症性、渗出性、外伤性、疼痛性等疾病,以麻木为主的病症可采取局部取穴原则,如指麻穴、耳聋穴。

(二)针刺手法

平衡针灸的针刺手法多样,因人因病而异,如提插针刺法,主要针对肩痛穴、降压穴、降脂穴。一步到位针刺法,适于进针1寸之内的平衡穴位,如牙痛穴。两步到位针刺法,适于进针2寸之内的平衡穴位,如头痛穴。三步到位针刺法:适于进针3寸之内的平衡穴位,如升提穴。对小儿患者用飞针法,即快速点刺法。对成年人患者用速刺法,即快速针刺法,整个针刺过程控制在3秒钟之内。

(三)临床常用平衡穴位

临床常用平衡穴位共38个。其中,头颈部平衡穴位有9个,上肢部平衡穴位11个,胸腹部平衡穴位3个,脊背部平衡穴位3个,下肢部平衡穴位12个。

1.头颈部常用平衡穴位

(1)升提穴:升提穴是以主要部位功能命名的一个特定穴位,临床主要用于治疗内脏下垂、中气下陷性疾病为主,有补气穴、壮阳穴之称,对生殖泌尿系统、呼吸系统、神经系统、内分泌系统、运动系统都具有一定调节作用,是中医用于益气壮阳的首选穴位,亦可作为中老年人的保健穴位,还可作为一切慢性病的辅助穴位,对滞针后留下的针感一般30分钟自行解除。

【定位】位于头顶正中,前发际正中10cm,后发际直上16cm处,双耳尖2cm处。

【解剖】布有帽状腱膜、左右颞浅动脉静脉及左右枕动脉静脉吻合网,分布有枕大神经分支。

【针具】选用75mm长不锈钢毫针。

【取穴原则】定位取穴。

【操作】沿皮下骨膜外向前平刺2寸,一只手向前进针,另一手摸针尖,不使外露,待达到一定深度时,采用滞针手法,即针柄顺时针转7～10次使局部产生酸紧沉痛感,再按逆时针捻转 7～10 次后即可出针。

【针感】 以局限性,强化性针感出现的酸、麻、胀为主。

【功能】 升阳固脱,益气固本,助阳止泻,补肾健脾,调节内脏,抗衰老,增加机体免疫功能。

【主治】 脱肛,子宫脱垂,胃下垂等中气下陷性疾病为主。临床还用于治疗阳痿、早泄、遗精、遗尿、前列腺炎、前列腺肥大、肠炎、慢性肠炎、低血压、宫颈炎、阴道炎、过敏性哮喘、慢性支气管炎、体质过敏、偏瘫等。

(2)腰痛穴:腰痛穴是以部位功能定名的一个特定穴位,临床主要用于治疗腰部急性炎症及慢性炎症引起的病变为主。特别对腰部软组织损伤,腰椎间盘突出症。因炎症引起的坐骨神经痛还需配针刺相关穴位,如臀痛穴、膝痛穴、踝痛穴。一般在炎症期,水肿期需要卧床 3～4 周。待临床治愈后,两个月内还要减少环境诱发因素,以巩固临床疗效。

【定位】 前额中央点,即将前额划一个"十"字,"十"字中间即为此穴。

【解剖】 位于前额内侧动静脉分支和三叉神经的滑车上神经。

【针具】 采用长 75mm 无菌毫针。

【取穴原则】 定位取穴,交叉取穴原则。

【操作】 常规穴位皮肤消毒后,针尖向下平刺 30mm,采用上下提插法,快速针刺,达到要求针感时,即可出针。单侧腰痛为平刺手法,不提插,对重症腰痛患者疼痛未完全控制,但在不发生晕针的情况下,可以留针。

【针感】 以局限性,强化性针感出现的酸、麻、胀为主。

【功能】 活血化瘀,调节神经,止痛消炎。

【主治】 腰部软组织损伤,腰椎间旁突出症,强直性脊柱炎,急性腰扭伤,腰肌劳损,坐骨神经痛,不明原因的各种腰痛。

(3)急救穴:急救穴是用于患者急救的首选穴位之一,是以功能主治定名的一个特定穴位,该穴针感强疗效突出。临床主要用于各种急症,重症。

【定位】 此穴位于人中沟与鼻中隔连线的中点。

【解剖】 分布有口轮匝肌和面神经颊支,眶下神经分支及上唇动静脉。

【取穴原则】 定位取穴。

【操作】 针刺时采用 1 寸毫针向上斜刺 0.3～0.5 寸,反复提插捻转,以加大刺激量。为迅速强化针刺效果,可同时配合相关急救穴,如降压穴、胸痛穴、腰痛穴、咽痛穴等,必要时还须积极配合中西医综合急救措施。

【功能】 醒脑开窍,回阳救逆,抗休克,调节神经,消炎止痛。

【主治】 休克、昏迷、晕厥、晕车、晕船、晕机,临床还可用于治疗中暑、小儿急惊风、癔症、癫

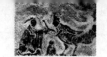

痫、精神分裂症、急性腰扭伤、痔疮、低血压、高血压、冠心病和心绞痛。

(4)偏瘫穴:是治疗中风后遗症之偏瘫的特定穴位之一,临床也采用偏三针(偏瘫穴,肩痛穴,膝痛穴),重病者可采用"偏五针",在偏三针的基础上加臀痛穴,踝痛穴。原则上不留针,但对个别患者要求留针时,首先在患者不惧针,不晕针的前提下。一般可以留针 4～8h,最长可留 12h,针体一般自行可退出体外,但对后遗症恢复期机体出现肌肉萎缩,偏瘫性粘连的患者可以配合患侧肩痛穴,膝痛穴。然后再针刺健侧相应穴位来收针。

【定位】耳尖直上 1.5 寸处。

【解剖】布有颞肌和颞浅动静脉额支,耳颞神经分支,枕大神经吻合支。

【针具】选用 40mm 长不锈钢针。

【取穴原则】交叉取穴。

【操作】常规皮肤消毒,向太阳穴方向斜刺,进针约 1.5～2 寸。①滞针手法:待针体刺入要求深度时,按顺时针方向捻转发生滞针,然后再按逆时针方向捻转退回针体,此种针感一般 30 分钟左右自行解除。②到位针刺手法:对惧针,不愿留针的患者采用的针刺手法。

【针感】以强化性针感出现的局部酸、麻、胀为主,可留针。

【功能】益气壮骨,化痰祛风,醒脑开窍,调节内脏,调节神经,调节平衡,扩张血管,解除痉挛,消炎止痛,降压降脂。

【主治】脑血管意外引起的中风昏迷、偏瘫、偏头痛、面神经麻痹、面瘫后遗症、面肌痉挛、三叉神经痛。

(5)胃痛穴:临床不但用于治疗上腹部病变,还可作为慢性疾病的辅助穴位,可代替痛经穴,治疗妇科痛经。

【定位】此穴位于口角下 1 寸或下颌正中点旁开 1.5 寸。

【解剖】布有三叉神经第三支下颌神经及下唇动静脉分支。

【针具】采用长 75mm 的无菌毫针。

【取穴原则】男左女右取穴。

【操作】滞针手法,45°角进针,向对侧胃痛穴平刺 1～2 寸。

【针感】以局限性针感出现的酸、麻、胀为主。

【功能】健脾养胃,调节胃肠,平衡心理,活血化瘀,疏肝理气,消炎止痛,健胃消食,促进溃疡愈合。

【主治】急性胃炎、慢性胃炎、消化道溃疡、急性胃痉挛、膈肌痉挛。临床还可用于治疗晕车、晕船、晕机、小儿消化不良、原发性痛经、糖尿病。还可作为保健穴。

(6)鼻炎穴:此穴是用于治疗鼻炎的有效穴之一,是以功能主治定名的一个特定穴位。临床主要用于治疗鼻部及面部病变为主,对过敏性鼻炎还必须配合增强肌体免疫力的相关穴位,调整患者的过敏体质,才能从根本上治愈。临床由细菌感染引起的副鼻窦炎应配合头痛穴,痤疮穴,痔疮穴进行全身调节方能达到理想效果。

【定位】颧骨下缘中点。

【解剖】布有面横动静脉,深层为上颌动静脉和面神经颧支。

【针具】选用3寸长不锈钢毫针。

【取穴原则】交叉取穴。

【操作】皮肤常规消毒后,向鼻翼方向平刺,快速进针约1～1.5寸,待针体达到要求深度时,局部出现酸、麻、胀时,不提插不捻转自行将针退出。

【功能】退热,止痛,消炎,调节神经,抗过敏。

【主治】鼻炎、过敏性鼻炎、三叉神经痛、面神经麻痹、面瘫后遗症、面肌痉挛、下颌关节炎、上呼吸道感染。

(7)牙痛穴:临床还称为失语穴,用于中枢性失语。对过敏性牙病,在治疗时还须配合针刺增强机体免疫力的相关穴位,从全身进行调整,力求从根本上治愈。

【定位】此穴位于耳垂前正中处(耳前下颌骨外缘凹陷处),相当于听宫穴的位置。

【解剖】在咬肌中,布有面神经下颌支,颧支,上前方有腮腺管,深部有咬肌动静脉分支。

【针具】选用50mm长不锈钢毫针。

【取穴原则】交叉取穴。

【操作】常规消毒后,垂直进针约0.5～1寸,待针体刺入后,患者疼痛没有缓解,可上下提插3次,局部出现酸、麻、胀感后即出针。

【功能】通牙关,开窍祛风,止痛,抑菌消炎。

【主治】由龋齿、牙外伤、牙齿过敏、急性牙髓炎、慢性牙髓炎等引起各种牙痛。还用于治疗面神经麻痹、面瘫后遗症、面肌痉挛、流行性腮腺炎、下颌关节炎、三叉神经痛、中枢性失语及流涎。

(8)明目穴:是治疗眼疾的特效穴位之一。近视主要是治疗青少年的假性近视,且恢复或好转后还需3个月的平衡巩固期。白内障是治疗早期浑浊型白内障,坚持治疗可稳定或延迟晶体进一步浑浊,提高患者视力。对晚期白内障患者,针刺效果差,对糖尿病引发的白内障还必须结合治疗糖尿病的相关穴位。

【定位】位于耳垂后耳根部,在下颌角与乳突之间的凹陷处。

【解剖】皮下有腮腺,颞下窝翼静脉丛。耳后有动静脉及颈外浅静脉,布有耳大神经。深部有面神经干于颅骨穿出。

【针具】选用 50mm 长不锈钢毫针。

【取穴原则】交叉取穴。

【操作】采用一步到位针刺手法。皮肤常规消毒后,向对侧内眼角方向斜刺,进针约 1～1.5 寸,以局部出现的酸、麻、胀为主,或向面部放射,不留针。

【功能】通窍开目,消炎止痛,调节视神经。

【主治】近视、白内障、青光眼、花眼、沙眼、电光性眼炎、急性结膜炎、急性角膜炎。面神经麻痹、面瘫后遗症、面肌痉挛、流行性腮腺炎、下颌关节炎、三叉神经痛、神经性耳鸣、耳聋。

(9)醒脑穴:醒脑穴为强身保健的首选穴位。

【定位】位于胸锁乳突肌与斜方肌上端之间的凹陷处。即项后枕骨后两侧,即翳风与风府之间 1/2 处。

【解剖】在胸锁乳突肌与斜方肌上端附着部之间的凹陷处,布有枕动静脉分支、深层为椎动脉、环枕后膜、蛛网膜下腔、脊髓上端和延髓下端以及枕小神经分支、内侧为枕大神经。

【针具】选用 40mm 长不锈钢毫针。

【取穴原则】双侧同时取穴,左右交替取穴。

【操作】采用拇指指摸与示指指腹作用于患者相应的穴位上利用瞬间点压,点压力度根据不同年龄、性别、体质决定。

【针感】轻度手法以局部微痛为主,中度手法以局部能忍受为主,重度手法以局部瞬间钝痛为主,重力点压可出现瞬间的晕厥。

【功能】调节心理,调节神经,调节内脏,醒脑明目,镇静安神,抗衰老,保健。

【主治】神经系统、呼吸系统、消化系统、循环系统等引起的脏腑功能紊乱。更年期综合征、旅游综合征、颈肩综合征、高血压、低血压、神经衰弱、糖尿病、白血病、慢性肝炎、慢性肾炎、慢性支气管炎等慢性疾病。

2. 上肢部常用平衡穴位

(1)臀痛穴:臀痛穴是以部位功能命名的一个特定穴位,主要用于治疗臀部软组织损伤,臀部病变为主。此穴还是治疗坐骨神经痛的经验穴位,临床治疗时配合膝痛穴,踝痛穴效果更加。

【定位】位于肩关节腋外线的中点,即肩峰至腋皱襞连线的 1/2 处。

【解剖】布有旋肩胛动静脉、臂外侧皮神经和第 1、2 肋间神经、深层为桡神经。

【针具】采用 3 寸无菌毫针。

【操作】穴位皮肤常规消毒后,针尖向腋窝中心方向斜刺 4～5cm,快速针刺,不留针。一般上下提插手法,针感达不到要求时可采用滞针手法。

【针感】以局限性针感出现的酸、麻、胀为主或向肘关节、腕关节放射。

【功能】活血化瘀,理气散结,消炎止痛,调节神经。

【主治】臀部软组织损伤、腰椎疾患引起的坐骨神经痛、梨状肌损伤综合征、原发性坐骨神经痛、腰椎间盘脱出、急性腰扭伤、腰肌劳损。临床还可用于治疗同侧网球肘、对侧颈肩综合征、偏瘫。

(2)膝痛穴:

【定位】手心向下,上肢伸直,肩关节至腕关节连线的中点,即肘关节缝隙处是穴。

【解剖】有桡返动脉分支,和前臂背侧皮神经,内侧深层为桡神经干。

【针具】采用长75mm无菌毫针。

【取穴原则】交叉取穴,左病右治,右病左治。

【操作】局部穴位皮肤常规消毒,直刺30~40mm,一步到位快速针刺,不留针。

【针感】以放射性针感出现麻、胀为宜。

【功能】祛风湿,疏通经络,消炎止痛,调节神经。

【主治】膝关节扭伤,骨性膝关节炎,髌骨软化症,风湿、类风湿性关节炎,腓肠肌痉挛,不明原因或诊断不明的膝关节病变。

(3)痔疮穴:痔疮穴临床还称为通便穴,泻火穴,是以功能主治定名的特定穴位之一,对老年惯性便秘,有良好的治疗作用,但此穴对肛瘘效果不理想。

【定位】此穴位于前臂伸侧面,尺桡骨之间,前臂背侧腕关节至肘关节连线的上1/3处。

【解剖】在指掌侧和拇长伸肌起端之间,布有前臂间背侧动静脉及前臂背侧皮神经,深层为前臂骨间神经和骨间掌侧神经。

【针具】采用50mm长无菌毫针。

【取穴原则】男左女右,左右交叉。

【操作】采用上下提插,待出现相应针感为宜。

【针感】以局限性针感出现的酸、麻、胀为主。

【功能】解毒泻火,退热通便,消炎止痛。

【主治】内痔、外痔、肛裂、便秘。临床还可用来治疗嗜睡、中风失语、急性腰扭伤、肋间神经痛、胸部软组织损伤、爆震性耳聋。

(4)胸痛穴:胸痛穴是以部位功能命名的特定穴位,临床主要用于治疗胸部疾患为主,特别于胸部急症、痛证,效果更佳,也可作为临床急救穴之一。

【定位】前臂背侧尺桡骨间,腕间关节与肘关节连线下1/3处。

【解剖】桡侧为指伸肌,尺侧为小指肌,深层布有前臂骨间背侧动静脉和前臂骨间掌侧动静脉,及前臂背侧皮神经和骨间背侧神经。

【针具】采用 75mm 长无菌毫针。

【取穴原则】交叉取穴。

【操作】向上斜刺进针 1.5～2 寸,上下提插,对重患者可采取滞针法,局部出现酸麻胀痛感后及出针,不留针。

【功能】扩张冠状动脉,消炎止痛,调节神经,调节内脏,调节心神、血糖、血脂、血压,调节内分泌。

【主治】胸部软组织损伤、肋间神经痛、非化脓性肋间软组织炎、胸膜炎、心绞痛、冠状动脉供血不足、心律不齐。临床还可用于治疗急性腰扭伤、肾病综合征、经前期紧张综合征、带状疱疹、急性胃炎、急性疱疹后遗症(即疱疹性神经痛)、慢性胃炎、膈肌痉挛。

(5)肺病穴:此穴以治疗上呼吸道感染引起的肺部炎症为主症,是以功能主治定名的一个特定穴位,经大量的临床验证,对出血症状较轻的患者临床有一定效果,故又称止血穴。但对大量咳血、吐血、衄血患者还须积极采取现代医学急救措施。

【定位】此穴位于前臂掌侧,腕关节至肘关节上 1/3 处,掌长肌腱与桡侧腕屈肌腱之间。

【解剖】布有指浅屈肌,深部有指伸屈肌,有前臂正中动静脉,深层为前臂掌侧骨间动静脉及前臂内侧皮神经,其下为正中神经,深层有前臂掌侧骨间神经。

【针具】选用 50mm 长无菌毫针。

【取穴原则】男左女右或双侧同时取穴。

【操作】采用上下提插法,待出现相应的针感为宜。

【针感】以局限性针感出现的酸麻胀为主。

【功能】理气润肺,止咳,退热,消炎,止血,抗过敏。

【主治】支气管炎、支气管肺炎、咳血、鼻衄、痔疮、便血。还可用于末梢神经炎、指痉挛、过敏性哮喘、过敏性鼻炎、上呼吸道感染。

(6)降糖穴:此穴从中医角度讲具有理气益气,活血祛瘀之功效。临床多以平衡针灸为主配合平衡火罐,平衡推拿,综合治疗糖尿病。要求合理调节饮食,减少患者并发症发生。对糖尿病合并的脑血管病、冠心病、白内障、颈肩腰腿痛、痛风等,还必须配合相应穴位综合治疗。此外还可以用于其他疾病的康复治疗。

【定位】此穴位于前臂掌侧,腕关节至肘关节的下 1/3。

【解剖】指浅屈肌,深层有指伸屈肌,前臂正中动静脉,深层为前臂掌侧骨间动静脉,布有前臂内侧皮神经,下正中神经,深层有前臂掌侧骨间神经。

【针具】采用长 75mm 无菌毫针。

【取穴原则】左右交替。

【操作】局部穴位皮肤常规消毒后,用3寸毫针,使针尖向上成45°角斜刺2寸左右,做上下提插。对于久病体虚重症病可采滞针法。

【针感】以限性针感出现的酸、麻、胀为主。

【功能】益气提神,健脾和胃,疏肝理气,降糖、降脂、降压、降酶,消炎,镇痛、镇静,扩张冠状动脉,增强机体免疫力。

【主治】糖尿病、高血压、高血脂、高血糖。临床还可用于治疗冠心病、心绞痛、肋间神经痛、非化脓性肋间软骨炎、急性肝炎、慢性肝炎、肝硬化、胃炎、胃痛、胃癌、胃溃疡、膈肌痉挛、神经衰弱、低血压、失眠等。

(7)踝痛穴:主要以部位功能定名的一个特定穴位。临床主要用于治疗踝关节病变,也称失眠穴、心律不齐穴。

【定位】位于前臂掌侧腕横纹中央,即桡侧腕屈肌腱与掌长肌腱之间。

【解剖】布有腕掌侧动静脉网及前臂内侧皮神经双重分布,正中神经掌皮支,深层为正中神经干。

【针具】采用长40mm无菌毫针。

【取穴原则】交叉取穴。

【操作】局部皮肤常规消毒后,直刺0.3～0.5寸,一步到位快速针刺,可做上下提插法,以放射性针感出现的针感出现的中指或示指麻木感为主,不留针。

【针感】以放射性针感,出现中指或示指麻木感为主。

【功能】镇静安神,消炎止痛,调节内脏,调节心律。

【主治】踝关节软组织损伤、踝关节扭伤、跟骨骨刺、足跟痛。临床还可用于治疗心律不齐、心动过速、心动过缓、顽固性失眠、治疗腕管综合征。

(8)咽痛穴:咽痛穴是以功能主治命名的一个特定穴位。临床主要用于治疗咽喉疾病,特别对咽炎,喉炎,上呼吸道感染,疗效更为确切。在治疗期间及巩固期必须禁用辛酸,烟酒等刺激物。对由消化道疾病引起的,还必须结合治疗消化道疾病相关穴位进行治疗。

【定位】第2掌骨桡侧缘的中点。

【解剖】在第2掌骨桡侧缘有掌背动脉和桡神经浅支的手背支,深层为正中神经的指掌侧固有神经。

【针具】选用75mm长无菌毫针。

【取穴原则】交叉取穴。慢性咽炎左右交替取穴,轻者男左女右取穴。

【操作】局部皮肤常规消毒后,用75mm毫针向掌心方向直刺50mm。

【针感】以局限性针感出现的酸、麻、胀痛为主,或向示指、中指放射,不留针。

【功能】消炎退热,镇静止痛,增强机体免疫力。

【主治】急慢性咽炎、慢性喉炎、慢性扁桃体炎。临床还可用于治疗三叉神经痛、单纯性甲状腺肿大、滞产、急性乳腺炎、产后缺乳、上呼吸道感染、牙痛、面神经麻痹。

(9)颈痛穴:是以穴位功能命名的一个特定穴位,以治疗颈椎病为主。为巩固疗效,应减少环境诱发因素,避免局部受凉,颈部不要锻炼,不要人为加大运动。

【定位】此穴位于小指与无名指掌指结合关节部正中点。

【解剖】布有第四掌背动脉,皮下有手臂静脉网、尺神经手背支(指背神经)和指掌侧固有神经。

【针具】选用长 75mm 的无菌毫针。

【取穴原则】交叉取穴。

【操作】患者取坐位,术者持针手指常规消毒,或带指套。患者穴位局部常规消毒,采用 28 号 3 寸毫针一根,用酒精棉球固定针体下端 1/3 处,向上平刺 1.5 寸,采用一步到位快速针刺法。

【针刺靶点】尺神经的指掌关节混合支。

【针感】局部酸、麻、胀痛针感,个别患者可向前臂放射。

【功能】舒筋活血,清咽利喉,消炎止痛退热,调节神经。

【主治】颈部软组织损伤、落枕、颈肩综合征、颈肩肌腱炎、颈性头痛、颈性眩晕,临床还可以治疗肋间神经痛、眶上神经痛、三叉神经痛、坐骨神经痛、肩周炎、足底痛。

(10)感冒穴:以功能主治定名的一个特定穴位,主要用于治疗感冒,上呼吸道感染,对轻病者可采用左右交替取穴,对过敏性鼻炎和其他慢性疾病引起的经常感冒,还必须结合治疗原发病。

【定位】半握拳,中指与无名指指掌关节之间凹陷处。

【解剖】布有骨间肌及手臂静脉网,掌背动脉及尺桡神经手背支。

【针具】选用长 50mm 的无菌毫针。

【取穴原则】男左女右取穴或同时取穴或交替取穴。

【操作】上下提插,待针体进入到要求的深度(一般要求进针 4cm 左右)后,将针体退到进针处,向左向右各提插一次,即可出针。也可采用滞针手法。

【针感】以局限性针感强化性出现的局部酸、麻、胀为主。

【功能】退热,消炎,抑菌,抗过敏,解热散寒,清咽止痛。

【主治】感冒、过敏性鼻炎、头痛、上呼吸道感染、腰肌劳损、坐骨神经痛。

(11)指麻穴:是以功能主治定名的特定穴位。主治各种原因引起的末梢神经炎,对手指麻木的患者为巩固其疗效,治疗的同时必须减少冷水刺激。对糖尿病引起的末梢神经炎,还需配合治疗糖尿病的相关穴位,进行综合治疗。

【定位】位于手部,半握拳第五掌骨中点处。

【解剖】在小指尺侧第 5 掌骨小头后方,当小指掌肌腱起点处,有指背动静脉,手背静脉网,布有尺神经手背支。

【取穴原则】同侧取穴。

【手法】直刺手法或滞针手法。

【针感】以局部出现的酸、麻为宜。

【功能】醒脑开窍,调节神经,止痛消炎止麻。

【主治】末梢神经炎引起的手指麻木,还可用来治疗中毒昏迷、休克、糖尿病、神经衰弱、精神分裂症、落枕、急性腰扭伤。

3. 胸腹部常用平衡穴位

(1)痛经穴:痛经穴是以部位功能命名的一个特定穴位。临床可用于治疗妇科病,特别对经前期综合征,原发性痛经疗效更理想,但因取穴不方便,在临床中此穴应用较少,多以胃痛穴代替。

【定位】在胸骨柄正中线 1/2 处,相当于四肋间隙。

【解剖】在胸骨体中段,布有胸廓内动静脉的前穿支及第四肋间神经前皮内侧支。

【取穴原则】定位取穴。

【针刺方法】一步到位针刺法,用 3 寸毫针向下平刺 2 寸,不提插不捻转,不留针。

【针感】以局部酸、麻、胀为主,并向腹部和下腹部放射。

【功能】止痛退热,抑菌消炎,温中散寒,活血化瘀。

【主治】原发通经、继发痛经、经前期紧张综合征。临床还可用于盆腔炎、阴道炎、附件炎、非特异性结肠炎、泌尿系感染。

(2)面瘫穴:曾用于治疗早期周围性面瘫的特定穴。越是发病时间短,治疗效果越佳。对发病 2h 以内者,一针治愈率可达 70%。发病时间长,效果越差。治疗期间应减少寒冷刺激,忌食鱼虾蟹及辛辣之物。此穴因为位于肺尖部,为了安全,临床多以鼻炎穴,牙痛穴明目穴代替。

【定位】位于肩部锁骨外 1/3 处,向内斜上 2 寸。

【解剖】布有斜方肌和颈浅动静脉及锁骨上神经。

【针具】选用 40mm 长不锈钢毫针。

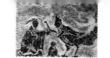

【取穴原则】面瘫、乳突炎以交叉取穴为主,胆囊炎以同侧取穴。

【操作】常规皮肤消毒后,平刺,进针约 1.5～2 寸或使针尖向颈部方向斜刺 0.5～1 寸,采用一步到位针刺手法或小幅度提插,也可采用滞针法,不留针。

【针感】以放射性针感出现的局部酸、麻、胀为主。

【功能】祛风通络,活血化瘀,调节神经,促进神经修复,消炎止痛。

【主治】面神经麻痹、面瘫后遗症、面肌痉挛,还可用于治疗乳突炎、流行性腮腺炎、胆囊炎。

(3)神衰穴:此穴为中老年人的保健穴之一,每周调节 1～2 次,可以起到预防疾病发生,延缓衰老,保健长寿的作用。对慢性疾病可以作为辅助治疗穴位。

【定位】位于脐窝正中。

【解剖】布有第 11 肋间神经前皮支的内侧支,腹壁下动静脉,深部为小肠。

【取穴原则】定位取穴。

【指针方法】双手并拢,掌心相对,利用中指、示指、无名指瞬间点压神衰穴;用掌心贴于此穴,另一掌心压与手背上,随复式呼吸有节律的按压 49 次。

【针感】局部酸、胀、痛感并向整个腹部及会阴部放射。

【功能】健胃消食,益气健脾,调节神经,促进机体代谢,增强机体免疫力。

【主治】神经衰弱、自主神经功能紊乱,还可用来治疗更年期综合征、糖尿病、慢性肝炎、肝硬化、慢性支气管炎、晕车、晕船、晕机。

4.脊背部常用平衡穴位

(1)痤疮穴:是以局部功能命名的特定穴位,治疗面部疾病为主。除点刺放血疗法外,亦可采用针罐结合治疗,留罐 3～5 分钟,以拔出数滴血为宜,亦可作为实证、热证的辅助中医治疗。

【定位】位于第 7 颈椎棘突下凹陷处。

【解剖】棘间韧带和颈横动脉分支,棘突间皮下静脉丛及第 8 颈神经后支内侧支,胸神经后支内侧支。

【取穴原则】定位取穴。

【方法】点刺放血疗法。局部常规消毒,采用三棱针快速点刺,挤出 3～5 滴血后用消毒棉球压迫即可。

【操作】中心点刺法,即在相对的中心点进行快速针刺或用拇指示指将局部肌肉捏起,再点刺放血;一线三点点刺法,即在中心点及两侧 1cm 处各点刺一针。

【功能】调和阴阳,解毒消热,消炎抑菌,增加机体免疫力和机体代谢功能。

【主治】痤疮、脂溢性皮炎、面部疖肿、面部色素沉着、毛囊炎、湿疹、荨麻疹、急性结膜炎、口腔炎、副鼻窦炎、扁桃体炎、急性淋巴结炎、上呼吸道感染。

(2)疲劳穴:保健穴之一,与醒脑穴、神衰穴并用,取穴时可用右手放在左肩上,平排三指,取中指下第一节中即为此穴。

【定位】位于肩膀正中,相当于大椎至肩峰连线的中点。

【解剖】布有斜方肌,深层为肩胛提肌与冈上肌、锁骨上神经、副神经、肩胛上神经及颈横动静脉分支。

【治疗原则】双侧同时取穴。

【指针方法】用拇指指腹根据不同病情、年龄、性别、体质而选择轻重中手法。

【针感】局部酸胀沉。

【功能】调节神经,调节内脏。

【主治】旅游综合征、老年前期综合征、更年期综合征、腰背部综合征、神经衰弱、自主神经紊乱,临床还可用来治疗慢性疾病。

(3)乳腺穴:对急性乳腺炎效果最好,化脓期还需配合其他疗法。此学临床还称通乳穴。

【定位】位于肩胛骨中心处,肩胛内上缘与肩胛下角连线的上 1/3。

【解剖】在冈下窝中央,冈下肌中,有旋肩胛动脉静脉肌支及肩胛上神经。

【取穴原则】对应取穴。

【操作】局部皮肤常规消毒后,用 3 寸毫针使针尖向下平刺 1～2 寸。

【主治】急性乳腺炎、乳腺增生、产后缺乳、乳房胀痛,临床还可用与治疗胸部软组织损伤。

5. 下肢部常用平衡穴位

(1)肩背穴:因取穴不方便,临床上以肩痛穴代替。

【定位】位于尾骨旁开 4～5cm 处。

【解剖】布有臀大肌、梨状肌下缘、股二头肌和臀下动静脉及臀下皮神经、臀下神经、坐骨神经。

【取穴原则】交叉取穴。

【针感】以放射性针感出现的麻胀为宜。

【手法】上下提插手法,待出现相应的针感后即可出针。

【功能】消炎止痛,调节神经,祛风湿,疏通经络,醒脑开窍,镇静安神。

【主治】颈肩综合征、颈间肌筋膜炎、肩关节周围炎及精神分裂症、癫痫、癔症性昏厥、偏瘫、梨状肌损伤、坐骨神经痛、腓肠肌痉挛。

(2)耳聋穴:

【定位】位于股外侧,髋关节于膝关节连线的中点。

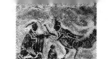

【解剖】 在阔筋膜下，股外侧肌中，有旋股外侧动静脉肌支和骨外侧皮神经，股神经肌支。

【取穴原则】 交叉取穴。

【操作】 用3寸毫针向下或呈45°角斜刺，针尖要触到骨膜；一线三点针刺法，即中间一针达到针刺要求一定深度后，将针尖退到进针部位，在向上下的顺序提插三次。对外耳道的化脓性炎症可配合滞针疗法。

【功能】 调节内耳平衡，聪耳开窍，强腰膝，理气血。

【主治】 神经性耳聋、爆震性耳聋、梅尼埃病、神经性耳鸣，以及骨外侧皮肌炎、急性荨麻疹、丹毒。

（3）过敏穴：主治过敏性疾病以及痛经等妇科病。对过敏性疾病的治疗还需结合调理脾胃，调节心里配合相关穴位方可取得理想的效果。

【定位】 位于屈膝位的髌骨上角上2寸处，股四头肌内侧隆起处。

【解剖】 布有骨内侧肌，骨动静脉肌支，股前皮神经与股神经肌支。

【取穴原则】 交替取穴。

【手法】 上下提插。对体虚患者可配合捻针滞针。

【功能】 定喘，止痛，止麻，抗过敏，增加机体抵抗力。

【主治】 支气管哮喘、急性荨麻疹、风疹、湿疹、皮肤瘙痒、牛皮癣、神经性皮炎、月经不调、痛经、闭经、功能性子宫出血、泌尿系感染、慢性肾炎。

（4）肘痛穴：在取穴原则上，内上髁炎取外侧肘痛穴，外上髁炎取内侧肘痛穴。此外，上肢臀痛穴亦可治疗肘关节病变，临床疗效相同，故此穴临床应用较少。

【定位】 位于髌骨与髌韧带两侧的凹陷中。

【解剖】 在膝关节韧带两侧，有膝关节动静脉网，布有神经前皮支及肌支。

【取穴原则】 交叉取穴。

【手法】 一步到位针刺手法，不提插，待针体进入到一定要求深度即可出针。

【功能】 消炎止痛，活血化瘀，通经活络，理气止痛。

【主治】 肘关节软组织损伤、肱骨外上髁炎、肱骨内上髁炎、不明原因的肘关节疼痛及偏瘫、荨麻疹、踝关节扭伤。

（5）腹痛穴：腹痛穴是以穴位功能定名的一个特定穴位。临床主要用于治疗急腹症，可作中老年人保健穴，还可作慢性病的康复穴。

【定位】 位于腓骨小头前下方凹陷中。

【解剖】 在腓骨长肌中，有膝下外侧动静脉和腓总神经，分为腓浅神经及腓深神经。

【取穴原则】 病变定位时采用交叉取穴。病变非定位时，采取男左女右取穴。病情危重

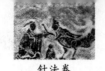

时,采取双侧同时取穴。

【手法】上下提插或捻转滞针。

【功能】消炎止痛,调节内脏,增加胃肠蠕动,消炎利胆,调节血压,调节血糖,调节血脂,健脾和胃,扶正培元,抗衰老,增加机体免疫力,理气降逆,通经活络。

【主治】急性胃炎、急性肠炎、急性阑尾炎、急性胃痉挛、急性胰腺炎、急性胆囊炎、急性肠梗阻。临床还可用于治疗冠状动脉供血不足、冠心病心绞痛、肋间神经痛,急、慢性肝炎、肝硬化、糖尿病、白细胞减少症。高血压、低血压、高脂血症、过敏性哮喘、急性荨麻疹、前列腺炎以及健康人保健。

(6)肩痛穴:肩痛穴是以部位功能命名的一个特定穴位,临床主要用于治疗肩关节病变及内脏病变。特别对于冠心病、心绞痛、急腹证疗效更为显著。该穴是平衡穴位的代表穴位,也是开始研究的第一个穴位。研究时间最长,治疗患者数为最多,用途最广泛,疗效更为理想,治愈率98%,一针治愈率11%,穴位的名称先后经历了肩周穴、中平穴、肩痛穴三个阶段。

【定位】此穴位于腓骨小头至外踝最高点连线的上1/3处。

【解剖】在腓骨长肌与趾总伸肌之间,深层为腓骨短肌,布有胫前动静脉肌支和腓浅神经。

【取穴原则】交叉取穴。

【操作】患者取坐位,膝直位,暴露膝关节以下。术者持针手指常规消毒,或带指套。患者穴位局部常规消毒,医者采用28号3寸无菌一次性毫针一根,用酒精棉球固定针体下端1/3处,采用一步到位针刺法,上下提插手法,斜刺进针1.5~2寸,局部出现酸麻胀痛感后即出针,不留针。

【针刺靶点】腓浅神经。

【针感】以触电似针感向足背、足趾和踝关节传导出现的麻、胀感为宜。

【功能】消炎止痛,降压,醒脑,扩张血管,调节内脏,调节胃肠。

【主治】肩关节软组织损伤、肩周炎、根型颈椎病、颈间肌筋膜炎、落枕、偏头痛、高血压、胆囊炎、胆石症、胆道蛔虫症、带状疱疹、肋间神经痛、急性腰扭伤、癔症性昏厥、上肢瘫痪、中暑、休克、昏迷、癫痫、精神分裂症。

(7)癫痫穴:主治癫痫病,为巩固疗效,还需配合胸痛穴、醒脑穴。对于年龄小发病时间短的患者效果较为理想。

【定位】位于胫骨与腓骨之间,即髌骨下缘至踝关节连线的中点。

【解剖】在胫骨前肌中,布有腓肠外侧皮神经及隐神经的皮支,深层为腓深神经和胫前动静脉。

【取穴原则】交替取穴。

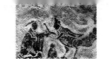

【针感】局部针感或放射性针感为宜。

【手法】上下提插。

【功能】醒脑开窍,调节神经与精神系统,舒筋活血,理气和中。

【主治】癫痫、癔症性昏厥、精神分裂症、神经衰弱、急性胃炎、消化道溃疡、痛经、肩周炎、晕车、晕船、晕机。

(8)精裂穴:此穴是临床治疗精神分裂症的有效穴位之一。对狂躁型精神分裂症还需配合急救穴、胸痛穴。强刺激疗法,每日一次,必要时可配合中药治疗。此外此穴对临床急症有较好疗效。

【定位】位于委中穴与足跟连线的中点,腓肠肌腹下正中之凹陷的顶端。

【解剖】在腓肠肌两肌腹交界下端,即肌与腱的连接处,布有隐静脉,深层为胫后动静脉和腓肠内侧皮神经,深层为胫神经。

【取穴原则】交替或同时取穴。

【针感】出现以向踝关节传导的放射性针感为宜。

【手法】上下提插,可采用滞针法。

【功能】醒脑开窍,调节神经,止痛消炎,抗休克,降血压,舒筋活络,活血化瘀,清热解毒。

【主治】精神分裂症、癔症、癫痫、休克、昏迷、中暑、急性腰扭伤、腰肌劳损、腓肠肌痉挛、踝关节软组织损伤、痔疮、偏瘫。

(9)肾病穴:肾病穴是以部位功能定名的一个特定穴位,临床主要用于治疗肾脏疾病。对肾实质损伤性疾病,常需配合其他穴位和方法,治疗时间宜长,一般3个月为一个疗程。

【定位】位于外踝高点之上8cm,腓骨内侧前缘,即腓骨小头至外踝连线的下1/3处。

【解剖】在趾长伸肌和胫骨短肌之间,布有胫前动静脉分支及腓总神经。

【取穴原则】交替取穴。

【针感】以放射性针感出现在足背部为宜。

【功能】镇静安神,调节神经、内脏、内分泌,消炎退热,温肾壮阳,益气健脾。

【主治】急慢性肾炎、肾盂肾炎、膀胱炎、尿道炎、睾丸炎、阳痿、早泄、遗尿、疝气、血栓闭塞性脉管炎、糖尿病、荨麻疹、顽固性失眠。

(10)腕痛穴:又称光明穴,是以部位功能命名的一个特定穴位,主要用于治疗腕关节病变和眼科疾病为主。对白内障的治疗,主要是用于早期混合性白内障。近视主要指青少年假性近视。

【定位】位于足背踝关节的横纹的中央,旁开1寸处。

【解剖】在拇长伸肌和趾长伸肌腱之间,布有胫前动静脉和浅层的腓浅神经,深层布有腓深神经。

【取穴原则】交叉取穴。

【针感】局限性针感或向足背足趾放射。

【手法】滞针手法。

【功能】消炎退热,镇静镇痛,调节神经,疏通经络,清肝明目,滋肾壮阳。

【主治】腕关节软组织损伤、腕关节扭伤、腕关节腱鞘炎,临床还用于治疗近视、花眼、砂眼、白内障、青光眼、急性结膜炎、电光性眼炎、眼睑下垂、眼肌瘫痪、眼肌痉挛。

(11)头痛穴:临床以治疗各种头部病变为主,针刺此穴还可缓解胆道括约肌痉挛,作用大于足三里、阳陵泉。

【定位】足背第1、2趾骨结合之前凹陷处中点(太冲与行间之间)。

【解剖】在拇长伸肌腱外缘,第一骨间背侧肌,布有拇趾短伸肌、足背动脉网、腓深神经、趾背神经。

【针具】选用2寸一次性不锈钢毫针。

【原则】交叉取穴。发病时间短用男左女右取穴。发病时间长采用左右交替取穴。

【操作】上下提插或一步到位法,斜向涌泉穴 15°～45°以内,或直刺 0.5～1 寸,使局部出现酸麻胀痛感,不留针。

【功能】消炎止痛解痉、降压,缓解胆道括约肌痉挛,活血化瘀,疏肝理气,健脾和胃,醒脑开窍。

【主治】偏头疼、神经性疼痛、血管性头疼、颈性头痛、高血压性头痛、低血压性头痛、副鼻窦炎头痛、外感头痛。临床还可用于治疗近视、青光眼、手指震颤、血小板减少、急性肝炎、神经衰弱、胆囊炎。

(12)降压穴:以针刺足底内侧神经之后出现的针感为宜。

【定位】位于足弓,划一个十字,交点即为此穴。

【解剖】布有趾长屈肌腱,足底内侧动静脉,足底内侧神经。

【原则】交替取穴。

【手法】上下提插,对急性患者可以留针。

【针感】局部酸、麻、胀感。

【功能】调节神经,降低血压,兴奋镇静。

【主治】高血压。临床还可用于治疗休克、昏迷、高热、精神分裂症、癫痫、癔症性瘫痪、神经性头痛、偏瘫。

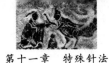

三、适应证

1. 内科疾病

（1）心脑血管病，如冠心病、心绞痛、心律失常、原发性低血压、脑中风及其后遗症、脑供血不足、老年性痴呆、昏厥等。

（2）神经、精神疾病，如癫痫、面瘫、慢性疲劳综合征、企业家综合征、癔症性瘫痪、癔症性昏厥等。

（3）消化系统疾病，如急性胃痉挛、胃及十二指肠溃疡、胃下垂、胃肠神经官能症、习惯性便秘、急性腹泻、膈肌痉挛、胆石症、痔疮等。

（4）内分泌、血液疾病，如糖尿病、痛风、放化疗后白细胞减少症等。

（5）呼吸系统疾病，如扁桃炎、感冒、咳嗽、哮喘等。

2. 骨科疾病

颈椎病、腰肌劳损、腰椎间盘突出症、股骨头坏死、退行性骨关节病等。

3. 软组织疾病

肩周炎、软组织疼痛、急性腰扭伤、落枕、腕踝扭伤等。

4. 皮肤病

急性荨麻疹、带状疱疹、牛皮癣、扁平疣、老年性瘙痒症、黄褐斑、面部痤疮、酒渣鼻、鸡眼等。

5. 妇儿科病

异常宫血、慢性盆腔炎、阴部瘙痒症、急性乳腺炎、乳腺增生、人流综合征、人流镇痛、产后尿潴留、回乳、子宫肌瘤等。新生儿窒息、流行性腮腺炎、小儿高热、小儿惊厥、鹅口疮、婴幼儿腹泻、厌食症、遗尿症等。

6. 五官科疾病

急性结膜炎、泪囊炎、麦粒肿、急慢性鼻炎、下颌关节炎、牙痛等。

7. 各种痛症

头痛、咽喉痛、胃脘痛、腰痛、坐骨神经痛、腹痛、肾绞痛、胆绞痛等。

四、注意事项

针时引起强烈的针感是决定疗效的关键，新病、急病可一针见效或治愈，病程长或病情重者需适当留针，或结合其他治疗手段方能取得满意的效果。

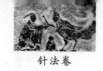

五、临床应用

（一）内科疾病

1. 头痛

苏巧珍等治疗紧张性头痛 59 例[44]：用升提穴、颈痛穴、头痛穴、胸痛穴及肩痛穴，均取得了满意的疗效。59 例患者中，3 例患者仅治疗 1 次头痛即消失，11 例患者治疗 3 次头痛消失。治疗后 1 周评定，59 例患者显效 35 例，有效 24 例，总有效率 100%。3 个月时再次评定，显效 30 例，有效 27 例，无效 2 例，总有效率 96.61%。

2. 面瘫

梁伟波等治疗面神经炎 41 例[45]：以面瘫穴、偏瘫穴为主穴运用平衡针，3 个疗程后观察疗效。结果：治疗时间最短 3 天，最长 30 天。41 例患者中治愈 25 例，占 60.98%；显效 10 例，占 24.39%；有效 4 例，占 9.76%；无效 2 例，占 4.88%；总有效率 95.12%。表明平衡针治疗特发性面神经麻痹的疗效较好。

3. 中风

龚燕等运用平衡刺法治疗中风[46]：将 60 例中风后上肢高痉挛状态患者随机分为两组，分别施以平衡针刺法和痉挛拮抗肌侧取穴法治疗，根据治疗前后评分结果，对两种方法改善中风后上肢高痉挛状态的痉挛程度、肢体运动功能方面作出疗效评价后，认为平衡针刺法对中风后上肢高痉挛状态有一定的抑制作用且其临床疗效优于常规单侧针灸法。

4. 意识障碍

张国雄等运用平衡刺法治疗意识障碍[47]：将 80 例患者随机分两组，各 40 例，均给予综合治疗，治疗组在综合治疗基础上配合平衡针治疗；对照组在综合治疗基础上配合纳洛酮治疗。结果治疗组的愈显率、总有效率分别为 87.5%，95%，对照组分别为 62.5%，80.0%。两组比较，差异显著，表明平衡针治疗意识障碍有较好疗效。

5. 高血压

王根民等治疗早期高血压性脑出血 30 例[48]：采用潜阳平衡针法，并与西医常规治疗 30 例对照观察，治疗组取醒脑穴（双侧）、涌泉穴（双侧）、水沟穴、太冲穴（双侧）、曲池穴（双侧）。对照组用 20% 甘露醇 125mL，每日 2 次或 3 次快速静脉滴注；尼莫地平 4～8mg，每日 1 次静脉滴注。经治疗后治疗组总有效率达 93.3%，疗效优于对照组的 83.3%，且意识恢复时间、治疗前后血压变化、前后神经功能缺损评分比较方面均明显优于对照组，说明潜阳平衡针法治疗高血压性脑出血早期效果显著。

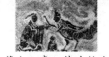

6. 糖尿病

孙永慧等治疗糖尿病多发性神经病[49]:将 60 例糖尿病多发性神经病的患者按就诊先后顺序分为两组,两组患者一般资料经统计学分析无显著差异,具有可比性。治疗组 30 例予平衡针灸治疗,对照组常规药物治疗。结果对两组疗效进行对比,治疗组的有效率为 93.3%,对照组的有效率为 76.7%,两者比较差异有显著意义。说明平衡针灸治疗糖尿病多发性神经病疗效显著。

7. 失眠

宋玉华等治疗失眠症[50]:将 106 例病例采用平衡穴位失眠为主穴治疗,主穴取失眠穴。左右交替取穴或双侧同时取穴,采用 1 寸无菌毫针直刺 0.5 寸左右。辅穴取头痛穴,左右交替取穴,采用 3 寸无菌毫针斜刺 1.5 寸左右。快速针刺,不留针。每日 1 次,10 次为 1 个疗程。经 2 个疗程治疗后,临床痊愈 62 例,占 58.5%,总有效率为 97.2%。说明平衡针灸治疗失眠的疗效肯定。

8. 面肌痉挛

葛明等治疗面肌痉挛[51]:将 95 例面肌痉挛分为治疗组 50 例,对照组 45 例,分别采用常规取穴针灸、用药和平衡针治疗。结果治疗组 50 例,治愈 35 例,显效 12 例,好转 3 例。对照组 45 例,治愈 10 例,显效 5 例,好转 20 例,无效 10 例。经统计处理($P<0.01$),两组疗效有显著差异,治疗组优于对照组。提示平衡针刺治疗面肌痉挛效果满意。

9. 急性上呼吸道感染

邓屹琪等治疗急性上呼吸道感染[52]:将 32 例急性上呼吸道感染患者予平衡针治疗,观察患者咽痛、头痛、发热等临床症状改善情况。取咽痛穴、感冒穴。针刺方法采用一次性 1 寸无菌毫针,平衡穴位局部常规消毒,快速针刺,不过于强调针刺手法,也不强调补泻,只要求通过提插或滞针手法获得针感即可。疗效观察时段分为 1~3 分钟,3~5 分钟,5~10 分钟,10~15 分钟。结果取得良好的治疗效果。在 32 例患者中,咽痛症状缓解的总有效率达 90.63%,头痛症状缓解总有效率达 66.67%。认为平衡针治疗急性上呼吸道感染具有迅速改善患者咽痛、头痛等症状,简便价廉,易于操作,疗效显著的优点。

10. 腹痛

徐国峰等治疗急性腹痛 63 例[53]:治疗时选取胃痛穴、腹痛穴,伴恶心呕吐者加胸痛穴。结果 63 例患者经 1 次治疗后,缓解 13 例,显效 10 例,有效 32 例,无效 8 例,缓解率为 20.6%,总有效率为 87.3%。表明平衡针治疗急性腹痛疗效显著,且起效快速。

梁伟波等平衡针早期介入治疗腹痛 240 例[54]:腹痛穴,上下提插针刺手法,以触电式针感

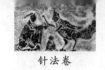

向足面、足趾放射；胃痛穴，直刺，一步到位针刺手法；胸痛穴，斜刺；腰痛穴，直刺，进针约 1～1.5 寸，以局部性、强化性针感出现的局部酸、麻、胀为主。获得针感后立即出针，一般操作在 3 秒内完成。以腹痛穴为主穴早期运用平衡针治疗 240 例腹痛患者，观察其疗效。240 例腹痛患者中治愈 82 例，占 34.2％；显效 85 例，占 35.4％；有效 48 例，占 20％；无效 25 例，占 10.4％；总有效率为 89.6％。

（二）骨伤科病症

1. 腓肠肌痉挛

陈伟等治疗腓肠肌痉挛 55 例[55]：应用平衡针，取主穴膝痛穴，疼痛严重者或频发者加踝痛穴，交叉取穴，采用一步到位快速针刺不留针。每日 1 次，7 天为一疗程，治疗 1～2 个疗程。结果治愈 45 例，好转 7 例，无效 3 例，总有效率 94.5％。说明平衡针灸是治疗腓肠肌痉挛简便有效治疗方法。

2. 颈椎病

陈日兰等治疗神经根型颈椎病[56]：将 82 例患者随机分为观察组 42 例和对照组 40 例。观察组运用平衡针结合传统针法治疗；对照组采用传统针灸方法。治疗组 42 例，临床治愈 17 例，占 40.48％；显效 13 例，占 30.95％；好转 10 例，占 23.81％；无效 2 例，占 4.76％，总有效率 95.24％。对照组 40 例，临床治愈 7 例，占 17.50％；显效 13 例，占 32.50％；好转 16 例，占 40.00％；无效 4 例，占 10.00％，总有效率 90.00％。治疗组在临床治愈率、有效率等方面明显优于对照组（$P<0.05$）。治疗组 SF－MPQ 疼痛评分的改善显著优于对照组。提示平衡针结合传统针灸治疗神经根型颈椎病疗效显著。

3. 肩关节周围炎

王文远等治疗肩周炎 8895 例[57]：通过针刺平衡穴位肩痛穴，一针 3 秒见效 8758 例，达 98.4％，临床治愈率达 83.6％。与以传统针刺穴位为对照组比较，其疗效明显优于对照组。结果表明，平衡针灸为治疗肩周炎提供了一个简便廉验的特色技术。

4. 腰椎间盘突出症

张利芳等治疗腰椎间盘突出症引起剧烈腰腿痛 160 例[58]：主穴取腰痛穴，定位为前额中央点，即将前额划一个"十"字，"十"字中门即为此穴。配穴下肢放射痛放射至臀部、膝部加刺臀痛穴、膝痛穴，放射至脚踝部加踝痛穴。操作：常规穴位皮肤消毒，采用长 75mm 无菌毫针，腰痛穴针尖向下平刺 30mm；臀痛穴针尖向腘窝中心方向斜刺 40～50mm，膝痛穴直刺 30～40mm，踝痛穴直刺 10～15mm，均采用快速针刺不留针手法。每日 1 次，7 天为一疗程，连续治疗 3 个疗程。

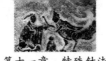

5. 落枕

孙东华等治疗落枕[59]:对 56 例落枕患者行平衡针针刺治疗。治疗取颈痛穴,取穴原则为左侧颈痛取右手颈痛穴;右侧颈痛取左手颈痛穴;正中间颈疼痛,男取左手颈痛穴,女取右手颈痛穴,操作方法为患者取坐位,局部皮肤常规消毒后,选用 28 号 3 寸毫针左颈痛穴向前平刺,使针尖沿皮下向前刺入约 1.5 寸左右,然后下下捻插 3 次,在捻插的同时嘱患者左右缓慢转动颈部,然后出针即可。如果是颈部中间疼,再加做颈前后低头和仰头动作。结果痊愈 38 例,显效 10 例,有效 8 例,总有效率为 100%。说明平衡针疗法治疗落枕有很好的疗效。

6. 踝关节扭伤

范京强等治疗踝关节扭伤患者 40 例[60]:采用平衡针加正骨手法,初次就诊即给予平衡针配合正骨手法治疗,2 周后观察疗效。结果 40 例中痊愈 27 例,占 67.50%;显效 10 例,占 20.00%;有效 3 例,占 7.50%;总有效率 100.00%。说明运用平衡针法加正骨手法治疗本病,操作时间短、起效迅速、恢复较快。

7. 急性腰扭伤

赵帅治疗性急性腰扭伤[61]:对 72 例急性腰扭伤患者均采用平衡针刺腰痛穴,后予以施用斜扳手法。结果治愈 56 例,好转 16 例,有效率为 100%。说明采用平衡针结合斜扳手法治疗急性腰扭伤简单方便、疗效显著。

8. 肱骨外上髁炎

李珂等治疗肱骨外上髁炎[62]:快速针刺肘痛穴和臀痛穴,不留针。36 例患者中,痊愈 30 例,有效 4 例,无效 2 例,总有效率 94.4%。认为此法简便易行,安全经济,疗效确切。

9. 脑卒中后肩痛

柏强平衡针治疗脑卒中后肩痛 30 例[63]:平衡针组穴取肩痛穴;常规针刺组采用常规针刺法,取常规用穴并循经配穴。平衡针法有显著的止痛效果,且即时止痛效果优于常规针刺法。

10. 急性颈部软组织损伤

王德辉等平衡针治疗急性颈部软组织损伤 47 例[64]:取颈痛穴(相当于液门穴位置),患者自然半握拳位,毫针沿第 4、5 掌骨之间向腕部方向针刺,可针刺 1~2 寸深度,分三步到位,或用提插法,以局部出现放射性针感或强烈针感为度,达到针刺要求后可出针,亦可留针。一般左侧颈痛刺右手颈痛穴,右侧颈痛刺左手颈痛穴,两侧无明显差异则刺双侧。每日 1 次,7 日为一疗程。经 1 个疗程治疗,痊愈 41 例,占 87.2%;显效 4 例,占 8.5%;有效 2 例,占 4.3%;总有效率 100%。

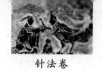

(三)妇儿科疾病

黄琼采用平衡针灸治疗痛经患者 26 例[65]:在发作时取主穴腹痛穴、辅穴胃痛穴和过敏穴(因为这三个穴位方便取穴故代替痛经穴),取 3 寸一次性无菌毫针,直刺 1~2 寸,快速进针,待达到酸、麻、胀、痛、触电样针感时立即出针,严重者可留针 30 分钟~1 小时。其中针刺 1 个穴位痛止者 8 例,针刺 2 个穴位痛止者 12 例,针刺 3 个穴位痛止者 6 例,有效率 100%,疗效确切。

(四)五官科

1.过敏性鼻炎

贺文彦等采用平衡针刺治疗过敏性鼻炎患者 20 例[66]:治疗时以鼻炎穴、咽痛穴、升提穴,过敏穴,腹痛穴为主穴。眼痒配光明穴,头痛配头痛穴,咳嗽、哮喘配肾病穴、肺病穴。令患者仰卧位,所有穴位均采用一次性 3 寸毫针快速无痛进针,出现酸麻胀感后即出针。鼻炎穴向鼻翼方向平刺 1~2 寸,不提插不捻转,使针感到达鼻腔,产生较强的酸胀感;升提穴向前平刺 2 寸,采用滞针手法;明目穴向对侧眼内眦方向刺 0.5~1.0 寸;咽痛穴向掌心方向直刺 2 寸,以局部酸麻胀痛为主,或向示指、中指放射;其余穴位常规针刺。每日 1 次,10 次为 1 个疗程。痊愈 14 例,占 70%;好转 5 例,占 25%;未愈 1 例,占 5%;总有效率 95%,疗效肯定。

2.牙痛

孙东华治疗牙痛[67]:65 例作为治疗组,运用平衡针法治疗,另设对照组 62 例,治疗组取牙痛穴,对照组采用传统针灸疗法,辨证施治。结果治疗组治愈率和总有效率分别为 63% 和 96.3%,均高于对照组的 57% 和 91.9%,疗效显著。

(五)其他

1.疲劳综合征

王文远等治疗运动性疲劳征 50 例[68]:采用平衡针,另设对照组 50 例不做任何治疗,结果治疗组与对照组相比,在心率、肌力、血糖、LDH、CPK 等方面均有显著差异,证实平衡针刺确实有抗疲劳的作用。

2.偏头痛

吴文锋等平衡针治疗偏头痛 56 例[69]:随机分为治疗组 56 例与对照组 54 例,治疗组采取平衡针疗法治疗,对照组口服尼莫地平片。两组均治疗 1 个月后观察临床疗效。结果治疗组基本恢复 23 例,显效 16 例,有效 13 例,无效 4 例,总有效率 92.86%;对照组基本恢复 8 例,显效 14 例,有效 9 例,无效 23 例,总有效率 57.41%,两组差异有统计学意义($P<0.05$)。得出

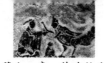

结论平衡针治疗偏头痛有显著的临床疗效。

第五节　气功针法

一、概　述

　　气功针法是气功与针刺相结合的医疗方法，是指施术者在针刺时，利用一定的手法，将气功外气从针身输入到患者体内，或用外气将患者体内的病气通过针身排出体外，达到治疗疾病的一种方法。历代著名针灸家和老中医都极力主张针灸医师应该学习气功，使气功与针刺相结合，在针灸临床应用中发挥更大的作用。特别是近代的针灸大家焦勉斋、承淡安、郑毓琳等先生都善于将气功与针刺相结合，进行凉热补泻，提高针刺疗效。

二、操作方法

　　气功针刺可选用1.5寸以内的短针进行针刺或用三棱针放血排毒，其针具与普通针具相同，所不同的是施气功针刺时其针具要采日月星辰、宇宙之气，使毫针或三棱针针体带有很强气感和术者的思维信息。

（一）进针施气方法

　　气功针的进针方法与一般针刺法的进针方法相同，不同的是，气功针刺在进针时，要求施术者的手指带外气进针，一边进针，一边将外气输入针刺穴位内，并达病灶处。当进完针后，可采用如下几种施气方法。

1. 针柄排病气法

　　医者意想自己的左手或右手五指如五根白色气柱，插进患者病灶处，把病气通过针柄拽出来，然后把病气往地下甩，同时施加意念，让病气入地。此法治疗实证效果显著。

2. 扶针进气法

　　医者用拇、示、中三指夹持针柄，在吸气时意想宇宙间的真气通过全身毛孔吸进下丹田，呼气时，意想将真气从下丹田经手指尖射进针体内，并达病灶处。

3. 剑指发气法

　　医者以拇指轻搭在无名指和小指上，中指和示指并拢指向针柄。吸气时意想宇宙间的真气进入下丹田，呼气时意想真气从下丹田通过剑指射进针体内，并达病灶处。此法对治疗寒证效果显著。

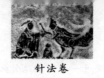
4. 劳宫发气法

医者用手心劳宫穴罩在针柄的上方,距离针柄 1～5cm 左右。吸气时意想宇宙间的真气光能通过全身毛孔吸进下丹田,呼气时意想真气从下丹田经过劳宫穴射进针体内,并达病灶处。此法治疗寒证效果显著。

5. 旋转聚气法

医者用手在针柄上方划圈。男性顺时针划,女性逆时针划。划圈时意想宇宙间的真气光能被聚过来,呈漩涡状向中心点即针柄处聚集,进入身体并达病灶处。此法治疗虚证效果显著,常用则不耗费功力。

6. 遥控发气法

医者离开患者 1～5m 远,意守印堂穴,目视针柄与穴位。吸气时,意想宇宙间的真气光能通过全身毛孔吸进下丹田,呼气时,意想真气从下丹田经印堂穴射进针体内,并达患者病灶处。

7. 缩场发气法

此法一般用在为两位以上的患者治疗时。医者意想所有被治疗的对象的信息缩小到一个针灸模型上,医者即可在针灸模型上扎针发气治疗。此法最适合用在为气功学习班上的学员进行组场治疗疾病。

8. 悬针发气法

医者持针悬空对准穴位发气,在发气的同时配合使用提、插、捻、转等补泻手法而增强疗效。此法特别适用于易晕针及小儿患者。

上述八种施气方法在临床上可根据具体的病情选取 2～3 种方法配合使用。如在患者病灶处的针柄上用排气法排完病气后,用手掌感应病灶处无凉、麻、刺手等病理信息时,可用旋转聚气法来补真气,以巩固疗效。

(二)出针方法

出针时,将气针迅速拔出,按其穴为补;缓拔出,不按其穴为泻。临床取穴时可根据具体病情取穴,亦可按定时点穴法取穴。

(三)气功修炼的核心

《灵枢·官能》篇提到:"语徐而安静,手巧而心审谛者,可使行针艾(针灸)。"该篇还对针灸医生持针的指力提出了"持针之道,坚者为宝"的要求,要达到这样的要求,除了自身具备这种素质之外,通过气功修炼是非常必要的。气功修炼的核心是调形、调神、调息。

1. 调形

调形就是用意念对形体进行调整,要求达到某些姿势或动作。中医学认为,气功的调形通

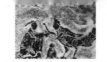

过一系列缓慢而有节奏的动作,调节气血,疏通十二正经和奇经八脉,开阖穴位。运用上肢的升降开阖,左右收推,前后摆动的松紧动作,疏通手三阳经和手三阴经。运用下肢的蹲、踢、蹬、转、跷、跨等各种动作,疏通足三阳经、足三阴经、阳跷脉、阴跷脉、阳维脉、阴维脉。运用躯体的往返转动,前后俯仰,上拔下坠的动作,疏通任督两脉和带脉。因此,调形可使真气运行,促使经络穴位有规律地开阖,使机体处于良好的气血调和的动态平衡状态。如能长期坚持练习调形中某些特殊的肢体动作,就能改善自身的身体素质和机体的功能状态,加强身体协调性,使体力指力、动作技巧明显提高,便于针灸临床操作。

2. 调神

调神即调心,调心可以使练功者思想集中,排除杂念与干扰,逐步入静。通过入静,练功者就能很好地调节、控制意念,专心做事。《素问·宝命全形论》指出:"故针有悬布天下者五:一曰治神,二曰知养身,三曰知毒药为真,四曰制砭石小大,五曰知腑脏血气之诊",要求针灸医生首重"治神"。并指出"用针之要,勿忘其神","凡刺之真,必先治神……经气已至,慎守勿失,深浅在志,远近若一,如临深渊,手如握虎,神无营于众物","必一其神,令志在针","粗守形,上守神",说明"治神"是针灸医生必须具备的能力之一。医者的注意力是否全神贯注,是针刺得气的必备条件。通过调心入静的训练,达到"治神"状态,从而为提高针灸的临床疗效提供保障。如现代针灸大师贺普仁高深的针灸造诣和卓越的针灸疗效,与他长期修炼气功是分不开的。

3. 调息

调息就是充分发挥意识对呼吸运动所具有的调节作用。在气功锻炼时通过自我调节,用意识来调节呼吸,使之变得深、长、缓、匀,诱导大脑皮层入静。医者通过长期的规律的调节呼吸运动,能增强自身的身体素质,有利于大脑入静,减少能量消耗,提高体能。

(四)具体的练功方法

1. 指掌开合法

松静站立,两脚略宽于肩,两膝微屈,两眼微闭,自然呼吸。两手掌摩擦发热,十指尖相对,缓缓地向两侧拉开,并缓缓地相合,同时体会十指尖及劳宫穴的凉、热、麻、胀等感觉。时间10～20分钟。此法能快速打通并拓宽掌指的经络,增强掌指的灵敏度,为训练手掌查病、手指查穴打下基础,同时它又是训练采气和发气的一种方法。

2. 抱球站桩

姿势同上,两手腹前环抱,指尖相距5～10cm。意想双手环抱一个状如篮球大小的黄光球,并意想黄光球发出耀眼的黄色灵光照亮手心、小腹及全身,意守双手心(劳宫穴)和小腹部(下丹田)的感觉,时间约30～60分钟。女性在月经期间要脚前环抱,意守中丹田。练站桩长

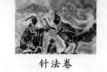

功治病效果最快,练抱球站桩蓄能快,气感明显。

3.静坐抱球

端坐或盘坐,双手环抱置于双膝上,其他同上,效应同上。时间 30～60 分钟,可配合指掌开合法、抱球站桩法每日练 2～4 次。

4.仰卧抱球

自然仰卧,双下肢平伸在踝部交叠,左足在上,右足在下,女性相反。双手腹前抱球,其余皆同上。效应同上,锻炼时间不限,可在晚睡前或晨起前习练。

5.收功

搓热双手、干浴面、干梳头、轻轻拍打头部,做深呼吸 3～5 次,把气沉到下丹田即可。

气功针法特点在于运用气功的"意"、"气"、"力"三者的有机结合,而将丹田之气提到胸,传入臂、肘、腕,贯于指掌,达于针下,驾驭经气,以达凉热补泻之效。使针法不仅有外在形势,而且还有实际内容。因病皆有虚实,气功针刺后,要适当注意补泻。虚则补之,实则泻之,补泻适当,应用得法,更可起到事半功倍之效。一般气入为补,气出为泻;热为补,凉为泻;顺经取穴,气顺经行走为补;逆经取穴,气逆经行走为泻等。

三、适应证

临床可用于治疗面神经麻痹、小儿外伤性截瘫、颈椎病、高血压、前列腺增生、失眠、中心性视网膜炎,各种疼痛性疾病如胃脘痛等。此外用采气之三棱针还能治疗痈疽、鼻衄、癫狂、中暑等。总而言之,气功针法可以治疗内、外、妇、儿各科疾病。

四、注意事项

(1)在针刺过程中,嘱患者不要改变体位,以免使针体产生弯曲,尽量全身放松,排除杂念,始终体会病灶处和针刺部位的感觉。

(2)在治疗过程中,嘱患者当出现头晕、恶心及心跳加速等不适反应时,要立即告诉医者。

(3)医者与患者都进入气功态,这是气功针法取得显著疗效的重要因素之一。故患者最好能习练气功,提高自己对气功针刺治疗的敏感性。

(4)当患者大饥、大饱、特别乏累时,应禁止立刻行针,以免造成晕针。

(5)患有血小板减少症的患者禁止行针,以防出血不止。当身体劳累或不适时,这意味入不敷出,会影响身体健康,要停止发气,并要进行练功,补充能量。

(6)气功针法的治疗效果与医者内功的功底深浅有关。同时只有有效地发放外气,合理的气、针结合使真气配合各种手法导入患者体内,转化患者之内气,才能达到激发患者之生理功

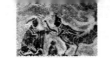

能的作用以取得治疗效果。这就要求医者除具有熟练的针灸技术,还必须具有较好的气功功力和功法。而今同时具备两种技法的人较少,且气功针针刺过程中操作过程较复杂,对治疗环境要求较高,治疗人数受限,故近几年临床中气功针法的应用不多。现代针灸工作者应学习气功理论,掌握气功方法,持之以恒地加以修炼,为提高针灸专业水平打下坚实的基础。

五、临床应用

(一)内科疾病

1. 面瘫

王荣英分别运用气功针、普通针法治疗周围性面神经麻痹各 50 例[70]:以手足六阳经为依据,辨证取穴,一般以下关、颊车、地仓、太阳、攒竹、风池、牵正、合谷、足三里为主穴;以迎香、阳白、四白、人中、承浆等为配穴。每次选用主穴 3 个,配穴 2 个,根据病情需要,交替采用。针刺手法,辨证分型施治:①外感风寒型,口眼歪斜、头痛、周身骨节,脉象浮紧,舌苔薄白,用泻法,呼气进针;②肝肾阴虚,口眼歪斜,脑胀头痛,眩晕耳鸣,面红目赤,脉象弦数,舌苔红,用补办,吸气进针;③肝胆湿热型,口眼歪斜,头晕目弦,口苦咽干,耳鸣重听,小便短赤,脉弦滑,舌苔黄腻,用平补平泻。运气发功,运气于柄捻针,欲使气下行,则使针芒向下左捻按针,欲令气上行,则使针芒向上左捻提针,捻针、提针、刮针柄,根据病情解决。均用小周天运气,气发于丹田,注于针柄,直至病灶。两组对照疗效比较,结果表明,气功针法组治愈 50 例,总有效率 100%,而一般针法总有效率为 85%,说明气功针疗法疗效较佳。同时通过对病程、疗次与疗效的关系分析,表明病程愈短,疗效愈好,21 次内易取得最佳疗效。

2. 不寐

刘元亮等分别用气功针法、单纯气功法、单纯针刺法治疗失眠症[71]:结果气功针法组,治愈率 21.15%,总有效率 94.23%;气功组,治愈率 17.65%,总有效率 85.3%;针刺组,治愈率 9.09%,总有效率 81.82%。三个月后随访,气功针法组疗效稳定,复发率低。

3. 胃脘痛

许永良应用气功针刺治疗胃脘痛 36 例[72]:治疗时辨证取穴,并配以相应的补泻手法,医者以意念调整气感,按证型使患者胃部产生或温热或清凉,或走窜等舒适感觉,每穴放气越 5 分钟左右,中间行针时再放气一次,经治疗 22 例患者近期治愈,12 例好转,无效 2 例,总有效率 94.4%,疗效显著。

4. 前列腺增生症

钟志勇等运用气功针刺治疗前列腺增生症 38 例[73]:治疗时穴取足三里、三阴交、中极、关元,结果显效 9 例,有效 17 例,无效 12 例,总有效率 68%。对于前列腺 I 度增生患者,有效率达 83%,疗效更显著。

(二)骨伤科病症

王继元等治疗 240 例颈椎病患者[74]:将其随机分为治疗组和对照组。治疗组 180 例采用气功针、罐药合璧治疗;对照组 60 例采用牵引、口服中西药治疗。经治疗,治疗组的总有效率达 100%,明显优于对照组的 71.66%。疗效确切。

(三)五官科

陈长义用气功针治疗中心性视网膜炎患者 162 例[75]:162 例患者共 233 只眼,治疗时,嘱患者仰卧位,舌尖轻轻舐着上齿龈,默念"静、松"二字,轻闭双眼,全身放松,排除杂念,内沉丹田。口中如唾液较多时,可以分三口吞下,不可吐出。如此保持 10 分钟左右开始针刺治疗。针刺时,医者运气于手指尖处,使气通过针体导入患者的穴位,并让患者将意念由丹田转移到针刺部位。针 10 次为一疗程,4 个疗程内有效者作有效统计,超过 4 个疗程者不做统计结果。结果治愈 163 只眼,治愈率为 70%;显效 55 只眼,显效率为 23.5%;进步 12 只眼,进步率为5%;总有效率为 98.5%,可见气功针法治本病疗程短,疗效好。

(四)其他

王景才等用气功针治疗疼痛性疾病 64 例[76]:其中扭伤者 22 例,炎症性疾病 24 例,神经性疾病 18 例,经治疗后,痊愈 45 例,占 70.3%。平均治愈次数为 6 次。显效 17 例,占 26.5%,平均治愈次数为 9 次。好转及无效各一例。总有效例数 63 例,总有效率为 98.4%。病程小于 1 年的有效率为 100%,病程超过 1 年的有效率为 97.5%,疗效显著。

参考文献

[1] 王燕,杜晓燕.滞针法结合功能锻炼治疗面瘫后遗症 70 例[J].新疆中医药,2003,21(2):28.

[2] 韩虹虹,崔卫东,郭青.滞针法对中风偏瘫肢体肌力的疗效观察[J].光明中医,2009,24(1):44-45.

[3] 陈杰.长针透刺滞针法配合 TDP 照射治疗顽固性胃痉挛 60 例[J].吉林中医药,2006,26(2):44-45.

[4] 张辉.滞针抽提技术结合刺络拔罐治疗带状疱疹后遗顽固性神经痛 23 例[J].中医外治杂志,2010,20(6):25.

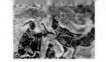

[5] 孔祥飞.滞针法针刺运动区为主治疗颅脑外伤后遗症40例[J].中国针灸,1998,18(4):215-216.

[6] 邓国忠.推拿结合颈夹脊滞针法对神经根型颈椎病的影响[J].中国康复,2009,24(3):182.

[7] 郭青.滞针法加温针灸阿是穴治疗肩周炎临床观察[J].光明中医,2006,21(8):33-34.

[8] 余兵.滞针法加中药薰洗治疗运动员胫骨运动疲劳性损伤30例[J].中国临床康复,2004,8(24):5142.

[9] 程绍鲁.毫针平刺滞针提插法进行软组织松解术的临床应用[J].针灸临床杂志,1999,15(2):21.

[10] 米曙光.头针滞针法加体针速刺治疗小儿脑瘫362例临床观察[J].针灸临床杂志,2000,16(3):28-31.

[11] 罗本华.内关运动针法治疗活动性风湿性膝关节痛47例[J].中国针灸,2008,28(7):496.

[12] 曹辰虹,廉玉麟.运动针法治疗中风后上肢肌肉痉挛的临床观察[J].针灸临床杂志,2008,24(8):33-34.

[13] Liu Weiai, Wu Qingming, Fu Lei, et al. World Journal of Acupuncture-Moxibustion[J]. World Journal of Acupuncture-Moxibustion,2010,20(1):7-23.

[14] 樊莉,吴思平.眼针配合运动针法治疗脑梗死恢复期偏瘫临床观察[J].新中医,2009,41(6):93.

[15] 吕晶,王金华,曲芳.三联运动针法治疗急性脑梗死偏瘫疗效分析[J].中国误诊学杂志,2010,10(6):1278-1279.

[16] 陈娇凤.运动针法治疗周围性面神经麻痹53例[J].河北中医,2003,25(4):296.

[17] 郭丽霞.运动针法治疗急性腰扭伤疗效观察[J].针灸临床杂志,2006,22(7):44-45.

[18] 朱海亮,尚雪梅,王煜,等.运动针法治疗急性腰扭伤[J].长春中医药大学学报,2011,27(6):1021.

[19] 李红,陈尚杰,张家维.运动针法治疗肩周炎的临床观察[J].按摩与导引,2007,23(10):8-9.

[20] 高保娃,左甲,何佳.地机穴运动针法配合"靳氏肩三针"治疗肩周炎70例[J].光明中医,2010,25(6):1040.

[21] 袁永春.运动针法治疗肩颈综合征疗效观察[J].针灸临床杂志,2008,24(5):34-35.

[22] 郑成瑶,成海燕,曲由等.韩景献教授运动针法治愈急性颈肩综合征1例[C]//中国针灸学会.中国针灸学会年会论文集.北京:中国针灸学会,2011,8(19).

[23] 陶琪彬.浮针治疗血管神经性头痛[J].中国民族民间医药杂志,2004,13(71):338.

[24] 李之霞.浮针治疗面瘫 34 例[J].针灸临床杂志,2002,18(8):42.

[25] 李之霞.浮针浅刺法治疗阵发性面肌痉挛 50 例[J].山东中医杂志,2004,23(7):428-429.

[26] 樊亚红.浮针为主治疗胃痛的临床观察[J].上海针灸杂志,2007,26(11):18-19.

[27] 高宏,何严,杨萍.浮针疗法治疗痛症 32 例[J].陕西中医,2004,25(8):742-743.

[28] 李昌生.浮针疗法治疗急性痛风性关节炎疗效观察[J].辽宁中医杂志,2005,32(10):1069.

[29] 易明波,陈可秀,雷庆云.浮针疗法用于膝骨关节炎性疼痛的疗效观察[J].实用疼痛学杂志,2009,5(3):195-196.

[30] 葛恒璧.浮针疗法治疗阑尾炎 3 例[J].上海针灸杂志,2002,21(4):47.

[31] 姜景卫,刘炳胜,毛美娟.浮针疗法对急性腰扭伤患者镇痛效果观察[J].浙江中西医结合杂志,2008,18(5):328.

[32] 陈志斌,谭武.浮针治疗第 3 腰椎横突综合征 125 例观察[J].实用中医药杂志,2009,25(5):318-319.

[33] 周丽,周国香.采用浮针疗法治疗急性腰椎间盘突出症 218 例临床观察[J].中华现代中医学杂志,2008,4(4):348.

[34] 周从连.浮针治疗肱骨外上髁炎 43 例[J].中国针灸,2003,23(12):747.

[35] 汤建文,左海萍.浮针疗法治疗网球肘 30 例[J].江西中医药,2004,35(257):55.

[36] 陈婕,周爱军,周正.浮针法治疗棘上韧带损伤 180 例[J].中国针灸,2008,28(1):55.

[37] 周文学,吴希.浮针治疗颞下颌关节紊乱综合征 36 例[J].西南国防医药,2006,16(5):F0003.

[38] 职良喜.浮针疗法治疗原发性痛经的随机对照观察[J].中国针灸,2007,27(1):18-21.

[39] 李锦娟,谭香琼.浮针缓解慢性盆腔炎疼痛的临床观察[J].现代医院,2008,8(3):60-61.

[40] 关松.浮针疗法治疗带状疱疹后遗神经痛 45 例[J].中国民间疗法,2009,17(8):10.

[41] 于波.浮针治疗慢性咽炎 45 例[J].中医外治杂志,2007,16(5):53.

[42] 包于忠,徐国珥,许庆华,武理国.浮针疗法治疗局部性疼痛患者的临床观察[J].中医中西医结合研究,2011,3(14):1023-1024.

[43] 付高勇,周文学,喻勇.浮针治疗腓肠肌损伤 56 例[J].中国针灸,2011,31(3):246.

[44] 苏巧珍,连新福,杨志敏等.平衡针治疗紧张性头痛 59 例[J].针灸临床杂志,2008,24(12):16-17.

[45] 梁伟波,张颖,覃小兰.平衡针疗法治疗特发性面神经麻痹 41 例临床观察[J].四川中医,2008,26(5):109-110.

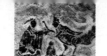

［46］ 龚燕,朱国祥,曾友华.平衡针刺法治疗中风后上肢高痉挛状态疗效观察［J］.针灸临床杂志,2008,24(6):15－17.

［47］ 张国雄,黎重菊,李显生.平衡针治疗意识障碍40例疗效观察［J］.新中医,2008,40(8):67－68.

［48］ 王根民,陈艳梅.潜阳平衡针法治疗早期高血压性脑出血30例临床观察［J］.河北中医,2008,30(9):967－968.

［49］ 孙永慧,李义岩,蒋鹤生.平衡针灸治疗糖尿病多发性神经病60例临床分析［J］.白求恩军医学院学报,2007,5(3):143－144.

［50］ 宋玉华,孟凡欣.平衡针灸治疗失眠症106例［J］.辽宁中医药大学学报,2007,9(6):165－166.

［51］ 葛明,李英.平衡针治疗面肌痉挛50例［J］.光明中医,2007,22(9):42.

［52］ 邓屹琪,梁晖,蔡书宾,等.平衡针治疗急性上呼吸道感染临床观察［J］.中国中医急症,2007,16(7):778.

［53］ 徐国峰,李敏,覃小兰.平衡针疗法治疗急性腹痛63例［J］.中国针灸,2007,27(2):155－156.

［54］ 梁伟波,张颖,王进忠,等.平衡针早期介入治疗腹痛240例临床观察［J］.四川中医,2011,29(5):112.

［55］ 陈伟,李富,姜兴鹏.平衡针灸治疗腓肠肌痉挛55例［J］.实用中医药杂志,2009,25(2):89.

［56］ 陈日兰,朱英,刘建航.平衡针结合传统针法治疗神经根型颈椎病疗效观察［J］.河北北方学院学报(医学版),2009,26(4):38－40.

［57］ 王文远,毛效军,张利芳,等.平衡针灸治疗肩周炎8895例临床研究［J］.中国中医药现代远程教育,2008,6(4):297－298.

［58］ 张利芳,毛效军.平衡针灸治疗腰椎间盘突出腰腿痛160例［J］.中国针灸,2008,28(8):596.

［59］ 孙东华,赵海云.平衡针疗法治疗落枕56例［J］.中国实用医药,2008,3(15):157－158.

［60］ 范京强,温勇,林定坤.平衡针加正骨手法治疗踝关节扭伤临床体会［J］.中国中医急症,2009,18(11):1893－1894.

［61］ 赵帅,陈博来.平衡针结合斜扳手法治疗急性腰扭伤72例［J］.按摩与导引,2007,23(6):36－37.

［62］ 李珋,李淑珍.平衡针灸治疗肱骨外上髁炎36例［J］.中国医学杂志,2007,5(11):10.

［63］ 柏强.平衡针治疗脑卒中后肩痛临床观察［J］.中国针灸,2010,30(11):921－923.

［64］ 王德辉,玉秀萍,杨煜钧.平衡针治疗急性颈部软组织损伤47例［J］.针灸临床杂志,2011,27(1):26－27.

[65]　黄琼.痛经的平衡针灸治疗[J].健康天地,2010,4(1):67.

[66]　贺文彦,宋玉华,石伟.平衡针刺治疗过敏性鼻炎20例[J].吉林中医药,2010,30(1):55.

[67]　孙东华,曲小娜.平衡针疗法治疗牙痛疗效观察[J].泰山卫生,2002,26(4):59.

[68]　王文远,牛栋,王辉,等.平衡针刺治疗运动性疲劳征的临床研究[J].中国针灸,1999,19(1):13-15.

[69]　吴文锋.黄凡.平衡针治疗偏头痛56例:[J].中国中医急症,2011,20(6):1000-1001.

[70]　王荣英.面神经麻痹气功针疗法疗效初探[J].实用医技杂志,2005,12(1B):261.

[71]　刘元亮,贺师海.气功针法治疗失眠症[J].中华气功,1990(6):17.

[72]　许永良.气功针刺治疗胃脘痛36例疗效观察[J].按摩与导引,1996(4):12-13.

[73]　钟志勇,罗耀雄,陈景亮.气功针刺治疗前列腺增生症38例[J],按摩与导引,1994(5):29-30.

[74]　王继元,彭润兰.气功针、罐、药合璧治疗颈椎病[J].气功与科学,1998(7):24.

[75]　陈长义.气功针治疗中心性视网膜炎162例疗效观察[J].中国针灸,1991,11(6):9.

[76]　王景才,王化文.气功针治疗疼痛性疾病64例临床观察[J].中国气功,1991(1):19-20.

[77]　王富春.刺法灸法学[M].上海:上海科学技术出版社,2009.

[78]　刘炎.中华运动针法集锦[M].上海:上海中医药大学出版社,2005.

[79]　张亚平.中医独特疗法——浮针疗法(第2版)[M].北京:人民卫生出版社,2009.

[80]　黄泳,王升旭.针灸临床实用新型技术[M].广州:暨南大学出版社,2008.

[81]　符仲华.浮针疗法速治软组织伤痛[M].北京:人民军医出版社,2003.

[82]　王文远.平衡针灸学最新理论研究[J].中国中医药现代远程教育,2004,2(12):21-23.

[83]　诸葛连祥,何学诗.针灸与气功[M].北京:中央编译出版社,2008.

[84]　罗光第.气功针法阐微[J].气功,1994,15(8):345-347.